བོད་ཀྱི་གསོ་བ་རིག་པའི་གནའ་དཔེ་ཕྱོགས་བསྒྲིགས་དཔེ་ཚོགས།

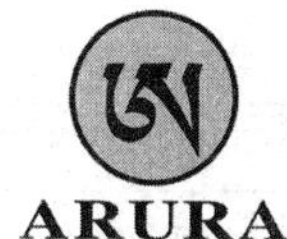

༄། །སྨན་སྦྱོར་གཞན་ཕན་གཅེས་བཏུས། །
༄། །ཚ་གྲང་སེལ་བའི་ངོ་མཚར་དགའ་སྟོན། །

དགེ་སློང་བསམ་བསྟན་རྒྱ་མཚོ།
དགེ་སློང་ཆོས་རྒྱ་མཚོ།

མཚོ་སྔོན་ཞིང་ཆེན་བོད་ཀྱི་གསོ་རིག་ཞིབ་འཇུག་ཁང་ 《བོད་ཀྱི་གསོ་བ་རིག་པའི་གནའ་དཔེ་ཕྱོགས་བསྒྲིགས་དཔེ་ཚོགས་》རྩོམ་སྒྲིག་ཚོགས་པ་ ནས་བསྒྲིགས།

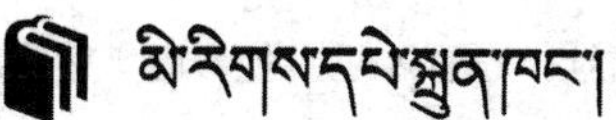

སྔོན་འགྲོའི་གཏམ།

བོད་ཀྱི་གསོ་བ་རིག་པ་ལ་ལོ་ངོ་བཞི་སྟོང་ལ་ཉེ་བའི་ལོ་རྒྱུས་ལྡན་ལ། དེ་ནི་གནའ་བོའི་བོད་ཀྱི་གསོ་རིག་རྨང་གཞིར་བྱས་ཐོག རྒྱ་གར་རྒྱ་ནག་ཏ་ཟིག་ལ་སོགས་པའི་གསོ་བ་རིག་པའི་ཉིང་བཅུད་བསྡུ་ལེན་བྱས་ནས་གྲུབ་པ་ཞིག་ཡིན་ལ། གཞུང་ལུགས་ཀྱི་མ་ལག་ཆ་ཚང་ཞིང་ལག་ལེན་གྱི་མྱོང་བྱང་ཕུན་སུམ་ཚོགས་པ་དང་། མི་རིགས་ཀྱི་ཁྱད་ཆོས་མངོན་པར་བཀྲ་བའི་གསོ་དཔྱད་ཀྱི་རིག་པ་ཞིག་ཡིན་པས་ན། སྔ་མོ་ཞིག་ནས་འཛམ་གླིང་ཁྱབ་ཡོངས་ཀྱི་གསོ་རིག་སྨྲ་བ་རྣམས་ཀྱིས་གདེང་འཇོག་ཆེན་པོ་གནང་མུས་སུ་མཆིས།

བོད་ཀྱི་གསོ་བ་རིག་པ་ལ་གཞུང་དང་ལག་ལེན་གྱི་བསྟན་བཅོས་བགྲང་ལས་འདས་པ་ཞིག་ཡོད་པ་སྟེ། དེ་ནི་ནང་དོན་གྱི་ཐད་གསོ་རིག་ལོ་རྒྱུས་དང་། རྨང་གཞིའི་གཞུང་ལུགས། ནད་ཐོག་ལག་ལེན། སྨན་རྫས་སྦྱོར་བཟོ། ལུས་ཁམས་བདེ་སྲུང་ལ་སོགས་རིག་ཚན་ཡོངས་སུ་འདུས་ཡོད་པའི་ནོར་བུའི་བང་མཛོད་ཅིག་ལགས། དེ་ལ་ཏང་དང་སྲིད་གཞུང་གི་ཐུགས་འཁུར་དང་བརྩི་མཐོང་ཆེན་པོའི་འོག་ཉེ་ལོར་བོད་ཀྱི་གསོ་བ་རིག་པ་རྒྱུད་འཛིན་དང་དར་སྤེལ་གང་ལེགས་བྱུང་ཡོད་ལ། གནའ་གཞུང་གང་མང་ཞིག་ཀྱང་དཔེ་སྐྲུན་འགྲེམས་སྤེལ་བྱས་ཟིན་ཡོད། ཡིན་ན་ཡང་ད་དུང་གནའ་དཔེ་མང་པོ་ཞིག་སྔར་བཞིན་འབུས་ཟོས་རུལ་སོག་ཐེབས་པའམ། ཡང་ན་མིའི་རྩོལ་བས་དབང་གིས་གཏོར་བརླག་ཚབས་ཆེན་ཐེབས་ཀྱི་ཡོད་པས། གང་མྱུར་སྐྲོས་སྲུང་སྐྱོབ་མ་བྱས་ཚེ་རིན་ཐང་གཞལ་དུ་མེད་པའི་གནའ་དཔེ་གང་མང་ཞིག་ཙ་བརླག་རྒྱུན་ཆད་དུ་འགྲོ་ཉེན་ཆེ།

དེ་ལ་བོད་ཀྱི་གསོ་བ་རིག་པ་ཉིད་ཕྱོགས་ཡོངས་ནས་རྒྱུད་འཛིན་དང་དར་སྤེལ་གཏོང་རྒྱུའི་དམིགས་ཡུལ་བཅངས་ནས་ང་ཚོས་༢༠༠༣ལོར་མཚོ་སྔོན་ཞིང་ཆེན་བོད་ཀྱི་གསོ་རིག་ཞིབ་འཇུག་གླིང་གིས་གཙོ་ཁྲིད་བྱས་པའི་"《བོད་ཀྱི་གསོ་བ་རིག་པའི་གནའ་དཔེ་ཕྱོགས་བསྒྲིགས་དཔེ་ཚོགས》རྩོམ་སྒྲིག་ཚོགས་པ"སྒྲིག་འཛུགས་བྱས་པ་དང་། གནའ་དཔེ་འཚོལ་སྡུད་དང་དག་སྒྲིག་དང་རྩོམ་སྒྲིག་བཅས་ཀྱི་ལས་སྒོ་ཕྱེ་ཞིང་དཔེ་སྐྲུན་དང་འགྲེམས་སྤེལ་གྱི་བྱ་བ་ཡང་འགོ་བཙུགས་ཟིན་ཡོད། དཔེ་ཚོགས་འདི་ནི་སྔ་ན་མ་མཆིས་པའི་རིག་གནས་ཀྱི་ལས་གྲྭ་ཆེན་པོ་ཞིག་ཡིན་ལ། འདི་ཉིད་བོད་ཀྱི་གསོ་བ་རིག་པའི་གནའ་དཔེ་ཡོད་དོ་ཅོག་འདུས་པའི་དཔེ་ཚོགས་ཤིག་ཏུ་འགྱུར་བར་བྱེད་རྒྱུ་ནི་ང་ཚོའི་བསམ་འདུན་ཡིན་ལ། དེ་ལྟར་བྱེད་ཐུབ་པའི་ཡིད་ཆེས་ཀྱང་ང་ཚོར་ཡོད།

དེ་ལྟར་དཔེ་ཚོགས་འདི་ཐོག་མར་དཔེ་སྐྲུན་བྱེད་པའི་སྒོ་དང་བསྟུན་ནས་འདིར་ཕོ་བོས་བྱ་གཞག་ཆེན་པོ་འདི་ཕྱོགས་གང་ཐད་ནས་བྱ་བ་ལམ་ལྷོང་ཡོང་བའི་བཀྲ་ཤིས་སྨོན་འདུན་ཞུ་རྒྱུ་དང་། དེ་བཞིན་བོད་ཀྱི་གསོ་བ་རིག་པ་ལ་ལྷག་བསམ་དཀར་བའི་ཡུལ་དང་ཕྱོགས་སོ་སོའི་སྐྱེས་བུ་ཀུན་ནས་ཀྱང་ལས་གྲྭ་འདིར་ཕྱོགས་གང་ཐད་ནས་རྒྱབ་སྐྱོར་དང་རོགས་འདེགས་བྱེད་པའི་བསམ་འདུན་ཞུ་རྒྱུ་ཡིན།

ཞིས་ངོ་ཚོགས་ཆེན་ནས།
༢༠༠༥ལོའི་ཟླ་༢པར།

མཚམས་སྦྱོར་བའི་གཏམ།

ཁ་བ་རི་བོའི་བཅུ་ཕྲག་རིག་གནས་ཞེས་བྱ་བ་ནི་བོད་མི་རིགས་ཀྱིས་འཛིག་རྟེན་སྤྱིའི་ཕན་བདེ་གཞི་མར་གྱུར་པའི་བློའི་རིག་པ་མཐའ་དག་སྤྱི་ལ་བཏགས་པའི་མིང་ཞིག་ཡིན་ལ། དེ་ལས་གཞན་རྗེས་འཛིན་གྱི་ཐབས་མཆོག་དམ་པར་གྱུར་པའི་གངས་ཅན་གསོ་བ་རིག་པ་ནི་བོད་མི་རིགས་རང་ཉིད་ཀྱིས་སྲོལ་རྒྱུན་དར་སྤེལ་མཛད་ཅིང་འགྲོ་བ་མིའི་རིགས་ལ་ཕན་པ་འབའ་ཞིག་སྒྲུབ་པའི་རིག་པ་ཞིག་ཡིན་སྟབས། རིས་སུ་མ་ཆད་པའི་འགྲོ་བ་མིའི་རིགས་ལ་ཕན་པའི་ལས་དོན་ཁོ་ན་སྒྲུབ་པའི་རིག་པ་ཞིག་ཏུ་འཕྲུམས་ཤིང་སྤྱི་ཚོགས་དང་དུས་རབས་ཇི་འདྲ་ཞིག་གི་ནང་དུའང་མཁོ་གལ་དང་ཕན་ཐོགས་ཆེ་བ་ཞིག་ཡིན་པ་ནི་དོན་དངོས་ཀྱི་སྟེང་ནས་གྲུབ་པའི་གནས་ལུགས་ཤིག་ཡིན་པས་མི་སུ་དང་སུ་ཞིག་གིས་ཀྱང་བསྐྱོན་འདིང་དང་ཁྲིག་བཤད་བྱ་བར་མི་ནུས་སོ།། རང་རེའི་ལོ་རྒྱུས་ཡིག་ཚང་དང་ད་ཡོད་བསྟན་བཅོས་ཀྱི་དཀར་ཆག་ལྟར་ན། གཡུང་དྲུང་བོན་ལུགས་ཀྱི་དྲང་སྲོང་དཔྱད་བུ་ཁྲི་ཤེས་ནས་སྨན་པ་དྲུང་གི་ཐོར་ཚོག་ཅན་བར་དང་། རྗེ་བཙུན་གཡུ་ཐོག་སྙིང་མ་ཡོན་ཏན་མགོན་པོ་ནས་གཏེར་སྟོན་གྲྭ་བ་མངོན་ཤེས་ཀྱི་བར། བཻ་རོ་ཙ་ན་ནས་ལོ་ཆེན་རིན་ཆེན་བཟང་པོའི་སྐབས། བྱང་ཟུར་རྣམ་གཉིས་ནས་ཀོང་སྤྲུལ་ཡབ་སྲས། མི་དབང་སྡེ་སྲིད་རིན་པོ་ཆེ་ནས་སྨན་རྩིས་མཁས་དབང་མཁྱེན་རབ་ནོར་བུ་ལ་ཐུག་པའི་དྲང་སྲོང་མཁས་གྲུབ་རིམ་བྱོན་བགྲང་གིས་མི་ལངས་པ་རྣམས་ཀྱི་སྐུ་དྲིན་ལས། དཔལ་ལྡན་རྒྱུད་བཞིའི་དགོངས་འགྲེལ་དང་ཡན་ལག་བརྒྱད་པའི་དགོངས་འགྲེལ་གཙོ་བྱས་པའི་གསོ་རིག་གི་བསྟན་བཅོས་རི་བོའི་གཏོས་དང་མཉམ་པ་རང་གིས་མཇལ་ན་དད་པའི་

སྤྱི་ཡོང་གཡོ་ཞིང་གཞན་ལ་ངོམ་ན་ལ་རྒྱའི་སྟོབས་པ་རྒྱས་པ་འདིས་བོད་ཀྱི་གསོ་བ་རིག་པའི་ལོ་རྒྱུས་རིང་ལ་གཞུང་མན་ངག་གི་ནང་དོན་ཕུན་སུམ་ཚོགས་པ་ཞིག་ཡིན་པ་ར་སྒྲོད་གསལ་པོ་བྱས་འདུག

འོན་ཀྱང་མིག་སྔར་ཕྱི་ནང་གི་རྒྱུ་རྐྱེན་དུ་མའི་དབང་གིས་རང་རེའི་གསོ་རིག་ཐད་ཀྱི་གཞུང་མན་ངག་གི་གདམས་པ་མང་པོ་ཞིག་ཉམས་ཉེས་སུ་གྱུར་དང་འགྱུར་ཉུས་ཡིན་པའང་ཀུན་གྱིས་མཁྱེན་གསལ་ལགས་པས། ད་ལྟའི་དུས་འདིར་བདག་ཅག་ཚེ་རིག་འཛིན་པ་རྣམས་ཀྱིས་ཚོང་ཟོང་ཁོ་ན་དང་ཡུལ་ལུང་བྱེ་བྲག་པའི་ཁེ་ཕན་ནམ་ཕྱོགས་རིས་ཅན་གྱི་ལྟ་བ་སོགས་རིང་དུ་དོར་ནས་མི་རིགས་ཀྱི་རིག་གནས་ཡིད་བཞིན་ནོར་བུ་ལྟ་བུ་འདི་ལ་སྙིང་ཁོང་ནས་ཤ་ཚ་དང་གཅེས་སྐྱུས། དེ་བཞིན་རིས་སུ་མེད་པའི་འཛམ་གླིང་གི་མིའི་རིགས་ཡོངས་ལ་ཕན་དུ་རེ་བའི་ཀུན་སློང་རྣམ་དག་གི་སྒོ་ནས། རི་རྒྱལ་ལྷུན་པོའི་གཏོས་དང་མཉམ་པའི་བོད་ལུགས་གསོ་རིག་གི་གཞུང་མན་ངག་རྣམས་ལ་འོལ་ཚོད་དང་རང་བཟོ་ཙམ་མ་ཡིན་པར་སྔར་ལས་ལྷག་པའི་ངང་སྟོབ་འདོན་སྤུར་སྐྱོབ་དང་འཚོལ་སྤྱོད་ལེགས་སྒྲིག་བྱེད་རྒྱུ་བཅས་ནི་ཤིན་ཏུ་གལ་གནད་ཆེ་བའི་བགྱི་བ་ཞིག་རེད།

དེའི་ཕྱིར་མཚོ་སྔོན་ཞིང་ཆེན་བོད་ཀྱི་གསོ་རིག་ཞིབ་འཇུག་གླིང་གིས་མིང་དོན་མཚུངས་པའི་སྒོ་ནས་བོད་ཀྱི་སྨན་རྩིས་རིག་པ་རྒྱུད་འཛིན་ཡག་པོ་ཞིག་དང་གསར་བཏོད་གོང་སྤེལ་གྱི་རྨང་གཞི་བརྟན་པོ་ཞིག་འཛུགས་ཐུབ་པའི་ཆེད་དུ། ད་ལྟའི་དུས་རབས་དང་སྲིད་ཇུས་བཟང་པོའི་གོ་སྐབས་དམ་འཛིན་དང་མི་དགོས་ནོར་གསུམ་གྱི་སྟོབས་ཤུགས་གཅིག་ཏུ་བསྒྲིལ་ཞིང་མིག་རྒྱང་རིང་བའི་ཇུས་གཞི་དང་བཅས་ཏེ་རང་རེའི་སྨན་རྩིས་སྐོར་གྱི་མཁོ་གལ་ཆེ་བའི་གནའ་དཔེ་དང་བསྟན་བཅོས་ལག་ཏུ་ཟིན་ཏོ་ཙོག་ཕྱོགས་གཅིག་ཏུ་བསྒྲིགས་ཏེ་པར་དུ་བསྐྲུན་པའི་དགེ་བ་འདིས། ད་ལྟ་ཙམ་མ་ཟད་

འབྱུང་འགྱུར་བོད་ཀྱི་སྨན་རྩིས་བསྟན་པ་ཉིད་ཡར་རྒྱས་གོང་འཕེལ་དུ་འགྲོ་བར་བསམ་ཡུལ་ལས་འདས་པའི་ནུས་པ་ཐོན་ཐུབ་ཅིང་ལུས་ཅན་ཀུན་གྱི་སྲོག་འཚོའི་དཔལ་དུ་འགྱུར་བར་གདོན་མི་ཟ་བས་ན། འོ་སྐོལ་ཐུན་མོང་གིས་རྗེས་སུ་ཡི་རང་ཞུ་འོས་པའི་ལས་དོན་གལ་ཆེན་ཞིག་རེད་ཅེས་ང་ཅང་དགའ་ཚོར་དང་བཅས་མཚམས་སྦྱོར་བའི་ཚིག་ཏུ།

ཁྲོ་རུ་ཚེ་རྣམ་གྱིས།

སྤྱི་ལོ་༢༠༠༣ལོའི་ཟླ་༡༡པའི་ཚེས་༡ཉིན་ལ།

དག་སྒྲིག་པའི་གསལ་བཤད།

བོད་ཟལ་མོ་སྒང་བ་ཞེས་སུ་གྲགས་པ་འཛམ་གླིང་གི་ཡང་སྙིང་དུ་གནས་པའི་མི་རིགས་ཉིད་ལ་གནམ་གྱིས་ས་བཀབ་པ་ལྟ་བུའི་སྔོན་བྱོན་དྲན་དབང་དམ་པ་རྣམས་ཀྱི་བཀའ་དྲིན་ལས། དམ་པའི་ཆོས་ཀྱིས་གསོས་པའི་བཅུ་ཕྲག་རིག་པའི་གནས་ཀྱིས་ཡོངས་སུ་ཕྱུག་པའི་ཤེས་རིག་བང་མཛོད་ནི་སྲིད་པའི་མཐར་ཡང་ཟད་པ་མེད་པ་ཞིག་མཆིས་པ་ལ་སུས་ཀྱང་བསྙོན་དུ་མེད་དོ།། དེ་ལས་གནས་བཅུའི་ཡ་གྱལ་གཞན་རྗེས་འཛིན་གྱི་ཐབས་མཆོག་དམ་པར་གྱུར་པའི་བོད་ཀྱི་གསོ་བ་རིག་པ་ནི། རྗེ་གཡུ་ཐོག་ཆེན་པོས། མི་ན་བར་གནས་པར་འདོད་པ་དང་ན་བ་གསོ་བར་འདོད་པའི་གང་ཟག་གིས་གསོ་བ་རིག་པའི་མན་ངག་ལ་བསླབ་པར་བྱའོ་ཞེས་གསུངས་པ་བཞིན་རིས་སུ་མ་ཆད་པའི་འགྲོ་བ་མིའི་རིགས་ལ་ཕན་པ་འབའ་ཞིག་སྒྲུབ་པའི་རིག་པ་ཞིག་སྟེ། དེར་ལོ་རྒྱུས་ཀྱི་དུས་ཡུན་ཧ་ཅང་རིང་ཞིང་གཞུང་ལུགས་ཀྱི་མ་ལག་ཆ་ཚང་ཡིན་པ་མ་ཟད། སྨན་དཔྱད་ཀྱི་རིགས་ལམ་ཁྱད་དུ་འཕགས་ཤིང་མན་ངག་ཉམས་མྱོང་ཕུན་སུམ་ཚོགས་ཤིང་གྱུ་ནོམ་པ་ཞིག་མཆིས་སྟབས། དེང་སྐབས་རྒྱལ་ཁབ་ཕྱི་ནང་ཀུན་ཏུ་ཚན་རིག་པ་མཁས་ཅན་དག་གིས་ཕྱོགས་ཡོངས་ནས་སློབ་སྦྱོང་དང་ཞིབ་འཇུག་གི་གོམ་སྟབས་མགྱོགས་ལེན་བྱེད་བཞིན་པ་དང་། རང་རེའི་རྒྱལ་ཁབ་ནས་ཀྱང་ཏང་གི་མི་རིགས་སྲིད་ཇུས་དོན་འཁྱོལ་དང་ནུབ་རྒྱུད་གསར་སྤེལ་བྱེད་པའི་འགྲོས་དང་བསྟུན་ནས་བོད་ཀྱི་གསོ་བ་རིག་པའི་ལས་དོན་ཉིད་སྒོ་ཀུན་ནས་ཉམས་པ་སོར་ཆུད་དང་མ་ཉམས་གོང་སྤེལ་གནང་སྟེ་ཉམས་དགའི་ཡུལ་ཁམས་ཤིག་ཏུ་བསྒྱུར་ཡོད། འོན་ཀྱང་ཕྱི་ནང་གི་འགལ་རྐྱེན་དུ་མའི་དབང་གིས་

རང་རེའི་གསོ་རིག་ཐད་ཀྱི་གཞུང་མན་ངག་གི་གདམས་པ་གང་མང་ཉམས་ཉེས་སུ་གྱུར་དང་འགྱུར་མུས་ཡིན་པའང་ང་ཚོས་མིག་མཐོང་ལག་ཟིན་དུ་འཕྲུམས་ཤིང་། བོད་ཀྱི་གསོ་རིག་འདི་ཉིད་གནའ་བོའི་རིག་གནས་ཤིག་ཡིན་པའི་ངོས་ནས་ཞུ་ན། རི་རྒྱལ་ལྷུན་པོའི་གཏོས་དང་མཉམ་པའི་གཞུང་མན་ངག་གི་གསུང་རབ་དེ་རྣམས་སྟར་ལས་ལྷག་པའི་སྒོ་ནས་སྔོག་འདོན་མྱུར་སྐྱོབ་དང་འཚོལ་སྡུད་ལེགས་སྒྲིག་བཅས་བྱེད་རྒྱུ་ནི་ཐོག་མར་བསྒྲུབ་དགོས་པའི་རྨང་གཞིའི་ལས་ཀ་གལ་ཆེན་ཞིག་སྟེ་འོ་སྐོལ་ཚོ་རིག་འཛིན་པ་རྣམས་ཀྱི་ཕྲག་ལ་རང་བཞིན་གྱིས་བབས་པའི་དུས་རབས་ཀྱི་འགན་འཁྲི་ཞིག་ལགས། དེའི་ཕྱིར་ང་ཚོས་ལོ་རྒྱུས་ཀྱི་ལས་འགན་དང་དུས་རབས་ཀྱི་བླང་བྱ་ལྟར་མདོ་དབུས་མཐོ་སྨད་ཞེས་པའི་ཐུན་མིན་ཁོར་ཡུག་ཁྲོད་དུ་འཕེལ་རྒྱས་བྱུང་བའི་གནའ་བོའི་གསོ་དཔྱད་རིག་པ་འདིའི་སྲོག་དབུགས་རྒྱུན་བསྲིངས་བྱེད་ཅིང་། བོད་ཀྱི་གསོ་དཔྱད་རིག་པར་སྲུང་བསྐྱོན་དང་ཞིབ་འཇུག་བྱེད་པར་སྤྲོ་བ་བརྟས་པའི་རྣམ་དཔྱོད་ཅན་མང་པོར་རྒྱུ་ཆ་མཁོ་སྤྲོད་ཀྱི་སྒོ་འཕར་ཡངས་པོར་ཕྱེས་པ། རང་ལུགས་ཀྱི་གཞུང་ཕང་འཛིན་པ་ལ་སྟར་བས་སྨན་ཐོགས་ཐུབ་པ། ཉམ་ཐག་ནད་པའི་ལུས་སྲོག་ལ་གཟིར་བའི་ནད་རིགས་རྩ་མེད་དུ་འཛོམས་པར་ནུས་པའི་གཞུང་ལུགས་ཀྱི་རྒྱབ་རྟེན་དང་མན་ངག་ཟབ་མོའི་གདམས་པ་ཆིག་ཐུབ་ཀྱི་སྐོར་མང་དུ་བཙལ་ནས་ནད་ཀྱི་སྡུག་བསྔལ་ལས་སྐྱོབ་པར་རྗེ་ཐོགས་པ་བཅས་མདོར་ན་གངས་ཅན་གསོ་བ་རིག་པ་འདི་ཉིད་མིང་དོན་མཚུངས་པའི་སྒོ་ནས་རྒྱུད་འཛིན་ལེགས་པོ་ཞིག་བྱེད་པའི་ཆེད་དུ། ངེད་ཅག་མཚོ་སྔོན་ཞིང་ཆེན་བོད་ཀྱི་གསོ་རིག་ཞིབ་འཇུག་སླིང་གིས་འབྲེལ་ཡོད་ཆེད་མཁས་མི་སྣ་རྩ་འཛུགས་དང་གསོ་བ་རིག་པའི་གནའ་དཔེ་དག་སྒྲིག་གི་མི་སྣ་ཆེད་བསྐོས་བྱས་ཏེ། ལོ་རྒྱུས་ཡིག་ཆ་དང་། གཞུང་ལུགས་བསྟན་བཅོས། མན་ངག་ལག་ལེན། སྨན

སྦྱོར་སྦྱོང་བྱང་། སྔོ་སྨན་འཁྲུངས་དཔེ། གནམ་རིག་སྐར་རྩིས་སོགས་ཀྱི་དཔེ་རྒྱུན་དཀོན་པོའི་རིགས་གཙོ་བོར་བཟུང་ཐོག《བོད་ཀྱི་གསོ་བ་རིག་པའི་གནའ་དཔེ་ཕྱོགས་བསྒྲིགས་དཔེ་ཚོགས་》ཞེས་པ་འདི་རྩོམ་སྒྲིག་བྱས་པ་ཡིན་ཞིང་། དཔེ་སྐྲུན་ཐད་དཔེ་དེབ་རེ་རེ་བཞིན་མཇུག་པའི་ལོ་རྒྱུས་ཀྱི་སྔ་ཕྱི་དང་ནང་དོན་ལ་མ་བསྙོས་པར་ལག་ལེན་དུ་འཁྱོལ་གང་ཐུབ་བྱས་ཏེ་དཔེ་རྙིང་ལག་ཏུ་སོན་ནོ་ཅོག་དག་སྒྲིག་དང་དཔེ་སྐྲུན་འགྲེམས་སྤེལ་བྱ་རྒྱུ་ཡིན།

དེ་ལ《སྨན་སྦྱོར་འགའ་ཞིག་ཕྱོགས་གཅིག་ཏུ་བསྡུས་པ་གཞན་ཕན་གཅེས་བཏུས་དང་ཚ་གྲང་ཟླུག་རྟུ་སེལ་བའི་ངོ་མཚར་དགའ་སྟོན་གཏེར་མཛོད་》ཅེས་བྱ་བ་འདི་ནི《བོད་ཀྱི་གསོ་བ་རིག་པའི་གནའ་དཔེ་ཕྱོགས་བསྒྲིགས་དཔེ་ཚོགས་》ནང་གསེས་ཀྱི་དེབ་བརྒྱ་དང་སུམ་ཅུ་སོ་གསུམ་པ་ཡིན་ལ། དེབ་འདི་ལ་སྨན་སྦྱོར་འགའ་ཞིག་ཕྱོགས་གཅིག་ཏུ་བསྡུས་པ་གཞན་ཕན་གཅེས་བཏུས་དང་གསོ་རིག་གཞུང་མང་བསྡུས་པའི་བདུད་རྩིའི་སྙིང་པོ་ཚ་གྲང་ཟླུག་རྟུ་སེལ་བའི་ངོ་མཚར་དགའ་སྟོན་གཏེར་མཛོད་ཅེས་པའི་གཞུང་གཉིས་བཀོད་ཡོད། དེ་ལས་གཞུང་སྔ་མ་ནི་ནད་ཀྱི་རྒྱུ་རྐྱེན་བརྟག་བཅོས་གཙོ་བོར་སྟོན་པ་ཞིག་སྟེ། གཞུང་སྤྱི་ལ་ལེའུ་བརྒྱ་དང་ང་བཅུ་ང་ལྔ་ཡོད། དེ་ཡང་ནད་རིགས་བརྒྱ་དང་ལྔ་བཅུ་ལྷག་གི་རྒྱུ་རྐྱེན་དང་དབྱེ་བ། རྟགས་དང་འབྲེལ་ནས་གཙོ་བོ་ནད་དེ་དག་གི་བཅོས་ཐབས་ལ་གསོ་རིག་གཞུང་ལུགས་དཔལ་ལྡན་རྒྱུད་བཞི་དང་མན་ངག་རིན་ཆེན་འབྱུང་གནས། བྱེ་བ་རིང་བསྲེལ་སོགས་ཁུངས་བཙུན་གསུང་རབ་སུམ་ཅུ་ལྷག་ལ་གཞི་བཅོལ། གཞན་རྒྱ་ནག་གི་གསོ་རིག་ལས་ཀྱང་སྨན་རྙེད་སླ་ཞིང་ལག་ལེན་བདེ་བ་རེ་འགའ་དང་ཁྱར་པར་རང་གི་ཡང་སྦྱོང་བས་གྲུབ་པའི་སྦྱོར་བ་རྣམས་ལ་སྦྱོར་ཚད་དང་བཅས་ཕྱོགས་གཅིག་ཏུ་བསྡུས་ཏེ་ནད་ཀྱི་མགོ་མཇུག་ཇོགས་པར་བཅོས་པའི་རིམ་པ་ཆ་ཚང་ཚོགས་

བཅད་ཀྱི་ལམ་ནས་བཀོད་ཡོད། ཕྱི་མ་ནི་དཔལ་ལྡན་རྒྱུད་བཞི་དང་། སོ་མ་རཱ་ཛ། འཕྲོང་རྩེ་བེའུ་བུམ་སོགས་རབ་འབྱམས་མཁས་མང་ལེགས་བཤད་སྨན་གཞུང་ཕལ་མོ་ཆེ་ལས་ཉེར་མཁོ་རྣམས་ཕོལ་དུ་ཕྱུང་བ་ཞིག་སྟེ། ཐོག་མར་རྩ་དང་ཆུའི་རྟགས་དང་བརྟག་ཐབས། རྩིས་ཀྱི་སྒོ་ནས་ནད་པ་འཚོ་འཆི་སོགས་བརྟག་པའི་ཐབས། རིན་པོ་ཆེ་དང་ས་རྫོ་སྦྱོག་ཆགས་སོགས་ལས་བྱུང་བའི་སྨན་གྱི་ནུས་པ། རིན་པོ་ཆེ་དང་ཅོང་ཞི་སོགས་ཀྱི་འདུལ་ཚུལ། སྨན་པ་ལམ་དུ་འགྲོ་བའི་བལྡས་བཟང་ངན་གྱི་དབྱེ་བ་དང་བལྡས་ངན་བཟློག་པའི་ཐབས་སོགས་ལེའུ་བདུན་བསྟན། བར་དུ་སྤྱི་བོ་ནས་རྐང་མཐིལ་བར་གྱི་ནད་རིགས་བརྒྱ་དང་དྲུག་ཅུ་རྩ་བདུན་གྱི་ནད་སྨན་སྦྱོད་ཚུལ་དང་རྫས་སྡིགས་ཀྱི་བཅོས་ལག་ལེན། མཐའ་མར་གོང་གི་ནད་སྨན་སྦྱོད་ཚུལ་ཁྲིད་གསུངས་པའི་སྨན་སྦྱོར་སུམ་བརྒྱ་དྲུག་ཅུ་ལྷག་གི་སྦྱོར་བ་སོ་སོ་དང་སྦྱར་ཚད། ཕན་ནུས་རྣམས་རེ་རེ་བཞིན་བཀོད་ཡོད།

དེ་ཡང་དཔེ་ཚོགས་འདི་ཉིད་དག་སྒྲིག་དང་རྩོམ་སྒྲིག་བྱེད་པའི་རྩ་འཛིན་འདི་ལྟ་ཡིན་ཏེ། ༡.ཡི་གེ་ནོར་བ་དང་དོགས་གཞི་ཅན་རྣམས་ལ་མིང་ཚིག་གང་དེའི་རྗེས་སུ་རྟགས་ [ ] འདིའི་ནང་དག་བཅོས་བྱས་ཡོད། ༢.གཞུང་ཚིག་ཆད་པར་འདོད་པ་རྣམས་རྟགས་( )འདིའི་ནང་དུ་ཁ་སྐོང་བྱས་ཡོད། ༣.རྩོམ་པ་པོའི་མཆན་རྣམས་གཞུང་དངོས་ཀྱི་ཡིག་གཟུགས་ལས་ཆུང་ཙམ་བྱས་ནས་བཀོད་ཡོད། ༤.མ་ཡིག་མི་གསལ་བའམ་གཞུང་ཚིག་ཆད་པ་རྣམས་ལ་ཁ་སྐོང་བྱེད་མ་ནུས་པ་རྟགས་……འདིས་མཚོན་པར་བྱས་ཡོད་ལ་གྲུག་རྟགས་ 〈 〉 འདིའི་ནང་དུ་མ་ཡིག་གི་ཤོག་གྲངས་སམ་ཐིག་ཕྲེང་ཅི་ཙམ་ཆད་ཡོད་པ་གསལ་བཤད་བྱས་ཡོད།

འདིར་ང་ཚོ་དག་སྒྲིག་མི་སྣའི་ཤེས་བྱའི་ཚད་དམན་ཞིང་དཔེ་རྙིང་དག་སྒྲིག་གི་ཉམས་མྱོང་ཞན་པའི་དབང་གིས་མ་རྟོགས་འགལ་འཁྲུལ་གྱི་

ཆ་གང་མང་ཡོད་སྲིད་པ་ལ་རྒྱ་ཆེ་གློག་པ་པོ་རྣམས་ཀྱིས་དགོངས་འཆར་ལྷུགས་པར་གནང་བར་བཀའ་དྲིན་ཆེ་ཞུའོ། །

མཚོ་ སྔོན་ ཞིང་ ཆེན་ བོད་ ཀྱི་ གསོ་ རིག་ ཞིབ་ འཇུག་ ཁྲིང་ ནས།
《བོད་ཀྱི་གསོ་བ་རིག་པའི་གནའ་དཔེ་ཕྱོགས་བསྒྲིགས་དཔེ་ཚོགས་》རྩོམ་སྒྲིག་ཚོགས་པ་

སྤྱི་ལོ་༢༠༢༢ལོའི་ཟླ་༢པའི་ཚེས་༢༠ཉིན།

རྩོམ་པ་པོ་ངོ་སྤྲོད་མདོར་བསྡུས།

དགེ་སློང་སྨན་པ་བསམ་བསྟན་རྒྱ་མཚོ་མཆོག་གི་འཁྲུངས་ཡུལ་དང་འཁྲུངས་འདས་ཀྱི་ལོ་ཚིགས་སོགས་ལོ་རྒྱུས་ཞིབ་པ་མ་རྙེད་ཀྱང་། གཞུང་གི་མཇུག་ཏུ། སྨན་གཞུང་རྣམས་ལས་སྨན་སྦྱོར་འགའ་ཞིག་ཕྱོགས་གཅིག་བསྡུས་པ་གཞན་ཕན་གཅེས་བཏུས་ཞེས་བྱ་བ་འདི་ཡང་། དཔལ་ལྡན་རྒྱུད་བཞི་དང་། དེའི་འགྲེལ་བཻཌཱུརྱ་སྔོན་པོ་དང་། མན་ངག་ལྷན་ཐབས་མཆན་བརྒྱབ་དང་བཅས་པ། དེའི་ཟུར་རྒྱན་སྙིང་ནོར། སོ་མ་རཱ་ཛ། བཀའ་འགྲེལ་ལེགས་བཤད་གསེར་རྒྱན། བཀའ་ཕྲེང་མུན་སེལ་སྒྲོན་མེ། གདམས་ངག་བཀའ་རྒྱ་མ། མེས་པོ་ཞལ་ལུང་། མན་ངག་རིན་ཆེན་འབྱུང་གནས། བྱེ་བ་རིང་བསྲེལ། སྨན་ངོ་གསལ་བྱེད། མགོ་སྐྱོན་ཀུན་སེལ། ཉམས་ཡིག་བརྒྱ་རྩ། འབུམ་ཁུ་ཚུར། ཤེལ་དཀར་མེ་ལོང་། ཤེལ་གོང་། ཤེལ་ཕྲེང་། ན་བཟའ་བེ་བུམ། འཕྲོང་རྩེའུ་བེ་བུམ། གཅེས་བསྡུས། གཅེས་བསྡུས་སྙིང་ནོར། ལག་ལེན་གཅེས་བསྡུས། ལག་ལེན་ཟླ་བའི་འོད་ཟེར། ལག་ལེན་རིན་ཆེན་སྤུངས་པ། ལག་ལེན་དམར་ཁྲིད། སྨན་སྦྱོར་བདུད་རྩིའི་ཉིང་ཁུ། བདུད་རྩིའི་ཐིགས་པ། བདུད་རྩིའི་ཟེགས་མ། སྤུས་[སྤྲས]གབ་བཅོ་བརྒྱད། ཉེར་ལྔ་སྡེ་ཚན། རྒྱ་ནག་མཁས་པའི་སྨན་སྦྱོར་སོགས་འགའ་རེ་དང་། རང་གི་ཡང་མྱོང་བས་གྲུབ་པ་རྣམས་ཕྱོགས་གཅིག་ཏུ་བསྡུས་པའི་དགོས་པ་སྨན་རྣམས་རྙེད་པར་སླ་ཞིང་ལག་ལེན་བདེ་བ་དང་། ནད་ཀྱི་མགོ་མཇུག་རྫོགས་པར་བཅོས་པའི་རིམ་པ་ཆ་ཚང་བ་ཞིག་ནི། རང་གཞན་ལ་ཕན་སྙམ་པའི་བསམ་པས་ཀུན་ནས་བླངས་ཏེ། དགེ་སློང་སྨན་པ་བསམ་བསྟན་རྒྱ་མཚོས་སྦྱར་པའོ།། ཞེས་བརྩམས་ཆོས་འདི་ཉིད་རྩོམ་པའི་དུས་གཞི་བཅོལ་སའི་

བརྩམས་ཆོས་གང་ཡིན་རྣམས་གསུངས་ཡོད་ལ། བརྩམས་ཆོས་འདི་དག་ལས་རྩོམ་པ་པོ་དང་བརྩམས་ཆོས་བྱུང་བའི་ལོ་ཚིགས་ཆེས་འཕྱི་བ་ནི་ལྷན་ཐབས་དབང་གི་རྒྱལ་པོའི་ཟུར་རྒྱན་སྙིང་ནོར་ཞེས་པ་འདི་ཉིད་ཡིན་པར་སེམས། འདི་ནི་དཔལ་དབང་ཆེན་གར་གྱི་དབང་ཕྱུག་དགྱེས་རབ་རྡོ་རྗེ་ཞུ་བས་མཛད་ལ། ཁོང་ནི་སྤྱི་ལོ་༡༨༣༢ལོའི་ནག་པ་ཟླ་བའི་ཚེས་བཅོ་ལྔར་སྐུ་བལྟམས། དེས་ན་དགེ་སློང་སྨན་པ་བསམ་བསྟན་རྒྱ་མཚོ་མཆོག་ནི་ཆེས་ཉེ་ནའང་དུས་རབས་བཅུ་དགུ་པའི་མཇུག་དང་དུས་རབས་ཉི་ཤུ་པའི་འགོ་ཙམ་ལ་འབྲུངས་པའི་མཁས་པ་ཞིག་ཡིན་པར་སྣང་།

ལྷ་བཟོ་བ་དགེ་སློང་ཆོས་རྒྱ་མཚོ་མཆོག་གི་འཁྲུངས་ཡུལ་དང་འཁྲུངས་འདས་ཀྱི་ལོ་ཚིགས་སོགས་འབྲེལ་ཡོད་ལོ་རྒྱུས་ཞིབ་པ་མ་རྙེད་ཀྱང་། གཞུང་གི་མཇུག་ཏུ། ས་སྐྱོང་དབང་པོ་ཉི་མ་འོད་རྒྱལ་གྱི་ཁྲིར་བཞུགས་པའི་ལོ་བཅུ་གཅིག་པ། རབ་བྱུང་བཅོ་ལྔ་བའི་ལྕགས་བྱ་ལོའི་དབྱར་ཟླ་རབའི་ཚེས་བརྒྱད་ལ་མགོ་རྩོམ་ནས་ཆུ་ཁྱི་ལོའི་སྟོན་ཟླ་ཐ་མའི་ཚེས་གསུམ་ལ་མཇུག་རྫོགས་པར་ལེགས་པར་སྒྲུར་བའོ།། ཞེས་བཀོད་ཡོད་པ་དང་། གཞུང་དུ་རྒྱ་ནག་ལུགས་ཀྱི་སྨན་སྦྱོར་རེ་འགའང་བཀོད་ཡོད་པ་སོགས་ལ་གཞིགས་ན། བཙམས་ཆོས་འདི་ནི་སྤྱི་ལོ་༡༩༢༡ལོར་མགོ་བཙམས་ཤིང་སྤྱི་ལོ་༡༩༢༢ལོར་མཇུག་རྫོགས་ལ། ཁོང་ཉིད་ནི་དུས་རབས་ཉི་ཤུ་པའི་ནང་འཚོ་བཞེས་གནང་ཞིང་བོད་ཀྱི་གསོ་རིག་ཙམ་མ་ཟད་རྒྱ་ནག་གསོ་རིག་ལའང་རྒྱུས་མངའ་ཡོད་པའི་མཁས་པ་ཞིག་ཡིན་པར་སྣང་།

དཀར་ཆག

༄༅། །སྨན་སྦྱོར་འགའ་ཞིག་ཕྱོགས་གཅིག་ཏུ་བསྡུས་པ་གཞན་ཕན་གཅེས་བཏུས་ཞེས་བྱ་བ་བཞུགས་སོ།།

དགེ་སློང་བསམ་བསྟན་རྒྱ་མཚོ།

ན་མོ་གུ་རུ་བྷྱཿ རབ་འབྱམས་གསུང་རབ་ཀུན་ལ་བལྟ་པའི་[བའི]མིག། སྐལ་བཟང་ཐར་པར་[བར]བགྲོད་པའི་འཇུག་ངོགས་མཆོག། བརྩེ་བས་བསྐྱོད་པའི་ཐབས་མཁས་མཛད་པ་ཡིས།། གསལ་མཛད་བཤེས་གཉེན་རྣམས་ལ་གུས་ཕྱག་འཚལ།། གང་གི་མཚན་ཙམ་ཐོས་དང་དྲན་པས་ཀྱང་།། སྲིད་ཞིའི་རྒུད་པ་ཀུན་སེལ་སྐྱབས་ཀྱི་ཕུལ།། བདེ་གཤེགས་སྨན་པའི་རྒྱལ་པོ་མཆེད་བརྒྱད་ལ།། སྒོ་གསུམ་གུས་པ་ཆེན་པོའི་ཕྱག་འཚལ་ལོ།། སངས་རྒྱས་ཀུན་གྱི་འཕྲིན་ལས་གཅིག་ཏུ་བསྡུས།། མཁའ་འགྲོ་ཀུན་གྱི་མངའ་བདག་རྗེ་བཙུན་མ།། ཆོས་སྐྱོང་ཆེན་པོ་སྨན་གྱི་བསྟན་བསྲུང་རྣམས།། རྟག་ཏུ་འབྲལ་མེད་བྱང་ཆུབ་བར་དུ་སྐྱོངས།། གསོ་རིག་གཞུང་ལུགས་དཔལ་ལྡན་རྒྱུད་བཞི་དང་།། མཁས་པ་རྣམས་ཀྱི་གསུང་རབ་རྣམ་མང་ལས།། སྨན་ཉིད་སྣ་ཞིང་ལག་ལེན་བདེ་བ་རྣམས།། བདག་གཞན་ཕན་སེམས་གཅིས་བཏུས་ཙུང་ཟད་བྲིར[བྲི]།།

ཕྱོགས་གཅིག་བསྡེབས་པ་ལེའུར་བཀོད་པའི་གྲངས།། འདི་ལ་རླུང་ཀྱི་སྲོག་རླུང་ཙེ་སྙིང་དང་།། ཁྲག་རླུང་སྟོད་འཚངས་མཁྲིས་པ་བད་ཀན་འདུས།། གཙོང་ནད་མ་ཞུ་སྐྲན་དང་སྐྱ་རབ་དང་།། འོར་དང་དམུ་ཆུ་གཙོང་ཆེན་ཟད་བྱེད་དུག། ཚ་བ་སྤྱི་དང་གལ་མདོ་རི་ཐང་མཚམས།། མ་སྨིན་རྒྱས་སྟོངས་གབ་སྙིང་རྙོགས་པ་དང་།། འགྲམས་འཁྲུགས་རིམས་དང་འབྲུམ་པ་བེག་གེ་ཆམ།། གཉན་ནད་གླད་གཟེར་གག་ལྷོག་ནང་ལྷོག་དང་།། གཟེར་ཐུང་ཕོ་སྐྲང་རྒྱ་གཟེར་སེ་དཔལ་[དབལ]དང་།། སྨིན་བུ་ཞྭ་ལོག་གཉན་འབྲས་འཇུམ་ལྷག་དགུ།། མཁྲིས་པ་རྩར་རྒྱག་[རྒྱུག]ཁ་མེད་འཁྱམ་པོ་དང་།། འབར་འབུར་རྣ་རྩ་ཕུས་འདེབས་ངམ་རུ་དང་།། གཉན་ནད་མཁྲིས་པ་རླུང་གྱུར་ཟ་ཁོང་དང་།། གཉན་ནད་ཀུན་པོ་མཐིང་ནག་ཡོལ་མོ་དང་།། མགོ་སྣང་ཞེས་དང་གཉན་ནད་ཉེར་བཞིའོ།། མགོ་པོ་

[བོ]མགོ་སྲིན་མིག་མིག་རིམས་རྣ་བ།། སྣ་དང་ཁ་དང་ལྐུག་པ་ཁ་འཕྱེད་དང་།། སྙིག་འགག་ཁ་རིམས་སོ་རྙིལ་གྲི་འགག་དང་།། ལྷ་བ་སྙིང་དང་གློ་བ་གློ་རྣག་དང་།། མཆིན་མཆེར་མཁལ་ནད་དངོས་དང་ས་བོན་འཛག། ཕོ་བ་རྒྱུ་མའི་ནད་དངོས་རྒྱུ་ཀན་དང་།། ཡོང་ནད་བསམ་སེ་ཕོ་མཚན་མོ་མཚན་དང་།། འཁོར་ནད་སྐད་འགགས་ཡི་ག་འཆུས་པ་དང་།། སྐོམ་ནད་སྐྱིགས་བུ་དབུགས་མི་བདེ་བ་དང་།། གླང་ཐབས་སྲིན་ནད་སྐྱུགས་འཁྲུ་དྲི་མ་འགགས།། གཅིན་འགགས་གཅིན་སྙི་ཚད་འཁྲུ་དྲེག་ནད་དང་།། གྲུམ་བུ་དངོས་དང་གྲུམ་གསར་ཆུ་སེར་ནད།། རྩ་དཀར་མཁལ་རྩ་ལྷགས་ནད་མཛེར་པ་དང་།། ཕྲན་བུའི་ནད་སྤྱི་མེས་ཚིག་ཏུ་སྨྲངས་དང་།། སེ་[བསེ]དྲི་ཚེར་ལྷོག་ཕྲན་ནད་རྣམ་པ་ལྔ།། ལྷན་སྐྱེས་རྨ་ལ་འབྲས་དང་གཞང་འབྲུམ་དང་།། མེ་དཔལ་[དབལ]སྲུར་ཡ་རྨེན་བུ་རླིག་རླུགས་དང་།། ཀང་འབམ་མཚན་པར་[བར]རྫོལ་དང་ཕོལ་མིག་དང་།། སྐེ་འཕྲེང་ཐོར་འབྲུམ་ལྷན་འཐབ་གདུག་འབྲུམ་དང་།། ས་ཆུ་མི་ཐུབ་ཕྲ་ཡོའུ་ས་ཟེར་དང་།། བྱིས་པ་ཉེར་སྤྱོད་ནད་གདོན་བྱ་འདྲེ་བཞི།། མོ་ནད་སྤྱི་དང་བྱེ་བྲག་ཕལ་པ་[བ]གསུམ།། འབྱུང་གདོན་སྨྱོ་བརྗེད་མིར་ཁི་གཟའ་གླུ་དུག། རྨ་ལ་རྨ་སྤྱི་མགོ་དང་སྐེ་ཡི་རྨ།། བྱང་ཁོག་ཡན་ལག་ལེའུ་ལྔ་ཅུ་བཤད།། དུག་ལ་སྦྱར་དུག་སྤྱི་དང་མི་འཕྲོད་དུག། ཤ་དུག་ཤ་ནད་དུག་དངོས་རྐྱང་པ་དང་།། རིག་དུག་ཁྱི་དུག་འཕྱི་བའི་ཤ་དུག་དང་།། ས་ཡི་ལྷངས་དུག་ཆུ་ནད་ཐང་ཕྱི་དང་།། པགས་ནད་ཐོར་འབྲུམ་ཉེ་བར་མཁོ་བ་དང་།། དགུ་ཅུའི་ལག་ལེན་གཉན་ཁ་ཡོད་མེད་དང་།། སྨན་རྟ་བཏང་ཚུལ་ནད་ལྔའི་ངོས་འཛིན་བཅས།། ལེའུ་བརྒྱ་དང་ང་ལྔ་བཞུགས་པ་ཡོད།།

ལེའུ་དང་པོ། རླུང་ནད་བཅོས་པ།

དེ་ལ་རླུང་ནི་ནད་ཀུན་འབྲུགས་པའི་རྒྱུ།། སྣ་འདྲེན་མཐུག་སྲུད་འཕོར་དང་ཁྱབ་བར་[པར]བྱེད།། རྒྱུ་ནི་མ་རིག་ལས་བྱུང་འདོད་ཆགས་ཀྱིས།། བསྐྱེད་རླུང་མཚན་ཉིད་དྲུག་ལྡན་ཐ་མལ་གནས།། དེ་རྐྱེན་ཁ་དང་ཡང་རྩུབ་བསྟེན་དྲགས་དང་།། ཆགས་པས་དུབ་དང་ལྟོ་ཆག་གཉིད་ཆག་དང་།། ལྟོ་སྟོང་ལུས་ངག་བྱ་བ་དྲག་ཤུལ་དང་།། ཁྲག་ཆེན་ཟགས་དང་འབྲུ་སྐྱུགས་དྲག་པོས་བཏབ།། བསེར་བུས་བུས་དང་ཡི་ཆད་ངུས་པ་དང་།། སྨྱ་ངན་སེམས་ལས་ཁ་ཡི་ལས་ཆེས་དང་།། བཅུད་མེད་ཁ་ཟས་མང་དུ་བསྟེན་པ་དང་།། ཤུགས་བཀག་པ་དང་ནན་གྱིས་བཙིར་བ་ཡིས།། རླུང་གི་ནུས་སྟོབས་རྒྱས་ནས་རྐྱེན་ཕྲད་སློང་།།

རླུང་ནད་རང་གི་སྤྱི་རྟགས་རྩ་ཕོང་སྟོང་།། མནན་ན་མི་བཟོད་ཆུ་ནི་ཆུ་འདྲ་དངས།། ཡོག་རྗེས་སྣ་ལ་འགྲོ་འདོད་ཤུས་འདེབས་དང་།། ཤེས་པ་ཡང་ལ་འཕྱོ་དང་མགོ་ཟི་འཁོར།། རྣ་བ་ཅུར་འཁྲིག་ཁ་རོ་བསྐ་བ་བྲོ།། ལྕེ་སྐམ་དམར་རྩུབ་གཟེར་འཕོ་གྲང་འདར་བྱེད།། འགུལ་ན་ཁྲབ་ཟུག་སྙིང་ལུགས་རེངས་འབུམས་དང་།། ཤ་ལྤགས་བྱེ་དང་རྒྱུད་[རུས]རྐང་ཆག་སྐམ་བྱེད།། མིག་སོགས་ཕྱིར་འབྱིན་ཡན་ལག་དཀྲིས་སྐམ་བྱེད།། གཉིད་མེད་གཡལ་འདར་སྨྱུང་འདོད་ཚིག་པ་ཟ།། དཔྱི་རྐེད་རུས་ཚིགས་མ་ལུས་བརྡུངས་སྐམ་བྱེད།། ལྟག་པ་བྲང་དང་མུར་འགྲམ་ཟུག་ཅིང་གཟེར།། རླུང་གསང་རྣམས་ནི་ཁ་བྱེ་མནན་ན་ན།། སྟོང་སྐྱུགས་བྱེད་ཅིང་ཐོ་རངས་ལྷྲུ་གསོབ་ལུ།། སྦོ་འཁྲིག་དབྱུར་དགོངས་ཐོ་རངས་ཞུ་རྗེས་ན།། བྱེ་བྲག་ཨ་ཕ་རྟ་ནི་གཞུ་ལྟར་འགུགས།། འཕུན་ཞིང་དྲན་མེད་མིག་ཏར་དབུགས་འབྱིན་

དཀའ།། དར་[ད]ཀན་ཕྱིར་དགེ་བྲང་འབུར་ལྷག་དགེ་ལ།། སོ་འཆའ་ལྷུ་[ལྷྲུ] སྐྱུག་མགོ་འགྲམ་རྒྱབ་ན་གཡལ།། སྐད་ཕྱིར་མི་ཕྱིན་མིག་ཏར་རྩིབ་ཡོགས་ཟུག། ད་ཀན་ནང་གུག་ན་ཚུལ་གོང་འདྲ་ལ།། སྐེ་གུག་བྲང་དུ་བསྟུས་ཏེ་རོ་སྟོད་འབུར།། འགྲམ་པ་ཉམས་པ་འཐམས་འཕྱུང་འབྱེད་འཛུམ་ཉམས།། ལྕེ་ལྡིབ་བཟའ་བཏུང་སྨྲ་དཀའ་ལྐུགས་ལྡིབ་ཐེན།། གཞོགས་གཅིག་གུག་པ་ཁ་ཡོ་མགོ་བོ་འདར།། ཆོག་ཐོགས་མིག་རེངས་དྲན་ཉམས་གཉིད་མ་[ཡོག] དངས[དངངས]།། རྩ་འཛིན་རླུང་ཁྲག་སྤྱི་བོའི་རྩར་ཞུགས་ཏེ།། ནད་ཚབས་དྲག་ལ་སྤྱི་གཙུག་ཤ་མདོག་ནག། གཞོགས་ཕྱེད་སྐམས་པ་ཚོར་མེད་བྱ་བ་ཉམས།། ལུས་ཀུན་སྐམས་པ་ཐམས་ཅད་དེ་དང་འདྲ།། ཤིང་རེངས་དགེ་གུག་མི་ཤེས་ཤིང་ལྟར་རེངས།། དཔུང་འཇའ་ཐྲག་ཞུགས་འདེགས་སོགས་བྱ་ཉམས་ན།། བི་ཤ་ཙེ་ནི་ལག་སོར་བྱ་བ་ཉམས།། སྲ་འཐེང་བརྣ་ནང་རྒྱུ་བ་ལ་ཞུགས་པས།། འགྲོ་འདར་ཆོགས་ལྷོད་འཐེང་ཞིང་རྐང་བ་འཁྱེས།། བརྣ་རེངས་བད་ཀན་ཆོལ་འཕེལ་བརྣ་རུས་ཞེན།། གྲང་ཞིང་ཚོར་མེད་འདེགས་དཀའ་ལྡི་བའོ།། རླུང་ཁྲག་པུས་མོར་སྐྲངས་པ་ཅེ་སྤྱང་མགོ་འདི་ནི་ཕྱི་མ་རང་སྐོར་རྒྱས་པ་ཡིན།། ཡོང་མོར་ཞུགས་པ་རླུང་ནད་ཆེར་མ་སྐྱེ།། རྟིང་ཆུར་ཞུགས་ན་བྱིན་རེངས་གཟུགས་འཁུམས་ཡིན།། གཟུགས་འཁུམས་བི་ཤ་ཙེ་འདོམ་ཁ་ཡིར་བཤད།། རྐང་པ་བརྩེ་བ་པད་[བད]ཀན་རླུང་འདྲེས་ཡིན་རྐང་བརྩེ་ཞེས་བྱ་སྟེ།། རྐང་པ་ཚ་བ་ཁྲག་མཁྲིས་རླུང་འདྲེས་དྲོད་བཅས་འགྲོ་ཆེ་ཚ།། མདོར་བསྡུས་རེངས་འཁུམས་དགེ་དགུ་བརྒྱད་བསྐུམ་ཉམས།། སྐམས་པ་ཚོར་མེད་བྱ་ཉམས་ཤ་ལྷགས་འབྱར།། སྦོས་པ་གཡོ་ཞིང་སྐྲངས་ལ་འཕེལ་འགྲི་བྱེད།། འཁྱེས་པ་སྨད་བཤལ་རྐང་པ་ལྡི་ལ་བེམ།། གཟེར་པ་གར་ཟུག་ནད་དྲག་ངེས་མེད་འཕོ།། འཁྱོས་པ་གཉིད་མེད་མང་སྨྲ་ཧ་བྲོ་དགོད།། ལྐུགས་པ་སྟོབས་དང་དྲན་ཉམས་སྨྲ་མི་ཤེས།། གནས་དང་སྦྱར་ན་ལྷགས་ལ་རླུང་

གྲམས་པ།། གས་སྐམ་རེག་པ་རྩུབ་ལ་བརྩེ་བ་ཡིན།། ཤར་ཞུགས་སྐྲངས་རྩུབ་མདོག་འགྱུར་འབྲུམ་པ་འབྱུང་།། ཚོལ་ཞུགས་ཡིད་འཆུས་ལུས་སྐྲངས་སྨིན་[ཆིན]བུ་སྐྱེད།། རྩར་ཞུགས་རྩ་དེ་སྟོང་ལ་སྦོམ་པོར་སྐྲངས།། ཁྲག་ཞུགས་གཉིད་ཆེ་རྩ་དམར་མདོག་མི་སྡུག། ཆུ་བར་ཞུགས་པ་ཞ་རེངས་འཐེང་པར་བྱེད།། རུས་ཞུགས་ཟུག་ཆེ་ཤ་སྐམས་ཉམ་སྟོབས་འཛད།། ཚིགས་ཞུགས་སྟོང་སྦོབ་[སྦོ]སྐྲངས་ན་ད་ཀན་འགྱུར།། རྐང་ཞུགས་གཉིད་མེད་དགྲིས་སེམས་བཙིར་ན་ཕན།། ཁུ་བར་ཞུགས་པ་སྐམ་མམ་མདོག་འགྱུར་ལུག། སྙིང་ཞུགས་སྟོད་གང་ཤུས་འདེབས་ཤེས་པ་འཁྱོ།། གློར་ཞུགས་བད་སྐྲངས་མི་ཐོགས་ལྷུ་གསོབ་ལུ།། མཆིན་ཞུགས་བགྲིས་དུས་གཡལ་མང་འཁྱོངས་ནས་ན།། མཆེར་ཞུགས་ལུས་སྐྲངས་སྦྲོ་འཁྲིག་སྟེང་དུ་གཟེར།། མཁལ་ཞུགས་མཁལ་རྐེད་ན་ཞིང་རྣ་བ་འོན།། ཟས་ལ་རླུང་ཞུགས་ཁ་ཟས་ཟོས་རྗེས་ན།། མ་ཞུའི་གནས་ཞུགས་སྐྲིག་སྐྱུག་ཡི་ག་འགག། སྦོ་འཁྲིག་སྐོམ་དད་ཆེ་ལ་དབུགས་མི་བདེ།། ཞུ་བའི་གནས་ཞུགས་གཟེར་ཞིང་སྦོ་འཁྲིག་བྱེད།། བཤང་འགག་ཆུ་སྲི་རྐེད་པ་མཇུག་ཧོ་ན།། མཁྲིས་ཞུགས་སྦོ་གཟེར་འཇུ་དཀའ་མིག་སྲིན་སེར།། བཤང་ཞུགས་རླུང་འཁྱིལ་རྟུག་སྐམ་སྦྲ་བཅས་འབྲུ།། གཅིན་ཞུགས་ལྷང་པ་བསིལ་སྦོ་སྲི་འམ་སྙི།། མངལ་ཞུགས་འབུར་འདྲིལ་མངལ་ཁྲག་སྟོམ་མམ་འཛག། མགོར་ཞུགས་མགོ་འཁོར་ཟེ་འཁྲུམས་བརྟད་མི་ཚུགས།། མིག་ཞུགས་རྩ་དཀར་ལུག་སྐམ་བསེར་བུ་གནོད།། རྣ་བར་ཞུགས་པ་ཙུར་འཁྲིག་སྟོང་སྐམ་གཟེར།། སྣར་ཞུགས་སྣ་འགག་ཆུ་འཛག་དྲི་མི་ཚོར།། སོར་ཞུགས་བེར་བ་ལངས་ནས་ན་ཞིང་སྐྲངས།། ལུས་ཀུན་ཞུགས་པ་ཀུན་ཁྱབ་སྤྱི་རྟགས་འདྲ།། མདོར་བསྡུས་མགོ་རླུང་མགོ་འཁོར་རྣ་བ་ཙུར།། སྐྱུག་ཅིང་ལངས་ན་འགྲེལ་བུབ་ཕྱི་ཡུལ་འཁྲུམས།། སྙིང་རླུང་ལུས་འདར་སྟོད་བརྒྱངས་ཤེས་པ་འཁྲུལ།། སྨྲ་འཆལ་མགོ་འཁོར་གཉིད་ཆུང་ཤུ་ཡིས་འདེབས།། གློ་རླུང་

གཉིད་ཆུང་ཁོགས་དཀའ་ལྷུ་གསོབ་ལུ།། ལུས་བརྒྱངས་སྐྱུག་དང་མིག་སྐྲངས་ཉུབ་གློ་མང་།། མཆིན་རླུང་སྐྲིག་ཅིང་སྟོད་གཟེར་བཤུལ་ཤ་ན།། ཁ་ཟས་ཡི་གར་མི་འོང་མིག་མི་གསལ།། དགོངས་དང་ཐོ་རངས་མཆིན་པ་འཕྱོང་ཐག་ཆད།། ཕོ་རླུང་དབུགས་རྔོད་སྒོ་ལ་སྟོང་སྐྲིག་བྱེད།། ཕོ་བ་འབྲབ་སྐམ་ཟློས་རྗེས་བདེ་བར་མངོན།། ཡོང་རླུང་སྒོ་འཁྲིག་འབྲུ་དང་འོག་རླུང་མང་།། མཁལ་རླུང་མཁལ་རྐེད་ན་ཞིང་རྣ་བ་འུར།། ནང་ཚོགས་རླུང་ནད་རྣམ་ལྔ་ནད་གྱུར་རྟགས།། སྲོག་རླུང་འདི་གཤམ་དུ་རང་ལེའུར་རྒྱས་པ་ཟས་རྩུབ་སྐྱུང་དང་དྲག་ཤུལ་ལས།། ཤུགས་བཀག་བཙིར་བས་འབྲུགས་ཏེ་མགོ་བོ་འཁོར།། སྙིང་འཕྱོས་དབུགས་སྟུད་དཀའ་ཞིང་མིད་མི་ཐུབ།། སྟོང་རྒྱུ་སྒྲིག་སྐྱུག་བཀག་དང་ངུ་དགོད་དྲགས།། ཁུར་ལྕི་བཏེགས་པས་འབྲུགས་ཏེ་དིག་ཅིང་ལྐུགས།། སྨྲ་དཀའ་སྟོབས་ཆུང་ཁ་ཡོ་དྲན་པ་ཉམས།། ཁྱབ་བྱེད་འགྲོ་འདུག་རྩེད་མོ་དྲགས་པ་དང་།། འཇིགས་དང་ཡི་མུག་ཁ་ཟས་རྩུབ་པས་འབྲུགས།། སྙིང་ཕྱུགས་བརྒྱལ་འབྲོག་[འབོག]མང་དུ་སྨྲ་བ་དང་།། འགྲོ་འདོད་འཇིགས་སྐྲག་མི་སྙན་ཚིག་གིས་སློང་།། མཉམ་གནས་འཇུ་དཀའི་ཟས་དང་ཉིན་གཉིད་ཀྱིས།། འབྲུགས་པས་ཕོ་བ་གྲང་ཞིང་ཟས་མི་ལེན།། སྐྱུག་ཅིང་ཁ་ཟས་མི་འཇུ་གསུས་ཁྲག་འདྲིས།། ཐུར་སེལ་བཤང་གཅི་འཁྱེན་དང་ཁུ་བ་ཡི།། ཤུགས་བཀག་བཙིར་བས་འབྲུགས་ཏེ་རྟུས་མིག་ཁོལ།། ཡན་ལག་འབྲུལ་འཁྱེས་དབུགས་ངན་དྲི་ཆུ་སྟོམ།། དེ་དག་གང་ཡང་མཁྲིས་པར་འདྲེས་པ་ཡིས།། ཚ་བ་སྐྱེ་ཞིང་མིག་ཆུ་སེར་བར་བྱེད།། བད་ཀན་འདྲེས་པས་ལྕི་བསིལ་རྗོངས་པར་འགྱུར།། ཕན་གནོད་བསྟེན་པའི་སྒོ་ནས་བརྟག་པ་ནི།། ཤ་ཆང་བུར་མར་རྡོད་བཙུད་བསྟེན་པ་དང་།། བསྐུ་མཉེ་མེ་ཉིས་རྡོས་ཤིང་འགྲངས་ན་བདེ།། ཆུ་གྲང་བ་དར་ལོ་ཤུར་གཡེར་མ་ཛ།། བགྲེས་སྐོམ་གྲངས་དང་སྨྲ་རྫོད་ཉལ་པ་དང་།། གཉིད་ཆག་སེམས་

ལས་གནོད་པས་རླུང་དུ་ཤེས།། མདོར་བསྡུས་དང་པོ་ཟས་སྤྱོད་གནོད་པས་བསླང་།། བར་དུ་རྩ་སྟོང་ཆུ་དངས་གཡལ་འདར་རྒྱུང་།། སྤུ་བརྫེ་དགོངས་དང་ཐོ་རངས་ཞུ་རྗེས་ན།། ཐ་མ་བསིལ་གནོད་དྲོད་བཅུད་ཕན་འགྱུར་པ།། ནད་གང་ཡིན་ཡང་རླུང་གི་མི་འགྱུར་རྟགས།།

བཅོས་པའི་ཐབས་ལ་སྤྱི་དང་བྱེ་བྲག་གཉིས།། སྤྱི་ལ་ཟས་སྤྱོད་སྨན་དཔྱད་ལོག་གནོན་ལྔ།། ཟས་ནི་ཟྭ་དང་བཙོང་སྒོག་ཟན་སྐམ་དང་།། ལུག་ཤ་རྟ་བོང་འཕྱི་བ་མི་ཡི་ཤ། ལོ་ཡིབ་བུ་རམ་མར་རྙིང་འབྲུ་མར་དང་།། ཟན་དྲོན་འོ་མ་ཆང་དང་བུར་ཆང་སོགས།། དྲོ་ཞིང་སྣུམ་བཅུད་ཟས་ཀྱིས་བཅོས་པར་བྱ།། གཡེང་བ་མེད་པའི་མུན་ཁུང་དྲོ་བའི་གནས།། གོས་མཐུག་གཉེད་ལོག་སྙན་ཚིག་སྨྲ་བ་དང་།། ཡིད་དུ་འོང་བའི་གྲོགས་ཀྱིས་བཅོས་པར་བྱ།། གནོད་ཅིང་སྐྱེད་པའི་ཟས་སྤྱོད་དུས་ཀུན་སྤང་།། སྨན་ནི་ཁུ་ཆང་འདོན་ཕྱེ་སྨན་མར་ལྔ།། སྒྲོ་ལོང་སོགས་[སོག]ཡུ་གཞུག་ཆུང་གདུས་ཁུ་དང་།། ཐུས་པ་སྣ་ཚོགས་གདུས་ཁུརསྦྱོད་སྒ་ཤིང་ཀུན་ཁ་རུ་ཙ་སྒོག་སྐྱུ་པི་པི་ལིང་བཏབ་བཏང་།། རླུང་ནད་མ་ལུས་ཀུན་ལ་ཕན་པ་ཡིན།། སྒ་དང་གོ་སྙོད་རྡ་ཏེ་གདུས་པའི་ཐང་།། རླུང་ནད་མ་ལུས་འཇོམས་ཤིང་དྲན་པ་གསལ།། ལུག་ཤའི་ཁུ་བར་རྒྱ་མཚྭ་[རྒྱམ་ཚྭ]སྣ་བཏབ་བཏང་འདི་ལ་སོགས་ཏེ་སྦྱོར་སྡེའི་སྨན་མིང་སོ་སོར་མཆན་བུས་མི་གསལ་པ་རྣམས་ཕྱི་རྒྱུད་འགྲེལ་བ་ལས་རྟོགས་པར་བྱའོ།། ཆང་ནི་ལྷ་བ་ར་མཉེ་ཟན་ཆང་ལ།། གྲོ་ཡི་ཆང་སིངས་རླུང་ནད་མ་ལུས་འཇོམས།། མཆོག་ཏུ་མཁལ་རྐེད་སྨད་ཀྱི་རླུང་ལ་ཕན།། འདོན་བཞིའི་དང་པོ་ཅག་བཅད་མར་ཚོམས་ཕྱེ།། འོལ་སྐོམ་སྦྱར་ཏེ་འོ་མར་བཙོས་པ་ལ།། སྣ་དང་རྒྱ་མཚྭ་[རྒྱམ་ཚྭ]བཏབ་པ་དགར་འདོན་ཡིན།། ལུག་ཤའི་ཁུ་བར་སྦྱར་བ་དམར་འདོན་ནོ།། སྦྱར་འདོན་ཁུགས་པའི་སླུམ་ལ་ཉེའུ་བྱས།། མར་རྙིང་བུ་རམ་སྣ་བཏབ་བཅོས་པའོ།། སྒོག་འདོན་འདི་རྣམས་བཻཌཱུར་

[བཻཌཱུརྱ]དང་ལྷན་ཐབས་མཆན་དུ་ཤེས་བྱ་སྔོག་སྐྱུ་ཚོས་པར་བཙོས་ལ་བསྐུར།། མར་དང་རུས་ཁུ་རྒྱ་མཚོའི་[རྒྱམ་ཚའི]ཕྱེ་བཏབ་བཙོ།། དེ་རྣམས་གང་ཡང་རླུང་ནད་མ་ལུས་འཇོམས།། ལུས་ཀྱི་སྟོབས་སྐྱེད་དབང་ཤེས་གསལ་བར་བྱེད།། རི་ཐང་མཚམས་ཀྱི་རླུང་ལ་བདུད་རྩི་འདྲ།། ཕྱེ་མ་ཧྲཱ་ཏི་ཚ་ན་ཧྲཱ་ཏི་གྲང་ན་ཤིང་ཀུན་གང་རུང་གཙོ་བོར་བཏང་ཤིང་ཀུན་ཁ་རུ་ཚ།། ཙབས་རུ་ཚ་དང་རྒྱ་མཚ་[རྒྱམ་ཚ]ཚ་བ་པི་པི་ལིང་བཅའ་སྣ་ཕོ་བ་རི[རིས]གསུམ།། ཤིང་ཚ་སེ་འབྲུ་སུག་སྨེལ་ཨ་རུའི་མཇུག། སློ་ཏིས་སྔོག་སྐྱུ་བུར་དཀར་བརྒྱད་འགྱུར་སྦྱར།། རུས་བཅུད་གསུམ་མམ་བཅུད་བཞིའི་ཁུ་བས་འཕུལ།། སྟོད་སྨད་ཕྱི་ནང་རླུང་ཀུན་འདི་ཡིས་འཇོམས།། གསོ་བྱེད་ཉི་མའི་དཀྱིལ་འཁོར་ཞེས་བྱ་བ།། སེ་འབྲུ་ཤིང་ཚ་སུག་སྨེལ་པི་པི་ལིང་།། ར་མཉེ་ཉེ་ཤིང་ལྕུ་བ་བ་སྦྲུ་བ།། གཟེ་མ་གུར་གུར་[གུམ]སྦྲང་གི་རིལ་བུ་དྲིལ།། འཕུལ་བྱེད་ཆུ་སྐོལ་ཚན་མོ་སྐབས་འགར་ཆང་།། མ་ཞུ་སྐྲན་ནད་སྐྱུ་ཐབ་འོར་དམུ་ཆུ།། མཁལ་མའི་དྲོད་ཤོར་ས་བོན་ཉམས་འཛག་དང་།། ཟ་འཁྲུག་ཤུ་ཐོར་རླུང་ཚབས་ཆན་གྲང་སྦོས།། གྲང་རྟོགས་གྲང་སྲིན་གྲང་བའི་གྲུམ་བུ་སོགས།། གྲང་ནད་ཀུན་ལ་དུས་མཐའི་མེ་ལྟ་བུ།། ཁྲིད་པར་ཕོ་བའི་མེ་གསོ་ཆུ་ལམ་འབྱེད།། གསོ་བྱེད་ཉི་མའི་དཀྱིལ་འཁོར་འདི་ལ་དུག་དབྱུང་དང་དྲོད་བཀུག་པ་གྲང་རླུང་སྐབས་ལ་དགོས་པས་རང་སྐོར་ལས་རྟོགས་པའོ།། སྨན་མར་བཟང་པོ་ལྔ་སྨན་མར་ཕྱི་རྒྱུད་མཆན་འགྲེལ་ལྟར་སེ་འབྲུ་ཨུ་སུ་སྣ་དང་ཙི་ཏྲ་ཀ་རྩ་བ་བཏང་།། པི་པི་ལིང་དང་འབྲི་མར་རླུང་ནད་སེལ།། མེ་དྲོད་སྐྱེད་ཅིང་སྐེམ་པོ་རྒྱས་པར་བྱེད།། རྩ་བ་ལྔ་ཡི་སྨན་མར་ལ་སོགས་བྱ།། དཔྱིད་དུས་མར་རྙིང་བསྐུ་མཉེ་འོ་དྲོད་ཙམ་གྱིས་འཇམ་རྩི་བཏང་།། སྤྲི་གཙུག་ཨན་སྟོང་ཚིགས་པ་དང་པོ་དང་།། དྲུག་བདུན་བཅུ་དྲུག་དཀར་ནག་མཚམས་རྣམས་བསྲེག། ཡན་ལག་རེངས་འཁུམས་རླུང་ནད་སྣ་གཉན་ལྟ་བུ་ཁ་འཐོར་པ་འདི་རྟགས་ལྷན་ཐབས་མཆན་དུ་བལྟའོ་

ཞ་ན་སྨུམ་འཚོས་ཉུས་སྣ་བསྟོས་པའི་ཞག་གི་སྨུམ་འཚོས་དེའི་རླངས་ལུམས་ཀྱིས་འདུལ་བ་དང་དང་།། ལུག་རིལ་ཆང་དུ་བསྟོས་པའི་ལུམས་སུ་གཞུག། ཡོ་མར་བསྐུ་མཉེ་སྨུམ་འཚོས་བྱས་ན་ཕན།། སྐམ་སར་སྨུམ་དུགས་རྩ་བཤལ་ཕྱི་རྒྱུད་ཀྱི་ཆུ་ལུམས་བྱ།། སྦོས་པ་སྨུམ་འཚོས་རྗེས་ལ་བཤལ་གྱི་[ཀྱིས]སྦྱང་།། འཁྲིས་པ་སྨུམ་བཙོས་སྤྲངས་ལ་རྩུབ་བཙོས་བྱ།། གཟེར་བ་སྨུམ་ལྷན་དུགས་དང་མེ་ཡིས་བཙོས།། འཁྲོས་པ་བཅུད་བཞིའི་ཐང་སྨན་མར་མེ་དང་པོ་དྲུག་བདུན་རྣམས་ལ་མེ་བཙའ་དང་ཐུར་མནན།། ལྐུགས་པ་སྨུམ་འཚོས་འཛམ་རྩེ་མེ་བཙས་བསལ།། བྱེ་བྲག་རིགས་ཀྱི་སྒོ་ནས་ཨ་ཕ་ཧར།། རྩེ་མར་འབྲུ་མར་ཁང་ཚིལ་བཟའ་བྱུག་སྣར་བདུག། སྣ་སྦྱོངས་རྡོ་ཕྱི་མ་རྒྱུད་ཀྱི་འགྲོན་[མགྲོན]པོ་དྲུག་སྦྱོར་བས་བུག་བསལ་ཕོང་སྨན་བཏང་།། རྒྱ་ཤུག་གཙང་ཤུག་གི་འབྲུ་ཐང་ཤིང་སྔོན་ཤིང་སླེ་ཏྲེས་རྩ་བ་ལྔ།། ཙུ་ཧ་ཤ་པོ་རྒྱ་སྤོས་གཏྲ་ཀ་རི་འབུམ་ཁུ་ཚུར་དུ་སྔོག་སྐྱ་དང་ཨ་ག་ཙུ་བརྒྱད་པ་སྦྱར་པའི་སྨན་མར་བཏང་སྦྱར།། པད་[བད]ཀན་འདྲེས་ན་སླེང་ག་རྩིབས་[རྩིབ]ཡོགས་ན།། ཤིང་ཀུན་བཙའ་སྐ་སེ་འབྲུ་ཁ་ཙུ་ཚ།། ཙུ་ཧ་བསྐོལ་བའི་ཁུ་བ་བླུད་པར་བྱ།། མཁྲིས་པར་འདྲེས་ན་སྣ་སྨན་མན་ངག་རྒྱུད་ཀྱི་བཻཌྷར་[བཻཌཱུརྱ]ལ་བལྷ་ཁྲུས་ཀྱིས་སྦྱང་།། ད་རྐན་ཕྱིར་དགྲེ་ནང་གུགས་[གུག]འགྲམ་ཉམས་དང་།། ཕྱོགས་གཅིག་གུག་དང་དཔུང་པ་འདི་དྲུག་གི་སོ་སོའི་གསོ་ཚུལ་དཀའ་འགྲེལ་ལེགས་བཤད་གསེར་རྒྱན་སོགས་ལ་བལྟའོ་འཛའ་བ་ལ།། སྣ་སྨན་བཙ་བ་བཏང་ཞིང་སྤྱི་བོ་དང་།། མིག་དང་རྣ་བར་ཏིལ་མར་བསྐུ་ཞིང་དགང་།། སྐྲངས་ན་སྐྲུགས་བཏང་དམར་ཚ་གཏར་ག་གདབ།། བརྣ་རིངས་མ་ཞུ་བད་ཀན་ཚིལ་སྐྱེས་ཕྱིར།། འབྲས་བུ་གསུམ་དང་དབྱི་མོང་པི་པི་ལིང་།། ཧོང་ལེན་སྦྲང་དང་སྦྱར་པའི་ལྡེ་གུ་བཏང་།། སླ་སྐང་ཙི་ཏྲ་ཀ་དང་ཚ་བ་གསུམ།། གུ་གུལ་འབྲས་བུ་གསུམ་དང་ཁྱི་དང་ག། ཆ་མཉམ་ཕྱེ་མས་ཚིལ་དང་བད་ཀན་སེལ།། གཟུགས་འབུམས་སྲ་འཐེང་བེ་ཤ་

ཅི་སོགས་ལ།། སྦྲོན་ཤིང་རྩ་བ་བཅའ་སྨ་སྨ་དམར་ཅི་ཊ་ཀ། པི་པི་ལིང་དང་ཤུ་ཟུར་སྨ་རིགས་སྨ་རྐོད་[རྐོད]ཞིས་[ཞིས]མེ་ཏོག་དཀར་སྔོར་སྔོག་སེར་པོའོ་མ་ནུ་ཡི།། ཕྱི་མ་མར་བསྐོལ་ཁོང་དུ་བཏང་ན་ཐོགས་མེད་འགྲོ་ནུས་འགྱུར།། པི་ཤ་ཅི་དང་གཟུགས་འབུམས་གར་ཡོད་ངོས།། མཐེའུ་ཆུང་སྲིན་ལག་པར་རྒྱབ་རྒྱུས་པ་དེ།། ཁབ་ཀྱིས་བཏེག་ལ་དེའི་འོག་སྣལ་མ་འདྲ།། རྒྱུས་པ་སེར་པོ་ཡོད་དེ་བཅད་པར་བྱའོ།། སྲ་འཛིང་བརླ་རེངས་ཁ་ལི་ཅེ་སྤྱང་མགོ།། རྐང་བརྩེ་རྐང་པ་ཚ་བ་ཚེར་མ་ཅན།། ལ་སོགས་ཕྱི་མའི་རླུང་རྣམས་རྒྱུ་ལས་བརྟགས།། སྨུམ་དུགས་གཏར་དང་སྤྱང་བྱུག་ཅི་རིགས་སྦྱར།། རྒྱ་སྤོས་ཙ་ཏ་སུག་སྨེལ་ཤུ་དག་གཉིས།། ཙན་དན་དམར་པོ་རྗེ་དྲེག་དམར་སྤང་སྤོས་དང་།། ཤུ་ཧི་འདི་རྣམས་སྲང་རེ་རེ་ཉིལ་མར་ག་ར་སྦྱར་བའི་མར།། རྩ་འཛིན་ཤིང་རེངས་སྲ་འཛིང་ལ་སོགས་པའི།། རླུང་ནད་ལྷག་མ་མ་ལུས་འཇོམས་པར་བྱེད།། སྨྱོ་བརྗེད་སྐྲན་དང་རླིག་རླུགས་སེལ་བར་འགྱུར།། གནས་ཀྱི་སྔོ་ནས་ཤ་ལྷགས་ལ་ཞུགས་བསྐྱུ།། མཉེ་བྱུག་དུགས་བྱ་ཚིལ་ཞུགས་བརླ་རེངས་ལྟར།། ཙུས་དང་རྐང་ཞུགས་སྨུམ་བཞི་བཟའ་བྱུག་དུགས།། བཙུད་ཞུགས་དབྱིད་སྐྱིན་གོར་རྒྱུས་ཚིགས་རྩར།། སྨུམ་དུགས་དགྲི་དང་ཆུ་འབུམས་མོན་མ་ཤ་ཞིས་ལེབ་དམར་སྲུན་གྲེའུ་དང་།། རྒྱ་མཚ་ཉིལ་མར་སྦྱར་ཏེ་བསྐོལ་བ་བྱུག། ཁྲག་ཞུགས་སྨུམ་འཚོས་གཏར་དང་ཁྲག་ཟགས་རྗེས།། དུད་པ་རྒྱ་མཚ་ཉིལ་མར་སྦྱར་པར་བྱུག། སྙིང་ཞུགས་ཤིང་ཀུན་སྨ་དང་ཁ་ཙ་ཚའི།། ཐང་བཏང་འབྲས་བུ་གསུམ་གྱི་སྨན་མར་སྦྱར།། སློར་ཞུགས་སྐར་བུ་ཟི་ར་དཀར་པོ་དང་།། ཙུ་གང་སུག་སྨེལ་བཞི་བའི་ཕྱེ་མ་བཏང་།། ཨ་རུ་ཚོ་གུ་འབྲི་རྐང་བ་རུའི་ཚོ་གུ་སུར་ཕུག་སྨན་མར་སྦྱར་ཕྱི་རྒྱུད་བཞི།། མཆིན་ཞུགས་ཐོང་ཚེར་ལུག་གི་མཆིན་པ་ལ།། ཤིང་ཀུན་ཕྱེ་མ་བྲན་པ་མར་བཙོས་བཏང་།། མཆེར་ཞུགས་ཚ་བ་གསུམ་དང་ཞུན་མར་སྦྱར།། མཁལ་ཞུགས་རྩ་ལྷའི་སྨན་མར་

གཟི་ཆང་ཅིན་རྒྱུད་ཕྱི་མ་ལྟར།། ཀུན་ལ་རྒྱབ་ཀྱི་ཚོགས་པའི་རང་གསང་བསྲེག། ཟས་དང་མ་ཞུའི་གནས་ཞུགས་སྐྱུགས་སྨན་བཏང་།། འཇུ་བྱེད་མེ་དྲོད་སྐྱེ་བྱེད་ཟས་སྨན་སྦྱར།། ཞུ་གནས་འཇམ་རྩི་ཟས་སྔོན་ཞུན་མར་བཏང་།། མཁྲིས་ཞུགས་གསེར་མེ་ཏོག་ཏིག་ཏ་རྒྱ་མཚའི་ཕྱི་མ་དྲོད་བསྐྱེད་བཤལ་དང་མེ་བཙས་བཅོས།། མངལ་དུ་རླུང་ཞུགས་མོ་ནད་ལྟ་བུར་གསོ།། བཤང་ཞུགས་དཀྲའི་མར་སྦྱར་འཇམ་རྩི་བཏང་།། གཅིན་ཞུགས་སྣུམ་ལྡན་དུགས་དང་ཆུ་སྨན་སྦྱར།། མགོར་ཞུགས་བྱུག་པ་མེ་བཙའ་མགོ་ཁྲིལ་བསྙེན།། རྣ་བར་ཞུགས་ན་དུགས་བྱ་ཞུན་མར་དགང་།། མིག་དང་སྣར་ཞུགས་ཞུན་མར་ནྡངས་མ་བླུག། སོར་ཞུགས་དུགས་དང་མེ་བཙའ་བཅུད་བཞིའི་ཐང་།། དབང་པོ་ཀུན་ལ་འབྲས་བུའི་སྨན་མར་མཆོག། ལུས་ཀུན་ལ་ཞུགས་སྤྱི་བཅོས་རང་གིས་འཕེལ།། སྲོག་འཛིན་རླུང་ལ་བུ་རམ་མར་ཏིལ་སྦྱར།། བསྐུ་མཉེ་བྱ་ཞིང་ཤིང་མངར་ཨ་རུ་ར།། སྲོས་དཀར་སྤང་སྤོས་སྣུམ་བཞིའི་དུ་བས་བདུག། མ་ཞི་ཨན་སྟོང་སྤྱི་བོ་སྣེ་སྟོང་བསྲོ།། སྟོང་རྒྱུ་ཐང་དང་སྟུད་སྒོར་སྣུམ་གྱིས་བདུག། ཁྱབ་བྱེད་ཛྙ་ཏི་ཞོ་ཤའི་གཉིས་ལས་བྱས་སྨན་མར་བཏང་།། མེ་མཉམ་དུགས་བྱ་ཤིང་ཀུན་ཁ་རུ་ཚ་དང་སེ་འབྲུའི་ཐུར་ནས་སྦྱར།། ཐུར་སེལ་རླུང་ལ་འཇམ་རྩི་བསྐུ་མཉེ་དུགས།། དྲོད་བཅུད་ཟས་བསྟེན་རང་རང་གསང་བསྲེག་བྱ།། མཁྲིས་པར་འདྲེས་ལ་སྦྱོངས་དང་བསིལ་བཅུད་བསྟེན།། བད་ཀན་འདྲེས་ལ་སྐྱུགས་དང་ཡང་དྲོ་སྦྱར།། མགོ་བོ་རླུང་ནད་བཅོས་ལ་ཤིང་ཀུན་༤དང་།། སྨ་༡དང་རྒྱ་མཚ་[རྒྱམ་ཚ]༧ཛྙ་ཏི་༡གུ་གུལ་༤ལྔ།། རུས་ཁུས་འབུལ་བཏང་མགོ་རླུང་སོད་ལ་འཚོ།། མགོ་རླུང་མཁྲིས་པ་ལྡན་ན་བཞི་ཐང་མ་ནུ་༧གནྡྷ་ག་རི་༣སྨ་སྐྱུ་༡སླེ་ཏྲེ་༣སྙེང་།། གསེར་མེ་༣སེ་བའི་མེ་

ཏོག་༢ཨ་རུ་ར༣། འབྲུག་རུས་༣དུར་ཐོད་༢རྒྱ་ཏིག་༣བསྣན་པས་སེལ། བད་ལྷན་བད་རླུང་མགོ་འཁོར་ཅེས་བྱ་བར། ཤིང་ཀུན་༡ཏང་ཀུན་༤ཨར་ནག་༡ དྷྲ་ཏི་༢དང་། རུ་རྟ་༡ལི་ཤི་༤གོ་སྣོད་༧གྲུ་གུལ་ག༣། ལུག་གླད་རིལ་བུར་དྲིལ་བ་འབྲི་མར་བཙོས། གར་ཆང་དབུལ་བ་རླུང་དུས་བསྙེན་པ་ཞིས། སྙིང་རླུང་ཞོ་གསུམ་འབྲས་གསུམ་འབྲི་མར་སྦྱར། ཚ་བ་གསུམ་དང་ཙྪ་སྣ་གསུམ་རྒྱ་རྒྱམ་ཁ་བཏབ་བཏང་། དྲུག་དང་དཀར་ནག་མཚམས་དང་བྱ་མིག་བསྲེག སྲོ་རླུང་སྤར་བུ་ཙུ་གང་ཟེ་ར་དཀར། སུག་སྨེལ་ཁ་རུ་ཚ་དང་ཀ་ར་སྦྱར། བཞི་ལྷ་བྱ་རོག་མིག་དང་སྐྱེ་སྟོང་བསྲེག མཆིན་རླུང་སེ་འབྲུ་ཤིང་ཚ་སུག་སྨེལ་པི་པི་ལིང་། སྒ་དང་ཕོ་རིས་གུར་གུམ་ཁ་རུ་ཚ། སྦྱར་བསྙེན་མཆིན་པ་སྤོང་[སྤོད]ཐན་བཏང་བ་དང་། ཚིགས་པ་དགུ་པ་ཟུར་གསང་མེ་ཡིས་མནན། ཕོ་བའི་རླུང་ཁ་རྒྱ་མཚའི་[རྒྱམ་ཚའི]ཆིག་ཐང་བཏང་། ཡང་ན་སེ་འབྲུ་བཞི་སྙིང་ཤིང་ཀུན་བསྣན། ལོང་རླུང་དངས་མ་གནས་འཛོག་དང་། སྨུག་པོའི་སྐབས་བཤད་སེ་འབྲུ་བཅུ་གསུམ་བཏང་། སྙི་འཇམ་བཏང་ཞིང་ལོང་ཕུགས་གཡས་གཡོན་བསྲེག མཁལ་རླུང་རྩ་བ་ལྷ་ཡི་སྨན་མར་སྦྱར། ཡང་ན་ཕྱི་རྒྱུད་སུག་སྨེལ་བཅུ་བའི་སྙིང་། དྷྲ་ཏི་སྲམ་ཤ་སྦྱར་བ་ཆང་གིས་དབུལ། ཀུན་ལ་ལོག་གནོན་ཁྲུང་རྔོད་དྲག་པོའི་སྙིང་། རང་རང་ནད་ཀྱི་གཉེན་པོ་ཁ་ཚར་བཏབ། རྒྱབ་ཀྱི་ཚིགས་པའི་རང་གསང་བསྲེགས་པས་སེལ། དེ་སོགས་རླུང་ནད་ཞི་དཔྱད་སེལ་དཀའ་ན། ཕྱིར་ན་རྒྱུད་ལས་མི་རུང་པར་གསུངས་ཀྱང་། མཐའ་རྟགས་སྔོན་འགྲོ་སྦྱི་དང་བསྟུན་བྱས་ལ། ཨ་གར་ཞོ་གང་ཤ་ཆེན་ཐར་ནུ་དང་། རེ་ལྡུག་ག་དུར་དྷྲ་ཏི་སྒ་ཞོ་དོ་རེ། ཁ་ཚར་རྒྱ་མཚ་[རྒྱམ་ཚ]པི་ལིང་

ཞོ་ཕྱེད་ཙམ།། སྦྱར་བ་བུ་རམ་རིལ་བུས་རླུང་ནད་སྤྱང་།། ལྕུག་ཏུ་སྲེ་ལོང་ཁུ་འམ་ཆུ་ཚན་འདེད[དེ]།། ཟས་སྤྱོད་ལས་ལྷ་སྤྱི་དང་མཐུན་པར་བཅོས།། ནད་གཞན་འདྲེས་ན་དེ་ཡི་ཁ་འཛིན་གཅེས།། རྒྱང་པ་རྣམས་ལ་སྤྱི་བཅོས་ཁོག་ཟུག་ལ།། རང་རང་ནད་ཀྱི་གསོ་ཐབས་མདེ་ཁར་གདགས།། སྐུམ་བཅུད་རྫོད་ཀྱིས་མི་སེལ་རླུང་གཞན་མེད།། རླུང་ནི་ཚ་གྲང་གཉིས་ཀའི་ཟུང་དུ་འཇུག། མཁྲིས་ཚད་འབུད་ཅིང་བད་ཀན་གྲང་པ་འཁྲུག། དམུ་འོར་སྐྱ་ཐབ་གཡོ་ཞིང་སྨན་རྣམས་བསྙོང་།། བསགས་པའི་ནད་རྣམས་ཐམས་ཅད་རླུང་གིས་སློང་།། བྱེར་བའི་ནད་རྣམས་སྣ་འདྲེན་རླུང་གིས་བྱེད།། ཚད་གཞུག་པལ་ཆེར་ཐོར་བུའི་རླུང་གིས་འབུད།། དེ་ཕྱིར་རླུང་གི་ནད་ལ་བྱ་ར་གྱིས།། རླུང་ནད་བཅོས་པའི་ལེའུ་སྟེ་དང་པོའོ།། །།

ལེའུ་གཉིས་པ། སྲོག་རླུང་བཅོས་པ།

སྲོག་རླུང་ནད་ལ་རྒྱུ་རྐྱེན་བརྟག་བཅོས་བཞི།། རྒྱུ་ནི་རླུང་ནད་ཀུན་དང་འདྲ་བ་ལ།། དེ་རྐྱེན་སྨྱོ་ངན་སེམས་ལས་མཚན་གཉིད་མེད།། ཟས་རྩུབ་སྨྱུང་དང་ཤུགས་བཀག་བཙིར་བ་དང་།། མི་འདོད་གཏམ་དང་སྒྲ་ཐོས་ཞོགས་འུར་སོགས།། འཇིགས་སྐྲག་དྲག་ཤུལ་གྱུར་པའི་ལས་ཀྱིས་བསྐྱེད།། ཁྱད་པར་འབྱུང་གདོན་སྲི་དང་རྒྱལ་པོས་བྱེད།།

རྟགས་ནི་རྩ་ཚུ་ཤས་ཆེར་རླུང་གི་མཐུན།། འགའ་ཞིག་ངེས་མེད་རྟགས་ཀྱང་འབྱུང་བ་སྲིད།། ཡིད་མི་བདེ་ཞིང་འཇིགས་སྐྲག་སེམས་ལ་འཆར།། རྨི་ལམ་ཟ་ཟི་མང་ལ་གཉིད་ཆུང་ཞིང་།། ལུས་འདར་རྟུལ་མང་ཤེས་པ་འཁྲུགས་པ་དང་།། མགོ་འཁོར་དབུགས་སྟུད་དཀའ་ཞིང་མིད་མི་ཐུབ།།

བཅོས་པའི་ཐབས་ལ་སྨན་དཔྱད་ཟས་སྤྱོད་བཞི།། དེ་ཡང་དང་པོ་སྨན་གྱིས་བཅོས་པ་ནི།། སྣ་དང་ཧྲི་ཏི་ཤིང་ཀུན་ཁ་རུ་ཚ།། གོ་སྙོད་ལི་ཤི་ཙོང་སྨན་པི་པི་ལིང་རུས་བཅུད་གསུམ།། གར་ཆང་བསྐུས་ཐང་ཐོ་རངས་བསུས་ཏེ་བཏང་།། དེ་ནས་ཕྱི་རྒྱུད་ཨ་གར་ཨ་གར་ནག་པོ་༤ཧྲི་ཏི་༢རུ་ཏ་༢ཨ་རུ་གསེར་མདོག་༣སྙིང་ཞོ་ཤ་༧ཙུ་གང་༣ནཱ་ག་གེ་སར་༣སྤོས་དཀར་༣བརྒྱད་པའི་སྙིང་།། ལི་ཤི་༤ཤ་ཆེན་༤ཤིང་ཀུན་༤བསྣན་པ་ལ།། སྲོག་འཛིན་བཅུ་གཅིག་པ་ཞེས་བྱ་མཆེན་དང་།། སྙིང་སྲོག་གཟེར་དང་སྨྱོ་ལྐུགས་ནད་ལ་བསྔགས།། ཨར་ནག་༧ཙུ་གང་༡ཙནྡན་དཀར་པོ་༢དང་།། སྤོས་དཀར་༧ནཱ་ག་གེ་སར་༤ཤ་ཆེན་༢

འཛིན་པ་༥དང་།། ཨ་རུ་༧ལི་ཤི་༣སྲོ་ལོ་༣གི་ཝང་༢དང་།། རྟོང་ལེན་༣གོ་བྱིལ་༧གུ་གུལ་༥ཛྙ་ཧི་༣དང་།། ཨ་བྱག་གཟེར་འཇོམས་༢ག་དུར་༢རུ་རྟ་༣ཀ་ར་སྦྱར།། གཉན་ཚད་རླུང་གསུམ་འཐབ་དང་རི་ཐང་མཚམས།། མ་སྨིན་སྟོངས་ཚད་བད་མཁྲིས་རྐུན་པོའི་ནད།། གཟེར་ནད་ཀུན་འཇོམས་རླུང་ཚད་གཏིང་ནས་འདོན།། ཁྱད་པར་སྲོག་རྩར་རླུང་བཞུགས་[ཞུགས]སྨྱོ་འབོག་དང་།། ནད་ངོས་མ་ཟིན་རྩ་དཀར་ཀུན་ལ་ཕན།། སྲོག་འཛིན་ནོར་བུ་ཞེས་བྱ་བ་གྲགས་སོ།། གདོན་རྟགས་ཆེ་ན་ཁྱུང་རྔོད་དྲག་སོགས་བཏང་།། རྗེས་ལ་གོང་གི་སྲོག་འཛིན་བཅུ་གཅིག་བཏང་།། དཔྱད་དྲུག་བདུན་དཀར་ནག་མཚམས་དང་བྱ་རོག་མིག། ཨན་སྟོང་དང་པོ་ལ་སོགས་རླུང་གསང་བསྲེག། ཡང་ན་རྒྱབ་མདུན་མེ་བུམ་ཚད་ལྡན་བྱ།། ཁྲག་མཁྲིས་རྟགས་ཡོད་སྟོད་ཀ་གཏར་བའང་བཤད།། རྗེས་ལ་ཕྱི་རྒྱུད་སེ་འབྲུ་སྨན་སྣ་བཞི་སྦྱིབས་སམ་ཛྙ་ཧི་བཞི་སྦྱིབས་བརྒྱད་པ་སྦྱར།། མགོ་བོ་འཁོར་ཚབས་ཆེ་ན་ལི་ཛྙ་དང་།། གུར་གུམ་ག་ར་ཞུན་མར་སྣ་སྨན་བཏང་།། འདུས་སོ་གསུམ་བསྲེག་སྤུད་སྔོར་སྣུམ་དུགས་བྱ།། ཀད་[ནད]གཞན་འདྲེས་ན་དེ་ཡི་ཁ་འཛིན་གཅེས།། ཟས་སྤྱོད་གཉིས་པོ་རླུང་ནད་སྤྱི་དང་སྦྱོར།། སྲོག་རླུང་བཅོས་པའི་ལེའུ་སྟེ་གཉིས་པའོ།། །།

ལེའུ་གསུམ་པ། ཅེ་སྤྱང་མགོ་བཅོས་པ།

རླུང་ནད་ཉེ་ཤུའི་ནང་གཏོགས་ཅེ་སྤྱང་མགོ། འདི་ལ་རྒྱུ་རྐྱེན་རྟགས་བཅོས་རྣམ་པ་བཞི། རྒྱུ་ནི་ལུས་ཀྱི་རླུང་ཁྲག་ཆུ་སེར་གསུམ། རྐྱེན་ནི་གླུ་གཉན་ས་བདག་འགྲས་པའམ། གཉིད་ཆག་བསིལ་བྱ་མང་སྨྲ་ལ་སོགས་པའི། རླུང་བསྐྱེད་རྐྱེན་དང་དྲག་ཤུལ་ཉིན་གཉིད་དང་། ཁྲག་མཁྲིས་བསྐྱེད་པའི་ཟས་སྤྱོད་བསྟེན་ལས་འབྱུང་།

རྟགས་ནི་ཕལ་ཆེར་རྩ་ཆུ་རླུང་དང་མཐུན། འགའ་ཞིག་ཁྲག་མཁྲིས་ཚད་པའི་རྟགས་ཀྱང་འབྱུང་། ངར་གདོང་ཆུ་རྒྱུས་སྔོ་ནས་སྦོལ་ནག་པ། དམར་ཁྲ་སྐྲངས་ཤིང་སྐྱ་གསོབ་བ་སྤུའི་ཁུང་། གསལ་བར་མཐོང་ཞིང་གྲེན་ལ་ཕྱིན་ཆེ་བརྩེ། ཐུར་དུ་མི་ཕེབས་བརྐྱང་བསྐུམ་ཤིན་ཏུ་དཀའ། སླུན་པོ་ལ་ལ་གཉན་དང་གྲུམ་བུར་འཛིན།

བཅོས་ཐབས་དཔྱད་དང་ཕོང་སྨན་ཟས་སྤྱོད་བཞི། དཔྱད་ཐོག་མར་སྐར་ཆུས་རིག་བྱ་སེན་མེ་[སོར་མོ]བཏབ་པའི་[པས]མི་ཚོར་པ་[བ]ཙམ་དུ་ཉམས་པར་བྲན། མར་དཀར་འོལ་སྐྱོམ་ནས་ཕྱེ་འོ་མར་བསྐོལ་ཚན་མོར་སེང་ལྡེང་དང་། སྤོས་ཐ་སོ་ཕྱིས་བྲན་པ་ཕུས་མོར་བཅིང་། དེ་སྟེང་ཕྱིང་པ་སྐྱུམ་ལྡན་མེར་བསྲེས་བཅིངས། ཉིན་ཞག་གཅིག་བཞག་དེ་ཡིས་མ་ཕན་ན། ཤིང་ཚ་༣རྒྱ་ཚ་༣སྟག་ཤ་༣འམ་བྱང་ཁྲ་མཆུ་སྐྱུང་༤དང་། བཙའ་སྣ་ཕོ་བ་པི་པི་ལིང་༧ཀྱིས་བྲན། དུར་བྱིད་མཉམ་༧ཞིབ་བཏག་ཆུ་སྦྱར་བ་ཀོ་ཙམ། ནད་དམིགས་ཁྱབ་བྱུག་དེ་སྟེང་སླུམ་ཉེ་སླན། དེ་སྟེང་པགས་པ་རློན་པ་ཆང་

བྱུགས་དཀྲིས།། དེ་སྟེང་སྣལ་མས་བཅིངས་ལ་ཞག་གཅིག་བཞག། དེ་ནས་བཅིངས་བཀྲོལ་ཆུ་བུར་ཙུས་པས་བཛོལ།། ཞག་གསུམ་ཡན་པར་བཞག་རྗེས་འབྲུ་མར་བྱུག། ཉིངས་ནས་ཁྲག་དང་ཆུ་སེར་རླུང་གསུམ་པོ།། གང་ཤས་ཆེ་བར་དཔྱད་གཏར་ཁྲག་དང་ཚོགས་བཤལ་ལམ།། ཆུ་སེར་བདུད་རྩི་ཆུ་ཚན་མེ་རླུང་སོགས་རིག་དཔྱད།། ཕོང་སྨན་ཕྱི་རྒྱུད་སྤོས་ཁྲུང་བཅོ་ལྔའི་སྤོས་དཀར་བཙུ་དང་ཁྲུང་ལྔ་བསྲེས་ཨ་རུ་རུ་ཏ་བསྐྱབས་ཕྲི་གུ་གུལ་སྟོད་ཛ་གཉིས་བསྟན་སྟེང་།། ཤིང་ཀུན་ཛྷ་ཧི་གི་ཕཾ་གུར་གུམ་དང་།། དཀར་པོ་ཆིག་ཐུབ་བསྟན་པའི་སྦྱོར་བ་འམ།། རྒྱུད་ཀྱི་དངུལ་ཆུ་བཅོ་བརྒྱད་ལྟག་པ་སྦྲད།། ཟས་སྤྱོད་གཉིས་པོ་རླུང་ཁྲག་སྲི་དང་འབྲུལ།། ཅེ་སྤྱང་མགོ་བཅོས་པའི་ལེའུ་སྟེ་གསུམ་པའོ།། །།

ལེའུ་བཞི་པ། སྟོད་འཚངས་བཅོས་པ།

ཁྲིབ་རྒྱུའི་རླུང་འཁྲུགས་སྟོད་འཚངས་ཞེས་པ་ཡི།། ནད་ལ་རྒྱུ་རྐྱེན་རྟགས་བཅོས་རྣམ་པ་བཞི།། རྒྱུ་ནི་ཐ་མལ་ལུས་འདིའི་རླུང་དང་ཁྲག། དེ་རྐྱེན་ཡུན་རིང་དཔེ་བལྟ་འབྲི་བསྒོམ་དང་།། གཞན་སེམས་ལས་དང་གཞི་གཅིག་ཏུ་བསྡད་དེ།། ལས་ཕྲར་སེམས་གཏད་སོགས་ཀྱིས་ཁྲིབ་བྱེད་རླུང་།། དེ་དང་ཁྲག་འཁྲུགས་སྟོངས་ནས་འབྱུང་བ་ཡིན།།

རྟགས་སྤྱི་ཙ་ནི་སྟོང་རྒྱུག་མནན་མི་བཟོད།། ཚ་མདོག་སྔོ་འམ་ཡང་ན་དམར་སེར་དངས།། ཉུས་ཚིགས་ན་སོགས་རླུང་ཁྲག་ནད་ཀྱི་ཚུལ།། ཁྱད་པར་བྲང་རྒྱབ་གཟེར་ཞིང་ལྷག་མདུན་ན།། ནད་[ནང]དུ་འཇུག་པའི་རླུང་དང་དགྱེ་དགུ་དཀའ།། སྐད་འཛེར་དབུགས་མི་བདེ་ཞིང་སྟོད་དུ་འཚང་།། བྱེ་བྲག་ཁྲག་ཤས་ཆེ་ན་གཟེར་ཆེ་ཞིང་།། རླུང་ཤས་ཆེན་[ཆེ་ན]སྟོད་དུ་འཚང་ཤུལ་ཆེ།། འདི་ལ་དྲི་བ་ཙམ་གྱིས་ནོར་ཆུང་ཞེས།།

བཅོས་པའི་ཐབས་ལ་སྤྱི་དང་བྱེ་བྲག་གཉིས།། སྤྱི་ལ་སྨན་དཔྱད་ཟས་སྤྱོད་རྣམ་པ་བཞི།། དང་པོ་འབྲས་གསུམ་མ་ནུ་བཞི་བའི་སྟེང་།། གཟེར་སྨན་སེར་པོ་མིང་ཅན་སེར་པོ་ཀོ་བྱིལ་བསྣན་པའི་ཐང་།། ལན་འགའ་བཏང་བ་ནད་འདི་མི་བྱེར་ཞིང་།། དེ་ཉིད་ཕོ་ནས་ལམ་ནས་ལྟོག་[ལྡོག]པ་འབྱུང་།། ཁྱད་པར་སྟོད་གཟེར་ཡིན་ཀྱང་གནོད་མི་སྲིད།། དེ་རྗེས་འཁྲུལ་མེད་རླུང་ཤས་ཆེ་བ་ལ།། ཨ་གར་བརྒྱད་ནས་སྨན་གསུམ་ཕྲེ་བ་སྦྱོས་དཀར་ཛུ་གང་གཉིས་ཨ་རུ་གེ་སེར་གང་རུང་འབྲི་ཡི།། ལྡེ་ཡི་སྟེང་དུ་ལི་ཤི་ཀོ་བྱི་ལ།། གཟེར་སྨན་སེར་པོ་བསྣན་པ་ཆང་གསར་དབུལ།། ཁྲག་ཤས་ཆེ་ན་ཨ་གར་འདི་ནི་དྲང་སྲོང་ཨ་གར་བརྒྱད་པ་ཕྱི་མ་འཁྲུགས་ཚད་ཀྱི་སྐབས་ལ་དེ་

སྙིང་ཨ་ག་ར་ཞེས་ཡིན་བརྒྱད་པའི་སྙིང་།། ཙ་ཏ་ཧོང་ལེན་མ་ནུ་གཟེར་སྨན་བསྣན།། ཤིན་ཏུ་ཚེ་ན་གཟེར་འཛོམས་ཀོ་བྱིལ་དང་།། རླུང་ལ་བི་ཌ་ཁྲག་ལ་འཛིན་པ་སྟེ།། ཚ་གྲང་བརྟགས་ཏེ་གོང་དང་སྦྱར་ལ་བདང་[བཏང་]།།

གཞན་ཡང་ཀླི་སྨུམ་ཨ་གར་སྒྲ་༥ནག་༥ཀོ་སྐྱོད་༥རིགས་གསུམ་དང་།། ཁྲིད་པར་བསིལ་ལ་བརྟུལ་པའི་[བའི]ཙན་༥དན་༥གཉིས།། འདུ་བ་སྤྲི་སྐྱོམས་བཟང་དྲུག་ཙུ་གང་༧གུར་གུམ་༥ཛཱ་ཏི་༥ཀ་ཀོ་ལ་༥ལི་ཤི་༥སུག་སྨེལ་༥འབྲས་བུ་གསུམ་ཨ་༥བར་༥སྐྱུར་༥།། གཟེར་སྨན་གསུམ་ཨ་བྱག་༥ཚེར་སྔོན་༥མེང་ཙན་༥དང་བ་བ་ཤ་ག་༥ཏ་༧གཉན་སྨན་བཞི་སྨན་ཆེན་འཛིན་པ་རྩ་བ་འབྲི་ཆོལ་མ་བསྲེས་༥།། སྙིང་ཞོ་༥སྤོས་དཀར་༥ཙ་ཏ་༥སྤོ་ལོ་དཀར་༧།། ག་སར་༥ཀོ་བྱིལ་༥ཧོང་ལེན་༥སེ་འབྲུ་༧རྣམས།། མ་ནུ་༥གདྷ་ག་རི་༥སླེ་ཏྲེ་༥ཤ་སྐྱུ་༧བཞི་བསྲེས་ཚང་ཞིང་གློས་མེད་ཀྱི།། གྲི་ཤ་༥སླ་རྩི་༣གུ་གུལ་༥།། ཚད་ལྡན་ཨ་གར་སོ་ལྡའི་སྦྱོར་བ་འདི་ཕན་ཡོན་རྒྱས་པ་ལྷན་ཐབས་མཚན་དུ།། གཉན་ཚད་རླུང་གསུམ་འཐབ་དང་རི་ཐང་མཚམས།། སྒྲོ་སྐམ་ཐེས་བསྲུན་གྲུམ་བུ་བར་རྟ་དང་།། སྙིང་ཚད་རླུང་ལྡན་རྣམས་ལ་བརྟགས་པ་སྟེ།། སྨན་བཏང་ཡོག་པའི་ཉེས་པ་འདིར་མི་འབྱུང་།། དེ་ཕྱིར་སྟོད་འཚངས་ངོས་མ་ཟིན་པ་ལ།། ཉེས་མེད་ཡིན་ན་[ནོ]ཕན་པ་ཉམས་སྨྱོང་གནས།། དཔྱད་དུ་རླུང་ཤས་ཆེ་ན་དཀར་ནག་མཚམས་མདུན་ངོས་ཟུག་ཆེ།། རྒྱབ་དུ་[ཏུ]ཆེ་ན་ཚིགས་པ་དྲུག་དང་བདུན་པ་བསྲེག་པར་བྱ།། ཁྲག་ཤས་ཆེ་ན་དྲུག་འགོ་སྐང་རྩ་གཏར།། ཁྲག་རླུང་གང་ཤས་ཆེ་ཡང་མེ་བུམ་གང་གཟེར་སྙིང་ངམ་རྒྱབ་མདུན་ཐུད་བྱར་[བྱ]།། ཟས་ནི་གསར་བཅུད་བསྙེན་ཞིང་རྩུབ་ཡང་སྤང་།། སྤྱོད་ལམ་དྲོ་བའི་གནས་སུ་སྡན་

པའི་ཚིག། ཡིད་འོང་གྲོགས་ཀྱིས་ནད་པའི་བློ་ཁྲིད་བྱ།། རྗེས་གཅོད་གོང་གི་གསང་གསུམ་མེ་ཡིས་སྲོམ།། དེས་ཀྱང་སེལ་དཀའ་ཟུག་གཟེར་བཟོད་གླགས་མེད།། ཟུངས་ལྡན་ནད་པ་འཆི་བར་ཐུག་པ་ལ།། འབྲུ་གཤེར་ཀུན་གྱི་སྔོན་འགྲོ་བ།། ཐུར་སེལ་བདེར་རྒྱུའི་སྦྱོར་པ་[བ]ལ།། ཨུག་ཆོས་རྩ་བ་༔མེ་ཏོག་༔དང་།། ལ་ཕུག་གཞོན་ནུ་༔བཏར་[བཙར]ལ་སྐམ།། ཐུལ་ཏོག་༔ཕྲེན་པོ་ཆེ་ཡི་རྫ་ཞེས་རྫ་དྲི་ཅན།། ཏང་ཐལ་༔སྦྲུལ་ཤ་༔ཕྲེ་རིལ་བྱ།། དགོངས་ཁ་ལྷུང་དུས་ཆང་གིས་དབུལ།། ལྷུང་འགག་སྤྱི་སྨན་ངོ་མཚར་ཆེ།། ཨར་ནག་ལི་ཤི་ཛཱ་ཏི་ཤ་སྐྱུ་པི་ལིང་དང་།། རྒྱ་མཚ་[རྒྱམ་ཚ]ཨ་རུའི་མཆུ་དང་རྒྱ་ཚ་བ་ཅུ།། འོལ་མོ་ཐར་ནུའི་ཁཎྜ་དུར་བྱིད་ཤོག་ཤིང་རེ་ལྕགས་པ་དན་རོག།། ཆ་སྙོམས་དར་མ་གྲི་སྙིང་ཚ་བ་ལ་རི་བོང་སྙིང་ཐུན་ཡོག་བསྐྱེད།། ལྷུང་ཁ་མཐོ་ན་རྩེ་ཆེན་ཤིང་ཀུན་གོ་སྙིད་[སྙོད]དང་།། མཁྲིས་པར་གསེར་མེ་དུག་ཙུང་བད་ཀན་ལ།། ལྕུམ་དཀར་རྩ་བ་གང་ཤས་ཆེ་བ་བསྣན།། སྙིང་ལྷུང་ལ་སྙིང་ཞོ་ཤ་ཆེན་ཁ་ཚར་བཏབ་པ་དེ།། བུ་རམ་རིལ་བུར་བསྒྲིལ་བ་ཆང་གིས་དབུལ།། གཉིས་གསུམ་འབྲུས་ནས་ཏུས་ཁྲུའི་[ཁྲུའི]ལྕུག་གིས་འཕྱུལ།། སྐྱུག་སོགས་ཡོག་གནོན་ལས་ལྡེ་སྤྱི་དང་མཐུན།། རྗེས་བཅོད་[གཅོད]གསང་ནི་དུག་བདུན་དཀར་ནག་འཚམས་[མཚམས]ཨན་སྟོང་བཞི་བསྲེག་ལ་ཞུས་གཟུངས་[ཟུངས]གསོ། དེ་ཡིས་སྟོད་འཚངས་ནད་ལས་གྲོལ་བར་འགྱུར།། འཕྲོང་རྩེ་བེ་ཐུམ་ལས། ཕོ་རིལ་བདུན། པི་པི་ལིང་བདུན། ཤ་སྐྱུ་རིལ་མ་ཙམ་གཅིག ཛ་ཏི་གཅིག་གི་ཕྱེད། བུ་རམ་སྐམ་པོ་རྫོག་པོ་གཅིག་རྣམས་ཞིབ་བཏགས་ནས། ཆང་ཞིམ་པོ་གར་མ་ཕོར་གང་ཙམ་བུན་པ་གསུམ་སྐོལ་པ་ཐབ་ནས་ཕོག་པ་ལ་བཏབ་སྟེ། ནད་པ་མལ་དུ་ཞུགས། སྐེ་རགས་སྒྲོལ། མགོ་བོ་ཕུར་

ནས་འབྲུངས། དེ་ནས་ཉལ་ཏེ་གོས་ཤིན་ཏུ་དྲོ་བ་བཀབ། གཉིད་དུ་སོང་ཞིང་རྟུལ་ཅིག་བྱུང་ན་ཐབས་དེ་གཅིག་བུས་འགྲུག[དྲག] གལ་ཏེ་རྟུལ་དང་གཉིད་མ་བྱུང་ན། ཡང་གཅིག་བསྐྱར། དེ་རྗེས་རྟུལ་ཕྱིས་ནས་རྩམ་པས་ཕུ་རོ[འཕུར]། ཤིན་ཏུ་བཟང་ངོ།། ཡང་པ་ལ་རྒྱུ་བ་ཞིབ་པར་བཏགས་པའི་ཕྱི་མ་ཐུར་མགོ་གང་ཆུ་གྲང་གིས་ཕུལ་ནས་བཏང་བས་སྐྱོད་འཚངས་ལ་ཤིན་ཏུ་ཕན། ཁྱད་པར་སྨུ་ངན་སོགས་ཀྱི་[ཀྱིས]རོ་སྐྱོད་ཁྲག་འགེངས་པ་ལ་འདི་ལས་ལྷག་པ་མེད་དོ།། སྐྱོད་འཚངས་བཅོས་པའི་ལེའུ་སྟེ་བཞི་པའོ།། །།

ལེའུ་ལྔ་པ། མཁྲིས་ནད་བཅོས་པ།

མཁྲིས་པའི་ནད་ལ་རྒྱུ་རྐྱེན་དབྱེ་བ་དང་།། རྟགས་དང་བཅོས་ཐབས་རྫེས་བཅད་དྲུག་གིས་བསྟན།། རྒྱུ་ནི་ནད་གཞི་སྣོད་ཀྱི་མཁྲིས་པ་ལ།། སློང་རྐྱེན་གནད་དུ་མཚོན་བརྟུན་འགྲམས་པ་དང་།། ཟས་སྐྱོམ་ཚ་སྐྱུར་མི་འཕྲོད་མ་ཞུ་དང་།། ཞེ་སྡང་མི་གཙང་ལྷ་བསྙོལ་འདྲེ་གཡོས་པས།། གསོ་དཀའ་མཁྲིས་པའི་ནད་ཀྱི་རིགས་སུ་འགྱུར།།

དེ་ལ་དབྱེ་བ་སྤྱི་དང་བྱེ་བྲག་གཉིས།། རིགས་ཀྱི་སྒོ་ནས་དབྱེ་ན་རྣམ་བཞི་སྟེ།། ནད་གཞིའི་མཁྲིས་པ་ཐང་ལ་ལྷགས་པ་དང་།། མེ་དྲོད་མཁྲིས་པ་གཞན་གྱི་གནས་གྱུར་དང་།། སྣོད་ཀྱི་མཁྲིས་པ་ཁ་ལུད་ཁ་ཕོར་དང་།། ཐུན་མོང་མཁྲིས་པ་རྩ་ཏྲ་རྒྱུ་བ་སོགས།། རྒྱས་པར་མཁྲིས་པའི་ནད་ནི་བཞི་བཅུ་བདུན།། གསུངས་ཀྱང་མདོར་བསྡུས་ཚ་གྲང་གཉིས་སུ་འདུས།། ཁྲག་དང་མཁྲིས་པ་འཕེལ་པ་ཚ་མཁྲིས་ཏེ།། མ་ཞུ་བད་རླུང་མཁྲིས་པ་བསྙེབས་གྲང་བར་གསུངས།།

རྟགས་ལ་སྤྱི་དང་བྱེ་བྲག་རྣམ་པ་གཉིས།། སྤྱི་རྟགས་མིག་སྤྲིན་བཞིན་ལྤགས་ཆུ་མདོག་སེར།། ལྟོ་ཆེ་མཁྲིས་པ་འབྲུ་སྐྱུག་ཟ་འཕྲུག་བྱེད།། དེ་ཡང་མཁྲིས་པ་ཚ་བ་སྐྱོམ་དད་ཆེ།། རྩ་གྲིམས་ཆུ་ཡི་རླངས་ཆེ་ཀུ་ཡ་མཐུག། ཁ་ལུས་ཚ་གཉིད་ཆུང་བཤང་པ་སེར།། ཤ་ཆང་མར་རྙིང་བུ་རམ་དྲོད་བག་གནོད།། མཁྲིས་པ་གྲང་བ་དེ་ལས་གོ་ལྡོག་སྟེ།། མེ་དྲོད་འཇུ་སྟོབས་ཆུང་ལ་ཆུ་ནི་དཀར།། མིག་སྤྲིན་ལྷེ་འོག་རྣ་རྒྱབ་སེར་པོར་འགྲོ།། ཁྱད་པར་བཤང་བ་དཀར་པོ་མི་འགྱུར་རྟགས།། བྱེ་བྲག་ཚ་བ་རྒྱུ་བརྟག་གོམས་པས་བརྟག། རླུང་གི་གནས་གྱུར་སྤྲོ་འཕྲོ་རྟུག་པ་སྐམ།། གཡལ་མང་

ཐྲོད་བཅུད་ཟློས་རྗེས་བདེ་བར་མཛོན།། མ་ཞུ་བད་ཀན་གང་གི་གནས་གྱུར་ཀྱང་།། ལུས་ལྕི་གཉིད་ཆེ་སྙིད་སྐྱུར་འདུག་སྙིང་འདོད།། ཟས་སྐོམ་སྤྱོད་ལམ་བསིལ་གནོད་ཐྲོ་ན་བདེ།། ཁྱད་པར་དྲི་མ་སྐྱུ་ལ་གསོབ་པ་ཡིན།། ཁྲག་གི་གནས་གྱུར་སྨུག་པོའི་རྒྱུ་བྱས་ཏེ།། དྲི་མ་ནག་སྨུག་སྐམ་ལ་ཤ་རིལ་འདྲ།། མཆིན་པའི་སྐྲན་ནམ་མཆིན་པ་རྒྱས་པ་ཡིས།། མཁྲིས་ཡུལ་ཕྲོགས་ན་ལག་པས་མནན་ན་གསལ།། ཕོ་བའི་སྐྲན་གྱིས་ཡུལ་ཕྲོགས་ཟས་སྐོམ་འཁྲིན།། མཁྲིས་པའི་སྙིང་དུ་སྲ་ཞིང་མནན་མི་བཟོད།། མཁྲིས་པ་རང་ལ་སྐྲན་ཞུགས་ལུས་ཤེད་ཆུང་།། ལུས་ཀྱི་མདོག་སེར་ཟ་འཕྲུག་དང་ག་འགག། བཤལ་དང་གཏར་ལ་ནད་ཐོན་བཅོས་སྐྱིད་མེད།། ནད་དེ་འཆི་བདག་ཁ་ཏུ་ཚུད་དང་འདྲ།། ཁ་ཤོར་ཤེད་མེད་མཁྲིས་པ་འབྲུ་སྐྱུག་བྱེད།། མཁྲིས་པ་འགྲམས་སམ་འཁྲུགས་ཚད་མཁྲིས་པར་བབས།། རིམས་ནད་མཁྲིས་པར་བབས་པའི་རྩར་རྒྱུག་གསུམ།། དེ་རྟགས་བཅོས་ཐབས་རང་རང་སྐོར་ལ་བལྟ།། རང་བཞིན་ཟས་སྤྱོད་རྐྱེན་གྱིས་མཁྲིས་འཕེལ་བའི།། རྩར་རྒྱུག་དག་ལ་ཤ་སེར་མིག་སེར་གཉིས།། མཁྲིས་པ་ཤ་སེར་ཤེད་ཆུང་གཉིད་མི་ཐུབ།། ལུས་ལྕི་ཝེ་དར་ཆུ་སོགས་གང་ཡང་ཁ།། ཤ་མདོག་གསེར་འདྲ་ཟས་དཀར་སེར་པོར་མཐོང་།། སྲ་ཐྲོ་བསིལ་ཕེབས་བདེ་ལ་ཉེན་དགུང་ན།། མཁྲིས་པ་མིག་སེར་མིག་ཁྲིན་སེན་མོ་སེར།། ལུས་རྟུལ་ཉམ་ཆུང་ཁོང་ཚ་མིག་ཏུས་ན།། ཁ་ཟས་ཡི་གར་མི་འོང་སྐོམ་དད་ཆེ།། སྐྱུག་པ་སྐམ་བྱེད་མིག་སྣར་སྔོ་དམར་མཐོང་།། ཀུན་ཀྱང་ཡུན་རིང་རྒྱས་ནས་སྨིན་པའི་དུས།། ཀླ་ཡ་ནག་པོར་གྱུར་ནས་ཟ་འཕྲུག་བྱེད།། ལྤགས་མདོག་སྔོ་ནག་སྐྲ་དང་སྨིན་མ་འཐིབ།། ཤེད་མེད་ཤ་སྐམ་སེན་མོ་ནག་ཐིག་ཆགས།། འདི་དུས་མཁྲིས་པས་ཤ་ཏུས་ཐམས་ཅད་ཁྱབ།། གཤིན་རྗེའི་ཞགས་པས་ཟིན་པས་འཚོ་མི་འགྱུར།། འདི་ལ་བཅོས་ཐབས་མི་བརྩམ་ཚོགས་གསོག

བསྐུལ།། མཁྲིས་པ་ལྷགས་ལ་གྲམ་པ་ཟ་འཕྲུག་བྱེད།། ཤ་ལ་རྒྱས་པ་ཤུ་བ་ཐོར་པ་འབྱུང་།། ཕྲུགས་ན་ཚུ་སེར་ཁྲག་དང་མཁྲིས་པ་འཛག། ཙ་ཏྲ་རྒྱུ་བ་ཚོགས་གཞི་ཉྭ་གཞི་དང་།། རྡོ་སར་ཟ་ཞིང་རྒྱས་ནས་ལུས་ཀུན་ཟ།། ཙ་མིག་མཁྲིས་པས་གང་ཕྱིར་ལྷགས་མིག་སེར།། གཏར་ན་ཁྲག་མེད་མཁྲིས་པ་ཁོ་ན་འོང་།། ཏུས་ལ་ཞེན་པ་ཚོགས་པ་ཐམས་ཅད་ན།། ཁོལ་བུར་ན་ཞིང་ཤ་སྐམ་ཚོགས་ཐོག་སྐྲངས།། སྙིང་ལ་ཞུགས་ན་གློ་སྙིང་སྟོད་མི་བདེ།། ལྕེ་སེར་གཉིད་ཆུང་སྙིང་ལ་གྲང་མོ་འདོད།། གློ་ལ་ཞུགས་ན་སྣབས་ལུད་སེར་པོར་འོང་།། མཆིན་པར་ཞུགས་ན་ཤ་སྟོ་མཆིན་སྟེང་ན།། མགོ་ན་མིག་ཚ་མཆིལ་མ་སྐ་ལ་འདྲིལ།། མཆེར་པར་ཞུགས་ན་ལྕེ་ཁ་ཁྲག་རྣན་འབྲུ།། སྟོ་རྫིང་རྐང་པ་གཡོན་སྐྲངས་ལྷུ་ཚོགས་ན།། མཁལ་མར་ཞུགས་ན་རྐང་པ་ལྦི་ལ་སྦྲིད།། མཁལ་རྐེད་ན་ཞིང་རྣ་རྒྱབ་སེར་པོར་འགྲོ།། ཕོ་བར་ཞུགས་ན་མཁྲིས་པ་འབྲུ་སྐྱུག་བྱེད།། ལོང་དང་རྒྱུ་མར་ཞུགས་ན་མཁྲིས་པས་འབྲུ།། ལྒང་པར་ཞུགས་ན་ཆུ་ཁ་སྲི་འམ་སྙི།། མངལ་དུ་ཞུགས་ན་མཁྲིས་པ་འཛག་གམ་འདྲིལ།། མགོ་ལ་ཞུགས་ན་མཚོགས་མ་ཀླད་པ་ན།། ཉེ་མ་ཕོག་དང་ཞོ་འཕྲུང་སྟོན་དུས་ལྡང་།། མིག་ཞུགས་མདོག་སེར་ཚ་ཞིང་མཆི་མ་མང་།། རྣར་ཞུགས་ཟུག་ཆེ་ཚ་ལ་ཆུ་སེར་འཛག། སྣར་ཞུགས་སྣབས་ཀྱི་མདོག་སེར་མཚལ་པ་འགག། ལྕེ་ལ་ཞུགས་ན་ལྕེ་སེར་རོ་ཀུན་ཁ།། བྱེ་བྲག་མཁྲིས་པ་ལྔ་ལས་འཇུ་བྱེད་ནི།། ནད་དུ་གྱུར་ན་ལྕེ་སེར་སྐོམ་དང་ཆེ།། ཁ་ཟས་མི་འཇུ་དང་ག་འགག་པར་འགྱུར།། མདངས་སྒྱུར་ནད་གྱུར་ཆུ་སེར་ཕོ་བ་ལྟེམ།། ལུས་པོ་ལྕི་ལ་ཤེད་ཉམ་ཆུང་བ་ཡིན།། སྒྲུབ་བྱེད་སྙིང་གཟུས་དབུགས་རྔོད་སྐོམ་དང་ཆེ།། དང་ག་མི་བདེ་ལུས་འདར་གློ་སྙིང་ཚ།། མཐོང་བྱེད་ནད་གྱུར་མགོ་ན་ཚང་འཕྲུང་གཟེར།། མིག་སེར་མིག་གིས་ཉེ་མཐོང་རིང་མི་མཐོང་།། མདོག་གསལ་ནད་གྱུར་ལུས་ཀྱི་ཤ་རྡོད་ཆེ།། ཤ་ལྷགས་སྟོ་

ནག་ཚ་ལ་རྒྱབ་པའོ།། རླུང་དང་བད་ཀན་གང་འདྲེས་དེ་རྟགས་སྟོན།།

བཅོས་པའི་ཐབས་ལ་སྤྱི་དང་བྱེ་བྲག་གཉིས།། སྤྱི་ལ་སྨན་དཔྱད་ཟས་དང་སྤྱོད་ལམ་བཞི།། སྨན་ནི་ཏིག་ཏ་ནིམ་པའང་ཟེར་ཨ་རུའི་བསྡུས་ཐང་བཏང་།། དེ་རྗེས་གསེར་མེ་ཨ་རུ་སེ་བའི་མེ།། རིལ་བུར་དྲིལ་བ་མཁྲིས་ལས་རྣམ་རྒྱལ་ཞེས།། མཁྲིས་ནད་སྤྱི་ཡི་སྨན་མཆོག་ངོ་མཚར་ཅན།། དེ་སྟེང་སྤུ་སྣ་མི་ཐོད་བཅའ་མ་བསྣན།། མཁྲིས་པས་མགོ་ན་ཀུན་ལ་བསྡུགས་པ་ཡིན།། ཏིག་ཏ་གསེར་གྱི་མེ་ཏོག་བོང་ང་དཀར།། ཙ་ཧ་རྩ་མཁྲིས་ཧོང་ལེན་པར་པ་ཏ།། སྐྱེར་ཤུན་ག་ར་སྦྱར་བའི་ཏིག་ཏ་བརྒྱད།། མཁྲིས་ཚད་མིག་ཆུ་ཤ་མདངས་སེར་པ་འཇོམས།། ཡང་ན་ཚ་མཁྲིས་མ་ནུ་བཞི་ཡི་སྟེང་།། སྐྱེམ་པོ་སུལ་མང་སེ་བའི་མེ་ཏོག་གཉིས།། བསྣན་པའི་བསྡུས་ཐང་དང་[དད]ཡལ་ལན་འགའ་བཏང་།། འདི་ཉིད་ཕོ་ན་[ནས]ནད་འདི་གདོང་ལྡོགས་ཤིང་[བཟློག་ཅིང་]།། མཁྲིས་ཚད་མི་བྱེར་བསྡུ་ཞིང་རང་གནས་འཇོམས།། དེ་རྗེས་བོ་[བོང]ང་དཀར་པོ་རྩ་ལོ་འདྲེས་གསེར་མེ་ཏོག། ཀྱི་ལྕེ་དཀར་པོ་ཏིག་ཏ་བ་ཤ་ཀ། རྩ་མཁྲིས་ཧོང་ལེན་སྐྱེར་ཤུན་པར་པ་ཏ།། གཡའ་ཀྱི་གི་ཝཾ་གུར་གུམ་དུག་མོ་ཉུང་།། དེ་སྟེང་རིམས་ལ་སྤང་རྩི་པར་པ་ཏ། གོང་སྟེང་བལྡབ་[ལྡབ]འཕར།། ཁྲག་ལ་བ་ཤ་ཀ་གོང་སྟེང་བལྡབ་འཕར་དང་སྤུ་ཤེལ་རྩེ།། ཚ་བར་བྲི་ཡང་ཀུ་དང་བྲག་ཞུན་དང་།། རྒྱུ་མར་དུག་ཉུང་ག་དུར་བ་ལེ་ཀ། ཀུན་ལ་བདུད་རྩི་ལོ་མ་གཙོ་བོར་སྐྱེད།། བྱང་ལུགས་བོང་དཀར་བཅུ་གསུམ་ཁ་ཚར་ཅན།། བསྐོལ་གྲངས་འབུལ་བས་ཚ་མཁྲིས་མ་ལུས་འཇོམས།། གྲང་མཁྲིས་སྨན་ལ་སེ་འབྲུ་ཤིང་ཚ་དང་།། སུག་སྨེལ་པི་པི་

ཡིད་༢དང་ཨ་རུ་ར༧།། རྒྱ་མཚ་[རྒྱམ་ཚ]༢གསེར་གྱི་མེ་ཏོག་༢དུག་མོ་ཉུང་༥།། དོམ་མཁྲིས་༥ཕག་རིལ་ནུས་ལྡན་བསྲེགས་པའི་ཐལ།། གཙོར་བསྐྱེད་གར་ནག་བཅུ་པ་ཞེས་བྱ་བ།། ཀླུང་དང་མ་ཞུ་བད་སྐྲན་ལ་སོགས་པ།། གཞན་དབང་ལྡན་པའི་མཁྲིས་ཀུན་འདི་ཡིས་སེལ།། མ་ཞུ་མཁྲིས་ལྡན་ནད་ལ་ཤིན་ཏུ་བསྔགས།། ཁྱད་པར་གྲང་མཁྲིས་འཇོམས་པའི་སྨན་མཆོག་ཡིན།། གསེར་མདོག་༧སེ་འབྲུ་༢གསེར་གྱི་མེ་ཏོག་༢དང་།། བྲག་ཞུན་༢ཕག་རིལ་ནུས་ལྡན་བསྲེགས་པའི་ཐལ་༣།། གསེར་མདོག་ལྔ་པས་ཕོ་བ་རྒྱ་མའི་ཡུལ།། མཁྲིས་ཀླུང་མ་ཞུ་མིག་སེར་ཀུན་ལ་བསྔགས།། སྐྱུ་རུ་ར་ལི་སེའུ་འབྲུ་ཟེ་ར་དཀར།། ཤིང་ཚ་སྣ་སྐྱུ་སུག་སྨེལ་བརྒྱད་པ་རྒྱ་མཚ་[རྒྱམ་ཚ]སྦྱར།། གྲང་མཁྲིས་རྩད་ནས་གཅོད་པའི་སྨན་མཆོག་ཡིན།། སེའུ་འབྲུ་༢ཤིང་ཚ་༢སུག་སྨེལ་༢པི་པི་ལིང་༢།། རྒྱ་མཚ་[རྒྱམ་ཚ]༢ཨ་རུ་༢གུར་གུམ་༢རུ་རྟ་༢དང་།། ལི་ཤི་༢ཛཱ་ཏི་༢སེ་བའི་མེ་ཏོག་༥དང་།། སྦྱོར་བ་འགའ་ཞིག་སྣ་གསེར་མེ་༣སྦྱར་བ་གྲང་མཁྲིས་མ་ལུས་པ།། འཇོམས་པའི་སྨན་མཆོག་དུང་དཀར་བཅུ་གཉིས་འཛམ་གླིང་འདི་ན་དཀོན།། གུར་གུམ་སྐྱུ་རུ་བྲག་ཞུན་གོ་སྙོད་སྦྱར།། ཚང་ནད་མཁྲིས་པའི་མགོ་ནད་སེལ་བར་བྱེད།། དཔྱད་བཅོས་ཨ་རུ་བྲག་ཞུན་དོམ་མཁྲིས་དང་།། གསེར་གྱི་མེ་ཏོག་བསྡུས་ཐང་ལམ་འགའ་བཏང་།། འདུས་རྟགས་མིག་ཆུ་བཞིན་མདངས་སྣར་པས་དཀར།། སྐོམ་འདོད་དང་ཁ་བཟང་ན་སྦྱང་དུས་ཡིན།། དེ་ཡང་སྟོན་འགྲོ་རུང་མིན་སྤྱི་དང་མཐུན།། མཁྲིས་ནད་བཤལ་ལས་མི་འདའ་གསེར་བཤལ་ནི།། གསེར་མདོག་ཨ་རུ་ར་ལྡོག་རྗོག་ཅིག་བཙྭ་[བཙ]ལྡའི་ཟླ་ཟེར་ཕོག་པར་བཞག་གོང་སྟ་ཉི་མ་མ་ཤར་གོང་ཚུར་

ཞེན། གཅིག་ཨ་ཏ་རྗོག་ཉི་བ་གཅིན་ནང་དུ་ཆོས་པར་བཙོ་ཁུ་བ་རང་ཐིམ།། ཐར་ནུ་ཆང་དུ་བཙོས་པའི་ཁུ་བ་རང་ལ་བསྐྱིམ།། དུར་བྱེད་[བྱིད]ཁྲིམ་བུ་ཚྭ་[ཚ]ལ་བཏུལ་བ་དང་།། གསེར་མེ་སྤྲུར་བའི་རིལ་བུ་ཆུ་གྲང་དབུལ།། མཁྲིས་པའི་ནད་རིགས་བཅུ་གསུམ་རྩད་ནས་འབྱིན།། འདི་ནི་ཟབ་ཅིང་གཅེས་པའི་མཐར་ཐུག་ཡིན།། ཡང་ན་རྒྱ་མཚ་[རྒྱམ་ཚ]ཨ་རུ་མཆུ་སྒྲུང་དང་།། ལྕུམ་རྩ་ཟངས་རྩི་བ་དང་པི་པི་ལིང་།། གསེར་གྱི་མེ་ཏོག་ཐང་གི་རྒྱུན་སྦྱོངས་བཏང་།། རྗེས་ལ་ཟས་སྐོམ་དྲོད་ཀྱིས་གཅད་པ་གཅེས།། དེ་འོག་སེ་འབྲུ་སྨ་སྨྲ་པི་པི་ལིང་།། ཏིག་ཏ་གསེར་གྱི་མེ་ཏོག་དུག་མོ་ཉུང་།། མ་ནུ་ག་ར་སྤྲུར་བ་ཆུ་སྐོལ་དབུལ།། རྗེས་གཅོད་ནད་རྣམས་མལ་དུ་འཇུག་པར་བྱེད།། གསོ་དཀའ་བརྒྱད་དགུ་བཅུ་གཉིས་ཡོང་ཐེར་བསྲེག། ཚ་མཁྲིས་བྱུགས་པ་བདེ་སྐྱིད་གཡའ་ཀྱི་མ།། ཏིག་ཏ་པར་པ་ཏ་དང་སྐྱེར་ཤུན་དང་།། གསེར་གྱི་མེ་ཏོག་བྱི་མ་བ་ཆུས་སྦྱང་།། ཚ་མཁྲིས་ཟ་གཡའ་མ་ལུས་སེལ་བར་བྱེད།། གྲང་མཁྲིས་བྱུག་པ་སྐོག་སྨ་སྨུ་ཏ་ར།། མ་ནུ་སྐྱེར་ཤུན་ཚོད་སྦྱར་བྱུག་པས་སེལ།། ཁ་ཟས་བ་ར་མཛོ་མར་གསར་བ་དང་།། ལུག་ཤ་གསར་པ་ཉ་ཤ་ཤ་ཉིང་སྐམ།། སྤྱོད་ལམ་ཆྭན་གྲང་བསེར་བུས་གྲངས་པ་སྤང་།། སྐམ་སར་མི་རྟུལ་ཙམ་དུ་བཅག་པར་བྱ།། དེ་ནས་བྱེ་བྲག་བཅོས་ཐབས་ཐང་ལ་ལྷགས།། ཚ་བ་སྤྱི་བཅོས་སྐོར་ལ་བསྟན་པར་བྱ།། ཆྭང་གི་གནས་གྱུར་ལུག་ཤ་མར་གསར་ཆང་།། དྲོད་བཅུད་ཟས་བསྟེན་སེ་འབྲུ་པི་པི་ལིང་།། ཏིག་ཏ་ཤིང་ཀུན་བཙའ་སྨ་ཁ་རུ་ཚ།། ཨ་རུ་བུ་རམ་སྤྲུར་བ་ཆུ་སྐོལ་བུལ།། ཚིགས་པ་དང་པོ་དགུ་པ་མེ་ཡིས་བསྲོ།། མ་ཞུ་བད་ཀན་གང་གི་གནས་གྱུར་ཀྱང་།། སེ་འབྲུ་བཞི་པས་ཕོ་བའི་མེ་དྲོད་སྐྱེད།། དེ་རྗེས་སྨྱུགས་བཤལ་གང་འཚམས་བསྟེན་པར་བྱ།། གསུམ་པ་བཅུ་གསུམ་མེ་མཉམ་ལྗེན་གསང་བསྲེག། ཁྲག་གི་གནས་གྱུར་བད་ཀན་སྨུག་པོར་བཅོས།། རྗེས་ལ་

བརྒྱད་དགུ་མེ་ཡིས་མནན་པ་གཅེས།། མདོར་ན་ཞུགས་པའི་ནད་དེ་བཙོས་པ་ཡིས།། རང་གནས་མཁྲིས་པ་རང་སོར་འགྱུར་བ་ཡིན།། མཆིན་པ་རྒྱས་སམ་མཆིན་ཁྲག་ཁ་ལུད་ན།། ཙུ་གང་བརྒྱད་སྦྱར་དེ་རྗེས་ཙ་ཐུང་ངམ།། སྟོད་ཀ་གཤའ་རིང་མང་གཏར་ཁྲག་སྟོབས་དབྲི།། དེ་འོག་སྦྱངས་ཏེ་མེ་ཡིས་བཙད་པར་བྱ།། སྨན་གྱི་ཁ་ལུང་འགྲོན་བུའི་ཐལ་བ་དང་།། མདའ་རྒྱུས་དམར་ཙ་མགོ་ནག་ཤུ་དག་ནག་སྤྱང་ཚོར་[ཚེར]རྒྱ་མཚ་[རྒྱམ་ཚ]དང་།། ཐལ་སྨན་ཕྱི་རྒྱུད་ཐལ་སྨན་བབ་པའི་སྐྱེང་དུ་བསྟན་སྦྱོར་བའི་རིལ་བུས་བཤིག་ལ་སྦྱང་།། ཙ་ཐུང་གཤའ་རིངས་ཙུང་ཟད་གཏར་བར་བྱ།། རྗེས་ལ་ལྷེན་གསང་དགུ་པ་ཁ་གསུམ་བསྲེག། མཁྲིས་སྨན་གསར་པ་ལ་མི་དང་ཕག་བྲུན་བསྲེགས་ཐལ་ལ།། ག་ར་སེ་འབྲུ་ལྔ་རྒྱུད་ཕྱི་མའི་དྲོད་[དོང]གྲ་བསྟན་སྦྱར་ཆུ་བསྐོལ་དབུལ།། སྐབས་སུ་ཏིག་ཏ་བརྒྱད་སྦྱར་ཙུང་ཟད་གཏར།། རྗེས་དཔྱད་བརྒྱད་དགུ་བཅུ་གཉིས་ཕོ་གསང་བསྲེག། མཁྲིས་པ་ཤ་སེར་ཏིག་ཏ་དུག་མོ་ཉུང་།། གསེར་གྱི་མེ་ཏོག་ཏོང་ལེན་བ་ཤ་ག། བོང་ང་དཀར་པོ་བ་ལེ་ཀའི་ཐང་བཏང་།། ཡང་ན་ཕྱི་རྒྱུད་ཏིག་ཏ་བརྒྱད་པའི་སྐྱེང་།། ཨ་རུ་བྲག་ཞུན་སྐྱུ་རུ་གུར་གུམ་དང་།། དོམ་མཁྲིས་ག་དུར་དུག་ཉུང་བསྟན་པ་མཆོག། རྩེ་ཚུང་དྲུག་འགོ་གཤའ་རིངས་གསུམ་ག་གཏར།། ཏིག་ཏ་ཀྱི་ལྕེ་དུར་བྱིད་དུག་ཉུང་གི།། བཤལ་སྨན་བཏང་རྗེས་ཤས་ཆེར་བསིལ་ཤས་བཅད།། གུར་གུམ་བདུན་པ་སྦྱར་བཏང་ཞོ་དཀྲུགས་བྱིན།། མཁྲིས་པ་མིག་སེར་ཏིག་ཏའི་གླང་ཐང་བཏང་།། འབྲས་གསུམ་དུར་བྱིད་དོད་[དོང]ག་བོང་ང་དཀར།། ལྕུམ་རྩ་ཀྱི་ལྕེ་དཀར་རྒྱུན་འབྲུམ་ཏོང་ལེན་དང་།། སླེ་ཏྲེས་ཐང་གིས་མཁྲིས་ཚད་འོར་དུ་བསྐྱུར།། གཞན་ཡང་ཕྱི་རྒྱུད་གུར་གུམ་བདུན་པ་ལ།། ཙན་དན་ག་བུར་རིམ་པར་བསྟན་པ་དང་།། ཏིག་ཏ་བརྒྱད་པ་བསྟོལ་མར་བཏང་བ་ཡིས།། མཁྲིས་ནད་མིག་ཚུ་ཤ་མདངས་སེར་པ་སེལ།། གཤའ་རིངས་གསེར་མདུང་སྐབས་

ཐོབ་གཏར་པར་[བར]བྱ།། མཆིན་མཁྲིས་འདོམ་རྩ་རྩེ་ཆུང་གཤའ་རིངས་གཏར།། མཁྲིས་པ་ཤ་ལྤགས་གཉིས་ལ་རྒྱས་པ་ལ།། ཁ་ལུད་ལ་སོགས་ནད་ནི་གང་ལ་ཡང་།། རྒྱ་སྤོས་སྤང་སྤོས་བྲག་སྤོས་ཨ་རུ་ར།། ཤུག་པ་ལྕ་བ་ཏང་ཀུན་བ་ལུ་དང་།། ཤུ་དག་ནག་རུ་རྟ་བ་ཆུར་སྤྱུར་[སྦྱར]བ་འམ།། ཡང་ན་སྤོན་བུ་སྐྱུབ་ཀ་ཝ་སྤྱུར་[སྦྱར]བྱུག། མ་སོས་ན་ཟེ་མར་སྔོག་ཚྭ་ཆུ་དྲོན་སྦྱར་བཀྲུས་རྗེས་བྱུག་ཉི་མར་བསྲེག་ཡང་ཡང་བསྐྱུར།། དེས་ཀྱང་མ་སེལ་དུར་བྱེད་སྤོན་བུ་དང་།། ཨ་རུ་ར་མཆུ་སྣུང་གསུམ་བསྟུས་པའི་དྭངས་མ་ལ།། ཆུ་སེར་སྨན་གསུམ་བཏབ་པའི་རྒྱུན་སྤྱོངས་[སྦྱོངས]བྱ།། མཆིན་མཆེར་ཆུ་སེར་མཁྲིས་རྩ་མང་དུ་གཏར།། ཆུ་ལུམས་བྱས་རྗེས་སེང་ལྡེང་སྨན་མར་པན།། རྩར་ཞུགས་ཏིག་ཏ་དུག་ཞུང་བ་ལེ་ཀ། བ་ཤ་ཀ་དང་ཀྱི་ལྕེ་དཀར་གསེར་མེ་ཏོག། འོམ་བུ་ཏིག་ཏའི་སུམ་ཐུ་ཐང་བཏང་རྩ་མཁྲིས་རྩ་གཤའ་རིངས་མང་གཏར།། དེ་འོག་སྤྱངས་རྗེས་ག་བུར་ཉེར་ལྔ་སྤྱུར་[སྦྱར]།། རུས་ལ་ཞེན་ན་རྒྱུན་སྤྱོངས་[སྦྱོངས]ཆུ་ལུམས་མཆོག། ཉེར་ལྔར་མཁྲིས་སྨན་ཁ་བསྒྱུར་ཟས་བསིལ་བསྟེན།། ཤ་ཁྲག་རྒྱས་པ་སྐམས་པ་གསོ་པའི་ཕྱིར།། ག་བུར་ཙན་དན་དཀར་དམར་གེ་སར་གསུམ།། ཨུཏྤལ་བ་མར་ཀར་སྤྲང་ལྡེ་གུ་བཏང་།། མདོར་ན་མཁྲིས་པ་ཕྱིར་བྱེར་ཆུ་སེར་བཅོས།། དོན་ལྔར་སྤྱི་སྨན་ཏིག་ཏ་གསུམ་སུམ་ཟངས་ལྕུགས་གསེར་མེ།། དུག་ཞུང་རྒྱུན་འབྲུམ་ཀྱི་ལྕེ་དཀར་པོང་ང་དཀར།། སྙིང་ལ་ཛཱ་ཏི་རུ་རྟ་ཨ་ཀ་རུ།། གློ་ལ་ཤིང་མངར་རྒུ་གང་ཨ་གྲོང་བསྣན།། མཆིན་པར་བྲག་ཞུན་གུར་གུམ་བ་ཤ་ཀ། མཆེར་པར་རུ་རྟ་སེ་འབྲུ་པི་པི་ལིང་།། མཁལ་མར་ཤུག་ཚེར་སུག་སྨེལ་དམར་པོ་གཙོང་[བཙོད]ཚོས་འབྲི་སོག་གསུམ།། ཀ་ར་སྦྱར་བཏང་རང་རང་རྩ་ལ་གཏར།། ཚ་བ་ཚིམས་ནས་ཚོགས་གསང་མེ་ཡིས་བསྣམས།། རྒྱུ་མར་འཁྲིས་ན་མཁྲིས་ཕྱི་བདུན་པ་སྦྱར།། སྟོད་ལྕུང་གང་ལའང་བཤལ་ལས་ལྷག་པ་མེད།། མགོ་ལ་ཁ་

ལུད་བཤལ་སྐྱུགས་གཏར་དཔྲལ་རྩ་བ་དང་།། ཏིག་ཏ་བརྒྱད་པའི་ཕྱེ་མ་ཆུས་རྒྱབ་དགོས།། འབྲས་གསུམ་སྨན་མར་སྤུད་སྒོ་གསུམ་མེས་མནན།། མིག་ལ་དཔྲལ་རྩ་གཏར་ཞིང་སྐྱེར་ཁཎ་ཐུག། རྣ་བར་ཏུ་ཧ་སྲན་མའི་མེ་ཏོག་དང་།། གསེར་གྱི་མེ་ཏོག་ཨ་བར་ཁུ་བ་ཐུག། སྣ་ལ་སྣ་སྦྱོངས་ཕྱི་རྒྱུད་སྦྱོར་བ་ཏུག་བཏང་རྗེས་གུར་གུམ་ཐུག། ལྕེ་ལ་སྐབ་རྩ་བི་སྔོན་དུ་ལྕེ་འོག་གི་སྐབ་རྩ་གཏར་དང་མངར་བས་དཀང་[དགང་]།། ཁྲིད་པར་མཁྲིས་པ་འཇུ་བྱེད་རྣམ་གྱུར་ན།། རྒྱ་མཚོ་[རྒྱམ་ཚ]གསུམ་པ་ཐང་བཏང་གསེར་ཤུང་སྐྱུགས།། མདངས་སྐྱུར་བཤལ་རྗེས་རྐོད་མ་ཁ་ཕྱེ་ལ།། ཏིག་ཏ་བསྣན་བཏང་མཁྲིས་རྩ་མང་དུ་གཏར།། སྐྱབ་བྱེད་ཨ་ཀར་ཛྙ་ཏི་ཨ་རུ་ར།། གུར་གུམ་ཏིག་ཏ་ནཱ་ག་གེ་སར་ཐུག། ཀ་ར་དང་སྦྱར་རྩེ་ཆུང་བསྙོལ་མ་དང་།། མཁྲིས་པའི་རྩ་གཏར་སྙིང་གར་ཆུ་ལྕུག་བརྡེག། མཐོང་བྱེད་ནད་ལ་ཏིག་ཏའི་ལྡེ་གུ་སྦྱར།། གསེར་མདུང་གཏར་ལ་ཆུ་ལྕུག་མང་དུ་བརྡེག། མདོག་གསལ་ནད་ལ་ཙན་དན་གུར་གུམ་ཐུག། གསེར་གྱི་མེ་ཏོག་ཙན་དན་དཀར་སོ་མ་ར།། འབྲས་གསུམ་ཀར་སྦྱུར་[སྦྱར]གཏང་ཆུས་ཐྲན་རྩ་ཕྲན་གཏར།། བད་ཀླུང་གང་འཕྲེལ་དེ་ཡི་གཉེན་པོ་བསྟེན།། སྤྱིར་ན་ནད་འདི་གདོན་ཆེ་བཅོས་སྔོན་དུ།། ལྷ་མོའི་བསྐང་མདོས་མཚོ་སྨན་དགུ་མདོས་སོགས།། བསྔགས་པ་ཡིན་ཕྱིར་བསྒྲུབ་བྱའི་ནུས་བསྐྱུན་[བསྐུན]སྦྱུར[སྦྱར]།། ཀླ་ཡ་འཚོ་པར་[བར]རྒྱུད་དུ་མ་གསུངས་བཅོས་མེད་ཀྱང་།། འབད་པས་བཅོས་ན་འཚོ་ཡང་སྲིད་པའི་ཕྱིར།། གུར་གུམ་གི་ཤཾ་ཙན་དན་དཀར་པོ་དང་།། དོམ་མཁྲིས་གསེར་གྱི་མེ་ཏོག་ཏིག་ཏ་སུམ་ཟངས་ལྕུགས་གསུམ།། གཡའ་ཀྱི་ཆུ་སེར་སྨན་གསུམ་པོང་ང་དཀར།། ཐག་ཞུན་བ་ཤ་ཀ་དང་སྤྲི་ཡང་གུ།། སེ་འབྲུ་དུག་ཉུང་སྐྱེར་ཤུན་འབྲས་བུ་གསུམ།། ཆ་སྙོམས་ཕྱེད་ཚད་ག་སུར་ནག་པོ་བསྣན།། དགུང་གཉིས་ཆུ་སྐོལ་དང་[དད]ཡལ་དབྱུལ་ལ་བཏང་།། ཚད་རྟགས་ཆེ་ན་དེ་སྟེང་

འཛོམ་དཀར་བསྣན།། གྲང་རླུང་རྣགས་ཆེ་ཨ་རུ་བ་རུ་དང་།། ལྕགས་ཕྱེ་གཙོ་ཡིན་ཐུན་བསྐྱེད་སླེ་ཏྲེས་དང་།། སུམ་ཏིག་པི་ལིང་ཙ་སུ་ཕྱི་ཏང་ག། ཚོད་དུ་སྦྱར་བ་གར་ཆང་དབུལ་ལ་བཏང་།། དེ་ཡིས་མཁྲིས་པ་ཀླ་ཡའི་ནད་ལས་རྒྱལ།། ཡང་ན་སོ་མ་རཱ་ཛ་ལས་གསོ་བྱ།། ཤ་སེར་མིག་སེར་ཀླ་ཡ་གསུམ་ག་ལ།། གོང་བཤད་སྤྱི་བཅོས་སྐབས་ཀྱི་བཤལ་བསྙེན་ཅིང་།། བ་ཚྭའི་ལྕག་གིས་བསྐུལ་ལ་དག་པར་སྦྱུང་[སྦྱང་]།། བསིལ་དྲོད་སྙོམས་པའི་ཟས་ཀྱིས་ཕྱི་རྗེས་སྐྱོང་།། རྗེས་སུ་བཙུ་གསུམ་བཙུ་དགུ་བསྲེག་པར་བྱ།། གཞན་ཡང་མཁྲིས་པའི་མང་སྦྱོར་ཆེན་མོ་ཞེས།། བཤད་པའི་རྒྱུད་ཀྱི་སྨན་གྱི་སྦྱོར་ཐབས་སྐབས།། ཏིག་ཏ་གསེར་གྱི་མེ་ཏོག་དུག་མོ་ཉུང་།། པོང་ང་དཀར་པོ་ཇ་མཁྲིས་གཡའ་ཀྱི་མ།། ཀྱི་ལྕེ་སྐྱེར་པ་མཁྲིས་པ་སེལ་པའི་སྨ།། ཞེས་པའི་སྟེང་དུ་དོམ་ཏ་འཕྱི་བ་ཛངས།། མི་རྐོད་ལ་སོགས་མཁྲིས་སྣ་ཚོགས་ཚད་པ།། ག་བུར་ཙུ་གང་གུར་གུམ་ཙན་དན་གཉིས།། ག་དུར་སྤང་རྒྱན་དཀར་པོ་ཤིང་མངར་བ་ཤ་ག། བསྐོལ་གྲངས་ཆུས་འཕུལ་ཟླ་གཅིག་བར་དུ་བསྙེན།། མཁྲིས་པའི་ནད་རིགས་མིག་ཆུ་སེར་བ་འཛོམས།། ཡང་ན་འཆི་བདག་ཞགས་གཅོད་ཀླ་ཡ་འཛོམས་པའི་སྨན།། གསེར་མདོག་འོམ་བུ་གསེར་མེ་པོང་ང་དཀར།། སེང་ལྡེང་ཁཎྜ་ཚྭ་སེར་སྨན་གསུམ་དང་།། ཧྲིང་སླ་ཙི་ཆ་མཉམ་ཕྱེ་མ་ནི།། གུང་གཉིས་མཛོ་འོས་ཕུལ་བཏང་མཁྲིས་ནད་སེལ།། དེ་ནས་གོང་བསྟན་བཤལ་གྱིས་དག་བར་སྦྱངས།། ཟས་ནི་བ་རའི་མར་གསར་ཆུ་བསིལ་ཇ།། ལ་སོགས་བསིལ་ལ་ཡང་བསྙེན་ལྟི་སྐུམ་སྤང་།། སྤྱོད་ལམ་རྩལ་དབྱུང་བསིལ་སར་དལ་བར་བསྡད།། མཁྲིས་ནད་བཅོས་པའི་ལེའུ་སྟེ་ལྔ་པའོ།། །།

ལེའུ་དྲུག་པ། བད་ཀན་ནད་བཅོས་པ།

བད་ཀན་ནད་ལ་རྒྱུ་རྐྱེན་དབྱེ་བ་དང་།། རྟགས་དང་བཅོས་ཐབས་རྣམ་པ་ལྔ་ཡིས་བསྟན།། རྒྱུ་ནི་མ་རིག་གཏི་མུག་ལས་བྱུང་བའི།། བད་ཀན་ཐ་མལ་མཚན་ཉིད་བདུན་ལྡན་དེ།། སློང་རྐྱེན་ཁ་མངར་ལྷི་བསིལ་སྣུམ་བསྙེན་དྲགས།། འགྲངས་རྗེས་དལ་བར་བསྡད་དང་ཉིན་གཉིད་ཡོག། རྣན་སྙིང་ཉལ་དང་ཆུར་ཞུགས་གོས་སྲབ་འཁྱགས།། གྲོ་སྲན་གསར་ཐོག་བསེར་ཅན་སྲུངས་པ་དང་།། ར་སྐྱོམ་ཤ་རིད་ཚིལ་བུ་འབྲུ་མར་དང་།། ཟེ་མང་[མར]ཉུལ་བ་ཡོ་ཤུར་ལ་ཐུལ་[ཐུག]རས།། རི་སྐོག་ལ་སོགས་རྗེན་ཟས་མཐའ་དག་དང་།། མ་ཚོས་པ་དང་ཚིག་པོ་ཁྲེངས་པོའི་ཟས།། བ་རའི་འོ་མ་ཞོ་དར་ཆུ་གྲང་ཇ།། བཟའ་བཏུང་ཆེས་ཏེ་ཚད་ལས་འདས་པའམ།། སྔ་མ་མ་ཞུ་ཕྱི་མ་ཟློས་པ་ཡི།། རྐྱེན་དེ་རྣམས་ཀྱིས་བད་ཀན་གྲང་ནད་སློང་།།

དབྱེ་བ་རང་རྒྱུད་ཅན་དང་གཞན་རྒྱུད་ཅན།། རང་རྒྱུད་ཅན་ལ་བཞི་བཅུ་རྩ་གཅིག་དང་།། གཞན་རྒྱུད་ཅན་ལ་སྨུག་སེར་གཉིས་གསུངས་ཀྱང་།། སྨུག་པོ་འདུས་ནད་ཡིན་པ་[པས]འོག་ཏུ་བྲིས།།

སྤྱིའི་རྟགས་རྩ་ནི་བྱིང་གུད་ཞར་བ་དང་།། ཆུ་ཡི་མདོག་དཀར་དྲི་དང་རླངས་པ་ཆུང་།། ཁ་མངལ་ལྷི་[ལྕི]ཉིལ་སྐྱ་ལ་མིག་དཀར་སྐྲངས།། སྣབས་ལུད་མང་ཞིང་མགོ་འཐོམ་ལུས་སེམས་ལྕི།། དང་ག་མི་བདེ་དྲོད་མེད་འཇུ་སྟོབས་ཆུང་།། མཁལ་རྐེད་མི་བདེ་ལུས་སྦོ་ལྤྲ་བ་སྐྲེ།། རྩམ་པ་བད་ཀན་སྐྱུག་ཅིང་འཁྲུ་བ་དང་།། གཏར་ན་ཁྲག་མདོག་དམར་སྐྱ་འབྱར་བག་དང་།། དྲན་པ་མི་གསལ་གཉིད་ཆེ་སྙིད་པ་སྐྱུར[སྐྱུར]།། གཡའ་མཁྲང་ཚོགས་དམ་ཤ་རྒྱས་ལས་མཐའ་རིང་།། ནམ་ཞོད་དཔྱིད་སྟོད་སྤ་རྡོ་ཟློས་

ཐོག་ལྷང་།། ཕན་གནོད་ཟས་སྤྱོད་རྩུབ་ཡང་དྲོ་བ་འཕྲོད།། ལྟོ་བསིལ་བསྐྱེན་པས་ཁྲིད་པར་ན་ལས་གསལ།། བྱེ་བྲག་བད་ཀན་ལྷེན་ནི་ཟས་མ་ཞུས།། བེ་སྣབས་ལྷེན་འོག་ཚོགས་ཞིང་འདྲིལ་སྐམ་བྱེད།། ཡུལ་དེར་ན་ལ་མནན་ན་འདྲིལ་པ་མེད།། དང་ག་མི་བདེ་ཁ་ཟས་འཇུ་བ་དཀའ།། ཟོས་དུས་ན་ཞིང་ལྟོགས་ན་བདེ་བར་མངོན།། ལྕགས་དྲེག་ཅེས་བྱ་གོང་ལྟར་མ་ཞུ་བས།། བེ་སྣབས་འཕེལ་ཏེ་ཕོ་བའི་ནང་སུལ་ལ།། ལྕགས་དྲེག་ཆགས་པས་ཕོ་བའི་མེ་དྲོད་ཉམས།། སྐྲིག་འཚེང་ཕོ་བ་ཐམས་ཅད་ཧེམ་མེ་ན།། དང་ག་མི་བདེ་ཤ་སྐམ་སྟོད་སྙིང་འདོད།། བེ་སྣབས་བད་ཀན་ཁ་ཟས་ཟོས་ཚད་སྐྱུག། བད་ཀན་མེ་ཉམས་གྲང་རླུང་ཤས་ཆེ་ལ།། ཁ་ཟས་འཇུ་དཀའ་བསིལ་ཕྱོགས་ཚད་ལས་ཐལ།། གོས་སྲབ་ལུས་གྲངས་ཆུ་ཡི་ལས་མང་བྱས།། ཚད་གཞུག་བསིལ་ཐལ་སྦྱོངས་གཏར་དྲགས་པ་ཡིས།། མཁྲིས་པ་འཇུ་བྱེད་མེ་མཉམ་རླུང་མཐུ་ཉམས།། ལུས་ཀྱི་དྲོད་ཆུང་ཁ་ཟས་འཇུར་མི་འདོད།། སྒོ་འཁྲིག་འཚེང་སྐྲིག་ཁ་ཟས་མ་སྨིན་འཁྲུ།། སྟོབས་ཆུང་ཤ་སྐམ་མཇུག་ཏུ་དམུ་སྐྲན་འགྱུར།། བད་ཀན་མགུལ་འགགས་ཞེས་པ་གྲེན་རྒྱུའི་རླུང་།། འཁྲུགས་པའི་རྐྱེན་གྱིས་ཕོ་བ་བྲང་རྣམས་ལ།། བད་ཀན་རྒྱས་པའི་[པའི]རླང་བ་[རླངས་པ]མགུལ་པར་[བར]ཆགས།། སྐེ་སྟོང་གྲེ་བ་མིད་པ་ཚ་སྐམ་དང་།། འགག་སྐམ་བྱུང་སྐྱེ་རིམ་པར་ཟས་མིད་པར།། འཐོག་སྐམ་མིད་དཀའ་མི་ཐར་འོང་པ་[བ]ཡིན།། ཕོ་རུབ་ཞེས་པ་མ་ཞུས་[ཞུ]ཡུན་སོང་བ།། གྲང་བའི་ནད་ལ་བརྟེན་ནས་བད་གྲང་དུ།། གྱུར་ཏེ་ཐུར་སེལ་རླུང་ལོག་ཟས་ཐར་ཀྱང་།། རྟུག་སྐམ་འགག་སྐྱེ་ཕོ་ཚ་རླུང་ཡར་སྐྱུག། མིད་ཀྱུས་[འཆུས]ཞེས་པ་ཟས་སྲ་མྱིད་ཤོར་ལ།། སྐེ་དཀྱུས་[འཆུས]པ་དང་ཚིག་པ་ཟ་སྐབས་སུ།། ཟས་སྲ་མྱིད་སོགས་རྐྱེན་གྱིས་འོང་བ་ཡོད།། ཕལ་ཆེར་རྒྱལ་གདོན་ཀླུ་གདོན་སོགས་ཀྱིས་གནོད།། འགུལ་[མགུལ]འགགས་འདི་

དང་བད་ཀན་གྲི་འགགས་འབྲུལ།། གྲི་འགགས་བཧྲག་བཙོས་རང་གི་སྐོར་ལ་བལྟ།། ཤ་དུག་ལ་ཡང་འབྲུལ་ས་ཡོད་པར་བཤད།། བད་ཀན་གྲུམ་བུ་དཀར་པོ་ཞེས་བྱ་བ།། མ་ཞུ་རང་གནས་བད་ཀན་འཕེལ་བ་ཡིས།། ཕོ་བ་མཆིན་པ་གང་ཡིན་ཆ་མེད་ན།། ཁ་ཟས་ཅི་ཟོས་མི་ཞིམ་འབྲུ་སྐྱུག་བྱེད།། འོ་གཞི་སིག་ཏུས་ན་ཞིང་ཚུ་ཚན་འབྱུང་།། མཇུག་ཏུ་ཡན་ལག་ལ་བྱེར་གྲུམ་བུར་འགྱུར།། པད་[བད]ཀན་འཇུ་སྐེམས་ཞེས་བྱ་ཕོ་བའི་མེ།། ཆེར་རྒྱས་བད་སྲིན་འཕེལ་ཏེ་ཟས་ཟོས་ཀྱང་།། འགྲངས་ངོམས་མེད་ཅིང་སྟོབས་ཆུང་ཤ་སྐམ་དང་།། གསུམ་པ་ཆེ་བ་བྱིན་འདར་སྙིང་སྒྱུར་[སྐྱུར]རོ།། བད་ཀན་ལྤགས་[ལྤགས]གྲམ་དྲོད་བྲལ་བས་ལྤགས་གཡའ།། ཤར་རྒྱས་དྲོད་མེད་སྦྲ་གསོབ་དྲིག་པ་ཆགས།། གཉིད་ཆེ་ལུས་ལྕི་སྙིད་སྒྱུར་[སྐྱུར]རྨིན་བུ་འོང་།། རྩར་ཞུགས་རྩ་རྒྱུད་གྲངས་བསིལ་གྱོང་ལ་ལྕི།། རུས་ལ་ཞེན་ན་རུས་པ་གྲང་ཞིང་ན།། ཚིགས་ཁ་གཡོ་ཞིང་བརྐྱང་བསྐུམ་འགྲོ་འདུག་གྱོང་།། སྙིང་ལ་བབས་ན་དྲན་པ་རྗོངས་པར་བྱེད།། དང་ག་མི་བདེ་སྟོད་རྒྱངས་ལུས་སེམས་ལྕི།། གློར་བབས་སྟོད་རྒྱངས་མགོ་འཁོར་ཟས་མི་འདོད།། བེ་སྣབས་སོ་ལྦིབ་མང་དུ་ལུ་པར་[བར]བྱེད།། མཆིན་པར་བབས་ན་ཟོས་རྗེས་མཆིན་པ་ན།། སྲིན་བུ་ལྡོག་ཅིང་ཁ་ནས་ཆུ་སྟོན་འཛག། མཆེར་བབས་གཉིད་ཆེ་དབུགས་རྔོད་ཁོང་པ་སྦོ།། རྐྱ་ཞིང་སྙིད་བ་[པ]སྒྱུར་[སྐྱུར]ལ་ཟས་མདོག་འབྲུ།། མཁལ་བབས་མཁལ་རཀེད་ན་ཞིང་དྲི་ཆུ་སྲི།། རྣ་བ་འཕིབ་ཅིང་རླན་གྲང་ཁྱད་པར་གནོད།། ཕོ་བར་ལྷུང་ན་ཕོ་བ་མི་བདེ་ལྕེ[ལྕི]།། བྲང་ཚ་ཚུ་ཚན་འབྱུང་ཞིང་ཟས་མི་འཇུ།། ལོང་ལྷུང་སྦོ་འཁྲོག་བྱེད་ཅིང་ཟོས་ཆེ་ན།། རྒྱུ་མར་ལྷུང་ན་བེ་སྣབས་འབྲུ་ཞིང་ལྕི།། མཁྲིས་པར་ལྷུང་ན་མིག་སེར་འཇུ་བ་དཀའ།། ལུས་ལྕི་སྙིད་པ་སྐྱུར་ལ་གཉིད་དུ་འཁྱིང་།། ལྒང་བར་ལྷུང་བས་བད་ཀན་ཟ་ཁུར་འགྱུར།། མངལ་ལྷུང་སྨད་གྲང་ཟླ་མཚན་གཅིན་པག་[བག]

འཛོག། བད་ཀན་མགོ་ལ་ཞུགས་ན་མགོ་བོ་ལྕི།། གཉིད་ཆེ་དང་ག་མི་བདེ་ཡི་ག་འགག། མིག་ལ་ཞུགས་ན་སྒྲངས་[སྐྲངས]ཤིང་མཆི་མ་འཛག། རྣ་བར་ཞུགས་ན་གྲང་ཞིང་ལྕི་ལ་འཐིབ།། སྣ་ལ་ཞུགས་ན་སྣ་འགག་མཚལ་བ་ལྕི།། ལྗེ་ལ་ཞུགས་ན་ལྗེ་གྱོང་རོ་མི་ཚོར།། ཕྱི་བྲག་པད་[བད]ཀན་རྟེན་བྱེད་ནད་གྱུར་ན།། དང་ག་མི་བདེ་སྟོད་རྒྱངས་མདུན་རྒྱབ་གཟེར།། གྲང་ཚ་ཆུ་སྐྱུར་འབྱུང་ཞིང་དང་ག་འགག། པད་[བད]ཀན་མྱག་བྱེད་འཇུ་དཀའ་བཙུད་མི་ལེན།། ཁ་ཟས་མི་འཇུ་སྐྱིག་ཅིང་ཕོ་བ་གྱོང་།། མྱོང་བྱེད་ཁ་ཟས་ཤྲོ་མེད་རྐོམ་ཆུང་བ།། ལྕེ་གྲང་མཚུ་ན་སྐད་འཛེར་ཟས་མི་ལེན།། ཚིམ་བྱེད་མགོ་འཁྲོམ་མིག་ཟི་རྣ་བ་འགག། སྲིད་པ་སྣབས་མང་ཆམ་འདིབས་[འདེབས]མཆོགས་མ་ལྕི།། འཇོར་བྱེད་བརྒྱང་བསྐུམ་དཀའ་ཞིང་ཚིགས་མགོ་སྲོམ།། ཀང་ལག་ལྷུ་ཚིགས་ན་ཞིང་ཚིགས་ཁ་གཡོ།། རླུང་དང་མཁྲིས་པར་གང་འདྲེས་དེ་རྟགས་སྟོན།། བད་ཀན་སེར་པོ་མཁྲིས་པའི་ཁ་ལུད་ཡིན།། རྩ་ནི་དལ་ལ་མནན་ན་སྟོང་བ་ཡིན།། ཆུ་མདོག་སེར་ཞིང་པོ་ལྗེམ་དང་ག་ཞན།། ཆང་འཐུང་དྲོས་ཚེ་མཆོགས་མ་མིག་ཏུས་ན།། གྲང་ཚ་ཆུ་སྐྱུར་འབྱུང་ཞིང་མཁྲིས་སེར་སྐྱུག། ས་ཀླན་ཏུལ་སྐྱུར་ཐོས་རྗེས་འཁྲུ་ཡང་སྲིད།། གྲོ་ཡོས་ར་ཤ་མར་རྙིང་ཆང་སྐྱུར་གནོད།། མཇུག་ཏུ་སྐྱུག་པོ་འམ་མཁྲིས་པའི་ནད་དུ་འགྱུར།། གཞན་ཡང་འབྲོང་རྩེ་བེ་དུམ་ཆེན་མོ་ལས།། བད་ཀན་ནད་ལ་ཚ་གྲང་བཞི་བཞི་ཡོད།། སྨུག་པོ་མཆིན་པར་གནས་ནས་ཁྲག་དང་བསྡོངས།། མཆིན་པའི་རྩ་ནས་རྒྱུ་བ་མཆིན་པར་གཟེར།། ཁ་ཟས་མི་འཇུ་ཁྲག་དང་སྨུག་པོར་སྐྱུར[སྐྱུགས]།། ཡང་ན་ཆུ་ཚན་སྐྱུགས་ཅིང་ཕོ་ཏུམ་བྱེད།། བད་ཀན་ནག་པོ་མཆེར་གནས་ཁྲག་དང་བསྡོངས།། མཆེར་རྩ་རྒྱུ་ནས་གཡོན་ཕྱོགས་རྦིབ་པར་[བར]ལྡང་།། མིག་སེར་ཤ་མདོག་སྔོ་སྐྱ་པོ་སྦོས་འཁྲིག། ཟས་མི་འཇུ་ཞིང་ལྗེ་སྐོགས་སེར་པོར་གྱུར།། ཕལ་ཆེར་འཆི་

བཤད་འཚོ་པར་[བར]ཁས་མི་བསླངས[བླང་]།། བད་ཀན་སེར་པོ་མཆིན་མཁྲིས་གནས་ཁྲག་བསྡོངས།། མཆིན་མཁྲིས་རྩ་རྒྱུ་མཆིན་དྲི་བསྐོར་ནས་གཟེར།། མགོ་ན་མཁྲིས་སྐྱུག་མུར་གོང་འགྲམ་རྩ་གཟེར།། ཕོ་བབས་མི་བདེ་བད་ཀན་སེར་པོ་ཡིན།། བད་ཀན་ལྷུང་ཁུ་རླུང་མཁྲིས་རྩ་ལ་གནས།། རླུང་མཁྲིས་རྩ་ནས་རྒྱུ་བ་ཁྲག་དང་བསྡོངས།། རྒྱུ་མ་ལ་གཟེར་ཕོ་བའི་ཟས་མི་འཇུ།། རྐང་ལག་གྲིང་དང་སྐབས་སུ་ཚ་སྒོམ་སྣུམ།། འདི་བཞི་ཕལ་ཆེར་དུག་དང་ཤ་གཡའ་མདོགས།། གྲང་བཞིའི་དང་པོ་བད་ཀན་དཀར་པོ་ནི།། ཕོ་བའི་ཡུལ་ལ་གནས་པའི་རླུང་དང་བསྡོངས།། རྒྱུ་དང་མི་རྒྱུ་རྩ་ཞེས་བྱ་ནས་རྒྱུ།། ཕོ་བ་སྦྲ་ཞིང་འཁྲུགས་ན་ལྷག་པར་སྦྲ།། ཟས་ངན་ཟོས་ན་འཁྲིག་ཅིང་འཁྲུ་ཚུལ་སྟོན།། གཡལ་མང་མིག་ནས་མཆི་མ་འོང་ན་ཡིན།། བད་ཀན་སྨུ་པོ་གློར་གནས་རྩ་གཉིས་བསྡོངས།། རྒྱུ་བ་རྒྱུ་བའི་རླུང་ཞེས་རྩ་ནས་རྒྱུ།། གློ་ཐང་ལུད་སྣུ་རོ་སྟོད་སྣང་ཉམས་བྱེད།། བད་ཀན་ཚ་འཁྲུགས་བྱུང་ཁོག་ནང་ན་གནས།། ཐྲང་དང་ནང་ཁྲོལ་གནས་པའི་རླུང་དང་བསྡོངས།། རྒྱུ་བ་མགྲིན་པ་ལོངས་སྤྱོད་རྩ་ནས་རྒྱུ།། ཁ་ཤུ་བྱུང་ཞིང་ལྤུ་[ལྤྲུ]བ་དཀར་པོ་སྐྱུག། སྐབས་སུ་ཟས་མི་འཇུ་བའི་ཚུལ་སྟོན་ཡིན།། བད་ཀན་སྙེ་[གཉེ]མ་གཞང་ཞུགས་རླུང་དང་བསྡོངས།། རྒྱུ་བ་སྙིགས་མ་གནས་པའི་རྩ་ལམ་རྒྱུ།། རྒྱུ་ལོང་སྦྲ་[སྦྲོ]ཞིང་འཁྲིག་པར་རྩ་ཚ་སྦྲ[སྦྲོ]།། སྦྲ་འབྱུང་ཕལ་ཆེར་གཏོར་འགྲོ་བ་ཡང་ཡོད།།

སྨན་ནི་ཙོང་ཞིའི་སྦྱར་[སྦྱོར]བ་བཅུད་བཞི་གཤམ་དུ་བྲིས་ལྡན།། བཅོས་པའི་ཐབས་ལ་སྤྱི་དང་བྱེ་བྲག་གཉིས།། དང་པོ་བད་ཀན་ངོ་བོ་བསིལ་པའི་[བའི]ཕྱིར།། སྨན་དཔྱད་ཟས་སྤྱོད་རྣམ་བཞི་དྲོད་དུ་སྤྲུག། ས་འདྲ་ཚྭ་ཕྱིར་ཡུན་དུ་བསྟེན་པར་གསུངས།། དེ་ཕྱིར་ཟས་སྤྱོད་སྨན་དཔྱད་བཞི་བཅོས།། ཟས་ནི་འཇུ་སྙིང་ཟན་དྲོན་ཆང་ནར་སྨིན།། ཚ་སྐོལ་ལུག་ཤ་གཡག

རྒོད་ཉ་ཤ་གསར།། དྲོ་ཞིང་ཡང་ལ་རྩུབ་བའི་[པའི]ཟས་སྐོམ་རྣམས།། འགྲངས་ཆེས་མ་ཡིན་འཇུ་སླ་ཙུང་ཟད་བསྐེན།། ར་ཡི་འོ་མ་དང་གསར་ཡུན་བསྐེན་ན།། བད་ཀན་སྤྱི་དང་ཕོ་བའི་ནད་ལ་ཕན།། སྤྱོད་ལམ་མེ་ཉེ་དྲོད་ཞིང་གོས་དྲོད་བགོ།། སྐམ་སར་ལུས་ངག་རྩོལ་བཅག་ཉིན་མི་གཉིད།། སློང་པར་[བར]བྱེད་རྐྱེན་ཟས་སྤྱོད་དུས་ཀུན་སྤང་།། སྨན་ནི་བཙའ་སྣ་རྒྱ་མཚ་[རྒྱམ་ཚ]ཨ་རུ་ར།། པི་པི་ལིང་བཞི་ཆ་མཉམ་བཞི་ཐང་གྲགས།། བསྐུས་ཐང་ཚན་མོས་པད་[བད]ཀན་གྲང་བ་སེལ།། བདེ་བྱེད་སྐོམས་ལྡན་ནི་ཅོང་ཞི་༡ ཕོ་མོ་འདྲེས་པ། མེ་དྲོད་ཆུང་བའི་དྲོ་བར་བྱེད་ན་ཅོང་ཞིའི་ཚབ་སེ་འབྲུ་བཟང་པོ་དྲུག་ཐུ་༡ གུར་༡ ལི་༡ ཞྭ་༤ སུ[སུག]་༤ ཀ་༤ དང་སྣ་པི་ཕོ་༦ རེ།། ང་ལེང་[ད་ལི]་༦ གངས་ཐིགས་༦ ཤིང་ཚ་༡ ཚ་ལ་༡ འདུལ་མ་ནུས་ལྡན་བསྲེ་༡ དང་།། ལ་ཕུག་ཐལ་བ་མ་ཞུ་སོགས་གྲང་ཤས་ཆེ་བ་ཚབ་སྐམ་པ་གཏོང་རྣམས་ནི་ཚད་བཞིན་སྟེང་།། བཟང་པོའི་ཁ་བསྐུར་བད་ཀན་ཚ་བ་རྒྱས་པ་ཞི་བྱེད་ལ་མ་ནུ་འུ་སུ་སྟར་བུ་གསུམ། ཁྲག་ལ་རྟོང་ལེན་བ་ཤ་ཀ་སྐྱུ་རུ་ར་གསུམ། མཁྲིས་པར་ཏིག་ཏ་བོང་དཀར་གསེར་མེ། རླུང་ལ་ཛྭ་ཤིང་ཀུན་ཁ་རུ་གསུམ་ནད་སྟེང་ཁྲིད་པ་ནི།། བད་ཀན་ལྡན་འདུས་ནད་རིགས་མཐའ་དག་ལ།། ཕྱི་ཡི་ནད་ནི་སྦྲུལ་ཤུན་ལྟ་བུར་འཕྱི།། ནང་ནད་བ་མོ་ཉི་ཤར་ཉིད་དང་མཚུངས།། སྦྱོར་པ་[བ]འདི་ནི་བདེ་བྱེད་སྐོམས་ལྡན་ཞེས།། ཚ་ལུང་དཀོན་མཆོག་སྐྱབས་ཀྱི་དམ་པ་ཡིན།། ཡང་ན་སེ་འབྲུ་༢ ཕོ་ཐུས་༡ སྨན་སྣ་༡ དང་།། བྱི་ཏང་ག་༤ དང་ཤིང་ཚ་༣ པི་པི་ལིང་༢།། རྒྱ་ཚ་༣ བྱ་རྒོད་༣ གོ་བའི་ཐལ་བ་༣ གཉིས།། ལ་ལ་ཕུད་༦ དང་དབྱི་མོང་༢ ཙི་ཏྲ་ཀ་༢། འཇམ་འབྲས་༣ སྦྱར་པས་[བས]སེ་འབྲུ་བཅུ་གསུམ་ཞེས།། བྱང་ལྕན་ལུགས་མ་ཞུ་ལྷེན་དང་ལྷུགས་དྲེག་དང་།། མེ་ཉམས་ལ་སོགས་བད་ཀན་

རང་རྒྱུད་ཅན།། མ་ལུས་ནད་ཀུན་འཇོམས་པའི་སྨན་གཅིག་པོ།། ཁྱད་པར་དང་ག་འབྱེད་ལ་མེ་དྲོད་སྐྱེད།། ཡང་ན་སེ་འབྲུ་༨ལྕྭ་ཤིང་༡སུ[སུག]༦པི་༣གུར་༢སྤེང་བྲེ་ག་༡ཏིག་༤། ཙ་སུ་༡ཏོང་ལེན་༣བ་ཤ་༢བྲག་ཞུན་༤དང་།། སྤང་རྩི་༨གུར་གུམ་༣སྤྲུ་ཏ་༣པྲི་ཡང་ཀུ་༨། སེག་སྲིན་༨འབུ་སུ་༨ཀ་རའི་ཧྲ་ལ་བསྐྱོན།། སེ་འབྲུའི་སྦྱོར་བ་ཀུན་ལྡན་བདེ་བྱེད་ཅེས།། མེ་དྲོད་སྟོབས་འཕེལ་ཟས་ལེན་ཤེད་ཆེ་ཞིང་།། མ་ཞུ་འཇུ་ཞིང་ཤ་པགས་སྐྱོས་[སྐྱོས]པ་དང་།། མཆིན་ཚུ་ཟགས་དང་ཚུ་འགགས་སྐྲན་ཀུན་སེལ།། བད་ཀན་མཁལ་མའི་ནད་ལ་བརྟགས་པ་སྟེ།། སྨུག་པོ་རྒྱས་ལ་ཏུ་རུའི་ཧྲ་ལ་བསྐྱོན།། སྨུག་པོ་བྱེར་ལ་ཕག་པའི་བཅུད་ཁྲག་གམ་གར་ནག་བསྐྱེན་བྱ།། སྟོབས་འཕེལ་ནད་ལ་བྱང་སེམས་དཀར་པོ་ཅོང་ཞི་མཆོག། ཁྲག་ནད་ཀུན་ལ་སྤར་པུ་[བུ]ཁྱོར་གང་བསྟེབས།། ཞེས་འདི་སྤྱི་སྨན་ཡིན་ཀྱང་འདི་ལ་བརྟགས།། གཞན་ཡང་ཕྱི་རྒྱུད་སེ་འབྲུ་ད་ལི་ཡི།། སྦྱོར་བ་རྣམས་ཀྱང་རང་རང་ནས་[ནུས]མཚུངས་བསྟེན།། ཁྱད་པར་རྗེ་ཞུན་སྦྱོར་[སྦྱོར]བ་ནད་འདིར་བརྟགས།། གཞན་ཡང་ཅོང་ཞི་འཁྲུལ་ཐལ་ཆུང་ངུའི་སྙིང་།། སེ་འབྲུ་པྲི་ཡང་ཀུ་དང་ཅི་ཏང་ག། བསྣན་པས་མ་ཞུ་མེ་དྲོད་ཉམས་པ་སོགས།། ཕོ་བའི་བད་ཀན་གྲང་བ་མ་ལུས་སེལ།། ཁྲག་ལྡན་ཐང་སྟོང་རིལ་དཀར་ཨ་རུ་ཆ་དྲུག་ཅོང་ཞི་༨བྱང་ལུགས་ཏོང་ལེན་༡ཟུར་ལུགས་སྤང་རྩི་༡བྲག་ཞུན་༣མ་ནུ་༡པར་པ་ཏ་༣རྣམས་གཙོ་བོའི་ཆ་བྱེད་སྦྱར་བ་འཕྲོད་པའང་བཤད།། བྱེ་བྲག་ལྷེན་ལ་རྒྱུད་ཆེན་འདི་ཉིད་ཀྱི།། ད་ལིས་བདུན་བ་ལུ་དཀར་པོའི་མེ་ཏོག་ཤིང་ཚ་སུག་སྨེལ་ཀ་ཀོ་ལ་ཟེལ་[ཟེ་ར]ནག་པོ་པི་པི་ལིང་ན་ལི་[ལེ]ཤམ་དང་གོང་དུ་བཤད་པ་ཡི།། སེ་འབྲུ་བཅུ་གསུམ་ལྷག་པ་སྦྲིད་ལ་བཏང་།། གལ་ཏེ་

ལྷེན་དེ་རྒྱ་ཚགས་འདྲིལ་བ་ན།། མནན་ན་སྲ་ཞིང་འཕར་ལ་བཟོད་པ་ཚུ[ཚུང་]།། ཁ་ཟས་ལེན་དུ་མི་སྟེར་ཟློས་ཚད་སྐྱུག། འདི་ཉིད་བད་ཀན་ལྷེན་སྐྲན་ཞེས་བྱ་སྟེ།། ཙོང་ཞི་སོལ་བའི་མེ་ལ་ཚོས་པར་བསྲེགས།། དར་བར་དང་[དད་]བསད་ཐལ་བ་བྱ་རྒོད་བྲུན།། ཨ་རུ་ར་པི་པི་ལིང་དང་འགྲོན་བུའི་ཐལ།། འཇམ་འབྲས་སྦྱར་བའི་ཕྱེ་མ་ཚ་སྐྱོལ་དབུལ།། འཕྲུལ་ཐལ་སྐྲན་སྨན་ཁ་བསྒྱུར་ལྕུག་སྲིད་བཏང་།། མ་ཞི་ཕྱི་རྒྱུད་ཐུན་གསུམ་རིལ་བུས་བཤིག། ནད་རོ་བཤལ་སྐྱུགས་སྦྲགས་མས་དག་པར་སྦྱང་།། ལྡུགས་དྲེགས་[དྲིག]ཚགས་ན་ཙོང་བཞིའི་[ཞིའི]ཐལ་སྨན་སྦྱར།། བཤལ་སྐྱུགས་རྗེས་སུ་ཕོ་གསང་མདུན་རྒྱབ་བསྲེག། མེ་ཉམས་རྒོད་མ་ཁ་ཡི་ཕྱེ་མ་སྦྱར།། སེ་འབྲུ་ཚ་བ་ལྤྲ་དང་བཟང་པོ་གསུམ།། ཕྱི་ཏང་ག་དང་སྤུབ་ག་ག་རཱ་ལྔ།། རྒྱ་མཚ་[རྒྱམ་ཚ]ཁ་རུ་ཚ་དང་བུ་རམ་སྦྱུར[སྦྱར]།། ཚ་སྐྱོལ་འཕུལ་བས་ཕོ་བའི་མེ་དྲོད་སྐྱེད།། རྒྱ་མཚ་[རྒྱམ་ཚ]ལ་ལ་ཕུད་དང་དཔྱི་མོང་དང་།། པི་པི་ལིང་དང་སྣ་ཉམས་རིམ་པས་བསྐྱེད།། ཀུན་དང་མཉམ་པའི་ཨ་རུའི་ཐལ་སྨན་སྦྱུར[སྦྱར]།། མངོན་སུམ་མེ་མཚུངས་འདི་ནི་དྲོད་སྐྱེད་མཆོག། བཅུ་གཉིས་མི་[མེ]མཉམ་གསང་ལ་མེ་བཙའ་གདབ།། པད་[བད]ཀན་མགུལ་འགགས་ནད་འདི་འཚོ་དཀའ་ཞིང་།། རྒྱལ་གདོན་ཀླུ་གདོན་དཀོར་སོགས་ཀྱི་བསྔོངས་སེལ།། ཐོག་མར་ལྕེ་རྩར་བྲུམ་[འབྲུམ]ཐོར་བྱུང་ན་དེ།། བཞར་ནས་སྲིན་སྨན་འདེབས་ལྕེ་ཚུང་ལྷུང་ན།། གཙོད་ལ་ཤུལ་བསྲེག་དེ་ནས་གང་ལ་ཡང་།། བྲག་ཞུན་སྟར་བུ་རུ་རྟ་ཤིང་ཀུན་དང་།། གོ་སྙོད་ཚར་བོང་སྲོ་ལོ་རྒྱ་མཚ་[རྒྱམ་ཚ]དང་།། སྣ་སྐྱ་ཀུན་མཉམ་རྗེ་ཐལ་སྦྱུར་[སྦྱར]བ་ལ།། ཙ་སུ་འཛམ་མ་ནུ་ཐང་འཛམ་གཡག་རོག་ཁྲག་དྲོན་རྣམས།། གང་རིགས་བཏང་ན་བད་ཀན་ཀུན་ལ་ཕན།། ཁྱད་པར་མགུལ་འགག་པོ་རུབ་ནད་ལ་བསྟགས།། ཡང་ན་ནད་འདིའི་མངོན་ཚུལ་རྟགས་བྱུང་དུས།། མན་ངག་བསིལ་སྦྱོར་ཞག་འགའ་

བསྟེན་པ་གནད།། དེ་རྗེས་ཅོང་ཞི་རྒོད་བཏུལ་གཞི་བཟུང་ལ།། ཚ་བ་ལྷེ་དང་ཚྭ་སྣ་ཚོགས་ཚད་དང་།། བཟང་པོ་བཞི་དང་སྡོ་ཡི་ཚ་བ་གསུམ།། སེ་འབྲུ་ཅི་ཏང་ཙ་ཧ་ལ་ལ་ཕུད།། སྦྱར་བའི་ཕྱེ་མ་ཆུ་སྐོལ་ཚན་མོས་དགུལ།། སྐབས་སུ་རི་ཤོ་སྦྱང་ཚེར་ལྕུམ་རྩ་དང་།། དུར་བྱིད་རྒྱ་མཚ་[རྒྱམ་ཚ]པི་པི་ལིང་སྦྱར་བའི།། སྐྱུག་སྨན་ཐོས་ནས་ནད་པ་གན་རྐྱལ་ཉལ།། སྐྱུག་ལུད་བྱུང་ནས་ནད་པ་མ་འཆུས་བསླང་།། སྒྲོ་འམ་གཞུ་རྒྱུད་ཀྱི་རྩེ་མོ་བལྡད་པས་སྐྱུགས་སྣ་དྲངས།། སྐབས་འགར་བཞལ་སྐྱུགས་སྦྲགས་མས་སྦྱང་བ་དང་།། རྫོ་ཞོ་ཅོང་ཞིའི་ཆུ་ཚན་མང་བཏུངས་ལ།། ཡང་ཡང་སྐྱུག་གཞུག་དེ་དག་གང་གིས་ཀྱང་།། མ་སེལ་རྒྱུད་དོན་སྟར་བུ་པཉྩའི་སྙིང་།། སྦྲང་[སྦྱང]ཚེར་བསྣུན་པའི་འདྲེན་ཀྱང་ཨེ་འགྲོད་བལྟ།། གཞན་ཡང་ཐོང་ཙ་གསལ་ན་ཟེད་ཙམ་གཏར།། མི་གསལ་རྩེ་ཆུང་ཟེད་ཙམ་གཏར་བའང་ཡོད།། སྐྱེ་སྟོང་ལྟེན་གསང་ཚིགས་པ་བཞི་པ་བསྲེག། ཉ་ཤ་ཨོལ་གོང་ཚ་བ་ལུག་གི་ལྟོ་སྟོང་ལ་བྱས་པའི་ཚོད་བོང་དུ་བཏང་།། ཚོགས་གསོག་རིམ་གྲོ་སྒྲིབ་སྦྱོང་གང་འགྲུབ་འདོགས།། ཡིད་འཆུས་མགུལ་འགགས་ནད་ལས་གྲོལ་བ་མཐོང་།། ཡང་ན་ལྟན་ཐབས་མཆན་ལྟར་བཅོས་ན་ཕྱུང་།། བད་ཀན་གྲུམ་བུ་དཀར་པོར་རྫོ་བསྲོས་དུགས།། ཤིང་ཀུན་རྒྱ་ཚ་དབྱེ་[དབྱི]མོང་བསྐོལ་ཐང་བཏང་།། སུག་སྨེལ་ཙ་ཧ་རྒྱ་མཚ་[རྒྱམ་ཚ]པི་པི་ལིང་།། གླ་རྩི་བྱི་དང་ག་ཡི་ཕྱེ་མ་བསྟེན།། ཁྲིད་པར་ཆུན་མེད་དྲོ་སར་བཅག་པ་བཟླགས།། བད་ཀན་འཇུ་སྙེམས་[སྙོམས]ཉམས་པ་དུག་མོ་ཉུང་།། ཏིག་ཏ་ཀྱི་ལྕེ་ཏོང་ལེན་སྤུ་ཞེལ་ཅོ།། གྲང་ཐང་ཡང་ཡང་གཏོང་ལ་འོ་ཐུག་དང་།། ཉ་ཤ་མང་ཙམ་ལུག་ཤ་ཞུང་ཙམ་བསྟེན།། དེ་ཡི་མེ་དྲོད་བྲི་ན་ཕན་པས་སོ།། དེ་ནས་རེ་ཞིག་ཉིལ་མར་མ་གཏོགས་པའི།། རྩམ་རིགས་འོ་སྣོན་བག་ཕྱེ་ཉ་ཤ་མར།། སྦྱར་[སྦྱར]བའི་འོ་མའི་ཐུག་པ་མ་ཚོས་ཙམ།། བཏང་བས་ཕན་ནོ་སྐྱུགས་དང་ལྟེན་

གསང་བསྲེག། ལྷགས་[ལྷགས]གྲམ་ཚ་བ་གསུམ་དང་བྲེ་མར་སྦྱར།། ཉེ་མས་བསྲོ་ཅིང་མཉེ་བྱུག་འཐེམ་པར་བྱ།། ཤ་རྒྱས་ཨོལ་གོང་ཐུག་པ་སེ་འབྲུ་བཞིའི།། སྙིང་དུ་སྨ་དང་ཛྙ་ཧི་གུར་གུམ་དང་།། ཀ་ཀོ་ལ་བསྣན་ལྡེ་དགུག་རྩོལ་བ་སྦྱད།། རྩར་རྒྱུ་ཚྭ་སྣའི་ཐང་བཏང་མེ་དུགས་བསྙེན།། ཏུས་ཞེན་བུར་ཆང་ཚ་བ་གསུམ་སྤྱར་[སྦྱར]བཏང་།། ཞུག་རོན་བྲུན་སྲོས་དུགས་ལ་བོང་ཤ་བཟའ།། གོང་བཞིན་བྲེ་མར་བྱུགས་མཉེ་ཚོགས་དམིགས་དང་།། གང་གྲང་ས་ལ་བསྲེག་དང་དུགས་ན་ཕན།། གློ་སྙིང་སོགས་དོན་གང་བབས་སྨུག་གིས་དྲངས།། སེ་འབྲུ་བཞིའི་སྙིང་སྙིང་ལ་ཁ་ཏུ་ཚ།། ཛྙ་ཧི་ཤིང་ཀུན་གློ་ལ་སྐར་བུ་དང་།། ཏུ་རྡ་ཙུ་གང་སྤྲང་སྦྱར་ཚུ་སྐོལ་ཞུལ།། དེ་རྗེས་ཚོགས་པ་བཞི་ལྡེ་དྲུག་བདུན་བསྲེག། མཆིན་བབས་ཚ་བ་གསུམ་དང་སེ་འབྲུ་དང་།། ཤིང་ཚ་ཁ་ཏུ་ཚ་དང་གུར་གུམ་དང་།། ཀ་ར་སྤྱར་[སྦྱར]བཏང་དགུ་པ་མེ་ཡིས་བསྲེག། མཆེར་བབས་སེ་འབྲུ་རྒྱ་མཚྭ་[རྒྱམ་ཚ]ཚ་བ་གསུམ།། ཐལ་ཚ་ཁ་ཏུ་ཚ་དང་ལྕེ་མྱང་ཚ།། བུར་དཀར་སྦྱར་[སྤྱར]བཏང་བཅུ་གཅིག་མེ་ཡིས་བསྲེག། མཁལ་བབས་ཚྭ་དང་བྲེ་མ་སྤྲ་དུགས་བསྙེན།། ཚ་བ་གསུམ་དང་སུག་སྨེལ་རྒྱ་ཚ་དང་།། ལྕམ་པ་སྟིག་སྲིན་གསེར་གྱི་བྲེ་མ་དང་།། འབྲས་སྣ་གསུམ་ཁྲེ་བུ་རམ་ཆང་གིས་ཞུལ།། སྤྱང་བོང་ཤ་བསྙེན་ཚོགས་པ་བཅུ་བཞི་བསྲེག། ཕོ་བར་ལྷུང་ནས་སེ་འབྲུ་ཁྲི་རྒྱུད་ཀྱི་གུར་གུམ་བསྣན་པའི་ལྡེ་པ་སྦྱར།། མདུན་རྒྱབ་གང་བབས་གསང་དུ་བསྲེག་པའོ།། རྒྱུ་ལོང་ལྷུང་ན་ཤིང་ཚ་ཚ་བ་ལྡེ།། ཅི་ཏྲང་ག་དང་ཤིང་ཀུན་ཁ་ཏུ་ཚ།། བུ་རམ་སྦྱར་བཏང་མདུན་རྒྱབ་གསང་ལ་བསྲེག། མཁྲིས་པར་ལྷུང་ན་སེ་འབྲུ་བཞི་པ་དང་།། རྒྱ་མཚ་[རྒྱམ་ཚ]གསེར་གྱི་མེ་ཏོག་སྨ་སྐྱེ་སྦྱར།། སྦྲོངས་ཁྲི་རྒྱུད་ཀྱི་མཁྲིས་སྦྱོང་བྱ་བྱ་ཚོགས་པ་དགུ་དང་བཅུ་བ་བསྲེག། ལྒང་པར་ལྷུང་ན་རྒྱ་ཚ་ཚ་བ་གསུམ།། སུག་སྨེལ་ལྕམ་པ་ཆང་དང་སྦྱར་ལ་བཏང་།། མངལ་ལྷུང་ཐུན་

གསུམ་ཚ་བའི་རིལ་བུ་སྦྱར།། ཧྲོད་དུགས་ལན་ཚ་བོང་བ་སོགས་མེ་བཙའ་བསམ་སེའི་གསང་ལ་ཆང་དང་བོང་ཤ་བསྟེན།། མགོར་ཞུགས་སྨུག་ཕྱི་རྒྱུད་ཀྱི་བྱ་སེ་འབྲུ་བརྒྱད་པ་སེ་འབྲུ་བཞི་སྙིང་ཙཱ་ཧྲཱ་ཏི་གུར་གུམ་ཀ་ཀོ་ལ་སྦྱར།། མིག་ལ་ར་གན་མེར་བསྲེག་དུད་པ་བྱུགས།། རྣ་བར་ཞུགས་ན་ཤིང་ཀུན་རྒྱ་ཚ་ཆུ་སྦྱར་བླུག། སྣ་ལ་སྣ་སྦྱོང་ཕྱི་རྒྱུད་སྣ་སྦྱོང་དྲུག་དུད་པ་ཡུང་བ་ཕྱོང་རོས་བ་བླ་རྒྱ་སྐྱེགས་ཙན་དན་དཀར་འབྲས་བུ་གསུམ་རྙེན་པོས་བདུག། ལྕེ་ལ་ཞུགས་ན་ཚ་བའི་སེ་འབྲུ་རྒྱ་མཚ་[རྒྱམ་ཚ]ཚ་བ་གསུམ་མཁུར་བཀང་བཙང་།། བྱེ་བྲག་ནང་ཚོགས་བད་ཀན་ཧེན་བྱེད་ལ།། སྦྲང་[སྦྱང]ཚེར་སྨུག་བྱ་སེ་འབྲུ་ལྔ་པ་ཕྱི་རྒྱུད་འམ།། ཙོང་ཞི་དྲུག་སྦྱར་ཚོགས་པ་བརྒྱད་པ་བསྲེག། སྨུག་བྱེད་གོང་གི་སེ་འབྲུ་བརྒྱད་པ་(བཤད་)མ་ཐག་པའི་སྦྱུར[སྦྱར]།། བཙུ་གསུམ་དགུ་པ་ཕོ་གསང་གང་རིགས་བསྲེག། སྐྱོང་བྱེད་ནད་ལ་འབྲས་བུ་གསུམ་ཐང་བཏང་།། སྐར་བུ་སྐ་སྐྱུ་ཤིང་མངར་འབྲས་བུ་གསུམ།། སྦྲང་དང་སྦྱར་བཏང་སྐྱེ་སྟོང་དང་པོ་བསྲེག། ཚེམ་བྱེད་སྐྱུགས་བྱ་ཤིང་མངར་ལ་ཕུག་མར།། ཏིལ་བཙས་བཞི་པའི་སྣ་སྨན་བཏང་མཆོགས་གསང་།། གཏར་ལ་འདུས་སོ་གསུམ་དུ་མེ་བཙའ་བཏབ།། འཁོར་བྱེད་ཨ་རུ་བླ་[སླ]ཙི་སྐ་བོང་ཁྲག། བཏང་ལ་ཐལ་རྫོར་བྲེ་མར་བསྐུ་མཉེ་དང་།། ཆུ་སེར་མེར་སར་ཛབས་ཏུ་མེ་ཐུར་བྱ།། རླུང་མཁྲིས་གང་འཕྲེལ་དེ་ཡི་གཉེན་པོ་བསྟེན།། བད་ཀན་སེར་པོར་ཆ་མཉམ་བཞི་ཐང་བཏང་།། སེ་འབྲུ་ཤིང་ཚ་སུག་སྨེལ་པི་པི་ལིང་།། གར་ནག་གསེར་མེ་གསེར་མདོག་སེ་བའི་མེ།། ཆ་མཉམ་ཕུཾ༷ཞིབ་བཏགས་པདྨ་འདབ་བརྒྱད་ཅེས།། ཚ་གྲང་རྟས་བསྐྱུར་མ་ཞུ་གསར་རྙིང་དང་།། སྐྱེ་སྨུག་བད་མཁྲིས་ཕོ་རིམས་ལྷན་འདུས་ནད།། ཁྲུད་པར་བད་ཀན་སེར་པོའི་ནད་ལ་བསྟགས།། གུལ་[མགུལ]འགག་ལ་ནི་ཙོང་ཞི་ནུས་སྲེག་བསྣན།། ཡང་ན་སེ་འབྲུ་བཞི་པའི་

སྙིང་ཉིད་དུ།། རྒྱ་ཚ་གསེར་གྱི་མེ་ཏོག་ཨ་རུ་ར།། དོམ་མཁྲིས་སེ་བའི་མེ་ཏོག་གུར་གུམ་བསྣན།། ཅིང་[ཅོང]ཞི་དྲུག་དང་ལྕག་སྲད་གསེར་མདུང་གཏར།། མ་ཞི་གསེར་ཕུད་རི་ཤོ་སྦྱུང་[སྦྱུང]ཚེར་དང་།། དུར་བྱིད་པི་ལིང་རྒྱ་མཚོའི་[རྒྱམ་ཚའི]སྐྱུགས་ཀྱིས་དྲང་།། ཤ་གསར་མར་གསར་བ་རའི་དར་བ་བསྟེན།། བད་ཀན་ནད་རིགས་གང་ལའང་གོང་བཤད་ཀྱི།། སེ་འབྲུ་བཅུ་གསུམ་དེ་སྙིང་རང་རང་གི།། ཁ་འཛིན་རྒྱུད་བཞིན་བཏང་ལ་ནད་འདི་ལ།། བཙ་ཏ་ཡི་བསྔོངས་ཟླའི་དོགས་ཚུང་ཡང་།། ཟུངས་བཟང་ནད་གསར་ཡིན་ན་བྲ་བྲུང་ལྷཱུ་ཨ་ཏུ་ཧཱུྃ་སྨན་ཆེན་ཧཱུྃ་ཏུ་ཏྲ་ཧཱུྃ་ཤུ་དག་ཧཱུྃ་སྨྲ་ཙྪིཾ།། འཕྲོད་ལ་རྗེས་སུ་སྐྱུགས་ལས་ལྷག་པ་མེད།། མ་ཐུབ་ཚིགས་པ་གསུམ་དང་ལྟེན་གསང་བསྲེག། བད་ཀན་བཅོས་པའི་ལེའུ་སྟེ་དྲུག་པའོ།། །།

ལེའུ་བདུན་པ། འདུས་ནད་བཅོས་པ།

འདུས་ནད་རྒྱུ་རྐྱེན་དབྱེ་བ་བརྟག་པའི་ཐབས།། བཅོས་ཐབས་རྗེས་བཅད་དྲུག་གི་སྒོ་ནས་བསྟན།། རྒྱུ་ནི་བད་ཀན་ཁྲག་མཁྲིས་རླུང་དང་བཞི།། ནད་ཀུན་འདུས་ཕྱིར་འདུས་ནད་བརྟགས་བཅོས་དཀའ།། རྐྱེན་ནི་ཚ་རྐྱེན་གྲང་རྐྱེན་རྣམ་པ་གཉིས།། ཚ་རྐྱེན་འགྲམས་ཁྲག་ལྷག་དང་མཚོན་ཁྲག་ལུས།། ཚ་སྐྱུར་ཟས་ཀྱིས་ཁྲག་མཁྲིས་འཕེལ་ལས་འདི་ལ་སྨུག་པོ་ཡས་བབས་བྱུང་།། གྲང་རྐྱེན་མི་མཉམ་འཛུ་བྱེད་མཐུ་ཉམས་པས།། མ་ཞུ་རྒྱུ་བྱས་བད་ཀན་གྲང་ཤས་ཆེ་མས་ཆགས་ཞེས།།

དབྱེ་བ་གནས་དང་དུས་དང་རིགས་ཀྱིས་དབྱེ[དབྱེ]།། གནས་ཀྱི་དབྱེ་བ་ཕོ་མཆིན་རྒྱུ་ལོང་བཞི།། དུས་ཀྱིས་དབྱེ་བ་དང་པོ་ཚ་བའི་དུས།། བར་དུ་ཚ་གྲང་འཐབ་པའི་དུས་ཡིན་ཏེ།། ཐ་མ་གྲང་བ་ལྷེན་[ལྷིང]ཆད་པ་དང་གསུམ།། རིགས་ཀྱི་[ཀྱིས]དབྱེ་ན་བྱེར་རྒྱས་འཁྱིངས་འདྲིལ་བཞི།།

དེ་རྣམས་རྟགས་ལ་སྤྱི་དང་བྱེ་བྲག་གཉིས།། སྤྱི་ལ་རྩ་ཆུ་ནད་རྟགས་ཡོ་མ་དང་།། ཕན་གནོད་བསྟེན་པའི་སྒོ་ནས་བརྟག་པ་བཞི།། རྩ་ནི་སྦོམ་ཞིང་ཁེངས་ལ་ཀན་རྩ་ཞར།། གྲང་བས་བསྐྱེད་ནས་ཕལ་ཆེན་[ཆེད]ཕྲ་ལ་གུད།། ཆུ་མདོག་དམར་སེར་བསྐ་[སྐ]ལ་རྙོག་མ་ཅན།། ཡང་ན་དམར་སྨུག་ལྟང་ཡང་སྲིད་པ་ཡིན།། ན་ལུགས་ཕོ་མཆིན་ཁ་འཁོར་རོ་རྒྱབ་སྒྲོག། ལུས་ལྗི་བྱིན་བ་[པ]མི་ཐེག་སྐལ་ཚོགས་ན།། དང་ག་མི་བདེ་ཁ་མངལ་ཉ་དྲི་བྲི[བྲོ]།། བྲང་ཚ་སྐྱུག་སྐམ་བྱེད་ཅིང་སྐྱུག་པ་དཀའ།། སྐབས་སུ་ཁོང་ཚ་མགོ་དང་མིག་ཙུས་ན།། རྟུལ་གྲངས་རྗེས་ལ་གླང་ཐབས་ལྷང་བ་དང་།། དྲི་མ་སྨུག་ལ་སྐམ་ཞིང་ཤ་རིལ་འདྲ།། འགྲངས་ཀྱང་ན་ལ་ལྟོགས་ཀྱང་ན་བ

དང་།། གྲང་ཡང་ན་ལ་ཙྲོས་ཀྱང་ན་བར་བྱེད།། དོན་མེད་ན་ལ་བྱས་པ་མེད་པར་འདྲུག། ཕལ་ཆེར་སྟོན་དཔྱིད་དུས་ན་ལྡང་བ་ཡིན།། འདི་ལ་དུས་ཀྱི་ལོ་མ་རྣམ་གསུམ་འབྱུང་།། དང་པོ་འཇུག་དུས་ཆུ་སྐྱུར་སྐྱུག། བར་དུ་ སྨིན་ནས་སེར་པོ་རྒྱ་ཤལ་[བཤལ]སྐྱུག། ཐ་མར་རྒྱས་ནས་ཁྲག་ཏུལ་དུད་ཁུ་སྐྱུག། ཕན་གནོད་བསྟེན་པའི་སྒོ་ནས་བརྟག་པ་ནི།། གསར་ཐོག་འབྲུ་དང་གྲོ་ཡོས་ཕྱེ་སྲུངས་ཟན།། མར་རྙིང་ཁྲག་ཚོད་འབྲུ་མར་ར་ཤ་དང་།། གནག་ཤ་ཏུལ་སྲུངས་ཉ་ཕག་ཤ་བེམ་དང་།། ཆང་སྐྱུར་སྔོག་སྐྱ་ཞོ་མ་ལངས་ལ་སོགས།། སྨུམ་ལྐྱིའི་ཟས་དང་བསིལ་ཙྲོད་དྲགས་པ་གནོད།། གནའ་དགོ་བ་ལང་ཤ་གསར་རྙིང་པའི་འབྲུ།། སྲན་མ་བ་ར་མཛོ་ཞོ་དར་བ་དང་།། ཉ་ཤ་ཕག་ཤ་སོལ་པ་ལ་སོགས་པ།། ཟས་སྐོམ་ཡང་རྩུབ་བསིལ་ཙྲོད་སྙོམས་པ་འཕྲོད།། བྱེ་བྲག་གནས་བརྟག་ཕོ་བར་བད་ཀན་འདྲ།། འཇུ་དཀའ་སྐྲིག་སྐྱུག་ཙྲོས་དྲགས་ཧྲན་གྲངས་ན།། མཆིན་པར་གནས་ཚེ་ཁྲག་གི་ནད་རྟགས་སྟོན།། མཆིན་དྲི་རོ་རྒྱབ་ན་ཞིང་མེ་ཉིས་ལྡང་།། རྒྱུ་མར་གནས་ཚེ་མཁྲིས་པའི་ནད་འདྲ་སྟེ།། འཁྲིལ་ནས་ན་ཞིང་མིག་དང་ཆུ་མདོག་སེར།། ཁོང་དུ་ལྷུང་བས་རླུང་གི་ནད་འདྲ་ཞིང་།། སྔོ་འཁྲིག་ཞུར་ལ་དགོངས་ལྷག་པར་དང་ སྐྱུར་འཕྲུངས་སྤོ[སྤྲོ]།། དུས་ཀྱི་བརྟག་པ་དང་པོ་ཚ་བའི་དུས།། རྩ་ནི་སྤྲོམ་མམ་གྲིམས་ལ་ཆུ་དམར་དུགས།། ལུས་ལྩེ་[ལྕེ]གཉིད་ཆེ་གདོང་སྨུམ་མིག་ གྲིན་དམར།། ཁ་ཁ་ལྩེ་སྐམ་མཆིན་དྲི་རོ་རྒྱབ་གཟེར།། མེ་ཉིས་ཙྲོས་དང་ དྲག་ཤུལ་རྫེས་ལ་ལྡང་།། འདི་རྣམས་སྨུག་པོ་ཚ་བ་རྒྱས་པའི་རྟགས།། བར་ དུ་ཁྲག་མཁྲིས་ཚ་ལ་བད་རླུང་གྲང་།། དེ་དག་ཤེད་སྙོམས་ཚ་གྲང་འཐབ་པ་ འམ།། སྨུག་པ་[པོ]འཁྲུགས་པས་མཉམ་གནས་ལམ་བགགས་པས།། མཉམ་ གནས་སྟོད་ཀྱི་རྩ་ནང་ཀུན་དུ་ཞུགས།། རླུང་ཁྲག་ཕར་འཕོར་ཚུར་འཕོར་ འདེད་ཅིང་རྒྱུ།། དུས་མེད་རྒྱུན་དུ་ཟུག་ཆེ་སླང་ཐབས་ལྡང་།། ཉིན་མོ་

ཙུང་བདེ་མཚན་མོ་རྒྱུན་དུ་ན།། ལྟོགས་ཤེད་དུགས་བྱ་དུས་ན་བདེ་སྐམ་བྱེད།། ཤ་ཞུ་པགས་པ་སྐམས་ལ་རྩ་རྣམས་རྒྱས།། བསིལ་དྲོད་ཟས་སྨན་ཅེར་[ཅེས]ཀྱང་ཕན་གནོད་ཆུང་།། འདི་རྣམས་སྨུག་པོ་འབྲུགས་པ་ཞེས་བྱ་སྟེ།། གསོ་དཀའ་ཕལ་ཆེར་འཆི་བ་མང་པར་གསུངས།། ཐ་མ་ལུས་གྲང་ཉམ་ཆུང་ཟས་མི་འཇུ།། སྐྲིག་སྐྱུག་འགྲངས་རྗེས་ན་ལ་འབྲུ་ཡང་སྲིད།། སྤོ་འཁྲིག་འཁྲིང་ཞིང་ཆུ་དང་སེང་གླེག་གནོད།། རིགས་ཀྱི་སྒོ་ནས་བརྟག་ན་བྱེར་བ་ནི།། མགོ་དང་མིག་ཟུས་ན་ཞིང་ལུས་ཀུན་བཙེ།། ལུས་ལྷི་སྒྲིད་པ་སྐྱུར་ལ་ཤེད་ཉམས་འབྲི།། མཆིན་དྲི་རོ་རྒྱབ་རྩིབས་[རྩིབ]ལོགས་གཟེར་ཞིང་འབྲུག། སྐལ་ཚོགས་བརྗོས་ན་ཕན་སྐམ་བཤུལ་ཤ་འཕྲིག། ལུད་པ་ཁྲག་བཅས་སྨུག་པོས་[པོ]ལུ་བར་བྱེད།། མཁལ་རྐེད་བརླ་སྦུལ་ཚོགས་གཞི་བྱིན་ལྟ་ན།། ངེས་མེད་འཕོ་ཞིང་ན་ལ་སྐྱུག་སྐམ་བྱེད།། ཁྱད་པར་མགོ་ལ་བྱེར་ན་ཚོགས་མ་ལྷི།། མིག་ཟུས་ན་ཞིང་སྣ་ཁྲག་མི་ཆོད་འཛག། སྙིང་ལ་བྱེར་ན་སྨྱོ་འདར་སྙིང་མི་དགའ།། གཉིད་མེད་ཆང་འཐུངས་དུས་ན་སྲན་མི་བཟོད།། སྟོད་རྒྱངས་དྲོད་བཙུད་མེ་བཙས་ཕན་སྐྱིད་མེད།། གློར་བྱེར་རོ་རྒྱབ་ཚ་ལྷི་དུམ་རེ་ན།། ལུད་པ་ཁྲག་བཅས་སྨུག་ཁམ་ཡུན་དུ་འབྱུང་།། གཏར་སྨན་སྒོ་བཙོས་སྐྱིད་མེད་དྲོད་བཙུད་གནོད།། མཆེར་པར་བྱེར་པ་གཡོན་གཟེར་དྲོས་ཚེ་ན།། ཞེ་འཕུན་བྱེད་ཅིང་གདོང་པ་སྨུག་པོར་འགྲོ།། མཁལ་བྱེར་རྐེད་པ་འཁོར་ཞིང་རྐང་པ་ལྷི།། བརླ་སྦུལ་མཁལ་རྩ་ཁྲིད་ཅིང་ཆུ་མདོག་དམར།། བསམ་སེར་བྱེར་ན་ཕོ་མོའི་མཚན་མ་ནས།། ཁྲག་ནག་མི་ཆོད་རྒྱུན་དུ་འབྱུམས་[འབྱམས]པ་ཡོད།། ཤ་པགས་ལ་བྱེར་ས་བདག་འདྲ་གོ་ལེར་ཁོལ་བུ་འམ་ཚ་ཞིང་ན།། རྩར་བྱེར་དུག་འདྲ་རྩ་རྒྱས་གདོག་[མདོག]ནག་སྐྱིད་[སྒྲིད]ཅིང་སྐྲངས།། ཚོགས་བྱེར་བརྐྱང་(བསྐུམ་)དཀའ་ཞིང་ཚོགས་མགོ་སྦོམ།། ལྷེ་ཞིང་དྲོད་ཆེ་བཙུད་གནོད་གྲུམ་ཐབས་

ན།། སྲྰལ་[སྐལ]ཚོགས་ལ་བྱེར་རྒྱུད་ན་བཤུལ་ཤ་འཕྲིག། ཁ་བྱེ་མནན་བཙིར་[བཙིར]བཀན་ན་ཕན་སླམ་བྱེད།། དེ་ལྟར་བྱེར་རྟགས་སྣ་ཚོགས་ཅི་འདྲ་ཡང་།། མདོར་ན་ཕོ་མཆིན་ནད་དང་བསྡོངས་པས་ཤེས།། རེ་མོས་ན་འཇམ་སྤར་དུས་ཕོ་མཆིན་ན།། ཕྱིས་གཞན་ནད་བྱུང་སྤར་ནད་མེད་ན་ངེས།། སྐྱུག་པོ་རྒྱས་ལ་རྟོལ་[རྫོལ]དང་མ་རྫོལ་གཉིས།། མ་རྫོལ་རྒྱས་པ་ཚ་བའི་དུས་དང་འདྲ།། ཤིན་ཏུ་རྒྱས་ན་ཁྲག་ཙལ་རྫོལ་འགྱུར་ཏེ།། དེ་ཡང་མ་ཞུའི་གནས་རྒྱས་དུད་ཁུ་སྐྱུག། ཞུ་བའི་གནས་སུ་རྒྱས་ན་ཁྲག་ནག་འཁྲུ།། བར་དུ་རྒྱས་ན་གཉིས་ཀར་རྫོལ་བར་འགྱུར།། སྐྱུག་པོ་འགྲིངས་ཤིང་གབ་པའི་ནད་ཀྱི་རྟགས།། རྩ་བྲིང་ཆུ་ལྤང་ལུས་ལྕི་སྙིད་པ་སྐྱུར།། དང་ག་མི་བདེ་མཆིན་དྲི་རོ་རྒྱབ་ན།། ཁ་མངལ་རྟུལ་གྲངས་རྗེས་ལ་སླང་ཐབས་ལྡང་།། འཇུ་བ་དཀའ་ཞིང་ཟས་སྐྱོད་དྲོ་ན་བདེ།། ཕོ་བ་འཚིང་ལ་ཁྱད་པར་དྲི་མ་སྐམ།། མ་གབ་རྟགས་དང་བཅོས་ཐབས་སྤྱི་དང་འདྲ།། སྐྱུག་པོ་སྐྲན་དུ་འདྲིལ་ན་མཆིན་པ་དང་།། མཆེར་པ་ཕོ་ལོང་རྒྱུ་མའི་གནས་སུ་འབྱུང་།། སྲ་འདྲིལ་གཟེར་ཞིང་ན་ལ་མནན་ན་འཕར།། གསར་དུས་གཉན་ཞིང་རྙིངས་ན་གསོ་བ་སླ།། ཁོང་ནད་ཕལ་ཆེར་སྐྱུག་པོའི་རྒྱུ་ཡི་[ཡིས]སྐྱེད།། མི་མཁས་རྫོངས་པས་དུག་ཏུ་འཛིན་པ་ཡོད།། ལ་ལས་ཚ་བ་ལ་ལས་གྲང་བར་འཛིན།། ལ་ལས་ས་བདག་གདོན་དུ་འཛིན་པ་ཡོད།། དེ་ཕྱིར་སྐྱུག་པོའི་ནད་ལ་བྱ་ར་སྲིམས།།

བཅོས་པའི་ཐབས་ལ་སྤྱི་དང་བྱེ་བྲག་གཉིས།། སྤྱི་ལ་ཟས་དང་སྤྱོད་ལམ་སྨན་དཔྱད་བཞི།། ཟས་ནི་ཉ་དང་ཕག་བའི་[པའི]ཤ་གསར་དང་།། བ་མཛོའི་ཞོ་དར་གནའ་དགོ་བ་ལང་ཤ། སྲན་མ་ཟ་དང་བསྐོལ་གྲངས་ཆུ་ལ་སོགས།། སྐྱུག་པོ་ཚ་བ་རྒྱས་པའི་ཟས་སུ་བཤད།། དྲོད་བཙུད་དྲག་ཤུལ་ཀུན་ཏུ་སྤང་བར་བྱ།། གཙང་ཉ་རྐོད་གཡག་ཤ་དང་ལུག་ཤ་གསར།། གསར་འཛམ་སྐམ་སའི་ཟན་དྲོན་ལ་སོགས་པ།། སྐྱུག་པོ་གྲང་རྐྱེན་གབ་པའི་ཟས་སུ་

བཤད༎ འཇུ་དགའ་ལྡི་བསིལ་ཉིན་གཉིད་གྲང་བ་སྤང་༎ ཟླན་མེད་དྲི་[དྲོ]སར་རྡུལ་མ་ཐོན་ཙམ་བཅག། སྨན་ནི་དང་པོ་ཆུ་སྐྱུར་སྐྱུག་པའི་དུས༎ སེ་འབྲུ་མ་ནུ་གུར་གུམ་པི་པི་ལིང་༎ སུག་སྨེལ་ཙོང་ཞི་དྲུག་པ་མཆོག་ཏུ་ཕན༎ སེར་པོ་མཁྲིས་ཐབས་སྐྱུག་དུས་དུག་མོ་ཉུང་༎ ཏིག་ཏ་ཤིང་མངར་ཨུ་སུ་ག་གོ་ལ༎ དོན་[དོམ]མཁྲིས་ག་ར་སྦྱར་བས་ཞི་བར་འགྱུར༎ ཡང་ན་ཤིང་མངར་གསེར་གྱི་མེ་ཏོག་དང་༎ ཏིག་ཏ་སེ་འབྲུ་དམར་པོ་གསུམ་བཙོད་རྒྱ་འཁྲི་སོག་ཐང་བཏང་༎ རྒྱ་ཤལ་[བཤལ]རྩ་དམར་སྐྱུག་དུས་ཙན་དན་དམར་པོ་གུར་གུམ་དང་༎ ཙུ་གང་ཏིག་ཏ་ཨུཏྤལ་བ་ལེ་ག། སྐྱུ་རུ་ར་དང་སྐྱེར་ཤུན་ག་ར་སྦྱར༎ རྒྱ་སྐྱེགས་ཁུ་བས་འཕྱུལ་བཏང་ཞི་བར་བྱེད༎ ཁྲག་རུལ་དུད་ཁུ་སྐྱུག་དུས་སེ་འབྲུ་དང་༎ བཙོད་དང་ཨུ་སུ་སུག་སྨེལ་པི་པི་ལིང་༎ སེ་ཡབ་ཤིང་མངར་དོམ་མཁྲིས་སྤང་སྤྱུར་[སྦྱར]བཏང་༎ ཙོང་ཞི་བཟང་དྲུག་རུ་རྟ་བྲག་ཞུན་དང་༎ འབྲས་གསུམ་གཉེན་པོ་གསུམ་མ་ནུ་ཨུ་སུ་སྤར་བུ་དང་སེ་འབྲུ་པི་པི་ལིང་སྣ་གསུམ༎ སེ་ཡབ་ཏིག་ཏ་བ་ལེ་པ་[བ]ཤ་ག། རྒྱ་མཚ་[རྒྱམ་ཚ]སྣ་སྐྱེ་ཨུཏྤལ་ག་ར་སྦྱར༎ ཙོང་ཞི་ཉེར་ལྔ་བད་ཀན་སྐྱ་སེར་དང་༎ སྨུག་པོ་མ་ལུས་འཇོམས་པའི་སྤྱི་སྨན་ཡིན༎ ཚད་སྟོབས་ཆེ་ན་ཙན་དན་གི་ཝཾ་བསྣན༎ ཡང་ན་སྨུག་པོའི་གཡུལ་ལས་རྣམ་རྒྱལ་ཞེས༎ ཙོང་ཞི་སེ་འབྲུ་སུག་སྨེལ་པི་པི་ལིང་༎ མ་ནུ་ཨུ་སུ་ཨུཏྤལ་བྲི་[བྲི]ཡང་གུ༎ སེ་ཡབ་སྤར་བུ་སྐྱུ་རུ་པ་[བ]ཤ་ག། ཨ་རུ་གསེར་མེ་དུག་ཉུང་བོང་ང་དཀར༎ གི་ཝཾ་ཏིག་ཏ་རུ་རྟ་ཙན་དན་དམར༎ བྲག་ཞུན་ལ་སོགས་སྦྱར་ཐབས་མཐོང་བརྒྱུད་དམ༎ ཞལ་ཚ་གྲང་ཁྲག་མཁྲིས་གང་ཤས་ཆེ་དེའི་གཉེན་པོ་ཐུན་སྐྱེད། སྤྱིར་ཁྱབ་ཙོང་ཞི་གཙོར་སྟོས་གཞན་རྣམས་ཆ་སྙོམས་སྦྱོར། ཡང་ན་ཟུར་རྒྱན་ལས་ཤེས་ཤེས་བཞིན་དུ་མ་ནོར་བསྟེན་གྱུར་ན༎ བྲང་ཚ་ཆུ་སྐྱུར་མཁྲིས་པ་རྒྱ་ཤལ་[བཤལ]སྐྱུར་[སྐྱུག]༎ ཕོ་མཆིན་རོ་རྒྱབ་སྦྲགས་ཤིང་ཚིགས་པ་ན༎ ཁྲག་མཁྲིས་ཕོ་བར་ལྷུང་ངམ་སྟོང་

དུ་གཟེར།། སྨུག་པོ་རྒྱས་དང་གབ་ཅིང་འཁྲུགས་པ་དང་།། རང་གཞན་གནས་སུ་ཞེན་[ཞེན]ཅིང་རྙིངས་པ་སོགས།། འདུས་ནད་སྨུག་པོའི་རིགས་ཀྱི་སྨན་གཅིག་ཡིན།། གཞན་ཡང་སྨུག་པོ་གབ་འཁྱིངས་རིགས་ཀུན་ལ།། རྒྱུད་ཀྱི་གངས་ཐིགས་བཅུ་དྲུག་གཞུང་བཞིན་ནམ།། ཡང་ན་གངས་ཐིགས་ཨ་རུ་བྲག་ཞུན་དང་།། དར་ཚུར་ཚ་ལ་དུལ་མ་གི་ཕང་ཅན་དན་དམར་མི་རུས་བཅའ།། མ་ནུ་ཙུ་སུ་སེ་ཡབ་ཨུཏྤལ་སྔོན།། དོམ་མཁྲིས་ཡུང་བ་ཁྱུར་རྩ་དྲི་ཆེན་ཀླ་མ་བཟང་པོའི་དང་།། བཟང་དྲུག་ཀར་སྦྱར་རིམ་པས་སྐྱེད་པ་དེར།། བདུད་རྩི་བསིལ་བའི་ཆུ་རྒྱུན་འདུས་ནད་མཐའ་དག་གི་སྨན་ཞེས་བྱ་སྟེ།། འཁྲིག་འགྱུར་འབྲུ་སྐམ་བྱེད་ན་ཁ་ཟས་ཐུན་བསྐྱེད་ལ་ཆུ་བསྐོལ་མང་དུ་བཏང་དགྲི།། ཆུ་ཚན་འཕྱུལ་བས་སྨུག་པོ་འཁྱིངས་པ་བཤིག། གཞན་ཡང་རྒྱུད་ཆེན་རྡོ་རྗེ་སྔོ་སྦྱོར་འཕྲོད།། ཡང་ན་ཅོང་ཞི་ཁྲམ་ཁྲུམ་བརྡུང་ཆུ་ལ་བཙོ་ཁྲུ་བ་

དཀར་ཡང་ཡང་དོར། འདི་ཉིད་མཛོ་འོར་འདམ་བཏགས་ལ།། གི་ཝཾ་༣ བཟང་

དྲུག་ཙུ་གང་༧ གུར་༢ ལི་༥ ཛྙ་༧ ཤུག་༢ ག་༡ ཨུཏྤལ་༥ ཙན་དན་༧ རེ་གཉིས།། སླ་རྩི་༢

གསེར་གྱི་མེ་ཏོག་༡ དུག་མོ་ཉུང་༡།། ཏིག་ཏ་སུམ་༧ བོང་ང་དཀར་པོའི་རྩ་བ་༢ ཨ་

རུ་༡ བ་ཤ་ག་༡། རུ་རྟ་༡ སྐྱུ་རུ་༡ སེ་འབྲུ་༣ པི་པི་ལིང་༡།། བྲག་ཞུན་༡ དོམ་

མཁྲིས་༡ ལྕུགས་ཕྱེ་༣ ཨ་རུ་གསེར་མདོག་གི་ཁུ་བར་བཞག་ལ་སྦང་པས་ཐལ་པ་སྔོན་

པོར་འགྲོ་བ་དེ། ཡང་ན་འོམ་བུའི་ཁུ་བར་བཙོས་ལ་ཁུ་བ་དོར་བས་འཕྲལ་དུ་སྐམས་སོ་ཕྱི་ཡང་ཀུ༦།།

གངས་ཐིགས་༡ ཁུར་མང་༡ ཆུ་རྩ་༣ མི་སོགས་ཐལ་༣།། དངུལ་ཆུ་༡ སུ་ཟེ་༡ དྲི་

ཆེན་༡ ཀོ་ཐྱི་ལ་༡།། རྡོང་ལེན་༡ མ་ནུ་༣ ལུག་རུ་སྨུག་པོ་༢ རྣམས།། ཀ་ར་༣ བཞི་

འགྱུར་རང་རང་སྨན་རྫས་དུག་ལ་ཐུ་མ་གསལ་བྱེད་ན་དྲི་ཆེན་སེ་འབྲུ་དང་མཉམ་

འཕྲུལ།། ཟླ་ཤེལ་སྨུ་གུའི་སྦྱོར་བ་ཞེས་བྱ་བ།། ཟིན་རིག་ལ་སོགས་བྱང་པ་ཟུར་མཁར་བ།། བཞེད་པའི་ལྷན་འདུས་འཇོམས་བྱེད་སྨན་གྱི་མཆོག། འདི་དང་ཁྲི་རྒྱུད་ཙོང་ཞི་༥བསིལ་མཛོ་མོའི་འོ་མར་འདམ་བཏགས་གྲིབ་སྐམ་བྱ། གི་ཤང་༥བཟང་དྲུག་༨རེ། ཨུཏྤལ་སྔོན་༣ཙན་དན་༣གཉིས་༣སླ་རྩི་༣གསེར་མེ་༣དུག་ཀུང་༣རྒྱ་ཏིག་༣པོང་དཀར་༣ཨ་རུ་༥བ་ཤ་༡རུ་རྟ་༡པི་ལིང་༣སྦྱོར་འཕྲོད།། དཔྱད་དུ་གཏར་ག་བཤལ་དང་མེ་བཙའ་དུགས།། གང་དགོས་ནད་ཀྱི་སྐབས་དང་སྦྱར་ཏེ་བཅོས།། བྱེ་བྲག་བཅོས་པ་གནས་དུས་རིགས་གསུམ་སྟེ།། གནས་ཀྱིས་བཅོས་པ་ཕོ་བར་སེ་འབྲུ་བཞི།། གོང་བཤད་སྨུག་པོའི་གཡུལ་རྒྱལ་ལྷག་པ་སྤྲད།། མཆིན་པར་གནས་ཚེ་ཁྲག་ནད་གཙོ་བོར་བཅོས།། དང་པོ་ཏིག་ཏ་རུ་རྟ་བ་ཤ་ག། མ་ནུ་པུ་ཤེལ་རྩེ་ཡི་བསྐོལ་ཁྲངས་བཏང་།། གཡུལ་རྒྱལ་མན་ངག་བསིལ་སྦྱོར་ལྷག་སྤྲད་དམ།། བདུད་རྩི་བསིལ་བའི་ཆུ་རྒྱུན་སྤྲད་ལ་བཏང་།། ཕོ་མཆིན་གར་གནས་རྟགས་གཉིས་འདྲེས་པ་ན།། རུ་ཐུང་གཏར་རྗེས་ཁྲི་རྒྱུད་སེ་འབྲུ་བཞིའི།། སྟེང་དུ་ཙྪ་སྣ་གསུམ་དང་ཅི་ཏྲ་ཀ། སེ་ཡབ་བཅའ་སྣ་གུར་གུམ་པྲི་ཡང་ཀུ།། ཨུཏྤལ་བྲག་ཞུན་ཙོང་ཞི་བསྣན་པ་དང་།། གྲུབ་ཐོབ་རིལ་དཀར་ཙོང་ཞི་༧ཨ་རུ་༡རུ་རྟ་༡སེ་འབྲུ་༤ཤིང་ཚ་༣སྲུག་སྨེལ་༢ཕི་པི་ལིང་༧རྣམས་རིལ་ལུ་[བུ]རིལ་པའི[དྲིལ་བའི]ལྷག་པ་སྤྲད་ལ་བཏང་།། དེ་ཡང་མཆིན་པར་གནས་པའི་རྟགས་གསལ་ན།། གི་ཝཾ་དགུ་པ་སྐབས་སུ་བབ་རེ་བསྟེན།། རྒྱ་མར་གནས་ཚེ་ཨིནྡྲ་བཞི་ཐང་དང་།། གུར་གུམ་བདུན་སྟེང་བྲག་ཞུན་ཨ་རུ་དང་།། དོམ་མཁྲིས་མ་ནུ་ཤུ་སུ་བསྣན་པ་བཏང་།། མ་ཞི་དུར་བྱེད་ཧོང་ལེན་ཚ་ལས་སྦྱར།། ལོང་དུ་གནས་ཚེ་མ་ནུ་བཞི་ཐང་བཏང་།། སེ་འབྲུ་༥ཚ་བ་གསུམ་༢རེ་དང་བཟང་པོ་གསུམ་ཛཱ་༢སུག་༣ཀ་ཀོ་ལ༧།།

གུར་གུམ་༤ཤིང་ཚ་༣ཐྲི་ར་བི་ཧྲུཏྟ་ལས་དཀར་པོ་༡ལ་བཤད་ཀྱང་ནག་པོ་༣གཏོང་ཀྱང་ཡོད་སྨན་ཨ་རུ་ར།། རྒྱ་མཚ་[རྒྱམ་ཚ]༣ཁ་རུ་ཚ་༣དང་བུ་རམ་སྦྱར།། ཆུ་ཚན་འཕྱུལ་བས་སྦོ་འཁྲིག་ཡོང་ཀླུང་འཛོམས།། དུས་ཀྱིས་བཅོས་བ་[པ]དང་པོ་བསིལ་བས་བཅོས།། བར་དུས་བསིལ་དྲོད་སྤྱིལ་ལ་ཐ་མའི་དུས།། བསིལ་སྤང་དྲོད་བཅུད་རིགས་ཀྱིས་བཅོས་པར་བྱ།། མ་ནུ་རུ་ཏ་བུ་[པུ]ཤེལ་བ་ཤ་ག། བསྐྱུལ་[བསྐྱུས]གྲངས་སྨུག་པོ་རྒྱས་པའི་ཕྲལ་ཟུག་གཅོག། དང་པོ་ཚ་དུས་ཀྱི་ཐཾ་དགུ་པའི་ཕྱི་རྒྱུད་སྙིང་།། མ་ནུ་ཨུ་སུ་ཨ་རུ་རེ་སྐོན་སྦྱུར་[སྦྱར]།། སྣོད་ལུགས་ཀྱི་ཐཾ་བཅུ་གསུམ་ཞེས་གྲགས་བསྟེན།། པར་[བར]དུ་འཁྲུགས་ཏེ་ཀླུང་ཁྲག་འཐབ་པའི་དུས།། གཡུ་རིལ་བཅུ་གསུམ་སྨུག་པོའི་གཡུལ་རྒྱལ་སྦྲད།། ཐ་མ་གྲང་དུས་སེ་འབྲུ་བཞི་བའི་སྙིང་།། མ་ནུ་ཨུ་སུ་རྒྱ་མཚ་[རྒྱམ་ཚ]སྣ་བསྣན་བཏང་།། ཚོགས་པ་བརྒྱད་དང་བཅུ་གཉིས་བཅུ་དྲུག་བསྲེག། རིགས་ཀྱིས་བཅོས་པ་སྨུག་པོ་བྱེར་སྟུད་སྨན།། ཁ་ཆེ་འམ་གུར་གུམ་༣ཐང་གི་གཙོ་བོ་ལ།། ཨ་༥བར་༣སྐྱུར་༣གསུམ་མ་ནུ་མེ་ཏོག་སེར་པོ་ཅན་༡པ་ཏྲ་ཀྱི་ལོ་མ་དང་།། མ་ནུ་མེ་ཏོག་དཀར་པ་[པོ]ཅན་རྩ་བ་སུ་ཕྲར་སྦུ་ལ་༡རྒྱ་ཏིག་༣ཏོང་ལེན་༣དང་།། ཀྱི་ལྕེ་དཀར་པོ་༣བོང་དཀར་༣ཨུ་སུ་༣པར་པ་ཏ༡།། མེ་ཏོག་ལུག་མིག་༡འབྲི་ཤིང་༡དབྱེ་[དབྱི]མོང་དཀར་པོ་ཉེ་མ་ལོག་གོང་བཏུས་སམ་འོམ་བུ་གསེར་མེ་ཏོག༣། ལྕུམ་བུ་རེ་རལ་༨ཐག་ཁྲག་༢གང་ག་ཆུང་༣།། ཨུཏྤལ་༣བ་ཤ་ག་༡དང་ཐྲི་ཡང་ཀུ༣།། བྲག་ཞུན་༥སེ་འབྲུ་༦སུག་སྨེལ་༢སེ་ཡབ་༤རྣམས།། སྦྱར་བའི་གུར་གུམ་ཉི་ཤུ་རྩ་ལྔ་འམ།། ཐང་ཆེན་ཉེར་ལྔ་ཞེས་སུ་གྲགས་པ་འདིས།། དུག་དང་སྨུག་པོའི་ཚད་སྙིང་བྱེར་བ་སྟུད།། འདུ་བ་ཚ་གྲང་

སྔོམས་དང་དང་ག་འབྱིད།། ཆུང་མི་སྐྱི་ལ་བད་ཀན་མཁྲིས་པ་སེལ།། ཐང་དུ་གསུངས་ཀྱང་ཕྱི་[ཕྱི]རིལ་ཆུ་སྐོལ་དབུལ།། ཡང་ན་ཕག་ཁྲག་མ་ནུ་ཨུ་ཤུ་དང་།། སྤར་བུ་ག་ར་སྦྱར་བས་བྱེར་པ་[བ]སྤུད།། ཡང་སྐྱེར་ལྷུམ་ཐང་སྤོད་དུ་བྱེར་བ་སྤུད།། ཚ་ལ་ཆོས་གསུམ་ཐང་གིས་སྨད་བྱེར་སྤུད།། འདུས་རྟགས་ལུས་ལྕི་ཁ་སྐམ་དང་ག་འགག། ཕོ་བ་ན་ལ་རྩ་ཆུའི་ཚ་བ་སྐྱེ།། དེ་དུས་གོང་གི་སྤྱི་སྨན་གང་འོས་བསྟེན།། གཞན་ཡང་གདམས་བ་[པ]གཅིག་ཤེས་ཀུན་སེལ་ནི།། ཁུར་རྩ་ར་མཉེ་སྤར་བུ་པྲི་ཡངྒུ།། ཕྱུང་བ་ད་ལི་ཤུག་སླེལ་སློ་ཏེས་དང་།། ཤིང་ཚ་སྦྱར་བས་རྣམ་འགྱུར་བཅུ་གསུམ་སེལ།། ཙོང་ཞི་བྲག་ཞུན་བཟང་དུག་ཙནྡན་གཉིས།། ཨ་གར་འབྲས་གསུམ་ཨུཏྤལ་སྤང་རྩི་ཏིག། དུག་ཅུང་གསེར་མེ་བོང་དཀར་སྙིང་དང་།། སེ་འབྲུ་ཤིང་ཚ་པི་ལིང་ག་དུར་དང་།། བ་ལེ་ཙུ་རྟ་སྤར་བུ་སེ་བའི་མེ།། རྟོང་ལེན་གེ་སར་བྲི་ག་གསུམ་འགྱུར་བཅས།། ལག་ལེན་ཞལ་གདམས་གསེར་མདོག་གི་ཕང་མང་བཅུག་ཡང་ཡང་འཐག་པས་ལྡ་བུར་བསྐྲུར[བསྒྲུར]།། ཚད་ལྡན་ཆང་ཞུལ་རྣམ་འགྱུར་བཅུ་གསུམ་འཇོམས།། མ་འདུས་བྱེར་པ་རང་སར་བསད་པ་ནི།། སྨུག་པོ་སྤྱི་སྨན་གང་ཙང་ཕྱེ་མའི་སྟེང་།། མགོར་བྱེར་དོམ་མཁྲིས་ཏིག་ཏ་མཆེ་ལྷུམ་བསྣན།། སྙིང་ལ་སྤོས་དཀར་རྡོ་ཏི་ཨ་གར་བསྣན།། གློ་ལ་ཙུ་གང་ཤིང་མངར་མཚལ་དཀར་ཅོག་ལ་མ་བསྣན།། མཆིན་པར་བྲག་ཞུན་གུར་གུམ་བ་ཤ་ཀ། རྒྱ་སྐྱེགས་སྤངས་[སྤྲངས]པའི་ཁུ་བས་འཕྱུལ་ལ་བཏང་།། མཆེར་པར་ལི་ཤི་གསེར་མེ་པི་པི་ལིང་།། མཁལ་མར་སྒྲ་རྩི་ཤུག་སླེལ་ལྷུམ་པ་བསྣན།། བསམ་སེར་ཆོས་གསུམ་སྙིང་ལ་སྟོད་ཀ། གློར་དུག་འགོ། མཆིན་པར་ཙ་ཐང་། མཆེར་བར་སྲིན་ལག་རྒྱབ་རྩ། མཁལ་མར་བྱིན་གཞུག་ཡོང་རྩ། མགོར་གསེར་མདུང་སོགས་རང་རང་རྩ་ལ་གཏར།། ནང་རྩར་བྱེར་ན་རྩ་ལྟ་[ལྟོ]སྤྲགས་ལ་སྦྱང་བི་ཧྲུཏ་[བིཧྲུཏ]ལས་ཞིས[ཞེས]།། ཤ་ལྷགས་རྩ་ཙུས་ཕྱི་

ཙུ་བྱེར་བ་ལ།། ཕོང་ནད་བསལ་ལ་དེ་རྗེས་ཆུ་ལུམས་བྱ།། ཚིགས་བྱེར་གྲུམ་ཐབས་བཙོས་འཕྲུལ་ཆུ་ལུམས་བྱ།། ཀུན་ལ་ནད་ངོ་བཤལ་གྱིས་སྦྱངས་ན་མཆོག། རྒྱས་པ་མ་རྫོལ་ཚ་བའི་དུས་དང་འདྲ།། ཤིན་ཏུ་རྒྱས་ཏེ་མཚོ་རྫོལ་གྱེན་ཐུར་གཉིས།། གང་ཙང་སྟོབས་ལྡན་ཁ་ཟས་ཚུད་པ་ལ།། མི་བཅད་ཕྱུག་བདུག་ཙས་ཁུ་དུར་ཆུ་སོགས།། ལུས་ཟུངས་བསྲུངས་ལ་ནད་ཁྲག་ཐོན་དུ་གཞུག། ཟུངས་མེད་བཅད་དགོས་གུར་གུམ་༷དོམ་མཁྲིས་༷དང་།། སྲན་མའི་མེ་ཏོག་༷ཙན་དན་༷དམར་པོ་དང་།། རྒྱ་མཚལ་༷གསེར་གྱི་མེ་ཏོག་༷སྤུ་ཤེལ་རྩི་༷།། ཆུ་བསྐོལ་གྲངས་སྦྱར་བཏང་འདི་སྟེང་དུ་ས་འཛིན་བསྣན་ན་ཁྲག་བཅོད་[གཅོད]གུར་གུམ་བརྒྱད་ཡིན་ཁྲག་ཤོར་མ་ལུས་གཅོད་པའི་མཆོག། སྨུག་པོ་གྱེན་དུ་རྫོལ་ལམ་ཐུར་དུ་རལ།། རྩ་ཆེན་མཚོན་གྱིས་བཅད་དམ་སྣ་ཁྲག་བརྫོལ།། ཁྲག་ཤོར་མ་ལུས་གཅོད་པའི་མན་ངག་ཡིན།། ཡང་ན་ཐུར་དུ་རལ་ན་གོང་གི་སྟེང་།། རེ་སྐོན་ད་ཧྲིག་བྱ་རྐང་བསྣན་ལ་བཏང་།། འབྲུ་ན་ཡོང་རྩ་སྨུག་ན་སྟོད་ཀ་གཏར།། སྨུག་ན་སྐེ་སྟོང་འབྲུ་ན་ལྟེ་འོག་བསྲེག། ཡོག་གནོན་སྨུག་ན་བཤལ་དང་འབྲུ་ན་སྨུགས།། གབ་ཅིང་འཁྱིངས་ན་སེ་འབྲུ་བརྒྱད་པ་བཏང་།། ཡང་ན་སྤར་བུ་འོ་གསུམ་རྒྱ་མཚ་[རྒྱམ་ཚ]གཉིས།། མ་ནུ་ཨུ་སུ་ཐུན་རེ་ག་ར་སྦྱར།། ཆུ་ཚན་འཕུལ་བས་སྨུག་པོ་འཁྱིངས་པ་བཞིག། ཚ་བསྲེགས་ཁྲག་སྐྲན་གསར་མི་ཙང་ཕྱི་རྒྱུད་ཙུ་གང་སྦྱར་སྦྱོར་[སྦྱོར]བས་བཞིག་གམ་གོང་བཤད་ཀྱི།། བདུད་རྩི་བསིལ་བའི་རྒྱུན་གྱིས་བཞེང་[བཞིག]ཅིང་སྦྱང་།། ཡང་ན་རྒྱུད་ཀྱི་གངས་ཐིགས་བཙུ་དྲུག་བཏང་།། དུར་བྱིད་སྤར་བུ་ཚ་ལ་བུ་རམ་གྱིས།། རིལ་བུས་སྦྱངས་ཏེ་རྒྱ་མཚ་[རྒྱམ་ཚ]སྤར་བུ་དང་།། ཙས་ཁུའི་ལྕུག་བསྙེན་

བསིལ་རྫོད་སྲིལ་ཏེ་བཅང་[བཅད]།། སྨུག་པོ་སྐྲན་དུ་འདྲིལ་ན་ཕོ་བ་དང་།། ལོང་དང་རྒྱུ་མའི་གནས་སུ་ཕལ་ཆེར་འབྱུང་།། དེ་ལ་འཕྲུལ་ཐལ་ཁ་སྦྱར་འགྲོན་ཐལ་སྐྲན་སྨན་སྔེང་།། སྟར་བུ་ཙ་ཧ་པག་རིལ་ཐལ་བ་བསྟན།། ཡང་ན་སྟར་བུ་༣་མ་ནུ་༡་ཨུ་སུ་༡་དང་།། རྒྱ་མཚའི་[རྒྱམ་ཚའི]༢ སྔེང་དུ་ཙ་ཧ་འགྲོན་བུའི་ཐལ།། པག་རིལ་ནུས་ལྡན་ཚ་ལ་སེ་འབྲུ་རྣམས།། ཕོ་ལོང་སྨུག་པོའི་སྐྲན་ལ་བདུད་རྩི་འདྲ།། ཙ་ཧ་ཚ་ན་ཙ་ཧ་༣ སྒྲུ་ཙ་༡ བ་ཤ་ག་༡ གྲང་ན་སེ་འབྲུ་༡ པི་ཝང་༢ སུག་སྨེལ་༢ མང་བ་ག་ར་སྦྱར་དྲུག་སྔེང་འགྲོན་ཐལ་བུངས་ཆེན་བསྟན།། ཆུ་སྐོལ་འཕྲུལ་བཏང་སྨུག་པོའི་སྐྲན་ལ་ཕན།། ལྷན་ཐབས་མཆན་ལས་སྨུག་པོའི་སྒྱུར་འདོན་ནམ།། བཤིག་དགའ་ཀུར་ཀུམ་མཆོག་བདུན་ཙུ་གང་བརྒྱད།། སྦྱང་ཕུར་བཻཌཱུཪྻ་སྔོན་ལས་ཤེས་བྱ་དགོས།། ཡང་ན་ཕྱི་རྒྱུད་ཅོང་ཞི་ཚ་སྦྱར་བསྲེག་ཏེ་བསྐོ།། ཁ་ཟས་པག་སྦྱལ་ཉ་ཤས་བཤིག་པར་བྱ།། ཞིག་ན་ཇོ་པོ་[བོ]ཙུང་ཟད་སྐྱི་དུ་[ཏུ]མདོན།། དང་ག་འགག་ཅིང་རྩ་ཚུའི་ཚ་བ་སྐྱེ།། ཆུ་ལོ་ཆུ་རྩའི་ལོ་མ་ཏ་བོའི་བྲག་སྐྱ་དུགས་བསྲེག་ཙ་ཐུང་གཏར།། དེ་ལྟར་བཅོས་ཀྱང་སྐྱིད་ཚུང་ཟུངས་བཟང་ན།། དུར་བྱེད་སྟར་བུ་དུང་ཐལ་སྦྱལ་གྱི་ཤ། རྒྱ་ཚ་བུ་རམ་སྦྱར་བའི་རི་ལུའི་བཤལ་གྱིས་སྦྱང་།། སྦྱང་བའི་ཟུངས་མེད་འཛམ་རྩི་ནི་ཙ་སྲིལ།། ལར་ན་སྨུག་པོ་འདུས་པའི་ནད་ཡིན་པས།། ས་འདྲ་གསོ་དཀའ་ནད་སྟུར་ལྡེ་བའི་ཕྱིར།། ལན་རེས་ཞི་བར་མི་འགྱུར་བཅོས་རྣམས་བསྐྱར།། ཟུངས་མ་སྲུངས་པར་སྨན་དཔྱད་བསྟུད་དྲགས་ན།། གསེར་ཟང་[ཟངས]གཡའ་ཟད་ནད་ཟུངས་དུས་གཅིག་འཛད།། དེ་ཕྱིར་ནད་སྟོབས་ཙུང་ཟད་བྲི་བའི་དུས།། གསར་བཅུད་ཟས་ཀྱིས་ལུས་ཟུངས་སྲུང་ཞིང་བཅོས།། ཞི་སྦྱངས་གཏར་གྱིས་ནད་ལྷག་དག་

པར་བྱ།། སྲོག་རྩ་ཕོ་ལོང་མཆིན་པའི་རྒྱབ་མདུན་གྱི།། གསང་ས་མེས་སྲོམ་མི་འགྲོད་ཟས་སྤྱོད་ཀུན།། ལོ་གཅིག་བར་དུ་བསྲུངས་པས་སླར་མི་ལྡོག། འདུས་ནད་བཅོས་པའི་ལེའུ་སྟེ་བདུན་པའོ།། ||

ལེའུ་བརྒྱད་པ། མ་ཞུ་བཅོས་པ།

ཁོང་ནད་ཀུན་གྱི་རྩ་བ་མ་ཞུ་བ།། འདི་ལ་རྒྱུ་རྐྱེན་བྱུང་ཚུལ་དབྱེ་བ་དང་།། རྟགས་དང་བཅོས་ཐབས་དྲུག་གིས་གཏན་ལ་བབ།། རྒྱུ་ནི་བད་ཀན་ལྡི་ཞིང་བསིལ་བ་ལ།། དེ་རྐྱེན་བསྟེན་དང་མི་གོམས་མི་འཕྲོད་དང་།། ཧ་ཕོ་[བོ]མི་འཇུ་དེ་ལྟར་རྐྱེན་བཞིས་སྐྱེད།།

བྱུང་ཚུལ་མེ་དྲོད་རྣམ་གསུམ་མཐུ་ཉམས་ཏེ།། སྨུག་བྱེད་བད་ཀན་དག་གིས་སྨུགས་མ་ནུས།། འཇུ་བར་བྱེད་པའི་མཁྲིས་པས་འཇུ་མ་ནུས།། མེ་མཉམ་རླུང་གིས་དངས་སྙིགས་འབྱེད་མ་ནུས།། དེ་ལ་མ་ཞུ་ཞེས་སུ་བརྗོད་པ་ཡིན།། མ་ཞུའི་དབང་གིས་ཕོ་བའི་བད་ཀན་འཕེལ།། བེ་སྐྲབས་དེ་ཡིས་རླུང་རྒྱུའི་རྩ་སྒྲུགས་བཀག། ལྷེན་དང་ལྷུགས་དྲེག་མེ་དྲོད་ཉམས་པ་སོགས།། གཅོང་ནད་མ་ལུས་སྐྱེད་པར་བྱེད་པ་ཡིན།།

དབྱེ་[དབྱེ]བ་རྫས་དང་ངོ་བོ་རིགས་གྲོགས་དུས།། རྫས་ཀྱིས་དབྱེ་ན་གྱོང་ཞྣན་སྐྱུམ་དང་གསུམ།། ངོ་བོས་དབྱེ་ན་སྙིགས་མ་དངས་མ་གཉིས།། རིགས་ཀྱིས་དབྱེ་ན་བེ་སྐྲབས་གསུད་[བསུད]ནད་དང་།། མ་ཞུ་ཤིང་འདྲ་དུག་འདྲ་རྣམ་པ་བཞི།། གྲོགས་ཀྱིས་དབྱེ་ན་རླུང་མཁྲིས་བད་ཀན་གསུམ།། དུས་ཀྱིས་དབྱེ་བ་གསར་རྙིང་རྣམ་གཉིས་བཅུ་བཞི་འགྱུར།།

སྤྱི་རྟགས་དྲི་མ་འགག་གམ་དུས་མིན་འབྱུང་།། འོག་རླུང་འགྱུར་དཀའ་འཁྲིལ་ཞིང་ཁོང་པ་སྒོ།། སྐབས་སུ་འཁྱིངས་རྗེས་བུངས་ཆེར་འཁྲུ་བར་འགྱུར།། དངས་སྙིགས་འདྲེས་པས་བཤང་གཅི་ཞག་ཅན་འབྲུ།། ཁོང་སྙོམ་ལུས་ལྡི་ཡི་ག་ཡོག་པར་བྱེད།། ཟོས་དུག་[དུས]ན་ཞིང་སྐྲིག་ལ་མགོ་བོ་ན།། བྱེ་བྲག་རྟགས་ལ་སྙིགས་མ་མ་ཞུ་ན།། ཁ་མངལ་ཕོ་བ་འཚོང་ལ་

སྐྲིག་ཅིང་སྐྱུག། གང་མ་ཞུ་བའི་ཟས་དེ་ཁྱད་པར་གནོད།། གོམས་པར་ཟོས་སམ་རྙིངས་ནས་དེ་ལྟར་མིན།། མིག་དང་གདོང་པ་རྐང་པོལ་[བོལ]གཡོ་བར་བྱེད།། དངས་མ་མ་ཞུ་ཕོང་སློམ་ཡི་ག་འགག། སྐྲིག་མང་ཤ་སྐམ་སྙིང་ག་རྩིབ་ལོགས་ན།། མ་ཞུ་བེ་སྐྲབས་བད་ཀན་འཕེལ་བ་ཡིས།། སྙིང་འོག་མེ་མཉམ་རླུང་རྒྱུའི་ལམ་བཀག་པས།། ཕོང་སྒོ་ཐེར་ཟུག་ན་ལ་འོག་རླུང་སྒོམ།། སྐྲིག་པ་མི་ཐོན་མ་ཞུ་ཀུན་གྱི་རྒྱུ།། མ་ཞུ་བསྡུད་ནད་ཅེས་བྱ་བེ་སྐྲབས་དེས།། ཐུར་སེལ་ལམ་བཀག་གྱེན་དུ་ལོག་པ་ཡིས།། དབུགས་ངན་སྒྲི་ཞིང་དྲི་མ་སྐམ་པ་དང་།། ཐང་ཚ་ཚུ་ཚན་འོར་ཞིང་སྐྲིག་པ་བསྡུད།། མཆིན་དྲི་ན་ཞིང་མཇུག་དུ་སྨུག་པོར་འགྱུར།། མ་ཞུ་ཤིང་འདྲ་ཞེས་བྱ་བེ་སྐྲབས་དེས།། སྙིང་འོག་རྒྱུ་བ་རླུང་གི་ལམ་བཀག་པས།། མེ་མཉམ་མཆིན་མཆིན་རྩིབ་ལོགས་རྩ་ནང་ཞུགས།། དགྲེ་དགུ་མི་ཤེས་ནང་དུ་ཤིང་བཙུག་འདྲ།། གང་ཞུགས་གཟེར་ཞིང་སྦྲང་ཐབས་འབྱུང་བ་ཡིན།། དུག་འདྲ་དངས་མ་མ་ཞུ་རྩ་མིག་བྱེར།། རྩ་ནང་ཀུན་ཏུ་དངས་མ་ཆགས་ཤིང་ཞེན།། དུག་ནད་ལྟ་བུར་ཤ་ལུས་སྔོ་ཞིང་སྐམ།། ཤེད་ཆུང་ཟོས་རྗེས་མི་བདེ་དང་ག་ཞན།། ཚ་ཆེས་གྲང་ཆེས་གཉིས་ཀ་མི་བཟོད་ན།། མ་ཞུའི་རྣམ་པ་གང་ཡང་རླུང་ལྡན་ཆེ།། ཕོང་སྒོ་འདར་དང་མགོ་འཁོར་ཡན་ལག་རེངས།། མཁྲིས་ལྡན་ཕོང་ཚ་དྲི་ཆེ་འཁྲུ་བ་སེར།། སྐྲིག་སྐྱུག་སྐོམ་དད་ཆེ་ཞིང་རིམས་ཀྱིས་འདེབས།། བད་ཀན་ལྡན་པ་མཆིལ་མ་འབྱར་བག་མང་།། ལུས་ལྕི་སེམས་བྱིང་སྐྲིག་སྐྱུག་ཟས་མི་ཞིམ།། དུས་ཀྱིས་དབྱེ་ན་གསར་པ་མ་ཞུ་བ།། རྙིངས་ནས་མ་ཞུའི་རྒྱུས་བསྐྱེད་གཙོང་ནད་འགྱུར།།

བཅོས་པའི་ཐབས་ལ་གསར་རྙིང་རྣམ་པ་གཉིས།། གསར་དུས་སྤྱི་ལ་སྨན་དཔྱད་ཟས་སྤྱོད་བཞི།། མ་ཞུ་ཆུང་འབྲིང་ཆེན་པོ་ནད་སྟོབས་སྦྱར།། མ་ཞུ་ཆུང་ངུ་ཟས་ཀྱིས་བཀྲེས་སྐོམ་བྱ།། ནང་ནུབ་དུས་ན་རྒྱ་མཚོའི་[རྒྱམ་ཚའི]

ཚ་སྐོལ་བཏུང་།། ཁ་ཟས་འཇུ་དཀའ་གྲང་མོ་ཆེས་པ་སྤང་།། ཕྱེ་ཐུག་ཉ་དང་རྐོད་ཤ་ཟན་རྫོན་སོགས།། ཡང་རྡོ་འཇུ་སླ་རྒྱ་བསྲུང་ཅུང་ཤས་བསྟེན།། སྤྱོད་ལམ་ཏྲན་གྲང་བསེར་བུ་ཉིན་གཉིད་སྤང་།། སྐམ་སར་ལུས་རྡོ་རྩལ་ཕྱིན་རྩོལ་བ་སྤྱད།། མ་ཞུ་འཕྲིང་པོ་རྒྱ་མཚ་[རྒྱམ་ཚ]བཞི་ཐང་བཏང་།། སེ་འབྲུ་ལྡེ་འམ་རྐོད་མ་ཁ་ཕྱེ་སྦྱར།། རྗོ་དང་སོ་ཕག་ཚྭ་ཡི་རྡོད་དུགས་བདུག། གཡི་སྤྱང་གསའ་སོགས་སྤུ་དུགས་རྐེད་པར་དགྲིས།། མ་ཞུ་ཆེན་པོ་སྨན་གྱིས་བཞུས་རྗེས་སྦྱང་།། སྟོད་གནས་སྐྱུགས་ལ་སྨད་གནས་ནི་རུ་ཧ།། བར་དུ་གནས་ན་བཤལ་གྱིས་སྦྱང་བར་བྱ།། རྗེས་ལ་ཟས་སྤྱོད་གནོད་སྤོང་འཕྲོད་པ་བསྟེན།། སྤྱི་སྨན་འཕྲུལ་ཐལ་སེ་འབྲུ་བསྟན་པ་དང་།། མངོན་སུམ་མེ་འདྲའི་སྦྱོར་བ་འདི་ལ་བརྟགས།། ཕྱི་ཡི་མེ་གཉིས་རྗེ་ཞོ་ཐལ་༥ཙོང་ཞི་རྐོད་བཏུལ་༥དང་།། ནང་གི་མེ་གཉིས་རྐོད་༥གོའི་༥ཐལ་བ་བསྲེགས།། བོད་ཀྱི་ཚ་བ་བུལ་ཧོག་༤ཟོ་ཡི་ཚ་བ་ལྕེ་ཚ་༤དབེ[དབྱི]༤སྦུབ༤གསུམ།། སྒ་༤དང་པི་ལིང་༡ཤིང་ཚ་༧ཕབས་ཅམ་བསྟན་བྱ་ཐལ་བཅུ་གཅིག། རྒྱ་ཚན་དཔུལ་[དབུལ]བས་མ་ཞུ་ལ་སོགས་པ།། ཕོ་བའི་ནད་ཀུན་སེལ་པའི་སྤྱི་སྨན་ཡིན།། ཡང་ན་རྗེ་བ་༤སྒ་སྐྱ་༧ཟོ་ནག་ཆར་ཕྱིན་མདོག་བསྲེགས་པའི་རྗེ་ཞོ་རི་སེངས་པོར་བཙུག་དང་བསང་ཐལ་བ་ཁ་ཏུ་ཚོ༥།། སྣར་བུ་༧པི་ལིང་༥ཕྱེ་མ་འདམ་བཏགས་བྱ།། ཚད་ལྡན་སྦྱར་བའི་བདུད་བཙི་[རྩི]རིལ་དཀར་འདིས།། མ་ཞུ་འཇུ་ཞིང་ཕོ་བའི་མེ་དྲོད་སྐྱེད།། ལྷེན་དང་སྐྲན་བཤིག་བད་ཀན་ལྕགས་དྲེག་འགོགས།། སྐྱ་ཐབ་འཛིལ་ཞིང་འོར་དང་དམུ་ཆུ་སྐེམ།། གྲང་སྲིན་སྣང་ཐབས་ནད་ལ་བདུད་རྩི་འདྲ།། བྱེ་བྲག་བཅོས་པ་སྐྱིགས་མ་མ་ཞུ་ལ།། སེ་འབྲུ་ཤིང་ཚ་སུག་སྨེལ་པི་ལིང་

དང་།། རྒྱ་མཚ་[རྒྱམ་ཚ]གུར་གུམ་དབྱི་མོང་བྱི་ཏང་ག། བཅའ་སྣ་སྦྱར་བའི་སྣ་ཚོགས་དགུ་པ་འདི།། མ་ཞུ་གྲང་བའི་ནད་རིགས་ཀུན་ལ་འགྲོ།། དེ་སྟེང་རྩམ་པ་མ་ཞུ་བུལ་ཏོག་བསྟན།། ཤ་མ་ཞུ་ན་སྦྲང་གིའི་ཕོ་བ་འམ།། སོ་བྱ་ཆུར་གནས་པའི་ཉ་ཁྲའི་རིགས་མདོག་ནག་པོ་དེ་དང་རྐོད་ཀྱི་གྲེ་བ་བསྟན་ལ་བཏང་།། ཤ་ཁྲུ་ཤ་གང་མ་ཞུ་བའི་ཁྲུ་སོག་ཡུའི་ཐང་དང་ལྷག་པ་སྦྲད།། སྔོ་དང་[དད]མ་ཞུ་ཟྭ་དང་དབྱེ་[དབྱི]མོང་བསྟན།། ཆང་མ་ཞུ་ན་ཞུབས་དང་ཆང་སྐོལ་བསྟན།། ཡང་ན་སོག་ཆང་རིགས་གང་ཡིན་པ་དེའི་ཚིགས་ཐང་གིས་འཇུ་བར་བྱེད།། ཇ་ཆུ་མ་ཞུ་ཚྭ་བསྟན་དྲི་ཆུ་རང་གི་བཏུང་།། ཝ་དར་འོ་མ་མ་ཞུ་ཆུར་ཁུས་རང་དང་ཆུར་པ་སྐྱུར་པོའི་[པོས]འཇུ།། མར་ཚིལ་མ་ཞུ་ཅོང་ཞུ་མེས་བཏུལ་བསྟན།། འབྲུ་མར་མ་ཞུ་སྲན་ཕྱེ་ལྷག་སྦྲད་བསྟན།། རྗེ་མ་ཞུ་ལ་མཚུར་དང་ཟེ་ཚ་བསྟན།། སྨན་མ་ཞུ་ན་དུག་རིལ་ཨ་རུ་བདུན་འགྱུར་སྣ་པི་ཕོ་སྨན་ཆེན་གྱི་གཉིས་འགྱུར་སྦྱར་བའོ་ལྷག་པ་སྦྲད།། མ་ཞུ་སྤྱི་ལ་གོ་བོའི་ཐལ་པ་[བ]བསྟན།། དངས་མ་མ་ཞུ་ཆ་མཉམ་བཞི་ཐང་དང་།། སེ་འབྲུ་ལྫ་དོང་གྲ་བསྟན་པའི་སྟེང་བྲག་ཞུན་བྲི་[ཁྲི]ཡང་དཀྲུ།། བསྟན་པ་ཆུ་སྐོལ་ཚན་མོས་འཕྱུལ་ལ་བཏང་།། སྙིགས་མ་མ་ཞུ་སྣ་རྐོད་དགུ་པ་གཏོང་།། བྱེར་ན་འོ་མར་ལན་ཚ་བཏབ་པས་བསྐྱུ།། མ་བྱེར་འདུས་ནས་དུར་བྱེད་ཤེ་རི་ཁཎ།། ཙ་ཏྲ་རྒྱ་མཚ་[རྒྱམ་ཚ]ཤུ་དག་བུ་རམ་སྦྱར།། ཆུ་ཚན་སྐྱུར་རྩབས་འཁྲབས་ཀྱིས་ཕྱི་རྗེས་བཅད།། སྙིགས་མ་མ་ཞུ་གསར་པ་བཅགས་ན་ཕན།། འོན་ཀྱང་དངས་མ་མ་ཞུ་རྙིང་པ་ལ།། བཅགས་ན་དུག་སྟེ་སྦྱང་བྱ་ཉེན་གཉིད་ཕན།། མ་ཞུ་བེ་སྣབས་སོ་ཆ་ཤུ་དག་སྣ།། རྒྱ་མཚ་[རྒྱམ་ཚ]ཆུ་སྐོལ་འཕྱུལ་བའི་སྐྱུགས་ཀྱིས་དྲང་།། སྐྱུགས་རྗེས་ལྡོ་བར་དུགས་བྱ་ཆུ་སྐོལ་བཏུང་།། ཡང་ན་ལྷམ་རྩ་སོ་ཆ་བུལ་ཏོག་པི་པི་ལིང་།། ཚྭ་དང་མར་སྦྱར་རེང་བུས་སྨད་རླུང་སྦྱོང་།། དེ་སྟེང་དུར་བྱེད་ཕབས་སྦྱར་མས་འདྲེན་བཏང་།། སྦྱོད་ཀྱི་དུས་སུ་ཀང་མཐིལ་རྗེ་ཡིས་བདུག། བསུད་ནད་རྟིང་པའི་དྲིག་མཚམས་

མི་བཙའ་གདབ།། དེ་ཉིན་སྨྱུང་བྱས་སྙིང་རླུང་དྲག་ཏུ་བསྣན[མནན]།། འོག་རླུང་གློད་ལ་བར་རླུང་དྲག་ཏུ་སྤྲུག། དེ་འོག་བཤལ་རྫས་ལྷ་བུར་ཟས་སྦྱོད་གཟབ།། མ་ཞུ་ཤིང་འདྲ་ཐང་དུགས་རྩེ་བཙིལ་ལ།། སྦྱོངས་སྐྱུགས་སྤྲུགས་བཏང་ལྷོ་བར་ཚུ་ཚན་བདུག། ཡིད་རྩ་ཙུ་ཐུང་གཏར་ལ་ཁ་ཟས་དཔྱི།། དུག་འདྲ་ཙུས་ཉིང་རླངས་དུགས་ཚུ་ཚན་བྱ།། དེ་འོག་དུག་གམ་སྨུག་པོ་ལྷ་བུར་བསྐྱུ།། འདུས་རྟགས་ཐོབ་ནས་ལྷོ་དང་རྩ་ནས་སྦྱང་།། རྫས་ལ་ག་བུར་ཉི་ཤུ་རྩ་ལྔ་དང་།། སེ་འབྲུ་ལྔ་པ་ལྷག་པ་སྤྲད་ལ་བཏང་།། མཇུག་ཏུ་འབའ་སམ་སྨན་མར་ཕྱི་རྫས་བཙང་[བཙད]།། རླུང་ལྡན་གྱི་བཅོས་རྫས་སུ་བཀྲུ་འཇམ་བསྙེན།། མཁྲིས་ལྡན་གར་ནག་ཐག་ཞུན་དུག་ཅུང་བསྣན།། དེ་རྫས་བཤལ་བདང་[བཏང]བད་ཀན་སྐྱུགས་ཀྱིས་དྲང་།། རང་རང་ཁ་འཛིན་ཟས་སྨན་འཚམ་པས་བཅོས།། དེས་ཀྱང་ཞེན་ཆེ་རྩ་བ་མ་ཐོན་ན།། ཚ་ལ་དན་རོག་དུར་བྱེད་རྒྱ་ཚ་དང་།། པི་ཕིང་སྤྲུལ་ཤ་སྤར་བུ་བོད་ཚ་རྣམས།། སྦྱར་བའི་ཚ་ལའི་འབྲུལ་བཤལ་གྱི་བཞིན་བཏང་།། ཡང་ན་ནད་དམིགས་གང་ཉེའི་ཕོ་གསང་བསྲེག། ཟས་ནི་ཡང་ལ་འཇུ་སླ་འཁྲོད་པ་དང་།། སྤྱོད་ལམ་མི་རྟུལ་དྲོད་ལ་རན་པར་བཅག། མ་ཞུ་ཉིངས་ནས་ནད་གཞན་འགྱུར་བ་དང་།། ཁྲིད་པར་བད་མཁྲིས་ཤས་ཆེ་ཚ་བ་སྐྱེད།། དེ་ཕྱིར་ཕྱི་རྒྱུད་ཐག་ཞུན་དགུ་བ་དང་།། གུར་གུམ་བསྣན་པའི་སེ་འབྲུ་ལྔ་པ་སྤྲད།། གཞན་ཡང་ཞི་བྱེད་དཀར་པོ་དྲུག་སྦྱོར་དང་།། བདེ་བྱེད་སྟོམས་ལྡན་བསིལ་དྲོད་གཉིས་པོ་འདི།། ངོས་མ་ཟིན་ཀྱི་མ་ཞུའི་ནད་ལ་བརྟགས།། དེས་མ་ཞི་ན་གང་ཡིན་རྩ་ཆུ་ལས།། ནད་ངོས་བཟུང་སྟེ་གསོ་བར་བྱ་དགོས་ཀྱང་།། དང་པོ་མ་ཞུའི་རྒྱུ་ལས་སྐྱེས་པའི་ཕྱིར།། སེ་འབྲུ་ལྔ་དོང་གྲ་བསྣན་པ་ཚ་གྲང་ཀར་བུར་བསྒྱུར།། ཆུ་སྐོལ་འཕུལ་བས་ཕོ་བའི་མེ་དྲོད་སྐྱེད།། མ་ཞུའི་ནད་འཕྱང་དངས་མ་རང་གནས་འཛོག། འབྲས་བུ་ནད་གཞན་གསོ་སླའི་གྲོགས་སུ་འགྱུར།། མ་ཞུ་བཅོས་པའི་ལེའུ་སྟེ་བརྒྱད་པའོ།། ༎

ལེའུ་དགུ་པ། སྐྲན་ནད་བཅོས་པ།

གཙོང་ཆེན་སྐྲན་ལ་རྒྱུ་རྐྱེན་དབྱེ་བ་དང་།། གནས་ས་རྟགས་དང་བཅོས་ཐབས་དྲུག་གིས་བསྟན།། རྒྱུ་ནི་མ་ཞུ་བད་ཀན་ཁྲག་མཁྲིས་རླུང་།། སྲིན་དང་ཆུ་སེར་སྐྱུ་ལས་འབྱུང་བ་ཡིན།། རྐྱེན་ནི་ཟོས་ལས་གདོན་དང་མ་ཞུ་བ།། འགྲམས་འབྲུགས་མཚོན་དང་བུ་བཙས་ཀླན་གྲང་སྐྱེད།།

དཔྱེ་[དབྱེ]བ་བད་ཀན་ཟས་ལྷེན་རྗོ་ཡི་སྐྲན།། རླུང་གི་ཀླིང་སྐྲན་ཁྲག་མཁྲིས་རྩ་སྐྲན་དང་།། སྐྱུ་སྲིན་ཆུ་སྐྲན་རྣག་སྐྲན་བཅུ་གཅིག་གོ།།

གནས་ས་མ་ཞུའི་ཟས་སྐྲན་ཕོ་ཡོང་འབྱུང་།། ལྷེན་སྐྲན་ཕོ་བ་རྗོ་སྐྲན་ཕོ་བ་ལྷང་།། ཀླིང་སྐྲན་ཕོ་བ་ཡོང་དང་མངལ་དུ་གནས།། ཁྲག་སྐྲན་ཕོ་ཡོང་མཆིན་མཆེར་མངལ་དུ་འབྱུང་།། མཁྲིས་སྐྲན་སྟོད་མཁྲིས་རྒྱུ་མའི་ནང་དུ་གནས།། རྩ་སྐྲན་ཕོ་མཁལ་མཆིན་དྲི་རྒྱུ་གྲོག་མང་།། སྐྱུ་སྐྲན་ཕོ་ཡོང་རྒྱུ་མ་ལྷང་བར་གནས།། སྲིན་སྐྲན་ཕོ་ཡོང་གཉིས་ཀྱི་ནང་དུ་འབྱུང་།། ཆུ་སྐྲན་རྣག་སྐྲན་གར་ཡང་འབྱུང་སྲིད་དེ།། མདོར་ན་ཕྱི་སྐྲན་སྟོད་ཕྱི་ཤ་ལྤགས་བར།། བར་སྐྲན་སྟོད་ཀྱི་ནང་ལྤེབས་དོན་གྱི་ཡོགས།། ནང་སྐྲན་དོན་སྟོད་ཀུན་གྱི་གཏིང་ན་གནས།།

སྐྲན་ཀུན་སྤྱི་རྟགས་རྩ་རྒྱུད་ཞན་ཅིང་ཞར།། ཆུ་ལ་སྐྲན་ཐིགས་ཉ་མིག་འབྱུང་བ་དང་།། གང་ལ་སྐྲན་ཡོད་སྟེང་དུ་དྲེག་པ་ཆགས།། ཁ་ཟས་མི་འཇུ་གྲངས་རྐྱེན་སྲེག་ཅིང་སྐྱུག། ཁྱད་པར་ཤ་རིད་མར་རྗེན་སིངས་གླེག་སྐྱུག། དྲི་མ་སྲི་སྐྲམ་[སྐམ]འབྲུ་ཡང་སྲིད་པ་ཡིན།། ཤ་སྐམ་ཤེད་ཆུང་འགྲངས་དང་གྲངས་རྗེས་ན།། དྲག་ཤུལ་ནད་ལྡང་འདི་རྟགས་ཕལ་ཆེར་འབྱུང་།། བྱེ་བྲག་སྙིགས་མ་མ་ཞུ་ཟས་ཀྱི་སྐྲན།། ཕོ་བ་འཚོང་སྲེག་ཟོས་ཐོག་སླང་ཐབས

ལྷང་།། གང་མ་ཞུ་བའི་ཟས་དེ་མཆོག་ཏུ་གནོད།། གདོང་པ་མིག་ལྤིབས་རྐང་བོལ་གཡོ་བ་ཡིན།། ལྷེན་སྨན་ཐྀ་བའི་སྲུན་ཆེ་ཅི་ཟོས་སྐྱུག། རླན་གྲངས་ཟོས་རྗེས་ན་ཞིང་ལྟོགས་ན་བདེ།། སྐྲིག་པ་མི་ཐོན་ཤེད་ཆུང་འཕེལ་འབྲི་མེད།། དངས་[དྭངས]མའི་རྗོ་སྨན་དེ་འདྲ་ཤིན་ཏུ་སྲ།། མཆིན་པའི་ཁྲག་སྨན་འཕེལ་སྐྱིན་[སྐྱེན]གཡས་ནས་ཆགས།། མིག་སེར་ཆུ་དམར་རྩ་རྒྱུད་ཕྲ་ལ་མགྱོགས།། གྲང་དྲིས་[དྲོས]ར་རྒྱབ་མཆིན་དྲི་ སྲུགས་[སྲྲུགས]ཅིང་ན།། ཤ་མདོག་སྔོ་སྐམས་མཆིན་ཤ་སིངས་སླིག་སྐྱུག། སྨན་རྒྱས་མཁྲིས་ཡུལ་ཐྲོགས་ཏེ་མིག་ཆུ་སེར།། མཆེར་པའི་ཁྲག་སྨན་དེ་འདྲ་གཡོན་དུ་འབྱུང་།། སྤོ་[སྤྲོ]སྐྲིག་ཟས་སྐོམ་ལེན་ཡང་ལྷྲ་བ་སྐྱུག། ཚ་བ་ཤས་ཆུང་གདོང་པ་སྤོད་[སྤྲོད]པར་གཡོ།། ཕོ་ལོང་སྨུག་པོའི་ཁྲག་སྨན་ཚ་ཞིང་གཟེར།། མནན་ན་འཕར་ཞིང་བསིལ་དྲོད་གཉིས་ཀ་གནོད།། འགྲངས་ལྟོགས་གྲང་དང་དྲོས་པ་གང་ཡང་ན།། སྟོད་ཀྱི་མཁྲིས་སྨན་ཤ་མདོག་སྔོ་ལ་སྐམ།། ཟས་ལེན་གྱུར་ཀྱང་ཤེད་བྲལ་མིག་ཆུ་སེར།། སྨིན་ནས་ལུས་ཀུན་ཟ་འཕྲུག་བྱེད་པ་ཡིན།། རྒྱུ་མའི་མཁྲིས་སྨན་ལུས་ལྤི་མིག་ཆུ་སེར།། རྩ་འགྲིམས་[གྲིམས]དང་ག་མི་བདེ་ནད་ཟུག་ཆེ།། སྐོམ་དད་ཆེ་ལ་དྲི་ཆུ་སྲི་པར་[བར]མདོན།། ལོང་གི་རླུང་སྨན་སྤོ་[སྤྲོ]འཁྲིག་ལྷྲ་བ་འཁྲུ།། མི་བརྟན་འཕོ་འགྱུར་འཕེལ་འགྲིབ་བྱེད་པ་ཡིན།། མངལ་སྨན་ཚོགས་པ་རྒྱུ་ཞབས་ལྟང་ཏུབ་གཟེར།། འགྲངས་ཚོ་ན་ཞིང་སྐབས་སུ་ཁྲག་ཅན་འཛག། ཕྱང་པའི་ཇེ་སྨན་ཆུ་བགག་ཟུག་གཟེར་ཆེ།། གློ་བའི་རྩ་སྨན་གློ་མང་འཁོགས་པ་དཀའ།། སྐད་འཛེར་ཤ་ལུས་སྔོ་སྐམ་ཟོས་རྗེས་སྐྱུག། མཁལ་མའི་རྩ་སྨན་ཐོག་མར་ན་ཟུག་ཆུང་།། སྨིན་ནས་ལྟར་མདོན་ཤ་སྐམ་དགྲེ་དགུ་དཀའ།། ཆུ་མདོག་དམར་ལ་ལུས་ལྤི་ཆུ་འཕྱངས་སྐྱུག། མཆིན་དྲིའི་རྩ་སྨན་ཚོགས་པ་བརྒྱུད་པ་ན།། དགྲེ་དགུ་མི་བདེ་སྐྲིག་ཅིང་སྐྱུག་སྐམ་བྱེད།། མཆིན་པ་མཆིན་དྲིའི་ཤ་ཟོས་སྐྱུག་པར་འགྱུར།། རྩ་

སྨན་ཕལ་ཆེར་རིལ་ཅམ་རྩ་ཚུ་ཚ།། སྲིན་སྨན་འདྲིལ་དུས་ཟུག་ཆེ་ཞི་དུས་བདེ།། ཕུ་སྨན་གང་དུ་བྱུང་སར་གནས་རྟགས་སྟོན།། སྙིང་གི་ཚུ་སྨན་བྲང་ལ་སྲིན་ཐོར་འོང་།། ཤེས་པ་རྐྱེན་ཅིང་སྨྱོ་ཚུལ་སྟོན་པ་འམ།། ཁྲོ་ཚིག་སེམས་རྩུབ་ཚུ་ཚན་འཚེད་སླམ་བྱེད།། ཚུ་སྨན་ཕལ་ཆེར་མིག་ལྤིབས་རྐང་ཐོལ་གཡོ།། ང་བོ་སྲ་མེར་ཟུག་ཆུང་རྐྱེ་བ་བཟོད།། རྣག་སྨན་རེག་ན་བརྩེ་ལ་མནན་མི་བཟོད།། རྩ་ཚུ་ཕྲི་ཡུལ་ཙུང་ཟད་ཚ་བ་སྐྱེ།། དེ་ལྟར་སྨན་རྣམས་ཕལ་ཆེར་ལྟོ་སྟོང་ལ།། ལངས་བུབ་གན་རྐྱལ་ཟུར་ལ་གནས་ཏེ་མྱུང་།། བར་གནས་སྲ་འདྲིལ་ལག་འོག་བཟུང་བར་ནུས།། ཕྱི་ན་གནས་པ་དངོས་སུ་གསལ་བར་སྟོན།། གཏིང་(ན་)གནས་ན་རྩ་ཚུ་རྟགས་ཀྱིས་བཟུང་།། གློ་མཆིན་མཆེར་སྨན་གསང་སར་གཟེར་བ་ཡིན།། མདོར་བསྡུས་ཚ་སྨན་རྩ་ཚུ་ཕྲི་ཡུལ་ཚ།། གནས་དེར་འཕེལ་སྐྱིན་[སྐྱེན]ཚ་ཞིང་མནན་ན་འཕར།། ཁ་ཟས་ཟྟོད་བཅུད་མི་འགྲོད་བསིལ་བ་འགྲོད།། དེ་ལས་གོ་ལྡོག་གྲང་བའི་སྨན་དུ་བརྟག། ཟུག་ཆེ་སྐྲུག་ཅིང་ཟུངས་གསུམ་ཤོར་ན་སྲང་།། སྟོབས་ལྡན་ཟུག་མེད་ཟས་ཚུད་འཚོ་བས་བཅོས།།

བཅོས་པའི་ཐབས་ལ་སྤྱི་དང་བྱེ་བྲག་གཉིས།། སྤྱི་ལ་སྨན་དཔྱད་ཟས་དང་སྤྱོད་ལམ་བཞི།། ཚ་སྨན་གྲང་སྨན་ཕྱི་ནང་པར་[བར]གསུམ་སྦྱར།། སྤྱི་སྨན་ཚྭ་བསྲེགས་༡མཚུར་སེར་༣དཀར་༢གཉིས་རྐྱེད་བཏུལ་དར་བར་ཕབ་པ་༧དང་།། འགྲོན་ཐལ་༥བྱང་བུལ་༤ཡ་བཀྲ་ར་༦དང་།། སྣར་བུ་༣ཟེ་ཚ་༧ཨ་རུ་ར་༡རྣམས་ནི།། གོང་མ་རིམ་སྐྱིད་ཚད་ལྡན་སྦྱུར་[སྦྱར]བ་དེ།། ཚུ་ཚན་དབུལ་བཏང་སྨན་རིགས་ཀུན་ལ་འགྲོ།། ཚ་བའི་སྨན་ལ་ཏིག་ཏ་གསེར་མེ་ཏོག། ཙ་རྟ་བྲག་ཞུན་ཏོང་ལེན་ཨ་རུ་ར།། གུར་གུམ་སེ་འབྲུ་སྦྱར་བའི་ཕྱི་[ཕྱེ]མ་ལ།། རྐྱེད་བཏུལ་འགྲོན་ཐལ་བསྣན་པས་ཚ་སྨན་འཇོམས།། དེ་

སྙིང་ཕག་རིལ་བསྟན་པས་མཁྲིས་སྨན་འཛོམས།། སྣར་བུ་མཛོ་ཚྭ་ཁྲག་གི་སྨན་རྣམས་བཞིག། གྲང་བའི་སྨན་ལ་ཚྭ་སྦྱིགས་སྦྱོར་བའི་སྙིང་།། སེ་འབྲུ་རྐྱད་བཏུལ་རྡོ་ཞུན་རིགས་ལྔ་འམ་མ་རྙེད་ན་དཀར་པོ་རི་རྩེ་ནས་བླངས་པ་སོལ་མེར་ཚོས་པར་བསྲེགས་ནས་ཆང་ལ་བླུག་དར་རམ་ཚགས་ལ་བཙགས་ནས་སྐམ་པི་ལིང་བསྟན།། ཡང་ན་འབྲུལ་ཐལ་ཆུང་ངུ་སེ་འབྲུ་དང་།། འགྲོན་བུའི་ཐལ་བ་བསྟན་ལ་ཆུ་སྐོལ་དབུལ།། རླུང་རྟགས་ཆེ་ན་འབྲི་ཡི་འོ་མ་མར།། ལུག་གི་ཤ་ཁུར་སུ་ཏུ་ཙན་དན་དང་།། ཨ་ཏུ་ཏུ་རྟ་རྒྱ་མཚ་[རྒྱམ་ཚ]པི་ལིང་ལྔ།། མཁྲིས་ཤས་འདུག་ན་བ་ཡི་འོ་མ་མར།། བད་ཀན་ར་འོ་སྦྱོར་སྦེ་གསུམ་འཐུས་འདི།། འཇམ་རྩིར་བཏང་བས་སྨན་ནད་ཞི་བར་བྱེད།། ཚ་གྲང་ཕྱི་ནང་བར་གསུམ་རྟགས་ངེས་ན།། དང་པོ་ནང་ན་གནས་པའི་ཚ་སྨན་ལ།། ཧིག་ཏ་བཙུ་དྲུག་གསེར་གྱི་མེ་ཏོག་དུག་མོ་ཉུང་།། བསིལ་གསུམ་བྲག་ཞུན་ཏུ་རྟ་པི་པི་ལིང་།། ཚ་ལ་འགྲོན་ཐལ་ཨ་ཏུ་ར་དང་ནི།། ཙོང་ཞི་དྲག་པོར་བཏུལ་རྐྱད་བཏུལ་བའི་ཐལ་བ་དང་།། ལྡོང་རོས་ཧོང་ལེན་ད་ལིས་ཐལ་བ་གསུམ་ཉུས་ལྡན་བསྲེགས་པའི་རྣམས།། ག་ར་སྦྱར་བཏང་གང་ཉེའི་རྩ་ལ་གཏར།། ཞིག་རྟགས་མངོན་ནས་རྩ་ལྟོ་གང་རིགས་སྦྱང་།། རྗེས་སུ་ཙོང་ཞི་རྡོ་ཞོ་ཆུ་ཚུན་བསྙེན།། བར་གནས་ཚ་སྨན་བཟང་དྲུག་ཨ་ཏུ་ར།། ཙན་དན་དཀར་དམར་ཨུཏྤ་[ཨུཏྤལ]བོང་ང་དཀར།། ཧིག་ཏ་གསེར་གྱི་མེ་ཏོག་དུག་མོ་ཉུང་།། ཏུ་རྟ་ཚ་ལ་རྒྱ་མཚོ་པི་པི་ལིང་།། སྤོས་དཀར་སེང་ལྡེང་ཨུ་ཟི་སེར་བསེ་ཏུ་དང་།། རྟ་རྨིག་དཀར་པོའི་བཙའ་མ་རྙིང་གཅན་གཟན་ཏུས་པ་གང་ཏུང་གི་དང་།། གཡག་རྐྱད་ཙ་དང་ཏུས་པ་བཅས་སེར་ཙམ་བསྲེགས།། ཙོང་ཞི་རྐྱད་བཏུལ་འགྲོན་ཐལ་འདི་རྣམས་བསྲེགས་ན་སྨན་གྲང་ལའང་འགྲོ་སྦྱར་ལ་བཏང་།། གཏར་སྦྱོངས་ཆུ་ལུམས་གོང་བཞིན་ཤེས་པར་བྱ།། ཕྱི་ཡི་རྩ་སྨན་རྣག་འགུགས་བྱ་བྲུན་དྲུག་པ་ཆང་བཙོས་འབྱུར་གྱི་[གྱིས]

བཀུག་བྱས་པས་ཞི།། མ་ཁྱུགས་གོང་ལྟར་སྨན་དཔྱད་གཏར་གའི་རིགས་རྩོལ་བས་སྦྱང་།། ཚ་ཐུར་རྒྱབ་ལ་འབྲས་ལྟར་ཏུལ་བཙོད་[གཙོད]སྦྱར།། དེ་སོགས་ཟས་སྤྱོད་རི་དྭགས་ལུག་ཤ་གསར།། བ་མཛོའི་ཞོ་དར་མར་གསར་ལ་སོགས་པ།། བསིལ་ཡང་བསྙེན་ཞིང་ཏུལ་སྦྱར་འཇུ་དཀའ་སྤོ།། གྲང་དང་དྲག་ཤུལ་མི་ཉིས་གདུངས་པ་སྤང་།། ནང་ངམ་ཟབས་སུ་ཞུགས་པའི་གྲང་སྨན་ལ།། བྱ་རྒོད་གོ་བོ་སྤྱང་བྲུན་ཕོ་བ་དང་།། ཟེ་ར་ནག་པོ་ཁ་ཏུ་ཙབས་ཏུ་ཚ།། ཚ་བ་གསུམ་དང་འགྲོན་ཐལ་སྦྱར་བ་དང་།། འཕྲུལ་ཐལ་སྨན་སྨན་སྦྱར་བ་ལྟག་པ་སྤྲད།། གྲང་སྨན་མ་ལུས་ཐལ་བར་རློག་པར་བྱེད།། ཞིག་ནས་སྙིར་མངོན་ཟུག་ཆེ་རྩ་ཚུ་ཚ།། བཤལ་གྱིས་སྦྱངས་ལ་ཨ་ཏུ་དན་རོག་དུར་བྱེད་ཤྲི་[ཤྲཱི]ཁཎྜ་རྒྱ་མཚ་[རྒྱམ་ཚ]དཔྱི་མོང་དཀར་པོ་སྲུབ་ཀ་ལྕེ་ཚ་རྣམས་རིལ་བུ་བྱས་ལ་སྦྱངས་རྗེས་ལ་གང་བབས་གསང་ལ་བསྲེག། བར་གནས་གྲང་སྨན་ཐང་མ་སྔོན་ཤིང་འབྲས་བུ་གསུམ།། ཚྭ་སྣ་ཚོགས་ཚང་སེ་འབྲུ་པི་པི་ལིང་།། བཟང་པོ་ཧྲ་སུག་ཀ་གསུམ་དང་ཚ་ལ་སྤྲོས་དཀར་དང་།། དུར་བྱེད་སྤོ་ཡི་ཚ་གསུམ་དཔྱི་ལྕེ་སྲུབ་གཡག་རྒོད་རྣ།། ཕྱི་མ་ཆང་སྦྲུས་སླ་ངར་ཉུས་ལྡན་བསྲེགས་ཐལ་པར་[བར]བུ་མར་སྦྱར་བས།། གྲང་བའི་སྨན་ལ་བ་མོར་ཉེ་ཤར་འདྲ།། ཞིག་ནས་སྨན་རོ་བཤལ་གོང་ལྟར་སྦྱངས་གང་བབས་ཀྱི།། གསང་དང་སྨན་ཐོག་མེས་བསྲེག་གཏར་ག་སྤང་།། ཕྱི་ཡི་གྲང་སྨན་སྐུམ་འཚོས་བྱེ་བྲུན་བསྲོས་པའི་དུགས་བྱས་ལ།། སྙིར་གྱུར་བུམ་པ་བཤད་རྒྱུད་ལས་ཤེས་ཚོད་ལྡན་མི་བཙའ་དེའི་ནང་དུ་ཤོག་བུའི་མེ་སྦར་ལ་སླན་པའི་ལན་མང་བྱ།། ཐེངས་འགའ་བསྙེན་པས་འཇུ་ཞིང་ཕྱི་ཏུ་འདྲེན།། འབུར་ན་འཇག་སྐྱུད་སགས་གིས་མཐའ་ནས་བསྡམས་ལ་བཙིར།། གཙགས་བུས་དྲས་ལ་སྨན་དབྱུང་རྨ་ལྟར་གསོ་བཻཊུར་[བཻཌཱུརྻ]ལས་ཡུངས་ཀར་དང་དཀྲ་དང་ཟར་མ་ཧིལ་གསུམ་སྦྱར་ལ་བྱུག།། གང་གི་དེས་མ་འདྲོངས་ཚ་ཐུར་རྒྱབ་ལ་འབྲས་ལྟར་བཅོས།། གྲང་སྨན་ཟས་སྤྱོད་

ལུག་དང་གཡག་རྐོད་དང་།། འབྲས་ཆང་སྤོད་བཅས་ཟན་དྲོན་ཞུན་མར་བསྙེན།། བཅུད་མེད་འཇུ་དཀའ་བསིལ་ཕྱོགས་ཐམས་ཅད་སྤང་།། བཅག་དང་རྩོལ་རྟུལ་ཐོན་བཅག་བ་སྤུ་དུགས་རྫ་ཡིས་མཉེ།། བྱི་བྲག་སྙིང་སྨན་དོམ་མཁྲིས་བསེ་རུ་ཛྙ།། ཟངས་ཐལ་ཤ་རུ་དུར་ཐོད་འགྲོན་ཐལ་སྤང་།། ཐྱོ་མིག་ཙ་སྨན་ཐོག་མར་ཆུ་ལུམས་བྱ།། དེ་ནས་སྤར་བུ་སྐྱུ་རུ་པི་པི་ལིང་།། རུ་རྟ་ཤིང་མངར་བུལ་ཏོག་སྤྲང་སྦྱར་བཏང་།། སྤར་བུ་བུལ་ཏོག་སྐྱུ་རུ་སྤྲང་སྦྱར་ཞུར།། མཆིན་པའི་ཁྲག་སྨན་ཐལ་ཕྱི་རྒྱུད་ཀྱི་སྨན་ཚ་བསྲེག་གདུལ།། གུར་གུམ་ཅུ་གང་ཨུཏྤལ་བ་ཤ་ཀ། ཏིག་ཏ་བྲག་ཞུན་རུ་རྟ་དོམ་མཁྲིས་དང་།། ཀྱི་ལྕེ་དཀར་མཚལ་དཀར་སྦྱར་སེ་འབྲུ་ལྡུ་བ་སྤྲད་ཡང་ན་བཻ་སྔོན་དུ་བསྔོ།། རུ་ཐུང་མང་གཏར་ཙུང་དུ་དབྱུང་ཚ་བ་སྐྱེ་བ་ན།། བྲག་ཞུན་གུར་གུམ་ཅུ་གང་ཨ་རུ་ར།། ཏིག་ཏ་དོམ་མཁྲིས་པི་ལིང་བདུན་པ་སྤྲད།། ཕྱི་རྗེས་བཤལ་གོང་གི་ཀྱིས་སྦྱང་ལ་དག་པར་བྱ།། མཆེར་སྨན་དེ་འདྲའི་རྟ་མཐུར་སྲིན་ལག་རྒྱབ་རྩ་གཏར་རྗེས་ལ་མེ་ཡིས་བསྲེག། མཁལ་ཚིལ་རྩ་སྨན་དང་པོ་ཆུ་ལུམས་བྱ།། ཟུག་ཆུང་སྐྱི་དང་བདེར་སོང་བྱིན་ལོང་གཏར།། སྐྱེད་མེད་བྱ་བྲ་ཕུག་རོན་རྟ་བོའི་བྲག་སྐྱུ་ལུམས་བྱས་ཏེ།། རྣག་ཏུ་བཀུག་ལ་མེ་ཡིས་ཕྱི་རྗེས་བཅད།། མ་ཁྲུགས་ཚད་པ་ཕྱི་རྒྱུད་ལྟར་བྱང་ཆུབ་སེམས་དཔའི་རྩ་སྦྱོངས་ཀྱིས་སྦྱངས་ལ་ཐུར་མས་བཅོས།། མ་ཞུའི་ཟས་སྨན་ལ་ལྡེན་སྨན་རྫ་སྨན་ལ།། གསར་པའི་དུས་ན་རྫ་ཡིས་མཉེ་བར་བྱ།། རྒྱ་མཚ་[རྒྱམ་ཚ]ལ་ལ་ཕུད་དང་ཨ་ཟ་མོ།། པི་པི་ལིང་དང་དོང་གྲ་ཆ་རེ་བསྐྱེད།། ཨ་རུ་ཀུན་མཉམ་ཕྱེ་མ་མེ་དང་འདྲ།། མ་ཞུ་བད་ཀློང་གྲང་སྨན་འཛོམས་པར་བྱེད།། བོང་ང་ཞོ་གང་ཨ་རུ་སྲང་གཅིག་དང་།། ཕོ་མགྲོན་བདུན་ཐལ་ཅུ་གང་གུར་གུམ་དང་།། སྐ་པི་ཕོ་ཙི་དབྱི་མོང་ཅབས་རུ་ཚ།། ཐལ་ཚ་རྒྱ་མཚ་[རྒྱམ་ཚ]ལྕེ་མྱང་ཁ་རུ་ཚ།། ཞོ་རེ་རྒྱ་ཚ་སྤྲི་ཡང་ཀུ་ཞོ་གཉིས།། ཕྱི་རྒྱུད་ཐལ་སྨན་ཞོ་གསུམ་བྱིས་ཆུས་དྲིལ།། སྲན་ཙམ་

རྒྱ་མཚ་[རྒྱམ་ཚ]གསུམ་ཐང་གིས་འཕྲུལ་བཏང་།། ཇོ་ཡང་ཐལ་བར་འགྱུར་སྲིད་སྨན་ཅི་སྨོས།། ཞིག་པའི་སྨན་རྣོ་གཙོད་བྱེད་གོང་གི་བཤལ་བྱས་ལ།། མ་ཞིག་ཐུར་མའི་རྗེས་ལ་སླར་ཡང་སྦྱང་།། སྟོད་ཀྱི་མཁྲིས་སྨན་ཚེ་སྔོན་ལས་ནད་ཡིན།། གསུངས་ཀྱང་མི་༥་དང་ཕག་བྲུན་༥་ནུས་ལྡན་བསྲེགས་ཐལ།། ཚ་ལ་༣་དོམ་མཁྲིས་༣་ཏིག་ཏ་༣་དུག་མོ་ཉུང་༥།། འགྲོན་ཐལ་༥་སེ་འབྲུས་༣་སྨན་དེ་འཇུ་ཞིང་སྐེམ།། གཞན་ཡང་མཁྲིས་སྨན་མ་ལུས་འདི་ཡིས་སེལ།། རྒྱ་མའི་མཁྲིས་སྨན་ལ་སོགས་བཅོས་པ་ནི།། མི་ཕག་བྲུན་ནི་ནུས་ལྡན་བསྲེགས་པ་ལ།། བོང་དཀར་དུག་ཉུང་ག་དུར་བ་ལེ་ག། དོམ་གྱི་མཁྲིས་པ་སྣར་བུ་ཧོང་ལེན་དང་།། ཚ་ལ་བཟང་པོ་འགྲོན་བུ་རྩུལ་བཞིན་བསྲེགས།། ཞིབ་བཏགས་གར་ནག་བཙུ་གཅིག་སྦྱོར་བ་འདིས།། རྒྱ་མ་ལ་སོགས་སྟོད་ཀྱི་སྨན་གྱི་རིགས།། གསར་རྙིང་སྤྱི་དང་བུད་མེད་བུ་བཙས་རྗེས།། མངལ་སྨན་ཆགས་སོགས་ཚ་སྨན་རིགས་ཀུན་དང་།། ཁྱད་པར་མཁྲིས་པའི་ནད་ལ་ཐེངས་པས་ཚོག་སྦྲངས་ན་བཻཌྲ་[བཻཌཱུརྻ]ལས།། ཕོ་བ་ཡོང་སྨན་སྨུག་པོའི་སྐབས་ལྟར་བཅོས།། རླུང་གི་ལྷིང་སྨན་སྔོག་སྐྱའི་སྨན་མར་དང་།། བུ་རམ་སྦྱར་བ་བཟའ་ཞིང་འཇམ་རྩི་གོང་ལྟར་བཏང་།། ཤིང་ཀུན་ཤུ་དག་ཙ་ཏྲ་ཁ་ཙ་ཚ།། དོང་གྲ་སྨ་དམར་ཨ་རུ་མ་ནུ་ལ་ལ་ཕུད།། དཔྲ་དུར་བྱེད་ཕྱེ་[ཕྱེ]མས་རླུང་སྨན་སྦྱོང་།། སྲིན་སྨན་རྒྱ་ཚ་༧་དོང་གྲ་སྨ་རྒོད་དམར་༧་བྱི་དང་ག༠། ཕུར་ཐལ་༧་བུ་རམ་རིལ་བུས་ནང་ནས་བཤིག། ཏ་སྤྲངས་[སྤྲང]ཕུར་མོ་སྔོག་སྐྱུ་སྐྱུ་མའི་དུགས་བདུག། མངལ་སྨན་བྱ་བྲ་ཕུག་རོན་བྱི་བྲིན་མཆིལ་པའི་བྲིན་ཞབ་[པ]ཡག་ཙ[རྩ]།། ནད་མ་རིགས་གསུམ་ལས་གང་རྙེད་སྤང་མ་སྦྱར་བསྲོས་ལ་མང་བདུག། ཟ་བྱེད་ཐུན་གསུམ་རིལ་བུས་སྨན་བཤིག་ལ།། མོ་ནད་

སྐབས་ཀྱི་ཞྭ་[ཞོ]གཤེར་ཆུང་བ་འམ།། རྩ་གཤེར་གང་རིགས་སྐབས་དང་བསྟུན་ཏེ་སྦྱང་།། གཞན་ཡང་སྨན་རིགས་སྦྱོར་བ་རྒྱུད་ནང་བཞིན།། འཕྲུལ་ཐལ་རྗེ་ཞུན་ཁྱུང་ལྔ་གང་རིགས་སྡེབས།། རླུང་བའི་སྨན་ལ་ཟེ་ཚ་ཞོ་བཞི་དང་།། རྒྱ་ཚ་ཞོ་གཉིས་སྡིག་སྲིན་ཚ་བ་གསུམ།། ལྷམ་པ་བུ་རམ་སྦྱར་ལ་ཆང་གིས་དབུལ།། རྗེའུ་ཞིག་ནས་ཆུ་ལམ་འབྱུང་བར་ངེས།། མདོར་བསྡུས་རླུང་སྨན་སྣུམ་འཚོས་འཇམ་རྩི་བཏང་།། མཁྲིས་སྨན་སྦྱང་ཞིང་ཁྲག་སྨན་གཏར་གྱིས་དྲང་།། རྩ་སྨན་རྣག་ཏུ་འགྱུགས་ཤིང་ཆུ་ལུམས་ཤིས།། རྗེ་སྨན་ཐུར་མ་ལྗིན་སྨན་སྨན་གྱིས་བཤིག། ཆུ་སྨན་རྣག་སྨན་གསང་དུ་དབྱུང་བར་བྱ།། ནང་སྨན་སྨན་ལ་བར་སྨན་ཐུར་མས་བཤིག། ཁྱི་སྨན་བུམ་བར་[པར]དྲངས་ལ་དམར་འཁྱིན་བྱ།། རྫེས་ལ་གང་ཡིན་གསང་ས་མེ་ཡིས་མནན།། ཟས་ནི་འདུ་བའི་ཆ་བསྟུན་འཕྲོད་པ་དེ།། ཏ་ཙང་འགྲངས་ལྟོགས་མ་ཡིན་རན་པར་བསྟེན།། སྤྱོད་ལམ་དྲག་ཤུལ་སྤངས་ལ་བསིལ་དྲོད་སྙོམས།། སྨན་ནད་བཅོས་པའི་ལེའུ་སྟེ་དགུ་པའོ།། །།

ལེའུ་བཅུ་པ། སྐྱ་རབ་བཅོས་པ།

སྐྱ་རབ་རྒྱུ་རྐྱེན་དབྱེ་རྟགས་བཅོས་བཞིས་བསྟན།། རྒྱུ་རྐྱེན་ཟས་དང་སྤྱོད་ལམ་མི་འཕྲོད་པས།། མ་ཞུ་དངས་མ་མཆིན་གནས་ཟྲུངས་མ་གྱུར།། ཁྲག་ངན་ཆུ་སེར་ལུས་ཀུན་ཁྱབ་ལས་བྱུང་།།

དབྱེ་བ་སྔོ་ཁྲག་ཤས་ཆེ་མཆིན་མཁྲིས་ལྡན་མཆེར་པ་བད་ཀན་ལྡན་ཆུ་སེར་ཤ་པགས་ལ་རླུང་རྙིང་དང་སྲོག་རྩར་གནས།།

སྐྱི་རྟགས་དང་པོ་ཁ་གདོང་མིག་ལྤིབས་དང་།། རྐང་བོལ་ངར་གདོང་སྦྱོད་[སྦོད]པོར་གཡོ་ཞིང་སྐྲངས།། འགུལ་ན་ཇམ་འདེགས་སྙིང་སྦྲུག་དང་ག་འགག། ཁ་ཟས་མི་འཇུ་ལྤེ་མཆུ་སྙིལ་བཀྲག་འཚེར།། སྟོབས་ཆུང་རྩ་ཕྲེང་ཆུ་སེར་ཤིན་ཏུ་དལ།། བྱེ་བྲག་སྔོ་བ་སྐྱ་རབ་སྔོ་མང་ཞིང་།། ལུད་པ་ཁྲག་ཅན་སྨུ་གསོབ་ལུ་བ་ཡིན།། མཆིན་པ་མིག་སེར་ཤ་མདངས་དྲི་ཆུ་སེར།། མཆེར་པ་ཁོང་སྦོ་ཤིག་མང་ལྤོ་མཆུ་སྐྱ།། ཆུ་སེར་ཟ་འཕྲུག་བྱེད་ཅིང་ཆུ་སོ་སྐྲངས།། རླུང་ནི་གཉིད་ཆུང་སྐྲངས་གསོབ་འཕེལ་འགྲི་ཆེ།།

བཅོས་ཐབས་སྐྱི་ལ་རླུང་གིས་སྣ་ཁྲིད་ཕྱིར།། ཞུན་མར་ཆང་སོགས་ཟས་བཅུད་བསྙེན་པ་དང་།། བསྐུ་མཉེ་དང་པོ་ལམ་ནས་ཟློག་པ་སྲིད།། དེས་མ་ཞི་ན་ཟས་སྤྱོད་སྨན་དཔྱད་བཞི།། འབྲས་ཐུག་ལུག་ཤ་མར་གསར་དར་བ་བསྟེན།། ཉ་ཕག་ཙུལ་སྐྱུར་ཞོ་དང་བུར་སྔོན་ཚྭ།། གྲོ་ཡོས་ཤ་སྐམ་རྗེན་ཟས་འཇུ་དཀའ་དང་།། སྤྱོད་ལམ་ཉིན་གཉིད་ཉལ་པོ་རླན་གྲང་སྤང་།། སྨན་ནི་ད་ལི་བཅུ་དྲུག་སེ་འབྲུ་ལྔ།། སེ་འབྲུའི་སྦྱོར་བ་ཀུན་ཕན་བདེ་བྱེད་སྙིང་།། ཞུགས་ཕྱེ་བསྣན་པས་ཕན་པ་ལག་བླངས་ཡིན།། ཡང་ན་གོང་གི་སྨུམ་འཚོས་བྱས་རྗེང་ལ།། དུར་བྱེད་[བྱིད]སྦྱོན་ཤིང་ཞུགས་ཕྱེ་བ་དམར་

ཟལ་གཅིན་སྦྱང་།། དེ་རྗེས་འབྲས་བུ་གསུམ་དང་ལི་ག་དུར།། བྱི་དང་ག་དང་ཅི་ཏྲ་ཚ་བ་གསུམ།། ཆ་མཉམ་ཀུན་དང་ལྕགས་ཕྱེ་མཉམ་བྱས་ལྕགས་ཕྱེ་བཅུ་བ་ཞེས་བྱ་ཏེ།། སྐྲང་སྦྱར་ལྤེ་གུས་སྐྱ་ཐབ་འཛོམས་པར་བྱེད།། གླ་སྒང་གོ་སྙོད་གཟྷ་པ་ཏྲ་ཚ་བ་ལྤ་སྣ་པི་ཕོ་དབྱི་ཅི།། སྟག་ཚར་[ཚེར]གཉྫ་ག་རི་སྐྱེར་ཤུན་ཆུ་སྐོལ་འཕུལ་བྱས་ན།། འོར་དང་སྐྱ་ཐབ་འདུས་གྱུར་ཚབས་ཆེ་སེལ།། རྗེས་ལ་དང་པོ་བཅུ་གསུམ་བཅོ་བརྒྱད་བསྲེགས།། དེ་ཡིས་རླུང་དང་ཆུ་སྐྱོ་འགོགས་པར་བྱེད།། སྒྲོ་བ་སྐྱ་ཐབ་ལ་སོགས་སྒྲོ་མང་ན།། སྐྲངས་ཤིང་ཆུ་ཡི་སྣ་འདྲེན་སྒྲོས་བྱེད་བས[པས]།། ཚད་རྟགས་འདུག་ན་སྒྲོ་ཚད་ཀུན་སེལ་ལམ།། རམ་རྐྱོད་འཚངས་ན་རྒྱུན་འབྲུམ་བདུན་པ་དང་།། གོང་གི་སྦྱོར་བ་གང་རིགས་ལྷག་པ་སྤྲད།། སྒྲོ་གཅོག་ཆུ་མི་གསོག་པར་བྱེད་པ་ཡིན།། མཆིན་པར་ནིམ་པ་རྩ་མཁྲིས་བ་ཤ་ག། ཏིག་ཏ་སླེ་ཏྲེས་ཧོང་ལེན་འབྲས་བུ་གསུམ།། བསྐོལ་པའི་[བའི]ཁུ་བ་སྤྲང་དང་སྦྱར་ལ་བཏང་།། མཆེར་པ་སྐྱ་ཐབ་ལྕགས་ཕྱེ་བཅུ་བ་དང་།། ད་ལིས་༡བདུན་པ་ཤིང་ཚ་༢གུག་སྐྱེལ་༣ཀ་ཀོ་ལ་༤ཟེ་[ཟེ]ར་༥པི་པི་ལིང་༦ཕོ་བ་རིས་༧ལྷག་པ་སྤྲད་པས་འཛོམས།། ཆུ་སེར་སྐྱ་ཐབ་སྤོས་དཀར་འབྲས་བུ་གསུམ།། བྲག་ཞུན་སྐྲང་སྦྱར་ལྕགས་ཕྱེ་བཅུ་དང་སྦྱིལ།། རླུང་ལ་ཤིང་ཀུན་སྣ་པི་ཁ་རུ་ཚ།། ཅི་ཏྲ་ཀ་དང་ཤིང་ཚ་ཛྙ་སུག་བསྟེན།། དཔྱད་ནི་འདི་ལ་གཏར་བར་གསུངས་ན་ཡང་།། འཕྲོད་པའི་ངེས་ཤེས་ཉིད་དང་བཅོས་རྟགས་ལ།། ཙུང་ཟད་གཏར་ལས་སྤང་བ་ཤིན་ཏུ་གཅེས།། གོང་བཤད་གསང་ཡང་ན་རང་རང་གསུམ་མེས་བསྟམ་སླར་མི་ལྡོག། མ་ཐུབ་རྙིངས་ནས་དམུ་ཆུའི་བཅོས་ཐབས་སྦྱར།། སྐྱ་ཐབ་བཅོས་པའི་ལེའུ་སྟེ་བཅུ་པའོ།། །།

ལེའུ་བཅུ་གཅིག་པ། འོར་ནད་བཅོས་པ།

འོར་ནད་རྒྱུ་རྐྱེན་དབྱེ་བ་རྟགས་བཅོས་བཞི།། རྒྱུ་རྐྱེན་ཁ་ཟས་མ་ཞུ་དྭངས་སྙིགས་འདྲེས།། མཆིན་གནས་ཟུངས་སུ་མ་གྱུར་ཁྲག་ངན་རྒྱས།། དེ་ཉིད་ཤ་པགས་བྱེར་བས་ཆུ་སེར་བསྐྱེད།། ཆུ་སེར་འོར་དུ་ལྷུངས་ཏེ་གཡོ་བར་འགྱུར།། དུས་བསྐྱེད་སྐྱ་ཐབ་རྙིངས་ལས་འབྱུང་བ་ཡིན།། རྐྱེན་བསྐྱེད་ནད་ཀུན་བཅོས་ཉེས་འཁྲུགས་ལས་འབྱུང་།།

དབྱེ་བ་རླུང་མཁྲིས་ཁྲག་དང་བད་ཀན་དང་།། བསྟུད་དང་དུག་ལས་བྱུང་བ་རྣམ་པ་དྲུག།

སྤྱི་རྟགས་རྩ་རྣམས་ཐམས་ཅད་ཚ་ཞིང་འཁྲུག། ལུས་དང་ཡན་ལག་སྐོམས་ལ་ངལ་བ་སྟེ།། དྲོད་ཆུང་ཁ་ཟས་མི་འཇུ་དང་ག་འགག། དེ་རྗེས་ལུས་ཀུན་གཡོ་ཞིང་སྐྲངས་པ་སྟེ།། ཁྱད་པར་གདོང་བོལ་བྲང་གསུས་ཆུ་སོ་སྐྲངས།། ཤ་དང་པགས་པའི་བར་རྣམས་ཆུ་སེར་ཁེངས།། འོག་ཏུ་གང་བཙུག་ཡོན་པོར་སྐྲངས་པ་ཡིན།། བྱེ་བྲག་རྟགས་ལ་རླུང་འོར་ལུས་འདར་བཙེ།། སྐྲངས་རྩུབ་གསོབ་ལ་ཉིན་ཆེ་མཚན་མོ་ཆུང་།། མཁྲིས་འོར་མིག་ཆུ་ལྤགས་སེར་དྲོས་ན་སྐྱི།། ཁྲག་འོར་རྩ་རྣམས་གཟེར་འཁྲུག་མིག་ཆུ་དམར།། བད་ཀན་ལུས་གྲང་གྲངས་ན་མི་བདེ་ལ།། སྐྲངས་པ་ཉིན་ཆེ་མཚན་མོ་ཆུང་བ་ཡིན།། བསྟུད་འོར་མཚོན་ལམ་ལ་བརྟེན་ཚ་ལ་དམར།། དུག་རིག་ཁོང་སོང་དུག་རྟགས་ལྡན་པས་ཤེས།། སྤྱི་བཅོས་གསར་དུས་སྦྱུང་བྱ་འཇུ་སྣ་བསྟེན།། བོང་ང་དཀར་ཐང་ཤིང་དུག་ཅུང་བྱི་ཏང་ག། ཕོ་བ་རིས་བསྐོལ་ཁུ་བས་འོར་ནད་སེལ།། སེ་འབྲུ་ལྷ་ཚ་གྲང་བསྲུ་ན་སྣ་དང་གུར་གུམ་པས་ཕོ་བའི་མེ་དྲོད་བསྲུང་།། བྱེ་བྲག་རླུང་ལ་བ་ཡི་བ་གསར་དམར་ཟེལ་[ཟལ]ནི་དཀར་

དམར་འདྲེས་པའི་ཁྲག་[ཁྲ]བོ་མདོག་ཅན་རྣམ་ལྔའི་མར།། བཟའ་དང་བྱུག་དང་འཇམ་རྩིར་བཏང་བ་དང་།། ཁ་རུ་ཚ་དང་ཞུན་མར་སྣ་སྦྱར་བྱུག། མཁྲིས་འོར་སྦྱངས་དཧྲ་དུར་བྱེད་[བྱིད]ཤྲི་ཁཎྜ་ཐར་ནུ་ཁྲོན་བུ། ལྕུམ་རྩ། རེ་ལྕག དོང་ག སྟོན་བུ། རྒྱ་ཚ། ཆུ་མ་རྩི། ཟངས་དྲེག པི་པི་ལིང་། རྒྱ་ཏིག དུག་ཙུང་། གསེར་མེ་ཏོག་བསྟན་པས་རྗེས་བཟང་དྭུག་འགྲོན་བུ་མིའི་ཐོད་ཐལ།། ཚ་བ་གསུམ་ཐལ་བྲག་ཞུན་སོ་མ་ར།། ག་ར་སྦྱར་བས་མཁྲིས་འོར་སྐེམ་པར་བྱེད།། གུར་གུམ་བདུན་པ་བསྟེན་ན་ཤིས་པ་ཡིན།། ཁྲག་འོར་སྦྱངས་རྗེས་ཉེ་ཤུ་རྩ་ལྔ་ལ།། ཆུ་སེར་གཟེ་མ་ལྕུམ་པ་ཤིག་ཤིན་སླེ་ཊྲེས་སྐྱེར་པ་སོགས་སྨན་བསྐྱུར་སེང་ལྡེང་ཁུ་བས་དབུལ།། བད་ཀན་གྲང་འོར་སྦྱངས་གོང་གི་མཁྲིས་སྨན་གསུམ་བཞག་པའི་ན་ལེ་ཤམ་བསྟན་པས་རྗེས་ཐལ་སྨན་བསྐམ།། བསྟད་པའི་འོར་ལ་ཁྲག་དབྱུང་བསིལ་ཏིག་ཏ་བྲག་ཞུན་ཧོང་ལེན་སྤྲ་ལོ་ཅན་དན་དཀར་པོ་བས་བྱུག། དུག་བསྐྱེད་པ་ལ་དུག་གི་གསོ་བ་དུག་བཅོས་པའི་སྐོར་ལས་སྦྱར།། འོར་ནད་གསོ་བའི་ལེའུ་སྟེ་བཅུ་གཅིག་པའོ།། །།

ལེའུ་བཅུ་གཉིས་པ། དམུ་ཆུ་བཅོས་པ།

གཅོང་ཆེན་དམུ་ཆུའི་རྒྱུ་རྐྱེན་དབྱེ་བ་དང་།། གནས་ས་རྟགས་དང་བཅོས་ཐབས་དྲུག་གིས་བཤད།། རྒྱུ་ནི་རླུང་མཁྲིས་བད་ཀན་ཆུ་སེར་ཁྲག། དེ་ཡང་དངས་མ་ཁྲག་མཁྲིས་སྙི་མཆིན་ཟགས།། མཆེར་ཟགས་སྨུག་པོའི་ཟགས་ཆུ་ལ་སོགས་པ།། དེ་རྣམས་རྟེན་ཅན་རྒྱུ་ཡིན་དམུ་ཆུའི་རྒྱུ།། དེ་རྐྱེན་མ་ཞུ་བཤལ་རྗེས་ཟས་སྤྱོད་ལོག། ཚ་བའི་རྗེས་ལ་གཏར་དང་བསིལ་སྦྱོར་ཐལ།། ངལ་དུབ་རྗེས་ལ་ཆུ་མང་བཏུངས་པ་དང་།། རླན་སྙིང་ཉལ་བ་ལ་སོགས་མི་ཇྲོད་ཉམས།། སྔོན་ལས་གདོན་རྐྱེན་དབང་གིས་དམུ་ཆུར་འགྱུར།།

དབྱེ་བ་ཁྲག་བྱེར་མཁྲིས་བྱེར་ཆུ་བྱེར་གསུམ།། དོན་ཟགས་མཆིན་མཆེར་སྙི་བ་ཟགས་པ་གསུམ།། སྣོད་ཟགས་ཕོ་བ་ལོང་ག་ཟགས་པ་གཉིས།། སྐྲན་ཟགས་ཁྲག་རྩ་ཆུ་སྐྲན་ཟགས་ཆུ་གསུམ།། འཁྲིམས་ཆུ་རྒྱུ་རྗོལ་གདོན་ཆུ་དྲུག་ལས་བཅོ་ལྔར་གྱུར།།

ཆུ་ཡི་གནས་ས་ཕྱི་ནང་བར་དང་གསུམ།། ཕྱི་ཆུ་ཤ་མདངས་བར་ན་གནས་པ་སྟེ།། ནང་ཆུ་རྒྱུ་ལོང་སྣོད་ཀྱི་སྟེང་ན་འཁྱོ།། བར་ཆུ་པགས་འོག་ཤ་སྟེང་ཁྱབ་བར་[པར]གནས།།

སྤྱི་རྟགས་དང་པོ་འཇུག་དང་བར་དུ་སྨིན།། ཐ་མ་རྒྱས་དུས་འཚོ་འཆི་བརྟག་པའོ།། དང་པོ་འཇུག་དུས་ཤེད་ཆུང་ཕོ་བ་ལྟེམ།། དབུགས་རྔོད་སྙིང་འདེགས་ཟས་ཀྱི་འཇུ་སྟོབས་ཆུང་།། ལྤྲེ་མཆུ་རྙིལ་དཀར་འགྲོ་འདུག་གསུམ་པ་ལྡིག། བོལ་གོང་ངར་གདོང་ཆུ་སོ་བཅུ་དྲུག་མདོ།། ཕོ་བ་བྲང་ཞོལ་ཁ་གདོང་མིག་ལྤྲིབས་དང་།། ཆུ་ཡི་མཁར་བརྒྱད་གཡོ་ཞིང་སྐྲངས་པ་ཡིན།། བར་དུ་ཆུ་ཙུ་སྨིན་ནས་གསུམ་པ་ཁེངས།། བེམ་རྫོལ་རྒྱབ་[བརྒྱབ]

ན་ཐོལ་ཐོལ་ཕྲིག་ཕྲིག་འོང་།། ཐ་མ་རྒྱས་དུས་ཚ་ཆུ་གྲང་ཆུ་གཉིས།། ཚ་ཆུ་རྩ་གྲིམས་ཆུ་མདོག་དམར་རམ་སེར།། གློ་སེར་མིག་སེར་ལྗེན་སྣ་སློག་པ་ཆགས།། གསུས་པ་ཆེ་ལ་རྩ་ཡི་དྲ་བས་ཁྱབ།། ཡན་ལག་ཕྲ་ལ་སྐམ་པས་ཡི་དགས་[དྭགས]འདྲ།། གྲང་ཆུ་རྩ་དལ་ཆུ་སྦོ་སྐོམ་དད་ཆུང་།། ཕོ་བ་སྦྲོ་འཁྲིག་བྱེད་ཅིང་སྐབས་སུ་འབྲུ།། མགོ་ལུས་ཡན་ལག་སྐྲངས་ཆེ་མནན་རྗེས་འོང་།། སྦོམ་ལ་རགས་པས་མགོན་པོ་ལྷ་བུར་བཤད།། གྲང་ཆུ་ཡུན་ལོན་ཆུ་རྒྱས་གློ་སྙིང་དང་།། མཆིན་པ་ཆུས་ནུབ་ཚོས་ཏེ་མྱུར་དུ་འཆི།། ཚ་ཆུ་རྒྱས་ཐེབས་མི་སྐྱེ་ཚེ་རིང་སྟེ།། ཞུག་ན་སྲོག་ཡིན་མྱུར་དུ་འཆི་བར་འགྱུར།། འཆི་རྟགས་དང་ག་མི་བདེ་སྐྱུག་པ་དང་།། གློ་མང་མིག་སེར་དབུགས་ཐུང་སྐོམ་དད་ཆེ།། དྲི་ཆུ་དམར་སེར་སྣ་ལ་ཁུང་བ་དང་།། ཟུངས་ཟད་ལུས་སྟོབས་ཤོར་ན་ཐང་བར་བྱ།། དབུགས་དལ་དང་ག་བདེ་ལ་སྐོམ་དད་ཆུང་།། ཟུག་མེད་ལུས་ཡང་མིག་དཀར་དྲི་ཆུ་སྔོ།། རྩ་རྒྱུད་སྙོམས་ལ་ཞེད་ཆེ་འཚོ་བར་འགྱུར།། བྱེ་བྲག་བརྟག་པ་དངས་[དྭངས]མ་ཁྲག་བྱེར་ཆུ།། རྩ་གྲིམས་ཆུ་དམར་ལུས་ལྤི་དང་ག་འགག། རོ་སྟོད་རྩེབས་[རྩིབ]ལོགས་རྣམས་སུ་གཟེར་ཐྲན་ལྡང་།། གཏར་ན་ཁྲག་ངན་སྨ་ལ་ཆུ་ལྷར་སེར།། དངས་[དྭངས]མ་མཁྲིས་བྱེར་ཙམ་འདེགས་གློ་སྙིང་སྦྲུག། དང་ག་མི་བདེ་འགྲངས་ན་ཕོ་བ་རྫིང་།། མིག་ཆུ་སེར་ལ་འབྲུས་ན་མཁྲིས་པ་འབྱུང་།། དངས་[དྭངས]མ་ཆུ་བྱེར་ལྷེར་ཚོ་ལྷ་བུར་སྐྲངས།། རྩ་བྱིང་ཆུ་སྦོ་སྙིང་སྦྲུག་ཕོ་བ་རྫིང་།། དེ་གསུམ་དང་པོ་ཕྱི་ཆུ་འོར་ཡིན་ཏེ།། རྙིངས་པར་གྱུར་ན་ནང་དུ་ཆུ་ཏུ་སྨིན།། མཆིན་པ་དང་པོ་ཟགས་པ་གཡས་ནས་འཕེལ།། རྩ་གྲིམས་ཆུ་དམར་ཞུག་ན་རྒྱ་བཤལ་འབྱུང་།། གསུས་པ་ཆེ་ལ་རྩ་བཀྲ་ཡན་ལག་སྐམ།། མཆེར་པ་ཟགས་པ་གཡོན་ནས་འཕེལ་བ་ལ།། ཆུ་ཡི་ནང་ན་མཆེར་པ་རྗོ་ལྷར་སྲ།། ཕོ་བ་སྦྲོ་འཁྲིག་འཇུ་སྟོབས་ཆུང་བ་ཡིན།། གློ་བ་ཟགས་པ་

གློ་མང་གློ་སྙིང་སྤྲུག། ཐོས་རྗེས་ཕོ་བ་མི་བདེ་བཀྲག་མདངས་འཚེར།། ཕོ་ཡོང་ཟགས་པ་སྒོ་འཁྲིག་ཕོ་བ་རྫིང་།། དང་ག་མི་བདེ་ཤིན་ཏུ་འཇུ་སྟོབས་ཆུང་།། འགྲངས་དང་ཁྲངས་རྗེས་སྐྱང་ཐབས་ལྟ་བུར་ན།། ཁྱད་པར་ཕོ་བ་ཡོང་ཡུལ་ཆེ་བ་ཡིན།། སྨན་ཟགས་གསོག་པ་བུལ་ཞིང་ཡོད་ངེས་མང་།། ཟ་ཁ་བྱེ་ནས་གསོག་སྐྲིན་ཟུག་གཟེར་ཆེ།། འཁྲིམས་ཆུ་འོག་རླུང་ལྡོག་ལ་ཆུ་བབས་ཆུང་།། སྒོ་འཁྲིག་བྱེད་ལ་མྱུར་དུ་སྐྲི་བ་ཡིན།། རྒྱུ་རྫོལ་རྒྱུ་སྨད་མི་བདེ་སྨད་ནས་སྐྲི།། འདྲེ་ཆུ་ཤ་སྣ་འགྱུལ་ཞིང་སྙིང་མི་དགའ།། གདོང་ལ་ཆུ་བུར་འོང་ཞིང་སྣ་ཁྲག་འཛག། འཕར་ཟ་མི་གྲུང་ལྷང་དུབ་འདྲེ་ཁ་རྒོད།། ཡང་ན་ཤེས་པ་བྱིང་ལ་ཚིག་པ་ཟ།། དུག་ལས་གྱུར་པ་དུག་གི་ནད་རྟགས་འབྱུང་།། མདོར་བསྡུས་རླུང་མཁྲིས་བད་ཀན་ལྡན་འདུས་རྟགས།། རླུང་གྱུར་འཁྲིག་ཙར་ཟུག་ཆེ་འཕེལ་འབྲི་བྱེད།། ཆུ་སྔོ་དྲི་མ་སྲི་ལ་དབུགས་ངན་སྟོམ།། མཁྲིས་པ་མིག་སེར་ཤ་སྔོ་ཆུ་བབས་ཆུང་།། ཟ་གྲིམས་ཆུ་མདོག་མར་ཁུ་ཙོད་[བཙོད]ཁུ་འདྲ།། བད་ཀན་དབུགས་འདེགས་སྐྲངས་ཆེ་འཇུ་སྟོབས་ཆུང་།། ལུས་ལྗི་གཉིད་ཆེ་ཟ་བྱིང་ཆུ་མདོག་སྔོ།། དེ་ལ་འདྲེ་ཆུ་འཁྲིམས་ཆུ་ཕོ་ཡོང་ཟགས།། བྱེར་ཆུ་གསོར་རུང་ཕྱི་མ་ཁས་མ་བླང་།། མཁྲིས་པ་ལས་གྱུར་ཚ་ཆུ་མི་འཚོ་སྲིད་།། ནད་གཞི་རྙིང་པའི་སྟེང་དུ་ཆུ་ནད་བྱུང་།། རྟེན་ཅན་ཞེས་བྱ་དེ་ཡང་འཚོ་བ་དཀའ།། བད་རླུང་ལས་གྱུར་གྲང་ཆུ་གསོ་བར་གསུངས།།

བཅོས་ཐབས་དང་པོ་མངོན་ཚུལ་ཞུགས་དུས་སུ།། སེ་འབྲུ་བརྒྱད་སེ་འབྲུ་༤ཤིང་ཚ་༢སུག་སྨེལ་༢པི་པི་ལིང་༥བཅས་[བཅའ]སྣ་བྱི་ཏང་ག་༡ཅི་ཏྲ་ཀ་༡འཇམ་འབྲས་༡། སྟོན་དུ་འབྲས་གསུམ་སེང་ལྡེང་གི་ཐང་གཏོང་བྱ་ལྷན་ཐབས་མཆན་དུ་གསུང་ཡོད་དང་རྒོད་མ་ཁ་ཡི་ཕྱེ།། ལུག་ཤ་གསར་འཇམ་ཞུན་མར་དྲོད་བསྐྱེད་ལ།། འཇམ་བཤལ་མན་ངག་རྒྱུད་ཀྱི་ཆུ་མ་རྩི་དང་ཨ་རུ་ར་ཞེས་པ་ནས་ཡུ་སུ་བྱང་

པ་ཚང་གིས་དབུལ་ཆུ་སེར་སྤྲངས་པས་ཞི་བར་ནུས།། བར་དུ་ཆུ་རུ་རྒྱས་ཏེ་སྨིན་པའི་དུས།། དང་པོ་འོལ་ཁ་བསྐྱུར་[བསྐྱུར]ཚུལ་མེ་ཏྲྀད་ནི།། གྲང་བའི་ཆུ་ལ་སེ་འབྲུ་བཞི་པ་སྟེ།། ཚ་བའི་ཆུ་ལ་དེ་སྟེང་གུར་གུམ་བསྣན།། བུར་དཀར་སྦྱར་བ་ཆུ་སྐོལ་འཕྱུལ་ལ་བཏང་།། ཕོ་བའི་མེ་ཏྲྀད་སྐྱེད་ཅིང་མ་ཞུ་འཇུ།། བད་ཀན་བེ་སྣབས་རྩ་སྦུབས་འགགས་པ་སེལ།། དངས་[དྭངས]མ་མ་ཞུ་ལུས་ཟུངས་རང་སོར་འཇུག། དེ་རྗེས་ཤིང་མངར་ཨུ་སུ་ལྕམ་པ་དང་།། སྦུབ་ཀའི་འབྲས་བུ་ཨུག་སྒྲོའི་ཐལ་པ་[བ]རྣམས།། ཞུན་མར་སྦྱར་བཏང་སྐོམ་ལ་ཤིན་ཏུ་འཛོམ།། དངས་མ་དྲི་ཆུ་རང་ལམ་འཇུག་པར་བྱེད།། དེ་ཡིས་དང་ག་བདེ་ལ་སྐོམ་དད་ཆུང་།། དྲི་ཆུ་བུངས་ཆེ་ཕོ་བ་བདེ་བར་འགྱུར།། གལ་ཏེ་མ་ཐོན་ཚ་ཆུའི་རྟགས་ཡོད་ན།། སྐྱུ་རུའི་ཚིག་[ཆིག]ཐང་ལན་འགའ་བསྟེན་པ་འམ།། ཡང་ན་ཤིང་མངར་༢ ཨུ་སུ་༡ ལྕམ་པ་༡ དང་།། སྲད་དཀར་མེ་ཏོག་༡ སླང་སྣ་དམར་༡ སྐྱུ་རུ་ར་༡།། སྦྱར་པར་[བར]མཁས་རྣམས་ཨ་ཧྲི་དྭག་ཐང་ཟེར།། ཚ་ཆུའི་ཆུ་ལམ་འབྱེད་ཅིང་གྲང་ཆུར་བསྐྱུར[བསྐྱུར]།། ཕྱི་[ཕྱེ]མ་གུར་གུམ་༣ དང་ནེ་པྲི་ཡང་ཀུ་༡།། ཨུཏྤལ་སྔོན་༡ གསེར་གྱི་མེ་ཏོག་༢ བོང་ང་དཀར་༢།། བ་ཤ་ཀ་༢ དང་སྐྱུ་རུ་ར་༡ སྦྱར་བ།། གུར་གུམ་བདུན་ནམ་འབོལ་སྨན་བདུན་པ་①སྟེ།། ཆུ་མདོག་ལྗང་ན་པི་ཝིང་ཨ་གར་བསྣན།། སེར་ན་ཀྱི་ལྡེ་དུག་ཅུང་དཀར་པོ་ལ།། རུ་རྟ་བ་ལུ་ཤ་ལྷགས་[ལྷགས]བར་གྱི་ཆུར།། ཉེ་དགའ་ཨུ་སུ་བསྣན་པ་ཆུ་སྐོལ་གྱིས།། འཕྱུལ་ལམ་ཡང་ན་གོང་བཤད་ཐང་གིས་དབུལ།། མེ་ཏྲྀད་གསོ་པའི་[བའི]རྗེས་སུ་སྨན་འདི་གནད།། སྨུག་པོ་ལ་སོགས་ཡོད་ན་དེའི་སྨན་ཐེལ།། གཉིས་པ་སྐེམ་ལ་སྨན་དཔྱད་ཟས་སྤྱོད་བཞི།། སྨན་ནི་ཐོད་སྦྱོར་མི་དང་ཕག་པ་

དང་།། ཧྲ་དང་འཕྱི་བ་དུར་ཐོད་གཙོ་བྱས་ལ།། ཨ་རུ་བ་རུའི་ཚི་གུ་རུས་པ་ཕྲ་ཡི་སྙིང་།། ཅོང་ཞི་བྲག་ཞུན་བྱང་པ་ཤིང་ཀུན་དང་།། རྒྱ་ཚ་དབྱི་མོང་སྲུབ་ཀའི་འབྲུས་[འབྲས]བུ་རྣམས།། འོ་མ་མར་དང་ཞག་ལ་འདག་པ་བྱ།། ནུས་ལྡན་བསྲེགས་ཐལ་སུག་སྨེལ་པི་པི་ལིང་།། སེ་འབྲུ་ཕྲིག་སྲིན་ལྕུམ་པ་སྲམ་གྱི་བྲུན།། ཁ་ཚར་བཏབ་ལ་འདུ་པའི་[བའི]རླུང་ལ་ཞུན་མར་མཁྲིས་པར་གངས་ཆུ་བད་ཀན་ལ་ཆུ་སྐོལ་ཧྲ་དང་སྦྱར།། དམུ་ཆུ་རྒྱ་མཚོ་ཙམ་ཡང་སྐེམ་པར་ནུས།། ཐལ་སྦྱོར་ཐལ་སྨན་འཇམ་པོ་སུམ་གཉིས་ལ།། བཙན་དུག་ཆ་༡ཨ་རུ་ཆ་བཅུ་གཅིག་པོ་འགྲོན་བདུན།། ཙུ་གང་གུར་གུམ་ཚ་བ་རྣམ་པ་ལྔ་སྣ་པི་ཕོ་དབྱི་ཅི།། ཙྭ་སྣ་ཚོགས་ཚད་ཡ་བཀླ་ར་དང་།། ས་རྫི་ཀ་སྙེ་མ་ནག་པོ་དང་ཤ་རུ་དུར་ཐོད་ཐལ།། པྲི་ཡངྒུ་རྣམས་ལོ་བརྒྱད་དྲི་ཆུས་འདམ་བཏགས་བྱ།། རིལ་བུ་སྲན་ཙམ་བཤད་ཚུལ་མང་ཀྱང་ཐོ་རངས་སམ་སྔ་དྲོ་ཁྲིའུ་སུས་རིམ་པས་བསྐྱེད།། ཟླ་བ་གཅིག་གིས་རྒྱ་མཚོ་སྐེམས་པར་ནུས།། པི་ཊའི་སྦྱོར་བ་བཙན་དུག་རིགས་ལྔ་གང་རུང་ཆ་གཅིག་ལ།། ཨ་རུ་སུམ་གཉིས་སོ་སོར་ནུས་ལྡན་བསྲེག། འགྲོན་བུ་དུར་ཐོད་བུར་དཀར་རིལ་བུ་བྱ།། གྲང་ཆུའི་སྟེང་དུ་བསྐལ་པའི་[བའི]མེ་བདུན་འདྲ།། རུས་སྦྱོར་ཕང་ལོ་གཅིག་དང་དུང་དང་འགྲོན་བུ་དུར་རུས་དང་།། ཉ་སྲམ་ཆུ་བྱའི་རུས་པས་མཐེབ་ཚོགས་ཙམ་གྱིས་གཙོ་བྱས་ལ།། ཨུ་ཟྲི་ཞོ་གང་ཟངས་ཐལ་ཞོ་ཕྱེད་ཅོང་ཞི་ཁྱོར་གང་ཨ་རུ་ར་རྡོག་གཉིས།། རུ་ཧྲ་ཚ་བ་གསུམ་དང་དབྱི་མོང་རྣམས་ཁྱོར་བ་ཕྱེད་རེ་དང་།། ཟྲེ་ཚ་ཐལ་ཚ་རྒྱ་ཚ་ཁ་རུ་ཚ།། རྒྱ་མཚ་[རྒྱམ་ཚ]བྱང་ཚ་རྣམས་མཆིལ་པའི་སྒོ་ང་གང་རེ་ཞིབ་བཏགས་ནུས་ལྡན་བསྲེག། དམུ་ཆུ་མ་ལུས་སྐེམས་པའི་གདམས་པ་སྟེ།། ཁྱད་པར་སྨན་ཟེགས་ཆུ་ལ་བཏུགས་པ་ཡིན།། དངུལ་ཆུ་ཞོ་ཕྱེད་ཨུ་ཟྲི་[ཟྲི]སེར་དང་སྟར་བུ་ཞོ་གང་ཚ་བ་གསུམ་ཁྱོར་གང་རེ།། ཙྭ་སྣ་སོ་སོ་ནས་མཆིལ་པའི་སྒོ་ང་གང་རེ་བུ་རམ་རིལ་བུ་སྐེམས་ཀྱི་མཆོག། ཁྱད་པར་ཚ་ཆུ་སྐེམ་པའི་

པ་ལམ་ཡིན།། ཟངས་ཐལ་སྦྱོར་བ་ཟངས་ཐལ་སུམ་ཆ་གཉིས་ལ།། ལྕགས་ཐལ་སུམ་ཆ་གཅིག་ཤ་ཁུས་ཐོད་འགྲོན་ཐལ།། ཨ་རུ་རྗེ་དྲེག་དམར་པོ་ཏ་ཙ་ཚ་གྲང་གི།། རྟ་ཡིས་བསྒྱུར་བས་རྒྱ་མཚོ་སྐེམས་པར་བྱེད།། ཁྱད་པར་དོན་ཟགས་ཆུ་ལ་བསྔགས་པ་ཡིན།། ཡང་ན་ཟངས་ལྕགས་དངུལ་ཐལ་ཡ་པཱུ[བཱུ]།། སུ་ཟི་སེར་པོ་རྒྱ་ཚ་དབྱི་མོང་ཙི་ཏྲ་ཀ། ཨ་རུ་ཚ་བ་གསུམ་དང་ཀ་ར་སྦྱར།། ཚ་གྲང་ཐུན་མོང་སྐེམས་པར་བྱེད་པ་ཡིན།། ཁ་ཟས་ལུག་ཤ་ཟན་དྲོན་གཡག་རྐོད་ཤ། ཚོ་ཁུ་སྐྱ་གོ་སྙོད་ཨུ་སུ་སྤོད་ཐྲན་དང་མར་བཏབ་ཟན་ཆང་འཇམ་བསྟེན།། འཇུ་དཀའ་སྔོ་དང་ངན་ཟས་བསེལ་[བསིལ]ཟས་སྤང་།། ཚ་ཆུ་རྡོད་བཙུད་ཏ་ཙང་དྲགས་པ་དང་།། སྦྱོད་ལམ་བསེར་བུ་རླན་གྲང་དྲག་ཤུལ་སྤང་།། རྡོ་བའི་གནས་འདུག་མི་རྟུལ་བག་ཙམ་བཙག། དཔྱད་དུ་གཡི་སྤྱང་པགས་པའི་སྤུ་དུགས་བྱ།། ལྟེ་བ་བཞི་སྒྲོམ་ལྟེན་སྣའི་རྩེ་མོ་དང་།། སྒྲིག་ཁུས་གཞོང་དང་དང་པོ་བཙུ་གཉིས་བསྲེག། གང་ལ་བབས་པའི་གསང་སྒོ་མེ་ཡིས་བསྣམ།། ཚ་བའི་ཆུ་ལ་རུ་ཐུང་སྣོད་ཀ་གདར།། གསུམ་པ་རྫིང་གི་འོར་ཁུང་བསལ་བ་ནི།། ཆུ་བཤལ་ནི་ཨ་རུ་མཆུ་སྐྱང་གི་མཆུ་ཟངས་དྲེག་རྟུངས་བའི་[བརྟུངས་པའི]དང་།། དནྡ་དུར་བྱེད་[བྱེད]དོང་ག་ཐྲི་ཁན།། ཐར་ནུ་ཁྲོན་བུ་རེ་ལྕུག་ལྕུམ་རྩ་དང་།། སྡོན་བུ་ཆུ་མ་རྩི་དང་པི་པི་ལིང་།། རྒྱ་ཚ་བུ་རམ་རིལ་བུ་ཆང་གིས་དབུལ།། སྡོན་འགྲོ་ཕྱི་རྗེས་ལས་ལྟ་སྤྱི་དང་མཐུན།། སྦྱོར་འདྲ་གཞན་མེད་རྩ་ཁ་འབྱེད་ཆུ་སྣུད།། དེ་རྗེས་སེ་འབྲུ་ཤིང་ཚ་པི་པི་ལིང་།། སུག་སྨེལ་གུར་གུམ་སླ་རྩི་བོང་ང་དཀར།། བྲག་ཞུན་སྤོས་དཀར་ཨུ་སུ་ལྕུམ་པ་དང་།། རྒྱ་ཚ་རྒྱ་མཚ་[རྒྱམ་ཚ]ཕྱིག་སྲིན་གསེར་བྱེ་མ།། ཨ་རུ་བྱང་པ་བུ་རམ་རིལ་བུ་བྱ།། ཆང་གིས་འཐུལ་བས་ཆུ་རྣམས་གསང་བར་འདྲེན།། ཆུ་འཛོངས་ཆུང་ན་ཉི་དགའ་པི་པི་ལིང་།། ཤིང་ཚ་བསྲུས་པའི་ཁུ་བ་ལྕུག་ཏུ་བཏང་།། འཛོངས་དཀའ་ཆུ་སྦྱོངས་རྒྱ་ཚ་དུར་

བྱེད་[ཕྱེད]དང་།། ཨ་རུ་ཟངས་དྲེག་བྱང་པ་ནི་དམར་ཁྲ་བུ་རམ་འདྲིལ།། ན་མ་ལྷ་བདུན་ཆུ་སྐོལ་འཕུལ་ལ་བཏང་།། རྒྱ་མཚོ་ཙམ་ཡང་འདྲོངས་པར་ཐེ་ཚོམ་མེད།། འཕྲུལ་འཛག་རྣོན་པོ་དཀྲ་དུར་བྱེད་[ཕྱེད]དོང་གྲ་གསུམ་དང་སྦྱོང་བྱེད་སྟོན་བུ་ཁྲོན་བུ་ཐུར་ནུ་སུམ[གསུམ]།། སེར་པོ་ཡུང་བ་སྐྱེར་པ་ལྕུམ་རྩ་གསུམ་དང་སྟོ་ཡི་ཚ་བ་ལྕེ་ཚ་དབྱི་མོང་སྲུབ་ཀ་གསུམ།། འབྲས་བུ་གསུམ་དང་ཆུ་ལམ་འཇུད་པ་རྒྱ་ཚ་ཤིག་སྲིན་སླ་རྩེ་གསུམ།། སྣ་སེལ་སྣ་པི་ཕོ་གསུམ་དང་འདྲེན་པར་བྱེད་པ་མཚལ་ལི་ཤ་མོན་ཆར་གསུམ།། མི་བདུག་པ་ཡི་སྨན་བྱང་ཁྲ་ཤིང་མངར་ལྕུམ་པ་གསུམ་སྨན་རྟ་གང་འོས་གསུམ།། ཞིབ་བཏགས་ཆང་འཕུལ་རྩ་ལྡོ་གཉིས་ནས་སྦྱོང་།། ལུས་ཟུངས་བཟང་ན་ཞག་རེ་སྨན་གྱིས་སྦྱང་།། ཞག་རེ་ཟས་ཀྱིས་ལུས་ཟུངས་གསོ་བར་བྱ།། ཟུངས་ངན་ཟས་ལ་ཞག་གཉིས་སྨན་ལ་གཅིག། དེ་ལྟར་སྤེལ་བའི་ཆུ་སྦྱོངས་ལྕུག་ཆུ་བསྐོལ་སོགས་གིས་བསྐུལ།། ཟས་སྨན་མ་སྤེལ་ཆུ་ལམ་ཟས་ཀྱིས་འགག། དེ་ཕྱིར་ཟས་སྨན་འཐེང་འགྲོས་ཤེས་པར་གྱིས།། བཞི་པ་མཚོ་མོ་ཡུར་དུ་དྲང་བ་ནི།། ཤ་རུ་གཙའ་[བཙའ]མ་སེམས་ཅན་གང་ཏུང་གི།། མགོ་རུས་ཡཀྲ་ར་[ཡ་བཀྲ་ར]དབྱི་མོང་དཀར།། སྟེན་མའི་རྩེ་མོ་ནུས་ལྡན་བསྲེག་ཐལ་རྣམས།། བ་ཚུར་སྦྱར་བས་རྩ་ལམ་སྦྱང་བར་བྱེད།། ཆུ་སེར་གདོང་རྩ་རྒྱུན་དུ་གཏར་བར་བྱ།། བྱུགས་དང་གསང་ཕུག་རྣམས་ནི་གཞུང་ལས་ཤེས།། ལྔ་པ་རྩ་ལ་འགག་མིག་གཞུག་པ་ནི།། དོམ་མཁྲིས་སླ་རྩེ་བྲག་སྤོས་གུར་གུམ་བཞི།། སྦྲང་དང་སྦྱར་བས་རྩ་ཁ་སྟོམ་པར་བྱེད།། སྐེམས་ཀྱི་སྐབས་བཤད་མེ་དམིགས་བསྲེག་པར་བསྐྱུར།། ཁྱད་པར་དང་པོ་བཅོ་བརྒྱད་བཅུ་གསུམ་བསྣམ།། ཡང་ན་འབྲོམ[འབྲོང]རྩེ་བེ་བུམ་ཆེན་མོ་དང་།། མན་ངག་བཀའ་རྒྱ་མ་དང་ལྷན་ཐབས་ལྟར།། བཅོས་ན་མན་ངག་ཤིན་ཏུ་ཟབ་མོ་ཡོད།། བྱེ་བྲག་བྱེར་གསུམ་སེ་འབྲུ་ཕོ་བ་བསྲུང་།། དེ་རྗེས་ཁྲག་བྱེར་ཉེ་ཤུ་རྩ་ལྷ་ཡིས།། དངས་[དྭངས]

སྙིགས་ཕྱེ་ལ་འཇམ་པའི་བཤལ་གོང་གི་སྨྲ་བ་གྱིས་སྦྱང་།། རྩ་ཁ་མང་དུ་ཕྱེ་ལ་ཙུང་དུ་གདོན།། ཟས་སྐོམ་བསིལ་དྲོད་སྤེལ་ལ་སྙོམས་པར་བཅོས།། མཁྲིས་བྱེར་དྷ་དུར་བྱིད་སྤོས་དཀར་རྣམས།། བ་ཚུར་སྦྱར་སྦྱོངས་པོ་གསང་བཙུ་གཉིས་བསྲེག། ཙུས་ཐལ་སེག་ནེའི་ཙུ་གང་གུར་གུམ་ཛྙ་ཏི་སུག་སྨེལ་ལི་ཤི་ཀ་ཀོ་ལ་སྒ་པི་པི་ལིང་ཕོ་བ་རིས་འགྲོན་ཐོད་ཐལ་བ་བྲག་ཞུན་སོ་མ་ར་ཛ་ཀ་ར་སྦྱོར་བས་རང་སར་སྐམ།། ཟས་སྐོམ་གོང་བཞིན་དངས་[དྭངས]མ་ཚུ་བྱེར་ལ།། མེ་ཡིས་སྟོད་སྨད་བར་གྱི་ཚུ་གསང་བསྡམ།། ཟས་སྐོམ་དྲོད་བསྟེན་ཙུས་ཐལ་སྦྱོར་བས་བསྐམ།། དེ་རྣམས་དང་པོ་ཕྱི་ཚུའི་དུས་སུ་བསྟེན།། མ་ཐུབ་རྙིངས་པ་སྤྱི་བཅོས་རྣམ་ལྔ་གཅེས།། མཆིན་པའི་ཟགས་ཚུ་བྲག་ཞུན་གུར་གུམ་སོ་མ་ར་ཛ་དོམ་མཁྲིས་ཟངས་ཐལ་མགྲོན་ཐལ་བཟང་དྲུག་གི་སྦྱོར་པས་བསྡམ།། ཙུ་ཐུང་རྩ་གཏར་དཔྱལ་ཚུའི་སྦྱོར་བས་བསྐམ།། མཆེར་ཟགས་ཙུ་ཐུང་གཡོན་གཏར་བྱི་ཏང་ག། ཤུ་དག་རྒྱ་ཚ་འོ་མར་བསྐོལ་བ་བླུད།། ཕོ་བ་རི་དཀར་པོ་ཤི་ཀྲུ་བསྐོལ་བར་རྒྱ་མཚ་[རྒྱམ་ཚ]པི་པི་ལིང་།། ཙི་ཏྲ་ཀ་བཏབ་མཆེར་ཟགས་དམུ་ཚུ་སྐེམ།། སྒོ་ཟགས་སེ་འབྲུ་ལྔ་དོང་གྲ་བསྣུན་པའི་པས་ཕོ་བ་བཟུང་།། ཟངས་ཐལ་སྐེམས་བསྟེན་རྗེས་ལ་དྲུག་བདུན་བསྲེག། ཕོ་ལོང་ཟགས་དང་འཁྲིམས་ཚུ་ཟས་དྲོད་དང་།། ཐལ་སྦྱོར་པི་ཏཱའི་སྐེམས་སྦྱོར་བསྟེན་པར་བྱ།། ཤིང་ཀུན་ཙ་བྱ་དབྱི་མོང་དཀར་པོ་སྙོག་སྐྱུ་རྩ་བ་ལྔ།། སྨན་མར་འཇམ་རྩ་[རྩི]བཏང་བས་སྐེམས་གྲོགས་འགྱུར།། སྐྲན་ཟགས་འབྲས་གསུམ་ཚ་བ་གསུམ་པོ་དང་།། ཕྱི་ཏང་ཀ་དང་ལྕུགས་ཕྱེ་ཙོ་[ཙི]ཏྲ་ཀ། ཐལ་སྨན་རྣོན་པོ་སྦྲང་དང་སྦྱར་ཏེ་བཏང་བར་བྱ།། ཐལ་སྦྱོར་ཙུས་སྦྱོར་བཤིག་སྐེམས་དུས་གཅིག་བྱེད།། རྒྱུ་རྗོལ་འོན་ཀྱང་གསར་དུས་ནི་ཙུ་ཏ་རྣོན་པོ་དང་འཇམ་རྩིས་བཅོས་མི་འཚོ་གདོན་ཚུ་མཚན་མོར་ར་ཐུག་སྟོན་པའི་ཨག་ཆོམ་རྷ་རྩེ་གུ་གུལ་སྦྱར་བས་སྣ་ལ་བདུག་དང་།། ཐོ་རངས་ལ་ལ་ཕུག་གི་ས་བོན་མཛོ་མོའི་དར་བ་རྙིང་ལ་རས་པ་ཞིག་ལ་

བཏབ་ནས་བཏང་རིམ་གྲོས་བཅོས།། རླུང་མཁྲིས་བད་ཀན་གང་ཤས་ཆེ་བའི་ཚུ།། སྨན་དཔྱད་ཟས་སྤྱོད་དེ་ཡི་གཉེན་པོར་སྦྱར།། མི་ལྡོག་རྗེས་གཅོད་སྔོ་དང་འཇུ་དཀའི་ཟས།། འཇིག་ཟས་རྩ་ཞེན་ཉལ་པོ་འགྲོ་འདུག་དང་།། རླན་གྲངས་ཟས་སྤྱོད་མི་འཕྲོད་ལོ་དུས་བསྲུང་།། སྐྲིམས་ཀྱི་སྨན་རྣམས་ནང་རེ་རྒྱུན་མི་བཅད།། བོང་ཤ་རྩ་བ་ལྷ་ཡི་སྨན་མར་དང་།། ད་བྱིད་སྐྱིན་གོར་ལུས་ཟུངས་གསོ་བར་བྱ།། དམུ་ཆུ་བཅོས་པའི་ལེའུ་སྟེ་བཅུ་གཉིས་པའོ།། །།

ལེའུ་བཅུ་གསུམ་པ། གཅོང་ནད་བཅོས་པ།

གཅོང་ཆེན་ཟད་བྱེད་ནད་ལ་རྒྱུ་དབྱེ་དང་།། རྟགས་བཅོས་བཞི་ལས་རྒྱུ་ནི་བཤད་གཅི་ཕྱིན།། བཀག་དང་དངས་[དྭངས]མ་ལ་སོགས་ལུས་ཟུངས་ཟད།། དྲག་ཤུལ་ཟས་སྐོམ་མི་མཐུན་བསྟེན་པ་ཡིན[ཡིས]།། རླུང་མཁྲིས་བད་ཀན་ཉེས་པ་འཁྲུགས་གྱུར་ཏེ།། ལུས་ཀུན་ཁྱབ་ཅིང་དུ་ག་འཁྲུགས་པ་དང་།། མེ་དྲོད་ཉམས་པས་དངས་[དྭངས]མ་མ་སྨིན་ཏེ།། དྲི་མར་སྒྱུར་བས་ལུས་ཟུངས་ཟད་པར་བྱེད།།

དབྱེ་བ་རླུང་མཁྲིས་བད་ཀན་རྣམ་གསུམ་སྟེ།། གཅོང་ཆེན་ནད་ཀྱི་བླ་གཉན་དྲུག་ཏུ་བཤད།། སྤྱི་རྟགས་དང་པོ་བར་དང་ཐ་མ་གསུམ།། དང་པོ་སྔར་ཚུལ་ཆམ་འདེབས་སྒྲིད་པ་མང་།། ཁ་མངལ་ཉམ་སྟོབས་ཞན་ལ་མེ་དྲོད་ཆུང་།། ཟོས་ཀྱང་སྟོབས་མེད་སྙིང་འཕར་དང་ག་ཞན།། སྐྱུག་འདོད་རྐང་བོལ་གདོང་སྐྲངས་མིག་མདངས་དཀར།། བུད་མེད་ཆང་དང་ཤ་ལ་ཞེན་ཏུ་སྲེད།། མགོ་རྐང་ཉི་མ་མི་བཟོད་འགེབས་པར་བྱེད།། ཟས་སྐོམ་ཧུལ་འོང་སྐྲ་དང་སེན་མོ་རིང་།། རྨི་ལམ་མི་བཟང་སྣ་ཚོགས་མཐོང་བར་འགྱུར།། བར་དུ་སྟོད་གནས་ལུད་མང་དབུགས་མི་བདེ།། ཕྲག་པ་མགོ་ན་སྐད་འགག་ཡི་ག་འཚུ།། སྨད་དུ་གནས་ན་ཕོ་བ་རྒྱུ་ལོང་འབབ།། སྐྱུག་ཅིང་འཁྲུ་འམ་ཧུག་[རྟུག]སྐམ་ནད་དུ་འགྱུར།། བར་ན་གནས་ན་རྩིབ་ལོགས་གཟེར་ཟུག་བྱེད།། ཚོགས་གཞིར་གནས་ན་རིམས་ཀྱིས་འདེབས་པ་སྟེ།། དེ་ལྟར་གཅོང་ཆེན་ནད་ཚུལ་བཅུ་གཅིག་ལྡན།། བྱེ་བྲག་རླུང་གྱུར་བླད་པ་རྩིབ་ལོགས་ན།། ཡན་ལག་ན་འགྱུར་སྐད་འགགས་མགུལ་པ་[བ]སུབ།། མཁྲིས་གྱུར་རྐང་ལག་ཕྲག་པ་ཚ་བ་དང་།། འབྲུ་སྐྱུག་ཁ་སྣ་རིམས་ཀྱིས་ཐེབས་འདྲ

ན།། བད་ཀན་ལུས་ལྡི་སྐྱུག་ཅིང་ཡི་ག་འཆུ།། མཆིལ་སྣབས་མང་ལ་ཆམ་འདེབས་མེ་དྲོད་ཉམས།། གཅོང་ཆེན་གནོད་པ་མ་ཞུ་འབྲུ་དང་སྐྱུག། ཆམ་པ་ལུད་པ་སྐད་འགགས་ཡི་ག་འཆུ།། དེ་དག་གཅོང་ཆེན་ནད་ཀྱི་ལྡ་གཉན་ཡིན།། སྤྱི་བཅོས་དང་པོ་སྨུམ་འཚོས་དུགས་བྱས་ལ།། སོན་ཆ་འོ་མ་སྦྱར་བས་ཚོན་དུ་གཞུག། དུར་བྱིད་དོང་ག་ག་ར་མར་སྦྱར་སྦྱང་།། དེ་རྗེས་དྲོད་སྐྱེད་སྨན་དང་ཟས་སྐོམ་བཏང་།། ཡིད་དུ་འོང་ཞིང་ལྟུང་འཛོམས་ཡང་བ་བསྟེན།། བྱེ་བྲག་ལྟུང་ཀྱུར་གཙན་གཟན་ཆུར་གནས་ཤ། མར་བཙོས་ཁུ་བ་སྔ་གོ་སྙོད་སེ་འབྲུ་སྲོད་བྲན་བཏང་བར་བྱ།། ར་ཤ་མར་དུ་བཙོས་པའི་ཁུ་བ་དེ།། པི་པི་ལིང་ངམ་སྔ་འམ་སེ་འབྲུ་འམ།། ནས་ཐུག་དང་སྦྱར་གནོད་པ་དུག་སེལ་བྱེད།། མཁྲིས་ཀྱུར་ཆང་བླུད་ཨུ་སུ་སྔ་ཐང་བཏང་།། ཤིང་མངར་དུག་ཅུང་བྱ་ཀྱི་སྟག་ཚེར་ཀནྟ་ཀ་རི་རྒྱུན་འབྲུམ་དང་།། མ་ནུ་ཟུར་པ་ཨུཏྤལ་བྱི་ཚེར་བ།། གཟེ་མ་པ་ལ་ཏ་ལོའི་རྩ་བ་གོ་སྙོད་པི་པི་ལིང་།། ཀྱི་ལྕེའི་དཀར་སྨན་མར་གཅོང་ནད་སེལ་བར་བྱེད།། བད་ཀན་ཚ་བ་ལྷ་དང་ཡ་བཀྲ།། ལྡེ་གུ་སྨན་མར་གང་ཙུང་བཀྱིས་པས་གཅོང་ནད་དམུ་སྐྲན་འཛོམས།། ཁྲུད་པར་ཆང་ཉིང་ནར་སོན་དངས་[དྭངས]མ་མཆོག་ཏུ་བསྔགས།། ཡང་ཡང་འབྲུ་ན་ལུས་ཟུངས་འཛོམས་ཕྱིར་བསྲུང་།། འདི་དུས་བཤད་པ་དག་ལ་བརྟེན་པས་ན།། ཚ་འབྲུའི་སྐབས་བཤད་སྨན་བསྟེན་གསོ་བ་སྦྱར།། མདོར་ན་དོན་དུ་སྟོབས་ཆེན་ནད་ཀྱི་རྗེས།། ཀྱུར་པས་ལུས་ཟུངས་གསོ་བའི་རིགས་པས་གསོ།། གཅོང་ནད་བཅོས་པའི་ལེའུ་སྟེ་བཅུ་གསུམ་པའོ།། ||

ལེའུ་བཅུ་བཞི་པ། ཚ་བ་སྤྱི་བཅོས་པ།

ཚ་བ་སྤྱི་ལ་རྒྱུ་རྐྱེན་དབྱེ་རྟགས་དང་།། བཅོས་ཐབས་ལྔ་ལས་རྒྱུ་ནི་མཁྲིས་པ་ཡིན།། དེ་རྐྱེན་དུས་གདོན་ཟས་སྤྱོད་རྣམ་པ་བཞི།། དུས་སྟོན་དཔྱིད་ཚད་གདོན་ནི་མ་མོ་འབྲུགས།། ཟས་ནི་ཚ་སྐྱུར་སྤྱོད་ལམ་ཉིན་གཉིད་སོགས།། དུས་གདོན་གཉིས་ཀྱིས་མ་སྐྱེད་རིམས་མ་འབྱུང་།། ཟས་སྤྱོད་གཉིས་ཀྱིས་མ་སྐྱེད་འབྲུགས་མི་འབྱུང་།། སྤྱོད་ལམ་དག་གིས་མ་སྐྱེད་འགྲམས་མི་འབྱུང་།། ཁ་ཟས་ཁྲིད་བར་[པར]དུག་ཚད་རྐྱེན་དུ་འགྱུར།།

ཚ་བའི་དབྱེ་བ་རྟེན་དུས་ཉེས་པ་དང་།། གནས་ས་རྒྱུ་དང་གནས་སྐབས་རིགས་ཀྱིས་དབྱེ།། རྟེན་གྱིས་དབྱི་[དབྱེ]ན་བྱིས་པ་དར་མ་རྒན།། དུས་ཀྱིས་དབྱེ་ན་གསར་དང་རྙིང་པ་གཉིས།། ཉེས་པས་དབྱེ་ན་རླུང་མཁྲིས་བད་ཀན་དང་།། ཁྲག་དང་ཆུ་སེར་ཚ་བ་རྣམ་པ་ལྔ།། གནས་ཀྱིས་དབྱེ་ན་ཕྱི་ནང་བར་དང་གསུམ།། རྒྱུད་ཀྱིས་དབྱེ་ན་རང་རྒྱུད་གཞན་རྒྱུད་གཉིས།། གནས་སྐབས་མ་སྨིན་རྒྱས་སྟོངས་གབ་རྙིངས་རྙོགས།། རིམས་ཀྱིས་དབྱེ་ན་འགྲམས་འབྲུགས་རིམས་དུག་བཞི།།

སྤྱི་རྟགས་སྔོན་རྐྱེན་ཟས་སྤྱོད་རྗེས་ལས་ཤེས།། རྩ་ནི་མགྱོགས་རྒྱས་གྲིམས་པར་འཕར་བ་ཡིན།། ཆུ་མདོག་དམར་སེར་དྲི་དུགས་རླངས་པ་ཆེ།། མགོ་ན་ཤ་ཚ་ཁ་རོ་སྐྱུར་ལ་ཁ།། ལྕེ་སྐྱེང་བད་ཀན་ཆེ་ལ་སྣ་སྐྱ་སྐམ།། མིག་ཁྲིན་དམར་སེར་གཟེར་བ་གཅིག་ཏུ་འདྲིལ།། ལུད་པ་དམར་སེར་ཚ་བྲོ་སྐྱོམ་དད་ཆེ།། ཁྲག་མཁྲིས་འབྲུ་སྐྱུགས་རྟུལ་ཆེ་དྲི་མ་མནམ།། ནུབ་གཉིད་ཆུང་ལ་ཉིན་བར་[པར]གཉིད་མ་ཐུབ།། ཉིན་དགུང་མཚན་དགུང་ཞུ་བའི་དུས་ན་ལྷང་།། ཟས་སྤྱོད་སྨན་དཔྱད་ཚ་བཞི་བསྟེན་པ་ཡིས།། འཕྲོད་དང་

མི་འཁྲིད་གོམས་པས་ངེས་པ་ཉེད།། ཁྲེ་ཁྲག་རྟེན་ཚ་ན་སོའ་རིམ་པས་ཤེས།། དུས་ཚ་ཡུན་གྱིས་ཉེས་ཚ་བསྡོངས་ཟླ་རྟགས།། གཡལ་འདར་གཉིད་ཡེར་བརྩེ་ན་རླུང་ཚད་དེ།། ཁ་ཁ་མིག་ཆུ་སེར་ན་མཁྲིས་ཚད་ཡིན།། ལྕེ་རྔོངས་འཇུ་དཀའ་བད་ཀན་ཚ་བ་ལ།། མིག་ཆུ་དམར་ལ་གཟེར་འདྲིལ་ཁྲག་ཚད་ཡན[ཡིན]།། གཡོ་སྐངས་[སྐྲངས]ཟ་འཕྲུག་ཤུར་ཐོར་ཆུ་སེར་ཚ།། གནས་ཀྱི་ཚ་བ་འཇུག་སྐོ་[སྒོ]གར་གནས་གསལ།། རང་རྒྱུད་ཀྱང་[རྐྱང]དང་གཞན་རྒྱུད་ལྡན་དང་འདུས།། གནས་སྐབས་རིགས་དབྱེ་རང་རང་སྐོར་ལ་བལྟ།། སྤང་བླང་ལྔ་བཞིའི་ཁ་དམར་གདགས་པ་ནི།། རྩ་རྒྱུད་སྤྱོམ་ཞིང་མཁྲང་ལ་འགྱུར་ལྡོག་ཆུང་།། ཆུ་མདོག་དངས་[དྭངས]གསལ་ལྕེ་རློན་གཏར་ཁྲག་ཕྱེད།། ལུད་པ་འགོགས་སླ་གཟེར་ཆུང་རྫམ་པ་བདེ།། ཟས་ལེན་ཤེད་ཆེ་སྨན་དཔྱད་ངོ་ལེན་འཚོ།། འཆི་ལྟས་མེད་ཀྱང་ནད་ཀྱི་སྟོབས་ཆེ་ལ།། བླ་གཉན་འགྱུར་ལྡོག་མང་ན་གསོ་བ་དཀའ།། འཆི་རྟགས་རྩ་རྒྱུད་འདར་སྤུན་སྟོད་ལ་འཚུབ།། ཆུ་ནི་ཁོང་ལོག་སྐྱི་འཚེར་སངས་ན་འཆི།། ལུད་པ་དུད་ཁུ་ཤ་སྐྱ་འདྲ་བ་ལ།། མང་དུ་འབྱུང་ཞིང་གྲེ་བར་གསོག་ན་འཆི།། ཁྲག་མེད་མཚལ་འདྲ་ཆད་པོ་ནག་རྩིགས་འཆི།། དབུགས་ནི་མ་བསྐྱོད་གཉིད་དུ་སོང་གྱུར་ཀྱང་།། རྫམ་པ་མི་བདེ་ཐུང་ལ་རྩེག་ན་འཆི།། ནད་སྟོབས་ཁོང་འཐེམས་གཉེན་པོ་མི་ལེན་ཅིང་།། ལྡོག་འགྱུར་མང་ལ་འདྲེ་ཁ་རྒོད་ན་འཆི།། གཟེར་ས་ཐོག་མ་ཁོ་ནར་སྙིང་ག་གཟེར།། གཞན་དུ་མི་འཕོ་ཕུར་པ་བཙུགས་འདྲ་འཆི།། ལུས་ཤེད་ཆད་ངལ་སྣན་ལ་འབྱུར་ན་འཆི།། དབང་པོ་མིག་ལྡོག་ཁོང་དུ་བྲོས་པ་དང་།། རྣ་བ་སྙེ་[མཉེ]ལ་སྣ་སྐམ་བ་སྐྱུ་ཆགས།། མཆུ་བཛེས་[བཛེས]སོ་ནག་ལྕེ་སྐམས་ཕུགས་སུ་བྲོས།། གདོང་ལ་ས་ཆགས་སྨྲ་མང་གསལ་ཆ་ཆུང་།། ཟས་དང་སྐོམ་གྱིས་བོར་ན་ངེས་པར་འཆི།། དེ་ཡང་འདྲར་སྣང་ཕྱོགས་མཐུན་བཅོས་སྐྱིད་བལྟ།། འཆི་ལྟས་སྣང་ཡང་གཉེན་

པོ་ལེན་གྱུར་ན།། མ་ངེས་འདྲ་སྣང་ཡིན་སྲིད་གསོ་བར་བརྩམ།། འཆི་བའི་རྟགས་གཅིག་ནད་ཀུན་ལ་མི་འབྱུང་།། ནད་གཅིག་ལ་ནི་འཆི་རྟགས་ཀུན་མི་འབྱུང་།། དེ་ཕྱིར་ལྟས་མང་གཉེན་པོ་མི་ལེན་ན།། ལས་དབང་འཆི་བདག་ཞགས་པས་ཟིན་ཏེ་སྲང་།།

བཅོས་པའི་ཐབས་ལ་སྤྱི་དང་བྱེ་བྲག་གཉིས།། སྤྱི་ལ་བཅོས་ཐབས་རྣམ་པ་གསུམ་ཡིན་ཏེ།། ནད་དང་གཉེན་པོ་སྦྱོར་བའི་བཅོས་ཚུལ་དང་།། དུས་ལས་མི་འདའ་གནད་ཀྱི་གདམས་པ་དང་།། ཚ་བའི་དངོས་པོ་གཞོམ་པའི་གཉེན་པོའོ།། འདྲིས་པ་ཕྱི་ལ་བྱེར་པ་བསྐྱུས་པར་གསུངས།། ལུས་ཟུངས་ན་ཚོད་ནད་སྟོབས་གསར་རྙིང་སྤྱར[སྦྱར]།། ཉེས་གསུམ་ཆུ་སེར་ཁྲག་ལ་རང་ཚུལ་བཅོས།། འཇུག་སྒོ་དྲུག་གི་རང་རང་སྐབས་ལྟར་བཅོས།། རང་རྒྱུད་ཀྱུང་དེད་གཞན་རྒྱུད་གང་མཐོ་མནན།། གནས་སྐབས་རིགས་ཀྱི་བཅོས་ཚུལ་རང་སྐོར་བལྟ།། ངོ་བོ་གནད་དུ་བབས་ཉིད་དང་སྦྱོར་བ་དམན་ལྷག་ཡོག། དུས་འདའ་ཚ་བཞི་བྱ་རས་བཙོར་[བཙོན]པས་ཟློག། དངོས་པོ་གཞོམ་པའི་གཉེན་པོ་སྤྱི་ལ་ནི།། ཟས་སྤྱོད་སྨན་དཔྱད་བཞི་ལས་སྤྱིར་བཏང་ནི།། ཟས་ལ་ཕྱེ་ཐུག་ཤ་གསར་བསིལ་ཡང་བསྟེན།། ལན་ཚ་ཆང་སོགས་རྫོད་བཙུད་ར་ཤ་སྲང་།། སྤྱོད་ལམ་གནས་གོས་བསིལ་བ་[བ]ཡང་བ་བསྟེན།། ལུས་ངག་བྱ་བ་མ་ཡིན་ཉིན་ཉིད་བསྲུང་།། སྨན་ནི་ཞི་བྱེད་ཐང་ཕྱེ་སྨན་མར་གསུམ།། ཐང་ལ་སྨིན་ཐང་དབྱེ་ཐང་སྡུད་པའི་ཐང་།། གསོད་ཐང་སད་ཐང་དགུག་ཐང་བདུན།། མ་ནུ་བཞི་པས་བད་རླུང་སྨིན་པར་བྱེད།། ཏིག་ཏ་གསུམ་སླེ་ཏྲེས་གསེར་མེ་པས་མཁྲིས་ཚད་སྨིན་པར་བྱེད།། འབྲས་བུ་གསུམ་གྱིས་ཁྲག་ཚད་སྨིན་པར་བྱེད།། སླེ་ཏྲེས་ཆིག་ཐང་རླུང་ཚད་འབྱེད་པར་བྱེད།། སྤྲུ་ཙ་ཆིག་ཐང་ཁྲག་ནད་འབྱེད་པར་བྱེད།། སེ་འབྲུ་མ་ནུ་ཀྵ་སྐྱུ་གསུམ་ཐང་བད་ཀན་ཚ་བ་འབྱེད།། མ་ནུ་བཞི་དང་འབྲས་

གསུམ་ག་བྲ་ཀནྟ་ཀ་རི་སླུག་པ་[པོ]བཙོད།། བ་ཤ་ཀ་སྦྱར་ཐང་ལ་བུ་རམ་བཏབ།། ཚད་བ་[པ]རླུང་གིས་བྱེར་བ་སྡུད་པར་བྱེད།། ཞོ་དེ་བ་གསེར་མེ་ག་དུར་པར་པ་ཏ།། ཨ་རུ་ལྷ་ཐང་རིམས་ནད་རྒྱས་པ་འཇོམས།། ཧོང་ལེན་རྩི་དམར་རེ་སྐོན་པ་སྤང་རྩི་བ་ཤ་ཀ། སྐྱུ་རུ་ལྷ་ཐང་འགྲམས་འབྲུགས་རྒྱས་པ་འཇོམས།། འོམ་བུ་རེ་རལ་ཁྱུང་སྡེར་ཡུ་གུ་ཤིང་།། བྲག་སྐྱ་ཏ་བོ་སྤྲོལ་གོང་གང་ག་ཆུང་།། བོང་དཀར་སྤང་རྩི་བྱི་ཚེར་སྤང་རྒྱན་དཀར།། སེ་རྒོད་སྐྱེར་བ་སྒྲ་བཟང་སོ་མ་ར།། འོམ་ཐང་བཅོ་ལྔས་དུག་ཚད་རྒྱས་པ་འཇོམས།། འབྲས་གསུམ་སླེ་ཏྲེས་བ་ལེ་བ་ཤ་ཀ། ཧོང་ལེན་ཏིག་ཏ་བོང་དཀར་ག་དུར་སྤྱར་[སྦྱར]།། ཐང་ཆེན་བཅུ་བས་①སྙིང་ཚད་རོལ་དུ་གསོད།། སད་ཐང་སྲེ་ལོང་པ་ཡི་ཆིག་ཐང་དང་།། རུས་བཅུད་གསུམ་དང་གོ་སྙོད་ཤ་སྐྱ་ཧྭ་གསུམ།། རི་ཐང་མཚམས་ཀྱི་ངེས་པ་སྟེར་བར་བྱེད།། དགུག་ཐང་ཤ་སྙིང་མར་སྙིང་བུར་སྙིང་ཚང་དང་བཞིའི་བཅུད་བཞིའི་ཐང་གིས་རླུང་འཁྱོས་འགུགས།། སེང་ལྡེང་འབྲས་གསུམ་སླེ་ཏྲེས་སྐྱེར་བ་དང་།། ཆུ་སེར་སྨན་གསུམ་དགུ་པས་རྙོགས་ཚད་སྐེམ།། ཁྱི་མ་ཟོ་སྤྱོར་[སྦྱོར]གཡའ་ཀྱི་རེ་སྐོན་པ།། སྲོ་ལོ་དཀར་པོ་སྤྲི་ཡང་བར་[པར]པ་ཏ།། རིམས་ལ་ཀྱི་ལྷེ་དཀར་པོ་འབྲུགས་ལ་སྤང་རྩི་ཁྲག་ལ་ཧོང་ལེན་དང་།། མཁྲིས་པར་ཏིག་ཏ་ལ་སོགས་གང་རུང་ལོག་པོར་བཏང་།། སུམ་ཏིག་ཡུ་གུ་ཤིང་དང་གང་ག་ཆུང་།། དར་ཡ་ཀན་དང་ཚེར་སྔོན་སྤང་རྩི་བྲས།། སྤང་རྒྱན་སྔོང་ཐོག་ཁུར་རྩ་འོམ་བུ་དང་།། སྤྱི་ཞུར་བྱི་ཚེར་བྱ་རྒོད་སྤོས་དང་སྤྱར་[སྦྱར]།། ཚ་བ་ཀུན་ལ་མེ་ཐོག་ཆུ་བླུག་འདྲ།། ཡང་ན་ཁྱི་མའི་རྒྱུད་ཀྱི་ཟོ་སྦྱོར་རམ།། གཙོ་བོ་བརྒྱད་པ་ལ་སོགས་གང་རུང་བཏང་།། ཙན་དན་༣གི་ཤིང་༢ཙུ་གང་༣གུར་གུམ་༣དང་།། བྲག་ཞུན་༡བོང་དཀར་༢སླ་རྩི་༥གུ་གུལ་ནག་༤། སྟག་ཤ་ནག་པོ་༡འཇིམ་པ་༡སྨན་

ཆེན་༣དང་།། ཞི་བྱེད་ཟླུ་ནག་༥སྦྱོང་[སྦྱོང་]བྱེད་ཐར་ནུ་༢སྟེ།། སྟོད་ལུགས་སྨན་སེར་ཆེན་མོ་ཞེས་གྲགས་པ།། གསུམ་འཁྲིལ་བལ་ནད་མིག་སེར་ཅོག་གློ་བུར་དུ་འགྲེལ་དང་།། རིམས་རིགས་སྦྱོ་ཡོར་ཟེ་ཐོམ་ཁྲག་མཁྲིས་རྩར་རྒྱུག་སོགས།། གཉན་དང་[ནད]མ་ལུས་ཀུན་ལ་འདི་རང་ལྷག། ཁྱད་པར་ཚད་པ་གཉན་བསྲོངས་སྨིན་མ་སྨིན།། མ་ཤེས་སྟོབས་ཆེན་ནད་ལ་ཞི་བྱེད་དུ།། བསྟེན་ན་སྦྱོང་བས་གྲུབ་པ་ཁྱད་པར་འཕགས།། ཙན་དན་དཀར་༢དམར་༢གཉིས་དང་གི་ཝཾ་༡ཨ་ག་རུ་ནག་སྐྱ་བསྲེ་༢།། ཨུཏྤལ་༥གསེར་གྱི་མེ་ཏོག་༣ཨ་རུ་ར་ཤ༥།། སུག་སྨེལ་དུག་ལ་༡སུ་མིའོ་ཙུ་གང་༡ཀ་ཀོ་༥ལི་ཤི་༥དང་།། གུར་གུམ་༨ཧྣ་ཏི་༧གང་ཐིགས་༣བྱང་ལུགས་ལ་བ་ཤ་ཀ་སླ་བའི་རྩི་༢།། ཏིག་ཏ་གསུམ་བསྲེ་༥དུག་ཐུང་༢པི་ལིང་༢ཙ་ཧ་༦སྐྱུར་༦།། བོང་དཀར་རྩ་པོ་འདྲེས་༡སེ་འབྲུ་༢ཅོང་ཞི་༥བྱང་ལུགས་ལ་སེ་ཡབ་བ་བསྣན་འདམ་བཏགས་སྐྱུར[སྒྱུར]།། མན་ངག་བསིལ་པའི་སྦྱོར་བ་ཞེས་བྱ་སྟེ།། ཚ་བ་རིམས་སོགས་རྩ་ལ་ཞེན་པ་དང་།། མཆིན་མཆེར་ཁྲག་རྒྱས་དུག་སྨུག་ལ་སོགས་པ།། ཚ་ཤས་ཆེ་བའི་ལྷན་འདུས་སེལ་པའི་མཆོག། ཁྱད་པར་བད་ཚད་རྟགས་ལ་བརྟགས་པ་མཐོང་།། དེ་ཕྱིར་ཚད་མདུག་སྨན་གྱི་[གྱིས]གཙོ་པོར་[བོར]བཟུང་།། སྨན་མར་ཚ་བའི་ནད་རྫེས་བཅད་པ་སྟེ།། འབྲས་བུ་གསུམ་གྱིས་སྟོངས་པའི་ཚད་རྗེས་གཅོད།། ཏིག་ཏའི་མར་གྱིས་ཚད་ཉིང་རླུང་ལྡན་གདོན།། བ་ཡི་རྣམ་ལྔ་སེང་ལྡེང་[ལྡེང]སྨན་མར་གྱིས།། ཚད་རྙོགས་ཕྱི་རྫེས་ཆུ་སེར་སྐེམ་པར་བྱེད།། ཞི་བྱེད་ཐང་ཕྱེ་ཚ་བ་མ་སེལ་ན།། སྦྱོང་[སྦྱོང]བྱེད་བཤལ་སྨན་ཁ་ལ་རྒྱས་འདེབས་གཟེར་ཐུང་དུས་བཤད་ཀྱི་སོགས།། བཤལ་གྱིས་

སྦྱོངས་[སྦྱོངས]ལ་མ་དག་བསྐྱར་བ་གཅེས།། མ་འབྱོངས་ནད་སླང་ཚ་བ་སླར་འཕེལ་འགྱུར།། འབྲས་སམ་ཆུ་གྲོག་ཞོ་ཞུལ་བསིལ་གྱིས་བཅད།། རྙིངས་ཚད་རྣམས་ལ་རྒྱུན་སྦྱོད་བསྟགས་པར་གསུངས།། དཔྱད་ནི་གཏར་རྟུལ་དུགས་ལུམས་ཆུ་མི་དྲུག། གསུངས་རྒྱུད་ཀྱང་འདི་ལ་གཏར་ག་མདོ་ཙམ་བྲིར།། ཁྲག་མཁྲིས་གཏར་པར་[བར]གསུངས་ཀྱང་མི་ཏུང་བདུན།། མ་སྨིན་རིམས་དང་ཁྲག་ངན་མ་ཕྱིད་[ཕྱེད]དང་།། སྙོངས་ཚད་གཉན་ཚད་དུག་ཚད་ཟུངས་ངན་སྤང་།། སྨིན་རྒྱས་འགྲམས་འཁྲུགས་ཁྲག་གཟེར་གཏར་བ་ཞེས།། སྙོད་ནད་རྩེ་ཆུང་སྣང་རྩ་དྲུག་འགོ་གཏར།། བར་གྱི་ནད་ལ་སྟོད་ག་ཏུ་ཐུང་གཏར།། སྨད་ཀྱི་ནད་ལ་ཡོང་རྩ་བྱིན་གཞུག་གཏར།། ཕལ་ཆེར་གང་བབས་གང་རྒྱས་རྩ་ལ་གཏར།། ཚ་བསྲེག་རྣམ་དྲུག་སོགས་གཞན་གཞུང་ལས་ཤེས།། བྱེ་བྲག་ཟླ་གཉན་ཉེར་བཞིའི་བསལ་པ་[བ]ནི།། སྨྱོ་ལྷུགས་ཡེར་འཕེབས་མགོ་གཟེར་འཁྱོམས་པ་དང་།། མིག་ཚག་རྣ་བ་འོན་དང་སྣ་ཁྲག་འཛག། ལྕེ་སྐམ་སྐོམ་དད་ཆེ་དང་དང་ག་འགག། སྐྲིགས་འབྱམས་གཟེར་ཆེ་གློ་མང་མི་ཁོགས་དང་།། འབྲུ་སྐྱུག་དྲི་ཆུ་འགག་དང་ཁྲག་ཏུ་འཛག། རྟུལ་འབྱམས་ལུས་རྡོད་ཕྱི་ཏུ་ཤོར་བ་དང་།། ཧང་ལག་ན་འཁྲུམས་ཕོལ་འབྲས་ལ་སོགས་པ།། ཕལ་ཆེར་རང་རང་སྐོར་ལ་བཤད་ན་ཡང་།། ཀློ་དམན་རྟོགས་སླ་སྐོས་བཅོས་མདོ་ཙམ་བསྟན།། སྨྱོ་བ་ཆལ་ཆོལ་སྨྲ་ཞིང་ཁྲོ་ཚུལ་སྟོན།། ལྷུགས་པ་དྲན་པ་ཉམས་ནས་སྨྲ་མི་འདོད།། ཡེར་བ་ཉེན་མཚན་གཉིས་ཀ་གཉིད་མི་འབྱུང་།། སྨྱོ་བ་ལྷུགས་པ་ཚ་གྲང་གཉིས་གཉིག་[གཉིས]དབྱེ།། ཡེར་པ་[བ]ཚ་ཡེར་ཧྲུང་ཡེར་རྣམ་པ་གཉིས།། ཚད་སྨྱོ་གཞུག་ཆུང་ལྤྱ་བདུན་ཆང་བསྡུས་ཁུར།། ག་བུར་རྒྱ་སློན་ཙུ་གང་ཐང་ལ་ཛྙ་ཧི་དང་།། ཤིང་ཀུན་སློག་ཐལ་ཁ་ཏུ་ཚ་བཏབ་བཏང་།། ཚ་བས་ལྷུགས་ན་ག་བུར་རྒྱལ་སློན་ཙུ་གང་ཙནྡན་དཀར་གསུམ།། བཏང་ལ་རྟུལ་དབྱུང་དེ་རྗེས་ཆུ་ལུག་བྱ།། ལྕེ་

འོག་སྐབ་རྩ་ཐོང་རྩ་ཊ་ཐུང་གཏར།། གྲང་ལྷགས་ཤ་འདོན་ལ་སོགས་བཅུད་ཀྱིས་བཅོས།། ཡེར་བ་ཚ་བར་སླ་རྩི་མར་དཀར་བྱུག། སླ་རྩི་འོ་མར་བརྫུས་དང་སྔོག་ཐལ་བཏང་།། གླུང་ཡེར་ཤ་ཆང་བུ་རམ་སྔོག་ཚོད་ཅིན།། གཉིད་ཀྱིས་འཐིབས་ན་བ་ལུ་རྗོ་དྲེག་དང་།། ཤུག་འབྲུའི་ཐང་བཏང་སྤྱང་གིའི་སྙིང་སྦྱོར་སྡིག་པའི་མགོ་གི་ཕྱཾ་བུ་མོ་སྟག་ལོའི་སྲིན་ལག་སེན་མོ་ཆུར་སྦྲངས་ཀྱི་བ་བྱ།། མགོ་གཟེར་དོམ་མཁྲིས་གུར་གུམ་ཐོང་དཀར་དང་།། ཨ་བྱག་གངས་ཐིགས་ཏིག་ཏ་གསེར་མེ་ཏོག། སྤྱར་[སྦྱར]བཏང་དཔྲལ་རྩ་སོགས་གཏར་ཚ་ལྷག་བྱ།། འཁྲིམས་ལ་མགོ་ཁྲོལ་ཤིན་[ཤིང]ཀུན་སྣ་བཏབ་ཅིན།། མིག་ཚག་ཧོང་ལེན་སེར་པོ་སྐྱེར་ཁན་བྱུག། སླ་རྩི་སྐྱེར་པའི་བར་ཤུན་ཐང་དུ་བཏང་།། རྣ་བ་འོན་ན་ཚིགས་པ་བཅུ་བཞི་བསྲེག། རྗེས་ལ་འབྲས་གསུམ་རྩ་བའི་སྨན་མར་སྤྱར[སྦྱར]།། སྣ་ཁྲག་མཐའ་བཞི་ཐང་ལ་དོམ་མཁྲིས་བསྣན།། ཁ་ལྕེ་སྐམ་ལ་སྟར་བུ་ཉི་དགའ་དང་།། ཆུ་ཙག་པ་དང་ག་ར་སྦྲང་སྤྱར་[སྦྱར]སུར།། སྐོམ་དད་ཆེ་ལ་ཉི་དགའ་སྐྱུ་རུ་སྤྱར[སྦྱར]།། ཙ་སུ་བསྐོལ་ཁུར་ག་ར་སྦྱར་བཏབ་ཅིན།། དང་ག་འགགས་ལ་ག་ར་རྒྱུན་འབྲུམ་འམ།། སེ་འབྲུ་བཞི་དང་ཙུ་གང་བདེ་ཅེད་སྤྱར[སྦྱར]།། སྙིང་ལ་གང་འདོད་ཟས་དང་སྤྱར་[སྦྱར]ལ་བཏང་།། སྐྲིགས་པ་ཚ་བར་མགོ་ལུས་ཆུ་ལྷུག་བྱ།། དེ་རྗེས་ཚིགས་ཁ་དུག་བདུན་མཚོགས་ཁ་བསྲེག། ཙན་དན་དཀར་པོ་ནུ་ཞོ་སྣ་ཊ་བླུག། གྲང་བས་སྐྲིགས་ན་ཙྪ་སྣ་ཆང་སྤྱར་[སྦྱར]བཏང་།། ཁྲག་གཟེར་མ་ནུ་ཊ་ཏྲ་ག་ར་སྤྱར[སྦྱར]།། བསྐོལ་གྲངས་འཕྱུལ་ལ་གང་ཉེ་གང་རྒྱས་གཏར།། གཉན་གཟེར་གུ་གུལ་ནག་པོའི་དུང་ཐང་བཏང་།། གླུང་གཟེར་ཨ་གར་བརྒྱད་པ་ཆང་གིས་དབུལ།། གློ་མང་ཙུ་གང་ཤིང་མངར་ག་ར་སྦྱར།། ར་འམ་བ་འོ་དྲོན་མོས་འཕྱུལ་ལ་བཏང་།། འགོགས་དགའ་སྟར་བུ་པཉྩ་སྤྱར་[སྦྱར]ལ་བཏང་།། དུད་ཁུ་དམར་སེར་དྲི་ཆེ་ཆུ་གཏིང་ཅིང་།། ཚ་འཁྲུ་ཡིན་པས་

ཨིནྡྲ་བཞི་ཐང་བཏང་།། རྩམ་པ་ལྦུ་ཆུར་འབྲུ་བ་གྲང་བ་སྟེ།། སེ་འབྲུ་བཞི་དང་འབྲུ་གཙོད་བཞི་ད་ཊིག་སྨག་མོན་ཆར་བིལ་བ་སྦྱུར་[སྦྱར]བཏང་།། སྐྱུག་ནད་ཚ་དང་གྲང་བ་གཉིས་ལ་ནི།། ཤིང་མངར་དྭུག་པ་ཚ་གྲང་རྟ་ཡིས་བསྐྱུར[བསྐྱུར]།། སྟོང་སྐྱུགས་སྒྲི་ཡོང་ཐང་བཏང་དྭུག་པ་བསྲེག། ཚ་བས་ཆུ་འགགས་ཞོ་ཤ་སྐྱེར་ཤུན་དང་།། རྒྱ་ཚའི་ཐང་བཏང་ཡོང་རྩ་གཉིས་ལ་གཏར།། གྲང་བ་ཟེ་ཚ་ སྡིག་སྲིན་གཟེ་མ་ཆང་སྦྱུར་[སྦྱར]བཏང་།། ཁྱད་པར་རིམས་ཚད་ཆུ་འགགས་སེལ་པར་[བར]བྱེད།། དྲི་ཆུ་ཁྲག་ཏུ་འཛག་ན་བྲག་ཞུན་དང་།། གུར་གུམ་དོམ་མཁྲིས་སྦྱར་བཏང་བྱིན་ཡོང་གཏར།། དྲི་འགགས་ཨ་རུ་ལྕུམ་རྩ་བྲུལ་ཏོག་བཏང་།། རྟུལ་འབྲུམས་ད་ལིས་ལུག་མིག་ཐང་བཏང་ལ།། རྗེས་ལ་སྨ་སྐྱུ་ཆང་དང་སྦྱར་ལ་བཏང་།། ལུས་དྲོད་ཕྱིར་ཤོར་ཆུ་ལྩུག་བྱ་རྗེས་ལ།། སྐྱུ་རུ་ཨུཏྤལ་མར་དཀར་སྦྱར་བ་དང་།། སེ་རྒོད་སྐྱེར་ཤུན་སོ་མ་ར་ཛ་བྲུག། ཚ་རྗེས་ཏྲང་ལག་ཞ་རེངས་ན་བ་དང་།། ཁ་མིག་ཡོ་ན་རྩ་སྦྱོངས་[སྦྱོངས]ཆུ་ལུམས་བྱ།། ཐོལ་འབྲས་འབྲས་གསུམ་ཐང་ཕྱེ་གང་ཉེ་གཏར།། ནླ་གཞན་ཐོར་ནད་ཚ་བ་ཕལ་ཆེར་འབྱུང་།། ཁྱད་པར་བལ་ནད་རིམས་ལ་མང་བ་ཡིན།། ཚ་བ་སྤྱི་བཅོས་ལེའུ་སྟེ་བཅུ་བཞི་པའོ།། །།

ལེའུ་བཅོ་ལྔ་པ། འབྲུལ་གཞི་བསལ་བ།

ཚ་གྲང་གལ་མདོའི་གལ་འགག་རྣམ་བཞི་སྟེ།། རྟགས་དང་ངོ་བོ་གཉིས་ཀ་ཚ་བ་དང་།། རྟགས་དང་ངོ་བོ་གཉིས་ཀ་གྲང་བ་དང་།། ཕྱི་རྟགས་ཚ་ཡང་ངོ་བོ་གྲང་བ་དང་།། ངོ་བོ་ཚ་ཡང་ཕྱི་རྟགས་གྲང་བ་ཡིན།།

རྒྱུ་རྐྱེན་ཡུལ་དུས་ན་ཚོད་རང་བཞིན་དང་།། ཉིན་ཞག་གོམས་པ་བདུན་རྒྱུད་ལ་གནས་ས་ཟས་ཟོས་ཆུ་གསུམ་བསྟན་པའི་བཅུ་གསུངས་ཀྱང་བློ་དམན་པ་ལ་བདེ་ཕྱིར་བསྡུས་པའི་གྱིས་རྟོགས་པར་འགྱུར།། མཁྲིས་པར་སློང་བའི་རྒྱུ་རྐྱེན་བསྟེན་པ་དང་།། སྨམ་ས་ཚ་གདུང་ཡུལ་དུས་སོས་ཀ་སྟོན།། དར་མ་མཁྲིས་ཤས་ཆེ་དང་དགུང་གཉིས་ན།། ཟྲོད་བཅུད་ཡུན་བསྟེན་མི་ལ་མཁྲིས་འཕེལ་པའི།། རྟགས་བྱུང་རྟགས་དང་ངོ་བོ་གཉིས་ཀ་ཚ།། དེ་ལ་བད་ཀན་འཕེལ་བའི་རྟགས་བྱུང་ན།། ཕྱི་རྟགས་གྲང་ཡང་ངོ་བོ་ཚ་བར་གནས།། བད་ཀན་སློང་བའི་རྒྱུ་རྐྱེན་བསྟེན་པ་དང་།། ངད་ཅན་རླན་ཅན་ཡུལ་དང་དབྱར་དགུན་དུས།། རྒས་དང་བྱིས་པ་བད་ཀན་ཤས་ཆེའི་མི།། དགོངས་དང་ཐོ་རངས་སྲོད་དང་སྔ་དྲོ་ན།། བཅུད་མེད་བསིལ་ཟས་བསྟེན་ལ་བད་ཀན་གྱི།། རྟགས་བྱུང་རྟགས་དང་ངོ་བོ་གཉིས་ཀ་གྲང་།། དེ་ལ་མཁྲིས་པ་འཕེལ་བའི་རྟགས་བྱུང་ན།། ཕྱི་རྟགས་ཚ་ཡང་ངོ་བོ་གྲང་བར་གནས།། དེ་དག་འབྲུལ་གཞིའི་གལ་འགག་རྣམ་བཞི་ཡིན།། འོན་ཀྱང་དེ་དག་ཕན་ཚུན་འདྲེས་གྱུར་ན།། ཚ་གྲང་འདྲེས་པའི་ལྷར་སྣང་ནད་འབྱུང་སྟེ།། ཚ་བ་གྲང་བ་ལྟ་བུར་སྟོན་པ་དང་།། གྲང་བ་ཚ་བ་ལྟར་སྣང་གང་ཡིན་ཡང་།། ནད་གཞི་རྟགས་དང་བཅོས་ཐབས་གོམས་པ་དང་།། བཅོས་སྐྱེད་ལྷ་ཡིས་འདི་ཡི་འབྲུལ་སོ་གསལ[བསལ]།། ནད་གཞི་དངས་[དྭངས]

མ་མ་ཞུ་བད་སྨུག་དང་།། ཚ་སྲན་ཚ་ཆུ་ཚ་བའི་ཆུ་འགགས་དང་།། མ་ཞུ་བད་ཀན་སྐྲན་དང་དམུ་ཆུ་སོགས།། མིང་ལ་བརྟེན་ནས་དྲོད་ཀྱིས་བཅོས་ན་འབྲུལ།། དབྱིག་དུག་རྗེ་དུག་དུག་ཅེས་བསིལ་བཅོས་འབྲུལ།། དེ་ཕྱིར་མིང་ལ་མི་བརྟེན་རྟགས་ལ་ཡང་།། རླུང་གིས་ཁ་དང་ལྟེ་སྐམ་གཟེར་བ་བད་ཀན་གཟེར་མཁྲིས་པ་རླུང་བུས་སོགས།། ངོ་བོ་གྲང་ཡང་ཕྱི་རྟགས་ཚ་བར་སྟོན།། ཕོ་མཁལ་སྙིང་ལ་ཚ་བ་གབ་ན་ཡང་།། དྲོད་སྨན་བསིལ་གྱིས་གནོད་པས་གྲང་རྟགས་སྟོན།། རྟགས་ལ་བརྟེན་ན་ནས་དྲོད་ཀྱིས་བཅོས་གསོ་བ་ལོག་པར་འགྲོ།། བཅོས་ཐབས་འཕྲོད་དང་མི་འཕྲོད་འབྲུལ་སོ་ཡང་།། ཚ་བ་གྲང་བའི་རྟགས་ལྟར་སྣང་བ་ལ།། བསིལ་སྦྱོར་[སྦྱོར]འཕྲོད་ཀྱང་འཕྲད་དུ་མི་འཕྲོད་འདྲ།། དྲོད་སྦྱོར་[སྦྱོར]གནོད་ཀྱང་འཕྲལ་དུ་འཕྲོད་པ་འདྲ།། གྲང་བ་ཚ་བའི་རྟགས་ཅན་དེ་ལས་ལྡོག། གོམས་པ་ཟས་དང་སྨན་རྣམས་ཡུན་རིང་དུ།། བསྟེན་པས་སྨན་པའི་ཉམས་ཉེ་རྟོགས་པར་འགྱུར།། བཅོས་སྐྱེད་ལ་ཡང་ལྟར་སྣང་བཞི་གསུངས་ཏེ།། ཕྱི་རྟགས་ལོག་ལ་ངོ་བོ་མ་ལོག་དང་།། ངོ་བོ་ལོག་ལ་ཕྱི་རྟགས་མ་ལོག་དང་།། གཉིས་ཀ་ལོག་དང་མ་ལོག་རྣམ་པ་བཞི།། བསིལ་གསུམ་ཨུཏྤལ་སེ་འབྲུ་པི་པི་ལིང་ཤིང་ཚ་རྒུན་འབྲུམ་ཤིང་མངར་ཙནྡན་དཀར་གི་ཕང་བསྣན་ཏུ་གང་བདེ་བྱེད་དང་པོ་བད་ཀན་ཅན་གྱི་ཚ་བ་ལ།། བསིལ་སྦྱོར་[སྦྱོར]གཏུགས་པས་གཏིང་ཚད་མ་ཐོན་ཀྱང་།། ཕོ་བའི་མེ་ཤི་གྲང་རྟགས་སྟོན་པ་ཡོད།། གྲང་བ་རྙིང་པོ་མེ་བཞི་ཡུན་བསྟེན་པས།། དྲོད་ཀྱི་ཤྲངས་པས་རྩ་སྦུབས་[སྦུབས]ཀུན་ཁྱབ་སྟེ།། མགོ་ན་རྩ་རྒྱུག་ཆུ་མདོག་དམར་ལ་སོགས།། ངོ་བོ་གྲང་ཡང་རྟགས་ཀུན་ཚ་བར་སྟོན།། དེ་ལ་རྟགས་ཀྱི་ངོ་སྐྱན་གཏིང་ནད་འདོན།། གཉིས་པ་འོག་འགྲིམས་རྒྱུན་བུའི་ནད་གསུམ་སྟེ།། གྲང་བའི་ནད་ལ་དྲོད་སྦྱོར་[སྦྱོར]བསྟེན་དྲགས་ན།། ཁྲག་མཁྲིས་ཚ་བ་འཕེལ་བའི་རྐྱེན་བྱས་ཏེ།། ཚ་བ་གྲང་བའི་འོག་འགྲིམས་སྐྱེ་བ་

དེ།། མ་ཤེས་དྲོད་བསྟེན་མེ་འབར་ཤིང་བསྣན་འདྲ།། དེ་ལ་ཆུ་བཞི་བརྩོན་བྱ་མྱུར་དུ་ཕྱོག། ཚ་བའི་ནད་ལ་བསིལ་སྦྱོར་[སྦྱོར]བསྟེན་དྲགས་ན།། བད་རླུང་གྲང་བ་འཕེལ་བའི་རྐྱེན་བྱས་ཏེ།། གྲང་བ་ཚ་བའི་འོག་འགྲིམས་སྐྱེ་བ་དེ།། མ་ཤེས་བསིལ་བསྟེན་ཕོ་བའི་མེ་དྲོད་འཆི་སྐྲན་དང་དམུ་ཆུར་འགྱུར།། དེ་ལ་མེ་བཞིས་མྱུར་དུ་ཕྱོག་པར་གསུངས།། གཞན་ཡང་ཚ་བའི་ནད་ལ་བསིལ་གཏུགས་པས།། ཐོར་བུའི་རླུང་སྐྱེས་ཚ་བའི་ལྷག་མ་བུས།། ལྟེ་སྐམ་དབུགས་ཕྲུང་གཟེར་དང་སྐོམ་དད་དང་།། དྲོད་ཆེ་རླུང་གིས་ཚ་བའི་འོག་འགྲིམས་དེ།། མ་ཤེས་བསིལ་བསྟེན་མེ་ལ་རླུང་བསྐྱོད་འདྲ།། དེ་ལ་ཟས་ཀྱིས་ཇོ་སྣན་ཚད་ལྷག་འདོན།། རྟགས་དང་ཇོ་བོ་གཉིས་ཀ་མ་ལོག་ན།། སྦྱོར་[སྦྱོར]བ་དམན་ཅིང་ལོག་པས་བསྐྱེད་ཅིང་བསྐྱུར[བསྒྱུར]།། གཉིས་ཀ་ལོག་ན་དེ་ལ་འཁྲུལ་སོ་མེད།། ནད་གཞིའི་ལྟར་སྣང་འཁྲུལ་སོ་རྟགས་ཀྱིས་གསལ[བསལ]།། རྟགས་ཀྱི་ལྟར་སྣང་འཁྲུལ་སོ་བཅོས་ཀྱིས་བསལ།། བཅོས་ཀྱི་ལྟར་སྣང་འཁྲུལ་སོ་གོམས་པས་གསལ[བསལ]།། གོམས་པའི་ལྟར་སྣང་འཁྲུལ་སོ་བསྐྱེད་ཀྱིས་གསལ[བསལ]།། དེ་དག་ལྟར་སྣང་ལྔ་ཕྲུགས་ཞེས་བྱ་སྟེ།། འཁྲུལ་མེད་ཚ་གྲང་གལ་མདོའི་གསལ་བྱེད་ཡིན།། འཁྲུལ་གཞི་གསལ་པའི་[བསལ་བའི]ལེའུ་སྟེ་བཅོ་ལྔ་པའོ།། །།

ལེའུ་བཅུ་དྲུག་པ། རི་ཐང་མཚམས།

རི་ཐང་མཚམས་ཀྱི་འཕྲང་ལ་རྣམ་གསུམ་སྟེ།། རླུང་གི་ཞུ་འཁྲུགས་སྨན་ནས་བསུ་བ་དང་།། མཁྲིས་པའི་ཞུ་འཁྲུགས་འཕྲང་ལ་བསྐྱུག་པ་དང་།། བད་ཀན་ཞུ་འཁྲུགས་ཕྱི་རྗེས་བཅད་པ་གསུམ།། དེ་ལྟར་མི་ཤེས་སོ་མཚམས་གཅིག་ཏུ་འདོད།། རྔོངས་པའི་ལུགས་ཡིན་གཞན་སྒྲོག་འདོར་པས་ན།། དེ་ཕྱིར་འཕྲང་གསུམ་འདི་ལྟར་ཤེས་པར་གྱིས།། ཤས་དང་རླུང་ཆེའི་ཚ་བ་རླུང་གནས་འབབ།། སྨྱུ་ངན་སེམས་ལས་འཕྲལ་གྱི་རླུང་རྐྱེན་འདོམ།། བསིལ་གཏར་གཉེན་པོས་ཚད་གཉའ་ཆག་དུས་སུ།། རླུང་གིས་སྣ་སླང་ཐོར་བུའི་རླུང་རྟགས་འོང་།། ཐོར་བུའི་རླུང་གིས་ཚད་གཞུག་བུས་པ་ཡིས།། རྩ་རྒྱུག་ཚ་དམར་དྲོད་དང་སྐོམ་དད་ཆེ།། ལྕེ་སྐམ་ཟམ་པ་རྒོད་ལ་སོགས་པ་ཡི།། ཚ་བའི་རྟགས་སྟོན་འཁྲུལ་བའི་ས་གཅིག་ཡིན།། དེ་དུས་རླུང་ཁ་མནན་ལ་ཚ་བ་འདོན།། མ་མནན་རྟགས་ཀྱི་རྗེས་འབྲངས་བསིལ་དེད་ན།། ཁ་ཐལ་རླུང་གིས་ཚ་བ་སྒྲོག་རྩར་འཕུལ།། སོ་འཐམས་དྲན་ཉམས་མིག་དམར་གྱེན་ལ་བལྟ།། ལུས་འདར་ལག་ནོམ་བྱེད་ཅིང་བླ་འཚོལ་སྨྲ།། རྩ་སྟོངས་ཞེས་བྱ་འདི་ཉིད་འཚོ་དཀའ་ཞིང་།། རླུང་གི་ཞུ་འཁྲུགས་མི་གསལ་འཁྲུལ་སོ་ཆེ།། དེ་ཕྱིར་ཟས་ཀྱིས་སྨན་བསུས་རླུང་སྣ་མནན།། ཏ་ཅང་བསུ་བ་ཐལ་ན་ཚ་བའི་གཞུག། ཟས་ཀྱིས་བཟུང་ནས་རྙིངས་ཚད་བསྐྱེད་པ་ཡོད།། དེ་ཕྱིར་ངོས་བཟུང་ཕྱི་ནང་གསང་གསུམ་སྟེ།། ཚད་གཞུག་རླུང་གིས་བུས་པའི་ཕྱི་རྟགས་སུ།། རྩ་རྒྱུག་ཀྱང་སྟོངས་ལ་མནན་མི་བཟོད།། ཆུ་མདོག་དམར་ཡང་དངས་[དྭངས]ལ་ལྦུ་[སྦུ]བ་ཆེ།། གཟེར་བ་ཡོད་ཀྱང་ངེས་མེད་གར་ཡང་འགྱོ།། ལྕེ་སྟེང་སྐམ་ཡང་དམར་ལ་ཤིན་ཏུ་རྩུབ།། སྐོམ་དད་ཆེ་ཡང་མ་འཐུངས་སྲན་

གྱིས་ཚུགས།། ཧམ་འདེགས་དབུགས་རྒོད་གྱུར་ཀྱང་སྣ་བུག་ཏར།། རླུང་གསང་བཟློས་ན་ན་ལ་སྲུན་མི་བཟོད།། བསིལ་གཏར་བསྟེན་གྱིན་ཚ་བ་སླར་ཡང་སྐྱེ།། བུར་ཆང་ཉུས་ཆང་བསྟེན་གྱིན་ཚད་རྟགས་ཐུབ།། ནང་གི་བརྟག་པ་རྩ་ནི་སྟོང་ལ་སྦྱར།། ཆུ་མདོག་དམར་ལ་དངས་[དྭངས]ཤིང་ལྤུ་[ལྦུ]བ་ཆེ།། ལྤྱི་སྙིང་དམར་ལ་སྐམ་ཞིང་རྩུབ་པ་སྟེ།། དེ་གསུམ་འཕྲུགས་ན་ཁ་ཟས་སྤྱོད་པས་ཆོག། ལྤྱི་སྐམ་ཕན་ཆད་རླུང་འབུད་ཡོད་པ་ཡིན།། སྐམ་ལ་རིད་ན་རླུང་ལས་ཚད་ཁ་མཐོ།། སྐམ་ལ་ནག་ན་རླུང་ཚད་ཁྱེད་མར་ཡོད།། དམར་ལ་སྐམ་རྩུབ་རླུང་ཉིད་ཟད་མ་ཡིན།། སེར་ལ་སྐམ་ཁོག་རླུང་དང་མཁྲིས་བར་[པར]ལྡན།། སྐྱ་ལ་སྐམ་ཁོག་བད་རླུང་ཚ་བ་ཡིན།། སྐྱ་སླིག་མདོག་མེད་ཚ་བ་བྱེར་ཞིང་རྙོགས།། དམར་འཇམ་རློན་ཞིང་མཉེན་ན་ནད་དང་བྲལ།། མན་ངག་ལྡན་པས་ཞུ་འཁྲུགས་མཐོང་བས་བསལ།། གསང་བ་ཕྱུགས་འཚོལ་སྨན་གྱིས་བརྟག་པ་ནི།། ཨ་གར་བརྒྱད་དམ་ཉུས་བཅུད་གསུམ་གྱི་ཁུ།། ཁྱོར་གང་སྲོད་ལ་བཏང་བའི་དེའི་ནུབ་དུ།། གཉིད་ཆེ་ཟུག་ཆུང་བླ་འཚོལ་ཉུང་བ་དང་།། ནང་པར་ལྤྱི་རློན་ཤེས་པ་གསལ་ན་ངེས།། ངེས་པ་ཉེད་ན་ཤ་གསར་ཆང་འཇམ་དང་།། འོ་མ་མར་གསར་བཏབ་པའི་ཐུག་པ་སོགས།། གང་འོས་ཟས་ཀྱིས་རླུང་ཁ་མནན་བྱས་ལ།། ཚད་གཞུག་ཟློན་སྐྱོར་ག་བུར་ཉི་ཤུ་ལྔ།། བད་མཁྲིས་ཤས་ཆེ་ལྡན་ཚད་ཟློན་བྱེད་ན།། མན་ངག་བསིལ་སྦྱོར་མེ་ཏྲོད་ཟློན་བཅག་ཕྱིར།། བདེ་བྱེད་ཆེན་མོ་མཁྲིས་སེལ་ཟློན་གྱི་ཕྱིར།། བྲག་ཞུན་དགུ་སོགས་བསིལ་འཇམ་སྨན་གྱི་རིགས།། ལན་འགའ་བསྟེན་པས་ཚད་པ་མ་ལུས་གདོན།། དར་མ་ནད་ཁམས་ཁྲག་མཁྲིས་ཆེ་བ་དང་།། མཁྲིས་པའི་གནས་སུ་ཚ་བ་བབས་པ་དང་།། ཤ་ཆང་གཉིད་དང་དྲག་ཤུལ་ཚད་རྒྱན་འདོམས།། ཚ་བ་བཙོས་ཕྱིས་ཚ་བ་ཁ་ཐལ་དང་།། ཚད་པ་བད་རླུང་གྲོགས་མེད་རྐྱང་པ་རྣམས།། ཚད་པ་ཟད་ཀྱང་བད་རླུང་རྟགས་མི་

འབྱུང་༎ དེ་ལ་སྐབས་འདིར་ཁ་ཟས་སྤྱོད་པ་ཡིས༎ རྩ་སྦུབས་སྟོང་པར་ཟས་ཚད་སྐྱེས་གྱུར་ནས༎ རྩ་འདེགས་དྲོད་ཆེ་ཁ་སྐམ་ཤེས་པ་འཐིབས༎ ཚད་ལྷག་ཡོད་ཟེར་འཁྲུལ་པའི་ས་ཡིན་ཏེ༎ དེ་དུས་གསར་བཅུད་ཟས་ཀྱིས་རླུང་ཁ་མནན༎ མ་མནན་དེ་ལ་རྨོངས་པས་བསིལ་དེད་པས༎ ཟུངས་ཟད་རླུང་ལས་གྱུར་པའི་ཚ་བར་ལྡོག། དེ་སྲོག་གཤིན་རྗེའི་ལག་ཏུ་སྤྲོད་དང་འདྲ༎ ཟས་སྤྱོད་སྟུས་ན་རྒྱས་པའི་ཚ་བར་ལྡོག། མ་སྟུས་མ་ཕྱིས་འཕྲང་ལ་བསྐྱུག་པ་གཅེས༎ ངོས་བཟུང་རྟགས་ལ་དོན་མེད་རྟུལ་འབྱུང་ཞིང་༎ དང་ག་མི་འགག་སྐོམ་དད་ཆུང་བ་དང་༎ གཉིད་དུས་ཟ་ཟི་མི་འོང་ཧམ་པ་བདེ༎ སྣ་རྡོག་མཉེན་ཞིང་ཆུ་མདོག་དམར་སེར་དང་༎ རྩ་རྒྱུད་ཕྱི་གྲིམས་ཁོང་ལྟོད་ཐ་མལ་གྲངས༎ ལྕེ་སྐྱེང་སེར་ལ་སྐམ་ཁོག་ཐ་མ་དམར༎ ཤ་དང་མར་དང་བུ་རམ་ཆང་ལ་སོགས༎ བསྟུད་དྲགས་པ་དང་ཏ་ཙང་ཚད་ལས(་ཐལ)༎ ཟློས་འགྲོག་ཚ་བ་སྐྱི་ཡང་ཟས་ཚད་ནུབ༎ དེ་ལས་ཐལ་ནས་ཟུངས་ཟད་རླུང་གྱུར་ན༎ ཤ་འཚེར་མདོག་སེར་ལྕེ་ཡིས་རོ་མི་ཚོར༎ ཧམ་ཀོད་བ་སྤུ་ལྡང་ཞིང་སྐོམ་དད་ཆེ༎ སྐྲ་རྩ་སེང་ལ་སྐྲ་འདབ་བག་ཙམ་འདར༎ མཁྲིས་པའི་ཞུ་འཕྲུགས་མི་འགྱུར་ངོས་འཛིན་ཡིན༎

དེ་ལ་བཅོས་ཐབས་ཚད་རྟགས་ནུབ་པ་དང་༎ གྲང་རྟགས་མི་བསྐྱུག་བུར་ཞོ་ཚོ་ཁུ་དང་༎ ཆང་འཇམ་ཆུ་བསྲེས་ཆ་ཡིས་བྲིད་ལ་བཏང་༎ དེ་ཡིས་ཚ་བ་མི་སྐྱེ་འཁྲུལ་མི་སྲིད༎ ནད་ཟད་ཟད་[ཟས]ཀྱིས་ཚ་བ་སྐྱེར་མངོན་ཀྱང་༎ སྲོག་པའི་ནུས་མེད་ཐལ་ཚན་དྲོད་དང་འདྲ༎ བྱིས་པ་བད་ཀན་གྲང་ཤས་ཆེ་བ་དང་༎ བད་ཀན་ཡུལ་དུ་ཚ་བ་བབས་པ་དང་༎ མ་སྨིན་གཏར་བསིལ་ཚ་བ་བྱེར་བ་དང་༎ ཚད་གཞུག་མ་ཐོན་གྲང་རྟགས་ཁ་ཡར་འོང་༎ རྩ་དལ་ཆུ་མདོག་སྐྱ་ལ་དང་ག་འགག། ལྕེ་རྣོན་གདོང་སྐྱ་ཁ་ཟས་འཇུ་བ་དཀའ༎ བག་ལ་ཉལ་བས་གྲང་པར་[བ]འཁྲུལ་པ་ཡོད༎ དེར་

བརྟེན་ཟས་སྤྱོད་སྤངས་ན་གབ་པར་འགྱུར།། ཐལ་དྲགས་མེ་དྲོད་ཉམས་པས་དམུ་ཆུར་གྱུར།། དེ་ག་མ་གཏོགས་འདི་ལ་ཐལ་སྐྱོན་ཆུང་།། དེ་ཕྱིར་ཚ་བ་ཟད་ངེས་ཕྱི་རྗེས་བཅད།། ངོས་བཟུང་རྩ་རྒྱུད་བྱིང་ལ་ལྟོད་པར་འཕར།། ཆུ་ཁ་སྐྱི་ལ་ཆུ་མདོག་ཤིན་ཏུ་དྲངས[དྭངས]།། སྤར་གྱི་གོས་ཀྱིས་མི་དྲོས་སྐྲ་རྩ་སེང་།། ཁ་ཟས་འཇུ་བའི་སྟོབས་དང་སྐེམ་དད་ཆུང་།། མིག་ལྤིབས་སྦྲང་དང་གསུས་པ་རྐང་བོལ་སྐྲངས།། དེ་དུས་ཚ་བ་མེད་ངེས་རྟགས་ཡིན་པས།། གོང་དང་མི་འདྲ་ཁ་ཟས་བྲིད་མི་དགོས།། ཤ་ཆང་དྲོད་བཅུད་ལྷུག་པར་བཏང་བས་ཆོག། འཇུ་དཀའ་སྦྲ་སྒྲིག་ཁ་མངལ་མཆིལ་མ་མང་།། རྒྱ་མཚ་[རྒྱམ་ཚ]གསུམ་ཐང་སེ་འབྲུ་བཞི་པ་འམ།། རྐོད་མ་ཁ་ཡི་ཕྱེ་མས་མེ་དྲོད་བསྐྱེད།། རི་ཐང་མཚམས་ལ་སྤྱང་པོ་ཁྲ་འདྲ་དགོས།། གསུངས་པ་ཇི་བཞིན་མ་ཡེངས་ཡིད་ལ་ཆོངས།། རི་ཐང་མཚམས་ཀྱི་ལེའུ་སྟེ་བཅུ་དྲུག་པའོ།། །།

ལེའུ་བཅུ་བདུན་པ། མ་སྨིན་བཙོས་པ།

མ་སྨིན་ཚ་བའི་རྒྱུ་དང་རྟགས་བཅོས་གསུམ།། མ་སྨིན་ཚ་བའི་རྒྱུ་ནི་བད་རླུང་ཡིན།། རྟགས་ནི་རྩ་རྒྱུད་ཕྲ་ཞིན་[ཞིང]གཡོ་ལ་མགྱོགས།། ཆུ་མདོག་དམར་སེར་བསྐ་[སྐ]ལ་རྙོག་མ་ཅན།། ལྕེ་སྐྱ་སྐེང་དུ་རླུང་འབྲུམ་དམར་ཙིམ་འབྱུང་།། ལུས་དྲོད་མི་སྙོམས་སྲོད་ལ་ཤ་དྲོད་ཚ།། གཡལ་མང་སྐྱིད་པ་སྐྱུར་ལ་བྱ་རྒྱུང་བྱེད།། ཁ་ཁ་མགོ་དང་བྱིན་ཉྭ་ཚིགས་གཞི་ན།། གྲང་ཤུམ་བྱེད་ཅིང་མེ་དང་ཉེ་མ་སྙེག། རྨི་ལམ་ཟ་ཟི་མང་ལ་སེམས་ལས་ཆེ།། ལུས་པོ་རྩེ་ཞིང་འཁྱགས་ལ་བ་སྤུ་ལྡང་།།

བཅོས་པའི་གཉེན་པོ་སྨན་དཔྱད་ཟས་སྤྱོད་བཞི།། ཐོག་ཆུ་སྐོལ་བཞི་ལྡེ་སོགས་བཏང་བསྟུགས།། དེ་ནས་མ་ཞུ་བཞི་ཐང་དྲོ་འཇམ་མམ།། སླེ་ཏྲེས་ཆིག་ཐང་དྲོ་འཇམ་བཏང་བ་གཅིས།། ཚ་བ་མི་འཕེལ་བད་རླུང་ཞི་བར་བྱེད།། ཁྲག་མཁྲིས་ཤས་ཆེ་སླེ་ཏྲེས་འབྲས་བུ་གསུམ།། བྱི་ཚེར་པར་པ་ཏ་དང་སུམ་ཅུ་ཏིག། བསྟུས་ཐང་བཏང་བས་ཚ་བ་དངས་[དྭངས]སྨིགས་འབྱེད།། ཡུན་དུ་སྨིན་དཀའ་སྨུག་བསྲེགས་ཐལ་པ་དང་།། བཟང་པོ་གསུམ་ཛྙ་སུག་ག་ཀོ་ལ་དང་སླེ་ཏྲེས་པུ་ཤེལ་རྩེ།། ད་ལིས་བྱི་ཚེར་ཕྱེ་མ་ཅུས་ཁུས་དབུལ།། དཔྱད་དུ་ཕོ་བར་དུགས་བྱ་མཐིལ་བཞིར་བྲུག། ཟས་སྤྱོད་ཕྱེ་ཚོད་དྲལ་ཐུག་བསྐོལ་གྲངས་ཆུ།། དེ་སོགས་བཅུད་མེད་འཇུ་སླ་དྲོ་འཇམ་བསྟེན།། ནང་ཉུབ་དུས་སུ་ཆུ་སྐོལ་ཚ་མོ་བཏུང་།། སྤྱོད་ལམ་གོས་དྲོ་ཉེ་གྲིབ་མཚམས་སུ་བསྡད།། དྲག་ཤུལ་ལས་དང་ཉིན་གཉིད་དྲོད་བཅུད་སྤང་།། ལྷན་གྲང་བསེར་བུ་རྗེན་ཟས་འཇུ་དཀའ་རྣམས།། བཤལ་གཏར་རྩལ་དབྱུང་བསིལ་ཐང་ཕྱེ་མ་རྣམས།། འདི་དུས་མི་བསྟེན་ཚ་བ་ལམ་ནས་

འཕྲོག། སྨིན་རྟགས་ལྕེ་སྟེང་དཀར་སེར་རླུང་འབྲུམ་མེད།། རྩ་སྟོད་རྒྱུག་ཅིང་རྩ་སྨད་དམའ་ལ་གྲིམས།། ཆུ་མདོག་དམར་སེར་ཀུ་ཡང་[ཡ]ཡིང་གིས་འདྲིལ།། བསིལ་འདོད་ལུས་ལ་དྲི་འབྱུང་དབང་པོ་གཡུང་།། ཁྱད་པར་གྲང་ཤུམ་ཆད་ན་སྨིན་པ་ཡིན།། ནད་གང་ཡིན་ཡང་འདི་ནས་གཉེན་པོ་བསྟེན།། འགྲམས་འཁྲུགས་རིམས་དུག་མོད་དུ་དོན་སྟོད་བབས།། ཟས་སྤྱོད་ཉེས་པས་སྨིན་ཡོང་མེད་པ་འགག། སྨིན་དུས་བསྒྲུགས་ན་ལ་འདའ་སྲོག་འཕྲོག་འགྱུར།། དེ་བས་བྱེར་ཞིང་རྟོགས་ལ་མི་ལྟ་བར།། རང་རང་སྐབས་བསྟུན་གཉེན་པོ་བསྟེན་པར་བཤད།། ཚ་བ་ཀུན་དང་ཁྱད་པར་རིམས་ལ་འབྱུང་།། བཅོས་ཉེས་གབ་རྫིངས་རྒྱས་སྟོངས་རྟོགས་པར་འགྱུར།། དེས་ན་འདི་དུས་བཅོས་ཀ་གཟབ་པར་བྱ།། མ་སྨིན་བཅོས་བསྟུས་ལེའུ་སྟེ་བཅུ་བདུན་པའོ།། །།

ལེའུ་བཅོ་བརྒྱད་པ། རྒྱས་ཚད་བཅོས་པ།

རྒྱས་ཚད་སྨིན་ནས་ཤུགས་རྫོགས་དུས་ལ་ཟེར།། དེ་ལ་རྒྱུ་རྐྱེན་དབྱེ་བ་རྟགས་བཅོས་ལྔ།། རྒྱུ་ནི་མཁྲིས་པ་རྐྱེན་བཞི་སྤྱི་དང་འདྲ།། རིམས་རྒྱས་འཁྲུགས་རྒྱས་རང་རང་སྐོར་ལ་གསལ།།

སྐབས་འདིར་དབྱེ་བ་ནད་སྟོབས་ཆེ་ཆུང་གཉིས།། བབས་སྒོས་དབྱེ་བ་སྤྱི་དང་བྱེ་བྲག་གཉིས།། བྱེ་བྲག་སྙིང་སྲོག་གློ་མཆིན་མཆེར་མཁལ་དྲུག། ཕོ་བ་མཁྲིས་པ་བརྒྱད་ལ་རྒྱས་པའོ།།

སྤྱི་རྟགས་རྩ་ནི་སྲོམ་ལ་དྲག་པ་དང་།། འབུར་འདྲིལ་མཁྲང་གྲིམས་མྱུར་ལ་མགྱོགས་པར་འཕར།། ཆུ་མདོག་དམར་སེར་དྲི་མནམ་རླངས་པ་ཆེ།། ལུད་པ་དམར་སེར་དུད་ཁ་མང་དུ་ལུ།། དབུགས་ཐུང་གཟེར་དྲག་ཁ་སྐམ་སོ་དྲེག་ཆགས།། ལུས་ལྤི་དང་ག་མི་བདེ་སྐྱོམ་དད་ཆེ།། སྙིང་ལ་བསིལ་འདོད་ལུས་ལ་ཧུལ་དྲི་མནམ།། སྟོབས་ཆེན་སྟོབས་ཆུང་ནད་ཀྱི་སྟོབས་ལས་དཔག། བྱེ་བྲག་སྙིང་ལ་ཚ་བ་རྒྱས་པ་ནི།། སྨྲས་ལྷན་དྲན་པ་མི་གསལ་གོས་ལྷ་[ལ]སྣང་།། ལྟེ་སྐམ་གཞུང་ནག་གཉིད་དང་སྐོམ་དད་ཆེ།། དང་ག་འགག་ལ་ནུ་མའི་སྟེང་དུ་གཟེར།། སྲོག་རྩར་བབས་པས་ཕུས་འདེབས་ཞེས་པ་འཁྲུལ།། གོས་ཀྱི་ཧུལ་སེལ་མིག་དམར་གནམ་ལ་བལྟ།། གློ་ལ་རྒྱས་ན་དབུགས་ཐུང་བྲང་རྒྱབ་གཟེར།། མགོ་འཁོར་དབུགས་ཧམ་སྐད་འགག་གློ་སྙིང་ཧུང་།། མཚན་མོ་ཉལ་ཁར་གློ་མང་ཁ་གདོང་སྐྲངས།། མཆིན་པར་རྒྱས་ན་མིག་དམར་ལུད་པ་སེར།། རྩིབ་ལོགས་གཡས་ཀྱི་སྟེང་དང་མཆིན་དྲི་གཟེར།། མཆེར་རྒྱས་ཁོང་སྒོ་[སྒྲོ]གཡོན་གྱི་རྩིབ་ལོགས་གཟེར།། དབུགས་ཧོད་ལྟེ་སྐྲ་མཆུ་ནག་ཕུས་མོ་སྐྲངས།། རྐང་ལག་ཁྲིད་ཅིང་རྐེད་པ་ཆག་

སྣམ་བྱེད།། མཁལ་རྒྱས་ཆུ་སྲི་རྐང་བཤལ་མཁལ་རྐེད་གཟེར།། ཆུ་དམར་ཚ་གླངས་མགོ་འཁོར་རྣ་བ་འོན།། ཕོ་བར་རྒྱས་ན་སྒྲང་ཐབས་ན་ཞིང་སྐྱུག། གྲང་དྲོ་གཉིས་ཀ་ན་ལ་ལྟག་མིག་ལྟོ།། མཁྲིས་པར་རྒྱས་ན་ཁ་ཁ་མིག་ཆུ་སེར།། དང་ག་འགག་ལ་མཁྲིས་པ་སྐྱུག་པར་འགྱུར།།

བཅོས་པའི་ཐབས་ལ་སྤྱི་དང་བྱེ་བྲག་གཉིས།། སྤྱི་ལ་སྨན་དཔྱད་ཟས་དང་སྤྱོད་ལམ་བཞི།། སྨན་ལ་ཞི་སྦྱང་ཞི་བྱེད་ཐང་ཕྱེ་ལས།། ཐང་ལ་དབྱེ་བའི་ཐང་དང་བསད་ཐང་གཉིས།། དབྱི་[དབྱེ]ཐང་ཏིག་ཏ་སླེ་ཏྲེས་སྐྱུ་རུ་ར།། བ་ཤ་ཀ་ཡི་བསྐོལ་གྲངས་ནད་ཁྲག་འབྱེད།། བསད་ཐང་སླེ་ཏྲེས་སྐྱུ་རུ་བ་ལེ་ཀ། ཧོང་ལེན་ཏིག་ཏ་བ་ཤ་ཀ་སྦྱར་བ།། བསྐོལ་གྲངས་ཁུ་བས་རྒྱས་ཚད་འཛོམས་པའི་མཆོག། རྒྱུད་ཀྱི་དགོངས་པ་ཡིན་ཀྱང་ཧ་ཅང་མིན།། ཕྱེ་ནི་སྤང་རྩི་༥བོང་དཀར་༣སྟག་ཤ་༣དང་།། པར་པ་ཏ་༢དང་བདུད་རྩི་ལོ་མ་༡མེ་ཏོག་མཉམ།། ཙ་གང་༣གུར་གུམ་༣གི་ཝང་༡ཅན་དན་དཀར་༧།། བྲག་ཞུན་༢སླ་རྩི་༥གྱུལ་ནག་༡རྣམས་སྦྱར་བའི།། སྟོད་ལུགས་སྤང་རྩི་བཅུ་གཉིས་ཁྱད་མཚར་ཅན།། གཉན་ཚད་མ་ལུས་གསོད་པར་བྱེད་པའི་མཆོག། རིམས་ནད་སྟོབས་ཆེན་འཛོམས་པའི་གཉེན་པོ་ཡིན།། ཡང་ན་རྒྱུད་ཆེན་ཙུ་གང་བརྒྱད་པ་དང་།། ཏིག་ཏ་དུག་ཞུང་གསེར་མེ་བ་ཤ་ཀ། ག་དུར་སྐྱུ་རུ་ཧོང་ལེན་ཐང་ཆེན་བདུན།། གསོ་བོ་བརྒྱད་པ་ཏིག་ཏ་བརྒྱད་པ་དང་།། གུར་གུམ་བདུན་ཙུ་གང་བ་ལི་[ལེ]ཀ་ཨུཏྤལ་བ་རུ་ར་མཚལ་ཏིག་ཏ་དང་ག་བུར་ཉེར་ལྔ་སོགས།། ཚ་བ་རྒྱས་པའི་དུས་སུ་གཅེས་པ་ཡིན།། མ་ཐུབ་སྤྱོངས་[སྦྱོངས]ལ་ཁ་ལ་གཟེར་ཐུང་སྐབས་རྒྱས་འདེབས་ཤེས།། དཔྱད་དུ་གང་རྒྱས་གར་བབས་རྩ་ལ་གཏར་ག་བརླིང་པར་བྱ།། གཟེར་སྟེང་རྫོས་ལྕུགས་ཆུ་རྡོ་བསིལ་བའི་སྦྱོ།། ཡང་ཡང་གསོར་ཧེ་བདུགས་པས་འཕྲལ་ཟུག་གཅོག། ཟས་ནི་འབྲས་དང་ནས་སྔོན

གྱི་ཆག་ཆེ་བ་ཞོ་དར།། ལན་ཚ་སྣོག་པ་ཏྲོད་བཙུད་དུག་འདྲ་སྨང་།། སྦྱོད་ལམ་ཚུ་གྲམ་ཟླ་འོད་བསིལ་གནས་འདུག། སྙིང་ཚད་སྐྱུ་རུ་ཙན་དན་བ་ཤ་ཀ། གུར་གུམ་སྦྱར་བའི་ཐང་བཏང་སྙིང་རྩ་སྔོད་ཀ་གཏར།། ཙན་དན་ཏིག་ཏ་བོང་དཀར་བ་ལེ་ཀ། ཀ་ཀོལ་ཨ་རུ་ནཱ་ག་གེ་སར་སྦྱར།། སྲོག་རྩར་ཤོར་ན་ཐང་གཏར་སྔོད་ཀ་སྙིང་བཞིན་བཅོས།། ཨར་ནག་ཙན་དན་དཀར་དམར་སྙིང་ཞོ་ཤ། ཛཱ་ཏི་ལི་ཤི་གུར་གུམ་རུ་རྟ་དང་།། ནཱ་ག་གེ་སར་ཀ་ར་དགུ་སྦྱོར་བྱ།། སྤྱི་བོའི་གཙུག་སྤུ་འཁྱིལ་དང་རྒྱུ་རྩ་གཉིས་རྐང་མཐིལ་གཏར་ལ་བསྲེག། སློ་འབྲུགས་སྲོ་ལོ་ཙན་དན་བ་ལི་[ལེ]ཀ། ཏིག་ཏ་བ་ཤ་ཀའི་ཐང་སློ་རྩ་དྲུག་འགོ་གཏར།། ཤིང་མངར་ཅུ་གང་གུར་གུམ་ཀ་ཀོ་ལ།། ཛཱ་ཏི་ཀུན་འབྲུམ་ཏིག་ཏ་ཨུཏྤལ་སྦྱུར[སྦྱར]།། མཆིན་ཚད་གུར་གུམ་ཏིག་ཏ་བ་ལི་[ལེ]ཀ། བ་ཤ་ཀའི་ཐང་བཏང་ལ་རུ་ཐུང་གཏར།། གུར་གུམ་ཅུ་གང་སུག་སྨེལ་བ་ལི་[ལེ]ཀ། གསེར་མེ་ཏིག་ཏ་ཀ་ཀོ་ལ་བདུན་སྦྱུར[སྦྱར]།། མཆེར་པར་གསེར་མེ་ཙན་དན་ལི་ཤིའི་ཐང་།། མཆེར་རྩ་ཧ་མཐུར་སྲིན་ལག་རྒྱབ་རྩ་གཏར་ཞིང་སུག་སྨེལ་ཀ་ཀོ་ལ།། ལི་ཤི་གུར་གུམ་ཏིག་ཏ་སླེ་ཏྲེས་དང་།། གསེར་གྱི་མེ་ཏོག་ཀ་ར་བདུན་པ་སྦྱར།། མཁལ་ཚད་གུར་གུམ་བྲག་ཞུན་སུག་སྨེལ་ཐང་།། བྱིན་ཡོང་གཏར་ལ་ཤུག་ཆེར་ཨ་རུ་སྟེག། སུག་སྨེལ་ཉེ་དགའ་ཏིག་ཏ་གུར་གུམ་སྦྱར།། ཕོ་བའི་ཚ་བར་བྱི་ཆེར་སྐྱུ་རུ་ར།། ཏིག་ཏ་མ་ནུའི་ཐང་བཏང་སྔོད་ཀ་གཏར།། བྲག་ཞུན་ཨ་རུ་སུག་སྨེལ་དུག་མོ་ཉུང་།། གུར་གུམ་སླ་སྨང་དོམ་མཁྲིས་ཀར་སྦྱར་བཏང་།། མཁྲིས་ཚད་ཏིག་ཏ་བ་ཤ་གསེར་མེའི་ཐང་།། མཁྲིས་རྩ་གསེར་གདུང་གཤའ་རིངས་གཏར་ལ་ཕྱེ་མ་གསེར་གྱི་མེ།། ཏིག་ཏ་དུག་ཉུང་གུར་གུམ་བ་ཤ་ཀ། སྐྱེར་བ་དོམ་མཁྲིས་ཀ་ར་བདུན་པ་སྦྱུར[སྦྱར]།། དེ་ལྟར་བཅོས་པས་སོས་པའི་མཚན་མ་ནི།། རྩ་བྱིང་ཁར་ཐོན་ཕྲ་བ་སྤྱོམ་[སྦྱོམ]དུ་སོང་།། དྲག་པ་དལ་ལ་གྲིམས་པ་ལྡོད་པ་

དང་།། སྤོངས་པ་མཁྲང་ལ་ཕྱུན་པ་རིང་དུ་སོང་།། ཆུ་མདོག་དངས་[དྭངས]ལ་དྲི་ཆུང་ཀུ་ཡ་སྲབ།། ཟུག་ཚོགས་སྙིང་རྩ་སེང་ལ་ཟས་རོ་ཉེད།། དགུགས་བདེ་ཉིན་གཉིད་ཆུང་ལ་ནུབ་གཉིད་ཆེ།། བྱ་བའི་ལས་ལ་ལུས་སེམས་འཇུག་པར་འདོད།། རྒྱས་ཚད་བཅོས་པའི་ལེའུ་སྟེ་བཅོ་བརྒྱད་པའོ།། །།

ལེའུ་བཅུ་དགུ་པ། སྐྱོངས་ཚད་བཅོས་པ།

སྐྱོངས་ཚད་རྒྱུ་རྐྱེན་དབྱེ་བ་རྟགས་བཅོས་ལྔ།། རྒྱུ་ནི་རླུང་ཡིན་རྐྱེན་གསུམ་རང་བཞིན་སྐྱོངས།། རྐྱེན་གྱིས་སྐྱོངས་དང་གནས་ཀྱིས་སྐྱོངས་པའོ།། རང་བཞིན་སྐྱོངས་པ་རླུང་རིམས་སྐྱོངས་འབྲུགས་གཉིས།། ཡུལ་དུས་རང་བཞིན་ན་སོ་ནད་ཁམས་གནས།། རླུང་རྐྱེན་འདོམ་པས་རིམས་སམ་འབྲུགས་འབྱུང་བས།། དང་པོ་རང་གནས་ཚ་བ་རླུང་འབུད་བཅས།། རྐྱེན་གྱིས་སྐྱོངས་པ་རླུང་ཤས་ཆེ་བ་ཡི།། ཚ་བ་བསིལ་ཐང་ཕྱེ་མ་རྩུབ་མོ་དང་།། གཏར་བཤལ་རྫུལ་དང་ཟས་སྐོམ་ཡིན་ལ་གཏད།། ཚད་གཉའ་ཚོགས་ནས་རླུང་སྐྱེས་ཚད་གཞུག་འབུད།། གནས་ཀྱིས་སྐྱོངས་པ་སྲོག་རྩ་རླུང་གནས་བབས།། གནས་ཀྱི་དབང་གིས་ཚ་བ་རླུང་གིས་འབུད།། རྐྱེན་དེས་རླུང་ཚད་འཐབ་པའི་ནད་དུ་འགྱུར།། རླུང་གིས་ཚ་བ་བུས་ཀྱིན་ཚད་རྟགས་འཕེལ།།

དབྱེ་བ་སྤྱི་དང་བྱེ་བྲག་རྣམ་པ་གཉིས།། སྤྱི་ལ་ཚ་སྐྱོངས་རྩ་སྐྱོངས་རླུང་སྐྱོངས་གསུམ།། བྱེ་བྲག་རིམས་སྐྱོངས་ཁྲག་སྐྱོངས་མཁྲིས་པ་སྐྱོངས།། བད་ཀན་ཆུ་སེར་སློ་སྙིང་སྐྱོངས་པ་དྲུག།

རྟགས་ནི་ཚ་སྐྱོངས་ཚད་གཞུགས་རླུང་གིས་འབུད།། ཆུ་མདོག་དམར་ཞིང་དངས་[དྭངས]ལ་ལྷུ་[ལྦུ]བ་ཆེ།། རྩ་རྒྱུད་སྟོང་ལ་རྩ་སྟོད་རྒྱུག་པ་དང་།། དབུགས་ཐུང་རྔམ་པ་རྐོད་ལ་ཕྱི་ཚད་ཆེ།། མིག་ཁྲིན་དམར་ཞིང་ལྕེ་ནི་དམར་ལ་རྩུབ།། གཟེར་འཕོ་སྐྲོམ་དད་ཆེ་ལ་མིག་རྩ་གྲུང་།། སྣ་ཁྲག་ཏར་ལ་གཉིད་ཆུང་སྐབས་སུ་དངས[དངངས]།། བ་སྤུ་ལངས་ལ་རླུང་གསང་མནན་ན་ན།། སྐབས་སུ་གཏམ་ལ་ཅོ་འབྲེལ་བག་རེ་འོང་།། སྲོག་རྩར་ཚ་བ་བབས་པའི་རྩ་སྐྱོངས་རྟགས།། རྩ་ཆུ་གོང་འདྲ་མིག་དམར་

གནམ་དུ་བལྟ།། ཕུས་འདེབས་ཤེས་པ་འཁྲུལ་ལ་གོས་རྟུལ་སེལ།། གཉིད་མེད་ཤེས་པ་ཡང་ཞིང་འགྲོས་ཚུལ་སྟོན།། སྐབས་སུ་འདར་ལ་དྲུང་གི་མི་ལ་འཛིན།། སོ་འཐབ་[འཐམ]སོ་འཆའ་སྣང་པ་ལོག་པར་མཐོང་།། སྙིང་སྲོག་གནས་སུ་རླུང་ཁྲག་འཐབ་པ་སྟེ།། རྟགས་རྣམས་ཚང་ན་མི་འཚོ་ཕྱང་བར་བཤད།། ཚད་གཞུག་རླུང་དུ་ལོག་པའི་རླུང་སྟོངས་རྟགས།། གཡལ་མང་རླུང་གསང་ན་ཞིང་སྟོངས་སྐྱུགས་བྱེད།། གཉིད་མེད་ཤེས་པ་འཕྱོ་ལ་ཞེ་ས་མཁས།། རྙིང་འདོད་མིག་དཔངས་མཐོ་ལ་སྐྲ་འདབ་འདར།། གཏིང་གི་དབང་པོ་མ་འཁྲུལ་ཆལ་ཆོལ་སྨྲ།། ལྕེ་སྟེང་དམར་རྩུབ་རྩ་ཆུའི་ཚ་བ་མེད།། ཧ་ཅང་ཐལ་ན་སྨྱོ་བར་འགྱུར་བ་ཡོད།། བྱེ་བྲག་རིམས་སྟོང་ཀང་ལག་རེངས་ཤིང་ན།། ཁ་སླ་གཉིད་མེད་སྐྲ་འདར་གདོང་དཔལ་སྐྱ།། ཁྲག་སྟོངས་ཁ་སླ་གཉིད་ཆེ་དང་ག་འགག། མཁྲིས་སྟོངས་གཉིད་མེད་ཁ་སླ་མིག་ལྩེ་སེར།། བད་སྟོངས་རྟུལ་ཆེ་གཉིད་དུས་ཟ་ཟེ་མང་།། ཆུ་སེར་སྟོངས་པ་མིག་གིས་ཟ་ཟེ་མཐོང་།། གཉིད་མེད་དབང་པོ་འཁྲུལ་ཞིང་སྨྱོ་ཚུལ་སྟོན།། ཀླུ་སྙིང་སྟོངས་པ་གཉིད་དང་ཟུག་གཟེར་ཆུང་།། ལུས་རེངས་སོ་འཐམ་བླ་འཆོལ་བྱེད་པའོ།། སྟོངས་ཚད་བཅོས་པ་སྤྱི་དང་བྱེ་བྲག་གཉིས།། སྤྱི་ལ་སྨན་དཔྱད་ཟས་སྤྱོད་རྣམ་པ་བཞི།། ཚ་བ་སྟོངས་ལ་གོ་སྙོད་ཨ་ག་ཙུ།། སྤོས་དཀར་ཛཱ་ཏི་ཙུ་གང་སྨུག་སྐྱུ་ཐལ།། སླེ་ཏྲེས་ཀནྡ་ཀ་རི་སྙིང་ཞོ་ཤ། ཙ་ཧ་བཅུ་གཅིག་ཕྱེ་མ་སིངས་པོས་དབུལ།། སྟོངས་ཚད་མ་ལུས་འཛོམས་པའི་སྤྱི་སྨན་ཡིན།། ཡང་ན་ཨ་གར་བཅུ་བའི་སྦྱོར་བ་འམ།། ཚད་གཞན་རྟགས་ཡོད་ཨ་གར་སོ་ལྔ་འཕྲོད།། བད་ཀན་ཆེ་ན་བདེ་བྱེད་ཆེན་མོ་བསྟེན།། དཔྱད་དུ་ཚིགས་པ་དྲུག་བདུན་དཀར་ནག་མཚམས།། ཨན་སྟོང་གང་འོས་སྟེང་དུ་མེ་བཙའ་གདབ།། གཟེར་སར་འབའ་ཆ་ལ་སོགས་བསྲོས་པས་བདུག། མར་གསར་ལ་སོགས་བྱུག་པ་སྐབས་དང་སྦྱུར[སྦྱར]།། ཁ་ཟས་

ལུག་དང་བ་ལང་རི་དགས་[དྭགས]ཤ། ཆང་འཇམ་འོ་མ་རིགས་པས་ཉམས་སྱུར་[སྲུར]བསྟེན།། སྤྱོད་ལམ་བསེར་བུ་ཁ་གཡེང་མ་[མི]སྙན་གཏམ།། དྲག་ཤུལ་ཙ་ཙོ་འདུ་འཛི་སྤངས་བྱས་ལ།། ཡིད་འོང་གྲོགས་བསྟེན་རྡོ་བའི་གནས་སུ་བསྡད།། ཟ་སྐོངས་ཚ་བར་ཨ་གར་ཛཱ་ཏི་དང་།། སྤོས་དཀར་ཨུཏྤལ་བཞི་སྦྱོར་ཙུས་ཁུས་དབུལ།། སྟུད་སྒོ་བདུན་པ་དཀར་ནག་མཚམས་སུ་བསྲེག། ཟས་དང་སྤྱོད་ལམ་གོང་མ་ཇི་བཞིན་ནོ།། རླུང་སྐོངས་ཚ་བ་རླུང་དུ་ལོག་འགྱུར་བས།། ཟས་སྐོམ་ཆང་འཇམ་བུར་དཀར་ལུག་ཤ་བཏང་།། རླུང་གསང་བསྐུ་མཉེ་ཡོས་སམ་སྤུ་ཝུས་བདུག། ཤིང་ཀུན་སྨ་དང་ཛཱ་ཏི་ཁ་ཙ་ཚ།། པིག་བན་[པན]སླེ་ཏྲེས་བུ་རམ་ཙུས་ཁུས་དབུལ།། དྲུག་བདུན་དང་པ་སྟུད་སྒོ་མེ་ཡིས་མནན།། མི་དང་མི་ལབ་མུན་ཁུང་བསྙལ་ལ་བཞག། ཕྱེ་བྲག་བཅོས་པ་རིམས་སྐོངས་གཏར་ག་སྤང་།། ལུག་ཤ་ཆང་འཇམ་བསྐུ་མཉེ་གཉིད་ཀྱིས་བཅོས།། པིན་བན་[པན]སླེ་ཏྲེས་ག་ར་ཙུས་ཁུས་དབུལ།། ཁྲག་སྐོངས་ཆང་དང་ཉིན་གཉིད་མེ་བཙའ་སྤང་།། བྱུགས་པ་ཤ་གསར་འཇམ་ཐང་བཏང་བར་བྱ།། མཁྲིས་པ་སྐོངས་ན་ཤ་ཆང་མཆོག་ཏུ་གནོད།། བསྐུ་མཉེ་བྱ་ཞིང་ཏིག་ཏ་ཀྱི་ལྡེ་དཀར།། བོང་དཀར་གསེར་མེ་དུག་ཙུང་བ་ལེ་ག། ག་དུར་ཨ་ཙུ་ཐང་བཏང་གཉིད་མི་བསྲུང་།། བད་ཀན་སྐོངས་ན་མར་དང་གཏར་ག་སྤང་།། ཆུ་སྐོལ་ཤ་གསར་བཏང་ཞིང་བསྐུ་མཉེ་བྱ།། འབྲས་བུ་གསུམ་གྱི་ཐང་བཏང་རྡུལ་མི་ཕྱི།། ཆུ་སེར་སྐོངས་ན་མར་ནག་སྤང་བར་བྱ།། ཤ་ཆང་རྙིང་པ་བཏང་ཞིང་གཉིད་མི་བསྲུང་།། འབྲས་གསུམ་མར་སྦྱར་ལྷུ་བདུན་མེ་ཡིས་བསྲོ།། གློ་སྙིང་སྐོངས་ན་བསིལ་ཐང་གཏར་ག་སྤང་།། ཙུས་ཐང་ཤ་གསར་བསྐུ་མཉེ་ཆང་འཇམ་བཏང་།། སྤྱི་ལ་ཕྱེ་བྲག་བཅོས་པའི་མདོ་ཁར་གདགས།། སྐོངས་ཚད་བཅོས་པའི་ལེའུ་སྟེ་བཅུ་དགུ་པའོ།། །།

ལེའུ་ཉི་ཤུ་པ། གབ་ཚད་བཅོས་པ།

གབ་ཚད་རྒྱུ་རྐྱེན་ངོ་བོ་དབྱེ་བ་རྟགས།། བཅོས་ཐབས་ལྔ་ལས་རྒྱུ་ནི་གྲང་རླུང་ཡིན།། དེ་ལ་རྐྱེན་གསུམ་རང་བཞིན་གབ་པ་དང་།། གནས་གྱིས་[ཀྱིས]གབ་དང་རྐྱེན་གྱིས་གབ་པའོ།། ཡུལ་དུས་རང་བཞིན་ན་ཚོད་ནད་ཁམས་རྣམས།། གྲང་རླུང་ཅན་ལ་ཚ་བ་ཕྲན་བུ་བྱུང་།། བད་རླུང་འོག་ཏུ་གབ་བས་[པས]རང་བཞིན་གབ།། གནས་ཀྱིས་གབ་པ་ཕོ་མཁལ་སྙིང་དང་གསུམ།། ཚ་བ་ཞུགས་ཀྱང་གྲང་རླུང་གནས་ཡིན་པས།། ཚ་བ་གཏིང་གབ་ཕྱི་རྟགས་གྲང་རླུང་སྟོན།། རྐྱེན་གྱིས་གབ་པ་མ་སྨིན་བཅོས་ཐུས་དང་།། བད་ཀན་རི་ཐང་མཚམས་སུ་བཙུད་ཐུས་པས།། གྲང་བའི་འོག་ཏུ་ཚ་བ་གབ་པ་ཡིན།། ཐལ་པའི་མེ་དང་འདྲ་སྟེ་ཕྱི་གྲང་ཞིང་།། ནང་ན་ཚ་བ་ཡོད་པས་གབ་ཅེས་བྱ།།

དབྱེ་བ་ཚ་སྟོབས་ཅན་དང་གྲང་སྟོབས་ཅན།། བྱེ་བྲག་སྙིང་དང་ཕོ་བ་མཁལ་མར་གབ།།

དེ་རྟགས་ཚ་སྟོབས་ཅན་དེ་རྩ་དམའ་གྲིམས།། ཆུ་དམར་རླངས་པ་སངས་བུལ་ལྡོག་པ་དཀའ།། ཀུ་ཡ་འདྲིལ་ཞིན་[ཞིང]ལུས་དང་ཤེས་པ་ལྗི།། བསིལ་དྲགས་ཊྲ་དྲགས་གནོད་ཅིང་གྱིན་[ཀྱིན]ལ་ངལ།། ངོ་སྨུམ་གཉིད་ལོག་རྫེས་ལ་ཁ་ལྟོ་སྐམ།། ཁ་ཁ་དང་ག་མི་བདེ་སྐབས་སུ་རྫུལ།། ལུས་ཤེད་ཆུང་ལ་མགོ་ལྗི་སྣ་ཁྲག་འཛག། མིག་དམར་ཉུབ་གཉིད་ཆུང་ལ་ཉིན་གཉིད་ཆེ།། གྲང་སྟོབས་ཅན་དེ་རྩ་རྒྱུད་ཕྱིང་ལ་བུལ།། ཆུ་སེར་ལྡོག་ཏུ་མི་འདོད་གདོང་པ་སྐྱ།། ལུས་སྒོང་དང་ག་མི་བདེ་སྣ་ཆུ་འཛག། ཤེས་པ་ཕྱིང་ལ་ཟས་སྤྱོད་ཊྲ་ན་འཕྲོད།། ཕྱི་རྟགས་བྱེ་བྲག་ཚ་བ་ཀུན་ལ་ཁྱབ།། སྙིང་ལ་གབ་ན་དེ་

སྙེང་དྲན་མི་གསལ།། ཕོ་བར་གབ་ན་ཚ་གྲང་གཉིས་ཀ་གནོད།། མཁལ་མ་ཆུ་དམར་རྐང་བཤལ་མཁལ་རྩ་ཐྲིག། སྟོད་ག་རྦ་ཐུང་ཅིན་གཞུག་རང་རང་རྩ།། གཏར་བས་རྣག་མཁྲིས་ལྷུགས་གཡའ་ཆགས་ན་ངེས།། ལུས་སྦྱིར་གབ་ན་གསུམ་ག་གཏར་བྱའོ།།

བཅོས་ཐབས་སྨན་དང་ཟས་སྤྱོད་རྣམ་པ་གསུམ།། སྨན་ནི་དང་པོ་གབ་ཚད་མགོ་ཕུར་བཤུ།། དེ་ཡང་བད་རླུང་ཅན་ལ་སེ་འབྲུ་བཞི།། བད་རླུང་ཆུང་ལ་བདེ་བྱེད་ཆུང་ངུ་སྦྱར[སྦྱར]།། ཆུ་ཚན་དབུལ་བ་ལན་འགའ་བསྙེན་པའི་རྗེས།། གཏིང་ཚད་ལ་ཐུག་གནོད་ཉམས་བྱེད་པའི་དུས།། ཙན་དན་དཀར་པོ་གི་ཝཾ་བ་ལེ་ཀ། གུར་གུམ་འབྲས་གསུམ་བོང་དཀར་བ་ཤ་ཀ། ཨུཏྤལ་ག་དུར་སླེ་ཏྲེས་ཏིག་ཏ་སྦྱར།། སྙིང་ལ་ཙ་ཧ་སྤོས་དཀར་ཨ་ག་རུ།། མཁལ་མར་བབས་ན་བྲག་ཞུན་སླ་རྩི་བསྣན།། ཕོ་བར་བྲག་ཞུན་གསེར་གྱི་མེ་ཏོག་བསྣན།། འདི་ཡིས་ཚ་བ་ཁོང་གསོད་ཕྱི་ལ་འཕུལ།། གཞན་ཡང་མན་ངག་བསིལ་སྦྱོར་བརྟགས་པ་ཡིན།། གྲངས་སྟོབས་ཆེ་ལ་ཅོང་ཞི་བསིལ་སྦྱོར་རམ།། བདེ་བྱེད་ཆེན་མོ་འདི་ལ་བརྟགས་པར་ངེས།། གི་ཝཾ་ཙན་དན་དཀར་པོ་ཙུ་གུར་ལི།། ཤིང་མངར་རྒྱུན་འབྲུམ་རྡྷ་ཏི་པི་པི་ལིང་།། སེ་འབྲུ་ཤིང་ཚ་སྦྱར་[སྦྱར]བའི་ཕྱེ་མ་འདིས།། ཕོ་བའི་མེ་གསོ་ཚད་ལྷག་མ་ལུས་འདོན་ཁོང་གི་བསིལ་སྨན་རྣམས་ཀྱིས།། ཁ་ཟས་འབྲས་དང་བ་ལང་ཤ་གསར་དང་།། ཆག་ཚེ་མར་གསར་ཞོ་དཀྲུགས་མཁས་པས་སྦྱར[སྦྱར]།། སྤྱོད་ལམ་བསིལ་གནས་དལ་འདུག་གཉིད་མི་ལོག། དེ་ཡིས་ཚ་བ་ཁོང་ནས་ཕྱིར་ལ་འདོན།། གབ་ཚད་བཅོས་པའི་ལེའུ་སྟེ་ཉི་ཤུ་པའོ།། །།

ལེའུ་ཉེར་གཅིག་པ། སྙིངས་ཚད་བཅོས་པ།

སྙིངས་ཚད་རྒྱུ་དང་དེ་རྐྱེན་དབྱེ་བ་དང་།། རྟགས་བཅོས་ལྡེ་ལས་རྒྱུ་ནི་ལ་[ལོ]ཟླ་ལོན།། དེ་རྐྱེན་རང་བཞིན་རྐྱེན་དང་སྦྱོར་བ་མན[དམན]།། རང་བཞིན་སྙིངས་པ་བད་ཀན་སྨུག་པོ་དུག། ལོ་དང་ཟླ་བར་རླུངས་དང་ཡི་ནས་འདྲེས།། རྐྱེན་གྱིས་སྙིངས་པ་ཚ་བ་ཕྲན་བུ་ལ།། ཟས་སྤྱོད་མ་བསྟམས་ཕྱོགས་མེད་བཏང་པ་ཡིས།། རྒྱུ་ཆུང་བ་ཡིས་རྒྱས་པར་མ་ནུས་ཀྱང་།། ཟས་སྤྱོད་རྐྱེན་གྱིས་ཚ་བ་ཞིར་མ་སྟེར།། མ་སྨིན་མཁྲིས་ཤས་ཆེ་ལ་བཅོས་ཐབས་སམ།། སྦྱོར་བ་དམན་པ་རིམས་ཆུང་ཆམ་འཁྲུགས་སམ།། འགྲམས་ཆུང་གཉེན་པོས་མ་ནོན་ཡུན་དུ་ལས[ལུས]།། དེ་ལྟར་རྐྱེན་དེས་ལོ་དང་ཟླ་བ་འམ།། ཉིན་ཞག་ཉི་ཤུ་ཕར་འདས་སྙིངས་ཚད་ཡིན།།

སྙིངས་ཚད་དབྱེ་བ་སྤྱི་དང་བྱེ་བྲག་གཉིས།། སྤྱི་ལ་སྙིངས་ཚད་རླུང་ལྡན་རླུང་མེད་གཉིས།། བྱེ་བྲག་དབྱེ་བ་ཤར་རྒྱས་ལྷགས་ལ་གྲམ།། རྩ་ཏུ་རྒྱུ་ཞེན་[ཞེང]ཏུས་ལ་ཞེན་པའོ།།

སྤྱི་ཡི་རྟགས་ལ་སྙིངས་ཚད་རླུང་མེད་དེ།། རྩ་རྒྱུད་ཕྲ་གྲིམས་ཆུ་དམར་རླངས་ཡུན་རིང་།། གདོང་སྨུམ་ཁ་འབྱར་རྐན་ཕུགས་སྐམ་ལ་གྱོང་།། མིག་རྩ་དམར་ལ་ཚག་ཅིང་མཆི་མ་འཛག། ཤ་མདོག་སྐྱོ་ལ་སྐམ་ཞིང་དྲེག་ཆུང་ཆགས།། འགུལ་ན་སྙོ་སྙིང་འཕར་ལ་རོ་སྟོད་ཚ།། ཡན་ལག་བཞི་དང་རོ་སྨད་ལྷི་ལ་སྲིད།། སྙིང་ལ་གྲང་མོ་འདོད་ཅིང་བསིལ་གྲིབ་སྙེག། ཉིན་དགུང་སྲོད་ལ་ན་ཞིང་ཧུལ་ཁ་སྐྱི།། གཉིད་ཆེ་རྡོད་བག་རྗེས་ལ་ལྡང་ཞིང་ན།། ཚ་བ་གཞན་པས་དང་ག་བག་ཙམ་བདེ།། རླུང་ལྡན་དེ་འདྲ་ཁྱད་པར་ལུས་ཤེད་ཆུང་།། སྐབས་སུ་ཕྲུམ་སེར་ཁྱེར་ཞིང་བ་སྤུ་བརྫེ།། དོན་མེད་

ཧྲུལ་འོང་གཟེར་འགྲམ་རྟུས་ཚོགས་ན།། བྱེ་བྲག་ཤ་ལ་རྒྱས་ན་ཁོལ་བུར་སྐྲངས།། དམར་སྲ་བཙིར་ན་ན་ལ་རྣག་ཆུ་འཛག། ལྤགས་ལ་གྲམ་ན་བརྩེ་ཞིང་ཚ་བེར་བྱེད།། རྩར་རྒྱུ་ནག་པོར་གསལ་ལ་རྩ་ཐོག་སྐྲངས།། རྟུས་ཞེན་ཁོལ་བུར་ན་ཞིང་སོ་མདངས་ཉམས།། སྔོ་སྐམས་ཚོགས་པ་གཡོ་ཞིང་སྒྲིད་པ་འཁུམས།།

བཅོས་པའི་ཐབས་ལ་སྤྱི་དང་བྱེ་བྲག་གཉིས།། སྤྱི་ལ་སྨན་དཔྱད་ཟས་དང་སྤྱོད་ལམ་བཞི།། སྨན་ནི་ཚ་རྐན་ལུས་སྤྱིར་ཞེན་པ་དེ།། བསྡུ་ཞིང་ནད་ཁྲག་ཟུངས་ཁྲག་དབྱེ་བའི་ཕྱིར།། གྲོང་རླན་[རློན]ལྔ་ཐང་བསྐོལ་གྲངས་ལན་འགའ་བཏང་།། དེ་རྗེས་རྟོང་ལེན་བརྒྱད་པ་ཏིག་ཏ་ཨ་བར་སྦྱར།། སྤང་རྩི་བདུད་རྩི་ལོ་མ་གི་ཝཾ་སྦྱར།། རྙིངས་ཚད་རོལ་དུ་གསོད་པའི་གདམས་པ་ཡིན།། ཡང་ན་ག་བུར་ཉི་ཤུ་རྩ་ལྔ་བ།། འབྲས་གསུམ་ཐང་ངམ་སེང་ལྡེང་ཐང་དབུལ་ལམ།། གཙོ་བོ་བརྒྱད་དང་ཐང་ཆེན་ནོར་བུ་བདུན་པ་གཉིས།། ལྷན་བསྲེས་སྤྲིན་བྲལ་ཟླ་འོད་ཅེས་པས་བསད།། མ་ཞི་ཟུངས་ལྷན་སྤྱོད་ན་མཆུ་རིང་དགུ། བ་རུ་ར་གསུམ་སྐྱུ་རུ་རྡོག་པོ་ལྔ།། ལྕུམ་རྩ་མཐེབ་ཙམ་དུར་བྱེད་[བྱིད]དེ་ཡི་ཕྱེད།། སྤོས་དཀར་དེ་ཕྱེད་བ་ཆུའི་རྒྱུན་སྦྱོངས་བྱ་ལག་ལེན་ལྷན་ཐབས་མཆན་དུ་བལྟ།། དེ་ནས་གི་ཝཾ་ཙན་དན་ཙུ་གུར་ཡི།། ཨུཏྤལ་སློ་ཏིས་བྲག་ཞུན་སྦྱར་ལ་བཏང་།། རླུང་ལྷན་ནོར་བུ་བདུན་སྟེང་ཨ་ག་རུ།། སྙིང་ཞོ་ཙན་དན་སྐྱོ་ལོ་ཙུ་གང་དང་།། ཧོར་ཏི་སྦྱར་བའི་ཕྱེ་མ་བསྟེན་པ་འམ།། ཙན་དན་ཉེར་ལྔ་ཨ་གར་སོ་ལྔ་སྦྱར།། དེ་ལྟར་བཅོས་ཀྱང་ཚ་བ་སླར་འཕེལ་ན།། སྟོངས་ཚད་འབྱུང་བས་ཟས་ཀྱིས་རླུང་སྣ་སླན།། དེས་ཀྱང་མ་ཞི་ལུས་ཟུངས་ཚ་བར་ཡོག། ཅེས་ཀྱང་མ་ཚོགས་ལ་ཆེན་འདའ་བར་འགྱུར།། དེས་ན་ཚ་བ་རྣམ་གསུམ་རྟག་[བརྟག]པ་གཅེས།། ཁ་ཟས་གོང་གི་ཚ་བ་སྤྱི་དང་མཚུངས།། སྤྱོད་ལམ་མེ་ཉེ་ལུས་ངག་རྩོལ་བ་སྤང་།། བསིལ་

[བསིལ]སར་ཉིན་གཉིད་མི་ལོག་དལ་བར་བསྡད།། ཕྱི་བྲག་ཤ་ལྷགས་ཉི་ཤུ་རྩ་ལྔ་སྦྱར།། མཆིན་རྩས་གཙོ་བྱས་རྩ་ཁ་མང་དུ་དབྱེ།། རྟུལ་དབྱུང་གོང་བཞིན་ཚུ་ལྕུགས་རྒྱུན་སྦྱོངས་ཕྱི་རྒྱུད་ལྟར་བསྟུགས་པ་ཡིན།། རྩ་ཏུ་རྒྱུ་ན་ཙན་དན་དཀར་དམར་གཉིས།། བསིལ་གསུམ་ག་དུར་དོམ་མཁྲིས་ཨུཏྤལ་མཚལ།། སོ་མ་ར་ཛ་ཧོང་ལེན་བཙུ་གཅིག་སྦྱར།། གང་རྒྱས་རྩ་གཏར་སྐྱེད་ཚུང་རྩ་སྦྱོངས་བྱ།། ཏུས་ལ་ཞེན་ན་ཤིང་སྣ་བརྒྱད་ཙན་དན་གཉིས་སེང་ལྡིང་[ལྡིང]སྐྱེར་པ་དེ་པ་དྷ་ཏུ་སྨྱུག་ཤར་ཏུ་ཀ་སྤྱི་ཞུར་པ་སྦྱོར[སྦྱོར]།། ཏུས་རྙིངས་བདུད་རྩི་ལྔ་ཡི་རླངས་ལུམས་བྱ།། མཁལ་རྩ་གཏར་ཞིང་རྒྱུན་སྦྱོངས་ཕྱི་རྒྱུད་ལྟར་ཤེས་པ་ཡིན།། རྙིངས་ཚད་བཅོས་པའི་ལེའུ་སྟེ་ཉེར་གཅིག་པའོ།། །།

ལེའུ་ཉེར་གཉིས་པ། རྟོགས་ཚད་བཅོས་པ།

རྟོགས་ཚད་རྒྱུ་རྐྱེན་དབྱེ་བ་རྟགས་བཅོས་ལྔ།། ཚ་བ་རྟོགས་པའི་རྒྱུ་ནི་ཆུ་སེར་ཡིན།། རྐྱེན་ནི་རང་བཞིན་རྟོགས་པ་ཆུ་སེར་གྱི།། ཚ་བ་བཅོས་རྗེས་ནད་གཞིའི་ཐོག་ཏུ་ལྷུང་།། རྐྱེན་གྱིས་རྟོགས་པ་མ་སྨིན་ཚ་བ་ལ།། སྨན་དཔྱད་ཟས་སྤྱོད་གཉེན་པོ་བསྟེན་ཐུས་སམ།། རི་ཐང་མཚམས་ལ་བསིལ་གཉེན་ཁ་ཐལ་ཡིན།།

དེ་ལ་དབྱེ་བ་སྤྱི་དང་བྱེ་བྲག་གཉིས།། སྤྱི་ལ་ཚ་བས་རྟོགས་དང་གྲང་རྟོགས་གཉིས།། བྱེ་བྲག་འཇུག་སྒོ་དྲུག་ལ་ཁྱབ་པར་བྱེད།།

སྤྱི་རྟགས་ཚ་རྟོགས་ཆུ་དམར་རྒྱ་བཤལ་འདྲ།། རྩ་རྒྱུད་ཕྲ་ལ་མགྱོགས་ཞིང་གཏིང་ན་རྒྱུག། གདོང་པ་སེར་སྤྱོས་[སྤྲོས]ལྕེ་རྙིལ་སེན་བཀྲག་འཚེར།། འགུལ་ན་ངམ་པ་རྐོད་ལ་སློ་སྙིང་འཕར།། ཤེད་ཆུང་ཏྲུལ་ཁ་སྐྱི་ལ་ཁ་ལྕེ་སྐམ།། གཉིད་ཆེ་སློ་མང་མིག་ལྟེབས་ཁང་བོལ་གཡོ།། ལུས་པོ་རྩེ་[བརྩེ]ཞིང་རོ་སྟོད་གཟེར་ཕྲན་འོང་།། ནད་སྟོབས་ཆེ་ན་དོན་ལ་རྣག་ཆུ་གསོག། གྲང་རྟོགས་རྩ་རྒྱུད་ཕྲ་ཞིང་སྟོང་ལ་མགྱོགས།། ཆུ་མདོག་དམར་སེར་རྟོགས་ཅིང་གདོང་པ་སྤྱོ[སྤྲོ]།། བྲང་དང་གསུས་པ་ངར་གདོང་ཁང་བོལ་གཡོ།། ལྕེ་དང་རྙིལ་སྐྲ་ལུས་ཏྲུལ་ངམ་པ་རྐོད།། ཕོ་བ་རྫིང་ལ་ཁ་ཟས་འཛུ་སྟོབས་ཆུང་།། ནད་སྟོབས་ཆེ་ན་ཚ་ཆུར་འགྱུར་པ་ཡིན།། བྱེ་བྲག་ལྷགས་གྲམ་སྐྲ་དང་བ་སྤུ་འཁྱི།། ཟ་འཕྲུག་ཆུ་ཁང་[རྐང]མེ་དཔལ་[དབལ]ཤུ་ཐོར་ཡོང་།། ཤ་རྒྱས་ཁོལ་བུར་ན་ཞིང་འབར་འབུར་སྐྲངས།། དམར་སྲབ་བརྟོལ་ན་རྣག་ཁྲག་ཆུ་སེར་འཛག། རྩར་འགྲིམས་རྩ་རྒྱས་ནག་པོར་གསལ་བ་དང་།། རྩ་འཕྲུག་རྩ་སྟེང་སྐྲངས་ཤིང་ཡན་ལག་སྤྲིད[སྦྲིད]།། རུས་

ཞེན་ཤ་སྐམ་སྦོ་ལ་ཁོལ་བུར་ན།། གདོང་སྐྲངས་ཚིགས་ཁ་གཡོ་ཞིང་སྒྲིད་པ་འཁུམས།། སོ་དང་སེན་མོའི་བཀྲག་འཚོར་སྐྱ་སྣེག་འགྲོ།། སྤྱིར་བབས་དབུགས་ཐུང་སྐད་འཛེར་བྲང་རྒྱབ་གཟེར།། མིག་མཆུ་ཐོལ་སྐྲངས་དབུགས་རྔོད་རྣག་ཁྲག་ལུ།། སྙིང་བབས་འཐིབས་སྨྱོས་དྲན་ཉམས་གྲང་མོ་འདོད།། མཆིན་བབས་མིག་སེར་ལུས་ལྕི་དང་ག་འགག། ལྕེ་བཀྲ་རྙིལ་དཀར་ལུས་སྐྱི་སེར་པོར་འགྲོ།། མཆེར་བབས་གཡོན་གཟེར་མཆུ་སྐྲངས་སྐྲིད་[སྒྲིད]པ་མང་།། མཁལ་བབས་རྐེད་པ་ན་ཞིང་རོ་སྨད་ལྕི།། སྟོད་དུ་ལྷུང་ན་དང་ག་འགག་པ་དང་།། འབྲུ་སྐྱུག་དྲི་མ་འགག་གམ་འཚོང་ཞིང་འགྱུར།།

བཙོས་ཐབས་སྤྱི་ལ་སྨན་ཟས་སྤྱོད་ལམ་གསུམ།། སྨན་ནི་ཚ་རྙོགས་ཆུ་སེར་སྐེམ་པའི་སྨན།། འབྲས་གསུམ་སླེ་ཏྲེས་བསྟུས་ཐང་ལན་འགའ་བསྟེན།། བྱེར་བ་བསྟུས་ལ་དངུལ་ཆུ་བཙོ་བརྒྱད་པས།། ཚ་བ་ཆུ་སེར་རྙོགས་པ་དྲངས་ནས་ཕྱུང་།། ཡང་ན་ཙན་དན་དཀར་དམར་འབྲས་བུ་གསུམ།། བྲག་ཞུན་སྲོས་དཀར་སོ་མ་ར་ཛ་དང་།། ཛུ་གུར་ལི་གསུམ་པི་པིང་དངུལ་ཆུ་སྦྱར[སྦྱར]།། སེང་ལྡེང་[ལྡེང]ཁུ་བས་འཕུལ་ལ་ཆུ་སེར་སྐེམ།། དེ་ལ་སེལ་བའི་སྨུ་གུ་བཅུ་གསུམ་ཟེར།། དེ་རྗེས་གང་རྒྱས་རྩ་གཏར་ཞུང་དུ་དབྱུང་།། གྲང་རྙོགས་དང་པོ་སེ་འབྲུ་གུར་གུམ་བསྣན་པའི་ལྡེ་པ་དང་།། ཛུ་གང་བདེ་བྱེད་ཚང་དུ་ལྷག་པ་སྲིད།། ཡང་ན་སེལ་བའི་སྨུ་གུ་བཅུ་གསུམ་སྲིད།། མ་ཞི་འབྲས་གསུམ་སྦོན་བུ་ཤུམ་རྩ་དང་།། སྲོས་དཀར་དུར་བྱེད་སྦྱར་བའི་རྒྱུན་སྦྱོངས་[སྦྱོངས]བཏང་།། ཟས་དང་སྤྱོད་ལམ་རྙིངས་ཚད་ཇི་བཞིན་ནོ།། བྱེ་བྲག་ཤ་ལྕགས་ཙ་ཐུང་རྒྱབ་རྩ་གཏར།། གོང་གི་རྒྱུན་སྦྱོངས་རྡུལ་འདོན་བིཧྟུར་ལས་ཤེས་ཆུ་ལྷུག་བརྗེག་པ་དང་།། ཙན་དན་དཀར་ཆུ་སེར་སྨན་གཉིས་སྲོས་དཀར་སོ་མ་ར་ཛ་བ་ཆུ་བཞུག། རྩར་བབས་ཕྱི་རྩ་གང་རྒྱས་གཏར་ལ་ནང་རྩ་ཕྱི་རྒྱུད་ལྟར་སྦྱང་།། ཙན་དན་དཀར་དམར་ག་དུར་སོ་མ་

ར།། དོམ་མཁྲིས་ཙུ་གང་ལི་ཤི་ཨུཏྤལ་མཚལ།། ཧོང་ལེན་ག་ར་བཙུ་བས་རྩ་ཚད་སྐེམ།། རུས་ཞེན་མི་རུས་བདུད་རྩིའི་རླངས་ལུམས་བེ་ཧྲུཏ་བསྐྱ་བྱ།། རྒྱུན་སྦྱོངས་གོང་གི་ཤ་ལྷགས་སྐབས་ལྟར་སྐྱི་ཁྲུས་མཁལ་རྩ་གཏར་བ་དང་།། ཤིང་སྣ་བརྒྱད་རྙིང་ཚད་སྐབས་ལ་ཕས་རུས་པའི་ཚད་པ་སྐེམ།། སྒྲོར་བབས་ཙན་དན་གི་ཕྱིཾ་ཨ་ག་རུ།། ཙུ་གང་གུར་གུམ་ཤིང་མངར་རྒྱུན་འབྲུམ་དང་།། སྲོ་ལོ་སྤང་རྒྱན་འབུ་སུ་ག་ར་སྦྱར།། རྣག་མང་སྣར་བུ་པཉྩ་གྲེན་དུ་དྲངས།། སྙིང་བབས་ཨ་ག་རུ་དང་ཙན་དན་དཀར།། ཛཱ་ཏི་ཙུ་གང་གུར་གུམ་ལི་ཤི་དང་།། ཝ་ཤ་སྐྱུ་རུ་ར་དང་ག་ར་སྦྱུར[སྦྱར]།། མཆིན་བབས་བྲག་ཞུན་དགུ་པ་གུར་གུམ་མཆིན་ཚད་སེལ་པའི་བདུན་པ་སྦྱར།། རུ་ཐུང་སྟོད་ག་གཏར་ཞིང་འཇམ་ཁྲུས་བྲག་ཞུན་གུར་གུམ་གཉིས་གང་རུང་སྙིང་དུར་བྱིད་བསྟན་པའི་བྱ།། མཆེར་བབས་གུར་གུམ་སེ་འབྲུ་ལྷག་པ་སྦྱར།། རྫེས་ལ་ཕོ་གསང་ཚོགས་པ་བཅུ་གཅིག་བསྲེག། མཁལ་བབས་ཨ་རུ་བཅུ་བ་བཅུ་བཞི་བསྲེག། སྟོད་ལྷུང་བཤལ་བྱ་ཙུ་གང་བདེ་བྱེད་ཆེ་བ་སྦྱུར[སྦྱར]།། རྟོགས་ཚད་བཅོས་པའི་ལེའུ་སྟེ་ཉེར་གཉིས་པའོ།། །།

ལེའུ་ཉེར་གསུམ་པ། འགྲམས་ཚད་བཅོས་པ།

འགྲམས་ཚད་རྒྱུ་རྐྱེན་དབྱེ་བ་རྟགས་བཅོས་ལྔ།། འགྲམས་ཚད་རྒྱུ་ནི་ནད་དང་ལུས་ཟུངས་ལ།། དེ་རྐྱེན་ལུས་ཀྱི་བྱ་བ་དྲག་ཤུལ་གྱིས།། ལུས་ཟུངས་འགྲམས་པས་ཁྲག་འཁྲུགས་མཁྲིས་ཚད་བསླང་།།

དབྱེ་བ་ནང་གི་དོན་སྣོད་འགྲམས་པ་དང་།། ཕྱི་ཡི་ཤ་རུས་རྩ་དང་ཆུ་རྒྱུས་བཞི།།

སྤྱི་རྟགས་གང་འགྲམས་ན་ཞིང་གཟེར་ཟུག་ལྡང་།། རྩ་ནི་ཕྲ་ལ་གྲིམས་ཏེ་ཆུ་དམར་རྡུགས།། གདོང་སྨུམ་ཛམ་འདེགས་ལུས་ཀྱི་བྱ་བ་དཀའ།། བྱེ་བྲག་སྙིང་འགྲམས་ཁ་ལྐུགས་འགྱུལ་ན་འབོག། དྲན་པ་མི་གསལ་གཉིད་ལོག་སད་ཚེ་དངངས།། ནུ་མཆན་སོགས་[སོག]དཔྲག་གཟེར་ལ་མིག་རྩ་ཏར།། སྲོག་རྩར་འགྲམས་ན་མིག་ཏར་ཕུ་ཡིས་འདེབས།། དྲན་པ་མི་གསལ་ཟུག་ཆེ་ས་ལ་འབྲད།། གློ་འགྲམས་རོ་རྒྱབ་ལྟེ་ཞིང་ཉལ་མི་ཤེས།། སྣ་འབུད་དབུགས་མི་བདེ་ལ་གྲེ་བ་ཤུ།། གློ་ལུ་མི་ཤེས་ཐལ་གོང་མནན་སླམ་བྱེད།། ཐང་དང་རྒྱབ་ཏུ་གཟེར་ལ་དགྱེ་དགུ་དཀའ།། ལུད་པ་འགོགས་དཀའ་ཁྲག་དང་རྣག་ཏུ་ལུ།། མཆིན་འགྲམ་རྩིབ་སྐང་མཆིན་སྣར་གཟེར་ཞིང་ན།། ལུད་པ་ཁྲག་ཏུ་ལུ་ཞིང་སྣ་ཁྲག་འཛག། གློ་སྙིང་མི་བདེ་སྟོད་རྒྱངས་དབུགས་ཀྱིས་འདེགས།། མིག་སྤྲིན་དམར་ལ་མི་གསལ་ཕོ་བ་སྐང་།། མཆིན་དྲིར་འགྲམས་ན་ཤ་སྟོ་རོ་སྟོད་རྒྱངས།། གློ་སོར་འགྱུལ་ན་སྙིང་རྟུང་འགྲོ་མི་ནུས།། ལུས་པོ་གྱོང་ལ་ཉུང་བསྲེགས་གཙུས་པ་འདྲ།། མིག་དམར་མཆིན་དྲི་འཕོར་ལ་རྩེ་ཆུང་རྒྱངས།། མཆེར་འགྲམས་ཕོ་སྟོད་སྦོ་ཞིང་གཡོན་ངོས་གཟེར།། གདོང་པ་གྲོ་བོ་སྐྱ་[སྐྱ]འཁྲིག་སྐབས་སུ་འབྲུ།། གཡོན་

ངོས་རྩིབ་སྐང་རྩིབ་སྣར་གཟེར་ཞིང་འཕྲིག། མཁལ་འགྲམས་མཚང་ར་མི་ཐེག་དགྲེ་དགུ་དཀའ།། མཁལ་ཁུང་སྣེ་ས་དཔྱི་མིག་བརླ་སྐང་ཟུག། འབྲས་བུ་སྐྲངས་ཤིང་དྲི་ཆུ་ཁྲག་ཏུ་འཛག། ཕོ་བར་འགྲམས་ན་སྐྲེག་པ་དྲག་པོ་འོང་།། ཕོ་སྟོད་སྤོ་འཁྲུག་ཟས་སྐོམ་ཅི་ཟོས་སྐྱུག། སྐྱང་ཐབས་ཕོ་བ་བསྐངས་ནས་ཉལ་མི་ཤེས།། ལོང་འགྲམས་ལོང་ཕུགས་གཟེར་སྐང་སྤོ་[སྤྲོ]འཁྲིག་མང་།། གློ་འདེག་རོ་སྟོད་གང་ཞིང་གྲང་སྐམ་བྱེད།། དབུགས་ངན་རྗེས་ལ་ཕྱི་ས་མི་ཐུབ་འཚོར།། རྒྱུ་མར་འགྲམས་ན་ཚ་འབྲབ་འཁྲིལ་སྐམ་བྱེད།། སྣེ་སར་ལྷུང་སྐམ་ཆུ་སྟོམ་རྒྱུ་སྐྱང་ལྡང་།། མཁྲིས་འགྲམས་མིག་སེར་ཤ་སྤོ་མགོ་བོ་ལྡི།། མཆིན་པ་སྐྲངས་སྐམ་མཁལ་མ་མཆིན་དྲི་ན།། རོ་སྟོད་གང་སྐམ་ཆུ་དམར་སྐྱང་ཐབས་འོང་།། ལྐང་པར་འགྲམས་ན་རྒྱུ་ཞབས་མཁལ་ཁུང་ན།། ཆུ་ཁ་སྙིང་[སྙི]ཞིང་སྣེ་ས་ཚ་འབྲབ་བྱེད།། བསམ་སེར་འགྲམས་ན་དཔྱི་མིག་བརླ་སུལ་ན།། སྣ་ཤ་ཆད་སྐམ་བྱེད་ཅིང་ལང་མི་ཤེས།། རྐང་པ་བཤལ་སྐྲིད་[སྐྲིད]མཚང་ར་འབྲེལ་མཚམས་ན།། སྐབས་སུ་དྲི་ཆུ་སྟོམ་པ་སྐམ་དུ་བྱེད།། ཕྱི་ཡི་ཤ་འགྲམས་ཤ་དང་ཤ་གཞན་གཉིས།། ཤ་འགྲམས་ཤ་སྣ་སྐྲངས་ཤིང་བྱ་བ་ཉམས།། ཤ་གཞན་རྟུངས་སྐམ་བྱེད་ཅིང་ན་དམར་སྐྲངས།། རུས་ལ་ཚིགས་རྐང་མགོ་སྦུབས་རྩིབ་མ་བཞི།། ཚིགས་འགྲམས་འགུལ་དཀའ་ཟུག་ཆེ་གོང་འོག་སྐྲངས།། རྐང་འགྲམས་འགུལ་དཀའ་གཏིང་ནས་ལྷང་ལྷང་བྱེད།། སྦུབས་འགྲམས་དྲན་པ་མི་གསལ་སྐྱུགས་ཅིང་འཁྱམ།། རྩིབ་མར་འགྲམས་ན་ཟུག་ཆེ་མནན་མི་བཟོད།། རྩ་ལ་མགོ་དང་བྱང་ཁོག་ཡན་ལག་གསུམ།། མགོ་ཡི་རྩ་འགྲམས་རྩ་རྒྱུད་འཁྲིད་ཅིང་ན།། རྩ་སྟིང་སྐྲངས་ཤིང་རྩ་འབྲུམ་འབྱུང་པ་ཡིན།། བྱང་ཁོག་རྩ་འགྲམས་གློ་ལུ་གང་འགྲམས་གཟེར།། ཚ་བ་སྐྱེ་ཞིང་སྐྲངས་རྗེས་རྣག་ཏུ་འགྱུར།། ཡན་ལག་རྩ་འགྲམས་རྩ་ཡི་རྒྱུད་ཀུན་སྐྲངས།། དམར་ཞིང་ཚ་འཁྲུག་བརྒྱུད་བསྐུམ་བྱ་བ་དཀའ།། ཆུ་

རྒྱུས་འགྲམས་པ་དགྲེ་དགུ་མི་ཤེས་སྐྲངས།། ཚ་བ་རྒྱབ་ཡིན་རྒྱུས་པ་མདུན་ན་གནས།།

བཅོས་ཐབས་སྤྱི་ལ་སྨན་དཔྱད་ཟས་སྤྱོད་བཞི།། དང་པོ་ཐང་སྦྱོར་རྡོང་ལེན་བ་ཤ་ག། སྤང་རྩི་ཀྲི་ཀླེ་རྣམ་ཡུ་གུ་ཤིང་པར་བཙོད་དྲུག་ཐང་།། སྨན་ནི་ག་བུར་བཙོ་བརྒྱད་ཙན་དན་དཀར་དམར་གཉིས།། གི་ཝཾ་གུར་གུམ་ཨུཏྤལ་བ་ལེ་ག། དོམ་མཁྲིས་ག་དུར་རྡོང་ལེན་པར་པ་ཏ།། དམར་པོ་གསུམ་ཚོས་བཙོད་འབྲི་མུག་[སྨོག]དང་འབྲས་གསུམ་ཏིག་ཏ་སྦྱར།། ཕྱི་ནང་འགྲམས་ཚད་ཀུན་ལ་བདུད་རྩི་འདྲ།། ཡང་ན་ཉེ་ཤུ་རྩ་ལྡེ་སྦྱར་བ་མཆོག། ཡང་ན་སྤང་རྩ་བ་ལེ་ཨ་བར་སྐྱུར།། མ་ནུ་རུ་རྟ་ལུགས་གཅིག་ལ་རུ་རྟའི་ཚབ་རྡོང་ལེན། ག་དུར་ཚབ་ལུག་མུར་བྱེད་པའང་ཡོད་ཙུ་གང་སྲོ་ལོ་དཀར།། ག་དུར་བཙོད་རྒྱ་འབྲི་མུག་[སྨོག]གསུམ་སྦྱར་བ།། འབྲུགས་སློ་ཀུན་སེལ་①འདི་ཡང་འགྲམས་ལ་བསྟགས།། གཞན་ཡང་འབྲུགས་རྣན་སློ་རོ་ལུད་པ་ལུ།། ཚམ་གཞུག་ལ་སོགས་ཀུན་ལ་མཆོག་ཏུ་འགྱུར།། དཔྱད་དུ་གཏར་དོན་ལྷ་ལ་བཤལ་སྡོད་དྲུག་ལ་དུགས་རྩ་ལ་ལུམས་ཤ་རུས་ལ་མས་བཏང་རྒྱུ་ཡོང་གཉིས་ལ་སྐེར་དུ་དང་།། ཚ་ལྷུག་ཚོགས་པ་ལ་ཕྱི་ནང་འགྲམས་ལ་མཁས་པས་སྦྱར[སྦྱར]།། ཁ་ཟས་སྤྱོད་ལམ་བསིལ་ཞིང་དལ་བར་བྱ།། བྱེ་བྲག་སྙིང་འགྲམས་ཨ་གར་ཙན་དན་གཉིས།། ཛྙ་ཏི་ལི་ཤི་བསེ་རུ་སྙིང་ཞོ་ཤ། ཨ་རུ་ནྲ་ག་གེ་སར་དགུ་པ་དང་།། ཛྙ་ཏི་ཙུར་ནིས་སྙིང་འབྲུགས་སེལ་བའི་ཛྙ་ཏི་བདུན་པ་སྦྱར་[སྦྱར]ལ་སྙིང་རྩ་གཏར།། སྲོག་རྩ་འགྲམས་བའི་[པའི]བཅོས་ཐབས་སྙིང་དང་འདྲ།། ཁྱད་པར་སྤྱི་གཙུག་རྐང་མཐིལ་གཏར་ལ་བསྲེག། སློ་འགྲམས་ག་དུར་བ་ལེ་སྲོ་ལོའི་དཀར་ཐང་།། ཙུ་གང་སློ་འབྲུགས་སྐབས་ལྷ་སྦྱར་ཚ་བའི་ཤུགས་སྦྱར་[སྦྱར]

རྩེ་ཆུང་དྲུག་འགོ་སྦྱར་གོང་གདར།། མཆིན་འགྲམས་ག་བུར་དགུ་རྩུ་གུར་ལི་གཡུ་སྙིང་ཨ་བར་སྦྱར་ལུག་རུ་སྨུག་པོ་བདང་མཆིན་རྩ་གདར།། མཆིན་དྲི་དེ་བཞིན་རྫེས་ལ་རྩ་ལྡོས་སྦྱངས[སྦྱངས]།། མཆེར་འགྲམས་བཟང་དྲུག་ཤིང་ཚ་མོན་ཆ་ར།། ག་དུར་དོང་ག་པི་པི་ལིང་དང་ནི།། ཀ་ར་སུམ་འབྱུར་ཆུ་བསྐོལ་འཕུལ་ལ་བདང་།། སྲིན་ལག་རྒྱབ་རྩ་ཧ་འཕུར་གཉིས་ལ་གདར།། མཁལ་འགྲམས་ཅན་དན་གུར་གུམ་སླ་རྩི་སུག། འཇམ་འབྲས་ཏུ་ཧ་ཨ་རུ་བདུན་པ་སྦྱར།། ཞོ་ཤ་གསུམ་གྱི་ཕྱེ་མ་ཁྱིན་ཡོང་གདར།། ཕོ་བར་འགྲམས་ན་སྤྱང་ཚེར་ཆིག་ཆང་ལ་བདབ་པ་སྐྱུགས་བྱ།། མཆེར་འགྲམས་འོལ་སེ་བཻཌྜཱ་[བཻཌཱུརྱ]སྔོན་པོར་འོལ་མོ་སེ་དང་དར་མོ་སྨན་རམས་སྔོ་བཟང་ཆོས་གྲགས་ཀྱིས་ལེགས་བཤད་གསེར་རྒྱན་དུ་དར་ཤིང་ངམ་འོ་སེ་སྟེ་ཤིང་སེར་འཁྲིགས་དེའི་འབྲས་བུ་ཞེས་པོ་སོ་ཆ་འོ་སྦྱར་[སྦྱར]བདང་།། རྒྱ་མཚ་[རྒྱམ་ཚ]ཚ་ལ་ལ་ཕུག་ས་བོན་དང་།། ཅོང་ཞི་ཙྪ་བཻཌྜར་[བཻཌཱུརྱ]ལས་སྐབས་འདིར་ཁ་རུ་ཚ་ཅབས་རུ་ཚ་རྒྱ་ཚ་གསུམ་སྦྲང་[སྦྲང]ལ་རིལ་བུ་སྦྱར[སྦྱར]།། རུ་ཐུང་སྟོད་ཀ་གུང་སྲིན་བར་རྩ་གདར།། ལོང་འགྲམས་ཤིང་ཀུན་ཁ་རུ་ཚ་དང་ནི།། པི་པི་ལིང་གི་གྲངས་ཐང་ལོང་རྩ་གདར།། རྒྱུ་མར་འགྲམས་ན་གུར་གུམ་པི་པི་ལིང་།། དུར་བྱེད་[བྱིད]མར་དང་བུ་རམ་སྦྱར་བའི་སྙིང་།། ཁུར་རྩ་ཨ་རུ་མཆུ་སྣུང་བསྣན་བཤལ་བྱ།། ལོང་རྩ་རྒྱུ་མའི་རྩ་གདར་རེང་ལྡུམ་རྩ་ལྡེ་མྱུང་ཚ་མར་གྱིས་བུ་བྱ།། མཁྲིས་འགྲམས་ཏིག་ཏ་བ་ལེ་ཀ་ཐང་བདང་།། མཁྲིས་རྩ་ཀུན་གདར་བ་ཧོ་ལ་ཡིས་སྦྱང་པ་ཧོ་ལ་ནི་རྒྱ་ཁུར་དུར་བྱིད་ཨ་རུ་མཆུ་སྣུང་གུར་གུམ་བཅས།། ལྷང་པར་འགྲམས་ན་མཁལ་མའི་བཅོས་དང་འདྲ།། སྐབས་སུ་རྒྱ་ཙྪ་ སྲིག་སུག་ལྡུམ་པ་སྦྱར།། དཀུར་འགྲམས་མཁལ་མའི་བཅོས་འདྲ་བྱིན་གྲོག་[ཀྲོག]གདར།། ཞྭ་འགྲམས་ཞྭ་སྣ་ཨ་ས་འབབ་ཆས་བདུག། གང་ཉེའི་རྩ་གདར་རྣག་ཤོར་སྤྲི་དང་འདྲ།། ཤ་འགྲམས་ལུམས་གདར་དེ་བཞིན་དེབ་ཏུ་བཙལ།། ཚིགས་འགྲམས་དྲོད་བཅས་སྐྲངས་དམར་

ཆུ་ལྕུག་བཛེག། མཚན་མོ་བྲེ་སྣོན་འམ་བ་ལྕིའི་ལུམས་སུ་གཞུག། སྐབས་སུ་ཕྱིང་པ་ཆུར་བཙུག་ཚོགས་ཁ་བསྡམ།། གང་རྒྱས་རྩ་གཏར་རྗེས་ལ་ཕྱིང་དེབ་གཏང་།། ཉོད་མེད་ན་ཚ་ཆུང་ཞིང་སྐྲངས་པ་གསོབ།། ཕྱིང་པ་སྨུམ་ལྡན་སླན་ལ་ཆུ་རྗོས་བདུག་བསྲེས་པས།། རྐང་འགྲམས་སྐྱ་སྦྱོར་ཞོ་འོ་མ་བག་ཕྱེ་རྣམས་བྱས་ལ་ཕྱིང་དེབ་བཅིང་།། སྤུབས་འགྲམས་རྒྱ་ཆིངས་ཚན་རྗེ་ཞུ་མཁན་སླ་སྐང་སྤང་སྤོས་རྣམས་རས་ལ་གཏུམས་པ་མར་ནག་ཏུ་བཙོས་པ་སླན་ནོ་མེ་བཙའ་དང་།། རྫིབ་མ་སྒྲོག་ཏུས་ཆག་འགྲམས་སྨུམ་ནན་བྱ།། ཆག་ཚབས་ཆེ་ན་བསྲེགས་རྗེས་ཆུས་སུ་གཞུག། མགོ་པོའི་[བོའི]རྩ་འགྲམས་སྦྲང་རྩི་བ་ཤ་ཀ། སྤབ་སེང་སྐྱུ་རུའི་ཐང་རྗེས་གར་འགྲམས་གཏར།། བྱང་ཁོག་རྩ་འགྲམས་ག་དུར་བ་ཤ་ཀ། ཏིག་ཏ་སྐྱུ་རུའི་ཐང་རྗེས་གོང་བཞིན་གཏར།། ཡན་ལག་རྩ་འགྲམས་དུགས་དང་མེ་ཡིས་མནན།། སྤབ་སེང་སྐྱུ་རུ་ཧོང་ལེན་བ་ཤ་ཀ། གྲི་ལྕེ་དཀར་པོའི་ཐང་བཏང་གང་ཉེ་གཏར།། མདོར་བསྡུས་ཁྲག་རྩ་གཏར་ལ་འཕར་རྩ་བསྲེག། ཧོང་ལེན་ཏིག་ཏ་གྲི་ལྕེ་ཝོ་སྦྱར་མནན།། ཆུ་རྒྱུས་འགྲམས་ན་སུག་པ་ཉེ་ཤིང་པ།། མཁན་པ་བུལ་ཧོག་ཕབས་སྦྱར་ཆུ་འཇམ་བསྒོ།། ཡང་ན་སྐྱི་སྨན་ག་བུར་བཙོ་བརྒྱད་སྦྱིང་།། སོ་སོའི་རྒྱུད་སེལ་ཉུས་པ་སྦྱར་བ་བཏང་།། རླངས་ལུམས་བྱུག་བསྲེག་ལ་སོགས་གཞུང་དུ་བལྟ།། འགྲམས་ཚད་བཅོས་པའི་ལེ་[ལེའུ]སྟེ་ཉི་ཤུ་རྩ་གསུམ་པའོ།། །།

ལེའུ་ཉེར་བཞི་པ། འབྲུགས་ཚད་བཙོས་པ།

འབྲུགས་ཚད་རྒྱུ་རྐྱེན་དབྱེ་བ་རྟགས་བཙོས་ལྔ། རྒྱུ་ནི་མཁྲིས་པ་ཚ་བའི་རང་བཞིན་ལ། དེ་རྐྱེན་དུས་གདོན་ཟས་སྤྱོད་རྣམ་བཞི་ཡིས། ཉེས་པ་འབྲུགས་པས་ཁྲག་ཚད་བསྐྱེད་བྱས་ནས། ལུས་ཟུངས་ཚ་བས་བསྲེག་ཕྱིར་འབྲུགས་ཞེས་བྱ།

དབྱེ་བ་རྒྱས་འབྲུགས་སྟོངས་འབྲུགས་འཇམ་འབྲུགས་གསུམ། རྒྱས་འབྲུགས་ཡུལ་དུས་རང་བཞིན་ན་སོ་དང་། ནད་ཁམས་ཁྲག་མཁྲིས་ཅན་གྱི་མི་རྣམས་ལ། ཟས་བཅུད་སྤྱོད་ལམ་དྲལ་ཤུལ་ཞེ་སྡང་གིས། མཁྲིས་འབྲུགས་ཚ་བ་ཁྲག་ལ་རྒྱས་པ་ཡིན། སྟོངས་འབྲུགས་ཡུལ་དུ་[དུས]རང་བཞིན་ན་སོ་དང་། ནད་ཁམས་ལ་སོགས་རླུང་ཤས་ཆེ་བ་ལ། རླུང་ཁྲགས་[ཁྲག]འབྲུགས་པའི་སྤྱོད་ལམ་དྲག་ཤུལ་གྱིས། མཁྲིས་ཚད་སྐྱེས་པ་རླུང་གིས་བུས་པའོ། འཇམ་འབྲུགས་ཡུལ་དུས་རང་བཞིན་ན་སོ་དང་། ནད་ཁམས་བད་ཀན་ཅན་ལ་འབྲུགས་བྱུང་བ། ཁྲག་མཁྲིས་ཚ་བ་བད་ཀན་འགོ་མནན་པའོ། དབྱེ་བ་རྒྱུད་ལས་རིག་[རིགས]བདུན་བབས་སྒོ་བརྒྱད། ལུད་པ་ལ་སོགས་མང་དུ་གསུངས་པ་ཡང་། སྐབས་འདིར་རང་རྒྱུད་ཅན་གྱི་རྒྱས་འབྲུགས་དང་། འདུ་བའི་འབྲུགས་རིགས་ཞེས་བྱ་རྣམ་གཉིས་དང་། སྟོངས་འབྲུགས་རིགས་ལ་ཚ་སྟོངས་གྲང་སྟོངས་གཉིས། འཇམ་འབྲུགས་གཅིག་བཅས་དབྱེ་བ་ལྔ་ རུ་ཕྱུར།

དེ་རྟགས་རང་རྒྱུད་ཅན་གྱི་རྒྱས་འབྲུགས་ནི། རྩ་རྒྱུད་སྦོམ་དྲག་གིམས་[གྲིམས]མགྱོགས་ཆུ་དམར་དུགས། ཕྲུམ་སེར་ཡུན་ཐུང་གར་བབས་སྙིང་དུ་གཟེར། དབུགས་རྔོད་ལུད་པ་དམར་སེར་དུད་ཁ་འོང་། འདུ་

བའི་ཚ་རིམས་ཕྲུམ་སེར་ཁྲེར་བ་དང་།། ཚིགས་གཞི་མགོ་ན་ཟ་ཟྲི་རིམས་དང་འདྲ།། གཟེར་དང་ལུད་པ་གློ་ཚར་འབྱུང་བ་ཡིན།། སྟོང་འཁྲུགས་ཚ་སྟོངས་རྩ་ནི་སྟོང་ལ་མགྱོགས།། ཆུ་དམར་ལྦུ་བ་ཆེ་ལ་ཧྲུངས་[ཧླངས]པ་འཚུབ།། མིག་དམར་ལྕེ་སྐམ་ལུས་ཀྱི་ཕྱི་དྲོད་ཆེ།། སྐོམ་དད་ཆེ་ལ་ཟ་ཟྲི་ཆལ་ཆོལ་འོང་།། གྲང་སྟོངས་ཆུ་མདོག་སྔོ་ལ་ལྦུ་བ་གསོག། རྩ་ནི་སྟོང་ལ་དལ་ཞིང་ལུས་ཤེད་ཆུང་།། གཉིད་མེད་སྙིང་འདར་ཤུས་འདེབས་སྟོང་སྐྱུགས་བྱེད།། འཇམ་འཁྲུགས་ལུད་པ་མི་གཙང་གཟེར་ཕྲན་འབྱུང་།། རྩ་དང་ཆུ་ཡི་ཚ་བ་བགས་ཀྱིས་སྐྱེ།། མདོར་ན་འཁྲུགས་ཕྲན་ནད་སྟོབས་ཆུང་བར་བརྗོད།།

བཅོས་ཐབས་རང་རྒྱུད་ཅན་གྱི་རྒྱས་འཁྲུགས་ལ།། ཚ་བ་རྒྱས་ཕྱིར་སྨིན་བྱེད་མི་དགོས་ལ།། ཏིག་ཏ་སྐྱི་ཙྲེས་སྐྱུ་རུ་བ་ཤ་ཀ། བསྐོལ་གྲངས་ཐང་གིས་ཁྲག་དབྱེ་མཁྲིས་ཚད་བསད།། འདི་སྐབས་ག་བུར་གཏར་ག་སོགས་བཤད་ནའང་།། རྒྱས་འཁྲུགས་འདི་ལ་གཉན་གྱི་འཁྲིས་ཆེས་པས།། ཐང་རྫི་བཅུ་གཉིས་འམ་གཙོ་བོ་བརྒྱད་པའི་སྟེང་།། བདུད་རྩི་ལོ་མ་བསྣན་པ་ལན་འགའ་བཏང་།། གཉན་ཚད་ཚོགས་ན་གང་རྒྱས་རྩ་ལ་གཏར།། ཡང་ན་ཁྲག་འཁྲུགས་ཀུན་སེལ་ཞེས་བྱ་བ།། ཙོང་ཞི་༤འབྲི་སོག་༤མ་ནུ་༢བ་ཤ་ཀ༣། གི་ཕྱེ་༣སྐྱུ་རུ་༣ཙུ་གང་༢ཤིང་མངར་༡སྦྱར[སྦྱར]།། གཏར་དགོས་གཏར་མི་རུང་པའི་བདུད་རྩི་ཡིན།། ལུད་པའི་མདོག་དང་སྦྱར་ཏེ་བཅོས་པ་ནི།། སྐྱ་གསོབ་སྙིང་བབས་སྙིང་ཞོ་ཨ་གར་བསྣན།། དམར་ན་གློར་བབས་ཤིང་མངར་ཨ་གྲོང་བསྣན།། ཡང་ན་ཙུ་གང་གུར་གུམ་ཅན་དན་དཀར།། ཤིང་མངར་དོམ་མཁྲིས་ལྤ་བ་ཚོས་ཁུས་འཕྱུལ།། དམར་སེར་མཆིན་བབས་ཨུཏྤལ་བྲག་ཞུན་བསྣན།། སྨུག་ནག་མཆེར་བབས་ཨ་རུ་ག་གོལ་བསྣན།། མཁལ་བབས་བྲག་ཞུན་སྨྲ་རྩི་བསྣན་པ་ཤེས།། གློ་མང་གཟེར་ན་གློ་ཚད་ཀུན་སེལ་

མཆོག། འདུ་བའི་འབྲུགས་རིགས་བཞི་ཐང་བཏང་བའི་རྗེས།། གཙོ་བརྒྱད་དེ་བ་ལྷུ་སྦྱོར་བསྣན་པ་ཤིས།། དེ་ལྟར་བྱས་ཀྱང་ཚ་བ་མ་ཆོག་ན།། ཐར་ནུ་ཁྲིན་བུ་ལྕུམ་རྩ་ཧོང་ལེན་དང་།། གསེར་མེ་གང་བབས་ཁ་སྐྱུར་[སྐྱུར]བཙས་པས་སྦྱང་[སྦྱང་]།། དེ་ནས་སྟོངས་འབྲུགས་ཚ་སྟོངས་བཅོས་པ་ལ།། ནོར་བུ་བདུན་ཐང་བཏང་པས་ནད་རྣམས་དངས[དྭངས]།། དེ་སྟེང་ཨ་གར་འདི་ལུགས་ཨ་གར་བཙོ་ལྔ་ཟེར་ཛཱ་ཏི་སྙོང་[སྙིང]ཞོ་ཤ། ཙན་དན་དཀར་དམར་ཙུ་གུར་སྲོ་ལོ་དཀར།། སྦྱར་བས་རྒྱབ་མདུན་གཟེར་དང་གློ་སོགས་སེལ།། ཚིགས་ཁ་བྱེ་ན་ན་སར་མེ་ཡིས་བསྲམ།། གྲང་སྟོངས་མ་ནུ་བཞི་ཐང་རྒྱུན་དུ་བསྟགས།། ཕྱི་རྒྱུད་ཨ་གར་བརྒྱད་པ་ཆང་འཕྱུལ་བཏང་།། གསར་བཙུད་བཏང་ཞིང་ཞུན་མར་བསྐུ་མཉེ་བྱ།། འཇམ་འབྲུགས་ར་གསུམ་སླེ་ཏྲེས་བསྡུས་པའི་ཐང་།། ཡུང་བསྐྱེན་ཁྲག་དབྱེ་གཟེར་དམིགས་སྦྱར་ལ་གཏང་།། གཙོ་བོ་བརྒྱད་ཀྱི་ཕྱི་མས་ཚ་བ་བསད།། དེ་རྗེས་ཙུ་གང་གུར་གུམ་སྲོ་ལོ་དཀར།། ཨ་གྲོང་སྤང་རྩི་དོ་བོ་ལི་ག་དུར།། ཧོང་ལེན་ཏུ་ཧ་སྦྱར་བའི་ཙུ་གང་བརྒྱད།། འཇམ་འབྲུགས་མ་ལུས་སེལ་བའི་བདུད་རྩི་ཡིན།། ཟས་སྤྱོད་ལ་སོགས་རྒྱས་ཚད་སྤྱི་དང་མཐུན།། འབྲུགས་ཚད་བཅོས་པའི་ལེའུ་སྟེ་ཉེར་བཞི་པའོ།། །།

ལེའུ་ཉེར་ལྔ་པ། བལ་ནད་བཅོས་པ།

རིམས་ཞེས་བྱ་བའི་ནད་འབྱུང་རྒྱུ་རྐྱེན་ནི།། ལྔ་བརྒྱ་དུས་ཐར་མི་རྣམས་ལོག་པར་སྤྱོད།། སྔགས་པས་རྡོ་རྗེའི་མནའ་ཤོར་དགེ་འདུན་འཁྲུག། མི་སྡིགས་བཙན་བོན་རྣམས་ནི་ཟོར་ཁ་འཕེན།། སྐྱེ་བོ་རྣམས་ནི་མནའ་ཐབ་ཤན་དམར་བྱེད།། དེ་དུས་མ་མོ་མཁའ་འགྲོ་ཀུན་འཁྲུགས་ཏེ།། ནད་ཀྱི་ཁ་རླངས་ཕྱིན་དུ་ཆགས་པ་ལས།། བལ་ནད་རྒྱུ་གཟེར་གག་ལྷོག་འབྲུམ་སོགས་འབྱུང་།། གཞན་ཡང་དུས་བཞིའི་འབྱུང་བ་དམན་ལྷག་ལོག། དྲག་ཤུལ་དྲི་དུགས་ཁྲོ་འཛིགས་སྨྱ་ངན་འདོད།། ཁ་ཟས་མི་སྨོམས་པ་ཡིས་རིམས་སུ་འགྱུར།། རྒྱུ་རྐྱེན་དེ་ཡིས་མཁྲིས་པའི་མེ་དྲོད་བསྣང་།། རྩལ་ལ་བབས་ནས་བད་ཀན་མཁྲིས་པ་རླུང་།། འཇུག་སྒོ་དྲུག་ཏུ་རིམ་པས་འཇུག་པ་འམ།། དྲིས་ཕོག་ཡམས་སུ་རིམས་ཀྱིས་འགོས་པའི་ཕྱིར།། རིམས་ཞེས་བྱ་བའི་རྒྱུ་མཚན་མིང་དུ་བཏགས།།

རིམས་རྐྱང་དེ་ནང་བལ་ནད་སྤྱོམ་ཡོར་ཞེས།། དབྱེ་བ་རྟགས་དང་བསྲུང་བ་བཅོས་ཐབས་བཞི།། དབྱེ་བ་རྒྱས་པར་བལ་ནད་ཉི་ཤུ་བཞི།། གསུངས་ཀྱང་སྐབས་འདིར་རླུང་རིམས་འདར་ཡེར་གཉིས།། མཁྲིས་རིམས་ལེ་བརྒན་སླད་གཟེར་གཉིས་སུ་འགྱུར།། བད་རིམས་རྫོངས་བུ་ལྷུགས་པ་གཉིས་སུ་བཤད།། འདུས་རིམས་དབྱེ་བ་རྒྱུར་[རྒྱུན]རིམས་རྟག་པའི་རིམས།། ཉིན་གཅིག་ཉིན་གསུམ་ཉིན་བཞི་རྣམ་པ་ལྔ།།

རྟགས་ལ་སྤྱི་དང་བྱེ་བྲག་རྣམ་པ་གཉིས།། སྤྱི་ལ་མ་སྨིན་རྒྱས་དང་སྟོངས་པ་གསུམ།། དང་པོ་མ་སྨིན་རིམས་ཀྱི་མངོན་རྩལ་ནི།། ཕྲུམ་སེར་ཡུན་རིང་མགོ་རྐང་ཚོགས་གཞི་ན།། ལུས་ལྕི་སྙིད་སྐྱུར་རྨི་ལམ་ཟ་ཟེ་

མང་།། གཡལ་མང་རྣ་བའི་འཐིབས་ལ་ཤེས་པ་སྨྱོས།། ཉེ་མ་སླེག་ཅིང་ཁྱད་པར་སྲིད་ལ་ན།། ཁ་ཁ་མགོ་བོ་ན་ཞིང་དང་ག་འགག། རྩ་རྒྱུད་ཕྲ་མགྱོགས་གཡོ་ཞིང་ཚུ་མདོག་རྙོག། བར་དུ་རིམས་རྒྱས་ལུས་ལྷེ་རྟུལ་དྲི་མནམ།། མིག་མདངས་དམར་སེར་ལྷེ་མཆུ་སོ་དྲིག་ཆགས།། མགོ་ན་སྙོམ་དད་ཆེ་ལ་ཤེས་པ་གཡུང་།། ཚུ་དམར་དྲི་མ་དུགས་ལ་ཀུ་ཡ་མཐུག། རྩ་རྒྱུད་ཕྲ་ལ་གྲིམས་ཤིང་མྱུར་དུ་འཕར།། ཐ་མར་ཞུ་འཁྱུགས་མཚམས་སླེབ་སྟོངས་པའི་རྟགས།། དཔྱི་དང་རྐེད་པ་ཙུས་རྐང་ཁྱད་པར་ན།། ལུས་རྟུལ་གཉིད་ཆུང་མགོ་འཐོམས་རྣ་བ་ཝུར།། ལྷེ་ནི་དམར་རྩུབ་སྐམ་ལ་སྟོང་སྐྱུགས་བྱེད།། སྐྲ་འཆལ་སྐབས་སུ་འདར་ཞིང་ཕྱི་དྲོད་ཆེ།། བྱེ་བྲག་ཀླུང་རིམས་བཀྲ་དང་རྐེད་པ་ན།། མགོ་ལུས་ཡན་ལག་ལུས་ཀུན་བརྟུངས་སྐམ་བྱེད།། གཡལ་མང་མགོ་འཁོར་རྣ་བ་སྒྲ་དང་བཅས།། གཉིད་ཡེར་མུ་འགྲམ་མགོ་བོ་ཟུག་ཅིང་གཟེར།། སྤུ་ལྡང་པགས་པ་བརྩེ་ལ་རྟུལ་མི་འབྱུང་།། རྐང་ལག་མགོ་བོ་འདར་ཞིང་ཐླ་འཚོལ་སྐྲ།། ཁ་ཟས་མི་འཇུ་བཤང་གཅི་སྲི་བ་ཡིན།། ཁྱད་པར་འདར་བུ་ཕྲུམ་སེར་ཡུན་རིང་འདར།། ཡེར་བུ་གཉིད་མེད་གཡོ་ཞིང་འཁྲོས་ཚུལ་སྟོན།། ཀླུང་རིམས་དང་པོ་བབས་ས་ཙུས་ཡིན་ཙུས་ཀུན་ན།། བར་དུ་རྒྱས་ས་དོན་ཡིན་ལྷེ་སྐམ་ཟ་ཟེ་མང་།། ཐ་མ་འཚེར་ས་སྲོག་རྩར་ལམ་དོན་སྨྱོ་འཁྲོས་བྱེད།། མཁྲིས་རིམས་བསིལ་འདོད་མགོ་ན་ཁ་ཁ་ཞིང་།། ལུས་ཚ་འབྲུ་ཞིང་བཤང་གཅི་ལྷགས་མིག་སེར།། རྟུལ་འབྱུང་དྲི་མནམ་སྨྱོས་ཤིང་སྙོམ་དད་ཆེ།། ལུད་པ་ཁྲག་བཅས་ཁ་ལ་ཐོར་པ་འོང་།། ཁྱད་པར་ལེ་བརྒྱན་སྟོད་གཟེར་ལུད་པ་དམར།། སྣ་ཁྲག་འཛག་ཅིང་ཚ་རྟགས་ཆེ་བ་ཡིན།། སྨད་གཟེར་ཚ་བ་རྒྱས་ལ་མགོ་ཟུག་ཆེ།། མུ་འགྲམ་ལྷག་རྩ་འཁྱུག་ཅིང་མཚོགས་མ་ལྷེ།། མཁྲིས་རིམས་དང་པོ་བབས་ས་རྩ་ཡིན་རྩ་ཚུ་ཚ།། བར་དུ་རྒྱས་ས་ཁྲག་ཡིན་ཚུ་དམར་རོ་སྟོད་ཚ་སྣ་ཁྲག་འཛག། འཚེར་ས་ཐ་མ་པོ་བར་ལམ་

དོན་དང་ག་མི་བདེ་སྟོང་སྐྱུགས་བྱེད་མི་བཟོད་ཉམས།། བད་རིམས་ཕྱོས་ཤིང་ཚ་བ་དལ་བུས་སྐྱེ།། སྐྱུག་ཅིང་མཆིལ་མ་ལུད་པ་མང་བ་དང་།། ལུས་སྙོམས་ལྕི་ཞིང་གཉིད་ཆེ་དང་ག་འགག། བཤང་གཅི་ལྕེ་དང་སེན་མོ་ལྤགས་མདོག་དཀར།། ཁྱད་པར་རྫོངས་བུ་ཟ་ཟི་ཉག་ཉོག་མང་།། དྲན་པ་མི་གསལ་ཤེས་པ་འཐིབས་པ་ཡིན།། ལྐུགས་པ་མི་ངོ་མི་ཤེས་སྨྲ་བ་ལྐུགས།། དྲི་ཆེན་དྲི་ཆུ་མི་འཁྲོལ་མལ་དུ་འཆོར།། བད་རིམས་བབས་ས་དང་པོ་དང་ག་ཡིན་པས་འགག། བར་དུ་རྒྱས་ས་གླད་པ་ལུས་ལྕི་ཕྱོས་ཤིང་ལྐུགས།། ཐ་མ་འཚོར་མཁལ་མར་ལམ་དོན་ཆུ་སྲི་རྣ་བ་འོན།། འདུས་རིམས་ཐོག་མ་དངས་[དྭངས]མར་བབས་པའི་ཕྱིར།། དངས་[དྭངས]མ་བད་མཁྲིས་གཉིས་ཀྱི་གནས་ཡིན་པས།། བད་ཀན་ཤས་ཆེ་མ་སྨིན་རྟགས་མི་གསལ།། མཁྲིས་ཤས་ཆེ་ན་མ་སྨིན་རྟགས་འགའ་གསལ།། དེ་འོག་མཁྲིས་ནད་ལྟ་བུར་མིག་ཆུ་སེར།། བར་དུ་རྒྱས་དུས་སེམས་རྒྱུགས་རྣ་བ་འོན།། གཉིད་ལོག་དུས་ན་ཟ་ཟི་ཀླ་འཚོལ་འབྱུང་།། ལུད་པ་དམར་སེར་དཀར་པོ་འབྱུར་བག་ལུ།། རྐང་དང་རྐེད་པ་རུས་ཚིགས་མ་ལུས་ན།། གྲེ་བ་ཚ་འཛེར་སྒྲིད་[སྒྱིད]པ་སྣ་ཆུ་མང་།། མིག་དམར་ཙིབ་ལོགས་ན་ཞིང་སྙོམ་དད་ཆེ།། ཚ་བ་བཤང་གཅི་རྟུལ་དང་གཉིད་མི་སྙོམས།། ཐོར་པ་འབྲུན་[འབྲུམ]ཕྲན་དམར་ནག་འབྱུང་ཡང་སྲིད།། དངས་[དྭངས]མ་ཁྲག་སོགས་ཟུངས་ཀུན་ལ་གནས་ཕྱིར།། ནད་རྟགས་མི་འདྲ་སྣ་ཚོགས་ཅིར་ཡང་སྲིད།། ངོས་བཟུང་སྨིན་བསད་འབྱུང་དཀའ་ས་འདྲ་ལྕི།། དེས་ཤེས་རྣ་བ་མི་གསང་ཟ་ཟིས་ཤེས།། ཐ་མར་ལུས་ཟུངས་ཞུ་བས་རྟུལ་མང་འབྱུང་།། སྐྲ་མང་ཕྱི་རུ་འདར་སྲིད་སྟོང་སྐྱུགས་འོང་།། ལུས་གྲང་ཏམ་པ་སྐྱུ་འམ་མགོ་རྐང་ན།། དེ་དག་རི་ཐང་མཚམས་སུ་ཕེབས་རྟགས་ཡིན།། བཅོ་བརྒྱད་ཉི་ཤུ་ཉིས་ནས་འཚོ་འཆི་ཕྱེད།། བྱེ་བྲག་རྟགས་ལ་རྒྱུན་རིམས་དངས་[དྭངས]མར་བབས།། བད་མཁྲིས་ལྡན་པའི་

ནད་རྟགས་འབྱུང་པ་སྲིད།། ཁྲག་ལ་བབས་པ་རྟག་པའི་རིམས་ཡིན་ཏེ།། རོ་སྟོད་པོ་མཆིན་མི་བདེ་སྣ་ཁྲག་འཛག། གློ་མང་ལུད་པ་མི་གཙང་མིག་ཆུ་དམར།། ཞག་གཅིག་ཚ་བའི་ཟུག་གཟེར་ལན་གཉིས་ལྡང་།། ཤ་ལ་བབས་པ་ཉིན་གཅིག་པ་ཞེས་བྱ།། རྩལ་མང་དྲོད་ཆེ་ལུས་དང་ཤེས་པ་ལྗི།། ཚ་བ་ནད་ཟུག་ཉིན་རེ་ལན་རེ་ལྡང་།། ཆིལ་ལ་བབས་པ་ཉིན་གསུམ་པ་ཡི་རིམས།། ཁྱད་པར་གཉིད་ཆེ་ལུས་པོ་ཤིན་དུ་ལྗི།། རླུང་མཁྲིས་ཤས་ཆེ་དང་པོ་མགོ་ལ་འབབ།། བད་མཁྲིས་ཤས་ཆེ་སྐེ་དང་ཕྲག་པར་འབབ།། རླུང་དང་བད་ཀན་ཤས་ཆེ་རྐེད་པར་འབབ།། ཉིན་རེ་བདེ་ལ་ཉིན་གཉིས་བསྣུད་ནས་ན།། རུས་ལ་བབས་པ་ཉིན་བཞི་པ་ཡི་རིམས།། ཁྱད་པར་རྐེད་པ་རྐང་རུས་ཚིགས་གཞི་ན།། གླད་པར་བབས་ཆེ་མགོ་འཁོར་ཆམ་པས་འདེབས།། སྟོབས་ཆེ་ཁ་ཡོ་མིག་སླེ་གཟའ་ཐོག་མཚུངས།། བད་ཀན་ཆེ་ན་བྱིན་པ་ན་བར་བྱེད།། རླུང་ཤས་ཆེ་ན་ཁྱད་པར་གླད་པ་ན།། ཞག་གཉིས་བདེ་ལ་ཞག་རེ་ན་རེས་བྱེད།། བསྲུང་བ་རང་གི་སྤྱི་བོར་བླ་མ་བསྒོམ།། རང་དང་གཞན་གྱི་སྡིག་སྒྲིབ་སྦྱུངས་[སྦྱངས]པ་དང་།། གདོན་བྱེད་རྣམས་ཀྱི་གདོན་སེམས་ཞི་བའི་ཆེད།། དམིགས་ནས་བདུད་རྩི་འབེབས་པ་གནད་ཆེ་ཡིན།། ཡང་ན་གཞུང་གཞན་རྣམས་ལས་ཤེས་པར་བྱ།།

བཅོས་ཐབས་སྤྱི་ལ་སྨན་དཔྱད་ཟས་སྤྱོད་བཞི།། སྨན་བཅོས་ཆུ་སྐོལ་ཚད་ལྡན་ལན་འགའ་བཏང་།། དེ་ནས་མ་ནུ་བཞི་འམ་སླེ་ཏྲེས་ཀྱི།། ཆིག་ཐང་ལན་འགའ་ཁྲག་མཁྲིས་ཤས་ཆེ་ན།། འབྲས་གསུམ་སླེ་ཏྲེས་ཏིག་ཏའི་ཐང་ཡང་མཆོག། ཟས་སྤྱོད་མ་སྨིན་ཚ་བའི་དུས་ལྟར་བསྟེན།། འོན་ཀྱང་སྨིན་ཡོང་མེད་པའི་ཚ་བ་ལ།། སྨིན་བྱེད་ཐངས་ལྔ་ཙམ་རྗེས་གཉེན་པ་[པོ]བརྟགས།། ཡང་ན་ཐང་དང་གཉེན་པོ་སྦྲད་པའང་ཡོད།། སྤྱིར་ན་ཞག་གསུམ་རླུང་དུས་སྨིན་བྱེད་བསྟེན།། དེ་ནས་སྤང་རྩི་བཅུ་གཉིས་ཐངས་

གསོས་དགུ།། ཁྲིད་པར་སྨན་སེར་ཆེ་བ་མཆོག་ཏུ་བསྔགས།། སྤྲུ་[སྤྲུ]ནག་༣ སྨན་ཆེན་འབྲི་ཚིལ་མ་༡ འཇོན་པ་དཀར་པོ་༡ བདུད་རྩི་ལོ་༡།། གར་ནག་༥ཕུར་ཁཆ་༥ནག་པོ་ལོ་མ་རྒྱས་ཞིམ་པ་༥སུམ་ཙུ་ཏིག་༥། ཙན་དན་དཀར་༥གི་ཤི་༥ཙུ་གང་༥གུར་གུམ་༣དང་།། ག་དུར་༥སྟ་དེ་བ་༥བྲག་ཞུན་༥པར་པ་ཏ་༥།། བོང་དཀར་རྩ་བོ་༥སླ་རྩི་༤གུ་གུལ་༥སྟག་ཤ་ནག་༥། ཨ་གར་༥བྲི་ཤ་༥ཤུ་དག་༣སྤུ་ཟེ་སེར་༢།། ཨ་བྲུག་༥ཚེར་སྔོན་༥མིང་ཅན་ནག་པོ་༥དང་།། ལི་ཤི་༢གསེར་མེ་༥སྤྲུ་ནག་གཉེར་[ཉེར]དགུ་འམ།། མིང་ཅན་སེར་པོ་༥སྤང་རྩི་དོ་པོ་༥དང་།། རེ་ལྕགས་[ལྕག]མེ་ཏོག་གཉན་རྣ་གང་ཅུང་༥བསྣན།། འཆི་བདག་གཡུལ་ལས་རྒྱལ་བའི་ཟ་ལམ་སྟེ།། སློ་ཏིས་ཐང་ངམ་ཆུ་ཚན་ཚ་མོས་འབུལ།། སྦྱོར་[སྦྱོར]ཚད་རང་རང་ནད་ཀྱི་ཁ་བསྒྱུར་[བསྒྱུར]སོགས།། ཟབ་མོ་ཆིག་བརྒྱུད་གདམས་པ་དག་ལས་ཉན་སྟོད་གཟེར་བྱུང་ན་གཟེར་སྨན་གྱི་ཤ་གཙོར་བསྐྱེད་སྨན་ཆེན་དང་མཉམ། མཁྲིས་ཤས་ཆེ་ན་ཞིམ་པ་སུམ་ཏིག་གསེར་མེ་དང་གཉན་ལ་སླ་རྩི་སོགས་རིགས་པས་དཔག་ཤེས།། བལ་ནད་རྒྱ་གཟེར་གག་ལྷོག་འབྲུམ་ནག་དང་།། མཁྲིས་པ་རྩར་རྒྱུག་གཟེར་ཐུང་གསུམ་འཁྲིལ་སོགས།། དུས་ངན་གཉན་རིགས་པར་པ་ཏ་ཞེས་པ།། བཙོས་དཀའ་འགྲོ་སྦྲག་མྱུར་དུ་ལེན་བྱེད་པའི།། གཉན་ཚད་ལྷུང་གསུམ་འཐབ་པའི་ནད་ཀྱི་རིགས།། མི་བྱེར་བསྡུ་གསོད་མ་ལུས་བྱེར་པའི་མཆོག། བྱིས་པ་རྒན་པོ་ཟུངས་ཟད་མ་གཏོགས་པར།། སྨན་བཏང་ཡོག་པའི་ཉེས་པ་འདིར་མི་འབྱུང་།། དེ་ཕྱིར་ནད་བརྒྱ་སྨན་གཅིག་བཟུང་ཡང་ཅུང་།། ཡང་ན་སྟ་དེ་བ་༥གསེར་མེ་༣པར་པ་ཏ་༣།།

ག་དུར་༣ཨ་རུ་ཿསྦྲུར་བ་དེ་བ་ལྤ།། སྤང་རྩི་ཿབོང་དཀར་རྩ་བ་༥ཆིལ་༥འདི་སྐབས་འཛིན་པ་ཐུབ་སླ་ཿགུལ་༥བསྣན།། བལ་ནད་རིམས་ཀུན་འཇོམས་པའི་སྤྱི་སྨན་ཡིན།། སྟོང་རི་ཟིལ་པ་༡འཛིན་པ་༡ར་དཀར་༥རྩ་བ།། སྟག་ཤ་༥གི་ཕུ་༥སླ་རྩི་༨གུལ་ནག་༣སྦྲུར།། གོང་སྨན་ཆིག་བརྒྱུད་རིམས་ལ་ཐེངས་ཚོག་ཅེས།། ཟས་དང་སྤྱོད་ལམ་རྒྱས་ཚད་སྐབས་དང་འདྲ།། ཁྱད་པར་རིམས་སོ་ཅོག་ལ་ཞོ་གནོད་དེ།། བཅུ་གསུམ་འདས་ནས་འོ་མ་བདུད་རྩིར་མཚངས[མཚུངས]།། ཐ་མ་རི་ཐང་མཚམས་སུ་སད་མདའ་བཏང་།། ཁ་ཟས་ཚད་གཞུག་གདོན་ཐབས་རང་ལེར་བལྟ།། བིག་པན་སྲད་དཀར་སྐྱ་ལོ་ཀྱི་ལྕེ་བཞི།། ཚ་བའི་སྟོབས་སྦྲུར་ཆེ་ན་ཀྱི་ལྕེ་ཆུང་ན་པིག་པན་ཐུང་ཆེ་དུ་བ་མ་ཤོར་བསྲིགས།། ཐལ་བར་མགོ་ན་ཨ་རུ་ཟུར་ལྤ་སྟེབ།། སྣ་ཁྲག་འཛག་ན་མཆེ་ཡི་ཐལ་བ་སྟེབ།། སྙོ་ལུ་བ་ལ་རྒྱ་སྐྱེགས་ཐལ་བ་སྟེབ།། རྩིབ་ལོགས་གཟེར་ན་མ་ནུའི་ཐལ་བ་སྟེབ།། མིག་ཆུ་སེར་ན་ཤོ་རྩའི་ཐལ་བ་སྟེབ།། ཚིགས་གཞི་ལ་བབས་ཧ་ལྤགས་ཐལ་བ་སྟེབ།། དྲི་མ་འགགས་ན་སུག་པའི་ཐལ་བ་སྟེབ།། ཆུ་སྲི་[སྲི]བ་ལ་གཟེ་མའི་ཐལ་བ་སྟེབ།། ཀླུང་གི་རིམས་ལ་རུས་ཁྲུས་འཕྲུལ་ལ་བཏང་།། རི་ཐང་མཚམས་སུ་ཆང་ཕྱོར་རེ་ཡིས་དབུལ།། ཆང་འཐུངས་གཉིད་ལོག་ག་བུར་ནག་པོ་ཡིན།། ཀླུང་ལྡན་རིམས་རིགས་ཀུན་ལ་བསྟགས་པ་སྟེ།། ཁྱད་པར་རི་ཐང་མཚམས་ཀྱི་བདུད་རྩི་ཡིན།། མ་སྨིན་རི་ཐང་མཚམས་གཉིས་རིམས་ལ་གཅེས།། ཚད་མཇུག་རྗེས་གཅོད་ཚ་བ་སྤྱི་དང་མཐུན།། དེ་རྣམས་རྗེས་ཀྱི་བཅོས་ཐབས་བསྟན་པའོ།། ཁྱི་བྲག་ཀླུང་རིམས་གཏར་བཤལ་ག་བུར་སྤང་།། སྤྱི་སྨན་སྙིང་དུ་ཨ་གུར་ཛྙ་ཧི་བསྣན།། ཞག་དགུ་འདས་ཚ་བ་ཆུང་དགུ། འབྲིང་བཅུ་གཅིག ཆེ་བ་བཅུ་གསུམ་ཕན་ཚ་བའི་

སྟོབས་སྦྱར་ལ།། འདར་བུའི་ལྷག་ཁྲུང་ཡིན་བུའི་ཨན་སྟོང་བསྲེག། མ་ཐུབ་སྲོག་རྩར་ལམ་དོན་སྦྱོ་བ་ན།། ཨར་བརྒྱད་སྔོག་ཐལ་བསྣན་པ་ཉུས་ཁྲུས་དབུལ།། དྲུག་བདུན་དཀར་ནག་ལྷག་པའི་སྤུད་སྔོ་བསྲེག། རྩ་སྤུན་ཇམ་པ་རྩིག་[རྩིགས]ན་འཆི་བའི་ཉེན།། སྣ་ཡོག་དྲན་པ་གསལ་བ་རྩ་ཤེད་རྒྱས།། ཚུ་དངས་ལྩེ་རློན་ཁང་པའི་དྲོད་ཉེད་ཅིང་།། སྣབས་སྐམ་འོགས་སླ་རྣ་བ་གསང་ན་འཚོ།། མཁྲིས་རིམས་ཀྱི་བཅོས་སྨན་སེར་ཆེན་མོ་སྙིང་དུ་འབྲས་བུ་གསུམ།།

ཏིག་ཏ་བསྣན་བཏང་མ་ཐུབ་དྲག་པོས་སྦྱངས[སྦྱངས]ཁ་ལ་རྒྱས་འདེབས་སམ་རྒྱུད་ཀྱི་འབྲས་གསུམ་ལྕུམ་རྩ་དུར་བྱེད་[བྱིད]ཐང་བཤལ་གང་ཉུང་བཤལ།། ཁྱད་པར་ལེབ་བརྙན་སྣ་ཁྲག་འཛག་པ་ལ།། ཙན་དན་དམར་པོ་མཆེ་ཐལ་དོམ་མཁྲིས་བཏང་ཡང་ན་གུར་གུམ་བརྒྱད་དམ་བཞི་མཐའ་བཞི་ཐང་སོགས་བཏང་།། སྨིན་མའི་བར་དུ་སྲ་བ་ལྤ་ཡིས་བསྲམ།། སྤྲོ་ལུ་སྟོད་གཟེར་ལུད་པ་དམར་པ་ན།། ཙན་དན་དཀར་པོ་གུར་གུམ་ཅུ་གང་དང་།། རྒྱ་སྐྱེགས་ཤིང་ཐལ་ག་ར་སྦྱར་བྱས་ལ།། ཚོས་ཁྲུས་འཕུལ་བཏང་དྲུག་འགོ་ཅུང་ཟད་གཏར།། གླད་པ་གཟེར་ན་མུ་འགྲམ་འབྲུག་རྩ་བསྲེག། དཔྲལ་བའི་རྩ་ལ་ཁྲག་ཀླངས་ཐོན་ཙམ་གཏར།། སླ་རྩི་སྤང་སྤོས་ཕུར་ཐལ་ཨ་རུ་ར།། ཤུག་པ་སྤང་རྒྱན་དཀར་སྦྱར་མཆོགས་སྙིང་བསྲེག། ཐ་མ་ཕོ་བར་ལམ་དོན་ཐང་ཨ་རུ་མཆུ་སྒྲུང་དུར་བྱེད་ལྕུམ་རྩ་བཤལ་བྱ།། དེ་རྗེས་དྷ་ཏི་ཤིང་ཀུན་ཀ་ཀོ་ལ།། བུར་ཆང་བཏང་ལ་ཚོ་ཁུ་ཆང་འཇམ་བསྙེན།། དེ་ལྟར་མ་བཅོས་པོ་བའི་མེ་ཤི་ནས།། ཁ་ཟས་མི་འདུ་སྟོང་སྐྱུགས་བྱེད་ན་འཆི།། གོང་བཞིན་སྣ་ཡོན་རྟགས་ཚང་འཚོ་བར་ངེས།། བར་རིམས་ཀྱི་བཅོས་སྙིང་འབྲས་གསུམ་ཏིག་ཏ་ལི་ག་དུར་གྱི་ཐང་དྲོན་མོས་རྟུལ་མང་འབྱུང་དུ་རྟུལ་དབྱུང་བྱ།། མི་ཆག་ལྕུམ་རྩ་དུར་བྱེད་ཨ་རུ་ར།། སྐྱེར་ཤུན་སྦྱར་བའི་ཐང་ཤལ་[བཤལ]སྦྱངས་བར་བྱ།། རྫོངས་བུ་ཨན་སྟོང་ལྷུགས་པ་དྲུག་བདུན་བསྲེག། དྲོད་ཉམས་ཐྭ་རྩ་

གྲོས་ན་འཆི་བའི་ཉེན།། སྔ་ལོན་གོང་རྟགས་ཚང་ན་འཚོ་བ་ཡིན།། འདུས་རིམས་བཅོས་ཐབས་སྤྱི་དང་བྱེ་བྲག་གཉིས།། སྤྱི་ལ་དངས་[དྭངས]མར་འབབ་ཕྱིར་ངོས་འཛིན་དཀའ།། སྟོབས་ཆེ་[ཆེ]སྨིན་ལོན་མེད་པའི་ཚ་རིམས་ལ།། བཙན་དུག་སླ་རྩི་གུ་གུལ་གྲི་ཤ་དང་།། རེ་ལྐུགས་ཤུ་དག་ཆུ་རྩ་ཐར་ནུ་བ།། དུར་བྱིད་ཙུ་གུར་གི་ཕོ་ཨ་རུ་ར།། དྲི་ཆུས་རིལ་བུ་བྲ་རིལ་ཙམ་དུ་བསྒྲིལ།། དྲག་པོ་བཅུ་གསུམ་ཞེས་པའི་སྦྱོར་བ་འདིས།། ཚ་བ་གཉན་རིམས་སྤྱི་དང་ཁྱད་པར་དུ།། བལ་ནད་རིམས་ཀུན་དྲག་པོའི་ལམ་ནས་འདྲེན།། སྟོབས་ཆུང་གོང་གི་སྤྲུ་ནག་ཉེར་ལྔ་དང་།། ཤྭ་ཤེལ་སྨུ་གུའི་སྦྱོར་[སྦྱོར]བ་ལྟག་པ་སྦྲད།། སྟོད་གཟེར་ལུད་པ་དམར་ན་གོང་གི་བསྟན།། སྤང་རྩི་བཅུ་གཉིས་ལ་སོགས་སྐབས་སུ་བཏང་།། ལེགས་པར་བརྟགས་ལ་ཁ་ཟས་རིམ་གྱིས་སློད།། བྱེ་བྲག་གསོ་བ་རྒྱུན་རིམས་པ་ཏོ་ལ་ངོས་འཛིན་ནི་ཤེལ་ཕྲེང་ཤེལ་དཀར་མེ་ལོང་གཉིས་ལས་ཆུ་འདལ་པ། བཻཌཱུརྻ་ལ་རྒྱ་ཁྲུར། ཇེ་ཟུར་མཁར་པས་གསེར་མེ་[མེར]བཞེད་ཀྱང་། མན་ངག་རྒྱུད་ཀྱི་ཚ་བ་སྤྱི་བཅོས་ལ་སྔོན་པོ་ལ་ལྷུམ་རྩ་དང་གསེར་མེ། མཚོན་ཆ་པ་ཏོ་ལ་ཞེས་སོ་སོར་ཡོད་པས་དཔྱད་དགོས་སོ།། དུག་ཅུང་ཏོང་ལེན་གསུམ་པའི་ཐང་བཏང་ཞིང་།། ཁྱད་པར་བད་ཀན་ཤས་ཆེ་སྒྲིག་ཅིང་སྐྱུག། མི་འཇུ་ཡི་ག་འགགས་ན་སྐྱུགས་སོ་ཆ་རྒྱ་མཚའི་[རྒྱམ་ཚའི]ཀྱིས་དྲང་།། མཁྲིས་བབས་མིག་ཆུ་སེར་ན་དུར་བྱིད་དྲུག་པ་དང་།། རྒུན་འབྲུམ་ཨིནྡྲ་བཞི་ཐང་བཤལ་གྱིས་སྦྱང་[སྦྱང་]།། སྲིན་ཁྲོས་ཕོ་བར་ཟུག་ལ་གོ་བྱེས་མ་ནུ་ཁྲག་ཅན་དང་བུ་རམ་རིལ་བུ་སྤྱུར[སྦྱུར]བསད།། རྟག་པའི་རིམས་ལ་རྟོང་ལེན་ལྔ་བ་པ་ཏོ་ལ།། སླ་སྐང་བ་སྤྲུ་གཉྫ་པ་དྲ་སྐབས་འདིར་སྤང་སྤོས་སམ་གུར་གུམ་སྤྱུར[སྦྱུར]།། གར་བབས་རྩ་ལ་ཙི་རན་རིགས་པས་གཏར།། ཉིན་གཅིག་པ་ལ་སླ་སྐང་བརྒྱད་པ་པ་ཏོ་ལ།། འབྲས་གསུམ་ནིམ་པ་

ཏུག་ཙུང་རྒྱམ་[རྒྱན]འབྲུམ་བཏང་།། གཙོ་བོ་རྩུལ་མང་དབྱུང་ཞིང་ཆུ་ལྷག་བྱ།། ཉིན་གསུམ་པ་ལ་བཙའ་སྣ་བཞི་པ་ཙན་དན་དཀར་དང་།། ཏིག་ཏ་སླེ་ཏྲེས་བཞི་ཐང་སྦྱར་ལ་བཏང་།། བྱེ་རུག་བཙྭ་པ་སྤོས་དཀར་ཡུང་སྐྱེར་བྲག་ཞུན་དང་།། ཏུག་ཙུང་བོང་ང་འབྲས་གསུམ་བཙུ་པ་སྦྱར།། ཉིན་བཞི་པ་ལ་སླེ་ཏྲེས་སླ་སྣང་སྐྱུ་རུ་གསུམ་ཐང་བཏང་།། སླེ་ཏྲེས་བྲག་ཞུན་སྤྱར་[སྦྱར] བྱུག་མཁན་ཆུས་ཆུ་རྡོན་མོས་སྤངས་པས་བྲན།། རུ་ཏ་ཨ་རུ་འོ་མའི་འཇམ་རྩི་བྱ།། ཚོགས་པ་ཁ་བྱེ་ཟུག་གཟེར་གང་ཆེ་བསྲེག། གླད་པར་བབས་ན་སྣ་བཤལ་ཕྱི་རྒྱུད་འབྲི་ཏ་ས་འཛིན་སྣ་ལྔ་པའི་བཏང་བ་འམ།། ཆུ་ཚན་ནམ་སླ་རིལ་ཏུགས་བྱ་ནད་རྩ་ཕྱི་རྒྱུད་ལྟར་སྦྱང་།། རྗེས་ལ་རྩ་བ་འབྲས་བུའི་སྨན་མར་སྦྱར།། ཀུན་ལ་པ་ཧོ་ལ་དང་སུ་ཤེལ་རྩི།། སླ་སྣང་ཤིང་མངར་ཨ་རུ་ར་དང་ལྔ།། པ་ཧོལ་ལྔ་འདིའི་ཐང་ཕྱི་གང་རིགས་པན།། རིམས་གང་ཅིས་ཀྱང་ཚ་བ་མི་ཆག་ན།། འཚོ་དཀའ་ལག་པའི་རྩ་གཤའ་རིངས་དང་ཕྲན་བུ་ལ་ལ་ལན་འགའ་གཏར།། ཉིན་གཅིག་མི་རྗེས་མི་ཚོད་པར་བྱེར་འགྲོ་བས་གཏར་བཞི་པོ་རང་རང་རྩ།། རྒྱུན་རིམས་པ་ལ་གཤའ་རིངས་གཏར་བས་ཤིས།། རྟག་པའི་རིམས་ལ་རུ་ཐུང་ཉིན་གསུམ་པ།། གསེར་མདུང་ཉིན་བཞི་པ་ལ་བྱིན་གཞུག་ལ།། གཏར་བས་རིམས་ཀྱི་ཚ་བ་རྩད་ནས་འདོན།། ཀུན་ལ་རི་ཐང་མཚམས་སུ་གཟབ་པ་གཅེས།། ནྲ་གཉན་ཐོར་བུ་སྣ་ཚོགས་གང་བྱུང་དང་།། ཟས་དང་སྤྱོད་ལམ་གཉིས་ཀྱི་སྤང་བླང་རྣམས།། ཚ་བ་སྤྱི་ཡི་སྐབས་དང་འཕྲུལ་ཞིང་བཙོས།། ཁྱད་པར་མངར་སྐྱུར་དམར་ཟས་ཉེ་མི་རུང་།། ཟླ་གཅིག་ཕར་འདས་རིམས་རྙིང་ཚ་བ་རྣམས།། གྲོན་[གྲོང]རྙོན་མང་བཏང་ཉེ་ཤུ་རྩ་ལྔ་སྦྱར།། དེ་ལྟར་བཅོས་ན་འདུས་པའི་རིམས་ལས་གྲོལ།། བལ་ནད་བཅོས་པའི་ལེའུ་སྟེ་ཉེར་ལྔ་པའོ།། །།

ལེའུ་ཉེར་དྲུག་པ། འབྲུམ་ནད་བཅོས་པ།

འབྲུམ་པའི་རྒྱུ་རྐྱེན་དབྱེ་བ་རྟགས་བཅོས་ལྔ།། རྒྱུ་རྐྱེན་རིམས་ནི་སྤྱི་དང་འདྲ་བ་ལ།། རོ་བོ་ཚ་བ་ཆུ་སེར་ལ་བབས་ནས།། རུས་རྐང་ལྷ་བའི་གཏིང་ནས་སྐྱེ་བར་བྱེད།། ཐོར་པའམ་འབྲུམ་བུ་འོང་ཕྱིར་མིང་དུ་བརྗོད།།

དབྱེ་བ་དཀར་པོ་ནག་པོ་རིགས་གཉིས་ཏེ།། དཀར་པོ་ལ་ནི་ཤ་ར་སྐྱ་ཤར་དང་།། རྨོག་མགོ་སྤྱི་ཧྲུམ་སིབ་བུ་གོབ་ཅེའོ།། ནག་པོ་ལ་ནི་སྐྲངས་པ་གླང་གཉའ་དང་།། ཁྲག་སྐམ་རྩེལ་ཏེ་ཟངས་གཟེར་ཐུ་[ཐྲུ]གུ་ཅན།། དེ་ལྟར་རིགས་དྲུག་ཡོན་ཏན་རྒྱུད་ལས་གསུངས།། དེ་དྲུག་སྟེང་དུ་སྣར་ཡང་ནག་པོ་ལ།། ལུས་སྐྲངས་དམར་ཐིག་ནག་ལེབ་གསུམ་དང་ནི།། འབྲུམ་སྨྱོན་གཡོ་ཅན་བྱེར་འབྲུམ་གཉིས་བསྣན་བས[པས]།། དབྱེ་བ་བཅུ་གཅི་[གཅིག]གོང་སྨན་ཆེན་པོས་གསུངས།། འདི་དག་རེ་རེ་ལ་ཡང་སྟོབས་ཆུང་དང་།། སྟོབས་ཆུང་[ཆེ]གཉིས་གཉིས་དབྱེར་[དབྱེ]བས་ཉེར་གཉིས་བཤད།། འདི་དག་པན་ཚུན་འདྲེས་ན་ཁྲ་པོར་[བོར]སྨྲ།།

སྤྱི་རྟགས་ཚོགས་གཞི་ན་ཞིང་གྲམ་ཤུམ་བྱེད།། ལུས་ཀྱི་སྟོམ་ལ་དང་ག་མི་བདེ་ཞིང་།། ཁ་ཁ་ཟ་ཟི་འོང་ལ་སྙིད་པ་སྐྱུར།། ཁྱད་པར་མགོ་པོ་[བོ]ན་ཞིང་སྒོ་སྙིང་བརྟུང་།། ཤ་མདངས་དམར་ལ་མཐུག་ཅིང་ལུས་ཀུན་བརྩེ།། མཁྲིས་པ་སྐྱུགས་ཅིང་རུས་རྐང་ཆག་སྐམ་བྱེད།། ཁྱད་པར་དཔྱི་རྐེད་རུས་རྣམས་ལྷག་ཏུ་ན།། ཐོན་པའི་སྐབས་ལ་ཁྱིད་[ཁྲིད]པ་མང་དུ་འབྱུང་།། བར་དུ་འབྲུམ་བུ་ཕྱིར་ཐོན་བདེ་སྐམ་བྱེད།། བྱེ་བྲག་རྨོག་མགོ་སྤྱི་ཧྲུམ་ཆེ་ལ་འཚོལ།། འདི་ནི་རླུང་ལས་གྱུར་པའི་འབྲུམ་པ་སྟེ།། སྟོབས་ཆེན་ཕྱི་རུ་མི་ཐོན་ཟུག་གཟེར་ཆེ།། རུས་པ་ཕོལ་ཞིང་འབྲུམ་པ་ཆེ་ལ་མཐུག། སྤྱི་

གླུམ་སྟོབས་ཆུང་ལུས་ལྷི་གྲང་ཤུམ་བྱེད།། གཉིད་མེད་གཉན་དང་ཚད་པའི་སྟོབས་ཆུང་ཉིད།། འབྲུམ་བུ་སྦྱི་གླུམ་ཐོར་ཙམ་ཐོར་ཙམ་འབྱུང་།། ཤ་ར་སྐྲ་ཤར་དཀར་ལ་མཐུག་པ་ཡིན།། འདི་ནི་བད་ཀན་ལས་འགྱུར་འབྲུམ་པ་སྟེ།། སྐྲ་ཤར་སྟོབས་ཆེན་གཉིད་ཆེ་ཤེས་པ་ལྷི།། དང་ག་མི་བདེ་ཤེད་ཆུང་སྐོམ་དད་ཆེ།། དྲན་པ་མི་གསལ་ཟ་ཟི་ཆལ་ཆོལ་ཡོང་།། སྨིན་དུས་འབྲུམ་བུ་དཀར་ཆེན་མཐུག་པ་འབྱུང་།། སྟོབས་ཆུང་འབྲུམ་པ་དཀར་ལ་སྲབ་པ་སྟེ།། དྲན་པ་གསལ་ཞིང་གཉིད་དང་སྐོམ་དད་ཆུང་།། སིབ་བུ་གོབ་ཙེ་ཙམ་དུ་མཐུག་པོ་འབྱུང་།། འདི་ནི་རླུང་དང་བད་ཀན་འདྲེས་པ་ཡིན།། སྟོབས་ཆེན་འབྲུམ་པའི་ངོས་ཟུང་[བཟུང]མེད་པ་ལ།། ཟིམ་ཟིམ་སྟོན་ལ་ཐོན་པ་རྣམས་ལ་ནི།། དཀྱིལ་མེད་སྙམ་དུ་བྱེད་ཅིང་དང་པོ་ལ།། ཁྱད་པར་འབྲུན་[འབྲུམ]པ་བེམ་བེམ་འབྱུང་བ་དང་།། མཆུ་སྦྱོས་[སྦྲོས]གྲེ་བ་ཚ་ལ་སྒྲོ་ཆུང་ཡོང་།། འདི་ནི་ཕལ་ཆེར་ཕོང་དུ་ལོག་པ་མང་།། ལོག་ན་ཁྱད་མེད་ནག་པོ་འདྲ་སྟེ་འཆི།། བད་རླུང་ལས་གྱུར་ནད་ཟུག་ཆམ་པ་འདྲ།། ཚད་པའི་ཤས་ཆུང་མ་ལོག་བཅོས་མི་དགོས།། སྟོབས་ཆུང་གཡལ་དང་སྲིད་པ་མང་བ་དང་།། ཆམ་པ་ལྷ་བུར་ནད་ལ་འབྲུམ་པ་ནི།། སྐབས་འགར་ཙུང་ཟད་མཐུག་སྙམ་ཡོད་པ་ལ།། རྩེ་མོ་ཙུང་ཟད་དཀར་པོ་འདུག་པ་སྟེ།། མི་རྣག་རང་སྐམ་དག་ལ་འགྲོ་བ་ཡིན།། ནག་པོའི་རིགས་ལ་སྐྲངས་པ་སྣང་གཉའ་ནི།། དང་པོ་ཐོར་པ་ལེབ་མོ་འདབ་འབྲེལ་ཡོད།། ཕྱི་ཏུ་མི་ཐོན་ཟུག་ཆེ་ལུས་ཀུན་སྐྲངས།། རྒྱུ་སེར་ནག་པོ་ཉེས་ཀུན་འདུས་ལས་སྐྱེད།། སྟོབས་ཆེན་ཟུག་ཆེ་གྲེ་བ་འགགས་པ་ལ།། ཕྱི་ནང་མེད་པར་ལུས་ཀུན་སྐྲངས་པ་དང་།། ཕོང་ནས་འདར་ཞིང་གྲང་བ་ཆེ་བ་ཡིན།། སྟོབས་ཆུང་ཟུག་དང་ལུས་པོ་སྐྲངས་པ་ཆུང་།། གྲེ་བ་དང་གར་འབྲུམ་པ་ཐོན་པ་བདེ།། གཉན་དང་ཚད་པའི་སྟོབས་ནི་ཆུང་བ་ཡིན།། ཁྲག་སྐམ་རྩེལ་ཏེ་ཤིག་ནི་དམར་ལ་མཐུག། འདི་

ནི་ཁྲག་ལས་གྱུར་པའི་ནད་རིགས་ཡིན།། སྟོབས་ཆེན་ལུས་པོ་གྱོང་ལ་རྟུལ་སྐམ་བྱེད།། ལུས་པོ་འདར་ཞིང་ཟུག་གཟེར་ཤིན་ཏུ་ཆེ།། འབྲུམ་པ་དམར་པོ་ཕུང་པོར་འབྱུང་པ་ཡིན།། མཆོག་ཏུ་གློ་སྙིང་གྲི་བ་ཚ་ཞིང་ན།། ཁ་སྣ་ཁྲག་འཛག་རྣ་བ་མི་གསང་ཞིང་།། བུད་མེད་རྟ་ཁ་ཕྱེ་ནས་མངལ་ཁྲག་འཛག། སྟོབས་ཆུང་ཕྲུམ་སེར་བྲིར་ཞིང་སྙིད་པ་སྐྱུར།། ལུས་པོ་ལྕི་ལ་རྨི་ལམ་ཟ་ཟི་མང་།། མགོ་པོ་[བོ]ན་ཞིང་ཁ་ཁ་སྐྱུག་སྐམ་བྱེད།། སྟོབས་ཆུང་འབྲུམ་པ་སྨུག་ཆུང་ཐོར་ཙམ་འབྱུང་།། རྣག་ཆུ་མེད་ཅིང་ཐོག་འགོ་འགེལ་པ་སླ།། ཟངས་གཟེར་སྤུ་[སྦུ]གུ་ཅན་ནི་དཀྱིལ་དུ་ཁྱོང་།། འདི་ནི་མཁྲིས་པ་ལས་གྱུར་འབྲུམ་པ་སྟེ།། སྟོབས་ཆེན་མགོ་ན་ལུས་པ་ཁོང་ནས་འདར།། འབྲུམ་པ་ནག་ཐུམ་འགོ་ལེབ་བདལ་བ་ནི།། ལུས་ལ་བཙོལ་ས་མེད་པར་འབྱུང་བས་ན།། ཤིན་ཏུ་འཇིགས་པས་གསོ་བར་དཀའ་པ་[བ]ཡིན།། སྟོབས་ཆུང་ལུས་ལྕི་དྲི་མནམ་ཁ་ལྕེ་རྩུབ།། འབྲུམ་པ་རྫོག་པོ་ཆུང་ཞིང་རྩ་བ་སྲ།། ལུས་པོ་ཕལ་ཆེ་བ་ལ་ཐོར་ཙམ་འབྱུང་།། ལུས་སྐྲངས་སྨན་གྱིས་མ་ཐོན་བདུན་ན་འཆི།། གཉན་ནད་སྟོབས་ཆེན་ཆུ་སེར་ནག་པོ་དང་།། དུག་ཅན་སྲིན་བུ་ཐོགས་མེད་འཁྲིས་པ་ཡིན།། འབྲུམ་པ་ནག་པོ་གསུམ་འཁྲིལ་ཞེས་བྱ་བ།། ལུས་སྐྲངས་འབྲུམ་པ་མི་ཐོན་ཟུག་གཟེར་ཆེ།། མགོ་ན་ཤེས་པ་ལྕི་ཞིང་ཟུངས་མི་ཐུབ།། ཡང་ན་བཤང་གཅི་སྐམ་ལ་ཡང་ན་འཁྲུ།། ཤ་ཚད་ཆེ་ཞིང་རྟུལ་གཉིད་མི་སྙོམས་ཞིང་།། རིམས་ནད་རྟགས་ཀུན་འདི་ལ་འབྱུང་བའི་ཕྱིར།། གསོས་[སོས]དལ་སློད་ཡོང་མི་འབྱུང་སྲོག་ལ་རྒོལ།། སྟོབས་ཆུང་མ་སྨིན་དུས་སུ་རྟགས་ཀུན་གསལ།། གཞུག་ཏུ་འབྲུམ་པར་འགྱུར་བས་གསོ་བ་བསྲིམ།། དམར་ཐིག་འབྲུམ་པར་མ་སོང་ལྡུ་ནས་འཆི།། འདི་ནི་བད་ཁྲག་ལས་ནི་གྱུར་བ་སྟེ།། སྟོབས་ཆེན་འབྲུམ་པ་དམར་རྩེག་ཅེས་བྱ་ནི།། ལུས་རྣམས་ཐམས་ཅད་ཁྲག་གིས་བྱུག་པ་འདྲ།། ཁ་སྣ་ཁྲག་འཛག་ཧམ་ཐུམ་

དབང་པོ་རྡིག། འབྲུམ་པར་མི་འགྲོ་གཤིན་རྗེའི་གནས་སུ་འགྲོ།། སྟོབས་ཆུང་དམར་རྩེག་འབྲུམ་པར་འགྱུར་སྲིད་པས།། འདི་ལ་མཁས་པས་བཅོས་ཐབས་གཟབ་བ་གཅེས།། ནག་ལེབ་རྣག་ཏུ་མི་འགྲོ་དགུ་ནས་འཆི།། འདི་ནི་ཀླད་མཁྲིས་ལས་ནི་གྱུར་པ་སྟེ།། སྟོབས་ཆེན་འབྲུམ་ནག་འགོ་ལེབ་བརྡལ་བ་ལ།། རྣག་ཏུ་མི་འགྲོ་ཟ་ཟྀ་ཆལ་ཆོལ་སྨྲ།། ཤེས་པ་འཚུབ་ལ་སྟོབས་འཚོར་མྱུར་སྲོག་འདོར།། ནག་ལེབ་སྟོབས་ཆུང་རྐང་ལག་ཁོལ་ཞིང་ན།། འབྲུམ་པ་ནག་ཐུམ་རག་མེད་ཚུམ་ཚུམ་ཡོང་།། རྣག་ཏུ་བགུགས་ན་ཁུག་པ་རེ་རེ་ཙམ།། གདུག་པའི་འབྲུམ་པ་གཡོ་ཅན་ཞེས་བྱ་བ།། དེ་ནི་གཙོ་ཆེར་གདོན་གྱིས་བསྐྱེད་པ་ཡིན།། དེ་མིང་ནག་པོ་མི་ཟན་ཞེས་ཀྱང་ཟེར།། ཕུབ་བམ་འཕང་ལོ་འདྲ་བའི་འབྲུམ་པ་ཞིག། གར་ཡོད་ངེས་མེད་སྟོད་དུ་བྱུང་ན་འཇིག། འབྲུམ་པའི་བཞུག་རྒྱུན་ཟེར་བའང་འདི་ཡིན་ཏེ།། འདི་ནི་ཤིན་ཏུ་སྟོབས་ཆེན་ནད་ཡིན་པས།། མི་ཤ་འཕྲང་ལ་འཕྲབ་འཕྲབ་བཞིན་དུ་བཅོས།། སྟོབས་ཆུང་སྲན་མ་བཙོས་པ་འདྲ་བ་ལ།། འབྲུམ་ཕྲན་མང་པོས་མཐའ་ནས་བསྐོར་བ་འབྱུང་།། བྱེར་འཁྱུམ་བཅོས་ཐབས་ཟས་སྤྱོད་ཉེས་པ་ཡིས།། འབྲུམ་པ་རྣམས་ནི་དུས་ལ་མི་རྫོགས་ཤིང་།། གནད་ལ་བྱེར་ན་ཟླ་བ་འདས་ཀྱང་འཆི།། སྟོབས་ཆུང་བྱེར་བ་ཀྱིལ་[དཀྱིལ]ཆེན་ཅན་དུ་འགྱུར།། ཕལ་ཆེར་འདྲིས་མར་འབྱུང་བའང་མང་བ་ཡིན།།

བཅོས་ཐབས་སྤྱི་ལ་སྨན་སྲུང་ཟས་སྤྱོད་དང་།། འབྲུམ་པ་དངོས་དང་ཐོན་ཡན་དབྱེ་པའོ།། དང་པོ་སྔ་དབྱེ་སླེ་ཏྲེས་འབྲས་བུ་གསུམ།། ཏིག་ཏ་བ་ཤ་ཀ་དང་ལི་ག་དུར་གཡེར་ཤིང་བསྣན་པའང་ཡོད།། བསྐུས་ཐང་དྲོན་མོ་ཕུལ་གང་ཉེ་[ཉི]ཕྱེད་གཏོང་།། དེ་སྟེང་སླ་གུལ་གོང་མ་རིམ་བསྐྱེད་ཚན་མོ་ནི།། རྐན་ལ་བཞི་ལྡེ་གཞོན་ལ་གཉིས་གསུམ་བ་དང་།། སླེ་ཏྲེས་བཅུ་དྲུག་གཡེར་ཤིང་ཨ་བར་སྐྱུར་[སྐྱུར]ཏིག་ཏ།། བ་ཤ་ག་དུར་བཙོད་མདུད་ཞུན་རྒྱ

ཚོས།། ལུག་ཆུང་སྔོང་ཐོག་ལུག་ཤ་ཕག་རིལ་གུལ།། སྤྱོར་[སྦྱོར]ཚད་སླེ་ཏྲེས་
གཡེར་ཤིང་གཙོར་སྐྱེར་པའི།། བསྡུས་ཐང་དྲོན་མི་[མོ]ཉེ་ཕྱེད་དུས་སུ་
བཏང་།། འབྲས་གསུམ་མ་ནུ་བཞི་བསྲེས་བདུན་ཐང་སྟེང་།། གྲ་མའི་རྩ་བ་
ཅུང་ཟད་བསྣན་པ་ཡི།། བསྡུས་ཐང་ཚང་[ཚན]མོ་ནང་ནུབ་གཉིས་སུ་
བཏང་།། སྨན་ཞུ་རྟུལ་འདོན་བལ་དང་ཕྱེ་ཡིས་ཕྱེ[ཕྱི]།། ཕྱུ་སྒོ་ཕྱེད་པར་ལན་
འགའ་བསྟེན་པ་བསྟུགས།། འདི་དུས་དཔྱད་མཆོག་རྟུལ་ལས་ལྷག་པ་
མེད།། འདི་སྐབས་མིག་འབྲུམ་སྲུང་བ་གཤམ་བཤད་བསྟེན།། ཟས་ནི་ཆག་
ཚེ་ཕྱེ་ཐུག་འོ་ཟན་དང་།། དར་གསར་ཆུ་སྐོལ་ཆབ་ཚ་གང་གོམས་བཏང་།།
བཅུད་ཤོར་འབྲུམ་པ་མི་སྨྱི་དོན་ལ་འབབ།། ནད་པ་ནད་གཡོག་བླང་དོར་
སྤྱོད་ལམ་ནི།། དམར་དང་ཐབ་གཞོབ་དྲི་ངན་དུ་བ་སྤོང་།། མི་གསར་མི་
ཕྲུགས་ཅུར་སྒྲ་མེ་མདའ་སོགས།། སྒྲ་སྐད་ཆེ་བའི་རིགས་དང་འབྲུའི་
མིང་།། རྒྱ་ནག་གི་རྒྱ་ཁ་དོག་དམར་ནག་གཏམ།། ཐ་མོང་མིང་རྣམས་མི་སྒྲ
སྒྲོལ་ཡང་ཡོད།། གོས་དང་མལ་སྟན་ལ་སོགས་མི་བརྗེ་དང་།། དོགས་པ་ཟ་
པའི་ཚིག་དང་སྨྲུག་པ་སོགས།། བཀྲ་མི་ཤིས་པའི་རིགས་རྣམས་སྤོང་བ་
དང་།། ལྷ་མོ་བེག་རྩེའི་གཏོར་འབུལ་བཤགས་པ་དང་།། ཁྱད་པར་བླ་མའི་
རྣལ་འབྱོར་སྒྲོལ་མ་དང་།། ཡོ་མ་གྱོན་མ་སྡུ་ཚོགས་ཡུམ་གྱི་གཟུངས།།
བསང་དང་འབྲུམ་བདག་ལྷ་མོ་ཤི་ཏ་ལའི།། མཆོད་བསྟོད་སྔགས་བཟླས་ལ་
སོགས་འབད་པར་བྱ།། ཉིན་མཚན་ཀུན་དུ་མེ་བསེང་དྲོད་ལ་སྐོར།། གྲང་
དང་བསེར་བུས་ཐོག་ན་འབྲུམ་པ་ལྡོག། གལ་ཏེ་ལྡོག་ན་སྲན་ཁུ་སྲན་ཚད་
སྨྱིན[སྨིན]།། རྟུལ་ཐོན་རྗེ་ལ་ཚ་འབྲུལ་ཐང་ཕྱེ་གཉིས།། དང་པོ་ལུག་ཆུང་
སྔོང་ཐོག་ལུག་ཤ་དང་།། གཡེར་ཤིང་གཙོར་སྨྲོས་བཞི་ཐང་གིས་ཕྱེར་
ཕྲུལ།། ཅི་སྤྱོར་[སྦྱོར]ཅན་དན་གི་ཤ་ཨ་རུ་ར།། ཛཱ་ཏི་ཅུ་གང་གུར་གུམ་སླ་ཅི་
དང་།། བསེ་རུ་སྤྱུར་[སྦྱུར]ཟླ་བའི་འོད་ཟེར་ལས་གཞན་དག་ཆ་མཉམ་ཛཱ་ཏི་སླ་ཅི་

ཙུང་ཟད་བསྟན་ཞེས་པ་ལ་གཡེར་ཤིང་ཐང་གྲངས་དབྱུལ།། འདི་ཡིས་འབྲུམ་པའི་དུག་ཚད་མེའི་སྙིང་དུ།། ཆུ་ལྷུག་འདྲ་པར་འགྱུར་པ་སྦྱོང་གྲུབ་ཡིན།། དེ་རྗེས་རྡོ་སྦྱོར་[སྦྱོར]སྤྲལ་རྒྱབ་དཀར་སྨུག་འདྲེས་འདུང་[མདུང]རྩེ་དཀར་སྨུག་འདྲེས་ན་ལེགས་དང་།། གངས་ཐིག་[ཐིགས]ཅོང་ཞི་རྒྱལ་པོ་སྤེ་བཞི་ཞེས།། མཚལ་དཀར་ཅོག་ལམ་སླ་རྩེ་ཚ་ལ་ག་ར་སྦྱུར[སྦྱར]།། རྒན་བྱིས་ལྷུང་ཙན་རིགས་ལ་ཆང་གིས་དབྱུལ།། དར་མ་ཁྲག་མཁྲིས་ཙན་ལ་ཆུ་སྐོལ་ཤིས།། ཐུན་གྲངས་ཐུན་ཚད་ཚ་བ་ནད་སྟོབས་དཔག། རྩེ་ཡིས་དོན་སྣོད་ཚ་བ་སེལ་བར་བྱེད།། རྡོ་ཡིས་ཆུ་སེར་སྐེམ་ཞིང་ཕྱིར་ལ་འཕྱུལ།། དེ་ཡང་གཉན་ཚད་རྒྱས་པའི་སྤྲང་རྩེ་བཙུ་གཉིས་སྨན་སེར་ཆེ་ཆུང་གཡུ་ཐོག་མང་སྤྱི་ཁྱུང་ལྷ་མཉམ་སྦྱོར་སོགས་སྦྱོར་[སྦྱོར]བ་དང་།། དོན་སྣོད་ཁ་འཛིན་བྱེད་པའི་མན་ངག་དགོས།། རྡོ་སྨན་རྣམས་ཀྱི་འདུལ་ཚུལ་དེའི་སྐབས་དང་།། རྡོ་སྨན་ཞུ་ཚུལ་དག་ལས་ཐོས་བར་བྱ།། ཙུང་ཟད་ལྡེ་ན་ཉན་[གཉན]ཚད་གཙོག་སྨན་བཏང་།། ཉི་ཕྱེད་རྩེ་སྨན་མཚན་མོ་རྡོ་སྦྱོར་[སྦྱོར]ཤིས།། འབྲུམ་ནད་ནག་པོ་སྟོབས་ཆེན་རྣམས་ལ་ནི།། ཁོང་ནད་འདོན་ཕྱིར་དུར་བྱེད་ཐར་ནུ་དང་།། ཧོང་ལེན་དན་རོག་བཅས་སྦྱུར་[སྦྱར]བཤལ་སྨན་ལ།། སླ་གུལ་སྤོས་དཀར་འཛིན་པ་ཁ་ཚར་བཏབ།། འདེ་[འདི]དུས་དག་པར་སྦྱུང་[སྦྱང]པ་ཤིས་པ་ཡིན།། དེ་རྗེས་ཞག་གཅིག་གོང་གི་གཉན་འཛིམས་[འཛོམས]དང་།། རྩེ་ཕུལ་ལྤག་སྦྲིད་དེ་ནས་ཞག་གཉིས་རྗེས།། འཛིན་པ་བཙུ་བདུན་བསེ་རུ་བཟང་དྲུག་ཙན་དན་གཉིས།། ཨ་ག་རུ་དང་གི་ཝཾ་སླ་རྩེ་དང་།། མཚལ་དཀར་བཅས་སྦྱར་ཚ་བ་ཤས་ཆེ་ན།། ཏིག་ཏ་དུག་མོ་ཉུང་དང་ཧོང་ལེན་བསྣན།། ཕྱེ་མ་འདི་ནི་བྱོར་[འབྱོར]ན་གཡེར་ཤིང་དང་།། མ་འབྱོར་ཚར་བོང་ཐང་གིས་ཕུལ་ལ་བཏང་།། དོན་སྣོད་སྲུང་ཞིང་འབྲུམ་པ་ཕྱེར་[ཕྱིར]འཕྱུལ་བྱེད།། ཕྱེ་མ་བསེ་ཀོ་༣སྐྱང་ཀོ་༣སྲིད་ནག་ཏུལ་[བཏུལ]མ་༔དང་།། སུ་ཟེ་༥གར་ནག་༥ཤུར་ཁཆ་༢

གཡེར་ཤིང་བ༔།། འབྲུམ་༔སྐྲོགས་སྤྱུར་[སྦྱུར]བ་བསེ་གོ་བརྒྱད་སྦྱོར་[སྦྱོར]
ཞེས།། ཆུ་བསྐོལ་གྱིས་ཕུལ་འབྲུམ་ནག་ཀུན་དང་ནི།། ཁྱད་པར་སླང་གཉའི་
རིགས་ལ་མཆོག་ཏུ་ཕན།། འབྲུམ་བུ་མ་ཐོན་ལུས་སྐྲངས་གྲང་ཤུམ་
བྱེད།། ནད་འབྲས་འབྲུམ་སྐྲོགས་ཤིང་མངར་འོ་མར་བསྐོལ་པ་བླུག། འབྲུམ་པ་
སྐྱེ་འཕྲོ་ནང་དུ་ལོག་པ་འམ།། འབྲུམ་པ་རྫོགས་ནས་ལོག་རྟགས་བསྟན་པ་
ནི།། ཟངས་གཟེར་མ་གཏོགས་དཀྱིལ་ཀྱོང་འབྲུམ་རྩེ་འཛམ།། འབྲུམ་པ་
གཏོགས་ཀྱང་རྣག་མེད་ལུས་ཚད་སྐྱེ།། རྩ་ཆུ་ཚ་ཞིང་སྐོམ་དད་སྐྱེ་བ་
དང་།། ལྕེ་སྐམ་འཆལ་ཞིང་ལྷག་པར་ཁམས་མི་བདེ།། འཛོམ་པ་དཀར་པོ་
ནས་ཙམ་ཀར་སྤྱུར་[སྦྱུར]ཁོང་དུ་བཏུང་།། ཡང་ན་བཟང་དྲུག་སླ་རྩི་ར་ཁྲག་
དང་།། འཛོམ་པ་ཕག་རིལ་བཙུ་བ་སྦྱར་བ་བསྐོལ་གྲངས་དབུལ།། རྟོལ་དབྱུང་
དེ་རྗེས་རྗེ་རྩི་གང་ཙུང་ལ།། དངུལ་ཆུ་དངུལ་ཆུ་བཞི་སུ་ཟེས་བཤིག་པ་བཞི་ནམ་
ཞེས་སྦྱོར་སྟེ་ཁྱོན་གྱི་བཞི་ཆའི་རྩིས་བསྟན་བཞི་ནམ་བསྟན་ལ་ལྷག་པ་སྤྲད།། ཐུན་
བསྐྱེད་དྲུག་ཡར་ཉིན་མཚན་དུས་དྲུག་རྗེ་གྲོ་ཆང་རྩེ་གཡེར་ཤིང་གིས་ཕུལ་བཏང་
བས་ཕྱིར་འཕུལ་བྱེད།། ནད་པ་ཁམས་བདེ་འབྲུམ་པ་ཀྱོང་མོའི་ནང་།།
འབྲུམ་པ་ཆུང་དུ་སྐྱེས་ནས་མཆོད་རྟེན་གྱི།། བང་རིམ་ལྟར་དུ་འབྱུང་ཞིང་
ལོག་རྟགས་ནུབ།། དང་ག་བདེ་ན་འཚ་[འཚོ]བར་ཐེ་ཚོམ་མེད།། ཡང་ན་
དུག་སྤྱུལ་[སྦྱུལ]སྤྱུང་གི་གང་ཙུང་གི།། མཁྲིས་པ་ཐུན་གཅིག་ཆང་བཟང་
གར་མས་འཕུལ།། འབྲུམ་པའི་འཕུལ་སྨན་ཤིན་ཏུ་ངོ་མཚར་ཆེ།། འདི་ནི་
འཕགས་ཡུལ་མཁས་པའི་མན་ངག་ཡིན།། འབྲུམ་པ་རྫོགས་ནས་ཤི་བ་ཕལ་
ཆེར་དུ་མེད།། ཞག་དྲུག་འདས་རྗེས་བདུན་ནས་བཅུ་ཡི་པར་[བར]།། རྣག་
ཚད་ཕྱིར་ལ་འཕུལ་པའི་དུས་ཡིན་ཏེ།། དེ་རྟགས་ནང་གི་ཟུག་ཆག་ཕྱི་ཚད་
ཆེ།། རྩ་ནི་ཕྲ་འགྲིམས་ཤིད་ཆེ་ཆུ་དམར་ཉོག། འབྲུམ་བུ་སྟོན་མ་རྣམས་ཀྱི་

ཐིག་འགོ་ཁེལ།། འདི་དུས་ཚེ་འཛིན་ལུགས་ཀྱི་སྦྲུལ་རྒྱབ་ཕོ་མོ་གངས་ཐིག་[ཐིགས]དང་།། ཀླུ་རྩི་འཛིན་པ་བྱེ་བ་རིང་བསྲེལ་ལ་བདུད་རྩི་ལོ་མ་ཞེས་ཆ་མཉམ་ཐུན་བཟང་ནི།། ཞིབ་བཏགས་ཐུན་ལྷར་བགོས་ལ་ཆང་གར་སྦྱར།། ཐུན་གསུམ་བསྟུད་བཏང་འཕྲུལ་སྨན་ངོ་མཚར་ཆེ།། ཐུན་གཉིས་སྟེང་དུ་ཤིང་ཀུན་ཐུན་གཅིག་བསྣན།། གསུམ་དུ་བཅར་ནས་ཅི་ཙམ་འོས་པ་གཏོང་།། རྣག་འགྲུགས་སྨན་ལ་ཁ་ཚོ་ཆེ་མང་ཡང་།། ཚོགས་ཆུང་དོན་ཆེ་གནད་ཀྱི་གདམས་པ་ཡིན།། གལ་ཏེ་འབྲུམ་ནག་སྟོབས་ཆེན་རིགས་ཡིན་ན།། ཆུ་དང་གཡེར་ཤིང་ཐང་རམ་ཆང་དང་ནི།། ར་ཁྲག་རྣམས་ཀྱི་[ཀྱིས]རིམ་བཞིན་འཕྱུལ་ལ་བཏང་།། གཞན་ཡང་གོང་གི་རྗེ་སྦྱོར་[སྦྱོར]གཞན་དག་ཀྱང་།། རྣག་ཚད་དུས་སུ་གཏོང་བ་མན་ངག་ཡིན།། དུས་འདིར་འཛོམ་ན་རིན་ཆེན་རིལ་བུ་ཡང་།། ཞག་བརྒྱད་འགྲོ་བའི་ནུབ་མོ་ཐུན་གཅིག་གཏོང་།། ཕུལ་བྱེད་རྣག་འགྲུགས་གཞན་ལས་ཁྱད་པར་འཕགས།། སྔ་ཁྲག་མངལ་ཁྲག་འཛག་དང་སྲུམ་མ་དང་།། བྱིས་པ་ལོ་ལྔ་མན་ལ་རིམ་པ་བཞིན།། རྗེ་དང་དངུལ་ཆུ་རིན་ཆེན་སྦྱོར་བ་སྤངས།། ཞག་གསུམ་ནས་བཟུང་བཅུ་བར་དར་མ་ལ།། ལྒེ་ཐོག་འབྲུམ་ནག་སྐྱེ་བའི་དོགས་པ་ཆེ།། དེ་ཕྱིར་རྒྱུན་དུ་བྱ་ར་གྲིམས་[གྲིམས]ལ་བལྟ།། དེ་ཡང་དང་པོར་འབྲུམ་པ་དམར་སེར་སྐྱེ།། དེ་ནས་དམར་ནག་དེ་ནས་ནག་པོར་འགྱུར།། ཚད་ནི་ཡུངས་དཀར་ཆེ་ཤོས་ཙམ་དུ་འགྱུར།། དེ་ནས་འབྲུམ་བུ་དེ་རྗེའུ་ཁྲག་འཛག་འགྱུར།། ཁྲག་འཛག་རྗེས་ལ་གྲི་འགགས་བཅོས་མེད་འཆི།། དེས་ན་ཁྲག་མ་ཐོན་གོང་བཅོས་ཐབས་འབད།། འཛིན་པ་༣གསེར་མདོག་༣ཙ་ཧ་༢ཤུ་དག་༢དང་།། ཀླུ་རྩི་༥ཕྱུར་ལ་ཁྲུང་ལྷ་མཉམ་སྦྱོར་ཞེས།། སྟེང་དུ་གུ་གུལ་སྣག་ཤ་བསྣན་ཕྱེའི་[ཕྱེ]ནི།། ཐུན་རེ་སྣུག་སྤུབས་[སྤུབས]ཕྱེད་ལོགས་མ་བཅད་

པའི།། ནང་དུ་བླུག་ལ་འབྲུམ་སྙིང་ཡུན་རིང་མནན།། འབྲུམ་བུའི་མདོག་ནི་
དཀར་སེར་དུ་སོང་ན།། སྨན་གསལ་ཐུག་པ་ཚ་མོ་ཡང་ཡང་གཏོང་།། ཞག་
བཅུ་ནས་བཅུད་བཅུ་གསུམ་བཅུ་བཞིའི་དུས།། གཉན་ཚད་ཕལ་ཆེར་ཆོག་
ཅིང་རྣག་ཆུ་སྐེམ།། འདི་དུས་རི་ཐང་མཚམས་ཀྱི་རླུང་ཟིན་བྱ།། རི་ཐང་
མཚམས་སུ་སླེབ་པའི་རྟགས་མཐོང་ན།། གསར་ཤ་འོ་མ་སྲེ་ལོ་[ལོང]ཐང་
སོགས་གློད།། སྨན་དུ་ཨ་གར་སོ་ལྔ་ཆང་གིས་ཕུལ།། གོང་གི་རྩི་རྗེ་དག་དང་
ལྷག་སྲིད་ཤེས།། བཅོས་རྟགས་གྱུར་ན་གནམ་ལྕགས་ཟིལ་པ་ཡིས།། རྩ་ལྟོའི་
ལམ་ནས་སྤྱངས་[སྦྱངས]པས་འཆི་ཆོས་ཡིན།། འདར་ན་ངན་པས་རིན་ཆེན་
སྦྱོར་བ་བཏང་།། འབྲུམ་པའི་ཤུ་བ་རྣག་ཅིང་རླན་ཆེ་ན།། ཤ་ཏུ་ཕུར་ཡོག་
དྲིས་མའི་ཐལ་བ་དང་།། རེ་ལྕུག་ལྕམ་པའི་ཐལ་བཏང་མྱུར་དུ་སྐེམ།། ཡང་
ན་ཤེལ་ཏས་དུ་བས་ཡང་ཡང་བདུག། རྗེས་སུ་ཚད་པ་སྤྱི་ལྟར་སྨན་བཅོས་
མཐུན།། མཐིལ་བཞིར་ཐོན་དང་སྟོན་མ་ཕལ་ཆེར་སྐམས།། གཉིད་ཆུང་
གཡལ་མང་ལུས་འདར་ཤེས་པ་ཡང་།། རྩ་ཆུའི་ཚ་བ་བྲི་ནས་ཁ་ཟས་
གློད།། འབྲུམ་རྗེས་སུབ་[གསུབ]ལ་ཆེར་སྟོན་ར་ཁྲག་ཆོལ།། འབྲི་མོག་ཙནྡན་
གུར་གུམ་མར་སར་སྤྱར[སྦྱར]།། ལིགས་བྱུག་དེ་རྗེས་དྲི་ཆུས་བཀྲུ་བར་
བྱ།། བསྲུང་བ་དཀར་ནག་སྤྱི་ལ་གསུངས་ཡིན་ཀྱན[ཀྱང་]།། དཀར་པོར་
འཇོམ་མེད་འཇུག་པར་འདོད་པ་རྣམས།། མན་ངག་རིན་ཆེན་འབྱུང་གནས་
ལ་སོགས་བལྟ།། འདི་ལ་མ་ཝུ་ཁྲག་ཅན་ནད་ཁྲག་ལ།། བཛྲ་ཏ་ར་བཛྲ་ན་ཏི་
ཛ།། ཞེས་པ་སུམ་བརྒྱ་བཏབ་ལ་སྲིན་མཚམས་སུ།། ཐིག་བཏབ་འབྲུམ་བུ་
ཤར་ན་བླ་གསུམ་ཐུབ།། ཡང་ན་ཉམས་ཡིག་བརྒྱ་རྩ་ལ་སོགས་ལྟས།། ནད་
ཐེབས་མིག་དང་གྲི་པའི་[གྲི་བའི]འབྲུམ་བསྲུང་གནད།། གུར་གུམ་སླ་
རྩི་ཀྲྀ་ཏུ་ནས་ནག་འབྲུ།། ལྔ་བདུན་གསང་བའི་སྔགས་འདི་བརྒྱ་ཕྲག་
གསུམ།། བདུད་ཀྱི་བུ་མོ་ཐེབ་ལོང་སོད་སྭཱ་ཧཱ།། བཟླས་ལ་ཁམས་མཐུན་དར་

གཏུམས་སྐེ་ལ་བཏགས།། ཨོཾ་ཏྲི་ཤ་ཀུ་རུ་སྭཱ་ཧཱ།། འདི་ནི་སླ་ཆུ་ལ་བཏབ་མིག་ལ་བྱུག། མིག་ལ་འབྲུམ་པ་མི་སྐྱེ་ཤིན་ཏུ་ཟབ།། ཨོཾ་ཧི་རེ་ཧི་རི་སོད་སོད་ཚུངས་ཚུངས་གྲོངས་གྲོངས་སྭཱ་ཧཱ།། འདི་ནི་མང་བཟླས་ཆང་ངམ་ཆུ་སྨན་ཕུལ་ལ་གྲུར་རམ་སྨམ་ལ་སྦྱགས།། བཏང་ན་གྲི་བར་འབྲུམ་པ་བསྲུང་བར་ནུས།། བྱེ་བྲག་བཅོས་ཐབས་རིགས་དང་བབས་སྒོ་སྤྱུར[སྦྱར]།། དཀར་པོའི་རིགས་གསུམ་སེ་འབྲུ་སྐྱུ་རུ་རྣམས།། རྡོ་སྦྱོར་བསྟན་ནས་གང་རུང་འཕུལ་ལ་བཏང་།། ནག་པོའི་སྐྱང་གཉའ་ལ་ནི་བསེ་ཀོ་བརྒྱད།། སྲན་ཕྱེ་བསྲེས་པ་སྤྱི་སྨན་ལྷག་སྲིད་བཏང་།། དུར་བྱེད་[བྱིད]ཧོང་ལེན་སྤོས་དཀར་དུག་ཕུས་ར་དུག་མེ་ཏོག་པའི།། རིལ་བུ་བ་ཆུས་འཕུལ་བའི་བཤལ་གྱིས་སྤྱུང་[སྦྱུང]།། རྩེལ་ཏ་[ཏེ]ཤིས་དང་ཟངས་གཟེར་འདྲ་བ་ལ།། བཟང་དྲུག་སླ་རྩི་ཕག་རིལ་ཁུ་བ་དང་།། ར་ཁྲག་སྐྱུར་པའི་ལུག་མདའ་བཏང་བ་འམ།། ཏིག་ཏ་དུག་ཉུང་ཧོང་ལེན་བ་ཤ་ཀ། གོང་གི་རྩི་སྦྱོར་སྤྱི་སྟེང་བསྟན་ནས་བཏང་།། ལུས་སྐྲངས་ལ་ནི་སྨན་སྟང་[སྟེང]འཛིན་པ་དང་།། བ་རུ་བྱི་ཏང་གཡེར་ཤིང་རེ་ལུག་གི།། མི་[མེ]ཏོག་བསྟན་ལ་ཕག་རིལ་ཐང་གིས་འཕུལ།། དམར་ཐིག་ཁྲག་གིས་བྱུགས་པ་འདྲ་པ་ལ།། སྨན་གྱི་ཧོང་ལེན་ཨ་རུ་ར།། བ་ཤ་གུར་གུམ་ནད་འབྲས་དྲི་ཆེན་སྤྱུར[སྦྱར]།། དམར་པོ་གསུམ་མམ་ར་ཁྲག་དྲོན་མོས་འཕུལ།། ལུས་སྐྲངས་དམར་ཐིག་ནག་ལེབ་གསུམ་ལ་ནི།། ཁྱུང་ཆེན་འབར་བ་ལུགས་ཀྱུ་བདུན་པ་དང་།། ཀླང་[སྐླང]ཆེན་ཀོ་ཉྫོན་སྦྱོར་བ་རིམ་བཞིན་བསྟེན།། ནག་ལེབ་རྣག་ཁྲུག་དཀའ་བའི་རིགས་ལ་ནི།། སྨན་གྱི་སྟེང་དུ་ཏིག་ཏ་དུག་མོ་ཉུང་།། ཤིང་ཀུན་བསེ་དང་སླང་ཆེན་ཀོ་བ་སྟན[བསྟན]།། འདི་ནི་ཆང་བཟང་གར་མས་འཕུལ་ལ་བཏང་།། འབྲུམ་སྨྱོན་གཡོ་ཅན་ལ་ནི་ཁྱུང་ལྔ་སོགས།། གཉན་འཇོམས་ཅི་རིགས་བཏང་ལ་དེ་ནས་ནི།། འབྲུམ་པའི་མཐའ་མ་ཟིན་གྱིས་བསྐོར་བྱས་ལ།། ལུགས་ཐུར་རྩེ་མོ་རྣོན་པོས་བསྲེག་སྟེ་

ཕུག། འདི་ལ་ཁོང་སྨན་བསྟུད་དེ་གཏོང་བ་གནད།། སྐྱ་ཤར་ཟས་བསྲོམས་དྲག་ན་འཆི་བ་ཡིན།། འབྲུམ་པ་རྫོགས་ནས་ཁོང་དུ་ལོག་པ་དང་།། འབྲུམ་རློགས་བསྐྲུར་[བསྐྱུར]ནས་ནད་གཞན་མ་འཁྱོགས་ཀྱང་།། ནད་ཟུངས་ཟད་པས་འཆི་རྣམས་ལས་འཆེར་གསུངས།། སྙིང་ལ་བབས་ན་སྨྱོ་འདར་དངངས་ཚང་འབྱུང་།། རྩེ་སྦྱོར་ཨ་གར་ཆ་སྙེད་སྤྱི་སྙིངས་ག་བུར་བསྣན་ལ་བཏང་།། མ་ཐུབ་སྨྱོ་ཞིང་འཚོག་ན་འཆི་བ་ཡིན།། ཡང་ན་འཁྲོང་རྩེ་བེ་བུམ་ནས་བཅོས་འབྱུང་།། གློར་བབས་གློ་མང་གཟེར་ཞིང་རྣག་ཏུ་ལུ།། སྲོ་ལོ་ཤིང་མངར་ག་དུར་ཀྱི་ལྕེ་སྤང་རྒྱན་རྩེ་སྦྱོར་[སྦྱོར]ལ་བསྣན་བཏང་།། མ་ཐུབ་མེད་པ་འགགས་ན་འཆི་བ་ཡིན།། མཆིན་པར་བབས་ན་མིག་དམར་མཆིན་སྙིང་གཟེར།། དོམ་མཁྲིས་བྲག་ཞུན་ཁ་ཆེ་གུར་གུམ་བསྣན།། འཐིབས་ཀྱིན་ཁྲག་ཏུ་འཁྲུ་སྐྱུག་འཆི་པ་ཡིན།། རྒྱུ་ལོང་ལ་བབས་དྲི་ཆེན་འགག་པ་འམ།། ཡང་ན་མཁྲིས་པ་འཁྲུ་སྐྱུག་[སྐྱུག]བྱེད་པ་ཡིན།། དེ་ལ་བཙོང་དང་སྣ་ལོ་དུག་ཅུང་བསྣན།། ཁྲག་ཏུ་འཁྲུ་ན་སྟོད་རྫོལ་འཆི་བ་ཡིན།། དེ་དག་ཀུན་གྱི་འདྲེད་དུ་དངུལ་ཆུ་ཤེས།། དྲི་མ་མི་ཐོན་པ་ལ་ཨ་རུ་དང་།། སུལ་[བུལ]ཏོག་ཆ་སྙམས་[མཉམ]སྙིང་དུ་དན་རོག་ནི།། ཙུང་ཟད་བསྣན་ལ་ལྕུམ་རྩའི་ཐང་གིས་ཕུལ།། གླང་པར་བབས་ན་རྒྱ་ཚ་ཙ་ཏྲ་དང་།། ཉེ་དགའ་སླ་རྩེའི་བསྡུས་ཐང་བཏང་བར་བྱ།། རྒྱ་ཚ་སྲིག་སྲིན་གསེར་གྱི་བྱེ་མ་གསུམ།། སོག་སྦུབས་རྒྱང་ནས་རྡོ་རྗེའི་ནང་དུ་འབུད།། གྲི་བར་བབས་ན་ཁྲུང་ལྷེ་མཉམ་སྦྱོར་འམ།། ཤུ་དག་ཙ་ཏྲ་རྒྱ་ཚྭའི་ཕྱེ་མ་གདབ།། བྱ་ཁྲུང་དགུ་པ་ཚར་བོང་ཐང་གིས་ཕུལ།། སྨན་ཞུས་མཚམས་སུ་ཐུག་པ་ཚན་མོ་བླུད།། མགུལ་པ་འགགས་ན་ཁྲུང་ཆེན་ཉེར་ལྔ་འམ།། སྨན་ནག་བཞི་སྦྱོར་སྐྱུགས་སྨན་ཁ་འཛིན་བསྣན།། མིག་ཏུ་བྱུང་ན་ག་བུར་སླ་རྩེ་དང་།། སྐྱེར་པའི་ཁནྡ་ཆུ་ལ་སྦྱར་པ་[སྦྱར་བ]བླུག། ཉུ་ཞོ་བླུག་ན་ལེགས་པར་གསུངས་པའང་ཡོད།། ལྕེ་སྤྲངས་

སྤྲལ་ཤ་སླན་ཅིན་[ཅིང]ཀླིལ་[ཀྱིལ]སྐྲངས་ན།། སྐྱུ་རུ་ཨ་བྲུག་མར་དཀར་སྦྱར་ལ་བསྐུ།། རྣ་བ་འགགས་ན་རྒྱ་མཚོའི་ལྦུ་བ་འབུད།། དེ་ཡིས་གདུག་པ་འབྲུམ་པའི་ནད་འཇོམས་བྱེད།། དངོས་དང་འབྲུམ་ཡན་དབྱེ་བའི་གདམས་པ་ལ།། བསེ་རུ་དྲུག་པ་དཀར་པོ་མུ་ཏིག་འཇོམ་པ་དང་།། འབྲི་ཏ་ས་འཛིན་སླ་གུལ་ཐུན་ཆུང་རྣམས།། གཙོ་བོའི་ཐུན་སྐྱེད་བཏང་བས་འབྲུམ་ཡན་སྐམ།། དངོས་དེ་མི་སྐམས་པ་ལ་བརྟག་ན་འང་།། ངོ་བོ་རྩ་ཆུའི་ཚ་ཕུལ་ཤིན་ཏུ་ཆེ།། རྣག་མགོ་ཁུགས་ལ་འབྲུམ་སྐོགས་སྐྱུར་[སྦྱུར]བྱེད་ཅིང་།། དེ་ཡང་སྤྲབ་ཐུག་རན་པ་ཆུ་གཉིང་འགྲོ།། འབྲུམ་ཐོན་དུས་ན་སྤྲིད་པ་མང་བ་དང་།། མཐིལ་བཞིར་དོན་པ་འབྲུམ་པའི་མཚན་ཉིད་ཡིན།། འབྲུམ་ནད་བཅོས་པའི་ལེའུ་སྟེ་ཉེར་དྲུག་པའོ།། །།

ལེའུ་ཉེར་བདུན་པ། བེག་གེ་བཅོས་པ།

བེག་གེའི་རྒྱུ་རྐྱེན་དབྱེ་བ་རྟགས་བཅོས་ལྔ།། དེ་ལ་རྒྱུ་རྐྱེན་རིམས་ཚད་སྲི་དང་འདྲ།།

དབྱེ་བ་སྤུན་བདུན་ལ་སོགས་མང་ཡོད་ཀྱང་།། སྐབས་འདིར་བེག་གེ་དཀར་ནག་ཁྲ་བོ་གསུམ།།

སྲི་རྟགས་མགོ་ཟང་ཟིང་པ་ཚོགས་གཞི་ན།། གློ་དང་སྦྲིད་པ་འབྱུང་ཞིང་ཆམ་པ་འདྲ།། བརྩེ་ཞིང་གྲང་ཤུམ་བྱེད་ལ་ཤ་སྦུབས་འཁྲུག། སྦྲིད་ལ་ཤ་ཚ་རྩི་ལམ་ཟ་ཟི་མང་།། རྩ་ནི་གྲངས་མྱུར་གཏིང་རྒྱུག་འགྱུར་ལྡོག་བྱེད།། ཆུ་མདོག་མེད་འོན་ཀྱང་དམར་སེར་ཉོག། ཤ་མདངས་དམར་སྐྱམ་སྐྱེང་དུ་དམར་ཐིག་འཇུང་[འབྱུང་]།། ནད་འདི་ཐེབས་[ཐེབས]མ་ཐག་ནས་མིག་རྩ་དམར།། ཐོར་ཞག་གཅིག་ལོན་ནས་ཕལ་ཆེར་སྐམས།། བྱེ་བྲག་བེག་གེ་དཀར་པོ་པད་[བད]ཀན་བསྐྱོངས།། ཟས་ལེན་སྐོམ་དད་ཆུང་ལ་ཐོར་པ་དཀར།། རྩ་བདེ་ཆུ་དང་[དྭངས]ལུས་ཡང་དབང་པོ་གསལ།། བེག་གེ་ནག་པོ་ཁྲག་དང་མཁྲིས་པར་བསྐྱོངས།། རྩ་ཆུ་ཚ་ལ་སྐོམ་དང་ཟས་མི་ཞིམ།། ཐོར་པ་དམར་ལ་ནག་སྐྱམ་སྐམ་པ་དཀའ།། གཉིད་མེད་ཤེས་པ་འཐིབས་ལ་ཚིག་པ་ཟ།། བེག་གེ་ཁྲ་བོ་རླུང་དང་ཆུ་སེར་བསྐྱོངས།། རྩ་ཆུ་ནད་རྟགས་མི་མཐུན་ཅི་ཡང་སྲིད།། ཐོར་ནད་སྣ་ཚོགས་སྐོམ་དང་སྲན་པར་ཚུགས།། གཉིད་དང་ཁ་ཟས་འཕེལ་འགྲིབ་བྱེད་པ་ཡིན།། གཉན་དང་བསྐྱོངས་ན་གློ་མང་སྐྱོད་དུ་གཟེར།། ལུད་པ་དམར་སེར་སེམས་འཁྲུག་ལྕེ་གཞུང་ནག། དབུགས་སྣ་ཐུང་ཞིང་སྐྱུག་ལ་གོལ་[ཀློལ]བར་བྱེད།། ཕོ་བར་བབས་ན་ཙམ་[རྩམ]པ་

བེ་སྣབས་འབྲུ།། ཡོང་ལ་བབས་ན་མཁྲིས་པ་ལྡང་ཁུ་འབྲུ།། རྒྱུ་མ་ཁྲག་དང་དུད་ཁུ་ཤ་ཙུལ་འབྲུ།།

བཅོས་པའི་ཐབས་ལ་སྨན་དང་ཟས་སྤྱོད་གསུམ།། ཐོག་མར་ཆུ་སྐོལ་ཚན་མོ་ཐེངས་འགའ་བཏང་།། དེ་ནས་མ་ནུ་བཞི་ཐང་བསྐྱེན་བྱ་ཞིང་།། ཁྲག་མཁྲིས་ཤས་ཆེས་འབྲས་བུ་གསུམ་ཐང་ལ།། གུ་གུལ་ཙུང་ཟད་བསྣན་པའི་བསྐུས་ཐང་བཏང་།། མགོ་བ་[བོ]གཟེར་ན་ཨ་བྲུག་གསེར་མེ་ཏོག། མགོ་ཐང་གསུམ་སྙིང་བསྣན་ལ་བཏང་བར་བྱ།། ཐེ་བྲག་དཀར་པོར་བི་རུ་༣སླ་རྩི་༥ཤུ་དག་༣ཙ་ཧྲ་༣དང་།། ཨ་རུའི་ཤ་༢སྙིང་སྨུག་ཤ་༧གུ་གུལ་ནག༣། དངུལ་ཆུ་ཚ་འདུལ་༧མུ་ཟི་༣སེར་གྱི་༢ཧོང་ལེན་༢དང་།། གི་ཝཾ་༢སྤང་རྩི་རྒྱ་ཚོ་༢བསྣན་པའི་སྦྱོར་སྦྱེ་ལ།། དཔའ་བོ་བཅུ་གསུམ་ཞེས་བྱ་བྱུང་པའི་ལུགས།། གྲི་བ་ཚ་ན་ཚར་བོང་ཐང་གིས་འཕུལ།། གཞན་དུ་ཆུ་སྐོལ་ཚན་མོས་དབུལ་བར་བྱ།། ཨ་རུ་ཤ་༢ཙ་ཧྲ་༢ཤུ་དག་༥བི་རུ་༣དང་།། གུ་གུལ་༧གི་ཝཾ་༥སླ་རྩི་༧དཔའ་བོ་བདུན།། ཡང་ན་སྤང་རྩི་ནག་པོར་བཅུ་གཉིས་པ་ཡང་འགྲོད།། ཡང་ན་ཨ་རུ་༡འཛིན་པ་༧སྤང་རྩི་༥དང་།། སླ་རྩི་༧ཙུ་༧གུར་༣གི་ཝཾ་༣སྦྲ་ལོ་༡དཀར།། ཙན་དན་དཀར་པོ་༣བྲག་ཞུན་༢དུག་ཙུག་[ཙུང]༥བཏང་།། གཞན་ཡང་དངུལ་ཆུ་རིན་ཆེན་སྦྱོར་བ་འགྲོད།། བེག་གེ་སྐྱུར་ཤོར་གྲེ་གག་རྒྱ་གཟེར་དང་།། ལིང་ཐོག་ལ་སོགས་འབྱུང་བས་འདོགས་ལ་གཟབ།། ཐོག་མཐའ་བར་དུ་ཆུ་སོགས་གྲང་མོ་དང་།། རྗེ་སྨན་སྤྱོར་[སྦྱོར]བ་མི་དྲོད་གསོད་པས་སྤང་།། ཟས་ནི་ཡང་ཞིང་འཇུ་སླ་འཇམ་གྲང་བསྟེན།། ཙུལ་དང་དཀར་མངར་ཚ་སྐྱུར་སྤང་བར་བྱ།། འདོགས་

རིགས་གང་བྱུང་ཞིག་གི་དང་སྤྲགས་[སྦྲགས]ན།། རང་རང་སྐོར་ལ་བཤད་དང་སྤྱིལ་ལ་བཅོས།། རྗེས་ལ་བྱུང་ན་རང་བཅོས་རྒྱུད་པས་དེད།། མཇུག་གི་སྦྱོད་ལམ་ཚ་བ་སྤྱི་དང་མཐུན།། ཞིག་གི་བཅོས་པའི་ལེའུ་སྟེ་ཉེར་བདུན་པའོ།། །།

ལེའུ་ཉེར་བརྒྱད་པ། ཚམ་རིམས་བཅོས་པ།

ཚམ་པའི་ནད་ལ་རྒྱུ་རྐྱེན་དབྱེ་བ་དང་།། རྟགས་སྦྱང་བཅོས་ཐབས་རྣམ་པ་དྲུག་གི་[གིས]བསྟན།། ཚམ་པའི་རྒྱུ་ན་[ནི]རིམས་ནད་སྤྱི་དང་འདྲ།། རྐྱེན་ནི་མི་གཙང་ཟས་ཁ་ཟས་འདྲེས།། རྩོལ་འཚུབ་དྲི་ཐོག་སོགས་ལས་འབྱུང་བ་ཡིན།།

དབྱེ་བ་རླུང་མཁྲིས་བད་ཀན་འདུས་པ་དང་།། གྲོ་གློ་རིམས་དང་སྣ་ཚམ་རྣམ་པ་བརྒྱད།།

སྤྱི་རྟགས་ཀུན་ལ་གློ་དང་སྦྲིད་པ་འབྱུང་།། གྲེ་བ་མཚུལ་པ་ཚ་འགགས་སྣ་ཆུ་འཛག། ཅེ་བྲག་རླུང་གྱུར་སྦྲིད་[སྦྲིད]པ་རྟག་ཏུ་འབྱུང་།། སྣ་འགག་ཟུག་ཅིང་མུར་འགྲམ་སོ་ཀླད་ན།། སྨིན་མ་སྣའི་བར་སྲིན་བུ་རྒྱུ་སྙམ་བྱེད།། སྐད་འགགས་གཏིང་ནས་སྨིན་ཅིང་མཆིལ་སྣབས་འཛག། མཁྲིས་གྱུར་མགོ་དང་ཚིགས་གཞི་བྱིན་ཟུ་ན།། རོ་སྟོད་མི་བདེ་བརླ་རྐང་བརྟུངས་སྙམ་བྱེད།། ཁ་ཁ་དང་ག་མི་བདེ་གྲང་ཤུམ་བྱེད།། སྲོད་(ལ་)ཤ་ཚ་རྨི་ལམ་ཟ་ཟི་མང་།། སྣ་རྩེ་སྣག་ཅི་[ཅིང]སྣ་ནང་འབྲུམ་པ་འབྱུང་།། མཆིལ་སྣབས་དམར་སེར་ཉིད་ཏུ་འཛག་པའོ།། བད་ཀན་ལུད་པ་མང་ལ་དབུགས་མི་བདེ།། ལྷོན་ཅིང་ལུས་ལྕི་ཡི་ག་འཆུས་པ་དང་།། ཁ་མངལ་གཡལ་ལ་མཆིལ་སྣབས་སྐྱུམ་དཀར་འཛག། འདུས་པ་ཀུན་གྱི་རྟགས་ལྡན་ཞི་སྦྱང་ལྡན།། བྲང་ནད་ཚོར་མེད་མིག་དམར་རྣ་བ་བཡའ[གཡའ]།། ལུད་པ་དག་དང་དབུགས་ཀྱི་དྲི་མི་ཞིམ།། གྲོ་ཚམ་དང་པོ་གྲོ་བ་རྐན་མཚུལ་ཚ།། བར་དུ་སྣ་ཆུ་འཛག་ཅིང་མཚུལ་པ་འགག། ཐ་མ་སྦྲིད་པ་མང་དུ་བརྡུད་ཅིང་འོང་།། གློ་ཚམ་དང་པོ་གྲོ་བ་ཚ་ཞིང་འཛེར[འཛེར]།། བར་དུ་གློ་མང་མགོ་

དང་བྲང་རྒྱབ་ན།། ཐ་མ་ནག་ཏུ་ལུ་ཞིང་གློ་གཅོང་འབྱུང་།། རིམས་ཚམ་མགོ་དང་ཚིགས་གཞི་བྱིན་ལྟ་ན།། རོ་སྟོད་མི་བདེ་བརྡ་རྐྱེད་བརྟུངས་སྐམ་བྱེད།། ཁ་ཁ་དང་ག་མི་བདེ་གྲང་ཤུམ་བྱེད།། སྲོད་ལ་ཤ་ཚ་རྨི་ལམ་ཟ་ཟེ་མང་།། དེ་ལ་དྲག་ཤུལ་བཙུད་ཤོར་རྒྱས་གྱུར་ན།། ཚམ་པ་སྐྱུར་ཤོར་ཞེས་བྱ་ཤི་བ་མང་།། སྣ་ཚམ་སྣ་ཚ་གཡའ་ལ་སྣ་ཆུ་མང་།། བསྲུངས་བ་ཨོཾ་ཧྲི་བྱིན་ཧྲི་ནན་སྭཱ་ཧཱ།། ཡང་ན་ཨོཾ་ཨ་ལོ་དཀར་པོ་ཤེལ་ཧཱུྃ་ཕཊ།། ཅེས་པ་བཟླས་བར་སྣར་ཕུས་བཏབ་པ་ན།། ཁ་བསྲེས་བྱས་ཀྱང་འཆམ་[ཚམ]པ་མི་ཡོང་ཟབ།། ཚམ་པ་བྱུང་འཕྲལ་ཨ་ཧྲི་ཀྲས་བདུག་སེལ།། ཡང་ན་ཚམ་པ་བྱུང་འཕྲལ་མི་སྦྲ་པར།། ཁང་སྟོང་ཞིག་ཏུ་ཕྱིན་ནས་འདི་སྐད་བརྗོད།། ཨ་ཁྱུ་ང་ལ་ཚམ་པ་བྱུང་ཟེར་བ།། ལན་གསུམ་བརྗེད་[བརྗོད]ལ་མི་ཡིས་མི་ཚོར་ཟབ།། ཡང་ན་རང་གི་རྐང་གཡས་མཐེ་བོང་གིས།། སྣ་གཡོན་མནེ་ཞིང་རྐང་གཡོན་སྣ་གཡས་མནེ།། ཨ་ཁྱུ་ང་ལ་ཚམ་པ་བྱུང་ཟེར་བརྗོད།། ཕན་པ་ལག་ལྷངས་མན་ངག་ངོ་མཚར་ཅན།།

བཅོས་ཐབས་སྤྱི་ལ་སྨན་ཟས་སྤྱོད་ལམ་གསུམ།། ཐོག་མར་ཆུ་སྐོལ་ཚད་ལྡན་ཐེངས་འགའ་བཏང་།། སློ་ཊིས་༧གཙོར་སྦྱོས་འབྲས་གསུམ་ཨ་༡བ་༣༥སྒྲུ་༣༥ཏིག་ཏ་༣༥དང་།། མ་ནུ་༢ཧོང་ལེན་༣༥ཐང་བཏང་རྡུལ་དུ་དབྱུང་།། ཚ་བ་སྨིན་གསོད་(དུས་)གཅིག་བྱེད་པ་ཡིན།། འཇོན་པ་༣གི་ཤང་༣སླ་རྩི་༢སྒོང་ཐོག་འབྲུ་༤གྲོ་བར་བབས་ན་ཚར་བོང་འབྲུ་གཏོང་།། སྐྱེ་བའི་མེ་ཧོག་༤རྩུ་གང་༧གུ་གུལ་ནག་༡། གུར་གུམ་༧བོང་དཀར་༣བྲག་ཞུན་༧སྤག་ཤ་༣དང་།། ལུག་མུར་༢༥སྤང་རྩི་༣རྩནྡན་[ཙནྡན]དཀར་པོ་༧སྦྲུར།། ཚམ་འཇོམས་དཔའ་བོ་བཅུ་བཞི་ཞེས་པ་འདིས།། གཉན་ཚད་རིམས་ལས་གྱུར་པ་

སྤྱི་ཁྱབ་དང་།། ཁྱད་པར་ཆམ་པའི་རིགས་ཀུན་དྲུང་ཕྱུངས་པའི།། གསང་པའི་སྨན་གཅིག་ཏྲ་ཀིའི་གདམས་པའོ།། གཏུམ་པོ་འཇོམ་པ་རྩ་ལོ་འབྲས་༢ཨ་རུ་༣མ་ནུ་༣གུ་གུལ་༧དང་།། སྤང་རྩི་༣ཧོང་ལེན་༧ཤིག་ཏུར་༢སྲོ་ལོ་དཀར་༢།། སྣག་ཤམ་༢གྱོན་པའི་བྱ་ཁྱུང་སྔོན་པོ་འམ།། ཁྱུང་སྔོན་དགུ་པ་ཞེས་སུ་གྲགས་པ་འདི།། རིམས་འབྲུགས་གཉན་ཚད་སྤྱི་དང་ཁྱད་པར་དུ།། གློ་ཆམ་གྲེ་བར་བབས་པའི་བདུད་རྩི་ཡིན།། བྱེ་བྲག་སྐྱེས་[ཉེས]རྒྱང་ལྡན་འདུས་མདེ་ཁ་བསྐྱུར[བསྐྱུར]།། གྲེ་ཆམ་བོང་དཀར་༣སྤང་རྒྱན་༣ཤིས་[ཤིང]མངར་༣དང་།། རུ་གང་༡ཙ་སུ་༧ཀར་༤སྤྲུར་སོ་ཕག་༧གི།། གདུས་ཁྱུའི་མཁྱུར་བཀང་གྲེ་བ་ཚ་སྐམ་དང་།། སྐད་འགགས་ཁ་སྐམ་གྲེ་བ་མཆོག་ཏུ་བསྔགས།། སྟོབས་ཆེན་གོང་བཤད་ཁྱུང་སྔོན་དགུ་པ་ཤིས།། གྲེ་ཆམ་མཚུལ་པར་ཞེན་ལ་ལབ་ཁྲུས་བདུག། གློ་ཆམ་ཨ་རུ་རུ་གང་ཨུཏྤལ་གསུམ།། འཇོམ་པ་སྲོ་ལོ་དཀར་པོ་སྦྲུར་བ་བསྟེན།། རྗེས་སུ་གློ་ཚད་ཀུན་སེལ་ཤེས་[ཤིས]པ་ཡིན།། ཡང་ན་འབྲུགས་གློ་ཀུན་སེལ་ཆམ་མཇུག་བསྔགས།། ཡང་ན་སྤང་རྒྱན་དཀར་༣ཨར་ནག་འདུལ་༢སྙིང་ཞོ་ཤ་༡། ཙན་དན་དཀར་༤ཛཱ་ཏི་༡རུ་གང་༤སྲོ་ལོ་དཀར་༧།། ཨ་ཀ་༢འབྲས་གསུམ་ཨ་༢བ་༤སྦྲུ་༤སྦྲི་ཅིས་༤བ་ཤ་ག་༣། ལི་ཤི་༣ཤིང་མངར་༤སྤང་རྒྱན་བཅོ་ལྔ་འདི།། ཆམ་ཚད་གྲེ་བར་བབས་པ་དབུགས་མི་བདེ།། བད་རླུང་སྟོད་དུ་འཁྲིམས་དང་གཟེར་ཆེན་དང་།། ཁྱད་པར་བད་ཚད་སེལ་པ་འདི་རང་བསྔགས།། རིམས་ཆམ་རིམས་ནད་སྤྱི་ལྟར་བཅོས་པར་བྱ།། སྣ་ཆམ་ཡོས་ཀྱི་རླངས་འདུག་མང་དུ་བྱ།། གུ་གུལ་དཀར་ནག་རུས་སྦྱོན་ཚུ་སྲིན་སྤྲེར།། ཤ་ཆོལ་ཨ་རུ་ཨར་ནག་ལང་ཐང་རྩེ།། ནས་

དཀར་ནག་སྤྲུར་སྣར་བདུག་སྣ་ཚུ་ཆད།། རྗེས་བཅོད་ག་བུར་ལ་སོགས་ཉེར་ལྔ་མན་ངག་བསིལ་སྦྱོར།། ཟླ་ཤེལ་མུག་[སྨུ]གུ་དཔག། ཟས་སྤྱོད་ཚ་བ་སྤྱི་བཞིན་ཤེས་པར་བྱ།། ཆམ་རིམས་བཅོས་པའི་ལེའུ་སྟེ་ཉེར་བརྒྱད་པའོ།། །།

ལེའུ་ཉེར་དགུ་པ། གླུད་གཟེར་བཅོས་པ།

གཉན་ཞེས་བྱ་བའི་གདུག་ཅན་ནད་སྣ་ནི།། བསོད་ནམས་མཐུ་ཞན་སྙིགས་དུས་སེམས་ཅན་ལ།། གཞུང་ཆེན་རྣམས་སུ་མ་གྲགས་ནད་སྣ་དང་།། ཕྱོགས་ཙམ་མ་གཏོགས་མ་གསུངས་དུ་མ་འབྱུང་།། བཅོས་པའི་ལོང་མེད་འཕྲལ་དུ་ཐོག་བབས་གསོད།། དྲག་པོའི་ཟུག་དུས་ལུས་ཟུངས་གློ་བུར་འཁྲུག། ཚ་ཡང་གྲང་ཚུལ་གྲང་ཡང་ཚ་ཚུལ་སྟོན།། ངེས་མེད་སྣ་ཚོགས་རྫ་རྐྱ་འཚོལ་བར་འབྱུང་།། དེ་ཕྱིར་བལྟ་རེག་དྲི་བས་ངོས་བཟུང་དཀའ།། དྲི་ཐོག་ཡམས་ཐབས་འགོས་ནས་མཆེད་པ་སོགས།། ལྷར་སྣང་རིམས་ནད་སྤྱི་དང་འདྲ་ན་ཡང་།། ནད་གཞན་གསོ་བའི་ཐབས་ཚུལ་དུ་ཤེས་ཀྱང་།། འདི་ལ་སྐོས་[སྐོས]ཀྱི་གཉེན་པོས་མ་སླེབས་ན།། སྨན་དཔྱད་གང་ཡང་ནད་ཀྱི་གྲོགས་འགྲོ་ཡིན།། འདི་ལ་སྐྱེར་རྒྱུ་དེ་རྐྱེན་བབས་ས་དང་།། མི་འབྱུང་སྲུང་བ་རྟགས་དང་གསོ་བའི་ཐབས།། དམ་ཚིག་ལོག་གདོན་ཕྱི་རྗེས་བཅད་དང་དགུ།། དེ་ལ་རྒྱུ་ནི་དུག་གསུམ་ལས་སྐྱེད་པའི།། སྡེ་བརྒྱད་ལ་སོགས་དྲག་པོའི་གདོན་ཡིན་ཏེ།། རྐྱེན་ནི་མི་བསྲུང་སྙིགས་མའི་མི་རྣམས་ཀྱིས།། ཁྲིམས་ལ་མི་གནས་མནའ་ཟ་ནང་དམེ་བྱེད།། བག་མེད་ཐོ་ཅོས་ལྷ་ཀླུ་ཀུན་ལ་བསྙོས།། དམ་ཚིག་མི་སྲུང་བླ་མའི་བཀའ་ཡང་བཅག། མ་རུངས་མི་དགེ་སྤྱོད་ངན་སྣ་ཚོགས་ཀྱིས།། སྲུང་མའི་ཐུགས་ཁྲོས་ལྷ་ཡང་བདུད་དུ་བབས།། མ་མོའི་ཁ་རླངས་གདུགས་པ་སྤྲིན་དུ་འཁྲིགས།། གཉན་རྐྱོད་རིམས་ནད་ཆར་བཞིན་ཕབ་པ་ལས།། སྲུ་བ་རླན་མེད་མེ་དང་ཕྲད་པ་བཞིན།། རྒྱུ་ལ་རྐྱེན་དེས་ཏེ་ཏེ་ཏོ་ཞེས་སམ།། པར་པ་ཏ་དེ་སྲིན་གྱི་གཟུགས་སྤྲུལ་པ།། རྔངས་པའི་མགོ་དབྱིབས་ཁ་ཆེ་སྤྲུལ་ལྟ་བུའི།། མཇུག་རིང་རྟ་གླ་ལྟར་

ཧུ་ཡན་ལག་མང་།། རླུང་གཤོག་ལྡན་པས་ཕྱོགས་ཀུན་རྒྱ་[རྒྱུ]་བ་སྟེ།། པར་[བར]སྣང་ཁམས་ནས་བ་སྤུ་སྣ་སྒོར་འཇུག། དེ་བསྟུན་ལུས་ནང་གནས་པའི་སྲིན་བུ་ནི།། ཁྲག་སྲིན་རྐང་མེད་ཟླུམ་ལ་དམར་བ་དེ།། ཁྲག་ལ་གནས་ཤིང་རྩ་ནང་ཀུན་ཏུ་རྒྱུ།། གཉན་ནད་ཀུན་གྱི་རྒྱུ་དང་མཛེ་ནད་བྱེད།། ཅེས་པའི་ཧུག་ཅན་སྲིན་བུ་རྣམ་པ་མན་ངག་རྒྱུད་ཀྱི་གག་ལྷོག་ལེ་བདུན།། ཟངས་ལྟར་དམར་ཞིང་སྦྲ་ལ་བལྟར་མི་མཐོན།། སྐད་གཅིག་ཙམ་ལ་མགོ་རྐང་ཁྱབ་རྒྱུ་ནུས།། དེ་ལ་རྐྱེན་ནི་རླུང་མཁྲིས་བད་ཀན་འདུས།། སྐྱིད་བྱེད་ཡུལ་དུས་ཟས་སྤྱོད་གདོན་རྐྱེན་གྱིས།། སྲིན་འཁྲུགས་ལུས་ཟུངས་ཟོས་པས་གཉན་ནད་འབྱུང་།། དེ་ཕྱིར་དགར་མངར་གནོད་ཅིང་ཧུག་གྱིས་འཛོམས།།

དབྱེ་བ་བབས་ས་མིང་ནི་ཐ་དད་དེ།། མགོ་ལ་བབས་ན་གླད་གཟེར་ཞེས་བྱ་ཞིང་།། གྲེ་བར་གག་པ་རོ་སྟོད་གཟེར་ཐུང་སྟེ།། ཕོ་བར་གཉན་སླང་རྒྱ་མར་རྒྱ་གཟེར་ལ།། ལྤགས་ལ་མེ་དཔལ་[དབལ]ཚིགས་ལ་རྨེན་བུ་སྐྱེད།། ཉ་ལ་ཉ་ལོག་ཤར་བབས་ལྷོག་པར་བཤད།། ཤ་ཐུས་རྩར་བེམ་འདུལ་ཕྱིར་འབྲས་ཞེས་དང་།། བརྒྱུད་[རྒྱུངས]པར་བབས་ན་འཇུམ་བ་[བུ]ལྟག་དགྲེ་དང་།། མཁྲིས་བབས་རྩར་རྒྱུག་རིམས་སྨྱོན་ཧེ་ཧེ་ཧོ།། རྒྱ་ནད་མིག་སེར་ནག་པོ་གསུམ་འཁྲིལ་ཞེས།། སྲོག་རྩ་དོན་སྣོད་ནང་བབས་ནང་ལྷོག་དང་།། གཉན་རིམས་ཁ་མེད་ཁྱིམ་བུ་འབར་འབུར་དང་།། རྣ་རྩ་ཕུལ་འདེབས་ངམ་ཐུམ་ཞེས་པ་སོགས།། མདོར་ན་མིང་བཟུང་མི་ལང་ནད་ཀྱི་རིགས།། ཧུ་མས་འགྲོ་བའི་ཚེ་སྲོག་མྱུར་དུ་ལེན།། གསོ་བྱེད་རྣམས་ཀྱང་རང་ལ་འགོ་བའི་ཕྱིར།། བསྲུང་བ་རྣམས་ནི་ལུས་ལ་བཅིངས་པ་དགོས།། ནང་གི་ཟས་བསྲུང་རིམས་རྣད་[ནད]སྐབས་ལྟར་བྱ།། ཕྱི་རྟགས་ཞག་འགའི་གོང་ནས་ཚོག་པ་ཟ།། ཁྲོ་དང་ཧུ་འདོད་སྐབས་སུ་འཁྲུ་སྐྱུག་འབྱུང་།། ནད་གཞི་གང་ཡོད་སྟེང་འབབ་རེས་དགའ་[འགའ]གཟེར།། ཁ་ཟས་དཀར་དམར་

མངར་སྐྱུར་དུག་འདྲ་སྤང་།། སྤྱོད་ལམ་གཡེང་མེད་སྨུན་ནག་དབེན་པའི་སར།། ར་ཕྲུར་གདན་བཏིང་བྱང་ལ་སྟམ་བསྟར་ཉལ།། དམ་ཉམ་[ཉམས]ཡུགས་ས་འདྲེ་ཙན་འགྲུལ་ལ་འཛེམ།། ཀ་ཙ་ཁྲུད་པར་སྨྱུར་སྨད་ཀྱི་དུས་སུ་འཁྲིར་ལེན་རོལ་མོའི་སྒྲ་སྐད་སྤང་།། ཚོགས་གསོག་འཆི་བསླུ་ལ་སོགས་རིམ་གྲོ་འབད།། དེ་དག་གཉན་ནད་སྲི་ཡི་ཆེངས་[ཆིངས]སུ་བཤད།། དེ་ནད་མགོར་བབས་ཡ་མ་ཀླད་གཟེར་ཞེས།། ངོ་བོ་གཉན་ཚད་སྲི་དང་འདྲ་བ་དེ།། རྟགས་བཅོས་གཉིས་ལས་དང་པོ་ངོས་བཟུང་རྟགས།། སྨུར་གོང་ལྟག་པ་གཟེར་དང་འཕར་རྩ་འཁྲུག། མིག་སྲིན་དམར་ལ་ཤ་ལྤགས་རྡོད་ཚ་ཞིང་།། སྟོད་དུ་ཨེན་ཙམ་གཟེར་ལ་གློ་མང་འོང་།།

བཅོས་པའི་ཐབས་ལ་སྨན་དཔྱད་ཟས་སྤྱོད་བཞི།། སྨན་ནི་དང་པོ་མི་ཐོད་འབྲུག་ཙུས་དང་།། ཐང་ཕྲོམ་དཀར་པོ་ཤུར་ནག་གུ་གུལ་ཐང་།། ལན་འགའ་བསྐྱེན་རྗེས་གཙུམ་པོ་ཐོང་ང་བཅུ་བཞི་ཐང་ཕྲོམ་དཀར།། ཀླ་གུལ་ཤིང་ཀུན་ཤུ་དག་ལང་ཐང་ཙོ།། སུ་ཟེ་ཤ་ཆོལ་དངུལ་ཆུ་ཅི་ཏང་ག། འབྲུག་ཙུས་མི་ཐོད་བཙའ་མ་ཏིག་ཏ་རྣམས།། གོང་གཉིས་གཙོར་སྨས་[སྨོས]ཕོང་བཏང་དྲི་ཆུས་དབུལ་ལ་དུ་བས་བདུག། མ་ཞི་མན་ངག་མགོའི་ལེའུར་གུར་གུམ་བཅུ་གསུམ་དང་།། ཨ་བྱུག་བསྟན་པའི་སྤྱང་སྙེ་བཅུ་གཉིས་པ།། མགོ་ཐང་གསུམ་གྱི་[གྱིས]འཕྲུལ་བཏང་ལྟག་སྲིད་ལ།། ཡང་ན་ཐང་ཕྲོམ་ཁཏྣ་པུཾ་ར་ཁྲག་ཙཾ་ཚོསཾ།། སྤྲུར་པར་ཕན་པ་ཀུན་ལྡན①ཅེས་གྲགས་འདིས།། ཀླད་གཟེར་ཡ་མ་གཉན་རིམས་མཐའ་དག་དང་།། རྩ་དཀར་རླུང་ལྡན་ལ་སོགས་ངོས་འཛིན་དཀའ།། མགོ་ནད་སྲི་ལ་ཕན་ཞེས་སྦྱོང་བའི་གནས།། སྨན་གྱིས་ཞི་དཀའ་སྨུར་གོང་འཕར་རྩ་དང་།། མཆགས་[མཆོགས]སྟེང་མེ་གདབ་དབྲལ་རྩ་རླངས་ཐོན་གཏར།། བཤལ་དང་བྱུག་པ་ལྷན་ཐབས་སོགས་སུ་སྦྱོར།། ཟས་

སྦྱོད་གཉན་ཚད་རྒྱས་པ་སྦྱི་དང་མཐུན།། མཧྲུག་ཏུ་གུར་གུམ་བཙུ་གསུམ་བཏེན་[བསྟེན]ཀྱང་ཤིས།། སླད་གཟེར་བཅོས་པའི་ལེའུ་སྟེ་ཉེར་དགུས་[དགུ]པའོ།། །།

ལེའུ་སུམ་ཅུ་པ། གག་པ་བཅོས་པ།

གག་པའི་རྒྱུ་རྐྱེན་སྤྱི་ཚིངས་སྐབས་སུ་སོང་།། འདི་རུ་དབྱེ་བ་རྟགས་བཅོས་གསུམ་གྱིས་བསྟན།། དབྱེ་བ་ཕོ་མོ་བུ་དང་གཉན་གག་བཞི།། རྟགས་ནི་ལྕེ་ཡི་སྟེང་ལ་བད་ཀན་མཐུག། ལྕེ་མཆུ་འགྲམ་དང་རྐན་ཤུགས་ཐོར་པ་ཆགས།། གྲེ་བ་སྐད་འགགས་ཟས་དང་སྐོམ་མི་ཐར།། ཁྲིད་པར་ཕོ་གག་སྐར་ཆེན་ཐོར་ཆེ་ལ་སྐྱ་ཚོལ་བ་ཤར་བ་འདྲ།། མོ་གག་རྒྱ་ཕོར་དམར་ལ་རྒྱ་ཆེ་བ་དབྱིབས་ཁ་བུབ་ལྟ་བུ་སྟེ།། བུ་གག་ཞོ་ཆལ་དཀར་ཡལ་ལེབ་བ་གཏོར་བ་འདྲ་བ་འོང་།། གཉན་གག་རལ་གྱི་སོ་གཉིས་སྣ་མའི་གཞུག་ཉ་རྒྱབ་ཡོད།། སྤོ་འཁྲིད་དེ་བ་འདྲ་འམ།། རུས་སྦལ་འབར་འབུར་དང་གྲོ་ཞིག་བ་སེ་འབུ་རྒྱབ་དང་ཁྲོ་བོའི་མིག་དེ་བ་དང་འདྲ།། མིག་ལམ་མཐོང་བའི་ཕྱེ་[ཕྱི]ཡི་རྟགས་པ་བཟུང་།།

བཅོས་ཐབས་ཟས་དང་བསད་སྦྱངས་ཞི་བཞུ་དང་།། བཅད་པ་ཟས་དང་ཡོག་པ་མནན་དང་བརྒྱད།། དང་པོ་ཟས་ལ་རྨིགས་ཤ་ནས་ཙམ་ནས་དཀར་འབྲུ་གསུམ།། སྐྱེ་འབྲུ་གཅིག་རྒྱ་གཡེར་གཅིག་བཞི་པོ་ཆུ་སྦྱར་བཏང་ཡོན་ཏན་བརྒྱད་དང་ལྡན་ནོ།། གསོད་བྱེད་སྨན་ནི་མ་ནུ་བཞི་སྟེང་དུ།། ཚར་བོང་ཐུན་ཆེར་བསྟན་པའི་གྲངས་ཐང་བཏང་།། དངུལ་ཆུ་བཞི་དང་བྱ་ཁྱུང་དགུ་བ་ཕན།། བྱང་ལུགས་སྤང་རྩི་བཅུ་གཉིས་ཚད་ལྡན་སྟེང་།། ལི་ཤི་གཙོར་སྦྱོས་ཚར་བོང་ཐང་གིས་དབུལ།། ཀྱི་ལྕེ་དཀར་པོ་ཧཱུྃ་སྤང་རྩི་དོ་བོ་ཧཱུྃ་དང་།། སྤང་རྒྱན་དཀར་པོའི་ཧཱུྃ་ཕྱེ་མས་གག་ལྷོག་སེལ།། མེ་ཏོག་གསུམ་པ་ཞེས་གྲགས་དེ་ཡི་སྟེང་།། སྟག་ཤ་ཧཱུྃ་ཤུ་དག་ཧཱུྃ་འཛིན་པ་ཧཱུྃ་ཨ་རུ་ར།། ཚར་

བོང་ཧཱུྃ་ཕྱེ་མ་ཐུན་རེ་སྦྱུག་སྦྲུབས་བླུག། ཀླུ་མནན་ཆེ་ཆུང་རན་པའི་དབུགས་ཀྱིས་བུས།། འདི་ལ་དཔྱད་མཆོག་སྦྱོང་བ་བཤལ་ལས་མེད།། སྨན་ཆེན་ཨ་རུ་རུ་ར་ཤུ་དག་དང་།། སླ་རྩི་རྣམས་ནི་རྒྱལ་པོའི་ཁྲུང་ལྷ་དང་།། ཆུ་རྩ་ཐར་ནུ་དུར་བྱེད་[བྱིད]དན་རོག་དང་།། དོང་ག་རྣམས་ནི་བཙུན་མོའི་བྱ་ཁྲུང་ལྷ།། སྔོག་སྒྲིན་རྒྱ་སྐྱེག་དྲི་ཆེན་ཤིང་ཀུན་དང་།། དོམ་མཁྲིས་རྣམས་ནི་བློན་པོའི་ཁྲུང་ལྷ་དང་།། གི་ཝང་ཙན་དན་གཉིས་དང་གུར་གུམ་དང་།། རྒྱ་ཚ་རྣམས་ནི་འཁོར་འབངས་བྱ་ཁྲུང་ལྷ།། དངུལ་ཆུ་མུ་ཟི་ཤ་ཆེན་ཧྥོ་ཏི་དང་།། གུ་གུལ་རྣམས་ནི་དམག་དཔོན་བྱ་ཁྲུང་ལྷ།། ཁྲུང་ཆེན་ཉི་ཤུ་རྩ་ལྔའི་རིལ་བུ་ཡིས།། གག་ལྷོག་དྲེག་གྲུམ་འབམ་དང་ཆུ་སེར་སོགས།། རྩད་ནས་འབྱིན་པའི་མན་ངག་བླ་ན་མེད།། ཡང་ན་ཁ་ལ་རྒྱས་འདེབས་དག་ཀྱང་ཤེས།། མིད་པ་སྐྲངས་དང་གག་ལ་ཚ་ལ་དུ་[བཏུལ]མ།། ཁ་ལ་ཙུག་[བཙུག]སྐྱེ་མཆིལ་མ་མེད་[མིད]ན་ཕན།། ཞི་བརྒྱ་ཚྭ་བཙོད་འཛིན་པ་རྒྱ་སྐྱེགས་གདབ།། བཞུ་བ་ཚ་ལ་རྒྱ་ཚ་མཚུར་སེར་ནག་གཉིས་གདབ།། བཅད་པ་རྒྱ་ཚ་ཨ་རུ་ར་ཤུ་དག་གདབ།། རེས་མ་ཆོད་ན་སྒྱུང་བུས་བཞེས་[བཞར]རྫེས་བསྲེག། ཟས་ནི་ཚ་སྐྱུར་དཀར་མངར་དྲོད་བཙུད་སྤང་།། ཕྱེ་ཆོད་དྲལ་ཐུག་ཆུ་གྲོག་བསྟེན་པར་བྱ།། ནང་ལོག་ཡར་རྫོང་གླད་ལ་ཤོར་བ་ན།། སྣ་ནས་ཆུ་སེར་འཛག་ཅིང་གླ་འཚོལ་སྨ[སྨྲ]།། དེ་ལ་སྣ་བཤལ་བཏང་ཞིང་ཆུ་སེར་སྦྱང་།། སྤྱི་བོའི་གཙུག་དང་སྤུད་སྒོ་སྨིན་མཚམས་བསེག[བསྲེག]། མར་རྫོང་སྙིང་ལ་ཤོར་ན་ཤེས་པ་སྨྱོ།། ཀླུ་གཞུང་ནག་ལ་ག་བུར་རྒྱལ་བློན་སྦྱར་ཕྱེ་རྒྱུད་ལྟར།། རྩེ་ཆུང་མགོ་ཡོལ་མདུད་སྐེ་སྟོང་ཚིགས་པ་དྲུག། བདུན་དང་དཀར་ནག་མཚམས་ན་བསྲེགས་པར་བྱ།། དེ་ལ་སྐྱེད་མེད་ཚེ་ཟད་སྤང་བར་བྱ།། གག་པ་བཅོས་པའི་ལེའུ་སྟེ་སུམ་ཅུ་པའོ།། །།

ལེའུ་སོ་གཅིག་པ། སྐྱོག་པ་བཅོས་པ།

སྐྱོག་པའི་ནད་ལ་རྒྱུ་རྐྱེན་དབྱེ་བ་དང་།། རྟགས་སྨྲུང་བཅོས་ཐབས་ནམ་[རྣམ]པ་དྲུག་གིས་བསྟན།། རྒྱུ་རྐྱེན་གཉན་རིམས་གྲི་དང་འདྲ་བ་ལ།། དབྱེ་བ་འབྱུང་བས་ས་ཆུ་མེ་རླུང་བཞི།། དཀར་ནག་ཁྲ་དང་རྒྱོད་[རྒོད] དང་ཡང་རྒོད་དང་།། ཡམ་བུ་ཡུ་མོ་དེ་ལྟར་བཅུ་གཅིག་སྟེ།། རྟགས་ལ་ཕྱི་ནང་གསང་པ་བྱེ་བྲག་བཞི།། ཕྱི་རྟགས་སྐྲངས་དབྱེབས་[དབྱིབས] འབྲུམ་པ་ཆུ་བུར་འདྲ།། ཉ་སྤྲུལ་སྦོམ་སྲིག་རྟ་ལྣ་སྲབ་ལྗོང་དང་།། ན་ཚུང་ཉུ་མ་ལྟར་སྐྲངས་ཉམ་ང་འཇིགས།། ཁ་དོག་དམར་རམ་ནག་སྨུག་ཁྲ་བོར་སྐྲངས།། ན་ལུགས་ཕྲུམ་སེར་ཁྲེར་དང་ཚིགས་གཞི་ན།། མགོ་ན་ཁ་ཁ་འགྲོ་འདར་སྙིང་མ་[མི]དགའ།། ནད་རྟགས་རྩ་ནི་ཁ་རྒྱུག་གཏིང་ན་གྲིམས།། ཆུ་ནག་རླངས་འཕྱིབས་ཀུ་ཡ་འཁྲུགས་ནས་འོང་།། རིག་[རེག] བྱ་ཚོར་མེད་ཡང་ན་བཟོད་པ་ཚུང་།། ཤིན་ཏུ་ཚ་འམ་ཤིན་ཏུ་གྲང་བར་འགྱུར།། ཨན་སྟོང་འགྲམ་དང་སྐལ་མཆན་དམར་ཐིག་འབྱུང་།། གསང་རྟགས་ནག་པོ་གསུམ་ཤུ་ཐེ་ཤུ་དག་སླ་རྟེ་བཏང་དངངས་འདར་ཡིན།། བྱེ་བྲག་རྟགས་ལ་ས་སྐྱོག་སྐྲངས་བརྟན་སྲ།། སྐྲངས་མདོག་ཐོར་པའི་མགོ་བོ་ནག་པོར་འོང་།། མེ་སྐྱོག་དམར་ཚ་མཆེད་སྐྱེན་མེས་འཚིག་འདྲ།། ཆུ་སྐྱོག་འཇམ་བསིལ་ཆུ་བུར་ཆུ་སེར་འཛག། རླུང་སྐྱོག་སྐྱ་གསོབ་མི་བརྟན་འཕར་ཞིབ་[ཞི]བྱེ[བྱེད]།། དཀར་པོ་ཟུག་ཚུང་རྩ་ཆུ་ཕྱི་ཡུལ་གྲང་།། ནག་པོ་ཟུག་ཆེ་རྩ་ཆུ་ཕྱི་ཡུལ་ཚ།། ཁྲ་པོ་[བོ]རྟགས་འདྲེས་ཟུག་གཟེར་ལྷང་དུབ་བྱེད།། རྒོད་ནི་འགྲོས་སྐྱེན་ནད་དྲག་སྐྲངས་པ་སྐྱེན།། ཡང་རྒོད་ཕོང་དུ་འཚེར་སྐྱེན་འཕོར་ལ་འགྲོ།། ཡམ་བུ་སྐྲངས་པ་འབར་འབུར་ཡམ་ཐབས་

འོང་།། ཡུ་མོ་སྲ་བརྟན་ནད་ཟུག་ཆུང་བའམ།། ཡང་ན་སྐྱི་ལ་འདོལ་ཞིང་འགྲུལ་པའོ།། ལ་ལ་ལྷོག་པ་གཉིད་པོ་ཞེས་སུ་འདོགས།། སྲུང་བྱེད་དུང་དང་སྤྲུལ་སྤྲུལ་[སྤྲལ་སྤྲུལ]གཉིས་ཀྱི་ཤ། སྟག་གུལ་མུ་སླ་ཤུ་དག་འཛིན་པ་དང་།། རྟ་བོན་པ་དང་ར་ལུག་ཐུག་པོ་ཡི།། ཁྲབ་མ་བཅས་པའི་རྫས་སྣ་བཅུ་གཉིས་ལ།། ངག་བཅད་དྲག་སྔགས་འདི་ཉིད་བརྒྱ་རྩ་བཏབ།། ཨོཾ་ཁྲོཾ་ཁྲོཾ་ཁྲུས་ཁྲུས་ལྷང་ལྷང་ཚེར་ཚེར་ཧྲི་ཧྲི་ཕུག་ཐད་སྭཱ་ཧཱ།། གནམ་ལོའི་དགྲ་དགྲ་མདོག་ཐུམས་བཏང་མི་ཕྱུགས་གང་ཡང་ཐུབ།།

བཅོས་ཐབས་སྦྱིར་བསྡུས་ཟས་སྤྱོད་སྨན་དཔྱད་བཞི།། ཟས་ནི་དཀར་དམར་མངར་དང་ཙུལ་སྐྱུར་སྤྱང་།། ཕྱེ་ཚོད་དྲོལ་ཐུག་ཆུ་གྲོག་ཆབ་ཚ་བསྐྱེན།། སྤྱོད་ལམ་ཆགས་པ་ཉིན་གཉིད་དྲག་ཤུལ་དང་།། རྟ་ཞོན་ཆུ་བརྒལ་ཁྲོ་ཚིག་མི་སྡུག་སྤང་།། རླུང་ལྷོག་ཕུ་དང་མེ་ལྷོག་མེ་བཙའ་དང་།། ཆུ་ལྷོག་སྔགས་མཆིལ་ས་ལྷོག་ནན་ལ་སོགས།། སོ་སོའི་གྲོགས་སུ་འགྱུར་ཕྱིར་སྤང་བར་བཤད།། ཐོག་མའི་དུས་དེར་ཆུ་སྐོལ་ལན་འགའ་བཏང་།། ཕོན་[ཕོང]སྨན་བྱ་ཁྱུང་ལྤ་པ་ཚད་ལྡན་སྟེང་།། གུ་གུལ་སྟག་ཤ་དངུལ་ཆུ་མུ་ཟི་བསྣན།། བྱ་ཁྱུང་དཀྱོ་ཚ་ན་ག་བུར་དང་།། གི་ཝཾ་གྲང་ན་ཤིང་ཚ་བསྣན་བྱས་ལ།། ལོ་བརྒྱད་ཆུའམ་གུ་གུལ་ཐང་གིས་འཕུལ།། ཚ་ན་སྤྲང་རྩི་བཅུ་གཉིས་ཐེངས་འགའ་བསྟགས།། དེ་ནས་རྒྱུད་རྒྱལ་དངུལ་ཆུ་བཅོ་བརྒྱད་པ།། མ་སོད་བར་དུ་བཏང་ཞིང་རྟུལ་དུ་དབྱུང་།། བཙན་དུག་༣མུ་ཟི་༡ཨ་ཙ་༢ཤུ་དག་༢དང་།། གུར་གུམ་༡ཙ་ཏ་༢ཤིང་ཀུན་༢གི་ཤ་༣ལ།། བཙན་དུག་བརྒྱད་སྦྱོར་[སྦྱོར]ས་ལྷོག་མེ་ལྷོག་དང་།། ཆུ་ལྷོག་རླུང་ལྷོག་གཉན་ལྷོག་ཀུན་ལ་ཕན།། ཟླ་འོད་ནོར་ཆུང་ལྷ་མོ་བདུན་སྦྱོར་[སྦྱོར]མཆོག། བྱུག་པ་འཛིན་པ་མུ་ཟི་སྟག་ཤ་པ།། སླ་རྩི་གུ་གུལ་ཐང་ཕྲོམ་ནག་བྲག་ཞུན་དང་།། ཤུ་དག

དྲི་ཆུས་བྲན་ལ་ལྷོག་པ་གསོད།། བསྐ་སླ་འོ་མ་ཙམ་དེ་ཡང་ཡང་ཏུ།། སྐྲངས་མགོ་མ་འབུར་ཕྱིར་བྱུགས་རང་སྐམ་མགྲོ[འགྲོ]།། སྐྲངས་མགོ་འབུར་ན་སྐར་ཁུང་མཐེབ་སྐོར་གྱི་རྒྱ་ཙམ་བཞག་ལ་བྱུག། སྐྲངས་པའི་འགྲོས་སྣ་མ་ཤོར་གནད་ཏུ་ཆེ།། རིམས་བརྩེགས་ཤོག་བུ་ཙམ་ཏུ་ཆགས་པའི་རྗེས།། འཇམ་ཞིང་མཉེན་པའི་ཤོག་བུ་དེབ་ཏུ་བཏང་།། ནང་མ་རེ་བཞིན་རོལ་མེད་བྱུག་པ་གཅེས།། ཞི་བྱེད་མ་ཐུབ་བཤལ་གྱིས་སྦྱུང་[སྦྱང]བ་ལ།། ཕྱུང་ཆེན་ཉེར་ལྔ་ལ་སོགས་གཉན་བཤལ་བཏང་།། ཐུབ་པའི་རྟགས་སུ་སྐྲངས་བྲི་[གྲི]ཟུག་གཟེར་ཆོགས།། ཡང་ན་རྣག་ཏུ་ཁུགས་ན་འཚོ་བ་ཡིན།། རྣག་ཏུ་ཁུགས་ནས་ཡན་ལག་བཞིན་ཏུ་བཅོས།། ནད་ལོག་བྱེར་ཞུད་འབྲུམས་དང་ཆུ་སེར་ལོག། བྱེར་ལ་རྩ་ཤ་སྐྱི་རྣག་བྱེར་པ་བཞི།། རྩ་བྱེར་མེ་བཙའ་གཏར་ག་སྦྱོངས་[སྦྱོངས]གྱིས་དགུག། ཤ་བྱེར་ཁྲ་བོ་ནག་པོའི་ཆས་ཀྱི་[ཀྱིས]དགུག། སྐྱི་བྱེར་ལྷགས་ལ་བྱེར་བ་སྐམ་རྩིས་དགུག། རྣག་བྱེར་ཁྲུས་ནན་དེབ་དང་ཚིངས་ཀྱིས་དགུག། ཞུད་པ་གདོན་བཅོས་ཉེ་སྤང་[སྤྲང]སྦྱར་[སྦྱར]བས་བསྣང་།། འབྲུམས་པ་དོན་འབྲུམས་རྩ་དྲག་ཐམ་པ་གཏོད།། འཕྲང་བཅད་ཡོང་ཏུ་བསྲུས་ལ་གཉེན་[གཉེན]པོས་བསད།། སྟོད་འབྲུམས་དང་ག་སི་བདེ་འབྲུ་སྐྱུག་བྱེད།། བཤལ་གྱིས་སྦྱུང་[སྦྱང]བ་ལོག་གཉོན་དམ་པ་ཡིན།། ཆུ་སེར་ནག་པོར་ལོག་ན་སྨྱུ་འབོག་བྱེད།། མིག་ལྷོག་སྣ་ནས་ཆུ་སེར་ཁྲག་འཛག་ན།། སྣ་བཤལ་བཏང་ཞིང་ག་བུར་རྒྱལ་བློན་སྦྱར།། བདུག་པ་དུན་[བདུན]པ་དཀར་ནག་མཚམས་སུ་བསྲེག། མེ་ལྷོག་མ་ཡིན་ལུང་པའི་མདོ་སྐོ་ཤང་པར་མིག་དམར། ལག་པར་ཨ་སོ། མགོ་ལ་རྩེ་ཆུང་སོགས་བགག། རི་བོའི་རྩེ་ལ་མེ་རྒྱས་གདབ་ཡོང་ཤོར་རམ་ཕྱུགས་སུ་བྱུང་ན་ཕྱི་གཙུག་སྟོན་བུ། དཀར་ནག་མཚམས་སྲིན་ལག་བཞིའི་རྩ་སོགས། ཚིགས་པ་དྲུག་པ། སོགས་[སོག]པའི་མེ་ལོང་གཉིས། ཤང་མཐིལ་པ་དང་།། སྐྲངས་པའི་ཐ་མ་དམག་གིས་བསྐོར་སྐྲངས་ཀྱི་

ཐ་མ་ནས་སོར་རེ་བར་མཚམས་བྱས་ཏེ་ལ་བས་བསྲེག་པ་དང་།། སྙིང་དུ་གནམ་ལྕགས་དབབ་པ་ཉ་སྦྲུལ་གྱི་མཇུག་མ་དང་སྔོམ་དང་ཧ་ལྷའི་ཤང་པ།། སྲིག་བུའི་ར་སྤྲལ་རྒྱབ་ལྟོང་མོའི་མགོ།། ན་ཚུང་གི་ཉུ་མ་ལྷ་བུའི་དཀྱིལ་རྣམས་ལ་གྲི་ལྕགས་མགར་ནག་གི་[གིས]ལོ་ཟད་ཉེར་དགུར་བརྡུངས་པའི་ལྕགས་ཀྱི་དེལ་བས་བསྲེག་བཞི་ཡིས་བཅོས།། བསྲེག་རྗེས་ཁོང་སྨན་བྱུག་པ་བསྟུན་ལ་བསད།། སྐྲངས་པ་འམ་རྨ་ཡོད་གཉན་མཐར་ཕྱིན་པ་དང་།། སྲུན་ཕྱེ་བསྲེས་པས་བསྐོར་ཞིང་སྐྱེར་ཤུན་གྱི།། བར་ཤུན་ཐང་བཏང་སྐྲངས་བ་མི་འགྲོས་སོ།། ལྟོག་པ་བཅོས་པའི་ལེའུ་སྟེ་སོ་གཅིག་པའོ།། །།

ལེའུ་སོ་གཉིས་པ། ནང་ལྒོག་བཅོས་པ།

གཉན་ནད་དོན་སྣོད་ལ་བབས་ནང་ལྒོག་ཅེས།། རྒྱུ་རྐྱེན་གོང་དུ་བཛོད་[བརྗོད]ལས་མི་སྤྲོ་ཞིང་།། འདི་ལ་བབས་རྟགས་གསོ་ཐབས་གཉིས་གྱིས་བསྟན།། དེ་ནི་སྲོག་རྩར་བབས་ན་ལུས་མདངས་འཚེར།། འབུར་ཚུགས་བལྟ་ཞིང་ཁ་ལྕུགས་མཆུ་མི་འཛུམ།། ལུས་དགྱེ་ལྟག་པ་རེང་དང་རྟུལ་ཆུར་འཛག། ཁྲག་ནག་འབྲུ་སྐྱུགས་བྱུང་ན་བདུན་ལ་འཆི།། མཆིན་བབས་མགོ་ན་ཁ་ཡོ་སོ་དྲིག་ཆགས།། ཉལ་འདུག་མི་ཤེས་ལུས་རྟུལ་མཆིན་ཚ་འབུར།། མིག་དམར་འཕྲུན་དྲག་མཆིན་དྲི་གྱིས་གཏུབས་སེམས།། སྣ་ཁྲག་བབས་རྗེས་ཤེད་ཉམས་གསུམ་ལ་འཆི།། མཁལ་བབས་སྐྲང་ཐབས་ན་ཞིང་རྐེད་པ་ན།། ཐོར་ཐྲན་ལུས་ཁྲབ་གྲང་ཤུམ་བརྒྱུང་བསྐུམ་དཀའི[དཀའ]།། གྱེན་དུ་མིག་བསྒྲིལ་ཆུ་སྲི་སྒྲིགས་བུ་མང་།། ཁྲག་འཛག་གཟེར་བ་མི་འཕོ་གསུམ་ལ་འཆི།། སྣོད་བབས་ལྟེ་འོག་གཟེར་འཁྲུག་འབར་འབུར་མང་།། བ་སྤུ་གྱེན་ལོག་རུས་ཚིགས་མ་ལུས་རིངས།། འབྲུ་ཞིང་ལུས་རྟུལ་སྐད་འཐམས་སྨོམ་དང་ཆེ།། ཆུ་བསྣམས་ལོང་ཁྲག་འདྲིས་འབྲུ་བདུན་ན་འཆི།། གང་དུ་བབས་ཀྱང་གྱི་བ་འགགས་པ་མང་།།

གསོ་ཐབས་སྨན་སྔགས་དཔྱད་ཟས་སྤྱོད་ལམ་ལྔ།། སྨན་ལ་ཐང་དང་ཕྱེ་མ་རིལ་བུ་གསུམ།། ཐང་ནི་སྔོས་ཀྱི་གསང་སྨན་ཕུར་ནག་མོ།། ཕུལ་གསུམ་བསྡུས་ཁུར་སླ་རྩིའི་དྲིས་བསྐུར་བ།། ཕོག་མ་ཐོག་ནས་དྲོ་འཇམ་ཡང་ཡང་བཏང་།། ཕྱེ་མ་དོན་སྣོད་སོ་སོའི་ཁ་འཛིན་དང་།། སྲིན་སྨན་རྒྱལ་སློན་དམག་མི་མཆོན་ཆར་[ཆ]བཅེས[བཅས]།། སྦྱར་བར་བཏང་བས་འཕྲལ་དུ་དེ་སྲོག་སྐྱེར།། རིལ་བུ་ནི་དེ་ཉིད་མར་དཀར་དྲིལ་པ་[བ]

ཐང་དང་བསྲེབ།། རིལ་བུ་གསང་སྨན་ཤུར་ནག་པ་འམ་ཐང་ཕྲམ་དཀར་པོའི་རྩ་འབྲས་གང་ཉུང་ནུས་ལྡན་བསྲེག་བྱེད་དོ།། རྒྱལ་པོ་ཡིན་ནོ་བློན་པོ་མ་གི་ཏཞལ་ཁ་བསྐྱུར[བསྒྱུར]།། དམག་མི་ས་བཙུད་ཕོ་དངུལ་ཆུ་ཚ་འདུལ་མོ་མུ་ཟེ་སེར་ནག་དྭ་བ་དང་།། རྩེ་བའི་མཚོན་ཆ་རྒྱ་ཚ་གཏུམ་པོ་སྨན་ཆེན་ཐང་ཕྲམ་ལང་ཐང་ཙེ།། ཤུ་དག་འཛོམ་པ་གུ་གུལ་སྦྲུ་མ་ནག། བྱི་ཏང་མ་རུ་ཙེ་དང་སྐག་སྐྱུ་དང་།། ཤིང་ཀུན་གཡེར་མ་དྲེས་མའི་འབྲས་བུ་རྣམས།། གཙོ་བོ་ཆ་གཅིག་གཞན་རྣམས་ཆ་ཕྲན་རེ་རེ་མཉམ་སྙེ།། ཞིབ་བཏགས་རིལ་བུ་མར་གྲིལ་[དྲིལ]ཤུར་ཐང་དབུལ།། སྦྱོར་སྔོན་ཕྲན་བུ་དག་ཐུན་ཚད་ནད་སྟོབས་སྦྱུར་[སྒྱུར]བས་གཉན་སྲིན་གསོད།། འདི་མེད་ཁོང་ལྷོག་གསོ་བའི་སྨན་པ་མིན།། སྤགས་རྒྱ་ཤོག་ག་བུར་གི་ཕྱིཾ་ཆུས་བྲིས་པའི།། ཟླ[བའི]ཡིག་འབྲུ་ཁྲུང་ལྡེས་གཏུམས་ལ་ནང་མ་རེར།། ལྡེ་ལྡེ་བཏང་བས་ཁོང་ལྷོག་འཛོམས་པ་ཡིན།། དཔྱད་ནི་དུགས་དང་བྱུག་པའི་སྦྱོར་[སྦྱོར]བའོ།། བྱེ་བྲག་སྲོག་རྩར་བབས་པ་བཅོས་པ་ནི།། ཤུར་ནག་བསྐོལ་ཁུར་སླ་རྩི་གྲུ་མ་ཞོ་གང་དང་།། ཤུ་དག་སྲན་ཙམ་བཏབ་ལ་ཅི་མང་བླུད།། གཟེར་སར་སྤང་སྤོས་ཤུ་དག་སླ་རྩི་བྱུག་དྲི་ཆུ་མར་དཀར་སྦྱུར་[སྒྱུར]བས།། གྲོ་མོ་སྲུད་ནག་འབའ་ཆ་དྲི་ཆུས་ར་བཅོས་པས་བདུག། མཆིན་བབས་དང་པོ་སྐོས་ཀྱི་གཉེམ་པོའི་ཐང་ཤུར་མ་དང་སླ་རྩི།། རྡོ་འཇམ་ཡང་ཡང་བླུད་ལ་བྱུག་བདུག་བྱ།། རྒྱལ་བློན་དམངས་སྙེད་གུར་གུམ་བསྟན་པ་མཆོག། མགོ་ན་ཨ་རུ་གོ་སྙོད་པི་པི་ལིང་།། བ་ཤ་ཀ་དང་ག་བུར་བྲན་ལ་བླད[བླུད]།། གོང་དུ་བཤད་པའི་བྱུག་བདུག་བྱ་[བྱས]ན་ཕན།། ཡང་ན་གཉེན་པའི་[པོའི]ཐང་ལ་གི་ཕྱིཾ་བཏབ།། མང་བཏང་ཤི་བ་དུར་ནས་སློང་བར་འགྱུར།། མཁལ་བབས་སྐོས་ཀྱི་ཐང་ལ་སྨ་སྐྱུ་ཚན་དེ་པི་པི་ལིང་བཏབ།། རྒྱལ་བློན་དམངས་བཅས་ཀྱི་སྨན་ལ་

རིལ་བུ་མར་དཀར་གྱི་[གྱིས]གྲིལ་[དྲིལ]བས་འཇོམས་ཤུག་པ་སྤོས་སྤོས་བྱུག། ཁྲི་ནག་བྲུན་དང་མཁན་པ་མཛོ་ལྕི་དང་།། འབའ་ཆ་སྔོག་སྐྱུ་རུ་བྲུན་སྤྲུ་བས་བདུག་དྲི་ཆུར་བཙོས་ལ།། སྣོད་བབས་གཉེན་པོའི་ཐང་བཏང་བྱུག་བདུག་བྱ།། ཕུར་མོང་དུ་བ་མ་ཤོར་ནུས་ལྡན་བསྲེགས།། རྒྱལ་བློན་དམངས་བཅས་མར་དཀར་རིལ་བུར་བསྒྲིལ།། ཐང་གིས་འཕུལ་མིན་སྣ་རྩེ་ཚང་སྤྱུར་[སྦྱར]བཏང་།། སྨན་རྣམས་གཞན་གྱིས་མ་མཐོང་ནུས་པ་ཆེ།། ཀུན་ལ་ཆུ་སྲི་བྱི་ས་ཤར་ལྟའི་དུགས།། རེངས་ན་བྱུག་པ་གཟེར་སར་དུགས་ཉིད་བརྡུགས།། ཞག་ལྔ་མ་འདས་མ་གནད་ལ་ཕུག་གོང་དུ་བཙོས།། ཟས་སྤྱོད་རྗེས་སྐྱོང་[སྤྱོད]གཉན་ཚད་སྤྱི་དང་མཐུན།། ནད་ལྡོག་བཙོས་པའི་ལེའུ་སྟེ་སོ་གཉིས་པའོ།། །།

ལེའུ་སོ་གསུམ་པ། གཟེར་ཐུང་བཅོས་པ།

གཟེར་ཐུང་འདི་ལ་ལོ་རྒྱུས་ཤེས་འདོད་ན་ཕྱུག་རྫོར་མགོན་པོའི་གཅེས་བསྡུས་རིན་ཆེན་འཕྲེང་པ་ལས་ཞེས་གཉན་ཚད་རིམས་ལ་ངོ་བོ་དང་།། རྟགས་སྲུང་འབབ་ས་བཅོས་ཐབས་ལྔ་ཡིས་བསྟན།། ངོ་བོ་གཉན་རིམས་ཕྱི་དང་འདྲ་བ་དེ།། རྟགས་ནི་རྒྱུས་འཁྲུགས་སྐབས་ཀྱི་ཀུན་ཚང་སྙེང་།། རྩ་ནི་ཐུང་ལ་སྡུད་སྡུད་ལན་མང་འཕར།། གཟེར་འཕོ་ལུད་པ་འགྱུར་ལྡོག་མང་བ་ལ།། ལྕེ་མཆུ་སྐྲ་སེར་ལུས་དང་ཤེས་པ་ཡང་།། གཉིད་ཆུང་ཉ་གཞི་བ་སྤུ་ལྡོག་ཅིང་ཡམས་ཐབས་འབྱུང་།། དེ་ལ་ཁྲག་གཟེར་གཡས་དང་གཉན་གཟེར་གཡོན།། རླུང་གཟེར་ངེས་པ་མེད་ཅེས་གོང་སྨན་གསུང་།། ཁྱད་པར་ཚིག་པ་ཟ་བ་གཉན་གྱི་གཟེར།། སྲུང་བྱེད་ག་བུར་ཨུ་ཟྲི་ལན་ཚྭ་དང་།། གུ་གུལ་ལིགས་སྤྱུར་[སྤྲུར]གོང་པ་གཡོན་ལ་བཏགས།།

བབས་ས་སྙིང་ལ་མིག་དམར་ནུ་མའི་དཔྲག་འོག་མཆན་གཟེར།། ལྕེ་སྐམ་དྲན་པ་མི་གསལ་བླ་འཚོལ་མང་བར་སྨྲ།། གློ་ལ་བབས་ན་ལུད་པ་རྣག་ཁྲག་ལྡུ།། དཔུང་མིག་སྒྲོག་རུས་སོགས་[སོག]དབྲག་བྲང་མདོ་ན།། མཆིན་བབས་གཡས་ཀྱི་རྩིབ་ལོགས་མཆིན་སྙིང་ན།། ཤེད་ཆུང་ལང་འདོད་བཤུལ་ཤ་ལྕི་པ་ཡིན།། མཆིན་[མཆེར]བབས་འབུར་ཚུགས་བལྟ་ཞིང་སྤྲིད་[སྦྲིད]པ་མང་།། རྩིབ་ཐུང་གཡོན་གཟེར་ལུས་ལ་འབྲུམ་ཆུང་འོང་།། མཁལ་བབས་མཁལ་རྐེད་ན་ཞིང་དགྱེ་དགུ་དཀའ།། རྩ་འཁྲུགས་ལུས་སྤྲིད་[སྦྲིད]མིག་དམར་སྨྲ་བ་འཚེར།། ཁ་སྐམ་ཆུ་འདོད་ལྕེ་ཐུང་གེ་བ་ཆ[ཚ]།། མཁྲིས་བབས་ཁ་ཁ་ལུས་སེར་སྐྲ་འདབ་རྟུལ།། རླུང་འཁྲུགས་ཁ་སྐམ་འཁྱོ་འདར་གཡལ་སྐྱིགས་འབྱུང་།། ལུད་རིགས་སྐྱ་གསོབ་དམར་པོ་སེར་སྨུག་དང་།། སྨུག་ནག་

སྲེ་བོ་དམར་ཐང་སེར་ལ་དངས[དྭངས]།། སྔོན་པོ་སྤུ་པ་[ལྤྲེ་བ]ཅན་དང་བརྒྱད་དུ་བརྟག། ཞག་ཀག་སྐྱོ་ཚ་དུག་ཐབས་རྒྱལ་[རྒྱས]ཚད་དང་ཚ་ལྷུགས་ལ་སྐྱོ་ཚ་ཞེས་དང་ཡང་ན་དུག་ཐབས་སྐྱོ་བུ་ལ་འབབས་ལ་སྐྱོ་ཚ་ཟེར་བས་དུག་ཐབས་ནི་ལུས་ལ་སྟོབས་རྫོགས་ཐབས་བདུན་ཡིན་ཏེ།། གཞན་རྣམས་དགུ་ཡིན་བཅུ་གཅིག་འདས་འཚོ་མང་།། སྐྱོ་བུ་སྙིང་མཆིན་བབས་པ་སྲོག་ལ་རྐོལ།། མཆེར་མཁལ་ཉེན་ཆེ་སྐྱོ་མ་མཁྲིས་བབས་འཚོ།། སོད་ནས་ལུས་ཀྱི་སྟབས་[སྟོབས]ཤོར་གཟི་མདངས་ཉམས།། ལུས་[ལུད]པ་དུད་ཁུ་གཟེར་ལ་བཙོས་སྐྱིད་མེད།། དབུགས་ཐུང་ལུད་པ་གསོག་ཅིང་འདྲེ་ཁ་རྐོད།། ནད་ལྡོག་མང་ན་གནད་དུ་བབས་པ་ཡིན།། ཞག་ཀག་འདས་ཀྱང་འཚོ་བ་ག་ལ་སྲིད།། ནད་ཁ་ལྡོག་ཆུང་དབུགས་དལ་ལུད་པ་ཁོགས།། སྨན་གཏར་གཟེར་ལུད་ཚ་བ་བཙོས་སྐྱིད་ཆེ།། འཚོ་བར་ངེས་ཀྱི་ལོ་[ལེ]ལོ་སྤྱོངས་ལ་བཙོས།། དེ་ཡང་སྨན་དཔྱད་ཁ་ཟས་སྤྱོད་ལམ་བཞི།། སྨན་ལ་དང་པོ་སྣ་ཏྲིས་ཨ་ཏུ་ར།། བཙོད་ཀྱི་ཐང་གིས་སྨིན་སྟུད་འབྱེད་པར་བྱེད།། དེ་རྗེས་ཨ་བྲག་གཟེར་འཇོམས་༣ཤ་ཆེན་༧དང་།། ཐར་ནུ་༣ཆུ་རྩ་༣འཛིན་པ་བོང་ནག་༧ལྡེ་གཟེར་སྨན་གཉེན་པ་[པོ]ལྡེ་སྦྱོར་ཞེས་ཡི་སྙིང་།། ཚད་པའི་རྟགས་ཆེ་གི་ཙཾ་སྣ་རྩེ་བསྣན།། གུ་གུལ་ཐང་གིས་འཕྱུལ་བ་བཏང་ཐུན་སྐྱུངས་ཡང་ཡང་བ་འམ།། རླུང་རྟགས་ལྡན་ན་ནས་ཟན་ཞྙད་པ་དང་།། གོ་ཐལ་བསྣན་པ་ཆང་གིས་འཕྱུལ་ལ་བཏང་།། དེ་དག་བསད་དབྱུང་གཉིས་པོ་སྲུགས་[སྲྲགས]མ་སྡེ།། གཟེར་གྱི་གཉན་འཇོམས་འགྲོ་བའི་སྲོག་སྙེར་བྱེད།། ཡང་ན་གཟེར་སྨན་དཔལ་པོ་བཅུ་གཅིག་འཛིན་པ་བོང་ང་ནག་པོ་དང་།། ཤུ་དག་གུ་གུལ་སྣ་དཀྲུལ་དཀྲུལ་ཆུ་ཞོ་ཕྱེད་སྐར་བུ་ཞོ་གཅིག་གིས་བཞིག་མིང་ཅན་ནག། མུ་ཟི་སྤྲུ་ནག་ཨ་བྲག་གི་ཙཾ་སྦྱར[སྦྱྲར]།། ཁ་འཛིན་རླུང་གཟེར་ཇཿ་ཏི་ཚོལ་ཆེན་དང་།། མཁྲིས་པར་སུམ་ཙུ་ཏིག་དང་དུག་མོ་

ཅུང་།། བད་ཀན་མ་ནུ་པ་ཧ་ཅོང་ཞི་དང་།། འདུས་པ་ཚ་ལ་ཨ་རུ་ཁྲག་རུ་ཏ།། ཕྱོག་གཟེར་སྟག་ཤ་མགོ་གཟེར་ལུག་མིག་དང་།། འབྲུག་རུས་རྩིབས་[རྩིབ]ལོགས་མཆིན་གྲི་[དྲི]གཟེར་བ་ལ།། སྤྲུ་དཀར་གུར་གུམ་བྲག་ཞུན་མཁལ་ཟེད་ལ།། སུག་སྨེལ་ཡན་ལག་གཟེར་ལ་དབང་ལག་དང་།། སླེ་ཏྲེས་གློ་སྙིང་གཟེར་ལ་ཙུ་གང་དང་།། ཨ་གར་ཧོར་[ཧྥོར]ཏི་མཆིན་གཟེར་གུར་གུམ་བསྣོབས།། མཆེར་གཟེར་གསེར་མེ་ཐོ་གཟེར་ཁྱུན་གྲོས་འདེབས།། རྒྱ་མར་ཨ་རུ་དྲུག་ཅུང་སྣ་ལོ་བཙོད།། སྙིན་གཟེར་མཚུར་ནག་ཁྱུན་པ་སྤྲུ་དཀར་དང་།། གྲེ་གཟེར་རུ་རྟ་རྒྱ་ཚ་སྤུལ་[སྤྲལ]བའི་ཤ། གློ་འབྲུགས་ཚ་བར་ཏིག་ཏ་ཧོང་ལེན་དང་།། ལུག་ངལ་ཡ་མ་སྐྱད་གཟེར་ར་ཁྲག་དང་།། གུ་གུལ་ལ་སོགས་རང་རང་ཁ་བསྐུར་བསྣོབས།། གཟེར་རིགས་ཀུན་ལ་འགྲོ་པའི་དཔའ་བོ་ཡིན།། ཡང་ན་འཇོན་པ་ཨ་རུ་སྟག་ཤ་བཙོད།། ཆ་མཉམ་སྣ་རྩི་གུ་གུལ་དྲི་ཐོན་ཙམ།། མཚལ་མདོག་བསྐུར་[བསྐྱུར]ཙམ་འཇིན་པ་བདུན་སྦྱོར་ཞེས།། པལ་[བལ]ནད་འབྲུམ་པ་རྒྱུ་གཟེར་མགོ་གཟེར་དང་།། སྟོད་གཟེར་གག་ཕྱོག་གཉན་རིམས་མ་ལུས་འཇོམས།། གཞན་ཡང་ཨ་རུ་བཅུ་ཐང་ཕན་པར་ངེས།། གཟེར་ཐུང་བདུན་ཐང་ནོར་བུ་བདུན་ཐང་བཟང་།། ཁྲག་ཆེར་ཁྲག་འབྲུགས་ཀུན་སེལ་མཁྲིས་པ་ལ།། བོང་དཀར་བཅུ་གསུམ་ཆུང་ལ་ཁྱུང་ལྔ་དང་།། མཁལ་མར་ཨ་རུ་བཅུ་བ་སོགས་རིགས་འགྲེ།། དེ་ལྟར་ཞི་བྱེད་རིགས་ཀྱིས་མ་ཞི་ན།། སྤྲུ་ནག་°༣སྣ་རྩི་°༢སུ་ཟེ་°༧གུ་གུལ་°༧དང་།། ཤུ་དག་°༦སྨན་ཆེན་°༣ཨ་བྲུག་°༣ཐར་ནུ་བ་°༣།། ཕོང་རོས་°༤ཨ་རུ་°༧མཚུར་སེར་°༦ནག་°༧གཉིས་ཡུང་བ་°༧ཟྭ་མས།། བྲག་ཞུན་°༣ཆུས་སྦྲུས་རིལ་བུ་བྲ་རིལ་ཙམ།། གཉན་ཚད་སྤྱི་བཤལ་ཁ་ལ་རྒྱས་འདེབས་ཏེ།། ཁྱད་པར་གཟེར་གྱི་རིགས་ལ་བསྟེགས་པ་འམ།། ཡང་ན་དྲག་པོ་བཅུ་གསུམ་བཤལ་གྱིས་

སྒྱུངས[སྦྱུངས]།། ལྕག་བསྐུལ་གྲང་ཤུམ་ཞི་ཞིང་དབུགས་ཁ་ངལ།། གཟེར་དང་ཁྲི་བ་ཞི་ན་གཉན་མགོ་ཚོགས།། དེ་ཡང་གཏར་བའི་དུས་སུ་སླེབ་པ་དེ།། ལུད་པ་ལྷུ་[ལྦུ]ཚུང་དཀར་གསོབ་རྩེ་ཚུང་གཏར།། ལུད་པ་ཁྲག་ཅན་ཏུ་ཐུང་གཡོན་པ་དང་།། ལུད་པ་དུད་ཁུ་ཏུ་ཐུང་གཡས་པ་གཏར།། ཁ་ཟས་ཆག་ཆེ་བ་རའི་ཞོ་དར་བསྟེན།། ལན་ཚ་ཤ་ཆང་ལ་སོགས་དྲོད་བཅུད་བསྟམ།། སྤྱོད་ལམ་མེ་དང་ཉེ་[ཉི]མ་དྲག་ཤུལ་སྲུང་།། བསེར་བུ་གྲིབ་མ་བསིལ་སར་དལ་བར་བསྡད།། དེ་ལྟར་བཅོས་རྗེས་ཚད་སྟོབས་ཅུང་ཟད་འཆག། རྩ་དལ་ལུད་པ་འགྱུར་ལ་གཟེར་པ་ཚོགས།། དེ་ནས་ཙན་དན་གི་ཕཾ་བསིལ་གསུམ་དང་།། ཏིག་ཏ་བ་ཤ་ཀ་དང་ག་ར་སྒྱུར[སྦྱུར]།། སློ་མང་ཤིང་མངར་འགོགས་དཀའ་སྟར་བུ་བསྣན།། གཟེར་མེད་ལུད་པ་གཙང་ལ་དང་ག་བདེ།། ལུས་དང་ཤེས་པ་ཡང་ལ་སྙིང་རྩ་སེང་།། རི་ཐང་མཚམས་སུ་སླེབ་པས་གསར་བཅུད་སློད།། དཔྱད་དགོས་ཏུང་མེན་སྟོན་འགྲོ་ཕྱི་རྗེས་ཀུན།། ལས་ལྷ་སྤྱི་དང་མཐུན་པར་ཤེས་པར་བྱ།། གཟེར་ཐུང་བཅོས་པའི་ལེའུ་སྟེ་སོ་གསུམ་པའོ།། །།

ལེའུ་སོ་བཞི་པ། ཕོ་སླང་བཅོས་པ།

གཉན་རིམས་ཕོ་བར་བབས་པར་ཕོ་སླང་ཞེས།། དེ་ལ་རྒྱུ་རྐྱེན་རྟགས་བཅོས་བཞི་ཡི་[ཡིས]བསྟན།། རྐྱེན་ནི་མ་ཞུ་རྟུལ་གྲངས་གདོན་ལས་འབྱུང་།།

དེ་རྟགས་ཕོ་བར་ཟུག་ཆེ་གྲིས་དཀྲུགས་འདྲ།། ཕོ་བ་སྒྲིམ་ལ་ཉ་འཁྲོས་བ་སྒྲུ་ལྡོག།། ཚ་ཡི་ཤེད་དང་རྩ་བའི་མཁྲང་ཉམས་ཤིང་།། མིག་གི་གཟེ་མ་ཐུར་དུ་འཁོམ་པར་བྱེད།།

བཅོས་ཐབས་སྨན་དཔྱད་ཟས་སྤྱོད་བཞི་ཡིས་བསྟན།། སྨན་ནི་དང་པོ་གར་ནག་བྲག་ཞུན་དང་།། ཤུར་མོང་དྲེས་མའི་གེ་སར་ཐང་བཏང་བས།། འདི་ཉིད་ཕོ་ནས་ལམ་ནས་བཟློག་ཀྱང་སྲིད།། ཡང་ན་བྱ་ཁྱུང་ལྔ་པ་ཚད་ལྡན་མཉམ་སྦྱོར་༡ རི་སྐྱེད།། རྒྱ་མཚ་[རྒྱམ་ཚ]༡ པི་ལིང་༡ བསེ་སྲུར་[སྲུར]༢ མ་ཙུ་ཙེ་༧ སྐྱོགས་དོར།། ཐང་ཕྲོམ་དཀར་འབྲུ་༤ དང་གར་ནག་༣ ཐི་ཏང་ག༧། ཤུར་ནག་༣ ཤུར་ལེབ་ཡང་ཟར་[ཟེར]ཡོད། ཟུར་རྒྱན་ལ་གསེར་མ་ཁཎྜ་བཅས་པའི་སྦྱོར་པ་[སྦྱོར་བ]ནི།། ཕོ་བའི་གཉན་སླང་ནད་ལས་གྲོལ་བར་ངེས།། ཡང་ན་ཐང་རྗེས་བྱ་ཁྱུང་ལྔ་པའི་སྟེང་།། ཐང་ཕྲོམ་བསྣན་བཏང་གཉན་གྱི་མགོ་ཚོགས་[ཚོགས]ནས།། ཙུ་ཏ་༣ དུག་སྨྲུ་༡ སེ་འབྲུ་༡ བ་ཤ་༡ སུག་སྨེལ་༦ པི་༦ སྐྱེད་ཐང་ཕྲོམ་རྩ་བ་༡ དང་།། ཐི་ཏང་ག་༡ དང་ཨ་རུ་༡ གི་ཕི་༡ བསྣན།། བྱང་ལུགས་རུ་རྟ་བཅུ་ཞེས་ལྷག་སྤྱོད་བྱ།། མ་ཐུབ་དྲག་པོ་བཅུ་གསུམ་བཤལ་གྱིས་སྦྱང་།། ཟས་སྤྱོད་གཉན་ཚད་སྤྱི་དང་སྦྱོར་བ་ཤེས།། ཕོ་སླང་བཅོས་པའི་ལེའུ་སྟེ་སོ་བཞི་པའོ།། །།

ལེའུ་སོ་ལྔ་པ། རྒྱུ་གཟེར་བཅོས་པ།

རྒྱུ་གཟེར་རིམས་ལ་རྒྱུ་རྐྱེན་མཚན་ཉིད་དང་།། དབྱེ་བ་རྟགས་དང་སྲུང་བ་ཅོས་[བཅོས]ཐབས་བདུན།། རྒྱུ་རྐྱེན་རིམས་ཀྱི་འདྲ་ལ་ཁྱད་པར་དུ།། ངོ་བོ་མཆིད་[མཆིན]ཚད་ཐུར་དུ་བབས་པ་ལ།། གཉན་ནད་ཆུ་སེར་མཁྲིས་ཚད་བསླང་པ་ཡིས།། རྒྱུ་མ་གཟེར་ཞིང་འཁྲུ་བས་རྒྱུ་གཟེར་ཡིན།།

དབྱེ་བ་དོན་འཁྲུ་སྣོད་འཁྲུ་སྟོབས་ཆེ་ཆུང་།། རྒྱུ་གཟེར་རྒྱུ་འཁོར་རྒྱུ་[རྒྱུ]འཁྲོལ་རྒྱུ་ལྐུགས་བརྒྱད།།

སྤྱི་རྟགས་དང་པོ་མགོ་དང་ཚིགས་གཞི་ན།། ཕྲུམ་སེར་ཁྱེར་ཞིང་རྒྱུ་མ་ན་ལ་འཁྲུ།། འཁྲུ་བའི་བོང་ཆང་[བོངས་ཆུང་]འཁྲུ་ནུས་[དུས]ཟུག་གཟེར་ཆེ།། དམར་སེར་ཟ་ཁུ་སླུག་པོ་བེ་སྣབས་འཁྲུ།། རྩ་ནི་གྲངས་མྱུར་གྲིམས་ལ་རྩ་སྐྱད་ཞན།། ཆུ་མདོག་དམར་སེར་རྩ་དང་བསྟེབས་ནས་འབྱུང་།། བྱེ་བྲག་དོན་འཁྲུ་ཟུག་ཆེ་འཁྲུ་བོངས་ཆུང་།། འཁྲུ་མདོག་ཁྲག་དང་དུད་ཁུ་དྲི་མ་དུགས།། སྣོད་འཁྲུ་དམར་སེར་ཟ་ཁུ་བེ་སྣབས་འཁྲུ།། འཁྲུ་པའི་དྲི་དང་རྩ་ཆུའི་ཚ་བ་ཆུང་།། སྟོབས་ཆེན་འཁྲུ་པའི་གྲངས་མང་ཟུག་གཟེར་ཆེ།། སྟོབས་ཆུང་དེ་ལྡོག་གྲངས་ཉུང་ཟུག་གཟེར་ཆུང་།། ཁྱད་པར་རྒྱུ་གཟེར་བོངས་ཆུང་ཡང་ཡང་འཁྲུ།། འཁྲུ་པའི་དུས་ན་ཁྱད་པར་ཟུག་གཟེར་ཆེ།། རྒྱུ་འཁོར་ཐུན་དུ་བཅད་ནས་བོངས་ཆེར་འཁྲུ།། རྒྱུ་མ་གཏུབས་སྐམ་ཟུག་ཆེ་འཁྲུས་རྗེས་བདེ།། རྒྱུ་འཁྲོལ་ཟུག་ཆུང་ལྷང་དུབ་མེད་པ་ལ།། འཁྲུ་བའི་བོངས་དང་རྩ་ཆུའི་ཚ་བ་ཆུང་།། རྒྱུ་ལྐུགས་མི་འཁྲུ་སྒོ་འགག་གཏུབས་སྐམ་བྱེད།། ནད་འདིས་ཐེབས་མ་ཐག་ཏུ་ལྔ་རྩ་ཐོས[བྲོས]།། ཟུག་ཆེ་བཙར་ལ་ཐེབས་ཤིང་མིག་མི་གསལ།། མིག་གི་མདངས་ཤོར་ནག་ཅིང་ཕུགས་ལ་བྲོས།། ཟས་མི་

འདོད་ཅིང་རོ་སྨད་རྫོད་དང་བྲལ།། ལུས་ཤེད་མེད་ཀྱང་མལ་ནས་ཕྱིར་ལ་འབུད།། སྐབས་སུ་སྐྲིགས་བུས་འདེབས་ན་འཆི་བའི་རྟག[རྟགས]།། འདི་རྣམས་མི་འབྱུང་མཁས་པས་བཅོས་ན་འཚོ།། སྦྱུང་བྱེད་གདམས་པའི་རིམ་པ་གྲངས་མང་ཡང་།། འཕོར་ལོ་དཔེའུ་ཆུང་ལྷར་ལ་སླ་རྩི་དང་།། ཤུ་དག་སུ་ཟེ་ནག་པོ་ གུ་གུལ་དང་།། བོང་ནག་རྣམས་ཡིན་ཡིག་འབྲུ་ཆུ་སྦྱར་འབྱུག། ཡིག་འབྲུ་མ་ཆག་བྱས་ཏེ་མས་ནས་ལྟེབ།། དེ་སྟེང་ཡས་བཀབ་མཇུག་དྲིལ་ཐུག་ནག་གི།། སྐྱུད་པས་འཆིང་དང་འདོགས་ཐག་རབ་གནས་ནི།། བསྲུང་བྱའི་ཕུས་མོར་གཡས་གཡོན་ལན་དགུ་བསྐོར།། བྱིན་བའི་[པའི]གསུམ་བསྒྲིལ་རྟེང་པས་ལན་གསུམ་གནོན།། རྨེད་མན་དྲོད་མ་ཡལ་བར་བཏགས་པ་ཡིས།། ལོ་གཅིག་ཐུབ་པ་ཁྱད་འཕགས་སྨྱོང་གྲུབ་མ།།

བཅོས་ཐབས་སྨན་དཔྱད་ཁ་ཟས་སྤྱོད་ལམ་བཞི།། འདི་ལ་ཆུ་སྐོལ་སྨིན་བྱེད་ཆེར་མི་དགོས།། སྨན་གྱིས་བཅོས་པའི་རིམ་པ་བདུན་གསུངས་ཀྱང་།། སྐབས་འདིར་སྤྱི་ལ་ཨ་རུ་དུག་ཞུང་༣ བཞི་ཐང་བོང་དཀར་༢ ག་དུར་༣ བ་༡ བསྟེན།། ཨ་རུ་བཅོ་ལྔ་དེ་སྟེང་གི་ཕེ་༢ ཙུ་གང་༤ གུར་གུམ་༣ འདི་ཡན་བྱང་ལུགས་སྟོད་ཚད་སེལ་བ་ཟེར་དང་།། བདུད་རྩི་ལོ་མ་༣ བྲག་ཞུན་༥ ག་བུར་ནག་༤། སླ་༢ གུལ་༤ གསེར་མེ་༡ པི་ལིང་༣ རྒྱ་མཚ་[རྒྱམ་ཚ]༥ བསྣན།། རྒྱ་ལོང་ལ་སོགས་སྟོད་སྤྱིའི་གཉན་ཚད་ཀྱི།། ཚ་བསྐུར་[བསྐྱུར]འབྲུ་བ་གཅོད་པའི་ཉམས་སྨྱོང་ཅན།། དེ་རྗེས་བྲག་༥ སླ་༣ གུར་གུམ་༤ སུག་སྨེལ་༢ དང་།། དོམ་མཁྲིས་༥ བོང་ང་༡ དཀར་སྤྲེང་ཀུ་༢ ཨ་རུ་ར་༣།། ག་དུར་༡ སྨན་ཆེན་༣ ཙ་ཧ་༡ ཤུ་དག་༢

ནག། ག་བུར་༔ནག་པོའི་སྦྱོར་བ་བཅས་པ་འདི།། བྲག་ཞུན་ཞེས་གྲགས་སྣོད་ཀྱི་ཁྲག་མཁྲིས་དང་།། ཕོ་ལོག་གཉན་སྲིན་གཟེར་རིགས་གང་ཡིན་ཡང་།། ཕོ་བར་བབས་པའི་བདུད་རྩིར་འགྱུར་པ་ཡིན།། འབྲུ་མདོག་དམར་ན་བྱ་རྐང་སེར་དུག་ཙུང་།། སྨུག་ན་རེ་རལ་ཟ་ཁུ་སྐྱེར་པའི་འབྲུ།། བེ་སྣབས་ཤུག་སླེལ་དཀར་ན་ཧྲཱྀ་ཏི་སོགས།། གང་གཏོང་སྨན་གྱི་སྟེང་དུ་བསྣན་པར་བྱ།། ཡང་ན་རྒྱ་གཟེར་ལྷ་མོ་བཞི་སྦྱོར་[སྦྱོར]ནི།། བྲག་སྤོས་སྤང་རྩི་བྲག་སྐྱུ་ཏ་པོ་[བོ]དང་།། ལོ་བཙན་ཆུང་བ་བྱ་རྐང་རྩ་བའི་སྨན།། ཆ་མཉམ་ཞིབ་བཏགས་གངས་ཆུས་དུས་བཞིར་ཕུལ།། འབྲུ་བའི་མདོག་དམར་བྱ་རྐང་བསྙེབས་སོགས་བྱ།། ཡང་ན་རི་བོང་སྣད་བ་[པ]རྒྱ་གཟེར་སེལ།། རི་དྭགས་སྣད་པ་འབྲུ་བ་གཙོད་པར་བྱེད།། གུར་གུམ་མཆོག་བདུན་ལ་སོགས་ལྷག་གྲུད་ཕན།། དེ་ནས་ཚ་བ་ཚོགས་ནས་ནད་སྟོབས་བྲི།། འབྲུ་བ་སྒྲ་བཅས་ཆུར་སྐྱུར་སྟེང་[སྟེང]དུ་ལྡིང་།། དེ་དུས་གཙོད་བྱེད་མཁྲིས་ཕྱི་བདུན་སྟེངས་སུ།། ད་ཧྲིག་ག་བོད་[པེད]མོན་ཆར་བསྣན་པ་བཏང་།། ཡང་ན་བྱ་རྐང་ཐ་རམ་ཨ་བོ་གསུམ།། ཞིབ་བཏགས་བསྐོལ་གྲང་ཆུ་ཡིས་ཕུལ་ལ་བཏང་།། ཡང་ན་དྲག་པོ་སྨན་ནག་འབྲུ་གྲང་གཙོད།། ཚན་མོའི་རིགས་རྣམས་རྒྱ་མ་ཙུལ་བས་སྤང་།། དར་མ་མཁྲིས་ཤས་ཅན་ལ་ཞག་པོ་བཞི།། བྱིས་པ་བད་ཀན་ཅན་ལ་ཞག་པོ་གསུམ།། རྒས་པ་རླུང་ཤས་ཆེ་ལ་ཉིན་ཞག་གཉིས།། ཆུ་གྲང་མ་གཏོགས་ཟས་སྐོམ་རྒྱུ་བ་བཅད།། ཕོ་བ་ཞན་ན་དེ་ཡང་བསྐོལ་གྲངས་ཤས།། གཞན་ཡང་བེ་བུམ་རྣམས་ལ་འཛིན་པ་༔དང་།། མཚལ་༔དཀར་སྤྲང་[སྤྲང]སྨྱོན་༔སྤྱུར་ལ་སྲུན་མ་ཙམ།། བཅུ་གཅིག་གི་ཚད་ལན་གསུམ་བཞི་བཏང་བས།། ཟས་ཡེ་མི་ཟ་སྐོམ་ན་ཆུ་གྲང་བཏང་།། རྒྱུད་ནས་བཤད་པའི་

སྨན་མི་བཏང་ན་འཚོ།། ཞི་བྱེད་ཐང་སྨན་ཀུན་གྱིས་མ་ཞི་ན།། དྲག་པོ་བཙུ་གསུམ་ཁ་ལ་རྒྱས་འདེབས་ཀྱིས།། སྒྱུང་[སྦྱུང]ལྷུག་ཆུས་བྱེད་རྗེས་སྤྱོད་སྤྱི་དང་མཐུན།། ཟས་ནི་ཐུག་པ་ལ་སོགས་གསར་མཇམ་[འཇམ]བསྟེན།། སྤྱོད་ལམ་གོས་དྲོ་དཔེན་[དབེན]པའི་གནས་སུ་འདུག། རྒྱ་གཟེར་བཅོས་པའི་ལེའུ་སྟེ་སོ་ལྔ་པའོ།། །།

ལེའུ་སོ་དྲུག་པ། མེ་དབལ་བཅོས་པ།

གཉན་རིམས་ལྷོགས་ལ་བབས་པ་མེ་དཔལ་[དབལ]ལམ།། མེ་ལྷེ་འཁོར་པོ་ཞེས་སུ་རྒྱུ་རྐྱེན་དང་།། རྟགས་བཅོས་བཞི་ལས་རྒྱུ་ནི་སྲི་དང་འདྲ།། དེ་རྐྱེན་ཆུ་སེར་ཚ་བ་རླུང་གིས་བྱུས།།

དེ་རྟགས་འདར་བཙེ་འབྲུམ་དམར་སྨུར་བར་མཆེད།། ལྷོགས་གཡའ་འབྲུམ་ཆུང་འབྱུང་ལ་ཁ་ཁ་སྐམ།།

བཅོས་ཐབས་སྨན་དཔྱད་ཟས་སྤྱོད་རྣམ་པ་བཞི།། ཁོང་སྨན་དངུལ་ཆུ་བཅོ་བརྒྱད་ཤེས་པ་ཡིན།། ཡང་ན་གི་གུར་ཧོང་ལེན་བ་ཤ་ཀ། ཤིང་མངར་སེང་ལྡེང་སྤང་རྩི་བཙོད་དང་ཚོས།། སྐྱུ་རུ་འཛོམ་པའི་ཕྱེ་མ་བསྐོལ་གྲངས་དབུལ།། ཡང་ན་བདུད་རྩི་ལོ་མ་བྲག་སྤོས་པ།། ཙན་དན་དམར་སྟག་ཤ་བཙག་སྤུར་[སྦྱུར]ཕྱིར་བྱུག་དང་།། ཁོང་བཏང་མེ་དཔལ་[དབལ]འཛོམས་པའི་མཚོན་ཆ་ཡིན།། ནང་བབས་གློ་སྙིང་ཚ་གདུང་ཟུག་གཟེར་ཆེ།། དེ་ལ་ཧོང་ལེན་གྱི་ལྷེ་དཀར་པོ་དང་།། སེང་ལྡེང་སྐྱེར་པ་ཤིང་མངར་འབྲས་བུ་གསུམ།། རུ་རྟ་ཀནྡ་ག་རི་བ་ཤ་ཀ། སྲན་ཆུང་བཙས་པའི་བསྐུས་ཐང་གྲང་མོ་བཏང་།། གང་ཉེའི་རྩ་ལ་གཏར་པ་གཅེས་པར་བཟུང་།། དེས་ཀྱང་མ་ཐུབ་ལྕོག་པའི་ནད་བཞིན་བཅོས།། ཟས་དང་སྤྱོད་ལམ་གཉན་ཚད་སྲི་དང་མཐུན།། མེ་དཔལ་[དབལ]བཅོས་པའི་ལེའུ་སྟེ་སོ་དྲུག་པའོ།། །།

ལེའུ་སོ་བདུན་པ། སྨིན་བུ་བཅོས་པ།

གཉན་རིམས་ཚོགས་ལ་བབས་པ་སྨིན་བུའི་ནད།། རྒྱུ་རྐྱེན་གནས་ས་བཅོས་ཐབས་བཞི་ཡིས་བསྟན།། རྒྱུ་ནི་གཉན་ཚད་སྤྱི་དང་འདྲ་བ་ལ།། རྐྱེན་ནི་དྲག་ཤུལ་སོགས་ཀྱིས་རླུང་ཁྲག་འཁྲུགས།། དེ་དག་ཚོགས་སུ་འབབ་པར་བཤད་ན་ཡང་།། ཕལ་ཆེར་སྐྱེ་མཇིང་མིག་ཟུར་སྣེ་ས་རུ།། སྐྲངས་པའི་མདོག་དང་ཆེ་ཆུང་སྲ་སྙི་རྡོད།། ཟུག་གཟེར་སྨིན་པ་དཀའ་སླ་འཕེལ་འགྲིབ་སོགས།། སྣ་ཚོགས་འབྱུང་བས་རིགས་བརྒྱད་གསུང་མོད་ཀྱང་།། གནད་དེར་ལྷ་[ལྷ]བའམ་ཉུང་གཤེར་འཁྱུགས་འདྲ་ཞིང་།། ཡུན་གནས་འབབས་པའི་དབང་གིས་ཛོ་ལེན་སླ།། འོན་ཀྱང་གཉན་སྨིན་ཙ་ཆུ་ཕྱི་ཡུལ་ཚོ།། མགོ་ན་གྲང་ཤུམ་བྱེད་ཅིང་ཚོགས་གཞི་ན།། ཁྱད་པར་འདི་ནི་གཞན་ལས་འགོ་བ་མང་།།

བཅོས་ཐབས་སྨན་དཔྱད་ཟས་སྤྱོད་རྣམ་བཞི་སྟེ།། སྨན་ནི་ཕོང་དུ་བྱ་ཁྱུང་ལྔ་པའི་སྙིང་།། དངུལ་ཆུ་སྟག་ཤ་གུ་གུལ་སེང་ལྡེང་སྤྱུར[སྤྱུར]།། སིངས་པོས་འཕྲུལ་བཏང་ཕྱི་ནས་ཀླད་ཙུལ་དག། ཚྭ་དང་སྟག་ཤ་འཛིན་པ་སྤྱུར[སྤྱུར]ལ་བྱུག། མ་ཞི་གང་ཉེའི་རྩ་ལ་གཏར་བ་འམ།། འབམ་པོ་བྱ་བྲ་སྤྱང་[སྤང]མས་རྣག་ཏུ་འགུགས།། ཟུག་མི་འཕྲུང་བ་བཅད་དམ་བཏོན་རྗེས་བསྲེག། རྙིངས་ཤིང་རྒྱས་ནས་རྨུམ་འཚོས་དུགས་བྱ་གཅེས།། ཟས་སྤྱོད་གཉན་ཚད་སྤྱི་དང་མཐུན་པར་བཅོས།། སྨིན་བུ་བཅོས་པའི་ལེའུ་སོ་བདུན་པའོ།། །།

ལེའུ་སོ་བརྒྱད་པ། ཉ་ལོག་བཅོས་པ།

གཉན་ནད་ཉ་བཞིར་བབས་པའི་ཉ་ལོག་ལ།། རྒྱུ་རྐྱེན་དབྱེ་བ་རྟགས་སྲུང་བཅོས་ཐབས་ལྔ།། རྒྱུ་རྐྱེན་གཉན་ཚད་སྲི་དང་འདྲ་བ་ལ།། དབྱེ་བ་ཚ་གྲང་སྟོབས་ཆེན་སྟོབས་ཆུང་བཞི།།

སྲི་རྟགས་མགོ་ལུས་ཤ་རྐོད་ཀུན་ཏུ་ན།། ཡར་སྐྱུགས་མར་ལ་བཤལ་ཅིང་ཉ་རྣམས་འགྱུར།། སྐད་ཀྱི་གདངས་འཚེར་བླ་འཚོལ་ལྷ་རྩ་འབྲོས།། ཁྲིད་བར་[པར]འབྲུ་མདོག་ཤ་ཁོག་བཤལ་འདྲ་ཞིང་།། ཡར་ལ་སྐྱུགས་པའང་དེ་འདྲ་ཙུལ་དྲི་མནམ།། བྱེ་བྲག་ཚ་སྟོབས་མགོ་ན་རྩ་མཁྲང་གྲིམས།། ཆུ་ཡི་མདོག་དམར་སྐབས་སུ་འབྲུ་ཞིང་སྐྱུག། གྲང་པའི་སྟོབས་ཅན་ལུས་པོ་རྗེ་ལྷར་གྲང་།། སླང་ཐབ་[ཐབས]ན་ཞིང་རྩ་ཆུ་ཕྱི་ཡུལ་གྲང་།། སྟོབས་ཆེན་འབྲོ་ས་བཞི་དང་འཚེར་ས་བཞི།། མིག་གཉིས་ལྟག་ཁུང་ལྷ་རྩ་ཙུས་མིག་འབྲོ།། ཉ་བཞི་ངར་གདོང་ལྟེ་ཀན་ཕུག་ཏུ་འབྲོ།། སྐྲ་ནི་དལ་སེང་སྐད་ནི་སྣ་ཁུང་འཚེར།། རེག་བྱ་གྲང་འདར་སེམས་ནི་ཟྲི་ལོང་འཚེར།། འབྲུ་སྐྱུགས་གྲངས་མང་ཤ་རྐོད་ཡོད་ཚད་འགྱུར།། ཕོ་བ་གཏུབ་སྐམ་ཉ་བཞི་གས་སྐམ་བྱེད།། ཤིན་ཏུ་སྟོབས་ཆེན་ལན་གཉིས་ལན་གསུམ་དུ།། འབྲུ་སྐྱུགས་བྱུང་འཕྲལ་སྒྲོ་བུར་སྒྲིག་ལ་རྐོལ།། འགའ་ཞིག་ན་བ་མེད་པར་འཆི་བ་དང་།། འགའ་ཞིག་ལྟག་དགྲེས་སོ་གཙིགས་འཆི་བའང་ཡོད།། སྟོབས་ཆུང་འབྲུ་སྐྱུགས་གྲངས་ཉུང་ཟུག་གཟེར་ཆུང་།། ཟས་བཅོས་མ་ལོག་ཉ་རྣམས་མི་ལྡོག་ཅིང་།། ཕལ་ཆེར་སྨན་མ་བཏང་ཀྱང་རང་ཞིར་འགྲོ།། འོན་ཀྱང་ནད་འདི་ལྩེ་ཡང་སྣ་ཚོགས་པ།། འདྲེས་མར་འོང་བས་ཕྱིར་ན་བྱ་ར་གྲིམ[སྒྲིམས]།། འདི་རིགས་མིག་ཟློག་ཡན་ལག་གཡོབ་

པ་དང་།། སོ་གཙོགས་[གཙིགས]ངར་ལྷག་མཁས་ཀྱང་སྤང་བར་བྱ།། མི་འབྱུང་བསྲུང་ན་སྲོག་བསྲུང་སྔགས་འདི་ནི།། ཨོཾརཱཛཏཤིམདྲུཧྲིཡཾཐད།། ཊིཏ་ཐདཤཞེཏྲུཡཀྲཾཐདཛྭོཿ ཤུ་དག་སླ་རྩི་ཤིང་ཀུན་སྦྱུར་[སྦྱར]བ་ཡིས།། རྒྱ་ཤོག་བྲིས་ལ་རབ་གནས་སྔྲི་མཐུན་བྱས།། སྔགས་ཀྱིས་ངར་བཏགས་ལུས་ལ་བཏགས་པས་ཐུབ།།

བཅོས་ཐབས་སྨན་དཔྱད་ཟས་སྤྱོད་རྣམ་པ་བཞི།། སྨན་ནི་དང་པོ་ཕུར་ནག་གུ་གུལ་ཐང་།། ལན་འགའ་བསྟེན་པས་ནད་འདི་ལྡོགས་[བཟློག]ཀྱང་སྲིད།། ཕྱི་མ་སྨན་ཆེན་ཤུ་དག་སླ་རྩི་དང་།། ཤིང་ཀུན་དོམ་མཁྲིས་གི་ལྷང་[ཕང]བྲག་ཞུན་རྣམས།། རིམ་པར་ཆ་ཕྱེད་བསྐྱུང་བ་ཆང་གིས་ཕུལ།། འཕྲུལ་ཏུ་བདེ་བའི་ངང་ལ་འགོད་པར་རིགས།། ཡང་ན་ལྡོང་རོས་སྲན་ལྗང་ཕོ་བ་རིས།། ཏང་ཀུན་སྦྱུར་པའི་[སྦྱར་བའི]རིལ་བུ་སྤྲ་[སྦྲ]རིལ་ཙམ།། ལྡེ་བདུན་ཅི་རིགས་བཏང་ན་མཆོག་ཏུ་ཕན།། རྙེད་ན་ཞྭ་ཡོག་འཇོམས་པའི་དཔའ་བོ་བཅུ་གསུམ་མཆོག་ཏུ་གསུངས།། ཚ་སྟོབས་ཆེ་ན་པར་པ་ཏ་ཡི་ཐང་།། ལན་འགའ་བཏང་རྗེས་བཙན་དུག་ཤུག་ཚེར་དང་།། མུ་ཟི་གུ་གུལ་ཤུ་དག་སླ་པའི་[བའི]རྩི།། ཤིང་ཀུན་བཅས་པ་བདུད་རྩི་རྣམ་གཉིས་ཀྱིས།། རིལ་བུ་དྲིལ་ཧི་[ཧེ]ལན་འགའ་གཏོང་བ་འམ།། ཚ་སྟོབས་ཤིན་ཏུ་ཆེ་ན་ལི་ཤི་དང་།། གུར་གུམ་དོམ་མཁྲིས་བསྣན་བཏང་ཤིན་ཏུ་ཕན།། གྲང་ཤས་ཆེ་ན་སྲད་མ་ནག་པོའི་ཐང་།། ལན་འགའ་བཏང་རྗེས་བོང་ང་ཤིན་[ཤིང]ཀུན་དང་།། རྡོ་ཧི་རྒྱ་ཚྭ་རྒྱ་མཚྭ་[རྒྱམ་ཚ]པི་པི་ལིང་།། ཁ་རུ་ཚྭ་རྣམས་ཞིབ་བཏགས་རིལ་བུ་ནི།། སྲན་མ་ཙམ་དྲིལ་གསུམ་ལྡེ་ཅི་རིགས་གཏོང་།། རྡོ་ཧི་སུག་སྨེལ་པི་ལིང་བཅའ་སྒ་དང་།། རྒྱ་ཚ་རྒོད་ཤའི་ཁྲུས་འཕུལ་སྐྱུག་ན་བཏང་།། འབྲུ་ན་ཨིནྡྲ་བཞི་སྟེང་ད་ཊིག་དང་།། སྨུག་དང་རམ་བུའི་མཁར་པོས་འབྲུ་བ་བཅད།། མཐེ་བོང་སྲིན་ལག་སྟོད་སྨད་གང་

འགྱུར་གྱི།། ཉ་སྲུལ་ཉ་མཇུག་ཚོགས་པ་དྲུག་པ་དང་།། སྨུག་ན་སྤྱི་པོ་[བོ]སྙི་སྙིང་དཀར་ནག་མཚམས།། འབྲུ་ན་ལྟེ་འོག་མཆོན་གང་མེ་ཡིས་བསྲེག། སྨྱུ་ན་ཚིགས་པ་བདུན་པ་མེ་ཡིས་བསྲེགས།། སོ་འཐམས་བ་ལ་ཀླག་མའི་འཛུམ་ལ་བསྲེགས།། མིག་ཕྱོག་པ་ལ་ལྟག་པའི་ཁུང་དུ་བསྲེགས།། དེ་ལྟར་ཞི་བྱེད་མ་ཞི་སྦྱོང་[སྦྱོང]བ་དེ།། གོང་བཤད་དྲག་པོ་བཅུ་གསུམ་བཏང་བ་འམ།། ཁ་ལ་རྒྱས་འདེབས་གང་ཐུང་བཤལ་གྱིས་སྒྱུང་[སྦྱང་]།། ཡང་ན་ལྡེ་རྩ་སྔོད་ཁ་གཉིས་པོ་ནི།། གང་ཐུང་གཏར་རམ་ཡང་ན་གྲུ་ཁུག་དང་།། སྐྲིད་[སྒྲིད]ཁུག་སོགས་ལས་ཁྲག་བྱུང་[དབྱུང]མན་ངག་གནད།། ལག་པའི་འཕར་རྩ་བྲོས་ན་རྐང་པ་ཡི།། སྒྲིད་མོའི་ཁུང་དང་པོལ་[བོལ]གོང་སྙིང་རྩ་བསྲེགས།། བླ་རྩ་རྒྱུན་རྩ་ཕལ་ཆེར་བསྲུས་པ་དང་།། ཉ་རྣམས་འགྱུར་པ་རང་སར་མ་ཚུད་ན།། སྣམ་བུས་གང་འགྱུར་ཉ་བསྣམས་ཀྱི་གཙུག་བསྲེགས།། མཐིལ་བཞི་གཞུང་རྒྱུད་བསྐུ་ཉེའི་[མཉེའི]བྱུག་པ་བྱ།། ཟས་ནི་མངར་སྐྱུར་སྔོ་དང་སྣོག་བཙོང་སྤྱོངས།། མར་དཀར་ཐུག་པ་ལ་སོགས་ཟས་དྲོད་བསྟེན།། གདོན་དང་འགྲུལ་སྣ་སྲུང་པ་ཤིན་ཏུ་གཅེས།། ཉ་ལོག་བཅོས་པའི་ལེའུ་སྟེ་སོ་བརྒྱད་པའོ།། །།

ལེའུ་སོ་དགུ་པ། གཉན་འབྲས་བཅོས་པ།

གཉན་རིམས་ཤ་རུས་རྩར་བེམ་འབྲས་ཞེས་བྱ།། རྒྱུ་རྐྱེན་དབྱེ་བ་རྟགས་བཅོས་ལྔ་ཡིས་བསྟན།། རྒྱུ་ནི་གཉན་ཚད་སྤྱི་དང་འདྲ་བ་ལ།། དྲག་ཤུལ་རྐྱེན་དང་ས་བདག་གླུ་གཉན་འགྲས།། ངན་ཁྲག་ཆུ་སེར་རྐུན་བུ་ལ་སོགས་པ།། རླུང་བསྐྱོད་ལུས་ཀྱི་ལྷན་སྐྱེས་སྲིན་དང་བསྡོངས།། ཤ་རུས་རྩ་ལ་ཞེན་པས་འབྲས་སུ་བརྗོད།།

དབྱེ་བ་སྐབས་འདིར་ཕྱི་ནང་གཉིས་སུ་བསྡུས།། ཕྱི་ལའང་ཤ་རུས་རྩ་ཡི་འབྲས་གསུམ་ལས།། ཕྱི་རྟགས་རྩ་རྒྱུད་ཕྲ་འདར་སྐྲངས་མནན་སྲ།། ཤ་ཡི་འབྲས་ནི་ཉུང་གཤེར་འཁྱམས་[འཁྱགས]པ་འདྲ།། རུས་འབྲས་རུས་པ་མདོག་འགྱུར་རྩི་ཉམས་ཐོས།། ཡང་ན་རུས་སྙིངས་ལྦུགས་ཀྱི་གཟེར་བཏབ་འདྲ།། རྩ་འབྲས་སྐྲངས་ཤེད་སྦྲུལ་ནག་ཁྲིས་པ་འདྲ།། དེ་ཡིས་[ཡི]རྟགས་[བརྟག]པ་གྲུལ་ནག་ལྡོང་རོས་དང་།། བ་བླ་སྨུ་ཟེ་མཚལ་མཉམ་དྲི་ཆུར་སྦྱུར[སྦྱར]།། རྨ་ཆེན་རྨ་མེད་གང་ཡིན་དོགས་སར་བྱུག། མིན་ན་མི་འབྱུར་ཡིན་ན་འབྱུར་བ་ཡ[ཡི]།། ཤུལ་དུ་ཤ་རོ་བྱུང་ན་འབྲུལ་བ་མེད།། ཁོང་འབྲས་སྐྲན་ལྟར་རིག་པ་སྲ་བ་འདམ།། མི་མངོན་གཏིང་ཟུབ་ཟས་ལ་ཁྲིན་པ་སྟེ།། སྨིན་ནས་གྲེན་ཐུར་གཉིས་ཀར་རྣག་རྫོལ་འགྱུར།།

བཅོས་ཐབས་སྨན་དཔྱད་ཟས་སྤྱོད་རྣམ་བཞི་སྟེ།། སྨན་ནི་སྤྱི་རུ་ཁོང་ལ་ཁྱུང་ལྔའི་སྙིང་།། དངུལ་ཆུ་གླུ་བདུད་རྡོ་རྗེ་བྲག་སྤོས་དང་།། རི་ཁ་བྱང་བལྟའི་ཕུར་ཁཏྣ་མ་ཉེད་ན་ལོ་མ་བསྟན་པས་གཏོང་།། ཡང་ན་དངུལ་ཆུ་བཅོ་བརྒྱད་བཅུ་བཞི་དང་།། གླུ་བདུད་བཅོ་བརྒྱད་ལ་སོགས་གང་འཕྲོད་གཏོང་།། ཕྱི་ལ་བྱུག་པ་སྣ་དང་པི་པི་ལིང་།། ཕོ་རིས་གོ་སྙོད་གཡེར་མ་ལྕུམ་

འབྲུ་དང་།། ལན་ཚ་ཤུ་དག་བི་ཊ་སླུམ་སྐྱད་སྦྱུར[སྦྱར]།། ཞག་འགའི་[འགའ]བཅིངས་ལ་དེ་རྗེས་རྩ་ཡོད་ན།། རྒྱ་ཚ་དོམ་མཁྲིས་སྣ་དང་པི་ལིང་ཐོ།། ཛྲ་བ་རྒྱུ་[རྒྱ]དྲུས་ཐར་ནུ་དབྱི་མོང་གི།། སྨུ་གུ་རྗེ་ཐལ་རེ་ལྕུག་ལྕེ་ཚ་དང་།། བྱུལ་ཏོག་སྦྲང་རྩོད་སྦྱུར་པའི་[སྦྱར་བའི]བཅུ་བཞི་པའི།། རེང་བུ་མ་ཚོད་བར་དུ་རྩ་ནང་བཙང་།། བྱེ་བྲག་ཤ་ཡི་འབྲས་ལ་དབྱི་མོང་ཤུན།། སྲུབ་ཀ་ཐར་ནུ་སྦྲང་རྩོད་བཞི་སྦྱར་ལ།། ཏུས་འབྲས་དངུལ་ཟངས་སེ་འབྲས་རྒྱ་ཚ་དྭ།། ཕག་ཚིལ་རྣམས་སྦྱར་ཙ་འབྲས་དེ་བཞིན་དུ།། རྒྱ་ཚ་ཀུ་དྲུས་ལྤོང་རོས་སྦྲང་[སྦྲང]རྩོད་དེ།། གསུམ་གར་བི་ཊ་དང་བཅས་སྦྱུར་[སྦྱར]ལ་བྱུགས།། ཚོད་ནས་ཀུ་དྲུས་བ་བླ་ཡུང་ལྤོང་རོས།། དོམ་མཁྲིས་ཀ་ར་གོ་ཙན་ཐང་ཆུ་ཐང་མ་སྒྲོན་ཤིང་གི་ཐང་ཆུ་བྱུག། དེ་ཡིས་ཤའུ་སྨུར་དུ་སྐྱེ་བར་བྱེད།། ཕོང་འབྲས་སྐྱིན་དུ་མི་གཞུག་གསར་དུས་བཅིས[བཅོས]།། དང་པོ་སྨྱུང་བྱ་བོང་ང་བྱི་ཏང་ག། དུག་ཞུང་སྒྲོན་ཤིང་ཐོ་བ་རོས་[རིས]བསྐོལ་བླུད།། དེ་ནས་ཕྱི་བཅོས་སྐབས་ཀྱི་ཕོང་སྨན་བསྟེན།། མ་ཐུབ་ཕྱུང་ལྔའི་སྟེང་དུ་བྱང་ཁྲ་དང་།། རྒྱ་ཚ་མཚལ་དཀར་ཤིག་སྲིན་ཚ་ལ་དང་།། ཆུ་སེར་སྨན་གསུམ་བསྟན་པའི་རྒྱུན་བཤལ་ལམ།། དྲག་པོ་གནམ་ལྕགས་ཟིལ་པའི་བཤལ་གྱིས་སྦྱང་།། ཟས་སྤྱོད་གཉན་ཚད་སྤྱི་བཞིན་བསྟེན་དགོས་ཀྱང་།། རྩུང་ཟད་ཡང་བས་ཤ་གསར་ལ་སོགས་པ།། རྩ་ཆུའི་བབས་དང་བསྟུན་ཏེ་རིགས་པས་དཔྱོད།། གཉན་འབྲས་བཅོས་པའི་ལེའུ་སྟེ་སོ་དགུ་པའོ།། །།

ལེའུ་བཞི་བཅུ་པ། ལྷག་དགྲེ་བཅོས་པ།

གཉན་རིམས་བརྒྱུད་[རྒྱུདས]བབས་འཇོམ་བྱ་ལྷག་དགྲེའི་ནད།། རྒྱུ་རྐྱེན་དགྲེ་[དབྲེ]བ་རྟགས་སྲུང་བཅོས་ཐབས་དྲུག། རྒྱུ་རྐྱེན་གཉན་ནད་སྤྱི་ལས་འདིར་མི་སྤྲོ།།

དགྲེ་[དབྲེ]བ་ཚ་གྲང་སྟོབས་ཆེན་སྟོབས་ཆུང་བཞི།། ཤིན་ཏུ་སྟོབས་ཆེན་ན་ཡོང་མེད་པར་འཆི།། འདི་ཕྱིར་དེ་ལ་ཅོག་འགྲེལ་ནད་ཞེས་[ཅེས]བཤད།། འགྲོ་འདུག་ཟ་ཉལ་ལས་ལ་བརྫོན་བཞིན་དུ།། སྐྲོ་བུར་གཤིན་རྗེའི་གནས་སུ་འཁྲིད་པས་ན།། ནད་དེ་ནག་པོ་རྒྱུག་འགྲེལ་[འགྲེལ]མིང་དུ་བཏགས།། གཉན་ནད་ཚ་རྒྱུས་བརྒྱུད་[རྒྱུདས]བ་ལ་བབས་པས།། ལྷག་དགྲེ་སོ་གཙིགས་འཇོམ་འདྲ་སྐྲོ་བུར་འཆི།། གཟའ་གྲོད་གདོང་ཐུག་ནད་དང་ཕྱོགས་མཚུངས་ཡང་།། ཀུན་ལ་ཡམས་འཐབ་འོང་པས་ནོར་བ་མེད།། ཅི་ལྟར་སྟོབས་ཆུང་གྱུར་ཀྱང་ནད་འདི་ལ།། གཉེན་པོ་མ་བསྟེན་བདུན་དྲུག་ཚུན་ཆད་དུ།། ངེས་པར་ཉི་མའི་བུ་ཡི་གནས་སུ་འགྲོ།། དེའི་ཕྱིར་དྲག་པའི་རིམས་ཀྱང་འདི་ཡིན་ནོ།། འདི་རགས་[རིགས]ན་པའི་[བའི]ཡོང་སྐབས་ཡོད་པ་ཡི།། རྟགས་དང་མངོན་ཚུལ་གཉན་ཚད་སྤྱི་བཞིན་སྟེང་།། སྙིང་མི་དགའ་ལ་འཕྲལ་དུ་ལུས་སྟོབས་འཚོར[འཚོར]།། དྲི་ཆུ་ཁྲག་གམ་མར་ནག་ལྟ་བུར་འབྱུང་།། ཚ་བའི་སྟོབས་ཅན་ལུས་ཚ་མགོ་བོ་ན།། གྲང་སྟོབས་ཅན་ནི་ལུས་པོ་རྗེ་ལྟར་གྲང་།། ཕོ་ཡོང་ཡུལ་དུ་ན་ཞིང་སྣང་ཐབས་ལྡང་།། བཟུང་བས་མི་ཐུབ་ལྷག་པ་དགྲེར་དགྲེར་འགྲོ།། དྲུག་བདུན་ཞག་ལ་འཇོམ་བཅས་འཆི་བ་མང་།། ནང་དུ་གུག་པ་འགའ་ཞིག་སྲིད་པ་ཡིན།། སྲུང་བྱེད་ལས་སྔར་རྒྱལ་ལ་ཡིག་འབྲུ་འདི།། ཁྲུང་ལྡུས་དྲིལ་ལ་ཨ་ནི་བརྒྱ་རྩ་

བགྲངས།། མཆིལ་མས་གདོང་བཀྲུ་ཐོ་རངས་ལྕེ་ལྕེ་ཟ།། ཟླ་རེ་ཐུབ་ཅིང་ན་དུས་བསྟེན་ཀྱང་འཕྲོད།།

བཅོས་ཐབས་སྨན་དཔྱད་ཟས་སྤྱོད་རྣམ་བཞི་སྟེ།། སྨན་ནི་དང་པོ་ཕུར་ནག་སླ་གུལ་དང་།། ཕག་བྲུན་རྒྱ་སྐྱེགས་བཙོད་དང་སྟག་ཤའི་ཐང་།། ཞི་བྱེད་བརྒྱད་པ་བྱ་ཁྱུང་ལྕེ་པ་ཚད་ལྡན་སྟེང་།། ཕུར་ནག་སྲུ་ནག་བྱ་རོག་ཤ་ལུགས་གཅིག་ཕག་བྲུན་གནམ་མ་མཐོང་བ་རྣམས་བསྣན།། སྨན་ནད་ཐོན་ངེས་ལན་འགའ་གཏོང་བ་བསྟུགས།། ཡང་ན་སྨན་ཆེན་དང་ནི་ཤུག་ཚེར་ཅན།། སླ་རྩི་གུ་གུལ་སྟག་ཤ་ཕུར་མོ་[མོང]ནག། ལྡོང་རོས་ཤ་ཆེན་ཤུ་དག་ཨ་རུ་ར།། སྲུ་ནག་དྲི་ཆེན་སྦྱར་བ་དྲི་ཆུས་དབུལ།། གཉན་ནད་ཀུན་དང་ཁྱད་པར་འཛུམ་ལྟག་དགྱེད།། འཇོམས་པའི་རྒྱལ་པའི་[པོའི]སྦྱོར་བ་རྡོ་རྗེ་ཞེས།། ཚད་སྟོབས་ཆེ་ན་བོང་དཀར་ཁྲག་ཧོང་ལེན་སེར་པོ་ཀཾ་དང་།། གསེར་མེ་སླ་སྨང་ཧོང་ལེན་ཏིག་ཏ་བསྣན།། རླུང་རྟགས་ལྡན་ན་སྒོག་ཐལ་སྲད་དཀར་དང་།། ཀྱི་ལྕེ་ཕག་རིལ་རྩོལ་ལྡན་བསྲེགས་བའི་ཐལ།། གྲང་སྟོབས་གར་ནག་རྩ་ལྕེ་ཛཱ་ཏི་སྦྱར[སྦྱར]།། ཚ་གྲང་རང་རང་སྐབས་ཐོབ་ལྟག་པ་སྲིད།། ཚབས་ཆེ་གསོ་མི་ཉུང་བར་གསུངས་ན་ཡང་།། ལྡོང་རོས་སྤྲུལ་[སྦྲུལ]བའི་དུག་དང་ཆུ་སྲིན་ཁྲག། སླ་རྩི་དང་མཁྲིས་སྦྱོར་པའི་[སྦྱར་བའི]རིལ་བུ་ནི།། བྲ་རིལ་ཙམ་དྲིལ་མཚལ་མཆོག་ཅིག་ལ་མའི།། ན་བཟའ་གསོལ་ལ་ཆུ་བསྐོལ་ཚ་མོས་དབུལ།། ཤིན་ཏུ་ཐུ་པའི་ལྟག་འགྱེ་ཅིག་འགྱེལ་དང་།། བྱིན་ལྡོག་ཁོང་ལྡོག་གག་ལྡོག་གཟེར་ལ་སོགས།། དུས་ངན་ནད་ངན་གཉན་གྱི་རིགས་རྣམས་ལ།། གཉེན་པོ་འདི་མཚངས་[མཚུངས]དཀོན་པས་སྙིང་ལ་ཆོངས།། དཔྱད་དུ་དྲག་པོ་བཅུ་གསུམ་བཤལ་གྱིས་སྦྱང་།། ཡང་ན་ནད་པའི་སྨིན་མཚམས་ཐུར་མ་ཡིས།། ཕུག་ལ་ཁྲག་དབྱུང་ཚབ་[ཚབས]ཆེ་ན་ཡང་འཚོ།། འཇིངས་རིངས་[མཛིང་རེངས]ལྟག་འགྲི་[དགྱེ]རོ་སྟོད་ན་བ་

ལ།། ལྷག་ཁུང་དང་ནི་རྡུག་བདུན་ལྕགས་ཀྱི་ཏེལ་བས་མེ་ཡིས་བསྲེག། ཁྲིད་པར་གཉན་ནད་གདུག་པ་ཕལ་ཆེར་གྱིས།། ཟིན་ཚེ་རོ་འཛིན་འོག་ན་གནས་པ་ཡི།། མིག་གི་གྲངས་ཙན་རྩ་ནི་ཆེར་རྒྱས་ཤིང་།། མིག་སྨན་མུན་པ་ལྷ་བུའི་མདོག་ཏུ་སྣང་།། དེ་ནི་བི་ཊ་དང་བྲལ་མཚོན་རྣོན་གྱིས།། ཕུག་ཚེ་རཀྟ་དངུལ་རྫིའི་མདོག་འདྲ་བ།། མང་འབྱུང་འཚོ་སླ་ཉུང་ན་འཚོ་ཡང་སྲིད།། མ་བྱུང་དུས་འདས་མི་འཚོ་དེའི་ཕྱིར་ན།། ན་མ་ཐག་ཏུ་གཏར་བ་གནད་ཡིན་ནོ།། དུས་མ་འདས་པར་གཏར་ན་འཆི་མི་སྲིད།། ཕྱི་དབུགས་ཆད་བའང་འགའ་ཞིག་གསོས་ཞེས་ཐོས།། མན་ངག་འདི་ལྡན་སྨན་གཏོང་མི་དགོས་ཀྱང་།། རིལ་དམར་དང་སྦྲག་སྦྱར་དུ་འཚོ་བའི་ཕྱིར།། རིལ་དམར་ཁོང་དུ་གཏོང་ཞིང་རྩ་ཁ་བྱུག། འདི་ནི་སྦྱོང་འགྲུབ་མན་ངག་ཤིན་ཏུ་ཟབ།། སྤྱིར་ན་གཉན་ལ་གཏར་བ་བཀག་ན་ཡང་།། འདི་ནི་ན་ཡོང་མེད་པར་འཆི་བ་ཡིས།། ཚིག་འཁྲིལ་[འཁྲིལ]ཁོང་ལྡོག་ཉ་ལོག་གཉན་སླང་བཞིའི།། བཅོས་ཐབས་དཔྱད་ཀྱི་མཐར་ཐུག་པ་ཡིན་ནོ།། རིམས་ཚད་མཁྲིས་པ་རྩར་རྒྱུག་མཁྲིས་ཚད་སོགས།། གསོ་ཡོང་ཡོད་པ་རྣམས་ལ་བཀག་པ་ཡིན།། ཟས་སྤྱོད་རྫས་གཅོད་གཉན་ཚད་སྤྱི་དང་མཐུན།། ལྷག་དགུ་བཅོས་པའི་ལེའུ་སྟེ་བཞི་བཅུ་པའོ།། །།

ལེའུ་ཞེ་གཅིག་པ། རྩར་རྒྱུག་བཅོས་པ།

གཉན་རིམས་མཁྲིས་པ་རྩར་རྒྱུག་ཅེས་བྱ་འམ།། གཞན་དུ་རྒྱུ་ནད་མིག་སེར་ཅེས་བྱ་བ།། ནག་པོ་གསུམ་འཁྲིལ་ལ་སོགས་དོན་གཅིག་མིང་།། ཙ་བོ་གཉན་ཚན་[ཚད]མཁྲིས་པར་བབས་པའི་རིམས།། འདི་རྒྱུ་གོང་དུ་བརྗོད་ལས་སྐྱེར་དུ་མེད།། འདི་ཅུ་རྐྱེན་རྟགས་བཅོས་ཐབས་གསུམ་གྱིས་བསྟན།། ནད་འདི་གླུ་བདུད་བྱུང་སླན་རྐྱེན་བྱས་པས།། མཁྲིས་ཚད་ཕྱི་རོལ་རྡུལ་གྱི་སྒོར་ཞུགས་ཏེ།། ནང་དུ་མཆིན་མཁྲིས་དོན་སྣོད་གཉིས་ལ་བབས།། རང་སར་མི་གནས་རྩ་མིག་ཀུན་དུ་རྒྱུག། ཡར་ལ་མགོ་དང་གླད་པར་བད་ཡུལ་འཁྲུག། མར་ལ་མཁལ་མ་བརྒྱུང་[རྒྱུངས]པར་ཞུགས་ཆུ་ཡུལ་འཁྲུག། དོན་ལ་གློ་དང་སྙིང་ལ་རླུང་ཡུལ་འཁྲུག། ཕོ་ལོང་རྒྱུ་མ་སྣོད་དུ་མཁྲིས་ཡུལ་འཁྲུག། ཤ་ལྤགས་ཕྱིར་ཤོར་སྟོབས་དང་ཁ་དོག་འཁྲུག། མཇུག་ཏུ་མཁྲིས་གནས་རླུང་གིས་སྤྱད་བྱས་ནས།། རང་གནས་སྲོག་རྩར་འཚེར་བས་འཚོ་བ་ཉུང་།།

དེ་རྟགས་གྲང་ཤུམ་བྱེད་ཅིང་རྒྱུ་བ་ཞན།། རྩ་ནི་སྟོང་ལ་མྱུར་ཞིང་ཁོང་ན་འདར།། ཆུ་མདོག་དམར་སེར་ཉག་ཅིང་ཁོང་ནས་ཡོག། མགོ་དང་ཚིགས་གཞི་ན་ཞིང་ཟ་ཟི་འོང་།། བར་དུ་ནད་རྒྱས་ཆུ་ནི་མར་ནག་ལྦུ་བ་ཆུང་བ་རས་དང་བལ་འདབ་བཙུག་ན་སེར་པོར་འགྱུར་འདྲ།། མིག་སྤྲིན་ལྕེ་འོག་མྱུར་གོང་ཤ་མདངས་སེར།། ཁ་ཁ་ལུས་ཚ་གཉིད་ཆུང་དང་ག་འགག། སེན་མོ་སྙིལ་[རྙིལ]དང་ལྕེ་མཆུ་དཀར་དང་མཁུར་ཚོས་སེར་འོང་།། མགོ་གཟེར་ལྕེ་མཆུ་འགགས་ཤིང་སོ་དྲེག་ཆགས།། མཆིན་མཁྲིས་སྟེང་དུ་འདྲིལ་བ་མནན་མི་བཟོད།། ནད་ཀྱི་དྲི་དུགས་སྟོབས་དང་གཟི་མདངས་འཚེར།། སྨིན་

པའི་ཡོང་མེད་བདུན་དགུའི་དུས་ན་འཆི།། ཕྲན་པོ་འགའ་ཞིག་སྨིན་བྱེད་དུས་ལ་སྔོད།། ཚ་སྲུན་ཤེས་པ་ཡང་ལ་ལུས་སྟོབས་ཤོར།། ཕྱི་ཡི་དྲོད་ཆུང་ལྷགས་མདོག་གསོར་[གསེར]ལྟར་སེར།། དུས་འདས་རང་གནས་སླེབས་པས་ཟློག་ཐབས་མེད།། དེ་ཕྱིར་མ་སྨིན་དུས་ན་བྱ་ར་སྲིམས།། ཁྱད་པར་མགོར་བྲོས་སྐད་གཟེར་སྔ་ཁྲག་འཛག། སྐྱོར་བབས་རོ་སྟོད་གཟེར་ལ་ལུད་པ་སེར།། མཁལ་བབས་མཁལ་རྐེད་ན་ཞིང་དྲི་ཆུ་སྨོམ།། ཕོ་བར་བབས་ན་ཁ་ཁ་མཁྲིས་པ་སྐྱུར[སྐྱུག]།། རྒྱུ་མར་བབས་ན་ཟུག་ཆེ་ཚན་[ཚབས]ཆེན་འབྲུ།། དེ་དག་མི་འགྱུར་འབྲུལ་མེད་ནད་རྟགས་ཡིན།།

བཅོས་པའི་ཐབས་ལ་སྨན་དཔྱད་ཟས་སྤྱོད་བཞི།། སྨན་ནི་དང་པོ་ཚ་ཡི་འཁྲིས་འཕྲང་བསྡམ།། མི་དོམ་མཁྲིས་པ་སླ་རྩེ་བོང་ང་དཀར།། རྒུ་དྲུས་ཚོས་སྨན་བྲག་ཞུན་ཡུང་བ་རྣམས་འདི་ལ་མཁྲིས་ན་བརྒྱུད་ཟེར།། ཡོ་བརྒྱུད་ཆུ་ལ་སྦྱངས་ལ་ཡོང་དུ་བཏང་ཉེན་གུང་མཚན་གུང་།། སློ་ཏེས་ཆིག་ཐང་བཞི་ཐང་ལྷག་པ་སྦྲད།། ཡང་ན་མ་སྨིན་གོང་ནས་བདུན་ཐང་དང་།། སྨན་སེར་ཆེན་མོ་ལྷག་སྦྲད་ལག་སླངས་ནི།། ཟུར་རྒྱན་ལས་ནི་ཤེས་པར་བྱ་དགོས་སོ།། དེ་ཡང་སོད་ལ་བསྟུང་ནས་ཐེངས་འགའ་བཏང་།། སྟུད་སྔོ་མཆེགས་[མཆོགས]མ་དྲུག་པ་བཅུ་གསུམ་པ།། ནང་ཡོང་འཕར་ཚ་སྲུ་བས་བསྲེག་པར་བྱ།། དེ་ནས་གཞན་གྱི་རི་པོ་[བོ]བསྙིལ་པ་ནི།། འཇོམ་པ་ཨ་རུ་གསེར་མདོག་མིང་ཅན་ནག། གི་ཝཾ་སླ་རྩེ་གྲི་ཤ་དྲི་ཆུས་འཕུལ།། སྨན་ནད་ཐོན་པ་གསུམ་ཡར་དུས་གསུམ་བསྟུད་བཏང་ངམ།། གོང་གི་འཆི་བདག་གཡུལ་རྒྱལ་ཉེར་དགུ་བཏང་།། ཡན་ན་སྨན་སེར་ཆེན་མོ་མཆོག་ཏུ་བཤད།། ཡང་ན་ག

བྷུར་°༡ གར་ནག་°༤ གཡའ་གྱི་མ་°༡།། ཨར་ནག་°༣ སླ་རྩེ་°༢ བོང་དཀར་°༢ ཙུ་°༢ གུར་°༢

ལི་°༢།། འབྲུག་ཙུས་°༡ མི་ཐོད་°༡ སྤང་རྩི་°༡ བ་ཤ་ཀ་°༢། ཏོང་ལེན་°༢ ཨ་བྱག་°༡

ཚེར་སྔོན་[༡]བོང་ནག་[༣]གུལ་[༧]།། ལོ་མ་འཇོམ་པ་[༡]ཏིག་[༡]སེ་འབྲུ་[༥]ཨ་རུ་[༢]སུག་སྨེལ་[༥]།། ག་བུར་དྲག་པོ་ཉེར་གསུམ་སྦྱོད་པ་[སྦྱོར་བ]འདིས།། ནག་པོ་གསུམ་མཁྲིལ་[འཁྲིལ]ལ་སོགས་གཉན་ཚད་ཀླུང་།། འཐབ་པའི་རིགས་ཀུན་རྣ་འོན་གཉིད་འཐིབས་སོ།། སྟོད་སྨད་བར་གྱི་ནད་རིགས་ཀུན་ལ་བསྟགས།། རྟ་ཡང་གངས་ཆུ་ཆང་སོགས་ཡ་ཅུད་མེད།། ཞི་བྱེད་མ་ཐུབ་དྲག་པོས་སྦྱང་བ་ནི།། སྨན་ཆེན་བཞི་འགྱུར་ཙུ་གུར་སླ་ཧྲི་མཉམ།། གྲི་ཤ་གུལ་ནག་གཉིས་འགྱུར་ཤུ་དག་དང་།། ཏུར་ཕྱིད་གསུམ་འགྱུར་རི་ལྷག་ཆུ་རྩ་ཐར།། ཨ་རུ་ལྔ་འགྱུར་རི་གཟར་རྟབ་དང་མཚུངས་ཕན་ཡོན་སྤྲོ་ན་ལྷན་ཐབས་ཆན་[མཆན]དུ་བལྟ།། ལེགས་འབྲུ་མདོག་སེར་དྲི་ཆུ་རོ་ཐོན་ཏེ།། འཁྱོངས་རྟགས་མིག་གྲིན་འཕྲུལ་ལ་དཀར་པོར་འགྲོ།། དེ་ནས་སྨང་རྩི་བཅུ་གཉིས་བཏང་བའམ།། གཙོ་བརྒྱད་ཆ་མཉམ་དེ་བ་[༡]ལྡེ་པ་གསེར་མ་[༧]པར་པ་[༨]ག་ཏུར་[༨]ཨ་རུ་[༣]བསྣན་ལ་བཏང་།། ཡང་ན་ཏིག་ཏ་བརྒྱད་པ་ལྷག་པ་སྤྲད།། དེ་རྗེས་གི་ཝཾ་གུར་གུམ་དུག་མོ་ཉུང་།། ཧོང་ལེན་ཏིག་ཏ་སྐྱེར་ཤུན་བོང་ང་དཀར།། ཀྱི་ལྕེ་བྲག་ཞུན་ལྕུམ་རྩ་སེ་བའི་མི[མེ]།། ཞིབ་བཏགས་དུས་བཞིར་བཏང་བས་ཚད་ལྷག་འཇོམས།། གཏར་དང་ག་བུར་ག་བུར་ཉེར་གསུམ་མ་གཏོགས་གཉན་ཚད་མ་ཚོགས་བར་དཀར་མངར་སྤང་བར་བྱ།། ཟས་དང་སྤྱོད་ལམ་གཉན་ཚད་སྤྱི་བཞིན་འཛོམ[འཛིན]།། མགོར་བབས་གཟེར་ལ་མགོ་ཐང་གསུམ་པའི་སྟེང་།། གཡའ་ཀྱི་ཨ་བྲག་འཛིན་པ་སྔོ་སྨ་སྦྱུར[སྦྱར]།། དོམ་མཁྲིས་བོང་དཀར་གངས་ཐེགས་[ཐིགས]སེར་མེ་ཁུན།། རྗེ་དྲེག་སླ་གུལ་སྦྱུར་[སྦྱར]བས་ཁྲག་མཁྲིས་ཀྱི།། མགོ་དང་ཀླད་པ་ཡ་མའི་རིགས་ཀུན་སེལ།། མཆོགས་མ་སྲིན་ཁྱུང་ལྷག་པའི་སྟུད་སྔོ་བསྲེག། ཕོ་བར་བབས་ན་གོང་བཤད་བྲག་ཁྱུང་

ངམ།། ག་བུར་ནག་པོའི་ཐལ་སྦྱོར་ཕག་རིལ་དང་།། སྨད་དཀར་ཧོང་ལེན་དེ་བ་ཤིང་སྔོན་བཞིན།། ཁྱོར་བ་རེ་རེ་སོ་སོར་བསྲེགས་ཐལ་པ།། དམར་ཟླ་བ་ཆུ་འདམ་བཏགས་བྱས་པའི་ཕྱེ།། ཆུ་སྐོལ་འཕུལ་བ་རིམས་ཚད་ཀུན་ལ་བསྟགས།། ཁྱད་པར་འདུས་རིམས་རིམས་སྨྱོན་ཧེ་ཧེ་ཧོས།། གཉན་རིམས་ཕོ་བར་བབས་པའི་བདུད་རྩི་ཡིན།། རྒྱ་བབས་འཛོམ་པ་མཚལ་དང་དུག་མོ་ཉུང་།། ཐོག་ཙུས་ཀྲུ་དྲུས་སླ་རྩི་བོང་ང་དཀར།། དོམ་མཁྲིས་བྲག་སྐྱུ་སྦྱར་བ་བསྐོལ་གྲངས་དབུལ།། གཉན་རིམས་རྒྱུ་མར་བབས་པའི་ཕ་ལམ་ཡིན།། མ་ཞི་སྟོད་ཕུལ་གོང་བཤད་སྦྱང་བ་གཅེས།། འདིའི་མགོ་དང་ཕོ་བ་རྒྱུ་མ་གསུམ།། རང་རང་ལེའུར་ཡོད་དང་ཕྱོགས་མཚུངས་ཀྱང་།། འདིར་རྗེས་ཁྱོག་གི་ཁྱད་པར་ཡོད་དོ་སྙམ།། ཐ་མ་རླུང་ལ་བཏན་པ་རི་ཐང་མཚམས།། ཕྱི་དང་འདྲ་བས་ཟས་སྤྱོད་ཆ་ཡིས་སྐྱོད།། མན་ངག་རིན་ཆེན་འབྱུང་གནས་ལ་སོགས་ལས།། མཁྲིས་པ་ཛར་རྒྱུག་ནག་པོ་གསུམ་འཁྲིལ་གཉིས།། དོན་གཅིག་ཅེས་པ་ཙུང་ཟད་མི་རིགས་སྙམ།། འཕྲོང་རྩེ་བེ་བུམ་ལ་ནི་སོ་སོའི་སྨན།། དཔྱད་སོགས་བཤད་ནའང་འདི་ལ་ལྷན་ཐབས་ལྟར།། བཅོས་པས་གཉན་རིམས་ནད་ལས་གྲོལ་བར་འགྱུར།། ཛར་རྒྱུག་བཅོས་པའི་ལེའུ་སྟེ་ཞེ་གཅིག་པའོ།། །།

ལེའུ་ཞེ་གཉིས་པ། ཁ་མེད་བཅོས་པ།

གཉན་ནད་ཁ་མེད་རྒྱུ་རྐྱེན་རྟགས་བཅོས་བཞི།། རྒྱུ་རྐྱེན་ངོ་བོ་གཉན་གྱི་མཐུན་པ་ལ།། ལུས་ལ་གནས་པའི་གཉན་བྱེད་རྩ་གསུམ་ཡོད།། དེ་ཡང་རླུང་རྩ་སྲིད་རྩ་ཕྲག་[ཁྲག]རྩ་གསུམ།། རླུང་རྩ་གསེར་གྱི་སྦྲུ་[སྦྲུ]གུ་ཙན་ཞེས་བྱ།། སྲོག་པ་རྩ་ནས་བསམ་སེར་འབྲེལ་བར་རྒྱུ།། སྲིད་རྩ་དཀར་པོ་བསམ་སེ་ནས་བརྒྱུད་དེ།། ཕོ་མོའི་གསང་བར་འབྲེལ་བས་བདེ་བ་སྐྱེད།། ཁྲག་རྩ་སྲིན་བུ་མེ་ཏུ་རྩེ་ཁྱུག་བྱ།། བསམ་སེ་ནས་བརྒྱུད་མཁྲིས་པའི་རྩ་དང་འབྲེལ།། འདི་དག་དཔལ་ལྡན་རྒྱུད་ན་གསལ་མེད་ཀྱང་།། སྤ་འགྱུར་བདུད་རྩི་བུམ་པའི་དགོངས་པར་སྣང་།། གདོན་དང་མི་ཙང་[གཙང]སྦྱོད་ལམ་ལ་སོགས་ཀྱིས།། འཁྲུགས་པས་ལུས་ཀྱི་ལྷན་སྐྱེས་སྲིན་བུ་སློང་།། མཁལ་མའི་རྩ་དང་སྲིད་རྩ་སོགས་ཞུགས་ན།། གང་ཞུགས་རྩ་ཐད་ཕྱི་ལ་སྐྲངས་འབུར་བྱེད།། མཁལ་རྩར་ཞུགས་ན་མཁལ་རྩ་གཟེར་བ་ལ།། མཁལ་མའི་ཁུང་ལ་ཕུར་པ་བཙུགས་པ་འདྲ།། ཆུ་ཁ་སྲི་ལ་རེད་པ་ཚད་སྐམ་བྱེད།། ཆུ་ལམ་རྩ་ཏུ་རྒྱུ་བས་ཆུ་སོ་ན།། འབྲས་བུ་སྐྲངས་ཤིང་ཡང་ན་རྩ་ཆུ་བསྡམ།། ཡང་ན་ཁྲག་དང་ཆུ་སེར་འཛག་པ་ལ།། མགོ་ན་ལུས་འདར་ཀུན་ལ་ཁྲོ་སྙིང་འདོར།། འགའ་ཞིག་གློ་བུར་དོན་ལ་རྒྱུག་པར་བྱེད།། སྨན་པ་ཕལ་ཆེར་རླུང་འཛིན་དྲོ་བཅོས་བསྟེན།། ཁ་ཅིག་མཁལ་མའི་ཚ་བར་དོགས་པ་ཡི།། བསེལ་[བསིལ]གཏར་ལ་སོགས་ཚ་བའི་བཅོས་བྱེད་ཀྱང་།། གང་བྱས་ཞག་གསུམ་ཚུན་ལ་སྲོག་ལ་རྒོལ།། འདི་ནི་ཚ་གྲང་ངོས་བཟུང་མི་ཐུབ་སྟེ།། གཉན་ནད་རང་བྱུང་ཁོང་ནས་འབྱུང་པ་ཡིན།།

བཅོས་ཐབས་སྐྱེར་བཅོས་མེད་པར་འཚོ་མི་སྲིད།། དེ་ལ་སྨན་དཔྱད་

ཟས་སྤྱོད་བཞི་ཡིས་བསྟན།། དང་པོ་ལྟེ་བ་རྒྱ་ཞབས་རྩ་སྣ་སོགས།། གཞན་པ་ཀུན་ལ་ཁང་རྙིང་དུད་པ་དང་།། སླ་རྩི་ཁྲི་ཕག་བྲུན་གྱི་ཐིག་ལེ་བྱ།། གུལ་ནག་གསུམ་པ་ཤུ་དག་སླ་རྩིའི་བསྐོལ་ཐང་བཏང་།། ཨ་རུ་དགུ་པ་གསུམ་ཆ་སྨན་ཆེན་དེའི་བཞི་ཆ།། རྒྱ་ཚྭ་ར་དུག་མེ་ཏོག་དེ་དང་མཉམ།། སླ་གུལ་ཤུ་དག་སྟག་ཤ་སྤྲུ་ནག་རྩ།། ཞིབ་བཏགས་ཡོ་བརྒྱད་དྲི་ཆུས་རིལ་བུར་[བུར]བསྒྲིལ།། ཐུན་གྲངས་མགྱོགས་མྱུར་ནད་སྟོབས་དཔགས་ལ་བཏང་།། གོས་ཀྱིས་གྲིལ་ལ་ཙོག་བུར་བཞག་བྱ་ལ།། སྨན་དེ་སྨུག་ན་གདོང་ལ་ཆུ་གྲང་བཏེག། མ་ཐུབ་གནམ་ལྕགས་ཟིལ་པའི་བཤལ་གྱིས་སྦྱང་།། ལོག་གནོན་རྗེས་གཅོད་ཟས་སྤྱོད་ལ་སོགས་པ།། གཞན་ཚད་སྐྱི་ཏུ་བཤད་བཞིན་ཤེས་པར་བྱ།། ཁ་མེད་བཙོས་པའི་ལེའུ་སྟེ་ཞེ་གཉིས་པའོ།། །།

ལེའུ་ཞེ་གསུམ་པ། འབྲུམ་པོ་བཅོས་པ།

གཉན་ནད་འབྲུམ་པོ་ཉག་གཅིག་ཅེས་བྱ་བ།། ངོ་བོ་གཉན་ཚད་ཀྱི་དང་འདྲ་བ་ལ།། རྟགས་བཅོས་གཉིས་ལས་དང་པོ་དེ་རྟགས་ནི།། སྐེ་དང་ཨོག་མ་མཛིང་པའི་ལྷེབས་སོགས་ལ།། སྔོ་ང་འདྲ་པའི་སྐྲངས་འབྱུང་རྐྱེན་ཕྲད་ན།། ཟུག་གཟེར་ཚེ་[ཚེ]ལ་སྤྲོག་ལ་རྒོལ་པ་འབྱུང་།། མ་ཕྲད་ཟླ་བ་འཁོར་ནས་འབྲས་བུ་[སུ]འགྱུར།།

བཅོས་པའི་ཐབས་ལ་སྨན་དཔྱད་(ཟས་)སྤྱོད་བཞི།། དང་པོ་སྨན་ནི་བྱ་ཁྱུང་ལྔ་པའི་སྙིང་།། གུ་གུལ་བཙན་པའི་ཁྱུང་དྲུག་འདི་རང་གཅེས།། བྱུག་སྨན་ཆུ་རྩ་ཐར་ནུ་སྨན་ཆེན་རྣམས།། བ་འོར་སྐྱུ་མ་ཙམ་བསྐོལ་ལུམས་སུ་གཞུགས།། ནད་རླངས་ཕྱིར་ཐོན་འབར་འབུར་བྱུང་ན་འཚོ།། མ་ཐུབ་དྲག་པོ་བཙུ་གསུམ་བཤལ་གྱིས་སྦྱང་[སྦྱོང་]།། ཟས་སྤྱོད་གཉམ་[གཉན]ཚད་ཀྱི་དང་མཐུན་པ་གཅེས།། འབྲུམ་པོ་བཅོས་པའི་ལེའུ་སྟེ་ཞེ་གསུམ་པའོ།། །།

ལེའུ་ཞེ་བཞི་པ། འབར་འབུར་བཅོས་པ།

གཉན་རིམས་འབར་འབུར་ཞེས་སུ་གྲགས་པ་ནི།། ངོ་བོ་[བོ]གཉན་ཚད་ཀྱི་དང་འདྲ་བ་ལ།། རྟགས་བཅོས་གཉིས་ལས་དང་པོ་དེ་རྟགས་ནི།། སྟོད་སྨད་ངེས་མེད་སྐྲངས་པ་འབར་འབུར་འོང་།། ཟུག་གཟེར་རེས་འགའ་གྲང་ཤུམ་རྩ་རྒྱུ་ཚ།།

བཅོས་ཐབས་སྨན་དཔྱད་ཟས་སྤྱོད་རྣམ་བཞི་ལས།། ཕོང་སྨན་བྲ་ཁྱུང་ལྡེ་པ་ཚད་ལྡན་སྙིང་།། དངུལ་ཆུ་སྣུ་ཟི་གུ་གུལ་བཟང་པོ་དྲུག། ཆུ་སེར་སྨན་གསུམ་རྣམས་ནི་ལོ་བརྒྱད་ཀྱི།། ཆུ་ཡིས་ཞུལ་ཏེ་བཏང་ན་ཕན་པར་ངེས།། ཡང་ན་དངུལ་ཆུ་རིན་ཆེན་བཅོ་བརྒྱད་བཏང་།། ཕྱི་ལ་སྐོམ་པའི་སྐབས་བཤད་ཕྱུག་སྨན་བསྙེན།། མ་ཐུབ་དྲག་པོ་བཙུ་གསུམ་བཤལ་གྱིས་སྦྱང་།། ཟས་སྤྱོད་རྗེས་སྐྱོང་[གཅོད]གཉན་ཚད་ཀྱི་བཞིན་དང་།། མཇུག་ཏུ་འཁྲུགས་ན་དེ་ཡི་གཉེན་པོས་བཅོས།། འབར་འབུར་བཅོས་པའི་ལེའུ་སྟེ་(ཞེ་)བཞི་པའོ།། །།

ལེའུ་ཞེ་ལྔ་པ། རྣ་ཟ་ཕུས་འདེབས་བཅོས་པ།

གཉན་ནད་རྣ་ཟ་ཕུས་འདེབས་ཞེས་བྱ་བ།། ངོ་བོ་གཉན་རིམས་ཀྱི་དང་འདྲ་བ་ལས།། མེད་ཕྱིར་འདི་ཏུ་རྟགས་བཅོས་གཉིས་སུ་བསྡུས།། རྣ་སྨུགས་འཁྲུག་ལ་གཟེར་ཞིང་ཟ་འགྲམ་སྐྲངས།། ཟ་གྲིམས་ཚུ་དམར་དྲོད་ཆེ་རྩེ་འདར་འབྱུང་།། སྟོབས་ཆུང་ཞག་འགའ་འདས་རྗེས་རང་ཞིར་འགྲོ།། སྟོབས་ཆེན་རྣ་བ་འོན་ནམ་ཡང་ན་ནི།། པར་[བར]རྟ་ལ་སོགས་གཞན་དུ་འགྱུར་བ་འམ།། གློ་བུར་སྐྲངས་པ་ཡོང་ཤོར་ཤི་བའང་ཐོས།།

བཅོས་ཐབས་སྨན་དཔྱད་ཟས་སྤྱོད་རྣམ་བཞི་ལས།། སྨན་ནི་ཡོང་དུ་ཁྲུང་སྙིང་གུ་གུལ་དང་།། སྟག་ཤ་དངུལ་ཆུ་ལྷུ་ཟེ་བསྣན་ལ་བཏང་།། ཡང་ན་གསོ་བྱེད་ཉེ་མ་[མའི]དཀྱིལ་འཁོར་སྙིང་།། ཁྲུང་སྔོན་དགུ་པ་བསྣན་པ་མཆོག་ཏུ་ཕན།། བྱུག་པའི་སྨན་ནི་ཚུ་ཟ་བྲག་ཞུན་དང་།། ཀྱི་ཧོང་སྟག་ཤ་དྲི་ཚུ་སྦྱར་ཏེ་བྱུག། མ་ཐུབ་ཁྲུང་སྙིང་ཚུ་ཟ་དུར་བྱེད་དང་།། ཐར་ནུ་རེ་ལྕག་སྟག་ཤས་ཐུར་དུ་སྦྱང་།། ཟས་དང་སྤྱོད་ལམ་གཉན་ཚད་ཀྱི་དང་མཐུན།། རྣ་ཟ་ཕུས་འདེབས་བཅོས་པའི་ལེའུ་སྟེ་ཞེ་ལྔ་པའོ།། །།

ལེའུ་ཞེ་དྲུག་པ། ངམ་རྡུ་བཅོས་པ།

གཉན་རིམས་ངམ་འབྲུགས་པ་འམ་ངམ་རྡུ་ཞེས།། འདེ་[འདི]ལ་འགའ་ཞིག་རླུང་རིམས་ཞེས་ཟེར་ཀྱང་།། ངོ་བོ་རྒྱུ་རྐྱེན་གཉན་རིམས་སྤྱི་དང་འདྲ།། གཉན་མཁྲིས་རླུང་གི་རྟར་ཞོན་ལུས་ཀུན་ཁྱབ།།

དབྱེ་བ་རླུང་མཁྲིས་བད་ཀན་ཁྲག་ཚ་སེར།། འདུས་པ་དང་བཅས་རྣམ་པ་དྲུག་གིས་བསྟན།།

སྤྱི་རྟགས་ཆམ་པའི་མངོན་རྩོལ་འདྲ་བ་ལ།། གྲང་ཤུམ་ཚོགས་བརྒྱུད་གཡའ་ལ་སྐྱིད་[སྐྲིད]པ་སྤུར[སྐྲུར]།། སྒོ་སོར་ལྡེན་སྣ་མགྲིན་པ་མི་བདེ་ཞིང་།། ཚ་སུབས་གྲེ་བའི་ནད་འབྱུང་རྩ་ཁ་བྱིང་།། གཉིང་གྲིམས་ཡང་ན་སྟོད་སྙོད་དང་ལྡན་འོང་།། ཆུ་ནི་དམར་སེར་རྒྱ་བཤལ་ལྟ་བུ་འམ།། ཡང་ན་སྦོ་སྐྱ་ལུ་[ལྦུ]བ་ཅན་ཡང་འབྱུང་།། ལྕེ་མདོག་སྐྱ་ལ་མཐའ་དམར་གཞུང་འབྲུམ་མང་།། བྱེ་བྲག་རླུང་གྱུར་གཡལ་མང་དབྱི་རིད་ན།། དབང་པོ་མི་གསལ་ཁ་གདོང་གཡོ་ཞིང་སྐྱ།། མཁྲིས་པ་ཁ་སྐོམ་མགོ་ན་ལུས་རྟུལ་འཁྲུ།། བད་གྱུར་ལུས་ལྕི་ལྟན་ལྡིན་ཕོ་བ་སྦོ།། ཁྲག་གྱུར་སྟོད་རྒྱངས་གྲེ་འགགས་མིག་རྩ་དམར།། ཚ་སེར་ཚོགས་ཁ་སྐོམ་ལ་གྲངས་དོས་ན།། འདུས་པ་དེ་དག་ཀུན་གྱི་རྟགས་ལྡན་འགྱུར།།

བཅོས་ཐབས་དཔྱད་སྨན་ཟས་སྤྱོད་རྣམ་བཞི་སྟེ།། ཁྱད་པར་དཔྱད་བཅོས་ཛབ་ར་ནད་འདིའི་མཆོག། དང་པོ་ནད་འདི་ཁ་ལ་བབས་པའི་དུས།། མགྲིན་བའི་[པའི]གནས་སུ་ཛབ་རྣས་སྟུད་པ་གནད།། བར་དུ་ནད་རྒྱས་སྟོད་གསང་ཛབ་རྣས་བསད།། ཐ་མ་ལྷ་གཉན་གང་དུ་བྱེར་ན་ཡང་།། གང་གཟེར་ཛབ་རྣས་ལེགས་པར་རྟུབས་ཏེ་སྟུད།། ཆུ་བུར་མང་

ཐེབས་ཆུ་སེར་འཛག་ན་བཟང་།། སྨན་ནི་ནད་འདིར་སྨིན་བྱེད་ཐང་མི་དགོས།། ངོ་བོ་ཨ་གར་ནག་པོ་བི་ཌ་དང་།། ཅུ་གང་ཛཱ་ལི་གོ་སྙོད་སུག་སྨེལ་བཅས།། ཨ་གར་བདུན་འདི་ཆང་དང་ཟུས་བཙུད་དང་།། ཆུ་ཚན་ལ་སོགས་ཚ་གྲང་རྣམས་འཕྲུལ་བྱེད།། གཞན་ཡང་ཨ་གར་སོ་ལྔ་བཅོ་ལྔ་འཛྲོད།། བྱེ་བྲག་ཨ་གར་བདུན་པའི་ཁ་ཚར་དུ།། ཀླུང་ལ་ཛཱ་ཏི་མཁྲིས་ལྷན་ཏིག་ཏ་དང་།། བད་ཀན་ན་ལི་ཤམ་དང་ཁྲག་སྐྱུ་རུ།། ཆུ་སེར་ཤས་ཆེ་སེང་ལྡེང་བསྣན་པར་བྱ།། ཀླུང་རྣགས་ལྷན་ན་ཚིགས་གསང་བསྲེག་པ་དང་།། བསྐུ་མཉེ་བྱ་ཡང་མཁས་འགའི་ལུགས་སུ་སྣང་།། འདུས་པ་དེ་དག་ཀུན་གྱིས་གསོ་བར་བྱོས།། ཟས་ནི་ཕྱེ་ཐུག་མར་དཀར་བཏབ་པ་བསྟེན།། སྤྱོད་ལམ་དྲོ་གནས་ཡིད་འོང་གྲོགས་བསྟེན་བྱ།། ཞོ་དང་ཆུ་གྲང་ཇ་དང་ཐང་ཕྱེ་མ།། བསིལ་རྩུབ་གཏར་བཤལ་ག་བུར་སྨྱུ་ངན་སྤང་།། ངམ་རུ་བཅོས་པའི་ལེའུ་སྟེ་ཞེ་དྲུག་པའོ།། །།

ལེའུ་ཞེ་བདུན་པ། མཁྲིས་པ་རླུང་གྱུར་བཅོས་པ།

གཉན་ནད་མཁྲིས་པ་རླུང་གྱུར་ཞེས་བྱ་བ།། ཤ་རུལ་ཆང་རྙན་སོགས་ཀྱེན་[རྐྱེན]བྱས་ཏེ།། ན་ལུགས་ཕལ་ཆེར་ཤ་དུག་འདྲ་ན་ཡང་།། མྱུར་དུ་དོན་སྣོད་ལ་བབས་གནོད་པར་བྱེད།།

དེ་ལ་བཅོས་ཐབས་སྨན་དང་ཟས་གཉིས་ལས།། སྨན་ནི་སེ་འབྲུ་པི་ཝང་ཨ་རུ་ར།། གུར་གུམ་ཆོས་སྨན་རྣམས་ནི་ཐུན་རེ་རེ།། ཤ་ཆེན་ཤིང་ཀུན་རྡོ་ཏི་སླ་བའི་རྩི།། སྲིན་མ་ཙམ་དྲིལ་བུར་སྦྱར་ཆང་གིས་དབུལ།། ཟས་སུ་འབྲས་ཐུག་སྐྱོམ་དུ་ཆང་མཛམ་[འཛམ]དང་།། ལུག་ཤ་བསྐུས་པའི་ཁུ་བ་བཏང་བར་བྱ།། དེ་ཡིས་ནད་འདི་སོས་པར་ཐེ་ཚོམ་མེད།། མཁྲིས་པ་རླུང་གྱུར་བཅོས་པའི་ལེའུ་སྟེ་ཞེ་བདུན་པའོ།། །།

ལེའུ་ཞེ་བརྒྱད་པ། ཟ་རྐོང་བཅོས་པ།

གཉན་ནད་ཟ་རྐོང་གཉན་གྱི་སྐྱི་རྟགས་སྐྱེང་།། ཟ་འཕྲུག་འབྲུམ་པ་ཕྲ་མོ་ཁ་སྨྲུན་ཡོད།། དེ་ནས་དྲོད་འབྲུམ་ཆེན་པོ་ཐར་ཐོར་ཡོད།། དེ་རྣམས་རྨར་འགྲོ་ཟུག་གཟེར་ཆེ་ཞིང་ཚ།། སྨིན་ནས་ཕྱི་ནས་དྲུལ་བར་བྱེད་པས་ན།། རྨ་རུ་འགྲོ་གོང་བརྩོན་པས་བཅོས་ལ་འབད།། སྨིན་བྱེད་ཐང་དང་ཁོང་སྲུང་ཞག་གཉིས་བཏང་།། དེ་རྗེས་གྱི་ལིང་ཚུ་ཧྲ་སྔོན་པོ་ཡི།། རྩ་ཁྲུས་བཏང་ཞིང་ཚད་གཞུག་དངུལ་ཆུས་བཅད།། རྨར་སོང་ཕྱི་ཡི་སྨན་ལ་ཉ་མཁྲིས་དང་།། འཕྱི་བ་དོམ་དང་སྤྱང་ཀིའི་མཁྲིས་པ་རྣམས།། ཆུ་ལ་སྦྱར་བྱུགས་རྨ་ཡི་མཐའ་སྐོར་ལ།། ཤུ་དག་སླ་རྩི་གུ་གུལ་མིང་ཅན་དང་།། སྟག་ཤ་བ་རྣམས་བ་ཞོར་སྦྱར་ལ་བྱུག། དེ་སྟེང་ཕྱིང་དེབ་བྱ་ཞིང་གཉན་སྔགས་བྱེད།། རྨ་བཅོས་འདུ་བ་སྐྱི་དང་བསྟུན་ལ་བཅོས།། ཟ་རྐོང་བཅོས་པའི་ལེའུ་སྟེ་ཞེ་བརྒྱད་པའོ།། །།

ལེའུ་ཞེ་དགུ་པ། ཀྲུན་བུ་བཅོས་པ།

རྒྱ་བོད་སྨན་གཞུང་ཆེན་མོ་ཕལ་ཆེར་ལས།། དངོས་སུ་མ་བཤད་གཉན་ནད་ཀྲུན་པོ་ཞེས།། དེ་ནི་ཚད་གསར་ནད་དང་སྦོངས་པ་འམ།། ཡང་ན་ནད་དེ་རྐྱང་པར་འབྱུང་བའང་ཡོད།།

དེ་ཡི་རྟགས་ནི་རྩ་གྲིམས་ཚ་མདོག་དམར།། སྐོམ་དད་ཆེ་ལ་སྐབས་སུ་གློ་སོག་ལུ།། རྟགས་རྣམས་ཕལ་ཆེར་ཚད་གསར་ནད་དང་འདྲ།། ཁྱད་པར་ཤེས་པ་ཡང་ཞིང་འཚུབ་པ་དང་།། ནད་བབས་ཤིན་ཏུ་ཆེ་ན་འཆོལ་པའང་འབྱུང་།། གདོང་སྐྲ་སྨ་རྩ་ཚ་ཞིང་སྐྱུ་ཡང་འདར།། ཟིན་ནས་བ་སྤུའི་བུ་ག་ཡོད་ཚད་ལ།། དམར་ཐིག་ཡུང་འབྲུ་ཙམ་གྱིས་ཁྱབ་བར་འགྱུར།། རྩ་སྤུན་འཚུབ་ལ་བསིལ་བཅོས་ཕན་སྐྱིད་མེད།།

སྨན་ནི་བྱ་ཁྱུང་ལྡེའི་སྙིང་གི་ཤང་གུལ།། སྟག་ཤ་བོང་དཀར་བསྣན་པ་ཆུ་གྲངས་འཕུལ།། རླུང་རྟགས་འདྲེས་ན་ཁྱུང་ལྔ་རྒྱུང་བར་སྦྱུར[སྦྱར]།། ཀྲུན་བུ་བཅོས་པའི་ལེའུ་སྟེ་ཞེ་དགུ་པའོ།། ।།

ལེའུ་ལྔ་བཅུ་པ། མཐིང་ནག་བཅོས་པ།

གཉན་སྲིན་མཐིང་ནག་གར་བབས་ཉིན་མཚན་དུ།། སྐམ་གཟེར་བྱེད་ཀྱང་ཤ་མདོག་ཁམ་པ་འགྱུར།། རྗེས་སུ་ཤ་མདོག་རིམ་གྱིས་ནག་པོར་འགྲོ།། གྲང་ཤུམ་རེ་འགའ་འབྱུང་ཞིང་རེ་མི་འབྱུང་།། ཟླ་བ་ཕྱེད་འདས་གནས་དེར་ཙུང་ཟད་སྐྲངས།། དེ་ནས་ཆུ་སེར་ཁམ་ནག་དྲི་ཆེ་འཛག། ནད་འདིར་རྩ་ཆུ་མ་ངེས་ཅི་ཡང་སྟོན།། འདི་ཡི་གནས་ས་ངེས་པ་མ་མཆིས་ཀྱང་།། ཕལ་ཆེར་རྐང་ལ་བབས་པ་མང་པ་ཡིན།།

བཅོས་ཐབས་སྨན་ནི་བྲ་ཁྲུང་ལྔ་པ་འམ།། ཡང་ན་ཨ་རུ་འཛིན་པ་སྟག་ཤ་དང་།། ཚོས་བཙོད་གུ་གུལ་སླ་རྩི་དྲི་ཐོན་ཙམ།། སྦྱར་བའི་སྨན་མཆོག་དཔའ་པོ་བདུན་པ་གཉིས།། སྨན་ནད་ཐོན་ངེས་ལན་འགའ་བཏང་བའི་རྗེས།། ཁོང་སྲུང་ཕྱིར་དུ་རིལ་བུ་གཉིས་གསུམ་ཙམ།། ནད་དེ་མ་གསོས་བར་དུ་ཉིན་རེར་བསྟེན།། མ་ཕན་ཐར་ནུ་ཆུ་རྩ་རེ་ལྔག་པ།། སྤྱི་ནག་ཨ་བྱག་སླ་རྩི་ཤ་ཆེན་དང་།། དངུལ་ཆུ་ཟྭ་ཟེ་ཤུ་དག་ཨ་རུ་ར།། ཤིང་ཀུན་བཙན་དུག་རྒྱ་ཚྭ་དབང་པོ་ལག། ག་དུར་ཏིག་ཏ་སླེ་ཏྲེས་བཅས་པ་རྣམས།། ཚད་ལྡན་ལོ་བཀྲུད་དྲི་ཆུ་གྲང་སོས་ཕུལ།། ཆུ་བསྐོལ་ལྔག་གིས་བསྐུལ་ལ་དག་པར་སྦྱངས།། དེ་རྗེས་དངུལ་ཆུ་ཟྭ་ཟེ་ཨ་རུ་ར།། ཐོང་ང་རྣམས་ནི་ཚད་ལྡན་སྦྱར་བ་ཡི།། རིལ་བུ་སྲན་མ་ཙམ་དྲིལ་ནད་སྟོབས་དང་།། དཔགས་ལ་ཞག་བཅུ་བསྟེན་རྗེས་གོང་གི་སྨན།། བསྐྱར་དེ་བཏང་ལ་ཡང་ཡང་ལྔག་གིས་བསྐུལ།། དེ་རྗེས་གོང་བཤད་དངུལ་ཆུ་བཞི་སྦྱོར་བསྟེན།། ཐུག་སྨན

དགུན་དུས་ཐར་ནུའི་རྩ་བ་དང་།། དབྱར་དུས་ལོ་མ་ཞིབ་བཏགས་ནད་ཀྱི་སར།། ཁྲབ་པར་བྱུག་པས་རྒྱུག་གཟེར་སྐྱུར་དུ་ཆོགས།། ཤ་རུལ་འབུར་ཅིང་ཤའུ་གསོ་པར་བྱེད།། མཐིང་ནག་བཙོས་པའི་ལེའུ་སྟེ་ལྔ་བཅུ་པའོ།། །།

ལེའུ་ང་གཅིག་པ། ཡོལ་མོའི་ནད་བཅོས་པ།

ཡོལ་མོའི་ནད་ལ་འགྲམས་པ་ཆུ་འཛག་དང་།། རླུང་འབུད་གསུམ་ལས་སྤྱི་རྟགས་རིམས་ཀུན་དང་།། འདྲ་ཡང་འགྲམས་པ་ལུས་པོ་ཕལ་ཆེར་ལ།། འབྲུམ་པ་ཕྲ་མོ་བྱུས་ནས་སྐྲངས་པ་འབྱུང་།། ཆུ་འཛག་སྐྲངས་ཆེ་ཟུག་ཆུང་ཆུ་སེར་འཛག། རླུང་འབུད་ལུས་ཀྱི་ཡན་ལག་ཐམས་ཅད་སྐྲངས།།

སྤྱི་སྨན་བདུད་རྩི་སླ་བ་ཤིང་ཀུན་གསུམ།། ལོ་བརྒྱད་བྱིས་པའི་ཆུ་ཡིས་ཐུལ་ལ་བཏང་།། བྱེ་བྲག་ཡོལ་མོ་འགྲམས་པའི་ནད་ལ་ནི།། ཕྱི་རུ་ཡུང་སྐྱེར་ཆུ་རྩ་ཀྱི་ལྕེ་པ།། སུ་ཟི་ར་གཞོབ་དུད་པ་ཆིགས་[ཚིགས]མ་དང་།། སྤང་[སྤྲང]དང་བཅས་དྲི་ཆུར་སྦྱར་ལ་མནན།། ཆུ་འཛག་ནད་ལ་ཁོང་སྨན་གོང་དང་འདྲ།། ཕྱི་ནི་གཡེར་མ་ར་རུ་བསྲེགས་པའི་ཐལ།། རྟ་བོན་རྟ་རྨིག་བསྲེགས་ཐལ་སྦྱར་ལ་མནན།། དེ་སྟེང་བག་ཆུས་སྦྱར་ལ་ཤོག་ཐེམ་བྱ།། རླུང་འབུད་ལ་ཡང་ཁོང་སྨན་སྔར་དང་འདྲ།། བྲག་ཞུན་དུད་པ་ནས་ཟན་སླད་པའི་ཁུ།། ས་ཞག་བག་ཕྱེའི་ཁུ་བ་སྦྱར་ལ་མནན།། དེ་སྟེང་སྔར་བཞིན་ཤོག་བུའི་ཐེམ་བུ་བྱ།། ཟས་སྐོམ་སྤྱོད་ལམ་གཞན་འདྲ་གནོན་བཅོས་བྱ།། ཡོལ་མོའི་[མོ]བཅོས་པའི་ལེའུ་སྟེ་ལྔ་གཅིག་པའོ།། །།

ལེའུ་ང་གཉིས་པ། མགོ་སྐྲང་བཅོས་པ།

གཉན་ནད་མགོ་སྐྲངས་ཞེས་སུ་གྲགས་པ་ནི།། གཉན་རིམས་ཀྱི་ཏུ་འདྲ་ཡང་ཟ་འགྲམ་དང་།། མཁུར་ཚོས་སྨིན་མཚམས་མིག་ཟུར་སོགས་ངེས་མེད།། གདོང་གི་ཆ་ཤས་གང་རུང་ཟ་ཕྲུག་རྫེས།། གློ་བུར་སྐྲངས་འབྱུང་མགྲིན་པར་སླེབས་ཚེ་འཆི།། སྟོབས་ཆེན་འགག་ཞིག་ཉིན་གཅིག་ནང་དུ་འཆི།། དེ་མིན་ཕལ་ཆེར་གསུམ་བཞི་ལྔ་ནས་འཆི།། འདི་ཡང་ཕལ་ཆེར་ཡོལ་མོའི་རིགས་སུ་གཏོགས།།

ཁོང་ཡོད་པ་ལ་མ་ནུ་བཞི་ཐང་སོགས།། ལང་[ལན]འགའ་བཏང་ལ་རྟོལ་དབྱུང་ཤིན་ཏུ་ཕན།། དེ་རྗེས་བྲུ་ཁྲུང་ལྔ་པ་ཚད་ལྡན་ནམ།། ཡན་ན་ཁྲུང་ལྔ་གཞོག་སྦྱོར་བཅས་པ་བཏང་།། ཁོང་མེད་པ་ལ་ཁྲུང་རྐོད་དྲག་པོ་བླུད།། དེ་ཡིས་ནད་འདི་སོ་སོར་འགྱུར་པ་ཡིན།། ཕྱུག་སྨན་གཡེར་མ་བྱུལ་ཏོག་སྟག་ཤ་དང་།། ཆ་རྩ་དུད་པ་རྣ་གཞོབ་བཅས་པ་རྣམས།། ཟས་དང་སྤྱོད་ལམ་ཀྱི་དང་འདྲ་བར་བཤད།། མགོ་སྐྲང་བཅོས་པའི་ལེའུ་སྟེ་ལྔ་གཉིས་པའོ།། །།

ལེའུ་ང་གསུམ་པ། མགོ་ནད་བཅོས་པ།

ལུས་སྟོད་དབང་པོའི་ཐོག་མ་མགོ་ཡི་ནད།། དེ་ལ་རྒྱུ་རྐྱེན་དབྱེ་བ་རྟགས་བཅོས་ལྔ།། རྒྱུ་རྐྱེན་དུད་པ་ཉིན་མཚན་གཉིད་ཆག་དང་།། ཆང་དང་མང་སྨྲས་ངུ་བ་དྲགས་པ་དང་།། རླུང་འཚུབ་མ་གོམས་དྲིས་ཕོག་རྒྱུ་ལས་འབྱུང་།།

དབྱེ་བ་རླུང་མཁྲིས་ཁྲག་དང་བད་ཀན་དང་།། ལྷན་པའི་ནད་གསུམ་མགོ་སྲིན་གཙོ་བོ་[བོ]བརྒྱད།། ཕལ་པ་མ་རླུང་རྨེན་འབྲས་གློག་པ་ཅན།། སྐྲ་ཕྱི་སྐྱི་ཐེར་སྐྲ་དཀར་རྣམ་པ་དྲུག། གསུངས་ཀྱང་སྐབས་འདིར་ལྷན་གསུམ་ཁྲག་ཕལ་ལྔ།། བད་རླུང་མགོ་ནད་ལྗི་འཁྱིམས་ཟས་མི་ཞིམ།། རྣ་བ་ཝུར་ཞིང་འོན་ལ་དྲན་མི་གསལ།། མགོ་བོ་འཁོར་ཞིང་འཐོམས་ལ་འཁྱིལ་བར་འགྱུར།། བད་མཁྲིས་མགོ་ནད་མེ་ཉེས་དྲོས་ཚེ་ན།། མགོ་ལྗི་ཆང་དང་དྲག་ཤུལ་ཉི་ཚན་གནོད།། རླུང་མཁྲིས་གཉིས་ལྡན་དཔྲལ་མིག་སྲུར་འགྲམ་ན།། གྲང་རྡོ་རེས་མེད་ཁྱེད་གོང་བགྲིས་དུས་ལྡང་།། ཙ་རྣམས་འཕར་ཞིང་བསིལ་ཕེབས་དགོངས་དུས་བདེ།། ཁྲག་གྱུར་ཙེ་ཚུང་རྒྱངས་ལ་སྲུར་འགྲམ་འཕྲུག། མགོ་ལྗི་ཆང་དང་དྲག་ཤུལ་ཉི་མེ་གནོད།། ཕལ་ནད་སྐྱི་ཐེར་སྐྲ་དཀར་མཐོང་བས་གསལ།། གློག་པ་ཁྲབ་པ་ཆུ་སེར་སྐྲ་ཙ་སྤུལ།། ནད་གཞན་རང་རང་སྐབས་དང་གོང་ཁོངས་འདུས།།

བཅོས་ཐབས་སྤྱི་སྨན་ནོར་བུ་བདུན་གྱི་སྙིང་།། མི་ཐོད་རྙིང་པ་འབྲུག་ཙུས་ཏིག་ཏ་དང་།། ཀྱི་ལྕེ་ཧོང་ལེན་བསྣན་པ་ཉེས་གསུམ་འདུས།། མགོ་ནད་ཀུན་ལ་མཆོག་ཏུ་བསྔགས་པ་ཡིན།། བྱེ་བྲག་བད་རླུང་ཨར་བརྒྱད་སྤྲུག་འཛིན་དགུ།། ཡང་ན་ཙུ་རྟ་ལི་ཤི་ག་གོ་ལ།། ཛྙ་ཧི་གོ་སྙིང་སྦྱར་བ་ཙུས

ཁྲུས་དབྱུལ།། བད་མཁྲིས་རིལ་དཀར་སྐྱབ་ཐོབ་སེ་བའི་མེ་ཏོག་བསྣན།། མ་ནུ་བཞི་ཐང་ལྕུག་སྤྲད་མཚོགས་གསང་གདར།། རླུང་མཁྲིས་མ་ནུ་བཞི་ཐང་མཁྲིས་སྨན་བཏང་།། ཕྱི་ནས་སྣུམ་བྱུག་དྲོད་དུགས་བྱས་པས་སེལ།། ཁྲག་གིས་མགོ་ནད་འབྲས་གསུམ་ཐང་བཏང་ལ།། དཔྲལ་རྩ་གཏར་ཞིང་ཆུ་ལྕུག་བརྗེགས་པས་ཞི།། དེས་ཀྱང་མ་ཞི་མགོ་ཐང་གསུམ་པའི་སྟེང་།། གུར་གུམ་གཡའ་གྱི་ཨ་བྱུག་འཇོམ་པ་དཀར།། བོང་དཀར་དོམ་མཁྲིས་གདངས་ཐིགས་གསེར་མེ་ཏོག། ཐང་ཕྲོམ་དཀར་པོ་རྗེ་དྲེག་སྦྱར་བ་འདི།། མན་ངག་གུར་གུམ་བཙུ་གསུམ་ཞེས་གྲགས་པ།། ཁྲག་མཁྲིས་མགོ་ནད་ཡ་མ་དཀར་ནག་དང་།། ཀླད་པའི་ཚད་རིགས་མཐའ་དག་འཇོམས་ཞེས་བཤད།། སྟེང་དུ་གི་ཝཾ་བ་ཤ་ཀ་བསྣན་བཏང་།། སྤྱི་ཐེར་ཕག་པའི་མཆེ་ཐལ་ཁམ་བུ་ཡི།། ཚོ་གུའི་མར་སྦྱར་བྱུགས་ན་སྐྱེ་བར་ངེས།། སྐྲ་དཀར་ལུག་རུའི་ཐལ་པ་ཡུང་དཀར་བྱུག། སློག་པ་ཛ་སྤངས་ཁུ་བ་ཚྭ་བཏབ་བྱུག། མགོ་ནད་བཅོས་པའི་ལེའུ་སྟེ་ལྔ་གསུམ་པའོ།། །།

ལེའུ་ང་བཞི་པ། མགོ་སྲིན་བཅོས་པ།

ཡ་མ་མགོ་སྲིན་རྒྱུ་རྐྱེན་དབྱེ་བ་དང་།། རྟགས་བཅོས་བཞི་ལས་དེ་ཡི་རྒྱུ་རྐྱེན་ནི།། ངོ་བོ་མགོ་ནད་སྤྱི་དང་མཐུན་ན་འང་།། གདོན་དང་བྱུར་ཆགས་བསྐྱེད་ཕྱིར་གཏན་ཡོད་ལ།། དབྱེ་བ་ཁྲག་མཁྲིས་ཅན་དང་བད་རླུང་ཅན།། ར་དང་གླད་རྒྱའི་སྙིང་དུ་སྲིན་བུའི་གཟུགས།། ཆགས་ཙམ་དཀར་པོ་སེམས་ཞུགས་ཁྲ་བོ་ཞེས།། ལུས་ནི་སྔོ་སྐྱ་མགོ་དམར་རབ་རྫོགས་པའི།། གླད་རྒྱའི་སྙིང་ན་འཛིབ་པ་ནག་པོ་དེ།། དེ་དག་གྱི་རྟགས་སེམས་འཁྲུགས་ལུས་སྟོབས་ཆུང་།། སྣབས་དམར་རྒྱ་སྦུབས་སྣྲངས་ལ་ངེས་མེད་དུ།། ལྷང་དུབ་བྱེད་ཅིང་ཟས་སྤྱོད་ཕན་གནོད་ཆུང་།། གང་ལའང་རྩ་འཕར་སྦྲ་སྐད་དྲག་ཤུལ་ལྷང་།། ཀོར་ལེར་གཟེར་ཁྱུག་སྐད་ངན་འཆོར་བར་བྱེད།། དེ་ཡང་དཀར་པོ་སྒྲོག་ལྟར་འཁྱུག་པ་ཡིན།། ཁྲ་བོ་གཟེར་ནི་ལྷང་དུབ་ཆེ་བ་སྟེ།། མདའ་ལྟར་གཟེར་བ་ནག་པོར་བརྗོད་པ་ཡིན།། འཁར་གོང་སྙིང་དུ་ནད་པའི་མཆིལ་མ་བསྐུར།། ནག་པོར་སོང་ན་ནག་པ་[ལ]མ་སོང་དཀར།། ཚ་གྲང་རྩ་ཆུའི་ལམ་ནས་སྤྱི་ལྟར་ཤེས།། གཞན་ཡང་ཆུ་ལྟག་ལ་སོགས་གྲང་མོ་ཕང་།། ཉིན་དགུང་དུས་ན་ཁྲག་མཁྲིས་ཚ་བར་འདོད།། གྲང་མོས་རྩེད་ཅིང་རྡོད་དུགས་བདེ་སླམ་བྱེད།། དགོངས་དང་ཐོ་རངས་ལྷང་ན་རླུང་དུ་འདོད།།

བཅོས་ཐབས་སྤྱི་ལ་སྨན་དཔྱད་ཟས་སྤྱོད་ལྔ།། སྨན་ནི་དངུལ་ཆུ་ཨུ་ཟི་བཙན་དུག་གསུམ།། གཙོ་བོ་ཡིན་པས་ཞོ་ནི་གསུམ་རེ་བཏང་།། སླ་རྩི་བྱི་ཏང་ག་དང་ཐང་ཕྲོམ་དཀར།། གུ་གུལ་མ་ནུ་ཙོ་རྣམས་ཞོ་རེ་རེ།། ཕུར་མོའི་ཐང་དབུལ་གནམ་ལྕགས་ཐོག་མདའ་འདི།། སྨུ་[སྨ]ནུ་ཤ་ཚིལ་སྦྱར་

ཏེ་བདུག་ན་འབྱུང་།། ཡ་མ་དཀར་ནག་ཁྲ་གསུམ་སེལ་པའི་མཆོག། ཡང་ན་བི་ཤ་༣ཀླུ་རྩི་༥ཐང་དཀར་༧བཙོད་མདུད༤།། ཡ་མ་ཁྲག་མཁྲིས་གཉན་དང་བསྡོངས་པ་སེལ།། སྤྱི་འཇོམས་གཉེན་པོ་འདི་མཚུངས་གཞན་ན་མེད།། ཡ་རི་བཞི་སྦྱོར་འདི་སྟེང་མུ་ཟི་དང་།། གུ་གུལ་ཤིང་ཀུན་ཤུ་དག་ལང་ཐང་ཙེ།། ཐང་ཕྲོམ་འབྲས་བུ་དམར་ལེབ་ཅི་ཏང་ག། ཤ་རུ་ར་རུ་རྣམས་ནི་ཕག་ཆིལ་དང་།། སྦྱར་ལ་དཀར་གོང་མེར་བསྲེགས་སྟེང་དུ་བླུག། མགོ་བོ་གཏུམས་དེ་དུ་བ་ཁ་སྣར་རྔུབས།། ཉད་སྲིན་གསོན་པོར་[པོར]ཕྱི་ལ་མཐོན་པར་འགྱུར།། ཡང་ན་ཐང་ཕྲོམ་ཁནྡ་༥ར་ཁྲག་༣རྒྱ་ཚོས་༣སྤྲུར།། ཕན་པ་ཀུན་ལྡན་②ཞེས་གྲགས་ཡ་མའི་རིགས།། གཉན་དང་རྩ་དཀར་ཀླུང་སྡོམས་ལ་སོགས་པ།། ནད་ངོས་མ་ཟིན་ཀུན་ལ་འགྲོ་བའི་སྟེང་།། བཙོད་༣དང་འབྲུག་རུས་༣ཧྲིག་ཏ་༣མི་ཐོད་༣དང་།། ཅི་ཏང་ག་༥བསྣན་ཡ་མའི་ནད་ལ་བསྟུགས།། ཅི་བྲག་ཁྲག་མཁྲིས་ཚ་ཤས་ཆེ་བ་ལ།། སྤང་རྩི་བཅུ་གཉིས་སྟེང་དུ་ཐང་ཕྲོམ་དཀར།། ཅི་ཏང་ག་བསྣན་བསྐོལ་གྲངས་དགུལ་ལ་བཏང་།། མུར་གོང་ལ་སོགས་གང་རྒྱས་རྩ་ལ་གཏར།། ཀླུང་ལྡན་ཁྲུང་ལྡིའི་སྟེང་དུ་ཐང་ཕྲོམ་དཀར།། ཅི་ཏང་ག་དང་བ་ཆིལ་བསྣན་ལ་བཏང་།། དམིགས་ཡོད་གང་གི་སྟེང་དུ་མེ་བཙའ་གདབ།། ཅི་ཏང་ག་དང་གུ་གུལ་ཤུ་དག་ནག། གར་ནག་ཐང་ཕྲོམ་འབྲས་བུ་ཤ་བའི་ཆིལ།། དུ་བས་བདུགས་པས་ཡ་འཇོམས་རྡོ་རྗེ་ཞེས།། དཔྱད་བཅོས་གང་ནའི་འཕར་རྩ་གཏར་བ་དང་།། སྤྲ་མས་[བས]མནན་པ་ཚ་གྲང་བསྟུན་ལ་དཔག། མ་ཐུབ་ཐར་ཏུ་དུར་བྱིད་གཉིས་ཆ་བརྒྱད་བྱུང་པ་དང་།། རྒྱ་ཚ་ཆ་དུག་ཤིང་ཚ་དྲོད་སྣན་དང་།། མཆུ་སྐྱུང་ཙ་ཧ་སྟོ་ཡི་ཚ་བ་གསུམ།། ཆ་ནི་ལྡུ་དག་དབྱི་སྲིན་

ཤིང་ཀུན་སོགས་ཆུ་སེར་སྐྱོས་དཀར།། ཁ་བསྐུར་[བསྐྱུར]ཐུན་ཚད་རེ་ཙམ་ཞིབ་པར་བཏགས།། ཆང་སྦྱར་མེར་བཙོས་གར་སླ་ཞོ་ཙམ་བྱུས།། དེ་ནས་སྐྲ་བཞར་མ་ཐག་བྱུལ་ཏོག་ཆུས།། བཀྲུས་ནས་དེ་རྗེས་སྨུག་ཆུས་ལེགས་པར་བཀྲུས།། དེ་རྗེས་གཡེར་མའི་ཁུ་བ་དྲོན་མོས་བཀྲུས།། དེ་རྗེས་དངོས་གཞིའི་སྨན་ཚན་སོ་བ་ཀོ་ཙམ་བྱུགས་ལ།། འདི་དུས་སྨན་ཁུ་མི་འཛག་ཐབས་བྱ་ནས།། ཟུག་མེད་ཐང་ཁུག་གཡོགས་ལ་སློན་སྙེང་བཅིངས།། སྲིན་མེད་ཉི་མ་ལྔ་བར་གནས་པ་བྱ།། སྐམས་ན་སྣང་ཞུམས་ཕྱི་ནས་བྱུག་པ་ཤིས།། ཟུག་གཟེར་ཆེ་ཞིང་རྩ་སྦྱོང་ཆུ་བུར་རྟོལ[རྫོལ]།། ཞག་མ་གཅིག་གཉིས་བར་ཏུ་མནན་བར་བྱ།། དེ་ནས་ཐང་ཁུག་བསལ་ལ་སྨུག་ཆུས་བཀྲུ།། ཆུ་བུར་རྫོལ་ལ་མར་ཁུ་ཙག་བཙད་བྱུག། ནད་ཟུག་འཕྲུལ་གཙོག་རིན་ཆེན་གཙུག་བཤལ་ཏེ།། མགོ་སྐྲོན་རྩ་ནད་རྩ་དཀར་ཡ་མའི་ནད།། ཟ་ཁོང་ལྷོགས་ནད་ལ་སོགས་མགོ་བོའི་ནད།། ཆེ་ཕྲ་གྱུར་པ་མཐའ་དག་འདི་ཡིས་སེལ།། ཟས་ནི་མངར་སྐྱུར་དམར་སོགས་ཀུན་འཛེམ་ཡང་།། སྤོབས་ཆུང་ཡུན་ལོན་ཤ་གསར་བསྟེན་ཀྱང་རུང་།། སྤྱོད་ལམ་བསིལ་དྲོད་མཉམ་པར་དལ་བར་བསྡད།། མགོ་སྲིན་བཅོས་པའི་ལེའུ་སྟེ་ལྔ་བཞི་པའོ།། །།

ལེའུ་ང་ལྔ་པ། མིག་ནད་བཅོས་པ།

མིག་ནད་རྒྱུ་རྐྱེན་དབྱེ་བ་རྟགས་བཅོས་ལྔ།། རྒྱུ་རྐྱེན་ནད་ཀུན་འཁྲུག་པར་བྱེད་པ་དང་།། ཁྱད་པར་ཤ་ཏུལ་བཙོང་སྔོག་ཆང་སྐྱུར་སོགས།། མིག་ལ་གནོད་ཅིང་ཁྲག་མཁྲིས་སྐྱེད་པའི་ཟས།། བསྟེན་པ་རྩ་ནང་འགྲིམས་པས་ཚ་བ་སྐྱེད།། བད་རླུང་སྐྱེད་པའི་ཟས་སྤྱོད་གྲང་བ་སྐྱེད།།

དབྱེ་བ་མིག་ཆུའི་ནད་རིགས་རྣམ་པ་བདུན།། སྐམ་ཚག་གཤེར་ཚག་གཉིས་དང་གདུང་འགྱུར་བཞི།། ལིང་ཏོག་རིགས་བཞི་རབ་རིབ་རྣམ་པ་བཞི།། སྒྲོད་ཡོང་གཅིག་དང་ཕྱི་འགྲིབ་རྣམ་པ་ལྔ།། ནང་འགྲིབ་གཉིས་དང་བར་འགྲིབ་རྣམ་པ་བཞི།། སྤོམ་པར་སུམ་ཅུ་རྩ་གསུམ་རྒྱུད་ལས་གསུངས།། འོན་ཀྱང་རྒྱས་ན་མིག་མཆུའི་ནད་ལ་ཡང་།། དབྱེ་བར་དཀའ་བ་ལ་སོགས་ཉི་ཤུ་བཞི།། མིག་གྲུ་དང་ནི་མིག་འབྲས་དཀར་ནག་གི།། ནད་ལ་ནང་སེས་[གསེས]དབྱེ་བ་བཅུ་བདུན་དང་།། རབ་རིབ་ཉེར་བདུན་མིག་ཚག་རིགས་བཅུ་དྲུག། སྡོམས་པས་མིག་ནད་བརྒྱད་བཅུ་རྩ་བཞིར་བཤད།།

རྟགས་ལ་སྤྱི་བཤད་མི་དགོས་བྱེ་བྲག་ཏུ།། མིག་མཆུ་རླུང་ཞུགས་འབྱེད་དཀའ་ཞེས་བྱ་བས།། རྟགས་སུ་གཉིད་ལོག་སད་ཚེ་མིག་གཉིས་ནི།། འབྱེད་མི་འདོད་ཅིང་ཕྱེ་ན་གང་སླམ་བྱེད།། ཟུག་མེད་སྐམ་རྩུབ་མི་བདེ་སླམ་བྱེད་ཅིང་།། མཆིལ་མ་ཟག་གམ་ཕྱིས་ན་ཕན་སླམ་བྱེད།། མིག་ནད་འབྱེད་པ་ཞེས་བྱའི་རྟགས་སུ་ནི།། རླུང་གིས་མིག་མཆུ་བསྐྱེད་དེ་ཡང་ཡང་དུ།། འབྱེད་འཛུམ་བྱེད་ཅིང་ན་ཟུག་མེད་པའོ།། མིག་ནད་ཉམས་པ་ཞེས་བྱའི་རྟགས་སུ་ནི།། རླུང་གིས་མིག་གི་མགུལ་རྩ་ཉམས་བྱས་བས[པས]།། འབྱེད་འཛུམ་མི་ཤེས་མིག་མཆུ་འོག་མ་ནི།། ཧག་[རྟག]ཏུ་ཕྱི

ལ་སྨྲོག་ཅིང་ཐུར་དུ་འཕྱུང་།། འདི་གསུམ་རླུང་ལས་གྱུར་བའི་མིག་ནད་ཡིན།། མཁྲིས་གྱུར་ཀུནྡྷའི་ས་བོན་ལྟ་བུ་ཡི།། རྟགས་སུ་མིག་མཆུའི་ཕྱི་ནང་གང་ཅུང་དུ།། འབྲུམ་བུ་ཕྲ་མོ་ཁ་དོག་དཀར་པོ་ཅན།། མང་ཉུང་ངེས་མེད་ཁྱབ་བར་འབྱུང་བའང་ཡོད།། མཁྲིས་པས་སྐྲོང་བ་ཞེས་བྱའི་མིག་ནད་ཀྱི།། རྟགས་ནི་མིག་མཆུ་ཚ་ཞིང་ཤིན་ཏུ་ན།། ཁ་དོག་དམར་ལ་རེག་ན་མི་བཟོད་ན།། རྫི་མ་འཁྱི་བ་ཞེས་བྱའི་རྟགས་སུ་ནི།། མིག་མཆུ་གཡའ་ཞིང་རྫི་མ་འཁྱི་པར་བྱེད།། འདི་གསུམ་མཁྲིས་པ་ལས་གྱུར་ནད་རིགས་ཡིན།། བད་ཀན་ལས་གྱུར་ཤ་སྐྱེས་ཞེས་བྱ་བའི།། རྟགས་ནི་མིག་མཆུའི་ནང་དུ་འབྲུམ་བུའི་རིགས།། ཕྲ་མོ་མདོག་དཀར་ཡུངས་དཀར་ཙམ་པ་ནི།། འཐུག་པོ་འབྱུང་ལ་སྐྲངས་ཤིང་རྟུལ་གྱིས་ཁྱབ།། མིག་ན་གཡའ་ལ་མཆིལ་མ་སྒྲིན་བག་འཛག། བད་ཀན་གྱིས་ནི་སྐྲོང་བ་ཞེས་བྱ་བའི།། མིག་མཆུའི་ནད་ནི་འཁྲེད་འཇུམ་མི་ཤེས་ཤིང་།། དེ་ཡང་རྟུལ་གྱིས་ཁྱབ་བར་འདུག་པའོ།། ལག་སྣ་ན་ཞེས་བྱ་བའི་མིག་ནད་ནི།། མིག་མཆུར་ཐོར་བ་རྒྱ་ཤུག་འབྲུ་ཙམ་མམ།། ཡང་ན་དེ་ལས་ཅུང་ཙམ་ཆུང་བར་འབྱུང་།། དེ་ཡང་མདོག་དཀར་ན་ལ་གཡའ་ཞིང་སྲ།། དེ་གསུམ་བད་ཀན་ལས་གྱུར་མིག་ནད་དོ།། ཁྲག་གྱུར་མིག་ཆུས་ཁྱབ་བྱེད་ཞེས་[ཅེས]བའི།། རྟགས་ནི་འབྲུམ་བུ་ཁྲག་འདྲ་མང་པོ་ཡིས།། མིག་མཆུ་ཁྱབ་ཅིང་དེ་ཡང་ཤིན་ཏུ་འཐུག། ཁྲག་གིས་སྐྲོང་བ་ཞེས་བྱའི་མིག་ནད་ནི།། མིག་མཆུ་ཁྲག་མདོག་དམར་པོ་ཤར་ཤར་དུ།། སྣང་ཞིང་དེ་ཡང་རེག་[རེག]པར་མི་བཟོད་ན།། ཁྲག་གིས་མིག་མཆུའི་ནད་ཞེས་[ཅེས]བྱ་བ་ནི།། མིག་མཆུའི་ནད་འབྲུམ་བུ་ཤ་ཆེ་བ།། ཁྲག་མདོག་སྲ་སྨུམ་ན་ལ་ཚ་ཞིང་འཛག། བཅད་ན་སླར་ཡང་སྐྱེ་ཤིང་འཕེལ་བར་འབྱུང་།། མིག་མཆུའི་དཀྱིལ་ལམ་ཕན་ཚུན་ཅི་རིགས་སུ།། འབྲུམ་པ་ཟངས་མདོག་མོན་སྲན་རྡེའུ་ཙམ།། འབྱུང་ཞིང་ཟུག་གཟེར་ཚ་ལ་གཡའ་ཞིང་བརྟན།། དེ་ནི་སྡོང་ཟིལ་ལྟ་

བུའི་མིག་ནད་ཟེར།། འདི་རྣམས་ཁྲག་ལས་གྱུར་བའི་ནད་རིགས་ཡིན།། འདུས་པ་ལས་གྱུར་པདྨའི་རྩ་འདྲ་བའི།། ནད་ཀྱི་རྟགས་སུ་མིག་མཆུའི་ཕྱི་སྐྲངས་ཤིང་།། ནང་དུ་འབྲུམ་བུ་ཕྲ་མོས་ཁྲབ་པར་འདུག། མིག་ཆུས་ཁེངས་ཤིང་དེ་ཡང་རྒྱུན་དུ་ཛག[འཛག]། ཁྲག་གིས་སློང་བ་ཞེས་བྱའི་འདུས་པ་ཡི།། མིག་ནད་རྟགས་སུ་རྒྱུ་མེད་མིག་གཉིས་ནས།། རྣག་ཆུ་འཛག་ཅིང་རེ་འགའ་རྒྱུ་མེད་འཆད།། མིག་མཆུའི་མདོག་ནི་སྔོ་བསངས་དུ་སྣང་ཞིང་།། ཟུག་གཟེར་འབྱུང་ཞིང་རྣག་དང་བཅས་ལ་སྐྲངས།། དེ་ནི་སྔོ་བསངས་ལྟ་བུའི་མིག་ནད་ཟེར།། མིག་མཆུའི་མདོག་དམར་གཡའ་ཞིང་སྐྲངས་ལ་འབྱུར།། དེ་ནི་མིག་ནད་འབྱུར་བ་ཅེས་[ཞེས]བྱའོ།། མིག་མཆུ་འབྲུམ་ཕྲན་བྱེ་མ་འདྲ་བ་ཡིས།། ཁེངས་ཤིང་སྲ་རྩུབ་བྱེ་མ་ལྟ་བུ་ཟེར།། མིག་མཆུ་ནག་ཅིང་འདམ་གྱི་མདོག་འདྲ་བ།། དེ་ནི་འདམ་ལྟ་བུའི་མིག་མཆུའི་ནད།། ཤ་ཆེ་བ་ཞེས་བྱ་བའི་མིག་ནད་ཀྱི།། རྟགས་སུ་མིག་མཆུ་ཤ་ཆེར་སྐྱེས་ཤིང་འཐུག། མཐོ་དམན་མེད་ཅིང་རང་གི་མདོག་དུ་འདུག། གྲ་དན་མིག་སྐྲངས་མདོག་དམར་བལྟར་མི་བཟོད།། མིག་མཆུ་ན་ཟུག་དང་བཅས་འབྱུར་བ་དང་།། མིག་དང་རྣ་བ་སྣ་རྣམས་ལག་པ་[པས]མཉེ།། བྱིས་པ་རྣམས་ལ་སོ་སྐྱེའི་དུས་སུ་འབྱུང་།། དེ་ནི་ཀུ་ཀུ་ནག་འམ་གྲ་དན་ཟེར།། མིག་མཆུ་ཧྲུམ་ཞིང་ནང་ལྟ་འདེག་མི་ནུས།། རྫི་མ་ཚེར་མ་ལྟ་བུ་རྟེ་བ་ལ།། མིག་མཆུར་ཟུག་ནས་སྐྲངས་ལ་བཏོགས་ན་བདེ།། སྤུ་སྐྱེ་སླར་ཡང་ན་ལ་སྐྲངས་པ་ནི།། མིག་ནད་རྫི་མ་འབྲུགས་པ་ཞེས་བྱའོ།། སྣ་གོང་ཕྱོགས་ཀྱི་མིག་མཆུའི་ཕྱི་རོལ་དུ།། ཐོར་པ་སྲ་བ་འབྱུང་ཞིང་སྨིན་པའི་ཚེ།། ཁྲག་རྣག་འཛག་ཅིང་ཡང་ཡང་ཁྲག་གིས་གང་།། དེ་ནི་མིག་ནད་མེ་དཔལ་[དབལ]ཆུང་ངུ་ཟེར།། མིག་མཆུའི་དབུས་སུ་ཤ་ཛེར་[འཛེར]ལྟ་བུ་ཡི།། འབྲུམ་པ་མཁྲང་སྲ་ནད་མེད་རིང་བར་འཕྱུང་།། དེ་མིང་ཧོར་བུ་ལྟ་བུའི་མིག་ནད་ཟེར།། དེ་ལྟར་མིག་

མཆུའི་ནད་ལ་ཉེས་གསུམ་པོ།། སོ་སོ་ལས་གྱུར་གསུམ་རེ་གསུམ་རེ་དང་།། ཁྲག་གྱུར་བཞི་དང་འདུས་བ་ལས་གྱུར་པ།། བཅུ་གཅིག་དང་བཅས་ནད་རིགས་ཉི་ཤུ་བཞི།། མིག་གུའི་གྲྭ་མཚམས་ནད་བ་ཆུ་འཛག་སོགས།། ནད་རིགས་དགུ་ལས་རླུང་གྱུར་ཆུ་འཛག་གི།། རྟགས་སུ་མཆིལ་མ་སྐྱིན་བག་མདོག་དཀར་བ།། མང་དུ་འཛག་ཅིང་འཛག་བར་དཀའ་པོ།། གཞན་ཡང་བད་ཀན་ལས་གྱུར་མིག་ནད་ནི།། མིག་གི་གྲྭ་མཚམས་མཐོན་པོ་ཙོག་ཙོག་པོར།། སྐྲངས་ལ་མིག་ཆུ་ལན་ཚྭ་ཅན་གྱིས་ནི།། ཆུ་བུར་འདྲ་བ་འབྱུང་ཞིང་དེ་ཡང་ནི།། རྩ་བ་ཆེ་ལ་མདོག་དཀར་སྨུམ་ཞིང་འགྱུལ།། འཇམ་ལ་སྐྱིན་བག་མཆིལ་མ་འབྱུང་བ་ནི།། ཡུན་རིང་མི་ཚོར་མིག་གཡའ་ཟུག་གཟེར་མེད།། དེ་ནི་མིག་ནད་ཨུ་བ་ན་ཏ་ཟེར།། དམར་པོ་འཛག་པ་ཞེས་བྱའི་མིག་ནད་ནི།། མིག་འབྲས་དཀར་པོ་དང་ནི་གྲྭ་མཚམས་ཀྱི།། བར་དུ་འབྲུམ་པ་མོན་སྲན་རྡེའུ་ཙམ།། ཟངས་མདོག་ལྟར་དམར་ཚ་ཟུག་ལྡན་པ་འབྱུང་།། རྫོལ་ན་ཁྲག་འཛག་འདི་གཉིས་ཁྲག་ནད་རིགས།། མིག་གི་སྣ་ཕྱོགས་ཤ་དང་པགས་པ་དག། སྨིན་པའི་དབང་གིས་མཆིལ་མ་རྣམས་བཅས་འཛག། དེ་ནི་ཁྲག་འཛག་པ་ཡི་མིག་ནད་ཟེར།། མིག་གི་སྣ་ཕྱོགས་གྲྭ་སྐྲངས་ན་བ་དང་།། རྨ་ཕྲན་འབྱུང་ཞིང་ཆུ་སེར་རྣག་བཅས་འཛག། དེ་ནི་དཀར་པོ་འཛག་པ་ཞེས་བྱའི་ནད།། སྣ་ཕྱོགས་མིག་འགྲམ་ནད་སྐྲངས་ཟུག་གཟེར་ཆེ།། ཚ་ཞིང་ཁྲག་འཛག་མེ་དཔལ་[དཔལ]ཕྲ་མོ་ཡིན།། མིག་གི་ཟུར་གཉིས་གང་རུང་ངེས་མེད་དུ།། མཛེར་བ་སྐྱེ་ཤིང་མིག་གཡའ་རྫི་མ་འཁྱི།། རྣག་འཛག་སྲིན་བཅས་མིག་མཛེར་སྲིན་བུ་ཅན།། དེ་ལྟར་མིག་གི་གྲྭ་མཚམས་ནད་ལ་ནི།། རླུང་གྱུར་གཅིག་དང་བད་ཀན་ལས་གྱུར་གཉིས།། ཁྲག་གྱུར་གཉིས་དང་འདུས་པ་ལས་གྱུར་གསུམ།། སྲིན་ནད་གཅིག་བཅས་ནད་གསིལ་ནད་རིགས་དགུ།། མིག་འབྲས་

དཀར་པོའི་སྙིང་དུ་སྐྱེ་བའི་ནད།། ཞ་ཕྱི་ལྷ་བུའི་ནད་སོགས་བཅུ་གསུམ་ལས།། དང་པོ་མཁྲིས་གྱུར་ཞ་ཕྱི་ལྷ་བུ་ཡི།། རྟགས་སུ་སྐོམ་དད་ཆེ་ལ་ཟུག་མེད་འགྲོ།། མིག་འབྲས་དཀར་པོའི་སྙིང་དུ་ཐིག་ལེ་ནི།། ནག་པོ་དང་ནི་སྔོ་བསངས་སེར་པོ་འམ།། ཡང་ན་མེ་ལོང་གཡའ་དང་བཅས་པ་ལྟར།། མངོན་པར་སྣང་ཞིང་མིག་འབྲས་ཟུག་བཅས་ཚ།། བད་ཀན་གྱི་ནི་སྐྲང་བ་ཞེས་བྱ་བའི།། རྟགས་སུ་མིག་གི་འབྲས་པུ་[བུ]དཀར་པོ་ལ།། ཆུ་ཐིག་འདྲ་འབྱུང་མདོག་དཀར་སྐྲངས་ཟུག་ཆུང་།། དེ་ཡང་འཇམ་ལྷི་སྨུམ་ལ་མཐུག་བའོ།། མིག་འབྲས་དཀར་པོའི་སྙིང་དུ་ཤ་ཆུང་ཏུ།། དཀར་པོ་སྐྱེ་པ་ཤ་མཛེར་དཀར་པོ་ཟེར།། མིག་གི་འབྲས་བུ་དཀར་པོའི་སྙིང་དུ་ནི།། ཕྱི་མའི་ཐིག་ལེ་ལྷ་བུ་མཐོ་བ་འབྱུང་།། དེ་ནི་འབྲས་ཕྱིའི་ཐིག་ལེ་ལྷ་བུ་ཟེར།། འདི་གསུམ་བད་ཀན་ལས་གྱུར་མིག་ནད་རིགས།། མིག་འབྲས་དཀར་པོ་མདོག་དམར་ཤར་ཤར་པོར།། འགྱུར་ལ་ཚ་ཟུར་ནད་བཅས་མཆིལ་མ་དང་།། སྐྲངས་པ་མེད་པ་མིག་རྩ་འགྱུར་བའི་ནད།། ནད་དེ་མ་གསོག་ཡལ་བར་བོར་བྱས་ན།། ཁྲག་ཆེར་སྐྱེས་ཏེ་མིག་རྩ་ཁྲག་འདྲར་སྣང་།། དེ་མིང་མིག་རྩེ་བའི་མིག་ནད་ཟེར།། མིག་གི་འབྲས་བུ་དཀར་པོའི་སྙིང་དུ་ནི།། ཁྲག་གིས་གང་བའི་རྩ་ཡི་དྲྭ་བ་ཡིས།། གཡོག་ཤིང་དེ་ཡང་མཐུག་ལ་མཐོན་པོར་སྣང་།། དེ་ནི་མིག་ནད་རྩ་ཡི་དྲྭ་བ་ཅན།། མིག་འབྲས་དཀར་པོའི་སྙིང་དུ་ཤ་མཐུག་པོ།། མཐོ་དམན་མེད་ཅིང་འཇམ་པ་པདྨ་ཡི།། འདབ་མ་འདྲ་བ་འབྱུང་ལ་རིམ་གྱིས་འཕེལ།། དེ་ནི་ཁྲག་ལས་གྱུར་བའི་མིག་མཛེར་ནད།། མིག་འབྲས་དཀར་པོའི་སྙིང་དུ་རི་བོང་གི།། ཁྲག་ལྟར་དམར་ལ་འཇམ་ཞིང་ནད་མེད་པའི།། ཐིག་ལི་[ལེ]སྣང་བ་ལིན་[ལིང]ཐོག་དམར་པོ་སྟེ།། གོང་བཤད་ལྔ་པོ་ཁྲག་གིས་སྐྱེད་བའི་[པའི]ནད།། མིག་འབྲས་དཀར་པོར་མཛེར་པ་མདོག་དམར་ལ།། ཙུང་ཟད་སྔོ་བསང་འཇམ་ལ་ནད་མེད་ཀྱང་།། མཆེད་སྦྱར་

འབྱུང་བ་མིག་ནད་ཁྲབ་བྱེད་ཟེར།། མིག་གི་འབྲས་བུ་དཀར་པོའི་སྟེང་དུ་ནི།། མཛེར་པ་རྒྱུས་པ་ལྟ་བུར་ནར་ནར་པོ།། སྐྱེ་བ་རྒྱུས་བ་[རྒྱུས་པ]ལྟ་བུའི་མིག་མཛེར་ནད།། མིག་འབྲས་དཀར་སྟེང་ཤ་རིལ་ཁྲག་སྐམ་གྱི།། མདོག་ལྟར་སྔོ་བསངས་མཐུག་ལ་རྒྱ་ཆེ་བར།། སྣང་བ་དེ་ནི་ཤ་ཡི་མིག་མཛེར་ཟེར།། མིག་འབྲས་དཀར་པོའི་སྟེང་དུ་ཡུངས་དཀར་གྱི།། འབྲས་བུ་རྩམ་[ཙམ]ལ་མདོག་ནག་རྩ་མང་པོས།། གཡོགས་པའི་འབྲུམ་ཕྲན་རྩུབ་པོས་ཁྲབ་པ་ནི།། འབྲུམ་ཕྲན་རྩས་གཡོགས་པ་ཡི་མིག་མཛེར་ཟེར།། འདི་བཞི་འདུས་པ་ལས་གྱུར་ནད་ཀྱི་རིགས།། དེ་ལྟར་མིག་འབྲས་དཀར་པོའི་ནད་ལ་ནི།། མཁྲིས་གྱུར་གཅིག་དང་བད་ཀན་ལས་གྱུར་གསུམ།། ཁྲག་གྱུར་ལྔ་དང་འདུས་པ་ལས་གྱུར་བཞི།། བསྡོམས་པའི་མིག་ནད་དབྱེ་བ་བཅུ་གསུམ་བཤད།། དེ་ལས་མཛེར་དཀར་ལ་སོགས་མིག་མཛེར་གྱི།། ནད་རིགས་རྣམ་ལྔ་བཤད་པ་དེ་དག་ནི།། སྨན་དང་དཔྱད་ཀྱིས་མ་གསོས་ཡུན་རིན་པར[རིང་པོར]།། བོར་ན་རིམ་གྱིས་མིག་གི་འབྲས་བུའི་སྟེང་།། ལིབ་སྟེ་ཕལ་ཆེར་ཡོང་བར་གྱུར་བ་མང་།། དེའི་ཕྱིར་ཐོག་མ་ཉིད་ནས་བཅོས་པར་རིགས།། མིག་འབྲས་ནག་པོའི་སྟེང་དུ་སྐྱེས་པ་ཡི།། ལིང་ཐོག་ནད་ལ་མཁྲིས་པ་བད་ཀན་དང་།། ཁྲག་ནད་དག་ལས་གྱུར་བ་རེ་རེ་དང་།། འདུས་གྱུར་གཉིས་བཅས་ལྔ་ལས་དང་པོ་ནི།། མཁྲིས་པ་ལས་གྱུར་ཟད་བྱེད་བྱ་བ་སྟེ།། དེ་རྟགས་མིག་འབྲས་ནག་པོའི་སྟེང་དུ་ནི།། ལིན་[ལིང]ཐོག་སེར་ལ་ཅུང་ཟད་དམར་མདངས་ཅན།། འཛམྦུའི་འབྲས་བུ་སྨིན་པའི་དབྱིབས་འདྲ་པ།། འབྱུང་ཞིང་དེ་ཡང་ཟུག་བཅས་མཆི་མ་འཛག། མིག་མདོག་དམར་ཞིང་མིག་ལྤགས་རིམ་པ་གཅིག། རྫོལ་ཞིང་འབྱུང་བ་ཟད་བྱེད་ལིང་ཐོག་སྟེ།། དེ་ནི་གསོ་དཀའ་བ་ཡི་ནད་ཡིན་ནོ།། ནད་དེ་ཆེར་སྐྱེས་མིག་ལྤགས་རིམ་པ་གཉིས།། ཞུག་སྟེ་འདུག་ཅན་ཁབ་ཀྱི་[ཀྱིས]ཞུག་པ་ལྟར།། ན་ཟུག་ཆེ་

ལ་མཆི་མ་ཤས་ཆེར་འབྱུང་།། དེ་དུས་སུ་ཡང་གསོ་བར་ཏུང་བ་ཙམ།། དེ་ཡང་ཆེར་སྐྱེས་པགས་པ་གསུམ་རིམ་ཙམ།། ཕྱུག་ནས་མིག་འབྲས་ནག་པོའི་ཆ་ཀུན་ལ།། རྨ་ཡིས་ཁྱབ་སྣང་གསོ་མི་ཏུང་པ་ཡིན།། བད་ཀན་ལས་གྱུར་ལིང་ཐོག་དུང་མདོག་ལྟར།། དཀར་ལ་ཟླུག་ཆུང་ལིང་ཐོག་མ་འདྲེས་པ།། ཟེར་ཏེ་དེ་ནི་གསོ་བར་སླ་བ་ཡིན།། མིག་འབྲས་ནག་པོར་ཁྲག་ལས་གྱུར་བ་ཡིས།། ལིང་ཐོག་འབྲུམ་ཕྲན་འདྲ་ཞིང་ཟངས་མདོག་ལྟར།། དམར་ཞིང་ན་ཟླུག་ཆེ་ལ་མཆེ་[མཆི]མ་ནི།། འགྱུར་བག་འཛག་ཅིང་སྙིང་ན་རིལ་མ་དང་།། འདྲ་བའི་འབྲུམ་པ་སྔོ་དམར་ནག་མདངས་ཅན།། འབུར་ཏེ་འབྱུང་བ་རིལ་མ་ལྟ་བུ་ཡི།། ལིང་ཐོག་ཞེས་བྱ་དེ་ནི་གསོ་མི་ནུས།། འདུས་པ་ལས་གྱུར་ལིང་ཐོག་མདོག་དཀར་ལ།། ཙུང་ཟད་སྔོ་བ་རྩ་ཡི་དྲ་བ་ནི།། དམར་པོས་གཡོགས་ཤིང་ཚ་ལ་ན་ཟླུག་ཆེ།། རྒྱུ་མེད་མཆི་མ་གྲང་དྲོ་ངེས་མེད་དུ།། འཛག་པ་རྩ་གཡོགས་བ་ཡི་ལིང་ཐོག་སྟེ།། དེ་ཡང་གསོ་མི་ཏུང་བས་སྤོང་བར་རིགས།། ཡང་གཅིག་འདུས་པ་ལས་གྱུར་ལིང་ཐོག་ནི།། རྒྱལ་མོའི་སྙིང་འབྱུང་མིག་འབྲས་ནག་པོ་ནི།། ཐམས་ཅད་སྤྲིན་དཀར་ལྟ་བུས་ཁྱབ་གྱུར་ཅིང་།། མི་ཟད་ན་ལ་མིག་རྩ་དམར་ཞིང་སྐྲངས།། དེ་ནི་ལིང་ཐོག་འཚོག་པ་ཞེས་བྱ་སྟེ།། ཤིན་ཏུ་གསོ་དཀའ་སྤོང་[སྤོང]བར་བྱ་བ་ཡིན།། གཞན་ཡང་གཞུན་[གཞུང]གཞན་རྣམས་ལས་ཀླུང་ལིང་སྔོ་ལ་སྤྲབ། མཁྲིས་ལིང་སེར། བད་ལིང་སྐྱ་འཕྱུག ཁྲག་ལིང་དམར། བསྡུད་ལིང་བགྲགས་ལ་གྲིབ་སེ་བ་དང་ཡང་ལྷ་ཀླུ་གནོད་ན་ལིང་ཐོག་སྐྱེར་ཀྱིད་དམར་པོ། བཙན་གདོན་(ཡིན་)ན་དམར་རྩ་གཅིག་ཡོད། ཀླུ་སྲིན་ཡིན་ན་སྔོ་སྲབ་ཡོད། ཐབ་གཙོབས་ཡིན་ན་སྨུག་འཛིབ་ཡོད་པ་སོགས་བཤད་པ་མང་ལིང་ཐོག་ཕྱི་ལ་འབུར་བ་དང་།། ཟབ་དུ་གཞུག་དང་རྨ་འཁྲིམས་མཆི་མ་འཛག། ཡང་ན་སྙིང་ཞིང་མཐོང་བ་ཉམས་པ་དང་།། མཐོ་དམན་མི་མཉམ་དབུས་སུ་ཆད་པ་ལྟར།། འདུག་པ་དང་ནི་རྒྱལ་མོ་སྔོ་

བསངས་དང་།། དམར་པོར་སྣང་བ་རྣམས་ཀུང་གསོར་མི་ནུས།། ཡིད་འོག་མདོག་དཀར་སྲབ་ལ་ཟུགས་[ཟུག]ཚུང་ཞིང་།། གསར་པ་རྣམས་ནི་གསོ་བར་སླ་བ་ཡིན།། མཐོང་བྱེད་མིག་གི་རྒྱལ་མོའི་ནད་ལ་ནི།། རླུང་ལས་གྱུར་པའི་རབ་རིབ་ནད་ལ་སོགས།། རྒྱས་པར་དབྱེ་ན་ནད་རིགས་ཉི་ཤུ་བདུན།།

རབ་རིབ་སྤྱི་རྟགས་རླུང་ལ་སོགས་པ་ཡི།། ནད་རིགས་གང་ཟུང་རྩ་ཡི་ནང་གཞུག་ཞིང་།། མཐོང་བྱེད་མིག་གི་རིམ་ལ་[པ]དང་པོ་ལ།། རྟེང་ཞིན་[རྟེན་ཞིང་]གནས་ཚེ་རེ་འགའ་རྒྱུ་མེད་པར།། དངོས་པོ་རྣམས་ནི་གསལ་བར་མི་མཐོང་ཞིང་།། རེ་འགའ་རྒྱུ་མེད་པར་ཡང་གསལ་པོར་མཐོང་།། ཕལ་ཆེར་རྩོལ་བཅག་ཉལ་པོ་དྲག་པོ་ཡི།། རྐྱེན་གྱིས་རེ་འགའ་མི་གསལ་གྱུར་པའང་སྲིད།། དེ་དུས་ཡལ་བར་བོར་ཅིང་མ་བཅོས་བའི།། ནད་དེ་རིམ་པ་གཉིས་པར་ཕྱིན་པ་ན།། གངས་དེ་སྔོན་པོ་དུང་དཀར་སེར་པོ་དང་།། སྐྲ་བཤད་འཇོག་པ་ལ་སོགས་མེད་པ་ཡི།། དངོས་པོ་རྣམས་ཀུང་མངོན་སུམ་མཐོང་འགྱུར་ཞིན[ཞིང་]།། ཐག་རིང་གནས་དང་ཕྲ་བའི་གཟུགས་མི་མཐོང་།། ཉེ་བ་རྣམས་ནི་ཙུང་ཟད་སྒྲིབ་བར་སྣང་།། འགའ་ཞིག་ཉེ་རིང་གོ་ལོག་ཚུལ་དུ་མཐོང་།། ནད་དེ་ཟླུམ་པོའི་གཟུགས་སུ་གནས་ན་ནི།། སྐྱེས་བུའི་གཟུགས་ཀུང་ཀུན་ནས་ཟླུམ་པོར་མཐོང་།། ནད་དེ་མཐོང་བྱེད་དབུས་ནས་དངོས་པོ་གཅིག། གཉིས་སུ་མཐོང་འམ་ཡང་ན་དུ་མར་སྣང་།། ནང་དུ་ཞུགས་ན་ཆེ་ཆུང་གོ་ལོག་མཐོང་།། རྒྱལ་མོའི་སྟེང་ཞུགས་ཉེ་མཐོང་རིང་མི་མཐོང་།། འོག་ཏུ་ཞུགས་ན་རིང་མཐོང་ཉེ་མི་མཐོང་།། གཡས་གཡོན་གང་ནས་ཕྱོགས་དེའི་གཟུགས་མི་མཐོང་།། དེ་འདྲ་བ་ལ་རབ་རིབ་ནད་ཞེས་[ཅེས]བཤད།། དེ་དུས་སུ་ཡང་མ་བཅོས་ཡལ་བོར་ན།། ནད་དེ་རིམ་པ་གསུམ་བ་ལ་ཞུགས་ཏེ།། མཆིང་བུ་ལྷ་བུ་སྔོན་པོ་ཞེས་བྱར་འགྱུར།། དེ་དུས་སྟེང་མཐོང་འོག་མི་མཐོང་འགྱུར་ཞིང་།། དར་གོས་

སྲབ་མོས་གཡོགས་པ་ལྟ་བུར་སྣང་།། དེ་ལྟར་གྱུར་ཅིང་ད་དུན་[དུང]ནད་དྲེ་[དེ]ལ།། གཉེན་པ་[པོ]མ་བསྟེན་ཡལ་པར་[བར]དོར་བ་ན།། ནད་དེ་རིམ་པ་བཞི་པ་ལ་ཞུགས་ཏེ།། མཐོང་བྱེད་མིག་གི་མཆན་མ་ཉམས་བྱས་ཏེ།། རྒྱལ་མོ་ལེབ་སྐྱེ་ཡོང་བར་འགྱུར་བ་ཡིན།། དེ་ཡང་རིམ་པ་དང་པོ་གཉིས་པ་ལ།། བསྟེན་ཅིང་གནས་ཚེ་རབ་རིབ་ནད་ཟེར་ཞིང་།། རིམ་པ་གསུམ་བ་བཞི་བར་བསྟེན་པའི་ཚེ།། སྔོན་པོ་དང་ནི་བར་འགྲིབ་ཞེས་སུ་བཤད།། བྱེ་བྲག་རླུང་ལས་(གྱུར་)པའི་རབ་རིབ་གྱི།། རྟགས་སུ་གཟུགས་རྣམས་འཁྲུགས་ཤིང་ཡོང་ཡོང་པོར།། མཐོང་ཞིང་གཡོ་ལ་མི་བརྟན་རྙོག་ཅན་ནམ།། ཕལ་ཆེར་ཅན་དན་དམར་པོར་སྣང་བ་ཡིན།། རེ་འགའ་གཟུགས་རྣམས་གསལ་པོར་མཐོང་པ་[བ]དང་།། རེ་འགའ་དྲ་བས་གཡོགས་འདྲ་སྐྲ་ཤད་འཛངས[འཛིངས]།། སྦྲང་[སྦྲང]བུ་དང་ནི་འོད་འབར་ལྟ་བུར་མཐོང་།། དེ་ཡང་མ་བཅོས་ཡལ་བར་དོར་བ་ན།། རིམ་པ་གསུམ་པར་ཞུགས་ཏེ་སྔོན་པོར་[པར]འགྱུར།། དེ་རྟགས་མིག་འབྲས་དམར་ལ་རྒྱལ་མོ་སྔོ།། རང་གི་བཞིན་ལ་སྣ་མེད་བར་མཐོང་ཞིང་།། ཟླ་བ་ལ་སོགས་གཟུགས་ཀྱི་རིགས་རྣམས་ནི།། དུ་མར་སྣང་ཞིང་ཡོན་པོ་དྲང་པོར་མཐོང་།། དི་[དེ]མ་བཅོས་ཡལ་བར་བོར་བ་ན།། རླུང་གིས་མཐོང་བ་ཉམས་པ་ཞེས་པ་འམ།། རླུང་འགྲིབ་ཏུ་འགྱུར་ནད་པ་དེ་ཡི་ནི།། རྒྱལ་མོའི་རས་ཀྱིས་ཁེབས་པ་ལྟ་བུ་འམ།། དམར་རམ་གསལ་ལ་རྒྱ་ཚོས་ལྟ་བུར་འགྱུར།། དེ་དུས་རབ་རིབ་རིམ་པ་བཞི་བ་ལ།། ཞུགས་ཏེ་ལོང་བ་ཉིད་དུ་འགྱུར་བ་ཡིན།། རླུང་གྱུར་མིག་ནད་ཏིང་རིང་ཞེས་བྱ་བ།། རླུང་ནད་མིག་རྩར་ཞུགས་ཏེ་མིག་རྩ་ནི།། འཕུངས་པས་མཐོང་བྱེད་གཏིང་ཏུ་ཞུགས་གྱུར་ཏེ།། མཐོང་བ་ཉམས་ཤིང་ལོང་བར་འགྱུར་བ་ཡིན།། འདི་ནི་ཕལ་ཆེར་ནད་འགྲིབ་རིགས་སུ་གཏོགས།། མཁྲིས་པ་ལས་གྱུར་རབ་རིབ་མཚན་མ་ནི།། གཟུགས་རྣམས་

ཕལ་ཆེར་སྔོན་པོར་མཐོང་འགྱུར་ཞིང་།། མིག་སྟེར་ཀློག་དང་སྨིན་བུ་མེ་ཁྱེར་དང་།། ཟླ་བའི་སྒྲོ་དང་སྲེག་པའི་སྒྲོ་འདྲ་བ།། ཁ་དོག་སྣ་ཚོགས་མཐོང་བར་འགྱུར་པ་ཡིན།། སྔོན་པོར་གྱུར་བ་མིག་སྟེར་གང་སྣང་བ།། ཐམས་ཅད་མཁར་བའི་གཡའ་ལྟར་མདོག་སྔོན་པོར།། མཐོང་ཞིང་དེ་བཞིན་ཉི་མ་ཟླ་བ་དང་།། མར་མེ་སོགས་ཀྱང་འཁྲིབ་པ་ལྟ་བུར་མཐོང་།། གཞན་ཡང་སྨིག་སྒྱུ་འཇའ་ཚོན་ལྟ་བུའི་གཟུགས།། རྒྱུ་མེད་སྐབས་འགར་མིག་སྟེར་སྣང་བར་འགྱུར།། དེ་ལ་ཐལ་ཏེ་རིམ་པ་བཞི་བ་ལ།། སླེབས་ཚེ་དེ་ཡི་མིག་གི་རྒྱལ་མོ་ནི།། བོང་བ་ལྟ་བུར་སྔོ་ལ་སྨུམ་པ་ཏུ།། སྣང་ཞིང་མཐོང་བ་ཉམས་ཏེ་ལོང་བར་འགྱུར།། ཆུང་ངུར་མཐོང་བ་ཞེས་བྱའི་མིག་ནད་ནི།། གཟུགས་ཀུན་ཆུང་ངུར་མཐོང་ཞིང་མིག་ཀྱང་ནི།། ཆུང་ངུར་འགྱུར་ཞིང་རིམ་གྱིས་ལོང་བར་འགྱུར།། འདི་ཡང་མཁྲིས་པ་ལས་གྱུར་ནད་འགྲིབ་རིགས།། མཁྲིས་པའི་ཚོགས་པ་ཞེས་བྱའི་མིག་ནད་ནི།། མིག་ཡང་སེར་ལ་དངོས་ཀུན་སེར་པོར་མཐོང་།། བད་ཀན་ལས་གྱུར་རབ་རིབ་ཕལ་ཆེར་ནི།། གཟུགས་ཀུན་སྨུམ་ལ་དཀར་པོས་ཁྱབ་བར་འགྱུར།། དེ་ནི་མིག་ནད་དཀར་པོ་ཞེས་བྱ་སྟེ།། དེ་ལས་ཐལ་ཞིང་སྔོ་པོར་ཕྱིན་པ་ན།། གཟུགས་ཀུན་དུད་དང་ཉི་ཟླ་སྒྲོན་མེ་སོགས།། དཀར་པོ་འབའ་ཞིག་གིས་ནི་ཁྱབ་པར་སྣང་།། དེ་ཡི་མིག་གི་རྒྱལ་མོ་དཀར་པོར་འགྱུར།། དེ་ལས་ཐལ་ཏེ་རིམ་པ་བཞི་བ་ལ།། སླེབས་དེ་ལོང་བར་འགྱུར་བའི་མཚན་མ་ནི།། རྒྱལ་མོ་སྨུམ་ལ་སྔེང་[སྙེང]ངུ་བད་ཀན་གྱིས།། མངོན་སུམ་ཁྱབ་སྣང་དེ་ཡང་པདྨ་ཡི།། འདབ་མ་ལ་གནས་ཆུ་ཐིག་ལྟ་བུར་གཡོ།། ཐིག་པ་དེ་ཡང་དྲོ་ན་ཞུམ་འགྱུར་ཅིང་།། གྲང་ཚེ་རྒྱས་ལ་མིག་གི་རྒྱལ་མོ་ནི།། ཟླ་བ་ལྟ་བུ་ཤེལ་དུ་དཀར་པོར་འགྱུར།། དེ་ནི་བད་གྱུར་རབ་རིབ་ནད་ཡིན་ནོ།། ཁྲག་གི་རབ་རིབ་མིག་འབྲས་མདོག་དཀར་ཞིན[ཞིང་]།། གཟུགས་ཀུན་མུན་པར་ཞུགས་པ་ལྟ་བུར་མཐོང་།། སྔོན་པོར་གྱུར་པ་རྒྱལ་མོ་

དམར་པོ་འམ།། ནག་པོར་འགྱུར་ཞིང་གང་མཐོ་ནག་པོ་འམ།། དམར་པོ་གང་ཉུང་གིས་ནི་གཡོགས་པར་སྣང་།། རིམ་པ་བཞིན་ཕྱིན་དམར་དང་ནག་པོ་ལས།། གཞན་པ་གང་ཡང་མི་མཐོང་འོད་ཉམས་འགྱུར།། འདི་ནི་ཁྲག་ལས་གྱུར་བའི་བར་འཁྲིབ་ནད།། ལྷན་པ་ལས་གྱུར་རབ་རིབ་ནད་རིགས་གང་།། གང་དང་ལྷན་པའི་རྟགས་ནི་འདྲེས་མར་འབྱུང་།། སྔོན་པོར་གྱུར་ན་རྟགས་རྣམས་འདྲེས་མ་ལ།། གྲིབ་གཡོགས་དང་བཅས་ལྷ་བུར་མཐོང་འགྱུར་ཞིང་།། མཐོང་ཉམས་རྒྱལ་མོ་ནད་གཉིས་འདྲེས་པ་ཡིས།། མདོག་ཏུ་སྣན་[སྣང]ཞིང་ཡོང་བར་འགྱུར་པ་ཡིན།། འདུས་གྱུར་རབ་རིབ་ནད་གཞི་ཐམས་ཅད་ཀྱི།། རྟགས་ཀུན་འབྱུང་ལ་སྔོན་པོའང་དེ་དང་འདྲ།། འདུས་གྱུར་མཐོང་ཉམས་རྒྱལ་མོ་འཛའ་[འཛབ]ཚོན་དང་།། འདྲ་བར་གྱུར་ལ་ལྷན་འདུས་གང་ཡིན་ཡང་།། སྒོ་བུར་རྒྱུ་མེད་གསལ་དང་མི་གསལ་འབྱུང་།། འདུས་གྱུར་ནི་ཏུ་ལི་ཡོང་བ་ཞེས་བྱ་བ།། ཉིན་མོ་གཟུགས་རྣམས་ཐམས་ཅད་མཐོང་འགྱུར་ཞིང་།། མཚན་མོའི་དུས་སུ་མཐོང་བ་ཉམས་པར་འགྱུར།། འདུས་གྱུར་མཚན་མོ་ཡོང་བ་ཞེས་བྱ་བ།། ཉི་མ་ནུབ་མ་ཐག་ཏུ་ནག་ཡོང་ཡོང་།། སྣང་ཞིང་ཅི་ཡང་མི་མཐོང་བར་འགྱུར་ལ།། ཉི་མ་ཤར་ཚེ་གཟུགས་ཀུན་གསལ་བར་མཐོང་།། འདི་ནི་སྔོན་ལས་ཉེས་འགྱུར་ཡོང་བ་ཡིན།། དྲོ་བའི་ཚིགས་བ་ཞེས་བྱའི་མིག་ནད་ནི།། མི་གང་ཉི་མ་ལ་སོགས་ཚ་བ་ཡིས།། གདུང་བའི་མོད་ལ་ཆུ་གྲང་སུ་ཞུགས་པའི།། རྐྱེན་གྱིས་རླུང་སོགས་ནད་གཞི་ཀུན་འཁྲུགས་ཏེ།། དྲོད་དང་འདྲེས་ནས་མིག་ལ་ཞུགས་གྱུར་ཏེ།། མིག་ནི་ན་ཞིང་ཚ་ལ་མིག་གི་ནི།། འབྲས་བུ་དཀར་པོ་དྲི་མ་ཅན་དུ་འགྱུར།། འདི་ནི་ཉིན་མོ་གཟུགས་ཀུན་ཡོང་ཡོང་བོར།། མི་གསལ་མཐོང་ལ་མཚན་མོ་ཤིན་ཏུ་ཡོང་།། འདི་གསུམ་འདུས་པ་ལས་གྱུར་སྲོད་ཡོང་ནད།། སྐྱུར་གྱི་ཚིགས་པ་ཞེས་བྱའི་མིག་ནད་ནི།། མི་གང་རྒྱུན་དུ་ཁ་ཟས་སྐྱུར་པོ་དང་།། ཟོས་པའི་

རྐྱེན་གྱིས་ནད་ཀུན་འཁྲུགས་གྱུར་ཏེ།། མིག་འདྲུལ་གཡའ་ལ་དྲི་མ་ཅན་དུ་འགྱུར།། དུད་པ་ཅན་ནི་མྱུ་ངན་རིགས་ནད་དང་།། མགོ་ནད་སོགས་ཀྱི་ནད་གཞི་ཀུན་གདུངས་པས།། རླུང་སོགས་འཁྲུགས་ཏེ་གང་གི་མིག་ལམ་དུ།། རྒྱུན་དུ་དུད་པ་ཐུལ་པ་ལྟ་བུར་སྣང་།། འཕྲད་པ་ལས་གྱུར་མིག་ནད་ཞེས་[ཅེས]བྱ་བ།། སྐྱེས་བུ་ལུས་སེམས་སྟོབས་ཆུང་བ་དག་གི།། སློ་བུར་ངོ་མཚར་གཟུགས་དག་མཐོང་བའམ།། ཉི་མ་ལ་སོགས་ཤིན་ཏུ་འཚེར་པ་དང་།། ཤིན་ཏུ་དཀར་དང་ཕྲ་མོ་འགུལ་བ་དང་།། ཤིན་ཏུ་མི་སྡུག་མི་གཙང་གཟུགས་ལ་སོགས།། མདོར་ན་མིག་ལ་གནོད་པར་གྱུར་པ་ཡི།། དངོས་པོ་རྣམས་ལ་རྒྱུན་པར་ལྟོས་པ་ཡི།། རྐྱེན་གྱིས་མིག་ལ་བསྟེན་པའི་ནད་དག་གིས།། མིག་གི་གཟི་བརྗིད་མདངས་སོགས་ཉམས་བྱས་ཏེ།། རིམ་གྱིས་མིག་གི་མཐོང་བ་ཉམས་པར་འགྱུར།། དེ་ཡི་རྒྱལ་མོ་སྦོའམ་མཁྲང་ཞིང་ཏར།། རང་བཞིན་གནས་ཀྱང་བལྟ་བ་མེད་བར་[པར]འགྱུར།། ནད་འདི་ནད་འཁྲིབ་རྩ་མདངས་ཉམས་པའི་ནད།། དེ་ལྟར་མིག་གི་རྒྱལ་མོའི་ནད་ལ་ནི།། རླུང་གྱུར་བཞི་དང་མཁྲིས་པ་ལས་གྱུར་ལྔ།། བད་གྱུར་གསུམ་དང་དེ་བཞིན་ཁྲག་གྱུར་གསུམ།། ལྡན་པ་ལས་གྱུར་ནད་རིགས་གསུམ་དང་ནི།། འདུས་གྱུར་དགུ་བཅས་ནད་རིགས་ཉི་ཤུ་བདུན།། མིག་ཚག་ནད་ལ་རླུང་ལས་གྱུར་བ་ཡི།། མཆི་མ་འཛག་པ་ལ་སོགས་བཅུ་དྲུག་ལས།། དང་པོ་མིག་ནད་རླུང་གྱུར་མཆི་འཛག་ནི།། མིག་སྣ་རྒྱས་ཤིང་པུས་[བུས]སྐམ་ཙུང་ཟད་སྐྲངས།། མུར་འགྲམ་དཔྲལ་བ་མིག་དང་སྙིན་མ་ཁ།། བཅས་པ་ལྷང་ལྷང་ན་ལ་ཟུག་ཀྱང་འཕར།། མིག་སྐྲངས་སྐམ་ལ་མཆི་མ་གྲང་ཞིང་སླ།། ཙུང་ཟད་ཆུང་ལ་སྐབས་སུ་ལྡང་དུབ་བྱེད།། འཕྱེད་འཛུམ་དཀའ་ལ་སྲིན་བུ་འགྲོ་སྙམ་སེམས།། དེ་ཡི་མིག་ནི་བུས་བ་[པ]ལྟར་རྒྱས་ཤིང་།། ཟུག་རྫུ་ཕྲ་མོས་ཁྲབ་བ་[པ]སྙམ་པ་འབྱུང་།། སྨུམ་དང་དྲོད་ཀྱི་[ཀྱིས]ཙུང་ཟད་ཕན་

སླམ་བྱེད།། ནད་འདི་མ་བཅོས་ཡལ་བར་དོར་ན་ནི།། གདུང་བ་ཞེས་བྱའི་མིག་གི་ནད་དུ་འགྱུར།། དེ་རྟགས་རྣ་བ་སྒྲ་འབྱུང་མགོ་པོ་[བོ]འཁོར།། དཔྲལ་བ་མིག་དང་སྨིན་མ་ལ་སོགས་བ[པ]།། ཙུབ་[གཙུབ]ཤིང་གིས་ནི་དཀྲུབས་བ་[དཀྲུགས་པ]ལྟ་བུར་ན།། དེ་ཡང་མ་བཅོས་ཡལ་བར་དོར་ན་ནི།། གདུང་བས་བཅོས་བ་[པ]ཞེས་བྱའི་ནད་དུ་འགྱུར།། དེ་རྟགས་མིག་གཡའ་མདོག་དམར་སྐྲངས་ལ་ན།། མིག་ལ་རྨ་འབྱུང་མཐོང་བ་ཉམས་པར་འགྱུར།། དེ་ཡང་མ་བཅོས་དོར་ན་རླུང་གིས་ནི།། གཞན་དུ་གྱུར་པ་ཞེས་བྱའི་ནད་དུ་འགྱུར།། དེ་རྟགས་མི་བཟོད་ན་ལ་རྣག་བཅས་སྐྲངས།། མིག་མི་སྡུག་ཅིང་ཞུམ་ལ་མཆི་མ་འཛག། རླུང་གི་ཕྱིན་ཅི་ལོག་ཏུ་འགྱུར་བ་ཡི།། ནད་ནི་ན་ལུགས་སྔར་དང་འདྲ་བ་ལ།། ཡོན་བོ་[པོ]དང་ནི་ཡང་ན་ཆུང་ངུར་འགྱུར།། མཁྲིས་པ་ལས་གྱུར་མཆི་མ་འཛག་པ་ནི།། ནད་ཀྱི་རྟགས་སུ་མིག་ན་ཚ་ལ་སྐྲངས།། མིག་མཆུའི་ཕྱི་སྐྲངས་ནང་ན་རྣག་ཞིང་འདུལ།། མིག་ནས་ དུད་ཤུལ་སླམ་དངོས་པོ་ཀུན།། སེར་པོར་སྣང་ལ་ཆུ་འཛག་དེ་ཡི་མིག། རྨ་ལ་ལན་ཚ་བཏབ་པ་བཞིན་དུ་ན།། དེ་ནི་མ་བཅོས་དོར་ན་མཁྲིས་པ་ཡི།། གདུང་བ་ཞེས་བྱའི་མིག་གི་ནད་དུ་འགྱུར།། དེ་རྟགས་མིག་ལམ་མི་དག་གཏོར་སླམ་དུ།། སེམས་ཤིང་ནད་པ་དེ་ཡི་མིག་གི་མདོག། མཚེར་པའི་ཤ་དང་འདྲ་བར་འགྱུར་པ་ཡིན།། བད་ཀན་ལས་གྱུར་མཆི་མ་འཛག་པ་ཡི།། ནད་ཀྱི་རྟགས་སུ་མིག་ལ་ཟུག་ཆུང་ཅིང་།། ཚད་མེད་སྐྲངས་ལ་གཤེར་སྨུམ་རབ་ཏུ་གཡའ།། སྐྲངས་མདོག་དཀར་ཤས་ཆེ་ཞིང་སྤྲིན་པག་[བག]འཛག། ཁྲག་གྱུར་མཆིལ་འཛག་མིག་འབྲས་དཀར་པོ་ལ།། ཁྲག་གི་རི་མོ་དམར་པོ་ཤར་ཤར་བོར།། འབྱུང་ཞིང་ན་ལ་གཟུགས་ཀུན་དམར་པོ་[པོར] སྣང་།། ནད་རྟགས་གཞན་རྣམས་མཁྲིས་བའི་[པའི]སྐབས་དང་མཚུངས།། གདུང་པར་གྱུར་ན་མིག་ནི་བྱུང་བ་ལྟར།། མི་བཟོད་ན་ལ་མིག

འབྲས་དཀར་པོ་ནི།། མེ་ཏོག་བན་དུ་ཀ་ལྟར་རབ་དམར་ཞིང་།། མིག་འབྲས་ནག་པོ་ལུང་ཐང་ཁྲག་ནང་དུ།། ཉུབ་པ་ལྟར་ནག་རེག་ན་མི་བཟོད་ཅིང་།། མིག་སྤྲར་མི་[མེ]ལྕེ་མཆེད་པ་འདྲ་པར་སྣང་།། མཆི་འཛག་གང་ཡང་ཐལ་དེ་གདོང་པ་ཡི།། ནད་དུ་གྱུར་ན་ཨུར་འགྲམ་སོ་དང་ནི།། མཁུར་ཚོས་མགོ་བོ་རྣམས་ནི་ལྷག་པར་ན།། རླུང་མཁྲིས་ལས་གྱུར་སྨིན་པ་ཞེས་བྱ་བའི།། ནད་རྟགས་ན་ཟུག་ཆེ་ལ་ཕུག་སྐྲམ་བྱེད།། ཤིན་ཏུ་རྩུབ་ཅིང་མིག་མཆུ་འབྱེད་འཛུམ་དཀའ།། གྲང་འདོད་སྨིན་སྐྲམ་ཚ་ལ་བརྟུངས་སྐྲམ་སེམས།། འདུས་གྱུར་སྐྲངས་པ་དང་བཅས་ཞེས་བྱ་བའི།། ནད་ཀྱི་རྟགས་སུ་མིག་ནི་རབ་སྐྲངས་ཤིང་།། མཆི་མ་སྙ་སླ་གྲང་རྡོ་རོ་[རེས]མོས་འཛག། མིག་འབྲས་དཀར་པོ་ཤུ་དུམ་ཤ་ར་ཡི།། འབྲས་བུ་སྨིན་པ་དང་ནི་འདྲ་པར་འགྱུར།། ཅུང་ཟད་སྐྲངས་པ་ཞེས་བྱ་མིག་ནད་ནི།། ན་ལུགས་ཕལ་ཆེར་སྤྲར་དང་འདྲ་ན་ཡང་།། ཟུག་དང་སྐྲངས་པ་སྔོན་ལས་ཆུང་བ་ཡིན།། སྨིན་པས་ཉེན་པ་ཞེས་བྱའི་མིག་ནད་ནི།། མིག་སྐྲངས་ཚ་ལ་མཆིལ་མ་རྙོག་ཅན་འཛག། མིག་འབྲས་ནག་པོ་བད་ཀན་གྱིས་གཡོགས་ཅིང་།། དཀར་པོ་ཚ་འཛག་འཁྲུལ་ཅིང་དམར་པོར་འགྱུར།། ནག་ནི་མིག་གནས་ཀུན་ཏུ་འཕོ་འགྱུར་ཞིང་།། སྨུར་དུ་མཐོང་བ་ཉམས་ཤིང་ཡོང་བར་འགྱུར།། སླུར་གྱིས་བསྐྱེད་པ་ཞེས་བྱའི་མིག་ནད་ནི།། ཁྲག་དང་མཁྲིས་པ་གཉིས་པོ་ཤས་ཆེ་བས།། ནད་ཀྱི་དབང་གིས་ཟས་ཀྱི་དྭངས་མ་རྣམས།། སླུར་པོར་གྱུར་ཏེ་མིག་གི་རྩར་སོང་བས།། མིག་རྩ་དམར་ལ་ཚ་ཞིང་མཆི་མ་འཛག། མིག་སྐྲངས་སྨིན་ཅིང་ཤིན་ཏུ་ཡོང་ཡོང་མཐོང་།། དེ་ལྟར་མིག་ནད་ཚག་གི་ནད་ལ་ཡང་།། རླུང་གྱུར་ལྔ་དང་མཁྲིས་པ་ལས་གྱུར་གཉིས།། བད་གྱུར་གཉིས་དང་དེ་བཞིན་ཁྲག་གྱུར་གཉིས།། འདུས་གྱུར་ལྔ་བཅས་ཀུན་རྫོགས་ནག་བཅུ་དྲུག། དེ་ལྟར་མིག་ནད་བཅུ་རྩ་བརྒྱད་དང་བཞི།། དཔའ་པོ་གཞུན་[གཞུང]

བཞིན་གསལ་བར་བཀོད་པ་ཡིན།།

བཅོས་ཐབས་སྤྱི་ལ་སྨན་དཔྱད་ཟས་སྤྱོད་བཞི།། སྨན་ལ་ཕོང་སྨན་དང་ནི་ཐུགས་སྨན་གཉིས།། ཕོང་སྨན་སྙིང་པོ་ཨ་ཥ་ཨ་རུ་གསེར།། འབྲུ་ཡི་ཨ་ཥ་འབྲུ་མཆོག་གོ་སྙོད་དང་།། ཤ་ཡི་ཨ་ཥ་ལྕགས་སྒྲུལ་མཐོ་མིག་བཅས།། ཐྲག་གི་ཨ་ཥ་ཤི་ལྔ་ཛ་ཏི་དང་།། རྡོ་ཡི་ཨ་ཥ་མདུང་རྩེ་དཀར་པོ་རྣམས།། ལྕགས་ཀྱི་ཨ་ཥ་རྡོ་བཟང་ལྕགས་ཕྱེའི་བཅའ།། རྩ་ཡིས་[ཡི]ཨ་ཥ་གྲོགས་མེད་གཅིག་སྐྱེས་དང་།། ཞིབ་བཏགས་སྦྲང་རྩི་མར་སྤྱར་[སྦྱར]ཐོ་རངས་བསྟེན།། འདི་ནི་ཨ་ཥ་བདུན་གྱི་སྦྱོར་བ་ཞེས།། མིག་ནད་ཀུན་སེལ་མན་ངག་ཤིན་ཏུ་ཟབ།། ཙོང་ཞི་བསིལ་གསུམ་ཨུཏྤལ་འབྲས་བུ་གསུམ།། གོ་སྙོད་ཤིང་མངར་ཐྲག་ཞུན་སྒྲུལ་ལྕགས་ཀྱི་ཤ། ལྕགས་ཕྱེ་རྩ་ཨ་ཥ་རྣམ་རྡོ་ཨ་ཥ་གཉིས་ཀར་སྤྱར[སྦྱར]།། ཡུན་དུ་བསྟེན་ན་མིག་གི་བཅུད་ལེན་འགྱུར།། གསལ་བྱེད་ལྡེ་གུ་འབྲས་གསུམ་མར་སོགས་བཏང་།། ཐུག་སྨན་གསལ་བྱེད་སྤོས་རེང་ཆེ་བ་ནི།། ཤིང་གི་ནོར་བུ་ཤིང་མངར་༥ ལྕགས་སྒྲུལ་དུག་འདོན་༥ གུར་གུམ་༣ གསུམ།། ཚ་གྲང་ནད་ཀུན་སེལ་ལ་རྩ་མདངས་བསྐྱེད།། གི་ཝཾ་༢ བ་ཤ་ཀ་༤ དང་སྐྱུ་རུ་ར་༡།། མཆིན་ནད་གསར་རྙིང་མ་ལུས་འཁྲིབས་ཀུན་སེལ།། མདུང་རྩེ་དམར་༡ མཚལ་དཀར་༣ ཙོག་ལ་མ། ཞ་ཉེའི་རྡོ་དམར་སེར་འོད་ཅན་ཤིན་ཏུ་ལྷི་བ་དེའོ་ཧེ་[ཧི]ཚ་སེར་པོ་༡ ཡིས།། རྣ་དང་ལིང་ཏོག་སྒྲོ་མ་འགོགས་པར་བྱེད།། ཤུ་དག་༥ ཤ་པོ་༢ རུ་རྟ་༣ བ་རུ་ར།། ལིང་ཏོག་གསར་རྙིང་ཀུན་དང་གཤེར་ཚག་སེལ།། དོམ་༣ དང་སྐྱུ་ག་༡ མཁྲིས་སྣ་གཡག་རོག་༣ ཉ་༣ མི་༣ གང་འཛོམ་གྱིས།། རྩ་ནས་རྒྱུག་པའི་ཉེས་བྱེད་སྡོམ་པར་

བྱེད།། ཡུང་བ་༡ ཚ་ལ་༢ སྲིན་མེད་དུང་བསྲེགས་ཐལ་༡།། མིག་ཆུ་འཛག་དང་རབ་རིབ་སྐམ་ཚག་སེལ།། པི་ལིང་༢ ཕོ་བ་རིས་༣ སྨ་སྐྱ་༡ གསུམ།། གྲང་ཆྲུང་བད་ཀན་ལས་གྱུར་ཚག་རིབ་སེལ།། སྐྱེར་པའི་ཁཎྜ་༤ ཨ་ཕ་༣ གོ་སྙོད་༢ ཀྱིས།། མིག་ནད་མ་ལུས་འདུ་བ་སྦྱི་རུ་སློམས།། འཇིགས་མེད་ནག་ཆུང་༣ ལི་ཤི་༡ ཉེད་ན་ཤ་མཛེར་དང་།། མ་ཉེད་པྲི་ཡངྒུ་ཡིས་ཚ་གཟེར་སེལ།། ཤེལ་རྒྱལ་ག་ར་༢ སླ་རྩེ་༢ ཁྲི་ལ་༡ ཡིས།། གཉན་ནད་དག་དང་བསྣད་པའི་རིགས་ཀུན་དང་།། ཉེས་གསུམ་ལས་གྱུར་རབ་རིབ་མ་ལུས་སེལ།། ཧ་ཤིག་དམར་དང་ཙུ་གང་༢ ས་[སག]རམ་རྩེ་༡ ཟངས་ལ་ཞོ་བྱུགས་གཡའ་སྦོན་པོ་དེའོ།། འཛམ་ཞིང་སྨན་ཀུན་རང་རང་ལས་བྱེད་མཆོག། དེ་ནས་ཞིབ་བཏགས་ལྕུགས་ཁུས་བཏུལ་མ་༣ ལྕུགས་ཕྱེ་ཨ་རུའི་བཞིག་པའི་ཁུ་བས་འདམ་བཏགས་བྱ།། ཟན་རན་ཙམ་དུ་སྤོས་རེང་ལྡ་བུར་བསྒྲིལ།། དགོས་ཚེ་ཆུ་གཙང་བུད་མེད་ནུ་ཞོ་སྐྱུར[སྦྱར]།། ཡང་ན་སྐམ་འདེབས་བྱེད་སོགས་རིག་པས་དཔྱད།། མིག་ནད་ཚ་འཁྲིབ་རབ་རིབ་ལིང་ཏོག་ཀུན།། འཇོམས་པའི་སྨན་མཆོག་སུམ་ཙུ་རྩ་གསུམ་ཡིན།། དཔྱད་དུ་སྤུམ་འཚོས་འབྲུས་སྐྱུགས་གཏར་ག་བྱ།། ཟས་ནི་ཚ་སྐྱུར་རྣལ་སྲུངས་བཙོང་སྔོག་ཟློ།། སྣེ་ཚོད་ལོ་ཤུར་མར་ནག་བུར་སྨུག་དང་།། མཆིན་པར་གནོད་པའི་རིགས་རྣམས་སྤང་བར་བྱ།། སྤྱོད་ལམ་འོད་དང་དུ་བ་བསེར་བུ་ཆྲུང་།། ཁ་གུང་བགྲོད་དང་ཆགས་པ་སྤྱོད་པ་དང་།། ངོས་དུས་ཞྭ་ཕུད་བསིལ་སར་སྡོད་པ་དང་།། ཆུ་གྲང་ཚ་བ་མགོ་མིག་བཀྲུས་སོགས་དང་།། དུག་ཅན་གྱི་རིགས་ཀུན་དང་རི་མོ་རྣམས།། ཕྲ་བའི་གཟུགས་དང་སྒྲ་སྐད་ཆེ་འདོན་དང་།། ཁྱད་པར་ཉི་མ་སྒྲ་གཅན་གྱིས་བཟུང་

ཆེ[ཆོ]།། སྐད་གཅིག་ཙམ་ཡང་བལྡ་སོགས་སྤང་བྱའོ།། མིག་ནད་ཕྱི་ཐྲག་སོ་སོའི་བཅོས་ཐབས་ནི།། འཇོམ་དཀའ་པ་ལ་མར་ཉིང་རཱུན་[རྐུན]འབྲུམ་གཉིས།། བསྐོལ་བའི་ལྡེ་གུར་ཀ་ར་བཏབ་ལ་བཏང་།། ཕྱི་ནས་མིག་སྨན་སྤྱམ་ཙན་གང་ཡིན་བྱུག། སྣ་སྨན་བཏང་ཞིང་དུད་པ་སྔོན་[སྔོན]པོས་བདུག། མིག་ལ་ཡང་ཡང་ཆུ་རློན་ལྕུག་བྱས་ཤིག། འཕྱེད་འཇོམ་མང་བ་མིག་རྩ་ཉམས་བ་[པ]གཉིས།། བཅོས་ཀྱང་བསྐྱེད་ཆུང་མ་བཅོས་གནོད་ཚུབ་[ཚབས]ཆུང་།། དེ་ཕྱིར་འདི་གཉིས་སྤང་བྱར་དབའ་[དཔའ]པོས་གསུངས།། འོན་ཀྱང་ རླུང་གྱུར་མིག་མཆུའི་ནད་ཀུན་ལ།། སྐྱེར་ཁནྡ་ནུ་ཟོ་སྤྲང་རྩེ་[སྦྲང་རྩི]སྤྱར་[སྦྱར]བ་འམ།། མིག་སྨན་ཅི་རགས་[རིགས]སྤྱམ་དང་སྤྱར་[སྦྱར]ལ་བྱུག། མཁྲིས་གྱུར་ཀུནྡའི་ས་བོན་ལྔ་བུ་ནི།། རྒྱ་མཚོའི་ལྦུ་[ལྦུ]བས་སྦྱུད་དེ་ཁྲག་དབྱུང་ལ།། རས་སྤྱལ་[བལ]གྱིས་ཕྱིས་ཁྲག་ནི་ཆོད་པའི་རྗེས།། རྒྱ་ཡི་སྙིང་དུ་རྒྱ་མཚོའི་ལྦུ་མ་གདབ།། དེ་རྗེས་ཤིང་མངར་སྐྱུ་རུ་པ་ཏོ་ལ།། བསྐོལ་ཐུག་མར་དང་སྤྲང་རྩིའི་ལྡེ་གུ་བྱུགས།། མཁྲིས་པས་སློང་བ་ལ་ནི་དུར་བྱེད་ཀྱི།། འབྲུ་སྨན་གཏོང་ཞོད་གཏར་ལ་ཁྲག་ཕྱུང་རྗེས།། ཤིང་མངར་ཆུས་བཀྲུས་ཙནྡན་དཀར་པོ་ནི།། འོ་མར་བསྐོལ་ཐུག་སོས་བར་[པར]འགྱུར་བ་ཡིན།། རྫི་མ་འཕྱི་བ་ཁབ་ཀྱིས་གཙགས་ཁྲག་ཕྱུང་།། དེ་རྗེ་[རྗེས]ནག་མཚུར་ཕྱི་རུག་ཁུ་བ་གཉིས།། བསྲེས་ལ་ཟངས་ཀྱི་སྣོད་དུ་ཞག་བཅུར་སྤངས[སྦྲངས]།། རྒྱུན་དུ་བྱུག་ན་སྨན་གྱི་མཆོག་ཏུ་འགྱུར།། མཁྲིས་པ་ལས་གྱུར་མིག་མཆུའི་ནད་ཀུན་ལ།། ག་བུར་དོམ་མཁྲིས་ཡུང་བ་ཨུ་རུ་ར།། ནུ་ཞོ་སྤྲང་[སྦྲང]རྩི་སྤྱར་[སྦྱར]བྱུག་དུར་བྱེད་ཀྱི།། འབྲུ་སྨན་གཏོང་བ་གནད་ཀྱི་མན་ངག་ཡིན།། བད་གྱུར་མིག་མཆུའི་ཤ་སྐྲེས་ནད་ལ་ནི།། མཚོན་གྱིས་བཞར་ཏེ་བཅའ་སྣ་རྒྱ་ཚྭ་གཉིས།། ཞིབ་བར་[པར]བཏགས་བཏབ་དེ་ནི་ཆུ་དྲོན་གྱིས།། བཀྲུས་ལ་ཡུང་བ་སྐྱེར་ཤུན་འབྲས་བུ་གསུམ།། ཤིང་མངར་

བཅས་བསྐོལ་སྦྲང་[སྦྲང]རྩིའི་སྦྱར་[སྦྱར]ལ་བླུགས།། བད་ཀན་གྱིས་སློང་གཙགས་བུས་བཞར་བའི་རྗེས།། ནག་མཚུར་རྒྱ་ཚྭ་ལྡོང་རོས་པི་པི་ལིང་།། སྣང་ཟིལ་བཅས་བ་སྦྲང་[སྦྲང]དང་སྦྱར་[སྦྱར]ལ་བསྐུ།། ལག་སྐྱ་ན་ཞེས་མཚོན་གྱིས་བཞར་བྱས་དེ།། གོང་དུ་བཤད་པའི་ནག་མཚུར་སོགས་ཀྱིས་བསྐུ།། དེ་ཡིས་མ་ཞི་སྙིང་དུ་མེ་བཙའ་གདབ།། བད་ཀན་ལས་གྱུར་མིག་མཆུའི་ནད་ཀུན་ལ།། སྐྱུགས་སྨན་གཏོང་ཞིང་མེ་བཙའ་གདབ་བར་[པར]བྱ།། ཁྲག་གྱུར་འབྲུམ་བུ་ཕྲ་མོ་ཞེས་བྱ་ལ།། གཙགས་བུས་ཁྲག་ཕྱུང་དེ་རྗེས་བཙོད་དང་ནི།། རྒྱ་སྐྱེགས་སྐྱེར་ཤུན་རྒུན་འབྲུམ་ཨུཏྤལ་དང་།། ག་ར་སྦྱར་[སྦྱར]པ་བསྐོལ་གྲང་མིག་ཏུ་བླུགས།། མིག་མཆུ་སློང་བོ་ཀུ་ཤུ་ད་བཞིན་དུ།། མཚོན་གྱིས་འདྲལ་ཏེ་གོང་སྨན་དེ་ཉིད་བླུག། མིག་འབྲུམ་བཅད་ཀྱང་འཕེལ་ལས་སྤྱོང་བར་གསུངས།། འོན་ཀྱང་ཁྲག་གྱུར་ཐམས་ཅད་གང་ཉེ་གཏར།། དེ་ནས་ག་བུར་ཁ་ཆེ་དོམ་མཁྲིས་དང་།། དམར་པོ་གསུམ་དང་སྐྱེར་ཁཎ་སྦྱར་ལ་བླུག། ཕྱིས་པའི་མིག་ནད་སྦྲ་ངན་ཁྲག་ཕྱུང་རྗེས།། སེང་ཕྲམ་ནིམ་པ་ཧོང་ལེན་ཡུར་བ་དང་།། སྐྱེར་ཤུན་ཟངས་ཕྱེ་ནུ་ཞོར་སྦྱ་[སྦྱར]ལ་བྱུག། འདུས་གྱུར་མིག་ནད་ཟེ་མ་འབྲུགས་པ་ལ།། སྐྱེར་ཁཎྜ་ལྡོང་རོས་ནག་མཚུར་ཟངས་ཕྱེ་དང་།། ཕྱེ་རུག་ཟངས་སྣོད་སྦྲངས་ཁུ་དྭངས་མ་བླུག། མ་ཕན་ཟེ་མ་བཏོགས་ལ་ཁབ་ཀྱིས་བསྲེག། མིག་མཆུའི་ཕྱི་རོལ་རླན་ས་ཐམས་ཅད་དུ།། ཐལ་སྨན་རྡོན་པོ་འམ་ལྕུགས་ཀྱིས་བསྲེག་བར་[པར]བྱ།། མིག་མཆུའི་ཤ་སྤོན་བྱེ་མ་འདྲ་བ་དང་།། འཕྱུར་དང་སྐྱིས་དང་འདམ་འདྲ་ཤ་ཆེར་སྐྱེ།། འདེ་[འདི]ཀུན་མཚོན་གྱིས་སྦྲ་ངན་བཞིན་དུ་བཞར།། དེ་ཡི་རྗེས་སུ་ཟེ་མ་འབྲུགས་པ་ཡི།། སྐབས་སུ་བཤད་པའི་སྨན་གྱིས་བསྐུ་བར་བྱ།། མིག་མཛེར་བཅད་ལ་ཐལ་སྨན་རྡོན་པས་བསྐུ།། སྣང་ཟིལ་ལྷ་བུའང་ཤ་མཛེར་བཞིན་དུ་གསོ།། མིག་གྲུའི་ནང་གཏོགས་རླུང་གྱུར་ཆུ་འཛག་ལ།། ཤ་

དང་ཆང་སོགས་བཙུད་རིགས་རྣག་ཏུ་གཏོང་།། དཀྲའི་སྨུ་གུ་རྩ་བ་དང་བཙས་པ།། བརྟུངས་ཏེ་ར་འོ་དང་བསྐོལ་མིག་ཏུ་བླུག། ཟན་དྲོན་གྱིས་མནན་མོད་ལ་ཕན་པར་འགྱུར།། བད་ཀན་ལས་གྱུར་དཀར་པོ་འཛག་པ་ལ།། དུང་མགྲོན་ཏི་ཚ་བསྲེག་ཐལ་ནག་མཚུར་བཙས།། ཞིབ་བཏགས་ཚ་བ་གསུམ་པོ་བསྐོལ་བ་ཡི།། ཁུ་བར་བཏགས་ལ་བླུག་ན་ཕན་པར་ངེས།། ཨུ་པ་ན་ཏ་ནད་ལ་བདུགས་བྱས་ཏེ།། གཙགས་བུས་ཕུག་ལ་དཀྱིལ་འཁོར་འདྲ་བས་བཞར།། དེ་ནས་རྒྱ་ཚྭ་ཕི་ལིང་སྦྱར་བ་བསྐུ།། དེ་རྗེས་མིག་མཆུའི་སྐབས་བཞིན་བཅིངས་ནས་ནི།། བ་[པ]ཏོ་སྨྱུ་ཏུ་བསྐོལ་བའི་ཐིག་པ་བླུག། བཙོད་དང་རྒྱ་སྐྱེགས་སྐྱེར་ཞུན་རྒུན་འབྲུམ་དང་།། ཨུཏྤལ་ཤིང་མངར་བསྐོལ་གྲང་ཀ་ར་བཏབ།། མིག་དུ་[ཏུ]བླུག་ན་དམར་པོ་འཛག་པ་དང་།། ཆུ་སེར་འཛག་བའི་[པའི]ནད་ལ་ཤིན་ཏུ་ཕན།། ཁྲག་གྱུར་བླ་ར་ན་འམ་ཆོག་ཅན་ནི།། ལྕགས་ཀྱིས་ཆ་གསུམ་ནས་འབྲུར་ཕྱེད་ཙམ་བཅད།། རྗེས་ལ་རྒྱ་ཚྭ་སྦྲང་རྩི་སྦྱར་བས་བསྐུ།། འདུས་གྱུར་ཕོ་རིས་རྒྱ་ཚྭ་ལྤོང་རོས་དང་།། སྐྱེར་ཤུན་དོམ་མཁྲིས་ག་ར་ཤིང་མངར་དང་།། དུང་དང་མགྲོན་བུ་ཏི་ཚ་བསྲེག་པའི་ཐལ།། གུར་གུམ་ནག་མཚུར་པྲི་ཡང་སྦྲང་སྦྱར་བྱུག། རྣག་བཙས་ཆུ་འཛག་གཏར་རྗེས་རྒྱ་ཚྭ་དང་།། སྐྱེའུ་གཤེར་ནག་མཚུར་ཟངས་ཕྱེ་སྦྲང་སྦྱར་བྱུག། སྲིན་རྨེན་ལྡི་བ་རིལ་མ་རྟ་སྦྲང་སོགས།། ཅི་རིགས་ཀྱིས་བདུགས་འབྲས་རྩི་འདྲ་བ་ཡི།། གཙགས་བུས་གཙགས་ལ་ནག་མཚུར་འབྲས་བུ་གསུམ།། སྦྲང་རྩི་སྦྱར་བསྐུས་ཕན་བར་[པར]མཁས་པས་གསུངས།། མིག་འབྲས་དཀར་པོའི་སྟེང་དུ་སྐྱེས་པ་ཡི།། ཤ་ཕྱི་ལྷ་བུའི་ནད་ལ་ཤིང་མངར་དང་།། རྒུན་འབྲུམ་དཀར་པོའི་ཕྱེ་མ་རས་འཛམ་པོས།། སྙོད་བར་[པར]བཅིངས་ལ་ཆར་ཆུར་སྦངས་པ་ཡི།། ཐིག་པ་མིག་ཏུ་བླུག་ན་ཕན་བར་[པར]འགྱུར།། འདི་ཡིས་མཁྲིས་བས་[པས]མཆི་འཛག་ནད་ཀྱང་

སེལ།། བད་གྱུར་མདུང་བ་ཅན་དང་འབྲས་ཕྱེ་དང་།། འདྲ་བའི་མིག་འབྲས་དཀར་པོའི་ནད་གཉིས་ལ།། སྨན་དུ་རྒྱ་ཚྭ་ཛྙ་ཧི་ཐང་ཤིང་དང་།། བཙའ་སྐའི་ཕྱེ་མ་ཆབ་དང་སྦྱར་ལ་བྱུག། ཁྲག་གྱུར་སྤྲང་[སྦྲང]རྩི་མར་སྤྱར་[སྦྱར]བསྐུ།། རྩ་རྩེ་པ་ལ་སྐྱེར་ཁཎ་སྦྲང་སྦྱར་བྱུག། ལིང་ཐོག་དམར་པོ་ཞེས་བྱའི་མིག་ནད་ལ།། ག་ར་སྦྲང་རྩི་ཞེ་[ཞོ]ཡི་ཆུ་སྦྱར་བླུག། རྩ་དྲའི་དམར་པོ་འཛག་པ་བཞིན་དུ་གསོ།། མཛེར་དཀར་ལ་སོགས་ཤ་མཛེར་རིགས་ཀུན་ལ།། རྒྱ་ཚྭ་སླ་རྩི་ཨ་ཕ་སྦྱར་ལ་བཏབ།། རྒྱ་ཚྭ་མི་ཉུས་སེན་མོ་ཆ་མཉམ་པ།། བསྲེགས་པའི་ཐལ་པ་[བ]ཞིབ་བཏགས་ཕྱེ་མ་ནི།། མིག་ཏུ་བཏབ་ན་ར་དང་ཤ་མཛེར་དང་།། ལིང་རོ་སྔོ་རིབ་ནད་ལ་ཤིན་དུ་ཕན།། ག་ར་ལྷོང་རོས་རྒྱ་ཚྭ་ཨེ་ལ་བ།། བཙའ་སྐ་བཙས་པ་འདི་ཀུན་ཞོ་རེ་དང་།། སྐྱེར་ཁཎ་ཞོ་ལྔ་བཙས་བ་[པ]སྦྲང་རྩི་དང་།། སྦྱར་བྱུག་བད་ཀན་ལས་གྱུར་རབ་རིབ་དང་།། ལིང་ཐོག་མིག་མཛེར་དང་ནི་ཤ་ལྷག་སེལ།། ཤ་མཛེར་གསར་དུས་ཁྲག་མཁྲིས་ལས་གྱུར་པའི།། གདུང་པའི་མིག་ཚག་ལྟ་བུར་བཙོས་དགོས་ཤིང་།། རྙིངས་ནས་ཁབ་རྩེས་ཕྱུག་ལ་མཐེབ་མོས་མཉེ།། ཤ་ལྷག་རྩ་དྲ་ཤ་མཛེར་རྒྱས་པ་ན།། དང་པོ་ཁྲུས་དེད་དཔོན་བཅུ་སྦྱོར་ལ་ཨ་ཕ་ཨ་ཉུ་ར་ལྕུགས་དྲིག་བསྡེབས་གཏར་སྨན་གསེར་མདུང་སོགས་ཀྱིས་ཨ་བ་བཙོ་ལྔ་སོགས་བཙོས་བྱས་ལ།། དུགས་ཞུ་མཁན་བཙོས་པའི་རླངས། ཤ་བའི་མཆེར་པའི་དུད་བས་[པས]བདུག་ཀྱང་ཕན་བྱས་མཐེབ་མོས་མཉེས་རྫེས་ལྕུགས་ཀྱིས་འཐེན།། བཅད་རྫེས་ཆུ་ལྕུག་བྱས་ཧེ་སྦྲང་མར་གསར་བྱུགས་བསྲེས་བ་བལ་ཡིས་ལ་བཅིང་།། དེ་རྗེས་ཨ་ཉའི་ཆུར་བཏགས་ལྗི་ཤུ་ནི།། ཁམ་ཕོར་ཁ་སྦྱར་ནང་དུ་ནུས་ལྡན་བསྲེག། བར་སྐྱུར་ཁུ་བར་སྦྱར་ལ་གྲིབ་སྐམ་[སྐམ]བྱ།། རྒྱ་ཚ་ཉིས་འགྱུར་སྤྱར་པའི་[སྦྱར་བའི]ཕྱེ་མ་བཏབ།། དཔྱད་བྱས་ཤུལ་གྱི་ནད་ལྷག་མ་ལུས་གཙོད།། ལིང་ཐོག་ཀུན་ལ་དོམ་མཁྲིས་ཿམདུང་རྩི་[རྩི]དམར་ཿ།། བ་ནུ་ཿ

གུར་གུམ་༥ཞིམ་ཐིག་འབྲུ་རྣམས།། རྩི་བཞིན་ཞིབ་བཏགས་མིག་ཏུ་བླུག་ན་ཕན།། ཡང་ན་ཞིམ་ཐིག་ལེ་ཡི་འབྲས་བུ་ནི།། ཞིབ་བཏགས་མི་ཡི་ནུ་ཞོ་སྦྱར་ལ་བྱུགས།། ཡན་[ཡང]ན་ཨ་རུ་འབིགས་[འབིགས]བྱེད་བྱུལ་དོག་[ཧོག]དྲི་ཆུས་ནད་པ་རང་གི་བགྲུ་བལ་ཡིས།། ལིང་ཐོག་རྙིངས་ནས་ཤུ་དག་འབྲས་གསུམ།། རུ་རྟ་ཀ་ཀ་རའི་བཻ་སྔོན་གྱིས་ཤེལ་ཀ་ར་ཞེས་བཤད་ཕྱེ་མ་བཏབ་པས་སེལ།། ལིང་ཐོག་ར་རུ་སོང་བའི་སྦྱོར་[སྦྱོར]བ་ནི།། གཙོ་བོ་བ་ནུའི་ཕྱེ་མས་གཞི་བཟུང་ལ།། དེ་སྟེང་དུང་དང་འགྲོན་བུ་བུ་མའི་ཐལ།། རྒྱ་ཚ་དོམ་མཁྲིས་མདུད་རྩེ་ཏ་ཤིག་སྨུག། གུར་གུམ་ནས་ཟན་བྲུན་གྱི་ཕོ་དཀར་རྣམས།། བླུག་པས་ལིང་ཧོག་ར་རུ་སོང་བ་སེལ།། དུང་བསྲེགས་ནས་ལྔ་ཐོད་རུས་བཞི་ཆ་གཅིག། རྒྱ་ཚ་ཆ་གསུམ་ཨ་རུ་གུར་གུམ་སྟེ།། སྦྱོར་[སྦྱར]པས་ར་དང་ལིང་ཧོག་བཅོས་བརྟགས་སེལ།། མཚལ་དཀར་༣ཧི་ཚ་༡རྒྱ་མཚལ་ཅོག་ལམ་༡གསུམ།། བཏུལ་རྣམས་མིག་འཐོར་རྨ་རྒྱན་ཤ་ར་དང་།། ཤ་འཛེར་ལིང་ཐོག་ར་འབུར་སྐྲམ་འདེམས་བྱས།། རྨ་རྒྱན་གང་གིས་མ་ཕན་ཤ་ར་བཅད།། ར་དེ་གཅོད་པའི་ལག་ལེན་མཐོང་བ་དགོས།། ཁོང་དུ་ཨ་བ་བཅོ་ལྔ་གསལ་བྱེད་དག། ལིང་ཧོག་སྔགས་ཀྱི་ལེན་པའི་གདམས་ངག་ནི།། སྐྱབས་སེམས་ཚད་མེད་བཞི་བསྒོམས་སྐད་ཅིག་གིས།། རང་ཉིད་རྣལ་འབྱོར་མ་ཡི་སྐུ་རུ་གསལ།། ཨོཾ་ལིང་པ་ལིང་པ་ཧིང་ཧིང་སྭཱཧཱ།། ཞེས་པ་བརྒྱ་རྩ་བཟླས་ལ་མིག་ཕུས་བཏབ།། གང་ཡོད་ལྷག་པར་བལ་འདབ་ཚེ་མེད་བཀབ།། དེ་སྟེང་གོང་གི་སྔགས་བཏབ་མིག་ནམ་མཁའ།། ལིང་ཧོག་སྒྲིན་དང་སྔགས་ཕུ་རླུང་བསམ།། མང་བཟླས་ཕུས་བཏབ་ལིང་ཧོག་སངས་པར་བསམ།། ལས་མ་གྲུབ་བར་མ་ཆེ་ཆག་མེད་འདྲིན།། ཡང་གཅིག་ལིང་ཐོག

ལེན་ཐབས་བཤད་པ་ནི།། ཨོཾ་ཧིང་ཧིང་ལིང་སྭཱ་ཧཱ།། ཞེས་པ་མང་བཟླས་ནས་འབྲུ་བདུན་ལ་བཏབ།། མིག་སྟེང་རེ་རེར་རིམ་པར་བསྐོར་བྱས་ནས།། ནས་རྣམས་རིམ་པར་ཆུ་སྣོད་གང་དུ་བཏབ།། འདི་ནི་ཆུ་རླབས་ཀྱིས་ལེན་གདམས་པ་སྟེ།། ལིང་ཐོག་ཀུན་དང་ཁྱད་པར་བསྟུད་ལིང་མཚོན་སོགས་ཀྱི་[ཀྱིས]སེལ།། དཔྱད་དང་རིམ་གྲོའི་སྒོ་ནས་བཅོས་པ་ནི།། ས་ལིང་ཏ་ཐ་འམ་ཡང་ན་ལྕེ་ཡིས་ལེན།། ཀྱི་ལིང་ལྕུགས་ཚག་མིག་བཏང་ཉལ་པས་ལེན།། ཡན་ཏུས་བསྲེག་པའི་སོལ་མས་ལེན་ལ་ཐོས།། སྣང་[བསྣད]ལིང་ནུ་ཞོ་བླུག་ན་ཞི་བར་འགྱུར།། གྲིབ་ལིང་བྲུས་ཚོག་བྱས་ན་བདེ་བར་འགྱུར།། གཉན་ལིང་ཡ་མའི་སྨན་བཏང་བྲུས་ཚོག་བྱ།། གནོད་པ་འབྱུང་དང་ཡང་ཡང་བྱུང་ན་ནི།། མིག་སྲི་མནན་པའི་མན་ངག་སོགས་ལ་འབད།། ལིང་ཐོག་ཅིས་ཀྱང་སོས་བར་[པར]མ་གྱུར་ན།། འབུག་དང་བཅས་[བཅད]པ་ལ་སོགས་གཞུང་བཞིན་བྱ།། རབ་རིབ་ཀུན་ལ་ཤིང་མངར་ར་མཉེ་གཉིས་ཉེ་ཤང་[ཤིང]།། གཙྭ་ག་རི་ཨུཏྤ་[ཨུཏྤལ]ཨ་རུ་ར།། པི་པི་ལིང་དང་ག་ར་ཀྲུན་འབྲུམ་དང་།། ར་ཝོ་བ་མར་འབྲས་གསུམ་བ་ཤ་ག། བསྡུ་ཁྲུས་རབ་རིབ་སེལ་པར་[བར]བྱེད་པ་ཡིན།། སྤྲུ་ཏུའི་ཁུ་བ་འཐུངས་ན་རབ་རིབ་སེལ།། ཨ་བ་བཙྪོ་[བཙོ]ལྡེ་སྐབས་འདིར་བཤད་པ་རྒྱུད་ལས་ཡིན།། ཨ་ཏུ་ར་དང་དོམ་མཁྲིས་ཀྱ་སྐྱེགས་དང་།། སླ་ཙྪི་བྱུལ་ཏོག་ཆུ་གཙང་འཁར་སྣོད་སྦྲུངས།། མིག་ཏུ་གཏིགས་ལག་ལེན་ལྟར་དགོས་པས་སྦྲིས་གཡོགས་རབ་རིབ་སེལ།། ལིང་རོ་རྩ་བྲ་ལ་སོགས་འགྲིབས་ཀུན་གཅོད།། རླུང་གྱུར་གོ་སྙོད་བརྒྱད་པ་ལ་སོགས་བཏང་།། གོང་གི་སྦྱོས་རེང་ཆེ་སོགས་མར་ཁུ་གང་ཏུང་བྱུག། མཁྲིས་གྱུར་གོང་སྨན་གང་ཏུང་མཁྲིས་སྨན་སྦྲད།། ཡང་ན་ཡན་ལག་བརྒྱད་པའི་རང་འགྲེལ་དང་།། ཟླ་ཟེར་མན་ངག་རིན་ཆེན་འབྱུང་གནས་བལྟ།། བད་གྱུར་དུང་དང་ཕོང་རོས་བྲི་[བྲི]ཡང་ཀྱུ།། ཚ་བ་གསུམ་དང་དེ་

བཞིན་འབྲས་བུ་གསུམ།། ལེགས་སྦྱར་[སྦྱར]རིལ་བུ་དྲི་མ་མེད་བུ་[པ]ཞེས།། འདི་ཉིད་རྒྱུན་བར་[པར]མིག་ལ་བྱུག་བ་འམ།། དུར་བྱིད་བསྐོལ་ཁུར་སླ་གོར་ཚོ་ཤ་དང་།། ཨ་རུ་བཅའ་ལྷ་པི་པི་ལིང་བཏབ་སྦྱར།། ཁྲག་གྱུར་རྒྱུན་འབྲུམ་སྤྲང་སྤྲོས་ཤིང་མངར་དང་།། སེང་ཁྲམ་ཙནྡན་པདྨ་དུང་དང་ཟངས།། ཤུ་དག་ཨུཏྤལ་ལ་རྣམས་ར་འོ་ཡི།། འདམ་བཏགས་རིལ་བུར་དྲིལ་ཏེ་མིག་ལ་བྱུག། ཟས་སྤྱོད་བསིལ་བསྟེན་ཁྲག་ཀྱང་ཡང་ཡང་འབྱུང་།། ལྷན་འདུས་ལས་གྱུར་ནད་གང་ཤས་ཆེ་པའི[བའི]།། སྨན་དང་དཔྱད་ཀྱིས་བཅོས་བར་[པར]གྱུར་པ་ཡིན།། ཉ་ཕག་ཤ་དང་གོ་སྙོད་རྒྱུན་དུ་བསྟེན།། ཁང་བཀྱུ་འབྲི་མར་ཕག་ཚིལ་གོ་སྙོད་བྱུག། ཁང་རྫེན་མི་བྱ་གནོད་པའི་ཟས་སྤྱོད་བསྲུང་།། སྲོད་ལོང་ན་ལེ་ཤམ་དང་ཚོ་སྦྱར་བྱུག། བ་ལྷིའི་ནང་དུ་ར་ཡི་མཆེར་བ་བཅུག། དེའི་ནང་དུ་པི་པི་ལིང་བཅུག་ནས།། མེ་བསྲེགས་གྲིབ་[གྲིབ]སྐམས་སྤྲང་སྦྱར་ལྡེ་གུ་བྱུག། ར་མཆིན་དམར་པོ་ཟོས་ན་སྲོད་ལོང་སེལ།། མིག་སྟོན་ནད་ཀྱང་གསོ་ཚུལ་རབ་རིབ་དང་།། འདྲ་ཡང་འདི་ལ་གཏར་ཁ་བཏབ་མི་བྱ།། བུ་རམ་རྒྱ་མཚོའི་ལྦུ་བ་ན་ལེ་ཤམ།། པི་པི་ལིང་དང་གུར་གུམ་ལིག་བུ་མིག། ཞིབ་བར་[པར]བཏགས་ལ་སྤྲང་རྩི་དང་སྦྱར་བྱུག། སྟོན་པོ་ཙམ་དུ་འཚོ་བར་བྱེད་པ་ཡིན།། སྲི་མོང་མོག་དང་འདྲ་བའི་མིག་ནད་ལ།། སྨན་ནི་བུ་[པུ]ཤེལ་རྩེ་བསྐོལ་ཁུ་བའི་ནང་།། པི་པི་ལིང་དང་རྒྱ་མཚྭའི་[རྒྱམ་ཚྭའི]ཕྱེ་མ་བཏབ།། རེ་ཞིག་བཞག་སྟེང་རས་སམ་ཙ་དལ་བཙག། དེ་ཡི་དངས་[དྭངས]མ་མར་དང་བསྲེས་ལ་བསྐོལ།། ཕལ་ཆེར་ཆུ་ཚོད་དགའ་པར་[བར]གྱུར་པ་དང་།། སྤྲང་སྦྱར་མིག་ལ་བྱུགས་ན་འདུས་པ་ཡི།། རབ་རིབ་ཀུན་ལ་ཕན་ཞེས་མཁས་པས་གསུངས།། འདུས་གྱུར་མིག་ནད་མཚན་མོ་ལོང་བ་ལ།། བྱུག་སྨན་ལ་སོགས་སྲོད་ལོང་སྐབས་ལྟར་བཅོས།། སྐྱུར་དང་ལུས་དྲོད་མཁྲིས་པ་ལ་སོགས་པའི།། ཚིག་པའི་ནད་ལ་

མར་སྙིང་བཏུང་བ་སོགས།། སྨུམ་ཚོས་བྱས་རྗེས་དུར་བྱིད་སྔོན་ཕུ་[བུ]དང་།། ཁྲིན་བུ་ལྷུམ་རྩ་ལ་སོགས་བསིལ་བ་ཡི།། བཤལ་སྨན་སྙེང་དུ་ཏིག་ཏ་ཉིམ་པ་དང་།། ཙོང་ལེན་གི་གུར་ལ་སོགས་བསྣན་པས་སྦྱངས།། བྱུག་སྨན་ཅི་རིགས་བསྐུ་དང་ཟས་སྤྱོད་བསྲུང་།། ཁྱད་པར་མཁྲིས་པའི་ཚལ་པའི་མིག་ནད་ལ།། ཏིག་ཏའི་སྨན་མར་ཡུན་དུ་བསྟེན་(པས་)ཕན།། སྐྱུར་ཚིག་སེ་འབྲུའི་ཁུ་བ་མིག་ཏུ་བླུག། ལུས་དྲོད་ཀྱིས་ཚིག་མགོ་མིག་ཆུ་ཅག་བྱ།། དུད་པ་ཅན་ལ་རླུང་སོགས་ནད་རིགས་གང་།། ཤས་ཆེ་བརྟགས་ཏེ་(དེ་)ཡི་སྨན་གྱིས་གསོ།། ཉི་མའི་འོད་ཟེར་མེ་འོད་གློག་སོགས་ལ།། བལྟས་པའི་རྐྱེན་གྱིས་མིག་མདངས་ཉམས་པ་ལ།། འབྲས་བུ་གསུམ་གྱི་སྨན་མར་གཞུང་བཞིན་དུ།། སྦྱར་སྙེང་ཙུ་གང་གི་ཞང་བསྣན་པ་འམ།། ཡང་ན་གསེར་ཞུན་མར་དང་སྦྱར་ལ་བསྟེན།། རབ་རིབ་མིག་སྨན་དག་ཀྱང་མིག་ལ་བྱུག། མིག་ཚག་གྱི་སྨན་སག་རྩི་ཚ་བ་གསུམ།། ཡུང་བ་དུང་དང་ཏི་ཚ་སེར་པོ་རྣམས།། ཆ་ཉམ་[མཉམ]ཞིབ་བཏགས་ཆུ་གྲང་སྦྱར་ཏེ།། མིག་(ལ་)བྱུག་ན་སྐྲམ་ཞོན་ཚག་ཀུན་དང་།། གདུང་བ་ཆུ་འཛག་རབ་རིབ་ལ་སོགས་སེལ།། སྐྲམ་ཚག་ནད་ལ་གུར་གུམ་ཙུ་གང་དང་།། ཏི་ཚ་མར་གསར་མེ་ལོང་གཡའ་སྦྱར་བྱུག། གཤེར་ཚག་དབྲལ་རྩ་མིག་རྩ་སྣ་རྩེ་གཏར།། སྐྱེར་ཁཎ་གུར་གུམ་སྦྱར་པའི་[བའི]མིག་སྨན་བསྟེན།། སྤང་མཐིང་སྐྱེར་ཁཎ་ལི་ཁྲི་དོམ་མཁྲིས་ལྔ།། ཉུ་ཞོ་སྦྱར་བྱུག་སྐྲམ་ཚག་གཤེར་ཚག་སེལ།། རླུང་གྱུར་སྐྲམ་ཚག་ནད་ལ་སྐྱེར་ཁཎ་དང་།། ཤིང་མངར་རྒྱ་སྤོས་ཙནྡན་རྒྱ་མཚོ་[རྒྱམ་ཚ]རྣམས།། ཞིབ་བཏགས་མར་སྙིང་དང་སྦྱར་ལྡེ་གུ་བྱུགས།། རླུང་གྱུར་གདུང་པ་གདུང་པས་བཅོམ་པ་དང་།། རླུང་གིས་གཞན་དུ་གྱུར་བ་སོགས་ལ་ནི།། བ་ཞོ་སྨུམ་མེད་དངུལ་ལམ་ཟངས་དམར་གྱི།། སྣོད་དུ་བླུག་སྟེ་སྔོན་ཕོར་[པོར]མ་སོང་པར[བར]།། སྐམ་སྟེ་དེ་ཡི་ཁྲུ་མ་ཞོ་ཆུ་ཡིས།། རིལ་བུར་

དྲིལ་ཏེ་མིག་ལ་བྱུག་ན་ཕན།། ཁྲག་དང་མཁྲིས་པ་ལས་གྱུར་གཞེར་ཚག་གཉིས།། གང་ལའང་སྤྲང་[སྤྱང]སྦྱོས་ཤུ་དག་པོང་ཚང་རྫོ།། ཤིང་མངར་དེ་ཀུན་ལྡེ་གུར་བྱས་ལ་བྱུག། གདུང་བར་གྱུར་ན་སྲིན་ཤིང་གི་མེ་ཏོག། ཁ་མ་བྱེ་དང་དུང་དང་འབྲས་བུ་གསུམ།། ཤིང་མངར་བ་སླ་དེ་རྣམས་བཏགས་པ་ཡི།། ཕྱེ་མ་ཆར་ཆུ་དང་སྦྱར་མིག་ལ་བྱུག། བད་ཀན་ལས་གྱུར་མིག་ནད་སྐམ་ཚག་ལ།། ལྤོང་རོས་དང་ནི་བྲི་[བྲི]ཡང་ཀུ་གཉིས་པོ།། ཞིབ་བཏགས་སྦྲང་སྦྱར་མིག་ལྤགས་ཕྱི་རོལ་བྱུག། གདུང་གྱུར་རྒྱ་མཚོ་[རྒྱམ་ཚ]དུང་དང་འབྲས་བུ་གསུམ།། ཚ་བ་གསུམ་དང་སུག་སྨེལ་བ་ལེ་ག། སྲ་རྩི་པོག་དང་རྒྱ་མཚོའི་ལྦུ་བ་རྣམས།། རིལ་བུར་བྱས་ཏེ་མིག་ལ་བསྐུས་ན་ཕན།། འདུ་[འདུས]གྱུར་མིག་ཚག་ནད་ལ་གོང་སྨན་ཀུན།། བསྐུས་ན་ཕན་ཞེས་ཕ་ཁོལ་གཞུང་ལས་གསུངས།། སྨན་གྱིས་བསྐྱེད་ཆུང་གདུང་པའི་རིགས་ཀུན་ལ།། སྨིན་མའི་སྟེང་དུ་མེ་བཙའ་བཞག་ན་ཕན།། དེ་ལྟར་ཚུལ་བཞིན་བཅོས་ན་སོས་པར་གྱུར།། མིག་མཆུའི་ནད་ལས་གཞན་པའི་མིག་ནད་ནི།། ཕལ་ཆེར་ཚབ་ཆེའི་ཡུན་རིང་འགྲིབ་དུ་འགྱུར།། དེ་ལ་དབྱེ་བ་ཕྱི་ནང་བར་འགྲིབ་གསུམ།། བད་རླུང་ལས་གཞན་མིག་ནད་ཐམས་ཅད་ལ།། ཙ་ཐུང་མིག་གི་ཁྲུག་[ཁྲག]རྩ་གསེར་དངུལ་དུང་།། ཁྲག་ཤེད་སྨད་པ་ངེས་པར་གནད་དུ་ཆེ།། སྡོ་སྐྱུ་སྔོང་ཕྱིས་ལྟ་བུས་གཡོགས་པ་ལ།། ག་བུར་དོམ་མཁྲིས་རྒྱ་ཚ་དུད་པ་དགོས་སླ་རྩི་བཞི།། ནས་རྩམ་གི་གུར་ཙུ་གང་མཚལ་དཀར་བཞི།། ཐུན་གཅིག་བུལ་ཏོག་ཚ་ལ་བསྲེས་པ་ནི།། ལུག་རིལ་ཙམ་པ་ཞིབ་པར་བཏགས་བྱས་ལ།། ཚོས་བཙོད་རིལ་གསུམ་ཚད་ནི་ཁྲམ་ཁྲུམ་བརྡུངས།། ཆུ་ཕུལ་ཕྱེད་སྤྲངས་ཁུ་བ་ཟངས་སྣོད་བླུག། དེ་ལ་སྨན་བཏབ་སྲིན་ལག་གཙང་མས་བསྐུར།། དྲི་མེད་བལ་བཙགས་སྨན་ཆུ་དེ་བུམ་བླུག། ནད་པ་གཞོགས་གཡས་ཕབ་ལ་ཁ་ཤར་བསྟན།། ཉལ་ཏེ་གང་མི་གསལ་བའི་མིག་ཟུར་

ནས།། སྨན་ཚུ་སྲ་མོ་རིམ་པར་ནུར་གྱི་[གྱིས]བླུག། འོག་ཏུ་གཙང་མའི་སྣོད་ཟེད་སྣོད་དེ་ཊ།། བབས་པའི་ཆུ་ནི་སླར་ཡང་བུམ་པར་བླུག། སླར་ཡང་གོང་བཞིན་ལན་བཞི་བསྐྱར་ལ་བླུག། དེ་ནས་གཞོགས་གཡོན་འོག་ཏུ་ཕབ་ལ་ཉལ།། དེ་ལ་ལན་གསུམ་བསྐྱར་བླུག་ལན་བརྒྱད་ཀྱིས།། བཀྲ་ལམ་གྱིས་ནི་ཕྱེད་པར་ངེས་པ་ཡིན།། དེ་རྗེས་རྩི་ནན་མཐོང་བར་ཕྱེད་པའི་སྨན།། སྣ་ཏོམ་ཚ་ལ་སྐྱེར་ཁཎ་སྲང་རྩི་ལྤྱ།། ཁྱིའུས་[ཁྱིའུས]མཐུང་[འཐུང]བའི་ནུ་ཞོ་དང་སྦྱར་ཏེ།། ནུབ་མོ་ཁ་ཡར་མིག་ལ་བྱུག་ན་ནི།། མིག་གསལ་ནད་མི་ལྡོག་ཞིང་[ཅིང]བརྟན་པར་བྱེད།། སྐྱུ་རུ་སེར་རིལ་དམར་རིལ་ནག་རིལ་སོག[སོགས]།། ཕྱི་འཁྲིབ་ཐམས་ཅད་འབྱེད་བའི་[པའི]གདམས་པ་སྟེ།། མན་ངག་རྒྱལ་མོ་ཆུ་འབྱེད་ཅེས་སུ་གྲགས།། རྗེས་ཀྱི་སྤྱོད་ལམ་བརྟན་པ་མ་ཐོབ་པར།། དྲག་ཤུལ་ལས་དང་སྒོམ་བཙོང་བུད་མེད་ཆང་།། བསྟེན་བ་[པ]དང་ནི་གྲིབ་དང་དུ་བ་སོགས།། ཡུན་རིང་བསྲུང་བ་ཤིན་ཏུ་གལ་ཆེའོ།། ནང་གི་འཁྲིབས་ལ་གསལ་བྱེད་ཕོང་སྨན་བསྟེན།། ཇི་ལྟར་བཤད་པའི་ཟས་དང་སྤྱོད་ལམ་གཟབ།། བར་འཁྲིབ་ནད་ལ་དང་པོར་རབ་རིབ་དུས།། བད་རླུང་ལས་གཞན་རྩེའུ་ཚུང་མཆིན་རྩ་དང་།། མུར་འགྲམ་རྣམས་ནི་ཁྲག་ཤེད་སྨད་བྱས་ལ།། དེ་རྗེས་མཆིན་པའི་རྒྱབ་བཤལ་དག་པར་སྦྱངས[སྦྱངས]།། སྨན་ནི་རབ་རིབ་སྐབས་བཤད་ཀུན་དང་ནི།། ཁྱད་པར་འཇམ་གླིང་སྣང་བྱེད་སྨན་མར་ཞེས།། མདུང་རྩེ་ཐུན་གཉིས་གསེར་མདོག་རྗོག་པོ་དྲུག། གུར་གུམ་ཐུན་གསུམ་ཨ་ཤ་གོ་སྙོད་གཉིས།། ཐུར་མགོ་གང་རེ་ལྕུགས་ཕྱེའང་དེ་དང་མཉམ།། ལྕུགས་སྦྲུལ་གཅིག་བཅས་བ་མཛོའི་མར་གསར་དང་།། སྦྲང་རྩི་དང་བཅས་སྦྱར་པའི་[བའི]སྨན་མར་རམ།། ཡང་ན་སྦྲང་གིས་རིལ་བུར་བྱས་ལ་བསྟེན།། འདི་ནི་ཤིན་ཏུ་ཟབ་སྟེ་གསང་བ་མཆོག། དེ་ཡི་རྗེས་སུ་འཁྲིབ་རྩ་གཙོད་པ་འམ།། འཁྲིབ་བྱེད་རྒྱུ་ལམ་རྩ་སྒོ་བཙུ་པོ་བསྲིག། གལ་ཏེ་

རབ་རིབ་ལས་ཐལ་ཡོང་གྱུར་ན།། སྨན་གྱིས་མི་ཕན་དེ་ནི་ཐུར་མས་འབྱེད།། བར་འཁྲིབས་དཔྱད་མཆོག་ཐུར་མ་ནི་ཡིན་པས།། རྒྱུད་དང་གཏྱུད་[བརྒྱུད]པ་རྩ་འགྲེལ་རྟ་དབྱངས་གསུང་།། མན་ངག་ཕན་བདེ་བསིལ་གྲིབ་སོགས་ལ་ལྟོས།། མིག་བཅོས་ལེ་ལག་ཐོར་བུ་བསྟན་པ་ནི།། གླ་རྩི་གི་ཝཾ་གུར་གུམ་ཙུ་གང་།། ཁབ་རྡོ་ཕོ་འགྲོན་བསྲེགས་ཐལ་སག་རྩི་སྦྱར།། ཉལ་ཁར་མིག་ལ་བསྐུས་པས་མིག་གསལ་འབྱུང་།། ཁ་བས་མིག་ཕྱིད་ཉ་ཤ་དུ་བ་དང་།། ཁ་ཚུས་གྲང་དུགས་གོ་སྙོད་དུ་བ་དུགས།། ཕྱིད་འཕྲལ་རང་གི་དྲི་ཆུས་བཀྲུས་ཀྱང་ཕན།། ཡུན་རིང་མི་འཇོག་གསོ་བ་མཆོག་ཏུ་གཅེས།། ཁ་ཁྲིད་རྡོ་ཆེ་མིག་ཟླིབ་མཐའ་ལ་ནི།། སྣག་ཚའམ་སྐྱུ་ཀའི་མཁྲིས་པ་ཅི་རིགས་བྱུག། དུ་བས་ཕྱིད་ན་ཙནྡན་དཀར་པོ་ནི།། གངས་ཆུ་དང་སྦྱར་མིག་སྐུས་ཕན་པ་ཡིན།། ཡང་ན་གོ་སྙོད་བསྲེག་པའི་དུ་བས་བདུག། ཡང་ན་ཤ་ཆེན་དམར་པོས་ཕྱིས་ཀྱང་ཕན།། ཁ་བ་སེར་བུ་གང་གིས་ཕྱིད་ན་ཡང་།། །རང་གི་དྲི་ཆུར་ཙུ་རྟ་བཏབ་ལ་བཀྲུ།། ཁ་ཕྱིད་ཟུག་ཆེ་ཁ་བ་རང་ཉིད་དམ།། མེད་ན་རྡོ་གྲང་གིས་བདུག་ཟུག་གཅོག་བྱེད།། ཆུ་གྲང་གིས་བདུག་དེ་དང་འདྲ་བ་ཡིན།། དཔེ་ཆས་གཉོད་ན་ཤེལ་སྨུག་འཆང་བ་འམ།། རྨ་བྱའི་མདོངས་ར་དོམ་ར་འཆང་ཀྱང་ཕན།། གྲ་མ་ཤོར་ན་ལྕེ་ཡི་[ཡིས]འཛིབ་ལ་འདོན།། ཛ་མའི་ཁུག་པས་འདོན་ལ་བསིལ་སྨན་འདེབ།། མ་ཐུབ་ནས་བཅོས་ཁུ་བ་བླུག་པས་འཐོན།། གྲ་རྡུལ་སོང་ན་ཕྱུར་ཞེན་དར་བླུད་ཕྱི།། རྡུལ་གྱིས་གང་སྐམ་བྱེད་ལའང་འདི་ཉིད་ཕན།། མིག་སྣང་[ནང]ཟུག་གཟེར་ཆེ་ན་སྣ་རྩེ་གཏར།། མིག་སྟེར་སྲང་གི་སྐར་མ་ལྔ་བུ་ཡི།། ཅིག་ཅིག་སྣང་ན་སྤུ་ཊ་ན་པ་ནི།། ཆུར་བཏགས་མིག་ཏུ་ཏིག་ན་ཞི་བར་འགྱུར།། མིག་འབྲས་དཀར་པོར་སོང་ན་ཚྭ་ཝོ་གང་།། དར་མཚུར་མཚུར་དཀར་ཝོ་གསུམ་བཅས་བ་[པ]ཞིབ་པར་བཏགས།། དེ་ཡི་ཕྱེ་མ་རྡོ་སྙེ་[སྙིང]ཙུང་ཟད་བླུག། དེ་སྙིང་སྨུམ་ཡང་

ཙུང་ཟད་བླུག་ལ་བསྲེག། དེ་སྙིང་གོ་ཡུ་བདར་ལ་འདྲེས་པར་དཀྲུགས།། ཁུ་བ་དཀར་པོའི་སྙིང་བླུག་སེལ་བར་འགྱུར།། དམར་པོར་སོང་ན་སྐྱུ་རུ་སྣ་སེར་གཉིས།། ཚུར་སྦྱར་མིག་ཏུ་བླུག་ན་ཕན་པར་བཤད།། མིག་ཚིལ་དམར་པོར་སོང་ན་སེ་འབྲུ་ཡི།། ཁུ་བ་བླུག་ན་འཕྲལ་ཏུ་ཕན་པར་འགྱུར།། མིག་ལྩིབ་[ལྩིབས]ཚ་སྐྲངས་ཨཏྤལ་ཞོ་སྦྱུར་[སྦྱར]བྱུག། མིག་མཆུ་ཟ་འཕྲུག་གྱུར་ན་དར་མཚུར་བྱུག། མིག་གཡའ་ཚུ་མང་འཛག་ན་ག་རས་བྱུག། ལིང་ཏོག་བྱུང་ན་རི་བོང་མཁྲིས་པ་བྱུག། སྲིན་ཕོར་སླ་རྩི་ཅི་ཏང་ག་སྦྱར་བྱུག། གཡའ་དང་ཟུག་མེད་རྒྱུན་བར་[པར]ཆུ་འཛག་ན།། སྐྱེར་བའི་ཁནྡ་མི་ཡི་ནུ་ཞོ་དང་།། སྦྱུར་[སྦྱར]ལ་ཞག་བདུན་མིག་བླུག་ཕན་པར་འགྱུར།། བྱིས་པའི་མིག་ལ་རྫེ་དྲེག་དཀར་པོ་དང་།། རུ་ཞོ་སྦྱར་བས་བྱིས་པའི་མིག་ནད་སེལ།། མིག་ནད་བཅོས་པའི་ལེའུ་སྟེ་ང་ལྔ་པའོ།། །།

ལེའུ་ང་དྲུག་པ། མིག་རིམས་བཅོས་པ།

མིག་རིམས་ནད་རྟགས་ཕལ་ཆེར་གཤེར་ཚག་དང་།། འདྲ་ཡང་འདི་ནི་ཐན་པ་ཆེ་དུས་སམ།། ཡང་ན་ནད་སྨུག་འཁྲུགས་རྫོད་ལ་སོགས་པ།། མི་ཤེས་འབྱུང་དུས་དེ་ཡི་སྔ་ལྟས་འོང་།། འདི་ནི་བྱིས་པ་རྣམས་ལ་འགོ་སླ་ཞིང་།། གཉེན་པོས་གསོ་སླ་རྐྱན་པོར་འགོ་བ་བྱུལ།། གཉེན་པོ་བསྟེན་ཀྱང་སོས་པ་བྱུལ་པ་ཡིན།། འདི་རིགས་གཞན་གྱི་བསྡོངས་ཟླ་དང་བཅས་པ།། མིག་རིག་མགོ་པོ་[བོ]དང་བཅས་དྲག་ཏུ་གཟེར།། ཕལ་ཆེར་ར་ཡིང་གིས་ཁེབས་ཡོང་བར་འགྱུར།། སྨན་ནི་སྤང་རྩི་བཅུ་གཉིས་ཚད་ལྡན་སྟེང་།། གུར་གུམ་གཙོར་སྐོམ་ཨ་ཕ་ལྕུགས་སྦྲུལ་བསྣན་པ་བསྟེན།། གཞན་ལྡན་ཁྲུང་སྟེང་མིང་ཅན་གཅིག་ཐུབ་གཉིས།། བསྣན་པ་གོང་གི་སྨན་དང་ལྡུག་པ་སྦྲད།། གཞན་མན་ངག་གུར་གུམ་བཅུ་གསུམ་མགོ་ལེའུ་དང་།། གུར་ཁྲུང་སོགས་ཀྱང་བཏང་ན་ཕན་པ་ཡིན།། མིག་རིམས་བཅོས་པའི་ལེའུ་སྟེ་ང་དྲུག་པའོ།། །།

ལེའུ་ང་བདུན་པ། རྣ་ནད་བཅོས་པ།

རྣ་ནད་རྒྱུ་རྐྱེན་དབྱེ་བ་རྟགས་བཅོས་ལྔ།། རྒྱུ་རྐྱེན་ཟས་སྤྱོད་གདོན་གྱིས་འདུ་བ་འཁྲུགས།།

དབྱེ་བ་ནད་དང་འོན་པ་གཉིས་ལས་ནད།། རླུང་མཁྲིས་བད་ཁྲག་རྣག་འདི་གཉིས་འདུས་ནད་ཡིན་བྱུང་འབྲུམ་ཐོར་དང་།། ཡ་མའི་ནད་དང་སྲོག་ཆགས་ཞོར་དང་བརྒྱད།། འོན་པ་སྒྲ་བཅས་སྒྲ་མེད་རྣ་སྒྲུབས་འགགས།། སྐམ་འོན་མ་རླུང་བུ་ལ་ཞོར་བ་ལྔ།། གདོན་གྱིས་འོན་པ་གདོན་བཅོས་ལེའུར་སྟོས།། དེ་རྟགས་རྣ་ནད་རླུང་གྱུར་སྟོང་སྐམ་སེམ[སེམས]།། གཞོགས་ཕྱེད་ན་ཞིང་ཐྲོད་དང་རྨུམ་བྱུག་བདེ།། མཁྲིས་གྱུར་ཚ་བཅས་རྣག་ཆེ་མགོ་པོ་[བོ]ན།། ཆུ་སེར་སྨུར་འཛག་གང་རེག་འབྲུམ་ཐོར་རྣག། བད་ཀན་ལས་གྱུར་མགོ་དང་འགྲམ་པ་སྐྱི།། རྣག་ཆུང་གཡའ་སྐྲངས་རྙིངས་ནས་རྣག་སྐམ་འཛག། ཁྲག་གྱུར་རྣག་ཆེ་ཐྲོད་གནོད་གྲང་ན་བདེ།། རྣག་བྱུང་གཡའ་ཞིང་རྣག་ལྡན་མེད་པ་གཉིས།། ཡ་མ་གྲང་ཐྲོ་ངེས་མེད་གློག་ལྟར་འཁྲུག། སྲོག་ཆགས་འགྲུལ་ཞིང་གཡའ་ལ་རྗོགས་པ་སླ།། འོན་པ་སྒྲ་བཅས་སྣང་ངོར་ཛ་སྒྲ་འབྱུང་།། རྣ་སྒྲུབས་འགགས་ན་རྣ་བ་ཁེངས་འཐིབས་སྐྱི།། སྐམ་འོན་སྟོང་སང་ནག་གམ་དམར་པའོ།། མ་རླང་[རླུང]བྱིས་པ་སོ་སྐྱེ་ལས་བྱུང་ཆེ།། མ་རླུང་བུ་ལ་ཞོར་བས་རྣག་འཛག་འོན།། ལྡན་འདུས་ནད་རྣམས་ལ་ནི་རིགས་པས་དཔྱད།། མངལ་ནས་འོན་དང་ཁ་མིག་གདོང་གཡོན་[གཡོ]དང་།། རུས་དང་ཚད་ཞུག་[ཞུགས]འོན་ནས་ཡུན་རིང་ལོན།། སྒྲ་མི་ཐོས་པ་རྣམས་ནི་གསོ་བ་དཀའ།། དེ་བ་བློལ་[ཧྲོག]བད་རླུང་མགོ་རླུང་མཁལ་ནད་དང་།། འབམ་དང་ཁྲག་རླུང་སོགས་ཀྱི་འོན་

པ་རྣམས།། སྦྱུར་པར་[བར]གསོས་ན་གསོ་བ་སླ་བ་ཡིན།། གསོ་ཐབས་རླུང་གྱུར་སྣུམ་ལྡན་དྲོད་དུགས་བྱ།། རླུང་གི་སྨན་བཏང་འབའ་སམ་སྨན་མར་སྦྱུར[སྦྱར]།། མཁྲིས་གྱུར་ག་ར་མར་དང་བཅས་པ་བཟའ།། ཏུ་ཧ་ཨ་ཏུའི་ཐང་བཏང་རྣ་བར་བླུག། གཉན་ཚད་དབྱེ་ན་རིན་ཆེན་འབྱུང་གནས་ལྔར།། བད་གྱུར་པི་པི་ལིང་དང་མར་བསྐོལ་བླུག། སྐེ་གཤེར་སྐོག་སྐྱུ་ཁུ་བ་རྣ་བར་བླུག། རྣ་བར་རྣག་བྱུང་ཟངས་ཐལ་སྦྱོར་བ་ཡང་།། ཨུག་ཆོས་ལྤ་བ་འབྲས་བུ་༥སླ་རྩེ་༣སྐོག་གཅིག་མ་༤།། ལ་ཕུག་༧ཏུ་ཧ་༣ར་ཐུག་ཆུར་སྦངས་སྐྱེད་དུ་བསྣན།། ཕོང་སྨན་ཤུག་སྐྱེལ་བཙུ་སྐྱེད་ཟངས་ཐལ་དང་།། བསེ་ཏུ་བསྣན་པ་བསྐྱེན་པས་རྣག་སྐམ་བྱེར།། ཡང་ན་བྱུང་པ་དམར་ཁྲ་རྫོག་པོ་གསུམ།། རྒྱ་ཚ་ཚ་ལ་སྲུན་ཙམ་ཐར་ནུ་དང་།། དུར་བྱིད་ཐུན་བཟང་ཤིང་ཀུན་ཏུ་ཧ་དང་།། ཨུག་ཆོས་འབྲས་བུ་རྒྱ་བྱའི་མདོངས་སྒྲོའི་གཞོབ།། སྐོག་གཅིག་མ་རྣམས་ཐུན་ཚད་རེ་རེ་མཉམས།། ལ་ཕུག་སྐམ་ཚུ་གཙང་བསྟུས་ཁུ་སྐོང་སྐོགས་བྱེད།། གོང་སྨན་བསྲེས་འཛམ་ཙམ་མར་ནག་ཐིགས་པ་གསུམ་བླུག་ལ།། ཞག་གཅིག་བསྐྱལ་བ་དར་བཙགས་དངས་མ་བླང་།། དེ་ནས་སྲུག་པའི་ཁུ་བ་གཡེར་ཁུ་གཉིས།། བསྲེས་བྱས་ནད་པ་ཉལ་ནས་རྣ་བར་བཀང་།། འཇུབ་[མཇུབ]མོ་སོགས་བས་བཀྱུ་ལ་ཁུ་བ་དོར།། དེ་རྗེས་གོང་གི་སྨན་ཁུ་དྲོད་ཙམ་བླུག། བག་ཟན་གྱིས་བགག་ར་བཅིངས་དར་ཅིག་བཞག། ལན་འགའ་བསྐྱེན་རྗེས་ཛབས་ར་སྨུག་སོགས་དྲངས།། རྣག་ཁྲག་ལ་སོགས་འདྲེན་པའི་གདམས་པའོ།། ཡ་མས་གཟེར་ལ་སླ་རྩེ་༧བྱི་ཏང་ག༧།ཏུ་ཧ་༧བྱི་ཏུག་༧ཤིན་[ཤིང]ཀུན་༧ནུ་ཞོ་སྦྱར།། ཐིགས་པ་རྣར་གཏིག་ཟུག་གཟེར་བདེ་པར་[བར]བྱེད།། སྦྲ་བཙས་འོན་ལ་ཨུག་ཆོས་ལྤ་སྐྱེད་དུ།། ཤིང་ཀུང་བསྣན་པ་འབྲུ་མར་སྦྱར་ལ་གཏིག། སྦྲ་མེད་ནད་གཞི་གང་ཆེའི་གཉེན་

པོ་བསྐྱེན།། ཡང་ན་ཨ་བྲའི་སྒྲོ་གཞོབ་སྣ་སྐྱ་དར།། ཙ་ཏྲ་རྒྱ་ཚ་གུར་གུམ་ཞིབ་བཏགས་ཕྱེ།། ཚ་ན་རང་ཆུ་རླུང་ལྡན་འབྲུ་མར་སྦྱར།། རྣ་བར་བླུག་པ་འོན་པ་སེལ་བའི་མཆོག། སྒོག་སྐྱུ་མེ་འཛམ་ནང་དུ་བསྲེགས་པ་ཡི།། འདུར་པའི་ཁུ་བ་བཙིར་ལ་རྣ་ནང་བླུག། དེས་ཀྱང་འོན་པ་སེལ་ཞེས་མན་ངག་ཐོས།། སྨན་མཆོག་ཨ་ག་རུ་རའི་ཁུ་བ་དང་།། སྒོག་སྐྱུའི་ཁུ་བ་དང་ནི་ཏིལ་ནག་གསུམ།། ཆ་མཉམ་བསྲེས་ནས་རྣ་བར་བླུག་པ་ཡིས།། འོན་ནས་ལོ་མང་སོང་ཡང་ཐོས་ཞེས་གླེང་།། རྣ་བར་སྲོག་ཆགས་ཤོར་ན་གཡེར་མའི་ཚུ།། ཆང་སྐྱུར་བླུག་གམ་ཡང་ན་སེ་[བསེ]ཤུར་གྱི།། རོ་ཡི་དུད་པ་བཏབ་བས་[པས]ཕྱི་ལ་འདོན།། རྣ་བར་འབྲུ་སོང་བསྐུད་[སྐུད]པ་ལྕོད་ལྕོད་ལ།། སྦྲིན་[སྦྱིན]སྐུས་གང་སོང་དེར་སྦྱར་འཐེན་པས་འབྱུང་།། རྣ་བར་ལུག་ཤིག་སོང་ན་ཆང་བཟང་བླུག། ར་ཤིག་སོང་ན་གཡེར་མ་བསྐོལ་པ་[བ]བླུག། ཙ་ཤིང་སོང་ན་ཆང་དམ་ཞོ་སྐྱུར་བླུག། འབྲུམ་ཐོར་ཀྱང་བུས་བཞར་རྗེས་པི་པི་ལིང་།། རྒྱ་མཚ་[རྒྱམ་ཚ]ལྤོང་རོས་ཉེ་ཤིང་ཧི་དྲ་ཀ། དཧྣ་སྨང་མར་སྦྱར་བའི་རེང་བུ་གཞུག། རྣ་སྦབས་[སྦུབས]འགགས་ན་སླ་རྩི་ཁ་ཏ་ཚ།། ཤིང་ཀུན་ཙ་ཏྲ་ལ་ཕུག་ཨ་བྲའི་མདོངས།། ཕྱུག་ཚོས་འབྲུ་མར་སྦྱར་[སྦྱར]བླུག་རྗེས་ལ་བྱ།། སྣམ་འོན་ཤིང་ཀུན་ཙ་ཏྲ་སླ་རྩི་དང་།། ཕྱུག་ཚོས་ཏིལ་མར་སྦྱར་བླུག་བལ་ཡིས་འཕྱི།། དམར་སང་ལ་ནི་གདོན་བཙོས་བྱ་བར་ཤེས།། འོན་པ་ཀུན་ལ་སྒོག་སྐྱུ་ལ་ཕུག་བཙིར་བའི་ཚུ།། ར་ཐུག་ཆུ་ལ་རྒྱ་མཚ་[རྒྱམ་ཚ]རྒྱ་ཚ་དང་།། ཙ་ཏྲ་སླ་རྩི་ཤིང་ཀུན་ཕྱུག་ཚོས་འཐྲས།། རྣམས་སྦྱངས་པའི་ཁུ་བ་རྣར་བླུག་ཡེ་འུས་བྲུ་ཞིང་རྫབས་ཀྱིས་དྲང་།། མ་ལྟུང་གསར་ཞུགས་རྣག་འཛག་བཙོས་དང་མཚུངས།། འབའ་སམ་མར་སྦྱར་རྙིངས་ནས་སྦྱང་[སྦྱང]པར་བྱ།། རྣ་ནད་སྤྱི་ལ་དཔྲལ་རྩ་རྩེ་ཆུང་གཏར།། རྣ་བའི་བུ་གའི་ཐད་དྲང་རྒྱབ་མདུན་བསྲེག། ལ་སོགས་རླུང་ཁྲག་གང་ཡིན་རྟགས་དང་

མཐུན།། ཁ་ཟས་ཪྡོད་བསྟེན་སྤྱོད་ལམ་དྲག་ཤུལ་སྤང་།། མཇུག་ཏུ་འབབ་སམ་སྨན་མར་བསྟེན་པའམ།། འབྲས་བུ་གསུམ་གྱི་སྨན་མར་གང་འོས་ཞིས།། རྣ་བ་བཅོས་བའི་ལེའུ་སྟེ་ང་བདུན་པའོ།། །།

ལེའུ་ང་བརྒྱད་པ། སྣ་ནད་བཅོས་པ།

སྣ་ནད་དབྱེ་བ་སྣ་སུབ་འབྲུམ་ཐོར་རམ།། སྣ་ཤུ་ཤ་ལུ་རྣག་དང་ཁྲག་འཛག་ལྔ།། རྒྱ་རྐྱེན་སྤྱི་མཐུན་སྐྱེད་པའི་བཅོས་ཐབས་ལ།། སྣ་སུབ་རྣག་ཆུས་སྣ་འགགས་དབུགས་འཚུབ་ན།། གུར་གུམ་སྤྱུ་རུ་འགྲོན་བུའི་སྣ་སྨན་བཏང་།། མ་ཐུབ་སྣ་བཤལ་ལ་སོགས་ལྷན་ཐབས་མཆན་ལ་ལྟོས།། སྣ་ཤུ་རུ་རྟ་ཏི་ཚ་ཤིང་མངར་དང་།། རྒུན་འབྲུམ་ཞིབ་བཏགས་མར་ལ་སྦྱར་བ་བྱུག། ཡུག་ཤིང་ཁཎྜ་ལྦོང་རས་[རོས]སིཧླར།། ཙནྡན་དམར་པོ་མར་སྦྱར་སྣ་ཤུ་སེལ།། འབྲས་བྱུང་སྣ་ནད་ཤ་ལུ་གཅོད་པའི་སྨན།། རྒྱ་ཚ་རུ་རྟ་ཤུ་དག་བིག་པན་དང་།། འབྲུག་རུས་བ་བླ་ལྦོང་རོས་ཚོས་ཐལ་རྣམས།། ཕྱེ་མས་བཅད་རྗེས་ཨུ་ཟི་སྨུག་སྦྱོར་བཏང་།། སྣ་ཡི་ནང་དུ་ཤ་ལྷག་སྐྱེས་གྱུར་ན།། ཁབ་རྩེས་བཏོལ་[བརྟོལ]ཏེ་ཟྭ་རུ་བཏང་བའི་རྗེས།། ནག་མཚུར་བྱ་བལ་མ་དང་ཁབ་ལེན་རྫ།། དོམ་མཁྲིས་སྤྲག་ཤ་བཅས་སྦྱར་ཐེངས་འགའ་བཏབ།། ཤ་ལྷག་མ་ལུས་སོས་པར་ཐེ་ཚོམ་མེད།། ཡང་ན་ནག་མཚུར་སྤྲག་དོམ་མཁྲིས་བཏབ་པས་སེལ།། ཚད་རོ་རྫོང་ཐྲོས་རྣག་འཛག་རྒྱ་སྐྱེགས་དང་།། ཤིང་ཀུན་ཐྱེ་ཏང་ག་དང་པི་པི་ལིང་།། བུ་རམ་ནལ་ཤམ་ཐ་བ་རི་ལུག་ཐུག་གཅིན་སྦྱར་རླུག། སྣ་ཞོམ་རལ་ན་སྲིན་བལ་ནང་བཙུག་རྒྱང་།། ཕྱེ་ནས་བྱ་རྐོད་སྤུ་འམ་ར་སྤུ་སྦྱར།། སྐྱི་དཀར་ཡང་ན་དར་གྱིས་གླན་པ་བཞག། སྣ་ཁྲག་སེར་སླ་གླད་པ་ལས་བྱུང་ཡིན།། དམར་ལ་དངས་[དྭངས]པ་རྩ་ཁ་བྱེ་བ་ཡིན།། སྨུག་ནག་སྔེ་བཞི་ལས་འབབ་རྒྱུད་ལས་བཤད།། འོན་ཀྱང་སྨུག་ནག་མཆིན་ཁྲག་གསུངས་ཀྱང་ཡོད།། སྨན་ནི་འབྲི་ཏ་ས་འཛིན་གྱི་ཀླུ་དཀར།། པ་[བ]ཤ་ག་དང་འབྲི་མོག་རྣམས་སྦྱར་

ན།། མཐའ་བཞིའི་ཐང་གྲགས་དོམ་མཁྲིས་བཏབ་ཁུ་འདིས།། རྩ་ཁ་ཤོར་དང་ཟླ་མཚན་འཛག་པ་དང་།། རྩ་ཆེར་[ཆེན]བཅད་དང་གློ་རྫོལ་ཁྲག་ལུ་དང་།། སྨུག་པའི་རྩ་ཁ་ཤོར་བའི་བདུད་རྩི་ཡིན།། སྨུག་པོའི་རྟགས་ཡོད་སྣང་ཆེན་བཙུ་གསུམ་བསྐྱེན།། རང་གི་སྐྲ་འམ་ཡང་ན་ཟ་མོང་སྤུ།། མེར་བསྲེགས་དུད་པ་སྣ་ལ་བདུག་ན་ཆོད།། སྣ་ཁྲག་ཕལ་ཆེར་ཁྲག་འཕེལ་ལས་འབྱུང་པས།། རྩེ་ཆུང་གཏར་ལ་འོལ་ཁ་སྐྱུར་[བསྐྱུར]བར་བྱ།། མགོ་དང་རོ་སྟོད་དག་ལ་ཆུ་བསིལ་བྲན།། སྣ་ཁྲག་སེར་དངས་[དྭངས]སྨིན་མཚམས་མེས་བསྲམ་བྱ།། སྨུག་ནག་གྲང་རྗོ་མཆན་ཁུང་སྣ་རྩར་སྣན།། དམར་དྭངས་དབུབས་ཀྱི་[དབུགས་ཀྱིས]གར་སློབས་དཔུང་མཛུམ་[འཛུམ]བསྲེག། སྣ་ཉིད་ན་ལ་སྐྲངས་ལ་སྣ་རྩེ་གཏར།། སྲིད་[སྦྲིད]པ་མང་བྱུང་བཙན་དུག་ཆུ་སྦྱར་[སྦྱར]བླུག། སྣ་ལ་འབུ་སྲིས་བྱི་ཏང་ར་ཆུར་སྦྱར།། ཟས་དང་སྤྱོད་ལམ་བསིལ་ཞིང་དལ་བར་བྱ།། སྣ་ནད་བཅོས་པའི་ལེའུ་སྟེ་ང་བརྒྱད་པའོ།། །།

ལེའུ་ང་དགུ་པ། ཁ་ནད་བཅོས་པ།

ཁ་ཡི་ནད་ལ་རྒྱུ་རྐྱེན་དབྱེ་བ་དང་།། རྟགས་དང་བཅོས་ཐབས་རྣམ་པ་བཞི་ཡིས་བསྟན།། རྒྱུ་རྐྱེན་ཟས་སྤྱོད་གདོན་གྱིས་འདུ་བ་འཁྲུག།

དབྱེ་བ་མཆུ་ཡི་ནད་དྲུག་རྙིལ་ནད་གཅིག། སོ་ལྕེ་[ལྕེ]ལྟེ་རེ་ཀན་དྲུག་གི་ནད་བདུན།། སུམ་ཅུ་གསུངས་ཀྱང་སོ་རྙིལ་ནད་གཤམ་བཤད།། དེ་རྟགས་མཆུ་ནད་གྲི་མཆུ་མཆུ་ནད་ཤ་རྨེན་སྐྲེས།། ཤ་རེ་མཆུ་གས་བད་ཀན་སྐྱ་བོར་ཚོས་ཚ་ལྷ་བུ།། གཅིན་ནི་འབྲུམ་ཐོར་ན་ལ་ཚ་བ་འབྱུང་།། ཁྲག་རྒྱས་སྨུག་ལ་སྨྲོམ་པར་སྣང་བ་ཡིན།། ཁ་ཤུ་ནད་གཞིའི་དབང་དང་གྲིབ་སོགས་ཀྱི་དབང་གིས་ཡང་དང་ཡང་དུ་འབྱུང་བའང་ཡོད་མཆུ་ལ་ཤུ་བ་ཆགས་པའོ།། རླུང་གི་ལྕེ་ནད་རྩུབ་འགགས་རྡོ་མི་ཚོར།། མཁྲིས་གྱུར་འབྲུམ་པ་དམར་པོ་ཚ་བས་ཁྱབ།། བད་ཀན་ལྕེ་ནད་སྐྱ་འཇམ་ཆེར་མི་བདེ།། ལྕེ་ལྷག་ལྕེ་འོག་ལྕེ་འདྲ་སྣང་ཧེ་ན།། ལྕེ་སྣང་ཁ་ཁེངས་ཆུ་འཛག་ཟས་མི་ཐར།། ཀན་ནད་ལྕེ་ཆུང་བབས་པ་བ་ཡི་ནུ་ལྟར་རྒྱས།། སྐོག་འགགས་ཟས་སྐོམ་མི་ཐར་སྔར་འོང་སྨུག། དེ་འདྲ་ལྕེ་ཆུང་འགྲམས་སྣང་ལྕེ་འདྲ་ཡིན།། ཀན་འབྲུམ་ཀན་ཕུགས་འབྲུམ་བུ་ཆུ་སེར་འཛག། ཆུ་བུར་ཀན་དཀྱིལ་འབྲུམ་པ་སྐྲི་ལ་རྟོལ།། ཏུས་སྤྲལ་[སྦྲལ]ན་ཚ་མེད་པར་སྐྲེང་པོར་སྣང་།། ཀན་སྐྲིན་ཀན་ལས་རྣག་འཛག་གྱུར་པའོ།། གྲེ་བ་རླུང་གྱུར་རྣ་བ་འགྲམ་པ་གཟེར།། གྲེ་བ་ནང་སྣང་ཚ་བ་སྐམ་པ་ཡིན།། ཁྲག་མཁྲིས་སྣང་དམར་ཚ་སྐྲེ་རྣག་ཏུ་འགྱུར།། བད་ཀན་སྣང་མདོག་སྐྱ་ལ་ལྷན་ལྷིན་མང་།། འདུས་པ་གྲ་མས་གང་སེམ་[སེམས]འབྲུམ་པུ་[བུ]འབྱུང་།། འབྲས་ནད་ཕྱི་ནང་སྐྲུར་སྣང་རྣག་ཏུ་འགྱུར།། རྨེན་བུ་སྲ་ལ་ཐུག་ཆུང་སྐྲིན་མི་བྱེད།།

བཅོས་ཐབས་གྲི་མཆུ་བྲུད་ལ་ལྕུགས་ཀྱིས་བསྲེག། སོང་[སེང]ཕྲོམ་འཇིབ་རྩི་འབྲས་གསུམ་སྦྲང་སྦྱར་[སྦྲང་སྦྱར]བྱུག། ཤོ་རེ་གཡས་གཡོན་མཐའ་དྲས་མཁྲིས་པ་བྱུག། དར་གྱིས་བཙེམས་ལ་ཏིལ་སྦྲབ་སྦྱིན་ཚུས་བསྡམ།། གད་མོ་མི་དགོད་ལྡང་མི་དགོས་པ་ཟ།། རྨེན་པ་འཁྲིག་ནས་སྐྱུད་པ་བརྟོན་ལ་གསོ་ལྷན་ཐབས་མཆན་དུ་ལྟོས།། བད་ཀན་ཨ་རུ་སྨ་སྐྱུའི་ཐལ་བ་ཡི།། ལྡེ་གུ་བྱུག་ཅིང་རྒྱབ་རྩ་དྲུག་འདུས་གཏར།། གཅིན་ལ་ཁྲག་དབྱུང་སེང་ཕྲོམ་ལྡེ་གུ་ཤིང་མངར་སྤྲོས་[སྤོས]དཀར་བཅས་བྱུག། ཁྲག་རྒྱས་སྐྱུ་རུ་ཐང་བཏང་མཆུ་རྩ་གཏར།། ཁ་ཤུ་མཚལ་དཀར་ཚ་བ་གསུམ་སྦྱར་བྱུག། ཚ་བ་ཡིན་ན་ཁ་ནང་མཆེར་རྩ་གཏར།། གྲང་ན་སྐྱོགས་གམ་གྱི་ཡི་ཡུ་བས་བསྲེག། གཞན་གྱི་ཟས་ལྷག་དང་ནི་ཕོར་པར་འཛེམ།། མཆུ་གས་བ་ལ་ལྡེ་ཁུང་མར་གྱིས་བྱུག། ལྕེ་ནད་རླུང་གྱུར་ཞུན་མར་ལ་རླུང་སྨན་བཏབ་བཀང་།། མཁྲིས་གྱུར་མངར་ཤིང་མངར་རྐུན་[རྒུན]འབྲུམ་ག་ར་བཅས་བས་མཁྲུར་བཀང་ལྕེ་རྩ་གཏར།། བད་གྱུར་སྐྱེ་ཚེ་ཚ་གསུམ་སྦྲང་སྦྱར་བྱུག། ལྕེ་ལྷག་ཕྱེད་བཅད་ལྕུགས་བསྲེགས་ཐལ་སྨན་ཅོང་ཞི་ཆོད་བཏུལ་གྱི་གདབ།། ལྕེ་སྐྲངས་སྤྱང་ལྕེ་སྦྲལ་ཤ་བསྲེགས་པས་འདུག། ཡང་ན་སྣུན་ཏེ་ཁ་ཆུ་འབོ་ཞེས་གསུངས།། རི་དྭགས་དྲི་དང་ཆུ་རྩ་དྭ་བའི་རྩ།། ཆ་མཉམ་ཞིབ་ཏུ་བཏགས་ལ་དར་དམར་གཏུམས།། ལྕེ་སྟེང་བཞག་པས་ནག་ལ་ཁུག་ཤིང་བདེ།། ཁོང་སྨན་ཁྲུང་ལ་མཉམ་སྦྱར་གུལ་ནག་དང་།། རྒྱ་མཚོ་[རྒྱམ་ཚ]སྤྱང་གིའི་ལྕེ་ཤ་བསྣན་པ་ཡིས།། ལྕེ་འབམ་གག་པ་ལ་སོགས་གཉན་ནད་འཇོམས།། ཡང་ན་སྤྱང་ལྕེ་བཅོ་ལྔ་འཕྲོད་པར་གྱུར།། མ་ཐུབ་སྔག་མར་ཞུག་རོན་བྲུན་བདུགས་པས།། རྣག་ཏུ་བཀུག་ལ་སྨིན་ནས་དབྲལ་པས་འཐུས།། ལྕེ་ཆུང་བབས་ན་སྤྱི་བོའི་སྐྲ་འཐེན་ཞིང་སྐྲ་འཐེན་ཚུལ་ནི་འཕང་ལའི་[ལོའི]མིག་གི་ནང་དུ་སྐྲ་འཐེན་ནས་ཤིས་[ཤིང]བུས་གཅུས་ལ་བཞག་གོ།། སྤྱི་བོར་མེ་བཏབ་རུ་རྟ་

རྒྱ་ཚ་དང་།། ཤུ་དག་ནལ་ཤམ་གཡེར་མའི་ཕྱེ་མ་བཏབ།། ཉ་ཁྲུས་བདུག་ཅིང་མ་ཕན་ཕྱིད་བཅད་ཡན་[ཡང]ན་ཆན་པ་རྡོ་པས་[རྡོན་པོས]བཅད། ལྕག་[ལྕགས]ཀྱུ་མཐོ་གང་ཙམ་རྩེ་མོ་ཁབ་རྩེ་ཙམ་དཀྱུག ལྕེ་ཆུང་རྩེ་མོ་ནང་ངོས་ནས། ཕྱིར་ཕུག་དེ་ནས་ཐུར་དུ་ཐེན[འཐེན]། ཆ་བྱད་ཐུར་ཕུག་ལྟ་བུ་འམ། བཙག་བུ་ཕུ་བ་བཅད་བསྲེག། ལྕེ་འདྲ་ཁྲག་དབྱུང་ཡ་བཀླ་ར་གདབ།། རྐན་འབྲུམ་བཞག་ལ་བུལ་ཏོག་ཕྱེ་མ་གདབ།། ཚུ་བུར་རུས་སྦལ་གཉིས་ལ་ཁྲག་ཕྱུངས་ལ།། ནག་མཚུར་སྐྱེར་པའི་ཁཎྜ་སྦྲང་སྦྱར་བྱུག། རྐན་རྨེན་དྲལ་ལ་གཏོད་སྨན་ཕྱེ་མ་རྒྱ་ཚ་རུ་ཏ་ཤུ་དག་དན་རོག་སྦྱོ་ཡི་ཚ་བ་གསུམ་སོགས་གདབ།། གྲེ་བ་ཧླུང་གྱུར་ཧླུང་འཛོམས་སྨན་སྣ་ཚོགས་མཁུར་དགང་།། ཁོང་དུ་བསྐྱེན་ཞིང་རིལ་བུ་མངར་གསུམ་མར་གསར་སོགས་ལྡུར་བར་བྱ།། ཁྲག་མཁྲིས་ལས་གྱུར་ཤེང་མངར་རྒྱུན་འབྲུམ་དང་།། ཙན་དན་དཀར་པོ་སྤྲུ་རུ་སེང་ཕྲོམ་དང་།། སྤང་རྒྱན་ཨ་རུ་ལི་ཤི་ཅུ་གང་དང་།། ག་ར་མཁུར་བགང་[བཀང]ཐོང་རྩ་ལྕེ་རྩ་སོགས་མང་དུ་གཏར།། བད་ཀན་འདུས་པ་གཉིས་ལ་རྩུབ་སྨན་ནི།། སྐྱུར་ཚ་ཁ་བའི་རིགས་ཀྱི་སྨན་གྱིས་བཅོས།། གྲི་འབྲས་རྨེན་བུའི་མཁན་པ་སྒྲུ་ས་ཉ་ཁྲུ་དུགས་ལུམས་གཏར་ལྕེ་རྩ་རྩེ་ཆུང་གང་ཉེ་རྫེས་འབྲས་གང་བྱུང་བསྲེག། རྣ་ཤལ་སྣར་ཡང་འོག་ཤོང་[གཤོང]མེ་བཏབ་ནད་མི་ལྡང་།། གྲི་བར་ཉ་རུས་ཐྲུག་ན་སྲམ་ཤ་དང་།། སོ་བྱའི་ཤ་ནི་གང་རིགས་ཁ་སྨུར་བྱ།། རུས་པ་གཞན་ཐྲུག་གོ་ཤ་སྨུར་བས་བདེ།། ཁ་ནད་བཅོས་པའི་ལེའུ་སྟེ་(ང་)དགུ་པའོ།། །།

ལེའུ་དྲུག་བཅུ་པ། ལྷུག་པ་བཅོས་པ།

ལྷུག་པ་ཁ་འབྱེད་དང་པོ་རྩ་སྦྱོངས་བཏང་།། དེ་རྗེས་གཡེར་མ་ཨུ་སུ་གུ་གུལ་དང་།། མ་ནུ་ཚུ་མ་རྩེ་[རྩི]དང་ཨ་འབྲས་གསུམ།། གནྡྷ་ཀ་རི་རྣམས་ནི་སྨན་ཞུན་བྱ།། ཧཾ་ཧྲི་ས་ནི་ཧཾ་ཧྲི་ས་ས། ཙ་ཧྲཱ་ཧྲི་ས། དེ་རི་ཧྲི་ས་སྭཱཧཱ། ཞེས་པ་འབུམ་བཏབ་ལྡེ་ལ་ཡང་ཡང་བྱུག། འདི་ནི་ལྷུག་པ་ཁ་འབྱེད་མན་ངག་ཟབ།། ཡང་ན་གུ་གུལ་དཀར་ནག་གི་ཤང་དང་།། བཙོད་ཁྲག་གཡེར་མའི་འབྲུ་བདུན་བཅས་པ་རྣམས།། ཞིབ་བཏགས་ཚ་ན་གདངས་ཆུ་གྲང་ན་སྐྱོས་ཁུས་དབུལ་ལྷུག་པ་ཁ་འབྱེད་བྱེད་པ་ཡིན།། ལྷུག་པ་བཅོས་པའི་ལེའུ་སྟེ་དྲུག་བཅུ་པའོ།། །།

ལེའུ་རེ་གཅིག་པ། སྲོག་འགག་བཅོས་པ།

སྲོག་འགག་གྲིབ་དང་རས་ཤིང་དར་རམ་སོག། གློ་མང་ཡང་ན་དབུགས་བསྣམ་ཟས་མིད་དཀའ།། ཟས་སྐོམ་མི་ཐར་མགུལ་འགག་དང་མཚངས་[མཚུངས]ཡང་།། སྨུར་བར་གསོད་ཅིང་བྲིས་པ་རྣམས་ལ་ཡང་།། ནད་འདི་ཡོད་ཕྱིར་མིད་འགྱུར་དང་མི་འདྲ།། གྲི་བ་འགག་ཞིང་འབྱུང་[འབྱིན]རྟུབ་དཀའ་བ་ནི།། གག་པ་འདྲ་ཡང་གཉན་དང་ན་ཟུག་ཆུང་།། ནད་འདི་བྲིས་པ་རྣམས་ལ་བྱུང་ན་ནི།། དང་པོ་གྲི་བ་འགག་ཞིང་ཚ་བ་འཚུབ།། དེ་ནས་ཅི་ཟོས་སྣ་ནི་ཕྱི་ལ་འབུད།། རྒས་དང་དར་མར་ཕལ་ཆེར་མགུལ་འགག་འདྲ།། འོན་ཀྱང་ཕལ་ཆེར་ཡུན་རིང་མ་ཡིན་པར།། ཉི་མའི་བུ་ཡི་གནས་སུ་འགྲོ་ཞེས་ཐོས།།

བཅོས་ཐབས་ཤ་ཆེན་སླ་བ་གུ་གུལ་དང་།། ཆུ་ཐར་དུར་བྱིད་རེ་ལྕག་སྦྱར་བས་སྦྱངས།། མ་དྲག་ཡང་དང་ཡང་དུ་བསྐྱར་ལ་བཏང་།། སྦྱོར་བ་འདི་མེད་གཞན་གྱིས་ཕན་ཆུང་ཞེས།། འཚོ་བྱེད་ཆེན་པོ་ཧྲཱུ་སུ་མེས་[མིས]གསུངས།། ཡང་ན་ཆུ་རྩ་བུལ་ཏོག་གཉིས་སྦྱར་བསྐུ།། སྲོག་གག་ལྷེ་སྐྲངས་གཉན་ཅན་རིགས་ཀུན་ལ།། བདུད་འདུལ་དཔའ་པོ་སྤལ་སྤྲུལ་ཙོང་མོའི་ཤ། ཞིབ་བཏགས་སྟགས་ཆུས་ཕྱུལ་བཏང་ངེས་པར་འཇོམས།། ཡང་ན་དེ་གསུམ་ཞོ་དང་སྦྱར་ལ་བྱུག། སྐྲངས་པ་དང་ནི་སྐྲངས་མེད་མ་ལུས་འཇོམས།། སྨན་སྦྱོར་འདི་ནི་ཉེད་སླ་ཤིན་ཏུ་ཟབ།། སྲོག་འགག་བཅོས་པའི་ལེའུ་སྟེ་རེ་གཅིག་པའོ།། །།

ལེའུ་རེ་གཉིས་པ། ཁ་རིམས་བཅོས་པ།

ཁ་ནད་རིམས་སྲིའི་རྟགས་ལྡན་གཉན་ཚད་བཅས།། ཁ་ནད་རྨ་རུ་འགྲོ་ཞིང་ཐོར་པ་མང་།། ཕྱིས་པའི་དུས་སུ་མ་ཐར་རྐན་ལའང་འབྱུང་།།

བཅོས་ཐབས་དང་པོ་རེ་ཞིག་སྣུང་[སྨྱུང]་བ་ཕན།། རྒྱ་སྐྱེགས་ཞུ་མཁན་ཧོང་ལེན་གྱི་ལྡེ་དང་།། སླ་རྩི་དོམ་མཁྲིས་ག་ར་བྱི་ཚེར་སྦྱར།། མཁར་བཀང་ཁ་ནད་ནད་རིགས་ཀུན་ལ་འགྲོ།། ནག་མཚུར་སེང་ལྡྲམ་ཨ་རུའི་གྲང་ཐང་གིས།། མཁུར་བཀང་ཁ་ཡི་ཁྲག་ནད་ཟླུག་གཟེར་འཛོམས།། ལྷུམ་སྡུག་བ་དམར་ཆུ་ཡིས་ཞག་གསུམ་སྦང་།། དེ་སྐམས་འབྲུག་རུས་བསྲེགས་པའི་ཐལ་བ་དང་།། སྲན་ཕྱེ་སླ་རྩི་ཞིབ་བཏགས་ཕྱེ་མ་དེ།། ཁ་ནང་བཏབ་པས་ཁ་ནད་རིགས་རྣམས་སེལ།། ཕོང་དུ་སྤང་རྩི་བཅུ་གཉིས་བྱ་ཁྱུང་ལྡེ།། རླུང་ཁྲག་གང་ཤས་ཆེ་བ་རིག་པས་དཔྱད།། ཁ་རིམས་བཅོས་པའི་ལེའུ་སྟེ་རེ་གཉིས་པའོ།། །།

ལེའུ་རེ་གསུམ་པ། སོ་རྙིལ་བཅོས་པ།

སོ་རྙིལ་རྒྱུ་རྐྱེན་དབྱེ་རྟགས་བཅོས་བཞིས་བསྟན།། རྒྱུ་རྐྱེན་མྱ་ངན་བྱུར་ཆགས་འདོད་པ་དང་།། ཟས་སྤྱོད་གདོན་གྱིས་འདུ་བ་འཁྲུགས་ལས་འབྱུང་།།

དབྱེ་བ་རླུང་དང་ཁྲག་འཁྲིས་བན་[བད]ཀན་འདྲས།། སོ་སྲིན་གདོན་དང་བྱུར་ཆགས་རྙིལ་ནད་དགུ།།

རླུང་གྱུར་གྲང་དང་བསེར་བུ་བཟོད་ཐབས་མེད།། སོ་ཀུན་འགུལ་སླམ་བེར་བ་ལངས་ནས་ན།། ཁྲག་མཁྲིས་དྲོད་ཆེ་རྩ་རྒྱས་ཁྲུག་ཅིང་ཟུག། མེ་ཉེ་དྲོད་བཙུད་གནོད་ཅིང་བསིལ་བ་ཕན།། བད་ཀན་སོ་ནད་རྙིལ་འདྲུག་དྲི་མི་ཞིམ།། སོ་འབྲས་སོ་རྩར་སྐྲངས་ཤིང་རྣག་ཏུ་འགྱུར།། སྲིན་ནད་ཚ་གྲང་གང་ཡང་རེག་ཐབས་མེད།། ལྷང་དུབ་བྱེད་ཅིང་ཟུག་ལངས་ལྷང་ལྷང་གཟེར།། ཁྱད་པར་གདོན་དང་བྱུར་འདོད་ལྷང་དུབ་ཆེ།། བཅོས་རིགས་ཚ་གྲང་གང་ཡང་ཕན་གནོད་ཆུང་།། རྙིལ་ནད་གཡའ་ཞིང་འདྲུལ་ལ་ཁྲག་རྣག་འཛག།

བཅོས་ཐབས་རླུང་གྱུར་སྤྲུམ་ལྷན་དུགས་ཀྱིས་བདུག། ཤིང་སྨན་ཁྲུང་ལྦུ་ཚད་ལྷན་བསྙེན་པ་དང་།། སྣ་པི་ཕོ་གསུམ་སྲོག་སྐྱི་ཤིང་ཀུན་དྲ།། ཀོ་ཡུ་རས་གཏུམས་མར་དཀར་བཙོས་པ་ཡི།། དྲོན་མོ་སོ་བར་བསྙེན་པས་རླུང་ནད་སེལ།། འཕར་རྩ་མེས་མནན་འབྲས་བུའི་སྨན་མར་བྱ།། ཁྲག་མཁྲིས་སྐྱུ་རུའི་ཐང་བཏང་གང་ཉེ་གཏར།། ཤིང་སྨན་སྤང་རྩི་བཅུ་གཉིས་བསྙེན་བྱ་ཞིང་།། ལུགས་དང་འདག་པ་ནག་སོགས་ཁུས་བསིལ་དུགས།། འབྲས་བུ་གསུམ་དང་ཙན་དན་པ་ཤ་ཀ། རྒྱ་སྐྱེགས་ཙན་དན་དམར་པོའི་མཁུར་བཀང་བཅང་།། སོ་འབྲས་སུབ་ཀ་རྒྱ་ཚ་ནལ་ཤམ་བྱུག། རྙིལ་ནད་ལྷར་བཅོས་མ་ཕན་བྲུད་ལ་བསྲེག། སོ་སྲིན་རྟ་སྒྲངས་ཕུར་མོའི་དུགས་ཀྱིས་བདུག། ཐང་

ཕྲོམ་ཕྱི་ཏང་ག་དང་མ་རུ་ཙེ།། སྟོག་སྐྱ་བཙས་པ་རླུང་ལྷན་ཁྲུང་ལྷར་བསྣན།། ཁྲག་ལྷན་སྤང་རྩེ་བཅུ་གཉིས་བསྣན་ལ་བཏང་།། ཤིང་ཀུན་ཿ༥ཕྱི་ཏང་ག་ཿ༥དང་ཐང་ཕྲོམ་བ༢།། སྨ་རྩེ་ཿ༡མ་རུ་ཙེ་ཿ༥དང་ཕུར་མོའི་ཐལ་ཿ༢།། རུ་རྟ་ཿ༡ཨ་རུ་གསེར་མདོག་ཿ༥དྲིས་མའི་འབྲུ་ཿ༨།། གུར་གུམ་ཿ༥འཛིན་པ་ཿ༨སྨན་ཆེན་ཿ༨ཤ་ཆིལ་ཿ༣སྦྱར།། རིལ་བུ་སོ་ཡི་ནད་དམིགས་གར་ཡོད་སྤྲན།། ཉེས་སྐྱོན་མེད་ཁྲུང་ཁུ་བ་ཕྱི་ལ་འདོར།། ཁྲག་མཁྲིས་རླུང་དང་འདུས་པ་ལས་གྱུར་པའི།། ཚ་གྲང་སྲིན་ཀུན་འཇོམས་ཞེས་མཁས་པའི་ལུགས།། ལན་ཚ་རྡོག་པོ་སོ་བར་བསྙེན་ནའང་ཕན།། ཐང་ཕྲོམ་འབྲས་བུ་ཕྱེ་མར་ལོ་མར་བསྲེས།། ས་ཏུར་ཐད་ཡ་མ་ར་ཙ་གསོད། སྲིན་གྱི་ཕ་གསོད། སྲིན་བུ་ལང་ལོང་ཐར་ཐོར་གསོད། ཅེས་པ་སྔོང་བཏབ་རྫ་བསྲེགས་སྟེང་བསྲེག། དུད་པ་གཞན་དུ་མ་ཤོར་སྣ་སོར་བདུག། སོ་སྲིན་དངོས་སུ་ཐོན་པའི་ཉམས་མྱོང་ཅན།། གདོན་གྱི་སོ་ནད་བདུག་དང་རིམ་གྲོས་གྲོལ།། བྱུར་ཆགས་ཚོགས་གསོག་རིམ་གྲོ་བྱུར་ཟློག་གི།། སངས་ལས་བཅོས་ཀྱིས་ཕལ་ཆེར་བརྟུགས་གྱུར་ཀྱང་།། ཉེར་མཁོ་སླེང་སྐྲིལ་རྒྱ་ཤོག་ནད་མིང་བྲིས།། ག་བའམ་གདུང་གི་ལོགས་སྦྱར་ལྷུགས་གཟེར་ནི།། སོར་བཞི་པ་ཞིག་མིང་གི་སྟེང་དུ་བཟུང་།། ཨོཾ་ན་མོ་ཨཱ་དེ་ཤ་གུ་རུ་གྲུཾ། ཧཏཻ། ཀུཧཏཻ་ལག་གི་ཏ། ཨ་སི་ཧྲ་ཧྲུ་གི་ཧྲཻ་སི་ཏ། གི་ཏ་ཛ་ཧེ་སི་ཏ་མ་ཧེ། ས་མ་ཡ་ལ། ཛོཾ་གི་གི་བླ་ཙ་ཕུ་རེ། མེ་རེ་ཧྲ་ཀླཱ། གུ་རུ་གི་ཤགྣི། ཕུ་རོ་མཧྲ། ཨོཾ་ན་མོ་ཨ་དེ་ཤ སྔགས་འདི་ཚར་རེ་བཟླས་དེ་ལྷུགས་གཟེར་ལ།། ཐོ་བ་ཙུང་ཟད་བརྡེག་ཅིང་ཚར་བདུན་རེ།། སོར་དུས་སོར་གསུམ་ཙམ་བསྐྱིམ་སྨྱུར་ཕན་ཞིང་།། གཟེར་མ་བུར་ན་སྐྱར་ཡང་ན་མི་འགྱུར།། སོ་ནད་ཚ་གྲང་སྲིན་སོགས་གང་ཡིན་ཀྱང་།། རྣ་བར་ཞུན་

མར་བླུག་པས་ཕན་ཞེས་གླེང་།། སོ་ནད་གང་ལའང་དྲོད་སྨན་ཐིལ་པས་འཇོམས།། ལྕང་སྨུག་ཤུན་པའི་ཁཐུས་བཤལ་ན་མཆོག། འབམ་གྱིས་སོ་ན་ཧྲིལ་[ཧིལ]སྐྲངས་ཁྲག་འཛག་ན།། བཙོད་ཧྲོན་བསྐུས་ལ་དེ་ཡི་ཟ་འགྲམ་འདག། སོ་འགྲུལ་ལས་སྐར་མེ་བཞི་འཇོམ་པའི་དུས།། ཤར་ལྷས་རང་ཆུས་སོ་བཀྲུས་བྱ་དང་ནི།། རི་བོང་མཁྲིས་པ་བྱུག་ན་སོ་རྫ་བརྟན།། ཤིང་མངར་ཏིལ་གཉིས་འོ་མ་ལ།། བསྐོལ་མཁུར་བཀང་ན་སོ་འགྲུལ་སེལ།། སོ་རྩི་བྱེད་ལ་གཞུང་གཞན་རྣམས་འབུམ་ཁུ་ཚུར་དང་ལྷན་ཐབས་སོགས་ལས་ཤེས།། ཧིལ་ནད་དྲི་ཆུས་ཁ་བཤལ་གླ་རྩི་དང་།། ཚ་ལ་ནག་མཚུར་གསུམ་གྱི་མཁུར་བཀང་བྱ།། ཁྲག་མཁྲིས་སོགས་ཀྱིས་ཧྲིལ་[ཧིལ]སྐྲངས་ཟུག་ཆེ་ན།། གཙགས་བུས་ལན་འགའ་གཤགས་ལ་ཁྲག་བཏོན་རྗེས།། སྤང་རྩི་བཅུ་གཉིས་ལ་སོགས་གཉན་སྨན་གྱི།། ཕྱེ་བཏབ་ནུབ་མོ་ཞུན་མར་ཅག་བཙད་པའི།། ཁུ་བ་དྲོ་འཇམ་རྒྱ་ཁར་བདུགས་བསྟེན་བྱ།། མངར་སྐྱུར་དཀར་ཟས་དྲག་ཤུལ་ཁྲག་རླུང་བསྐྱེད།། སྤྱོད་ལམ་སྤང་ཞིང་རླུང་གསང་བསྲུ་མཉེ་ཤེས།། སོ་ཧིལ་བཅོས་པའི་ལེའུ་སྟེ་རེ་གསུམ་པའོ།། །།

ལེའུ་རེ་བཞི་པ། གྲི་འགག་བཅོས་པ།

བད་ཀན་གྲེ་འགག་གསོ་བའི་བསྙོར་ལ་ནི།། གཞུང་ཆེན་རྣམས་ལས་དངོས་སུ་མ་བཤད་ཅིང་།། ཡུལ་མི་རྣམས་ལ་བད་ཀན་ཞེས་སུ་གྲགས།། སྔར་སྒྱུར་གཞུང་ལས་གབ་པའི་ཚ་བར་བཤད།། ཡིན་ནི་ཕལ་ཆེར་ལན་ཚགས་གདོན་ནད་ཡིན།། རྒྱུ་ནི་ཉོན་མོངས་འདོད་ཆག་སེར་སྣ་ཡིན།། དབང་གིས་བསགས་པའི་ལས་རྣམས་ནད་འདིའི་རྒྱུ།། རྐྱེན་ནི་གདོན་དང་ཟས་སྤྱོད་ལོག་པ་གསུམ།། གདོན་དུ་རྒྱལ་འགོང་གླུ་དང་ཐེའུ་རང་བསྙོང་།། ཟས་ནི་བད་ཀན་སྐྱེ་བྱེད་ཟས་ཀུན་དང་།། ཁྱད་པར་ཇ་ཆང་ཐ་མ་གསུམ་གྱིས་བསྐྱེད།། སྤྱོད་ལམ་མྱ་ངན་སེམས་ལས་ཆེ་བ་དང་།། ཆགས་སྤྱོད་དྲག་དང་ཁོན་དང་གྲིབ་ཀྱིས་བསྐྱེད།།

རྟགས་ནི་དང་པོ་ཨོག་མ་འགག་འདྲ་འོང་།། སྐྱུད་པས་བཅིངས་འདྲ་སྐེ་ཕྱེ་རྒྱུས་སྐམ་བྱེད།། འཕྲུག་མིག་དང་ནི་སྟོད་ན་དབུག་[དབུགས]ཡང་འཚངས།། མཆིལ་ལུད་སྔོ་སྨིན་འོང་ཞིང་ནང་སྤུ་མོར།། ཁ་ནས་རྣག་བྲོ་མཆིལ་མ་མིད་པ་དཀའ།། དེ་དུས་ཟས་སྐོམ་ཟ་ཅུང་དེ་ཡི་རྗེས།། སྐབས་འགར་མིད་པར་ཅུས་ཁབ་ཟུག་འདྲ་འོང་།། དེ་ཡང་རེ་འགའ་འོང་ལ་རེ་མི་འོང་།། ཕྱོགས་ནི་མ་ངེས་གར་ཡང་འོང་བ་ཡིན།། མིག་དང་རྣ་སྙིང་ཟེར་[གཟེར]ཞིང་ལུས་ཀུན་ལ།། ཚ་ཤར་འོང་ཞིང་མཆིན་སྲོག་སྐེ་གསུམ་གཟེར།། གཉིད་མེད་སྐྱུག་སྐམ་བྱེད་ཅིང་སེམས་ཡང་སྐྱུག། རེ་འགའ་ནད་མེད་སོས་འདྲ་ན་བའི་ཚེ།། མིད་པའི་ནང་ཚ་སྐད་ཆེན་སྒྲོག་མི་ཉན།། རླུང་ཐོག་རླུང་ཤས་ཆེ་ལ་ཚ་ཐོག་ནི།། ཚ་བ་ཤས་ཆེ་གྲང་ཐོག་གྲང་མོ་གནོད།། སྨུ་ཐོག་ལྕེ་ཐོག་སྐྲ་བོ་ཡོང་པ་འདྲ།། གྲེ་འགྱུར་གྲེ་བ་

འགག་ཞིང་ཟས་མི་ཐར།། གྲེ་ཐོག་གྲེ་བའི་ནང་དུ་མཛེར་པ་སྐྱེ།། ཕོ་ཐོག་ཕོ་ཁར་མཛེར་པ་སྐྱེ་བ་ཡིན།། མིད་འཆུས་མིད་པ་འཆུས་ནས་ཟས་མིད་དཀའ།། ཕོ་འཆུས་དེ་བཞིན་ཕོ་ཁ་གཙུས་པ་ཡིན།། ཕོ་ལོག་ཕོ་བ་འབྱུར་ནས་ཟས་མི་ལེན།། གང་ཡང་ཡུན་ལེན་ཟས་དང་སྨོམ་གཉིས་པོ།། ཅུང་ཟད་མི་ཐར་ལྡོ་བའི་ལམ་དུ་འགྲོ།། ཡུན་ཐུང་ཟླ་བདུན་རིང་ན་ཟླ་བརྒྱད་དུས།། དུས་ཀྱི་ཕོ་ཉས་ཡ་མའི་སྐམ་[གམ]དུ་འཁྲིད།། འཇུག་པའི་དུས་ནི་སྟོན་དང་དཔྱིད་ཀྱི་དུས།། སྟོན་དུས་ཞུག་[ཞུགས]ན་དཔྱིད་ཀྱི་དུས་སུ་འཕྲུམ།། དཔྱིད་དུས་ཞུག་[ཞུགས]ན་ཕལ་ཆེར་སྟོན་དུས་འཆི།། ཡུན་མ་སོང་བར་འཕྲུམ་ན་ཀློག་འགག་ཡིན།། འབྱུང་[འབྱིན]རྟུབ་དཀའ་ན་དེ་ཡང་ཀློག་འགག་ཡིན།། ཟླ་བརྒྱད་ཕར་འདས་བད་ཀན་སྐྱ་བོ་སྟེ།། ཁྲག་བཅས་སྐྱུག་ན་བད་ཀན་སྨུག་པོ་ཡིན།། དེས་ན་སྐྱ་སྨུག་ནད་དང་ཀློག་འགག་དང་།། མགུལ་འགག་མ་ནོར་ངོས་ཟིན་གལ་ཆེའོ།། ནད་འདིའི་དབྱེ་བ་དགུ་དང་བཅོ་བརྒྱད་སོགས།། སྡེ་གྱུར་སུ་གྲགས་གཏེར་མའི་གཞུང་ལས་བཤད།། ཇ་ཆང་འཁྲི་བས་བསྐྱེད་པའི་ནད་རིགས་གསུམ།། ཡོད་ཞེས་[ཅེས]ཙོ་ནའི་སྨན་པ་[པའི]ངག་ལས་ཐོས།། འོན་ཀྱང་ཚ་འགག་གྲང་འགག་གཉིས་སུ་འདུ།། ནད་འདི་ཟས་ལྷག་སྟོད་ལས་འགོ་བ་དང་།། མི་བརྒྱུད་རིགས་ལ་འགོ་བའང་སྲིད་པ་ཡིན།། འོན་ཀྱང་བྱིས་པ་དང་ནི་དར་མ་ལ།། ནད་འདི་འབྱུང་བ་ཉེ་སྐར་དག་དང་མཚུངས།། ཞེ་ཅུ་[བཞི་བཅུ]ཡར་འདས་སྐམ་ཆག་ཆེ་བ་དང་།། ཤ་ཆང་ཇ་དང་དཀོར་ལ་བག་མེད་སྤྱོད།། ཁོང་ཁྲོ་རེག་དང་ཁོན་འཛིན་སེར་སྣ་རམ།། སེམས་ལས་ཆེ་བའི་རིགས་ལ་ནད་འདི་འབྱུང་།། བྱུང་ནས་སོས་པའང་ཉེ་[ཉིན]སྐར་འདྲ་བ་ཡིན།།

བཅོས་པའི་ཐབས་ལ་རིམ་གྱི་སྡུགས་དང་སྨན།། ཟས་སྤྱོད་དཔྱད་དང་

རྫེས་གཙོད་དང་ནི་དྲུག། དེ་ཡང་དང་པོ་ནད་པའི་མིད་པ་ལ།། ཟན་དྲུལ་བྱས་ལ་ཁ་འབར་མ་དང་ནི།། ཆུ་གཏོར་གཏོང་ཞིང་གསུང་རབ་གློག་འདོན་དང་།། ནམ་འཛོམས་འདོན་ཞིང་རྒྱལ་མདོས་རྒྱལ་བཟློངས་བཟློ།། སྔགས་ནི་ཕན་བདེ་བསིལ་ཟེར་དག་ལས་གསལ།། སྨན་གྱི་གཙོ་བོ་ཨ་རུ་ར་ཡིན་ཏེ།། སེ་འབྲུ་སུག་སྨེལ་སྣ་དང་པི་པི་ལིང་།། མ་ནུ་ཨུ་སུ་བསེ་ཡབ་སྐྱུ་རུ་ར།། ད་ལིས་སྤང་རྒྱན་རེ་རལ་བ་རུ་ར།། ཤེལ་ཐང་ཆུ་དག་སྲོ་ལོ་གཡེར་མ་དང་།། སྤུར་བུ་ཨུཏྤལ་དོམ་མཁྲིས་པར་པ་ཏ།། བྲག་ཞུན་ཙྪ་སྣ་འགྲོན་བུ་བསྲེག་ཐལ་དང་།། བུ་རམ་བུ་[ཕུ]ཤེལ་རྩེ་དང་སྙིང་ཞོ་ཤ། ཁྲིད་པར་གོ་བོའི་མིད་པ་ཕོ་བ་དང་།། སྤྱང་ཀིའི་མིད་པ་ཕོ་བ་ཉ་ཡི་ཤ། རྩ་སྨན་སུམ་ཅུ་བད་ཀན་སྨན་གྱི་མཆོག། ཤ་རུལ་ཆང་ལང་སྔོ་དང་བུ་རམ་དང་།། བཙོང་སྔོག་ཤ་ཆང་གླུམ་ཁྲི་མ་སྨིན་ཟས།། གནོད་པར་འགྱར་[འགྱུར]བས་སྤང་བྱ་ཤིན་ཏུ་ཟབ།། ཉིན་གཉིད་སྨན་ཟས་དྲོད་ཀྱིས་ཚ་བར་ལྡོག། ཆུ་མར་སྐམ་དང་ཡི་ག་འཆུས་པ་ན།། སྣ་དང་མ་ནུ་བསིལ་ལ་ཡང་བ་བསྙེན།། གཤའ་རིང་གཏར་སྦྱོངས་མ་ནུ་བཞི་ཐང་གདང་[བཏང་]།། མཇོ་མོའི་ཞོ་དར་མར་གསར་ཐུད་གསར་དང་།། ནས་རྙིང་ཅམ་[རྩམ]པ་ཛ་དང་འཕྲོད་ཟས་བསྙེན།། ཤིང་རྩེ་ལྤ་ཡི་ལུམ་[ལུམས]བྱ་དེ་དག་གི[གིས]།། ངེས་པར་འཚོ་བར་འགྱུར་བ་ཐེ་ཚོམ་མེད།། བྱེ་བྲག་གོལ་པ་དགུ་ཡི་བཅོས་ཐབས་ནི།། བད་ཀན་ཚ་བ་སྲུ་བྱི་ཞེས་བྱ་བ།། མཆིན་ཁྲག་ཕོ་བའི་ཡུལ་དུ་རྒྱས་པ་ཡིན།། དེ་རྟག་[རྟགས]བྲང་ཚ་ཆུ་སྐྱུར་ཁྲག་ཅིང་སྐྱུག། རྒྱུན་དུ་མཆིན་པ་ན་ལ་སྐམ་དད་ཆེ།། ཡུན་ལོན་ཟས་ཚད་ཕོ་བས་མི་ལེན་[ལེན]སྐྱུག། དེ་ལ་བད་ཀན་མགུལ་འགག་རྩ་བའི་སྨན།། གོ་བོའི་གྲེ་བ་ཡུ་མོ་སྲོལ་གོང་དང་།། འབྲི་ཏ་ས་འཛིན་བ་ལུ་མ་ནུ་ལྤའི།། སྙིང་དུ་གཡའ་རུག་དཀར་པོ་རྩི་ཏ་[ཙི་ཏྲ]ག། གི་ཝང་བསེ་འབྲས་བྲག་ཞུན་ཚ་ལ་དང་།། བུལ་ཏོག་ལི་ཤི་ག་རའི་རྟ་

བྱས་ལ།། ལན་འགའ་བཏང་རྗེས་མཆིན་པའི་བཤལ་རིང་[གཤའ་རིངས]གཏོང་[གཏར]།། ཐོང་རྩ་རྩེ་ཚུང་མཆིན་རྩ་གང་རིགས་གཏར།། ཟས་དང་སྤྱོད་ལམ་བསིལ་བསྟེན་ཕན་པར་ངེས།། གྲང་བ་སྲུ་ཡི་ཞེས་བྱའི་བད་ཀན་ནི།། སྐྱ་བོས་ཕོ་བའི་མེ་དྲོད་གསད་པ་ཡིན།། ཅི་ཟོས་མི་འཇུ་གྲང་མོར་ཐོན་པ་ཡོད།། དེ་ལ་སྤྱི་སྨན་ལྡེ་སྙིང་བཟང་པོ་དྲུག། ཚ་བ་གསུམ་སོགས་དྲོད་སྨན་ཡོད་ཚད་བསྟན།། བུ་རམ་གྱིས་ཕུལ་མེ་དང་ཐུར་མ་བྱ།། ཟས་སྤྱོད་དྲོད་བསྟེན་ཇ་ཆང་གྲང་མོའི་རིགས།། ཐམས་ཅད་སྤང་ཞིང་རྩོལ་བཅག་ཕན་པ་ཡིན།། གྲོལ་མ་སྲུ་ཡི་སྟོད་སྐྱུག་སྨད་སྐྱུག་གཉིས།། ཕོ་བ་སྲིན་འབུས་གང་སྐམ་སྐྱུག་ཞིང་སྐྱིགས།། ཕོ་བ་ཟེར་[གཟེར]ཟུག་སྐབས་སུ་ལམ་ལམ་འགྲུལ།། དེ་ལ་སྤྱི་སྨན་ལྡེ་སྙིང་ས་སྐྱུ་དང་།། ཟེ་ཙྭ་རྒྱ་ཙྭ་ཤིང་ཀུན་ཤུ་དག་དང་།། བུལ་ཏོག་གཡེར་མ་སྦྱར་བ་ཆང་དང་ནི།། ཡང་ན་ཆུ་བསྐོལ་གྱིས་ཕུལ་ཕན་པ་ཡིན།། བད་ཀན་ཚ་བ་ལྷད་ཡི་ཞེས་བྱ་བ།། མགོ་འཁོམ་ལྷད་པ་ཆེ་འཐིབས་སྤྲི་[སྤྱི]བོ་ཙ།། རྗེ་ལེབ་བཀབ་འདྲ་སྣ་ཆུ་ཁམ་པ་འཛག། དེ་ལ་གོང་སྨན་ལྡེ་སྙིང་ཙ་ཧ་དང་།། སྲོ་ལོ་ཨ་རུ་ར་སྦྱར་ཀ་ར་འམ།། བ་ལུའི་ཐང་གིས་ཕུལ་བཏང་ཚབ་[ཚབས]ཆེ་ན།། མཆིན་རྩ་གཏར་ཞིང་སྦྲང་[སྦྱང]ཚེར་མཛེ་མོའི་ཤིང་།། བ་འོ་ག་རའི་ཧ་བྱས་སྐྱུགས་གྱིས་སྦྱངས།། བད་ཀན་ཚ་བ་མཚུལ་རྗེབ་ཞེས་བྱ་བ།། གྲེ་བ་ཚ་ལ་མཚུལ་བ་སུབ་ཞིང་ན།། དེ་ལ་སྣ་རྩ་ཐོང་རྩ་རྩེ་ཚུང་གཏར།། ཁོང་སྨན་སྤང་རྒྱན་བཅུ་བ་ཚ་འགགས་སྤང་རྒྱན་དཀར་པོ་བསིལ་གསུམ་དང་།། ཤིང་སྟོན་ཨ་རུ་ཤིང་མངར་ཏོང་ལེན་དང་།། རེ་སྐོན་བྲག་ཞུན་གོང་མ་རིམ་པར་བསྐྱེད།། སྦྱོར་བ་འདི་ནི་སྤང་རྒྱན་བཅུ་བ་ཞེས།། བད་ཀན་ཚ་འགགས་མེད་འཆུས་སྐད་འགགས་སེལ་བསྟེན་པར་བྱ།། བད་ཀན་ཚ་བ་གྲེ་འགག་ཞེས་བྱ་བ།། དེ་ནི་སྐྱེ་ཤ་མེད་ཤ་ལྤག་ཤ་སོགས།། གང་རིགས་སྐྱེས་ནས་མེད་པ་འགག་ཞིང་ན།། དེ་ལ་གོང་གི་རྩ་བའི་སྨན་ལྡེའི་སྙིང་།། ཏོང་ལེན་ཨ་

བྱུག་གུ་གུལ་ཤུ་དག་དང་།། ཙ་ཧ་སྟོང་རི་ཟེལ་[ཟིལ]བ་ག་ར་སྦྱར།། ཟས་སྤྱོད་བསིལ་བསྟེན་གཏར་དང་བཅད་པར་བྱ།། བད་ཀན་ཚ་བ་འབྲུམ་སྐམ་ཞེས་བྱ་བ།། མིད་པའི་ཞབ་གྱི་[ཞབས་ཀྱི]ཕོ་བའི་བར་དུ་ནི།། སྐྱེན་གཉིས་ཡོད་པ་སྐྱིས་ནས་འགག་པ་ཡིན།། མིད་པ་གང་ནས་ཡར་འགྲོ་མར་ལྡོག་བྱེད།། འདི་ནི་ཤིན་ཏུ་གསོ་བ་དཀའ་བ་ཡིན།། འདི་ལ་ལྷ་པོའི་སྙིང་དུ་བཟང་པོ་དྲུག། རྒྱ་ཚྭ་ཆུ་ཙུག་འབྲོང་དང་དྲེད་མོའི་མཁྲིས།། ཨ་ཙ་ལྷགས་ཕྱེ་གཡག་འབྲོང་ཁྲག་གིས་ཞུལ།། བད་ཀན་དྲུ་བུ་གྱེན་ལོག་ཞེས་བྱ་བ།། མིད་པ་ཕོ་བ་གཉིས་ཀྱི་བར་དུ་ནི།། དྲུ་བུ་གྱེན་ཕྱུར་འགྲོ་བ་སྐམ་བྱེད་ཅིང་།། སྐབས་སུ་སྐྱིག་[སྐྱིགས]ཞིང་ཆུ་སྦོན་ནར་རེ་འོང་།། དེ་ལ་སྨན་ལྔའི་སྙིང་དུ་འབྲས་པུ་[བུ]གསུམ།། དུར་བྱེད་[བྱིད]དཀར་པོ་རྒྱ་སྐྱེག་ཤུ་དག་དཀར།། གུར་གུམ་ལི་ཤི་ག་རའི་ཧ་བྱས་བཏང་།། བད་ཀན་ཚ་བ་གོར་ལྦིབ་ཞེས་བྱ་ནི།། གྲེ་བ་ཁོལ་བུར་སྐམ་ལ་སྐབས་སུ་བརྡངས།། རེ་བདེ་རེ་མི་བདེ་ལ་ཚིག་སྐམ་བྱེད།། ཚ་བ་ཆེ་ན་མིད་པ་འགག་པ་འོང་།། དེ་ལ་གོང་སྨན་ལྔ་སྙིང་བཟང་པོ་དྲུག། ཆུ་ཙུག་སྤང་རྒྱན་སྔོ་ལོ་དཀར་པོ་དང་།། ཙ་ཧ་ཏིག་ཏ་སྤང་རྩི་དྭ་པོ་[བོ]སྦྱར།། ཚ་ཤས་ཆེ་ན་དེ་སྙིང་ཏོང་ལེན་བསྣན།། རྩ་བརྒྱུད་[རྒྱུད]ན་ན་སླ་བ་དོམ་མཁྲིས་བསྣན།། གྲེ་བའི་མདོག་ནག་རྒྱ་སྐྱེག་བསྣན་ལ་བཏང་།། ཟས་དང་སྤྱོད་ལམ་གོང་བཤད་བཞིན་དུ་བྱ།། དཔྱད་བཅོས་བད་ཀན་གྱི་ཐོག་ནད་འདི་ལ།། ལུས་པོ་བསྲུང་(ལ་)དང་གར་མི་[མེ]བཙའ་བཞག། དེ་ནས་ཡར་ལ་ཚོན་ཕྱེད་གཞལ་བ་ཡིས[ཡི]།། གཡས་གཡོན་གཉིས་སུ་ཚོན་ཕྱེད་འབུར་ཙམ་བསྲེག། མེ་འདི་གསུམ་པོ་དུས་གཅིག་བཞག་པ་ཡིན།། དེ་ཡི་རྗེས་སུ་དང་ག་ནས་ནི་ཡར།། ཚོན་གང་གཞལ་པའི་གཡས་གཡོན་ཚོན་རེའི་སར།། མི་[མེ]ཡིས་བསྲེག་ལ་དེ་རྗེས་ཨོག་རྟིང་གི།། གཡས་གཡོན་ཚན་

[ཚོན]རེ་གཞལ་བའི་སྟེ་གཉིས་བསྲེག། དེ་རྗེས་ཨོག་རྙིང་ནས་ཡར་ཚོན་ཕྱེད་གཞལ།། དེ་ནས་གཡས་གཡོན་སོར་ རེའི་མཚམས་སུ་བསྲེག། མགུལ་འགག་ནད་ལ་དཔྱད་འདི་ཕན་ཞེས་ཐོས།། གྲི་འགག་བཅོས་པའི་ལེའུ་སྟེ་རེ་བཞི་པའོ།། །།

ལེའུ་རེ་ལྔ་པ། ལྷྲ་བ་བཅོས་པ།

ལྷྲ་བའི་ནད་(ལ་)རྒྱུ་རྐྱེན་དབྱེ་བ་དང་།། རྟགས་དང་བཅོས་ཐབས་རྣམ་པ་བཞི་རུ་བསྟན།། རྒྱུ་རྐྱེན་ཟས་སྤྱོད་གདོན་སྐྱེད་འདུ་འཁྲུགས་འབྱུང་།།

དབྱེ་བ་མགུལ་ནད་ལྷྲ་བ་རང་བཞིན་གྱི།། ཤ་ལྷག་ལྷྲ་བ་གཉིས་ལས་མགུལ་ནད་ལྷྲ།། རླུང་དང་མཁྲིས་པ་ཁྲག་དང་བད་ཀན་ཚིལ།། འདུས་ལྷྲ་གཡང་ལྷྲ་བྱུར་ལྷྲ་བརྒྱད་དུ་གསུངས།།

དེ་རྟགས་རླུང་གྱུར་མགོ་མང་ཕོང་སྔོང་ཞིང་།། མཁྲིས་པའི་ལྷྲ་བ་ཕུར་ཚེ་ཆུང་ལ་སྨི།། ཁྲག་ལྷྲ་ཪྡད་བཙུད་དྲག་ཤུལ་རྐྱེན་གྱིས་སྐྱི།། བད་ཀན་སྲ་མཁྲིགས་དལ་བུས་སྐྱེ་བར་བྱེད།། ཚིལ་ལྷྲ་སྐེ་འགག་སྐྱེ་འབྲི་ཆེ་བ་སྟེ།། འདུས་པའི་ལྷྲ་བ་དབུགས་སུབ་ངར་བ་འབྱུང་།། གཡང་ལྷྲ་བདེ་བ་དབྱིབས་ལེགས་བཀྲ་ཤིས་ལྡན།། བྱུར་ལྷྲ་མི་བདེ་མི་སྡུག་བཀྲ་མི་ཤིས།། རང་བཞིན་ལྷྲ་བ་མགོ་སྐེ་འཕྲག་པ་དང་།། ལྐོག་མ་རྒྱབ་དང་དེ་བཞིན་ཡན་ལག་གཞན།། ཁྱད་པར་རྣམ་པའི་ཉེ་འཁོར་བྱུང་བ་མང་།། འདི་ནི་ཕལ་ཆེར་ཡ་སྲིན་འབྲུམ་ཐོར་རིགས།། ཤ་ལྷགས་མཆམས་སུ་ཐིན་[འཐིམ]པ་རྣག་ཁྲུགས་ཤིང་།། ཕྱིར་བཟློལ་མ་ནུས་ནང་དུ་ལུས་པ་ནི།། ཡུན་རིང་སོང་ཞིང་རིམ་གྱི་[གྱིས]འཕེལ་བ་ཡིན།། འདི་ནི་རྩ་ཡི་འབྲེལ་དང་ནོར་ཉེན་ཡོད།། འོན་ཀྱང་ལྷྲ་བ་ཡིན་ན་ཟུག་ཆུང་བེམ།།

བཅོས་ཐབས་སྤྱི་ལ་སྨན་སྔགས་རྟེན་འབྲེལ་དང་།། དཔྱད་དང་ཟས་སྤྱོད་དྲུག་གི་དང་པོ་ནི།། སྨན་ལ་གཙོ་བོ་བྱས་ན་སྐྱུ་ཀའི་ཤ། རུལ་སུངས་མེད་པ་ད་ལི་ཚ་བ་གསུམ།། ལྷྲ་ཚ་དུང་བསྲེག་ཐལ་པ་བཅས་པ་རྣམས།། སྦྲུར་ལ་ཟླ་སྨད་ཉེ་ཤུ་གཅིག་ནས་ནི།། དགུ་བར་བསྙེན་ན་བཙང་

ནས་འཁྱིན་པར་ངེས།། ཡང་ན་ལྕེ་ཚ་སྐྱེར་འབྲུ་དབྱི་མོང་གསུམ།། སྤྱར་བའི་ཕྱེ་མ་[མས]ལྷ་དགུ་བརྒགས་[བརྒེགས]ཡང་འཛོམས།། ཡང་ན་ལྷ་ཚ་ཞོར་བཏབ་འཕུང་ན་བ།། ཡང་ན་སྤང་རྒྱན་དཀར་པོ་༷ཨ་རུ་ར༷།། ལྷ་ཚ་༷ཏིག་ཏ་༷ཧོང་ལེན་༷ཙན་དན་དམར༷།། མ་ནུ་༷ཚར་བོང་༷སྐྱུ་རུ་༷བ་ཤ་ཀ༷། ཉ་༷དང་སྐྱུ་ཀའི་ཤ་༷དང་གོ་བོ་༷དང་།། སྤྱང་གི་༷སོ་བྱའི་གྲེ་བ་༷སྤྱར་[སྤྱར]བའི་ཕྱེ།། ཨོལ་མདུད་འདུལ་ན་འཁྲོང་རྩེ་བེ་བུམ་ལྟར་འབྱུང་ངམ་སྐམ་སྣ་ཚོགས་མ་རུལ་མ་སུངས་པ།། བསྲུས་པའི་ཁུ་བས་འཕྱུལ་ལོ་ཟླ་ཟད་པ་ཡི།། ཐོ་རངས་དེ་ལྟར་མ་འཛོམ་གང་རུང་གིས།། གནམ་གང་ནས་བཟུང་ཟླ་གཅིག་བར་དུ་བསྟེན།། ཤ་ཆང་སྤང་ཞིང་འགྲངས་ཟས་གཞན་ཆེས་མིན་ཙམ་ཟ།། ཤ་ལྷག་ལྷ་བའི་ནད་དེ་ཉིན་རེ་བཞིན།། ནད་ཡངས་ཕྱི་ནས་བྲི་བ་དངོས་སུ་མཐོང་།། ཡུན་དུ་བསྟེན་ན་ལྷ་བ་རྩད་ནས་འདོན།། འདི་ནི་བྱང་ལུགས་མཁས་པའི་ཕྲུག་བཞེས་ཡིན།། སྔགས་བཅོས་སྦྲ་བཅད་བཟླས་ཏེ་ཕྱི་ནས་གདབ།། ཨོཾ་ནག་ཏ་རག་ཏ་ཕུས་པ་ཏ་སྭཱ་ཧཱ། ཚུ་ལ་བཟླས་ཏེ་ཕོང་དུ་བཏང་བར་བྱ།། ཨོཾ་མི་ཏི་མི་ཏི་ཤག་གྲུག་སྭཱ་ཧཱ།། ཨོཾ་ཁ་ཁུ་ག་མ་ལ་རཀྵ་ན་ན།། ཨོཾ་དམར་མོ་ཛོན་དུ་ཛོན་དུ་ཧཱུྃ་ཧཱུྃ་ཕཊ་ཕཊ་སྭཱ་ཧཱ།། འདི་རྣམས་ཁྲི་ཕྲག་རེ་རེ་དེ་ཛེས་སྒྲིལ།། བཟླས་ཤིང་ཕྱིར་བཏབ་ཆུར་བཏབ་ཕོང་དུ་བཏང་།། ལྷ་བ་ཐམས་ཅད་འཛོམས་པར་རྒྱུད་ནས་གསུངས།། རྟེན་འབྲེལ་ཁང་པ་སྒོ་ཤར་ལྟས་པའི་ནང་།། ནས་བྲེ་གང་སྟེང་ཨོལ་མདུད་གསུམ་བཞག་ལ།། སྨན་པ་ནད་དང་ལྷ་ཅན་ཕྱི་རུ་བཞག། དང་པོ་ཨོལ་མདུད་སྟེན་[སྟེང]དུ་རྐང་གཡས་བཞག། དོན་དམ་མི་བདེན་ཀུན་རྫོབ་བདེན་ཞེས་འཐོན།། གཉིས་པ་ནས་སྟེང་རྐང་པ་གཡོན་བཞག་ལ།། ངག་ནས་ཀུན་རྫོབ་མི་བདེན་དོན་དམ་བདེན།། བྱས་ནས་ནང་དུ་ལོག་སྟེ་སྤྱི་ཨོལ་ལ།། ཨོལ་མདུད་གསུམ་

ནས་དུམ་རེ་བཅག་པ་དང་།། བྲེ་ཡི་ནས་སྙིང་ནད་པའི་ལོ་གྲངས་ཀྱི།། ནས་བཙས་སྐྲིན་[སྒྲིན]བསྲེག་བྱས་ལ་སྨན་པ་ཡིས།། སྣང་སྲིད་ལྷ་འདྲེ་ཤ་ལྷག་ཁྱེར་ཅིག་བྱས།། ནད་པ་ནང་དུ་བོས་ལ་ལྦ་བ་དང་།། ཨོལ་མདུད་གསུམ་ལ་སྔགས་འདི་སུམ་བརྒྱ་འདེབས།། ཨོཾ་ས་ར་ས་ར་སི་རི་སི་རི་ན་མ་ཞེ་ཞེ་སྭཱ་ཧཱ༔།། ཨོལ་མདུད་གཅིག་ནི་འཕྲལ་དུ་ཟ་རུ་བཙུག། གཅིག་ནི་སྐར་མ་རྫོགས་དང་ཨོལ་མདུད་གཅིག། ཐོ་རངས་སྐར་མ་མ་ཡལ་ཙམ་ལ་ཟ།། དེ་ནི་རྗེན་འབྲེལ་ཐབས་ཀྱིས་བཅོས་པ་ཡིན།། སྐབས་འདིར་ན་བཟའ་བེ་བུམ་ལ་ནི་ལྟོས།། བྱེ་[བྱེ]བྲག་རླུང་ལྦ་མེ་བཙའ་སྨུམ་དུགས་བྱ།། མཁྲིས་པའི་ལྦ་བ་ཕྱུག་པས་འཚོ་བར་འགྱུར།། ཁྲག་གི་ལྦ་བ་གཏར་དང་བསིལ་རྒྱུད་ཆེན་གྱི་ནད་ཚ་སུབ་སྐབས་ཀྱི་ཙན་དན་བཅུ་བ་ལ་ཏིག་ཏ་བ་ཤ་ཀ་བསྣན་ཕྱེ་བསྟེན།། པད་[བད]ཀོལ་ལྦ་བ་སྐྱུགས་དང་རྩུབ་འཚོས་བྱ།། འདུས་པའི་ལྦ་བ་སྤྱི་བཅོས་སྐབས་ལྟར་བྱ།། གཡང་ལྦ་མི་བཅོས་གཡང་ལོན་བྱ་བར་ཤེས།། བྱུར་ལྦ་གདོན་བཅོས་རིམ་གྲོ་རྒྱ་ཆེར་བྱ།། རང་བཞིན་ཤ་ལྷག་ལྦ་བ་གང་འཚམ་བཅོས།། ཀུན་དཔྱད་དཔུང་སྐེ་རྣ་རྒྱབ་ལྦ་རྩ་གཏར།། རྣ་ཤལ་འོག་དང་ལྦ་མགོ་ཨན་སྟོང་བསྲེག། ཤིན་ཏུ་བཅོས་དཀའ་ཚ་ཐུར་རྒྱབ་ལག་ལེན་དམར་ཁྲིད་ཆུང་དུ་བལྟ་བྱས་ལ།། རུལ་བཅད་རྗེས་ལ་འབྲས་ཀྱི་གསོ་བ་སྦྱར།། ཟས་ནི་སྨན་ཆང་ཨོལ་མདུད་རྣམ་པ་སྣ་ཚོགས་བསྟུས་པ་ལ།། སྨན་སྣ་ཉ་ཤ་བཟང་དྲུག་ཤིང་ཚ་དང་།། ལྦ་ཚ་རུ་རྟ་ཨུཏྤལ་ཆུ་ལ་བསྡུས།། སླུམ་སྦྱར་མནན་ཏེ་ལངས་ན་སློམ་དུ་བསྟེན།། སྐྱུག་ཤ་ཨོལ་སྟོང་རྫེན་བུའི་ཚ་བ་བསྡུགས།། སྤྲང་[སྤྲང]ཆུ་མ་གཏོགས་ཤ་ཆང་ཇ་རྣམས་དང་།། བཅུད་ཆེ་སྟོབས་བསྐྱེད་རིགས་དང་ཟ་ཆེ་བ།། སྤྱོད་ལམ་དྲག་ཤུལ་ཉིན་གཉིད་ཡོག་པ་སྤང་།། ཞ་ཉེ་ཏིལ་གེ་དམར་པོ་སྐེ་ལ་བཅིངས་ཁ་ཆེའི་ལུང་།། ལྦ་བ་བཅོས་པའི་ལེའུ་སྟེ་རེ་ལྔ་པའོ།། །།

ལེའུ་རེ་དྲུག་པ། སྙིང་ནད་བཅོས་པ།

དོན་ལྔའི་རྒྱལ་པོ་སྙིང་གི་ནད་ལ་ནི།། རྒྱུ་དང་དབྱེ་བ་རྟགས་དང་བཅོས་ཐབས་བཞི།། རྒྱུ་ནི་མྱང་[མྱ]ངན་སེམས་འཁྲུགས་ཡིད་མི་བདེ།། ཟས་ཆག་གཉིད་ཆག་ཞེ་སྡང་དྲག་པོས་བསྐྱེད།། དབྱེ་པ་[བ]སྙིང་འཁྲུགས་སྙིང་གཟེར་སྙིང་ཚད་དང་།། སྙིང་ཆུ་སྙིང་འཐིབས་སྙིང་གི་སྲིན་བུ་དང་།། སྙིང་ནད་ཁ་ལེ་ནག་པོ་ཞེས་བྱ་བདུན།། དེ་རྟགས་སྙིང་འཁྲུགས་མགོ་ནང་བརྗེད་ངས་ཆེ།། ཤེས་པ་འཁྱོ་ཞིང་དོན་མེད་སྙིང་མི་དགའ།། རེས་འགའ་མ་དྲིས་པར་ཡང་མུ་ཅོར་སྨྲ།། རེས་འགའ་དྲིས་ཀྱང་དེ་ཡི་ལན་མི་ལྡོན།། མི་སྙན་ཚིག་གིས་དངང་[དངངས]ཞིང་ཤ་ཡིས་འདེབས།། དབུགས་ཐུང་གཉིད་ཆུང་སྙིང་སྙིང་[ཉིད]སྟོང་ངམ་སེམ[སེམས]།། སྙིང་གཟེར་ནད་ལ་རླུང་གཟེར་ཁྲག་གཟེར་གཉིས།། མགོ་འཁོར་སྟོད་གཟེར་རྫམ་པ་ཐུང་ལ་ཆེ།། མིག་རྩ་རྒོད་ཅིང་ཁ་ལྕེ་སྐམ་ལ་རྩུབ།། ཁྲག་གཟེར་ལྕེ་སྐམ་ཕུར་པ་བཙུགས་ལྟར་གཟེར།། འབུར་ཚུགས་བལྟ་ཞིང་རྫམ་རྒོད་ཞེ་འཁྲུན་བྱེད།། སྙིང་ཚད་ཚ་བ་རྒྱས་དང་འཁྲིལ་བ་གཉིས།། རྒྱས་པ་སྨྱོས་འཐིབས་མིག་དམར་རོ་སྟོད་གཟེར།། སྙིང་འཚུ་ལྟར་སྣ་སྐམ་བྲང་རྒྱབ་མེ་བཏང་འདྲ།། ཚ་བ་སྙིང་ལ་འཁྲིལ་བ་ཚ་མྱུག་བྱེད།། སྙིང་འཕར་གྱི་ཡིས་གཏུབས་སྙམ་ལྕེ་སྐམ་ཐུམ[ཐུང་]།། སྙིང་ལ་ཆུ་སེར་བབས་ན་སྨྲ་བ་མང་།། ཕོང་འདར་གཉིད་ཆུང་སྙིང་རྟུང་གཡལ་སྟོང་གཡོ།། སྨྲ་དང་དགོད་ལ་དགའ་ཞིང་ཚིག་པ་ཟ།། སྙིང་འཐིབས་བརྗེད་ངས་ཆེ་ཞིང་སེམས་ལས་ཆེ།། དང་ག་མི་བདེ་གཉིད་ཆེ་རྗེ་བརྫངས་སེམ[སེམས]།། སྲིན་ཀྱུར་མིག་མདོག་ནག་ཅིང་ལྡན་ལྡིན་འཛག། སྙིང་འཕར་མུན་འཐིབས་སོག་ལེས་འབྲུད་སྙམ་

སེམ[སེམས]།། ཁ་ལེ་ནག་པོ་རྩ་སྟོང་ཚད་པ་ཆེ།། སྨྲ་ཉུང་སྨྲོ་ཐུང་བརྗེད་འདོད་འབུར་རྩུགས་བལྟ།། མགོ་པོ་[བོ]ཕྱིད་ན་ན་ངོས་ཁ་ཡོར་འགྱུར།།

བཅོས་ཐབས་སྙིང་འཁྲོས་སྙིང་ལ་རླུང་ཞུགས་པས།། སྣ་དང་ཤིང་ཀུན་བསྲུས་པའི་ཁུ་བ་ལ།། ཁ་རུ་ཚ་བཏབ་སྙིང་རླུང་སེལ་པར་[བར]བྱེད།། ཨ་༥ ནག་ཧྣ་༢ རུ་རྟ་༣ ཤིང་ཀུན་༥ སྙིང་ཞོ་ཤ་༧། ལི་ཤི་༣ གོ་སྙོད་༢ ཤ་ཆེན་༥ ཏང་ཀུན་༧ རྣམས་རི་བོང་སྙིང་༦།། བུ་རམ་ཧར་སྐྱུར་[སྦྱར]ཨ་གར་བཅུ་པ་ཞེས།། སྦྱོས་ཁྲུས་ཞུལ་བས་སྙིང་ནད་སྙིང་འཁྲོས་སེལ།། དྲུག་བདུན་སྙིང་སྟོད་སྙིང་ཝོགས་མེ་བཙའ་གདབ།། བུད་མེད་སྨྲ་བརྗོད་མི་ཉན་ཁ་ཡེང་སྤང་།། བསྐུ་མཉེ་དྲོད་བཅུད་ཟས་བསྟེན་དྲོ་བའི་གནས།། གཉིད་ཡོག་སྙན་པའི་གཏམ་གྱིས་སྤྲོ་བ་བསྐྱེད།། རླུང་གཟེར་ཧྣ་ཏི་གོ་སྙོད་ཞོ་ཤའི་ཐང་།། ཕྱི་མ་དེ་སྟེང་རུ་རྟ་ལི་ཤི་དང་།། ག་གོ་ལ་དང་ཤིང་ཀུན་བུ་རམ་སྦྱར།། སྙིང་གསང་མདུན་རྒྱབ་གང་དུ་བབས་པ་བསྲེག། ཁྲག་གཟེར་ཞོ་ཤ་སླེ་ཏྲེས་ཨ་རུའི་ཐང་།། ཕྱི་མ་ཙན་དན་ཨ་གར་སྙིང་ཞོ་ཤ། གེ་སར་ནཱ་ག་པདྨ་གཉིས་དང་ཧྣ་ཏི་ག་ར་སྦྱུར[སྦྱར]།། ཨ་སོ་རྩེ་ཚུང་གཏར་ལ་དྲུག་བདུན་བསྲེག། བཅོས་འཁྲིས་སྙིང་[སྙིང]ནས་ཁྲག་གིས་གང་སྟེ་འཆི།། སྙིང་ལ་ཚ་བ་རྒྱས་ན་སྙིང་རྩ་སྟོད་ག་གཏར།། ཙན་དན་ཧྣ་ཏི་སྙིང་ཞོ་ཤ་ཡི་ཐང་།། བསྲུས་གྲངས་སྙིང་གི་ཚ་བ་འཇོམས་པར་བྱེད།། གུར་གུམ་ཅུ་གང་གི་ཤང་གཙོ་བོ་ལ།། ཧྣ་རུ་སྙིང་ཞོ་ཨ་གར་སྣེབས་པ་བཏང་།། ཚ་བ་འཁྲིལ་ན་ག་བུར་སྙིང་ཞོ་ཤ། ཧྣ་ཏི་ཅུ་གང་དོམ་མཁྲིས་ག་ར་སྦྱུར[སྦྱར]།། ཐང་རྩ་ཨ་སོ་ཀླེ་འོག་རྩ་ལ་གཏར།། སྙིང་གི་ཆུ་སེར་སེ་འབྲུ་༢ ཤིང་ཚ་༥ དང་།། སུག་སྨེལ་༥ པི་པི་ལིང་༣ རྣམས་གཙོ་པོ་[བོ]ལ།། སྣ་༡ དང་ཧྣོ་[ཧྣ]ཏི་༡ གུར་གུམ་༡ ག་གོ་ལ་༡།། ཆུ་སེར་༡ སྨན་གསུམ་

བསྟན་པའི་ཕྱི་མ་སྤྱུར[སྦྱུར]།། དཀར་ནག་མཚམས་དང་སྤུད་སྐོ་བདུན་པ་བསྲེག། འབྲས་གསུམ་སེང་ལྡེང་མར་གྱིས་ཆུ་སེར་སྐེམ།། སྙིང་འཐིབས་སེ་འབྲུ་བཅའ་སྣ་ཕི་ཕི་ལིང་།། དབྱི་མོང་ན་ལེ་ཤམ་གྱི་ཐང་རྗེས་ལ།། རྩལ་མང་བྱུང་ཙམ་བཅག་བ་[པ]མཆོག་ཏུ་ཕན།། སྙིང་སྲིན་ཅི་ཏང་ཏྲ་ཧྲ་བ་ཆུར་སྤྱུར[སྦྱུར]།། སྙིང་གི་སྲིན་ནད་ཚ་གཡའ་གཟེར་འཁྲུགས་སེལ།། ཁ་ལེ་ནག་པོ་སྐྱུ་རུ་ར་ཡ་[ཡི]ཐང་ལ།། རྐོད་ཀྱི་ལྷོ་སྟོང་བ་ཡི་ཚ་བ་བརྟུངས་ནས་བཏབ་པའི་ཐུག་པ་བཏང་།། ཞོ་ཤ་གསུམ་གྱི་མར་སྦྱར་སྙིང་རྩ་སྲིན་ལག་འོག་གི་མྱུར་བ་བསྲེག། སྙིང་ནད་གསོ་བའི་ལེའུ་སྟེ་རེ་དྲུག་པའོ།། །།

ལེའུ་རེ་བདུན་པ། སྨྱོ་ནད་བཅོས་པ།

དོན་ལྔའི་སྨྱོན་པ་[སྨྱོན་པོ]སྨྱོ་ནད་གསོ་བ་ལ།། རྒྱུ་དང་དབྱེ་བ་རྟགས་དང་བཅོས་ཐབས་བཞི།། རྒྱུ་ནི་རླུང་མཁྲིས་བད་ཀན་ཁྲག་དང་ཆུ།། ཏུལ་སྐྱུར་ཟྲོ་མར་ཚྭ་དང་དུ་བ་དང་།། ཆམ་པ་མགྲམས་དང་དྲག་ཤུལ་རྣམས་ཀྱིས་བསྐྱེད།། དབྱེ་བ་ཐང་པོ་སྐྱ་ཐབ་ཚ་བ་དང་།། ཆུ་ཤོར་ཐེས་པོ་སྨྱོ་གཅིང་[གཙོང]སྨྱོ་རྒྱས་དང་།། བུང་ཚང་ཅན་དང་རྣམ་པ་བརྒྱད་གསུངས་ཀྱང་།། བུང་ཚང་སྨྱོ་རྣག་གཤམ་དུ་བྲི་བ་སྟེ།། དེ་རྟགས་རླུང་སྨྱོ་ཐང་པོ་རྒྱུན་དུ་ལྡུ།། འགོགས་དཀའ་ལྷུ་གསོག་དགོངས་དང་ཐོ་རངས་མང་།། སྐྱ་ཐབ་སྨྱོ་མང་མིག་ལྤིབས་ཁང་བོལ་གཡོ།། ཚ་བ་ཚ་སུབས་ཚ་གཟེར་གཉིས་སུ་དབྱེ།། ཚ་སུབས་ཙ་ཆུ་ཚ་ལ་རོ་སྟོད་བརྒྱངས།། ལུད་པ་ཚྭ་བྲོ་ལྷུ་ཆུ་མཁྲིས་པ་འོང་།། སྟོན་དུས་དྲག་ཤུལ་རྡོད་བཙུད་ཤིན་ཏུ་གནོད།། ཚ་གཟེར་ཉལ་བ་མི་བདེ་དབུགས་ཀྱིས་ཐེག། ལུད་པ་དམར་སེར་ལུ་ཞིང་སྐབས་སུ་གཟེར།། ཆུ་ཤོར་ངལ་ཆུ་སྨྱོ་ལ་ཤོར་བ་སྟེ།། སྟོད་རྒྱངས་མགོ་ན་མིག་ཁྲིན་སེར་པོར་འོང་།། དང་ག་མི་བདེ་སྨྱོ་མང་ཊམ་པས་ཐེག། ཤ་སྐམ་ཧྲུལ་མེད་གཏམ་བར་བཅད་ཅིང་སྨྲ།། གཞུག་ཏུ་ལུད་པ་ཤི་སྐྱོ་སྨྱོ་ལས་འཛག། ཐེས་པོ་ལུད་པ་སྔོ་ལྡོབ་མང་དུ་ལུ།། གཅིན་ལ་དབུགས་ཐེག་རོ་སྟོད་ལྤི་ལ་ཁེངས།། ལུད་པ་ཐོན་རྗེས་ཙུང་ཟད་བདེ་སྐམ་བྱེད།། སྨྱོ་གཙོང་ཤ་སྐེམ་ཤེད་ཆུང་འགུལ་མི་ནུས།། བྱི་ལའི་མགུལ་འདྲ་ཟས་སྨན་ཕན་སྐྱིད་ཆུང་།། སྨྱོ་རྒྱས་མིག་དམར་ལྤེ་མཆུ་མཁུར་ཚོས་སྨུག། སྐད་འཛེར་སྟོད་བརྒྱངས་ཊམ་རྒོད་ལུད་པ་དམར།། སྤྱིར་ན་སྨྱོ་བ་བད་ཀན་ཡུལ་ཡིན་པས།། དབྱར་དུས་བདེ་ལ་དགུན་དུས་ན་བ་དང་།། ཉིན་པར་བདེ་ལ་མཚན་མོ་ན་བ་ཡིན།།

བཙོས་ཐབས་སྤྱི་ལ་སྨན་དཔྱད་ཟས་སྤྱོད་བཞི།། དང་པོ་འབྲས་བུ་གསུམ་དང་དམར་པོ་ཆོས་བཙོད་འབྲི་མོག་གམ་ཞུ་མཁན་གསུམ།། སྲོ་ལོ་དཀར་པོའི་བསྡུས་ཐང་ལན་འགའ་བཏང་།། གློ་བའི་ནད་བརྒྱད་ལ་སོགས་ཀུན་ལ་ཕན།། ཡང་ན་དམར་ཐང་བཅུ་གཅིག་བཏང་ནའང་རུང་།། གཡུ་ཐོག་ཟབ་བཅུད་ཙུ་གང་ཉེར་ལྔ་ནི།། ཙུ་གང་ལ་སོགས་བཟང་དྲུག་གི་ཕྲཾ་དང་།། ཤིང་མངར་རྒྱུན་འབྲུམ་སྲོ་ལོ་ཨ་གྲོང་དང་།། སྟབ་[སྟར]བུ་རུ་ཧ་ག་དུར་བ་ལེ་ག། ཧོང་ལེན་ཙན་དན་གཉིས་དང་འབྲས་བུ་གསུམ།། པ་ཡག་རྩ་བ་ཨ་གྲོང་དཀར་པོ་ནག་ཚབ་དང་།། ཚར་བོང་རྩ་བ་ཟི་ར་དཀར་པོ་རྣམས།། ཞིབ་བཏགས་ཀ་ར་དཀར་པོའི་ཧ་ལ་བསྐྱོན།། ཞུ་མཁན་ཆོས་བཙོད་བ་འོ་དག་ལ་སྦྱངས།། དེ་ཡི་ཁུ་བ་བཞུར་བའི་དངས་[དྭངས]མ་དེས།། གོང་གི་སྨན་འཕུལ་དགུང་གཉིས་ཚད་དུས་ལ།། འཇུ་བར་བྱེད་པ་དྲང་སྲོང་ཞལ་གདམས་ཡིན།། གློ་ནད་གློ་གཟེར་ཁྲག་ཏུ་ལུ་བ་དང་།། གྲིན་[གྲིན]ལ་མི་ཕེར་གློ་བརྒྱལ་ཆེ་བ་དང་།། རོ་སྟོད་ཚ་ཁག་ཆམ་རྐན་རུས་ཞེན་དང་།། གློ་བར་ཚད་པ་ཞུགས་པའི་ནད་རིགས་སོགས།། མདོར་ན་བྲང་ཁོག་སྟོད་ཀྱི་ཚད་པ་སེལ།། ཡང་ན་གསོ་བརྒྱད་བདུན་ཐང་ཚུལ་སྨ་སྐྲུ་ཞད་ཙམ་བཞིན་སྦྱར།། དེ་སྟེང་སྟར་བུ་རྒྱུན་འབྲུམ་ལི་ག་དུར།། ཤིང་མངར་སྤང་རྒྱན་དཀར་པོ་པ་ཡག་རྩ།། ཨ་གྲོང་དཀར་ལྷ་ཡི་གློ་བ་ཟི་ར་དཀར།། བདུད་རྩེ་[རྩི]ལོ་མ་མཚལ་དང་ཉིས་འགྲོས་བྱེད་སྦྱར་བའི་ཉེར་ལྔ་གཙོ་བོ་ཉེར་ལྔ་ཡིན་པས།། ཚད་པ་ཆེ་ཆུང་གློ་དང་རུས་པ་ཞེན།། གློ་ཆེན་འགོགས་དཀའ་དབུགས་ཐུང་གྲིན་མི་ཕེར།། གློ་ཡིས་བརྒྱལ་ཞིང་འཚངས་ནས་དབུགས་སྟུར་དཀའི།། འགུལ་ན་གློ་སྐྱུགས་བྱེད་ཅིང་ཉལ་མི་བདེ།། ལུད་པ་མང་དུ་ལུ་ཞིང་སྣ་མཚལ་འགག། རོ་སྟོད་ཚ་ཞིང་ལྟེ་ལ་རྒྱངས་ཤིང་ཁེངས།། ཚད་གཟེར་ཚ་སྲུབས་གློ་བ་ཁྲག་རྒྱས་སོགས།། གློ་ནད་བརྒྱད་ལ་སྨན་འདི་ཕྱིན་པས་ཆོག། ཡང་ན་

བསེ་རུ་༡ སླ་རྡོར་༡ བཟང་པོ་དྲུག་༥། ཙ་ཏྲ་༣ ཙན་དན་དཀར་༨ དམར་༤ གེ་སར་ནཱ་ག་༥ པད་༥ གཉིས།། སྤོས་དཀར་༡ ཚ་བ་སྒྲོ་ནག་ལ་རྒྱ་ཙ་༡ ཐལ་ཀ་རྡོ་རྗེ་༨ སོ་མ་ར་༨།། ཟེ་ར་དཀར་པོ་༥ ཨུཏྤལ་༤ བ་ཤ་ཀ་༢། གི་ཝཾ་༢ ལི་ག་དུར་༡ དང་འབྲས་བུ་གསུམ་ཨ་༢ བ་༢ སྲུ་ཙ་༧།། སྣར་བུ་༣ ག་ར་སྦྱར་པའི་ཉེ་ཤུ་ལྔ།། དམར་ཟལ་བ་འོ་དྲོན་མོས་འཕྲུལ་ལ་བཏང་།། ལུས་ལ་གནས་པའི་ཆུ་སེར་ནད་རིགས་དང་།། ཁྱད་པར་སྒྲོ་ནད་གསར་རྙིང་ཀུན་ལ་བསྟུགས།། བྱེ་བྲག་རླུང་སྒྲོ་ཐང་པོ་གསར་བཅད་དང་།། མངར་བའི་ཟས་བསྟེན་ལི་ཤི་དྲུག་པ་དང་།། ཨ་གར་བཅོ་ལྔ་སྦྱར་ཞིང་བཞི་ལྔ་བསྲེག། སྐྱུ་རབ་སྟར་བུ་རྡོ་ཧི་ཀ་ཀོ་ལ།། སུག་མེལ་[སྨེལ]ཤིང་མངར་ཨ་རུ་ལྕགས་ཕྱེ་སྤྲང་[སྤྲང]།། བཟང་དྲུག་རྡོ་༥ སུ་[སུག]༥ ལི་༥ ཙུ་༣ ཀ་༧ ཁ་ཆེ་༤ ལྡེ་གུ་བཏང་ལ་བྱ་མིག་ལྔ་པ་བསྲེག། ཚ་སུབས་ཙན་དན་དཀར་ཨ་རུ་འབུ་སུ་ཧང་།། གི་ཝཾ་གུར་གུམ་ཙུ་གང་སྤྲ་ལོ་དཀར།། ཤིང་མངར་རྒྱུན་འབྲུམ་སྤང་བརྒྱན་བཅུ་པ་སྤྱར[སྦྱར]།། ཚ་གཟེར་དེ་བཞིན་བཅོས་ཤིང་གཏར་བ་དྲུག་འགོ་བཟང་།། ཕྱི་རྒྱུད་དེད་དཔོན་བཅུ་པའི་ཁཎྜ་ལ།། ཚ་ལ་ཤིང་མངར་རྒྱུན་འབྲུམ་ཨ་གྲོང་བསྐེབས།། རོ་སྙོད་ཆུས་ལྕགས་ག་བུར་ཉེར་ལྔ་སྦྱར།། ཆུ་སེར་ནད་ལ་ཤིང་མངར་ཡུང་བ་གཉིས།། སྔོན་དུ་བཏང་ལ་དེ་རྗེས་སྒྲོ་སྐྱུགས་ཕྱི་རྒྱུད་སྐྱུགས་སྨན་གཙོ་བོ་ལ་འཁྲི་ཏ་ས་འཛིན་ཤིང་མངར་བསྣན་བྱ།། ཤིང་མངར་འདམ་བུ་ག་ར་ལི་ག་དུར།། ཙུ་གང་གུར་གུམ་དོམ་མཁྲིས་ཙན་དན་རྣམས།། ག་ར་སྦྱར་བ་བཙོད་ཀྱི་ཁུ་བས་དབུལ།། རྗེས་ལ་སྤྲ་ལོ་ག་དུར་འདམ་བུ་མཚལ།། བཅད་འཁྱོར་ཡུ་གུ་ཤིང་གུར་གུམ་ག་ར་འོ་མས་དབུལ།། ཞ་ལ་སོགས་པའི་སྒྲོ་བ་སྣ་ཚོགས་

བཏང་།། བད་ཀན་གློ་སྦུབས་ཞུགས་པའི་ཐེམ་པོ་ལ།། ཕྱི་རྒྱུད་རྒྱུན་འབྲུམ་བདུན་པ་བསྡུགས་པ་ཡིན།། སྤྱང་ཚེར་རི་ཤོ་དུར་བྱིད་ཁུ་བ་ལ།། རྒྱ་མཚ་[རྒྱམ་ཚ]པི་ལིང་བཏབ་པའི་སྐྱུགས་པ་ཡིས།། ཕོ་བ་གློ་སྦུབས་བད་ཀན་སྦྱང་བར་བྱ།། སྣར་བུ་པཉྩ་སྐྱུ་རུ་ར། ཤིང་ཚ། རུ་རྟ། པི་པི་ལིང་། ཡང་ན་སྣར་བུ་པཉྩ་གཞན་གྱིས་བྱུང་སྐམ་ལུད་པ་གྱེན་དུ་དྲང་།། གློ་གཅོང་ཨ་ཀྲོང་མཁན་པ་བུལ་ཏོག་རྣམས་ལུམས་བྱ་རྒྱན་ཚུ་སྦྱར།། རྫེས་ལ་སྣར་བུ་པཉྩས་ལུད་པ་དྲང་།། ཡང་ན་ཙུ་གང་ཉེར་ལྔ་བསྙེན་པར་བྱ།། སྤགས་དང་གཏོ་ཡིས་བཅོས་ན་གཞུང་གཞན་བལྟ།། གློ་རྒྱས་ནད་ལ་གློ་ཚད་ཀུན་སེལ་བྱིས་ལེར་བཤད་པའི་གཉན་ཚད་སེལ་བ་དང་གློ་ཚད་སེལ་པ་བསྲེས་པ་སྦྱར།། ཡང་ན་གཙོ་བོ་ཉེར་ལྔ་བསྙེན་པར་བྱ།། ཚབས་ཆེ་རྩེ་ཆུང་དྲུག་འགོ་མང་དུ་གཏར།། ཅེས་ཀྱང་སྐྱེད་ཆུང་སྨུག་པོ་བྱེར་སྲིད་པས།། སྨུག་པོའི་ཁྲག་བཤལ་དུར་བྱིད་ཏོང་ལེན་ཚ་ལ་སྣར་བུ་རྣམས་བཅོས་ཐབས་བསྡུགས་པ་ཡིན།། ཁྲག་ཏུ་བཛོལ་ན་མཐའ་བཞི་ཐང་སོགས་བསྙེན།། དཔྱད་དུ་ཚ་བ་ཆོགས་ནས་གཏར་བ་དེ།། གློ་རྩ་གཏར་ན་རྣག་ཏུ་འགྲོ་བར་གསུངས།། དང་པོ་རུ་ཐུང་གཏར་བ་སྨྱོང་པའི་གནད།། དེ་ནས་དྲུག་འགོ་ལ་སོགས་སྐབས་དང་སྦྱར།། ཁ་ཟས་བསིལ་ཡང་སྤྱོད་ལམ་དལ་བ་བསྙེན།། ཚ་སྐྱུར་སྣོག་བཙོང་རུལ་སུངས་གཡོབ་རྣམས་དང་།། སྤྱོད་ལམ་དྲག་ཤུལ་འདུ་བ་འཁྲུག་པ་སྤང་།། གློ་ནད་གསོ་བའི་ལེའུ་སྟེ་ཉེར་བདུན་པའོ།། །།

ལེའུ་རེ་བརྒྱད་པ། གློ་ནག་བཅོས་པ།

གློ་ནད་བརྒྱད་ཀྱི་ནང་ཚན་བུང་ཚང་ཞེས།། ངོ་བོ་གློ་རྣག་ཡོད་པའི་རྟགས་བསྟན་པ།། རོ་སྟོད་སྐྲར་[སྐྲུར]ལ་གཉའ་ཆག་མིག་ཁྲིན་སེར།། ལུས་གཙུ་གར་ཡོད་ངོས་ཀྱི་དཔུང་པ་བཤལ།། གཟེར་རིགས་དཔྱད་མི་ཚོགས་ཤིང་ཟ་ཟེ་མང་།། མགོ་ན་གདོང་པ་རྟུལ་སྐྱམ་ལུས་སྐྱི་ལྡི།། གློ་ཚུང་མང་དུ་འོང་ཞིང་གློ་སྙིང་འདེག། སྐད་ཀྱི་གདངས་བཅག་སྐབས་སུ་བག་རེ་འཁྲུ།། ཤ་མདོག་སྔོ་ལ་ལྡེ་རྙིལ་སེན་མོ་དཀར།། ལུད་པ་ཤེ་ཏུལ་ཏུད་ཁུ་རྣག་ཏུ་འགྱུར་།། ཡང་ན་སྔོན་པོ་ལྷྲུ་བ་ཅན་གྱི་གསེབ།། ཉ་མིག་ལྟ་བུའི་རྣག་དང་འདྲེས་ནས་ལུ།། ངེས་མེད་དཀར་གློ་སྦྲུགས་ནས་འོང་གསོ་བ་སླ་སེར་ཚ་བ་རྟགས་ཆེ་བ་བར་རྣག་བཙན་དམར་གློ་རྩའི་རྣག་ལུ་ཡང་སྲིད།། ཀུན་ཀྱང་དྲི་ང་རང་གཞན་གཉིས་ཀས་ཚོར།། མིག་ལྤིབས་རྐང་བོལ་སྐྲངས་ལ་སྐྲ་འདབ་འདར།། བཀྲག་མདངས་འཚོར་ཞིང་གསར་ཏུས་རྩ་སྒོམ་[སྒྲོམ]ལ།། རྙིངས་ནས་ཕྲ་ཕྱུན་གྲིམས་ཤིང་གཏིང་ན་འདར།། ཆུ་ནི་དམར་སྨུག་དྲི་རླངས་ཆེ་བ་ལ།། ལྷང་དང་ཀུ་ཡ་འོང་ལ་ཁྱད་པར་ཏུ།། མགོ་འཇུག་དམར་བའི་ཚ་བ་སངས་མི་སྲིད།། དེ་ཀུན་ཚང་ན་རྣག་ཡོད་ངེས་པའི་རྟགས།། ཐེ་ཚོམ་བརྟག་པ་ཨ་བྲུག་བསྟུས་ཐང་ནི།། ཡང་ཡང་བླུད་པས་ཆུ་ཁྲིན་འདྲ་དང་གར།། འགྱུར་ན་ཡོད་རྟགས་དེ་ལས་གཞན་ན་མིན།།

བཅོས་ཐབས་ཐོག་མ་གློ་ནད་སྤྱི་དང་འདྲ།། དེ་ནས་གོང་གི་བསེ་རུ་ཉེར་ལྔའི་སྟེང་།། འབྲི་མོ་བ་འོར་བཅོས་པ་ཆུ་ཆོད་པ།། ནུས་ལྡན་བསྲེགས་ཐལ་༣སྦྱ་ཡག་ཙ་བ་༣དང་།། ཟངས་ཐལ་༥བསྟན་པའི་ཉེར་བརྒྱད་སྦྱར་

བ་ནི།། དགུང་གཉིས་བ་འོ་ཪྡོན་མོས་འཕུལ་ལ་བཏང་།། སློ་ནད་གསར་ཉིང་ཆམ་འབྲུགས་ལ་སོགས་དང་།། ཁྱད་པར་སློ་རྣག་སྐེམ་ལ་སླེབས་བས་ཆོག། རྣག་འདྲེན་པ་ཡག་རྩ་བ་ཙུ་གང་དང་།། གུར་གུམ་ཙན་དན་དཀར་དམར་བ་ཤ་ཀ། ཙ་ཧ་ཨ་གྲོང་སྲོ་ལོ་བ་ལེ་ཀ། ཏིག་ཏ་ཀ་ར་སྦྱར་བ་བ་འོས་དབུལ།། བྱ་རོག་ནོར་བུ་འགྲོན་བུ་དངོས་ནི་གཅེས་བཏུས་སུ་བཤད་དོ།། ཡང་ལྷན་ཐབས་མཆན་དུ་ཡོད་འདི་ནི་དངོས་དགོས་སོ་སྟར་བུ་ཙ་ཧ་དང་།། ག་ར་སྦྱར་བ་འཇམ་འདྲེན་ལྕུགས་ཀྱི་ཡིན།། ཙ་ཧ་སྐྱུ་ཙ་པི་པི་ལིང་།། ཤིང་མངར་བུལ་ཏོག་སྦྱར་བའི་སྐྱུགས་ཀྱིས་དྲང་།། ལྕོང་རོས་གུ་གུལ་རྫི་དྲེག་མུ་ཟེ་དང་།། ཙ་ཧ་ལ་ཆ་སྦྱར་བའི་དུད་པས་སྣ་བུག་ལ་བདུག། མཆན་ཁུང་རྒྱབ་གཉིས་དྲོད་ལས་བཏང་བ་དང་།། ཁོང་སྨན་དུད་པ་ སྡིལ་ལ་བཏང་གྱུར་ན།། སློ་རྣག་ཅི་ཡང་མི་སྐྱུག་མི་སྲིད་དོ།། མ་ཙ་རྩེ་ཡི་འབྲས་བུ་གཅིག་བུ་[སུ]ནི།། ཞིབ་པར་བཏགས་ལ་ཆུ་གྲང་དག་གིས་ཕུལ།། སློ་རྣག་ཡོད་ཚད་ཐོན་པར་འགྱུར་རོ་ཞེས།། འཕགས་ཡུལ་མཁས་པའི་མན་ངག་དག་ལས་བཤད།། དེས་ཀྱང་མ་འཛོངས་ཐུར་འདྲེན་རྣག་བཤལ་སོགས་ལྷན་ཐབས་བལྟ།། མཇུག་ཏུ་སྐེམ་བྱེད་ཟངས་ཐལ་༵མུ་ཟེ་༵དུལ།། ཚ་ལ་༵དངུལ་ཆུ་༵མ་ནུ་༵ཆང་སྦྱུར་[སྦྱར]བ།། འདམ་བཏགས་རིལ་བུ་ལུག་རིལ་ཙམ་དུ་བསྒྲིལ།། སླ་ངར་རྫ་སྦུབ་རིལ་བུ་བཞག་པ་ཡི།། བར་མཚམས་འདག་པས་ལེགས་པར་བཅད་བྱས་ལ།། སྟེང་ནས་ཕྱེ་མ་བཀབ་ལ་མེ་ཡིས་འབུད་ཉི་ཕྱེད་ཙམ།། ཕབ་ནས་གྲངས་པར་ཕུར་༵ཡོག་༵ཟབ་༵འགྲོན་ཐལ་༵།། བསེ་ཙ་༵རྒྱ་ཙ་༵ཁ་ཤ་༵ཤ་ཙ་༵གསོད་༵།། ཙན་དན་གཉིས་༵རེདང་བསིལ་གསུམ་༵རེཤིང་ཚ་༵དང་།། པི་ལིང་༵ཞིབ་བཏགས་སྦྲང་[སྦྲང]གི་ལྡེ་གུར་བསྒྲིལ།། ཁམ་བུ་ཙམ་རེ་སྲོད་དང་སྲ་དྲོ་བསྟེན།། ལུད་པ་མང་བ་ཉུང་དུ་སོང་བ་དང་།། ཡང་ཡང་མདོག

འགྱུར་ཟུངས་ལྷན་སྨན་དཔྱད་ལེན།། འཚོ་བར་འགྱུར་གྱི་དེ་ལས་ལྡོག་པ་འཆི།། རླུང་སློའི་ནད་ལ་མཁྲིས་སྦྱོར་མཁྲིས་བའི་[པའི]སློར།། རྣ་སྦྱོར་བད་སློར་ཟངས་ཐལ་མི་རུང་ངོ་།། སློ་མང་མི་འགོག་ཙུ་གང་ཤིང་མངར་དང་།། སྐར་ཕུ་ཙ་ཧ་བཞི་ལས་བཅད་བྱའོ།། སློ་ནད་གང་ལའང་ཤིང་ཀུན་གཡེར་མ་སྨ།། སྔོག་བཙོང་ཤ་མར་རྙིང་པ་འབྲུ་མར་དང་།། ཁྲིད་པར་ཚྭ་ཆང་འཇོམ་དགོས་གཟབ་བྱའོ།། སློ་རྣག་གསོ་བའི་ལེའུ་སྟེ་རེ་བརྒྱད་པའོ།། །།

ལེའུ་རེ་དགུ་པ། མཆིན་ནད་བཅོས་པ།

དེ་ནས་བཙུན་མོ་ལྷ་བུ་མཆིན་ནད་ལ།། རྒྱུ་དང་དབྱེ་བ་རྟགས་དང་བཅོས་ཐབས་བཞི།། རྒྱུ་ནི་ཚ་སྐྱུར་ཟས་དང་དྲག་ཤུལ་སྐྱེད།། དབྱེ་བ་ལེབ་རྐན་རྒྱས་དང་ལྷེམ་བུ་དང་།། དུག་ཐབས་ཆུ་ཤོར་རྐུན་བུ་འོར་ལྷུང་དང་།། ཁ་ལུད་གཞུང་རིངས་མཆིན་གྲུམ་ནག་པོ་དང་།། མཆིན་ནད་ཏལ་སྐེམ་མཆིན་དྲི་དཀར་ནག་དང་།། གནད་[བསྣད]མཆིན་རྩ་བྱེར་མཆིན་ཀླུང་མཆིན་རྐུད་དང་།། རླན་གྲངས་སླང་དགུར་གྲང་སྤྲོས་བཅོ་བརྒྱད་དོ།།

དེ་རྟགས་མཆིན་ནད་ལེབ་རྐན་རྒྱས་པ་དེ།། མཆིན་སྙིང་རྩིབ་ཐུང་གཡས་གཡོན་སྦོ་ཞིང་ན།། ལུས་དང་མཆོགས་མ་ལྐྱི་ཞིང་རོ་སྟོད་གཟེར།། སྙིང་བརྟོན་རྫིབ་སྐམ་འོག་བཙུག་འབུགས་སྐམ་བྱེད།། ཙོག་པུར་འདུག་ན་ཐུར་ལ་འཐེན་པ་འདྲ།། ཤ་སེར་མཁལ་རྐེད་མི་བདེ་སྐྱིད་པ་འཁུམས།། མཆིན་ནད་ལྷེམ་བུ་ན་བ་མི་ཚོར་བར།། གཉིད་མེད་ཁོང་སྐོམ་ལུས་ལྐྱི་ཟས་མི་འདོད།། ཁྲག་འགྲོས་ཤ་དང་ཏུས་པ་ཁད་ཀྱིས་སྐམ།། དུག་ཐབས་མིག་དམར་གདོང་སྔོ་རྩིབ་སྙིང་ཟུག། ཕོ་མཆིན་གང་སྐམ་འཇུ་དཀའ་ཟློས་ཆེ་ན།། བྲུན་སྐམ་བོལ་གཡོ་མུར་གོང་མཐིལ་བཞི་སེར།། གཞུག་ཏུ་མཆིན་པ་ཏུལ་ནས་དུད་ཁུར་ལུ།། ཆུ་ཤོར་ཁོང་སྦོ་རོ་སྟོད་བཟེས་ན་ཕན།། སྐལ་རིངས་མཆིན་པ་འཕྱོངས་ཤིང་གཡལ་མི་ཐོན།། ཕོ་མཆིན་སྟོངས་སྐམ་དྲོས་དྲགས་མགོ་བོ་ན།། རྐུན་བུ་རྐང་པ་གྲང་ལ་རོ་སྟོད་གཟེར།། མིག་གི་ཡས་ལྐྱིབས་མི་ཐེག་ཉམ་ཆུང་སྐྱེ།། སྟོད་གང་དཔུང་མགོ་གཟེར་ལ་སྐྱེ་རྩ་རེངས།། ཁ་ཟས་ཟོས་ན་བག་རེ་ཕན་སྐམ་བྱེད།། འོར་ལྷུང་གཉིས་ལས་མཆིན་ཁྲག་རྐྱད་པར་ལྷུང་།། རྐྱད་པ་འཕོར་ཞིང་འགུལ་ན་ཟུག་ཆེ་

གཟེར།། རྐང་པར་ལྷུང་ན་དཔྱི་སྲིད་[སྲིད]སྐམ་ཕོལ་བྱེད།། རྐེད་པ་ཚ་ལ་ཚ་རྒྱུས་ན་བར་འོང་།། ཁ་ལུད་སྐྱ་དང་ཕོ་བར་ལུད་པ་གཉིས།། སྐྱུར་ལུད་སྟོད་རྫོངས་མིག་དམར་མཆན་འོག་བཟེར[གཟེར]།། ཁྲག་ཏུ་ལུ་ཞིང་སྐབས་སུ་རྣག་ཁྲག་འཛག། ཕོ་བར་ལུད་ན་བསྐམས་ཤིང་གཟེར་ནས་ན།། དགྱེ་དགུ་མི་ཤེས་ཚ་ཅིག་སྐྲིག་པ་འོང་།། ལྷང་དུབ་ཆེ་ལ་གསུས་པ་བལྟར་མི་མངོན།། གཞུང་རེངས་རྐང་ལག་རེངས་ལ་ལྷུ་ཚིགས་ན།། དགྱེ་དགུ་མི་ཤེས་སྟོད་གཟེར་ལྟག་པ་དགྱེ།། མཆིན་གྲུམ་ནག་པོ་ལུས་ཀུན་བརྟུངས་སྐན་[སྐམ]བྱེད།། རྐང་བཤལ་འགྲུལ་ན་མི་བཟོད་སྐྱུར་པོར་འགྲོ།། ཏལ་སྐེམས་ལུས་པོ་ཟ་འདར་གཉོགས་གཡས་ལྟེ།། མིག་མདངས་ཆུང་ཞིང་འཇུར་ལ་སྐོམ་དད་ཆེ།། མཆིན་དྲི་དཀར་པོ་ལྟེན་སྣ་གཡས་གཡོན་ན།། གཉིད་ཆེ་ཁ་སྐམ་རྩིབ་ལོགས་གཟེར་ནས་ན།། མཆིན་དྲི་ནག་པོ་སྲོག་རྩ་སྙིང་མི་བདེ།། ཁོང་པ་སྟོང་སྤོས་[སྤྲོས]ལྟེན་སྣར་འདྲིལ་ནས་ན།། གནད་[བསྣད]མཆིན་རྩ་བྱེར་སྟོད་གཟེར་ཐལ་གོང་ན།། སྟོད་གང་ཕོ་མཆིན་མི་བདེ་རྩེ་ཆུང་རེངས།། སྐྱ་བྱུང་མཆིན་པ་འཕྱོངས་ལ་བཟོད་ཐབས་མེད།། བྱད་སྨུག་སྣ་ཁྲག་འཛག་ཅིང་ཅི་ཟོས་གནོད།། མཆིན་ཀླུང་གཡལ་བྱུང་རྗེས་ལ་མཆི་མ་འཛག། ཕོ་མཆིན་འདྲེས་སྐམ་བྱེད་ཅིང་ན་ལ་འཕྱོངས།། དགོངས་དང་ཐོ་རངས་ན་ཞིང་གྲངས་ན་སྐྱིག། མཆིན་རྒྱུད་ཟས་ཟོས་རྗེས་ལ་མཆིན་པ་ན།། ཉམ་ཆུང་ཚ་དྲོན་སྐྱུག་ལ་གཡལ་མི་ཕྱིན།། མཆིན་པ་ཀླན་གྲངས་ཕུས་མོ་གྲང་ཞིང་ཟ།། སྟོད་གང་སྐྱ་སྐམ་ལུ་ཞིང་དགྱེ་དགུ་དཀའ།། སླང་དགུར་ལུས་སྐྲངས་བྱད་སྤོས་[སྤྲོས]ལྟེ་མཚུ་སྐྱ།། མགོ་འཁོར་སྐྲ་སྐྱིན་ཟ་ལ་སྣ་ཤུ་འབྱུང་།། གྲང་སྦྱང་ཁོང་བ་གྲང་ལ་བྱད་ཤ་སྤོས[སྤྲོས]།།

བཅོས་ཐབས་སྤྱི་ལ་འབྲས་གསུམ་བྲག་ཞུན་དང་།། བ་ལེ་ཀ་དང་བ་ཤ་གུར་དོམ་རྣམས།། ལྕུགས་སྟོད་བསྐོལ་བའི་བསྡུས་ཐང་ཡང་ཡང་

བཏང་།། ཁྲེ་ཐྲག་མཆིན་ནད་ལེབ་རྐན་རྒྱས་པ་ལ།། འབྲས་གསུམ་གི་ཝཾ་ཐང་དང་གི་ཝཾ་དགུ།། ཙ་ཐུང་གཏར་ལ་བཤལ་གྱིས་སྱུང་[སྲུང]པར་བྱ།། མཆིན་ནད་ལྷེམ་བུར་མན་ངག་བསིལ་སྦྱོར་བཏང་།། སྟོབས་ཆེ་འབྲས་བུ་གསུམ་དང་ཕོང་ང་དཀར།། ཏིག་ཏ་སླེ་ཏྲེས་དོང་ག་ཧོང་ལེན་དང་།། ལྕུམ་རྩ་དུར་བྱེད་ཐང་གིས་སྱུང་[སྲུང]བར་བྱ།། དུག་ཐབས་ནད་ལ་གུར་གུམ་མཆོག་བདུན་ནམ།། གི་ཝཾ་དགུ་པ་བཏང་ཞིང་གསེར་ཕུར་བྱ།། བསྐུས་ཁུར་ཐིལ་ཧོག་བཏབ་པའི་སྨུགས་ཀྱིས་དྲང་།། གཡུ་སྙིང་གུར་གུམ་ལི་ཤི་ཨུཏྤལ་དང་།། གེ་སར་གསུམ་སྦྱར་སེང་ལྡིང་[ལྡེང]སུམ་ཅུ་ཏིག། ཤིང་ཚ་སླེ་བའི་མེ་ཏོག་ཐང་གིས་དབུལ།། མཆིན་པ་ཆུ་ནོར་འབྲས་གསུམ་བ་ལེའི་ཐང་།། ཙ་ཐུང་རྩེ་ཆུང་མཆིན་མཁྲིས་འདོམ་རྩ་གཏར།། སྤྲོ་དང་བསྔོངས་ན་ཅུ་གང་ལྷེ་གུ་ཤིང་ཚ་སུག་སྨེལ་པི་པིང་སྦྲང་གི་སྦྱར།། རྫས་ལ་ཚིགས་པ་ལྔ་དང་དགུ་པ་བསྲེག། མཆིན་ནད་ཀུན་[ཀྲུན]བུ་ཨ་སོ་གཉིས་ལ་གཏར།། བ་ལེ་ག་དང་སླེ་ཏྲེས་ཨ་རུ་ར།། ཀུན་འབུམ་ཧོང་ལེན་ཏིག་ཏ་ཕོང་ང་དཀར།། དུག་ཞུང་སླ་སྒང་ཀྱི་ལྡེ་དུར་བྱེད་དང་།། ཁྲོན་བུ་རྣམས་ཀྱི་བཤལ་བཏང་རྒྱབ་རྩ་གཏར།། མཆིན་ནད་འོར་དུ་ལྷུང་བ་གཉིས་ག་ལ།། འབྲས་གསུམ་སླེ་ཏྲེས་ཁྱི་མ་ཞག་འགའ་བསྟེན།། དེ་ནས་དམར་གསུམ་ཐང་བཏང་ཙ་ཐུང་གཏར།། སྨན་དུས་ཨ་རུ་བཅུ་འམ་བཅུ་བའི་སྟེང་དུ་གི་ཝཾ་བ་ཤ་ཀ་སྒྲུ་ཏ་ར་བསྣན་པ་བཅུ་གསུམ་པ།། ཡང་ན་ཨ་རུ་བཙོ་བརྒྱད་ཟ་ཁྲུ་འམ་གཅིན་སྣིའི་སྐབས་ཕྲིས་སྦྱར་ལ་བཏང་།། རྫས་སུ་བྱིན་གཞུག་ཡོང་རྩ་གང་རིགས་གཏར།། མཆིན་ཁྲག་སྤོ་ལ་ལུད་ན་བ་ལེ་ག། ཨ་རུ་སྒྲུ་ཏ་ལྕུམ་རྩ་དུར་བྱེད་དང་།། དོང་གའི་ཐང་ཁྲུས་སྤོ་རྩ་ཙ་ཐུང་གཏར།། གི་ཝཾ་དགུ་པ་ཙན་དན་བརྒྱད་ཕྱི་རྒྱུད་ཀྱི་སོགས་བཏང་།། ཕོ་བར་ལུད་ན་ཙ་ཐུང་འདོམ་རྩ་གཏར།། ར་གསུམ་དུར་བྱེད་ཧོང་ལེན་གྱི་བཤལ་དང་།། བ་

ལི་ཀ་དང་སླ་སྨན་རྒྱུན་འབྲུམ་དང་།། ཧོང་ལེན་ཨ་བི་ཁ་ཡི་ཐང་བཏང་བྱ།། མཆིན་པ་གཞུང་རེངས་དུར་ལྡུགས་ཐང་དུ་བཏང་།། ཙ་ཐུང་དྲུག་འགོ་ཐོ་གདུང་གཏར་བར་བྱ།། བྱ་བྲུན་སྤང་[སྤྲང]སྐམ་དུགས་ཀྱིས་གཞུང་བཤུལ་བདུག། བ་ལི་ཀ་ཐང་བྲག་ཞུན་རྩུར་ནིས་བཏང་།། མཆིན་གྲུམ་ནག་པོ་འབྲས་བུ་གསུམ་ཐང་བཏང་།། རྟོལ་དབྱུང་རྩེ་ཆུང་གཏར་ཞིང་སྔོན་བུས་ཨ་རུ་ཐངས་རྩི་རྒྱུན་འབྲུམ་གྱི་སྦྱང་།། མར་གསར་སོ་མ་ར་ཛ་ལྡེའུ་རྩུ་གང་གུར་གུམ་ལི་ཤི་ཨ་རུ་འདམ་བུ་ཤིང་མངར་ལྡུགས་སྤྱི་སྤང་[སྤྲང]དང་སྦྱར་བའི་བཏང་།། རྗེས་ལ་ཤ་སྤུབས་ཚོགས་དམིགས་གར་བབས་བསྲེག། མཆིན་ནད་ཏལ་སྐེམ་ཨ་བི་ཁ་པར་པ་ཏ་ཀྱི་ལྡེ་ཡི་ཐང་།། སྔོན་བུའི་བཤལ་བཏང་གོང་བཞིན་ཙ་ཐུང་ཕྲན་བུ་གཏར།། ལུམས་རྗེས་སྨན་མར་སྦྱར་ལ་དགུ་པ་བསྲེག། མཆིན་དྲི་དཀར་པོ་མཆིན་མཁྲིས་འདོམ་རྩ་གཏར།། བ་ལི་ཀ་དང་ཀྱི་ལྡེའི་གྲང་ཐང་བཏང་།། གུར་གུམ་ལི་ཤི་སུག་སྨེལ་ཀ་ཀོ་ལ།། ད་བྱིད་པར་ཏ་སྤང་སྤོས་ཤུ་མོ་ཟ།། སྤང་[སྤྲང]དང་བརྒྱད་པའི་ལྡེ་གུ་སྦྱར་བར་བྱ།། མཆིན་དྲི་ནག་པོ་བྲག་ཞུན་ཐང་བཏང་ལ།། ཙ་ཐུང་གཏར་ཞིང་རྗེས་ལ་བརྒྱད་པ་བསྲེག། གནད་[བསྣད]མཆིན་རྩ་བྱེར་ཙ་ཐུང་རྩེ་ཆུང་གཏར།། འདོམ་རྩ་ཨ་སོ་བྱིན་གཞུག་ལོང་རྩ་གཏར།། བ་ལེའི་ཐང་བཏང་འབྲས་བུ་གསུམ་གྱིས་སྦྱང་།། དེ་ལྟར་མཆིན་ནད་ཚ་བ་དེ་རྣམས་ལ།། སྔོན་ཟླ་འབྲིང་པོ་རི་ཁི་ཆར་[འཆར]དུས་ཀྱི།། ཆུ་བཏུང་མཆིན་ནད་ཚ་བའི་བདུད་རྩི་ཡིན།། ཁ་ཟས་བསིལ་བསྙེན་ཙལ་སྦྱར་དྲོད་བག་སྤང་[སྤང་]།། ཚ་བ་ཆོམས་ན་གསར་བཙུད་དྲོད་ལ་དབབ།། རྗེས་ལ་ཚོགས་པ་བརྒྱད་དགུ་གར་བབས་བསྲེག། མཆིན་རླུང་ཐོང་ཚེར་མཆིན་པ་སྦྱོད་བྲན་བཏང་།། བུར་དཀར་མར་དཀར་ཏིང་ཁྲིད་[ཁྲོལ]སྦྱོད་ལྷན་ཨུར།། འབྲས་གསུམ་སྨན་མར་དགུ་པ་ཁ་གསུམ་བསྲེག། མཆིན་རྒྱུད་དེ་འདྲ་མཆིན་རླུང་སེ་འབྲུ་ཤིང་ཀུན་བཙའ་

སྣ་ཁ་ཏ་ཚ་སྣར་བུ་ལྷ་ད་ཡིས་བརྒྱད་ཕྱི་རྒྱུད།། ཨ་རུ་འབྲི་རྐང་གཟེ་མའི་སྨན་མར་ཕྱི་རྒྱུད་ལྟར་གྱི་སྙིང་གཟེ་མ་བསྟན་པའི་སྦྱོར།། མཆིན་ནད་རླན་གྲངས་དེ་བཞིན་མཆིན་གསང་བསྲེག། མཆིན་པ་སླང་དགུར་འབྲས་བུའི་རྒྱུན་བཤལ་རྒྱུད་ཕྱི་མའི་ཨ་རུ་མཚུ་རིང་བ་ཏ་སྐྱུ་ཏ་ར་ཞེས་པ་ནས་ཞེན་པ་སྦྱོད་བཏང་།། སེ་འབྲུ་ལྔ་པ་སྐེམས་སྨན་ཕྱི་རྒྱུད་གྱི་གུར་གུམ་བསྟན་པའི་སྙིང་ཐལ་རྫོན་པ་བསྟན་པ་སྦྱོར་བ་བསྟེན།། ཁ་ཟས་ཁྲིའུ་རྡེས་ལ་མེ་ཡིས་བཙད།། མཆིན་པ་གྲང་སྦྲོས་ད་ཡིས་སེ་འབྲུ་སྦྱོར་ཕྱི་རྒྱུད་ད་ཡིས་བརྒྱད་དང་སེ་འབྲུ་ལྔ་པ།། ལྔ་དང་དྲུག་པ་ལྷེན་སྣ་ཁ་གསུམ་བསྲེག། དེ་ལྟར་མཆིན་ནད་གྲང་བ་རྫོད་ཀྱིས་བཅོས།། གསར་འཛམ་ལུག་ཤ་ལ་སོགས་རྫོད་ལ་བསྒོར།། ཕྱིར་ན་གུར་གུམ་བཙྭ་དྲུག༔ཙུྃ་གང་༔གི་ཕྱིྃ་༔དང་།། ཨུཏྤལ་༔བ་ཤ་༔བྲག་ཞུན་༔བྲི་ཡང་ཀུྃ༔།། བ་ལེ་༔མ་ནུ་༔ཧོང་ལེན་༔གངས་ཐིགས་༔སྐྱུརྃ༔།། སྐྱེར་ཤུན་༔མཚལ་དཀར་༔སུམ་ཏིག་༔སེ་རྒོད་འབྲས༔།། ཞིབ་བཏགས་ཀ་ར་སྦྱར་བ་བསྐོལ་གྲངས་དབུལ།། མཆིན་ཚད་ནད་རིགས་བཅུ་གསུམ་སེལ་བའི་མཆོག། སེ་འབྲུ་བརྒྱད་པ་བཞིའི་སྙིང་གུར་གུམ་བྲི་ཡང་ཀུ།། བྲག་ཞུན་ད་ཡིས་བསྟན་པས་མཆིན་གྲང་སེལ།། མཆིན་ནད་བཅོས་པའི་ལེའུ་སྟེ་རེ་དགུ་པའོ།། །།

ལེའུ་བདུན་ཅུ་པ། མཆེར་ནད་བཅོས་པ།

མཆེར་ནད་རྒྱུ་རྐྱེན་དབྱེ་བ་རྟགས་བཅོས་ལྔ།། མ་ཞུའི་རྒྱུ་ལ་རླན་གྲངས་དྲག་ཤུལ་རྐྱེན།།

དབྱེ་བ་ཚ་བ་ཁྲག་སྐྱོས་[སྐྲོས]བད་རླུང་རླུགས།། མཆེར་ནད་ཚ་བ་ཆང་འཐུངས་དྲོས་ཆེ་སྐྱོ[སྐྲོ]།། ལྟེ་ཁྲ་དབུགས་རྒོད་མཆུ་དང་གདོངས་པ་སྨུག། རྐང་ལག་སྦྲིད་ཅིང་གཡོན་གྱི་རྩིབ་ཐུང་གཟེར།། ཁྲག་སྐྱོས་[སྐྲོས]དེ་འདྲ་བཞིན་མདོག་སྔོ་འཇམ་སེར།། ཕོང་ལྟེ་སྐྱོ་[སྐྲོ]འཁྲིག་བྱེད་ཅིང་མ་མཆུ་འཕྱུང་།། མཆེར་རླུང་ལུས་སྐྲངས་སྐྲོ་འཁྲིག་འཇུ་སྟོབས་ཆུང་།། སྒྲིག་པའམ་འོག་རླུང་ཐོན་ན་བདེ་སྐམ་བྱེད།། མཆེར་པའི་བད་ཀན་མཆུ་ལ་བད་ཀན་ཆགས།། གྲང་དང་དགོངས་དུས་སྐྱོ་[སྐྲོ]ལ་གཡོན་ངོས་གཟེར།། རླུགས་པ་སྐྱོ་[སྐྲོ]འཁྲིག་ཕྱི་ས་མི་ཐུབ་འཚེར།།

བཅོས་ཐབས་སྤྱི་ལ་སྨན་དཔྱད་ཟས་སྤྱོད་བཞི།། སྨན་ལ་ག་གོ་ལ་བཅོ་བརྒྱད་དང་ཅུ་གང་དང་།། བ་ཤ་ག་དང་གུར་ཏིག་གསེར་མེ་ཏོག། ནཱ་ག་གེ་སར་ཨ་རུ་འོམ་བུ་དང་།། རྒྱ་སྐྱེགས་རི་ཚོས་འབྲི་མུག[མོག]སུག་སྨེལ་རུ་རྟ་དང་།། བོང་དཀར་བྲེ་ག་བྲག་ཞུན་འཇམ་འབྲས་དང་།། སྐྱུ་རུ་སྤང་སྤོས་ཞིབ་བཏགས་བསྐོལ་གྲངས་དབུལ།། མཆེར་ནད་ཚ་གྲང་མེད་པ་སེལ་བའི་མཆོག། མི་ཡི་དབང་པོ་རྣམ་རྒྱལ་གྲགས་བཟང་ལུགས།། མཆེར་སྒྲོ་ལུ་ན་གངས་ཐིགས་གི་ཝཾ་གཉིས།། ཆང་སྦྱར་བྲེ་ཕྱེད་ཙམ་པ་ནང་གཉིས་པར།། བཏང་ལ་སྨན་ཞུ་རྡུལ་འདོན་བྱས་པས་སེལ།། བྱེ་བྲག་ཚ་བ་རྐྱང་པ་ཕྱི་རྒྱུད་ལས།། གུར་གུམ་གི་ཝཾ་ཅུ་གང་གཙོ་བོ་ལ།། གསེར་གྱི་མེ་ཏོག་ལི་ཤི་ཨ་རུ་ར།། པི་པི་ལིང་སྦེབས་མཆེར་པའི་ཚ་བ་སེལ།། ཨ་རུ་ར་དང་

ལི་ཤི་གསེར་མེ་ཏོག། ཐང་ཕྲོམ་ནྭ་ག་གེ་སར་པི་པི་ལིང་།། ག་གོལ་ག་ར་སྦྱར་བའི་ཨ་རུ་བདུན།། མཆེར་པ་གནད་[བསྣད]འགྲམས་ཚ་རྒྱས་ཕྲོས་[སྤྲོས]གཟེར་འཛོམས།། ཞེས་པ་གང་ཉུང་སྙིང་དུ་ཅན་དན་དང་།། བདུད་རྩི་ལོ་མ་སྐབས་དང་སྦྱར་ལ་བསྟན།། ཁྲག་ཕྲོས་[སྤྲོས]ནད་ལ་མ་ནུ་པི་པི་ལིང་།། སུག་སྨེལ་ཤུ་དག་ངོང་གྲ་ན་ལི་ཤམ།། ཁ་རུ་ཚ་དང་ཤིང་ཚ་རྒྱ་མཚ་[རྒྱམ་ཚ]སྦྱར།། མཆེར་བའི་རླུང་དང་བད་ཀན་གཉིས་ག་ལ།། དང་པོ་རྒྱ་མཚ་[རྒྱམ་ཚ]བཞི་ཐང་ཞེས་བྱ་བའམ།། ཤིང་ཀུན་ཁ་རུ་ཚ་ཡི་བསྲུས་ཁུ་བཏང་།། ད་ལི་བདུན་པ་སུག་སྨེལ་ཤིང་ཚ་ཁ་རུ་ཚ།། ཟེ་ནག་ར་ཚ་བ་གསུམ་དང་ག་གོལ་སྦྱར།། རླུགས་པའི་ནད་ལ་ཨ་ཤོ་གཉྫ་དང་།། རྒྱ་མཚ་[རྒྱམ་ཚ]ཁ་རུ་ཚ་ཡི་ཁྱེ་མ་བཏང་།། དབང་པོ་ལག་པ་གེ་སར་རྣམ་པ་གསུམ།། བུ་རམ་སྦྱར་བས་མཆེར་བའི་ནད་ཀུན་སེལ།། དཔྱད་དུ་ཧ་མཐུར་སྲིན་ལག་རྒྱབ་རྩ་འམ།། རུ་ཐུང་གཡོན་གཏར་མཆེར་སྙིང་བཙུ་གཅིག་བསྲེག། ཟས་ནི་མཛོ་དང་རྟོལ་ཤ་ལ་སོགས་དང་།། སྤྱོད་ལམ་བསིལ་དྲོད་སྙོམས་པར་བཅོས་ན་བཟང་།། མཆེར་ནད་བཅོས་པའི་ལེའུ་སྟེ་བདུན་ཅུ་པའོ།། །།

ལེའུ་དོན་གཅིག་པ། མཁལ་ནད་གསོ་བ།

མཁལ་ནད་རྒྱུ་རྐྱེན་དབྱེ་བ་རྟགས་བཅོས་བཞི།། རྒྱུ་རྐྱེན་བརྫབས་དང་མི་ཐེག་ཁུར་དང་བརྟེག། ཉལ་ལ་འདུག་དང་ཆུ་ཡི་ལས་བྱས་དང་།། བང་མཚོངས་འཆུས་དང་དཀར་མངར་ཟས་བསྐྱེན་དྲགས།།

དབྱེ་བ་མཁལ་རླུང་མཁལ་གཅོང་འོར་ལྷུང་དང་།། མཁལ་ཚད་ཆུ་ཞོར་འགྲམས་གྲུམ་ད་རྐན་བརྒྱད།།

དེ་རྟགས་མཁལ་རླུང་རྐེད་པ་འཁྱོངས་ནས་ན།། ནད་དམིགས་མི་རྙེད་རྣ་བ་འོན་པར་འགྱུར།། མཁལ་གཅོང་སྨད་གྲུང་རྐེད་པ་འཁོར་བར་ན།། རྐང་པ་བཤལ་ལ་དཔྱི་དང་རྐེད་པར་ཟུག། ཆུ་སྲི་བཙུད་གླུགས་བཤུལ་ཤ་ཁྲིད་ནས་ན།། འོར་ལྷུང་མཁལ་རྐེད་ན་ཞིང་ཟ་འཕྲུག་བྱེད།། འགྲོ་འདུག་བྱས་ཚེ་ཕུས་མོ་ཐོལ་གོང་སྐྲངས།། མཁལ་ཚད་ཆང་འཐུངས་འགྲོ་འདུག་བྱས་ཚེ་ན།། ཆུ་ཁ་ཚ་ཞིང་ཤ་རུས་བར་ན་འཕྲུག། མཁལ་མ་ཆུ་ཞོར་མཁལ་རྩ་འགྲམས་པའམ།། མཆིན་ཁྲག་བཅས་པས་ཟགས་ཆུ་ཁྲག་ཏུ་འབྱུང་།། མཁལ་འགྲམས་བྱེར་རྒྱས་ལྷུང་བ་རྣམ་པ་གསུམ།། སྟོད་དུ་བྱེར་ན་ལྟག་ཆུའི་འགྲམ་གཉིས་ན།། སྐེ་སྒྱུར་མི་ཤེས་སྒུར་པོར་འགྲོ་བ་ཡིན།། བར་དུ་རྒྱས་ན་མཁལ་རྐེད་འཁོར་ཞིང་ན།། དཔྱི་སྙིང་འབྲེལ་མཚམས་རྩ་ནག་སྔོ་ཞིང་གཟེར།། སྐྱི་དང་སྦྲིད་[སྦྲིད]པ་བྱུང་ཚེ་བཟོད་ཐབས་མེད།། ཚིགས་པ་ཁ་བྱེ་རྐེད་པ་སྐྱུག་པོར་འགྲོ།། སྨད་དུ་ལྷུང་ན་རྐང་པ་བཤལ་ཞིང་སྦྲིད[སྦྲིད]།། བརླ་སྲུལ་བྱིན་སྲུལ་པུས་མོའི་ཚིགས་མཚམས་ན།། མཁལ་གྲུམ་རྐེད་པ་མན་ཆད་ཐམས་ཅད་ན།། སྐྱི་དང་སྦྲིད་[སྦྲིད]པ་བྱུང་ཚེ་དཔྱི་མིག་ཟུག། སྐལ་པ་རེངས་ཤིང་མཇེང་པ་བསྒྱུར་མི་ཤེས།། ནམ་སྟོད་ན་ཞིང་ནམ་

སྣད་བདེ་བར་ཚོར།། ཆང་དང་རྫོད་བཙུད་ཟས་རྗེས་ཚ་བ་སྐྱེ།། ད་ཏན་ཚོགས་པ་ཕྱིར་དོན་སྒྲུར་བོར་འགྲོ།། མདོར་ན་མཁལ་མའི་ནད་རིགས་གང་ཡིན་ཡང་།། ཆུ་ཡི་མདངས་ངན་ནང་དུ་ཕྱེ་མ་དང་།། སྣབས་རྣག་ཆུ་སེར་ཐིག་ལེ་འདྲ་བ་དང་།། སྒོང་སྤྲི་ཤ་ཁྲག་སྤུ་རྩེ་འདྲ་བ་འབྱུང་།།

བཙོས་ཐབས་སྤྱི་ལ་སྨན་དཔྱད་ཟས་སྤྱོད་བཞི།། སྨན་ནི་བྲེ་ག་འབྲས་བུ་ཆ་ལྔ་ལ།། ཚོས་བཙོད་ཞུ་མཁན་གསུམ་པོ་ཆ་རེ་སྦྱར།། མཁལ་མའི་ནད་རིགས་ཚ་གྲང་མེད་པར་སེལ།། སེ་འབྲུ་ལྔ་སྙིང་རྒྱ་ཚྭ་གོ་ཡུ་བསྣན།། གྲུ་[གོ]ཡུ་བདུན་སྦྱོར་[སྦྱོར]འདི་བཙུད་བསྐུས་དང་སྦྱར་ཚད་ཤེས་དགོས་མཁལ་ནད་སྤྱི་ལ་ཕན།། གཙོ་བོ་མཁལ་མ་གོ་ཡུ་བཟང་པོ་གཅིག། ཉ་ཤ་བྲག་ཞུན་ཟླ་རྩེ་འབྲས་སྣ་གསུམ།། སུག་སྨེལ་བྲེ་ག་ཐུན་རེ་བུ་རམ་སྤྱུར[སྦྱར]།། མཁལ་མའི་ནད་སེལ་ཉམས་སྟོབས་རྒྱས་པར་བྱེད།། བྱེ་བྲག་མཁལ་རླུང་རླུང་སྐབས་ལྔ་བུ་ལ།། འཇམ་རྩི་ཚོགས་པ་བཅུ་བཞི་ཁ་གསུམ་བསྲེག། མཁལ་གཙོང་ནད་ལ་ཐོང་ཚར་[ཚེར]མཁལ་མའི་ནད།། ཚ་བ་གསུམ་དང་རྒྱ་མཚ་[རྒྱམ་ཚ]ལ་ལ་ཕུད།། ཞིབ་བཏགས་བཏབ་པ་མར་ཁུར་བཙོས་ལ་བཏང་།། འཇག་གཙོད་བཅུ་བཞིའི་སྦྱོར་ཙོང་ཞི་ཚ་བ་གསུམ་དང་འབྲས་སྣ་གསུམ།། ཉ་ཤ་གསུམ་དང་ཛྙ་ཧི་ཕྲིག་སྲིན་དང་།། སུག་སྨེལ་བྲེ་ག་ཆ་མཉམ་སྦྱར་པ་ཕྲུག་ལེན་བུ་རམ་ཆང་གིས་དབུལ།། མཁལ་རྐེད་གྲང་ལྷང་ནད་རྣམས་མ་ལུས་སེལ།། ཁྲིད་པར་གཅིན་སྙི་ས་བོན་འཛག་པ་གཙོད།། དུགས་དང་མི་བཙའ་རྫོད་དང་བཙུད་ཀྱིས་བཙོས།། འོར་ལྷུང་ནད་ལ་ཨ་རུ་བཅུ་བ་བཏང་།། ཡང་ན་གི་ཝཾ་བཅུ་གཉིས་སྦྱར་བར་བྱ།། རྗེས་སུ་དངུལ་ཆུ་རིན་ཆེན་སྦྱོར་བ་བསྟེན།། མཁལ་ཚད་ཨ་རུ་བཅུ་བ་གུར་གུམ་བདུན།། ཐོག་མར་སྨད་དུ་མི་གཏར་ཙ་ཐུང་གཅེས།། སྙིང་ནས་རྗེས་སུ་བྱིན་གཞུག་ཡོང་ཙ་གཏར།། ཆུ་ཤོར་མཁལ་འགྲམས་གཉིས་ལ་སྒྲོང་རྙོན་བསྟེན།། དེ་ནས་

རྒྱུད་ཀྱི་གི་ཝཾ་བཅུ་གཉིས་པ།། གི་ཝཾ་སྣ་རྩི་གསེར་གྱི་བྱེ་མ་དང་།། བསིལ་གསུམ་ཐིག་སྲིན་ལྷམ་པ་འབྲས་སྣ་གསུམ།། བྲེ་ག་ག་ར་སྦྱར་བའི་ཕྱེ་མ་བཏང་།། ཡང་ན་ཨ་རུ་བཅུ་དང་ལྡག་པ་སྦྲད།། རུ་ཐུང་བྱིན་གཞུག་རིམ་བཞིན་སྐབས་སྦྱར་གཏར།། སྟོད་དུ་བྱེར་ན་ལུམས་བྱ་བདུད་རྩི་ལྔ་ལྡག་རྩ་གཏར།། བར་དུ་རྒྱུས་ན་རྩ་སྦྱོངས་[སྦྱོངས]མཆོག་ཏུ་གསུངས།། དེ་ཡང་གནམ་ལྕགས་ཟིལ་པ་ཁ་བསྐུར་བཏང་།། སྦྲགས་ཁྲུས་བྱེད་ན་དེ་སྙིང་དུར་བྱེད་ཀྱི།། གྲང་འདུལ་ཁཎྜ་བསྣན་ལ་རྩོལ་བཞིན་སྤྱང་[སྦྱང་]།། སྨད་དུ་ལྷུང་ན་གཏར་བྱིན་གཞུག་ཡོང་རྩ་དང་ཆུ་ལུམས་ཆུ་གྲང་མོའི་ཤེས།། གང་དུ་ཟུག་ཆེའི་སྙིང་དུ་མེ་བཙའ་བྱ།། གྲང་ཤས་ཆེ་ན་སུག་སྨེལ་བཅུ་བ་སྦྱར།། མཁལ་གྲུམ་གྲོང་པོ་ཊིན་སྤངས་ཞག་འགའ་བཏང་།། དེ་ནས་ཨ་རུ་བཅུ་སྙིང་སྒོ་ཏིས་དང་།། ཆུ་སེར་སྨན་གསུམ་བསྣན་པ་ཡུན་དུ་བསྟེན།། ཡང་ན་སེང་ལྡེང་ཁཎྜ་དམར་པོ་གསུམ།། ཆུ་སེར་སྨན་གསུམ་བོང་ཁྲག་སྦྲང་སྦྱར་བཏང་།། ཡང་ན་མཁལ་གྲུམ་སྨན་གྱི་སྦྱོར་བ་བཏང་།། རྗེས་སུ་གཏར་བྱིན་གཞུག་ཡོང་རྩ་དང་ཆུ་ལུམས་རིགས་པས་དཔྱད།། ད་རུང་ནད་ལ་བདུད་རྩི་ལྔ་ཡིས་བདུག། རྩ་སྦྱོང་[སྦྱོང]བྱས་ལ་འབབ་སམ་སྨན་མར་སྦྱར།། སུག་སྨེལ་ཤིང་ཚ་ཟེ་ར་པི་པི་ལིང་།། རུ་རྟ་བྲེ་ག་བུ་རམ་རིལ་བུ་བཏང་།། ཚོགས་པའི་སྙིང་འོག་མེ་ཐུར་གོར་དབུས་བརྡེག། མཁལ་ནད་གསོ་བའི་ལེའུ་སྟེ་དོན་གཅིག་པའོ།། །།

ལེའུ་དོན་གཉིས་པ། ས་བོན་འཛག་པ་བཅོས་པ།

མཁལ་མའི་ནད་གཏོགས་ས་བོན་འཛག་པ་ལ།། རྒྱུ་རྐྱེན་དབྱེ་བ་རྟགས་བཅོས་བཞི་ཡིས་བསྟན།། རྒྱུ་རྐྱེན་གོང་དུ་བཤད་པའི་ཟས་སྤྱོད་དམ།། བདེ་བ་སྐྱེས་དང་གདོན་དང་བྱུར་ཆགས་བསྐྱེད།། རྨི་ལམ་བག་ཆགས་བུད་མེད་འདྲེན་པ་དང་།། ཉལ་པོ་བསྟེན་དང་དོན་ལྔའི་ཟགས་རྒྱུ་བབས།། ནད་གཞི་གཞན་བསྐྱེད་རྩ་ཁ་ཕྱོར་ལས་འབྱུང་།།

དབྱེ་བ་ཚ་བ་གྲང་བ་བྱུར་གདོན་བཞི།། ཚ་འཛག་རྩ་ཆུ་ཚ་ལ་ཕོ་མཚན་གྱི།། རྩ་ཐག་ནས་བཟུང་གྱིན་བསླང་བཟོད་ཐབས་མེད།། ཆུ་འཛག་ས་བོན་འཛག་དུས་ཆུ་ཁ་ཚ།། ས་བོན་གར་ལ་ཁྲག་ཏུ་འཛག་ཀྱང་འབྱུང་།། གྲང་འཛག་རྩ་ཕྱིང་དལ་ལ་ལྷོད་པར་འཕར།། ཆུ་དང་ས་བོན་འདྲེས་པ་ཉོག་ཅན་འབྱུང་།། ཟུག་མེད་ཡུན་རིང་བཅོས་ཀྱང་ཕན་སྐྱེད་ཆུང་།། ཡང་ན་ཐིག་རྩ་མི་བདེ་ཆུ་ཁ་སྐྱ།། བྱུར་འཛག་ངེས་མེད་རྟགས་འབྱུང་བཅོས་ལེན་དཀར།། གདོན་འཛག་རྨི་ལམ་བུད་མེད་ཆགས་སྤྱོད་དང་།། དགོངས་སོགས་དུས་ལ་ས་བོན་ཟུག་བཅས་འཛག།

བཅོས་ཐབས་སྤྱི་ལ་སྨན་དཔྱད་ཟས་སྤྱོད་བཞི།། སྨན་ནི་དང་པོ་པོ་ལྷུམ་མེ་ཏོག་དང་།། སྒྲུ་རུ་སླེ་ཏྲེས་ཚོས་གསུམ་དྲུག་ཐང་བསྟེན།། འདི་ཉིད་ཁོ་ནས་ལམ་ནས་བཟློག་ཀྱང་སྲིད།། མ་ཟློག་ཚ་གྲང་གང་ཡང་ཐོག་མའི་དུས།། གཉན་དང་ལྡན་ཕྱིར་ཞག་འགར་འདི་ཉིད་བསྟེན།། གཙོ་བོ་བྱི་ཁྲུང་ལྕེ་པའི་ཨ་༢བོང་༢ཤུ་༥ཙ་༥སྨྲ་༣ལུས་པོ་ལ།། མདོག་ལྡན་༧ཕོ་ལྷམ་པའི་མེ་ཏོག་ཕོར་དཀར་སེར་དམར་ཉ་ཕྲེས་[ཕྲིས]༧གུ་གུལ་༣མཆུ་ཙ་བསྐྱོན།། ཞུ་

མཁན་ཆོས་བཙོད་གཡོག་སྒྲོ་རྒྱུས་པ་ལ།། གུར་གུམ་དོམ་མཁྲིས་རྒྱ་སྣག་མཇུག་མ་བཏགས།། མཚལ་དང་སུག་སྨེལ་མཁལ་ཞོའི་དཀར་པོ་སྦྱོར་ལྡན་འདིར།། སྣ་རའི་ཁྱུང་ལྔ་འཛག་སྡོམ་ཞེས་བྱ་སྟེ།། ཕལ་ཆེར་ཆུ་སྐོལ་གྲང་རླུང་སྨྱོས་ཁུས་དབུལ།། མཁལ་མའི་ཚ་གྲང་ནད་རིགས་ཡིན་ཅོག་དང་།། སྲིན་སྐྲང་ལ་སོགས་གཉན་རིམས་ཀུན་བསྡུགས་ཞིང་།། ཁྱད་པར་ས་བོན་འཛག་པ་གཅོད་པ་སྟེ།། སྨན་ནད་ཐོན་ངེས་ལན་འགའ་བསྟེན་པ་ཡིས།། དངས་[དྭངས]མ་འཛག་གཅོད་མིན་ཀྱང་ནད་ཟུག་གཅོག། ཚ་འཛག་ཁྲག་དང་བཅས་ཏེ་འཛག་སྲིད་ན།། སྐྱེར་ཤུན་པི་ལིང་སྐྱུ་རུ་ཤིང་མངར་དང་།། སླ་རྩིའི་དྲིས་བསྐུར་[བསྐྱུར]སྐྱེར་ཤུན་ལྔ་པའི་སྟེང་།། གུར་གུམ་དོམ་མཁྲིས་རྒྱ་སྣག་བསྣན་པ་འདི།། སྣ་རའི་སྦྱོང་གྲུབ་ས་བོན་ཁྲག་བསྡོངས་འཛག། ཆུ་བཙགས་རྫེས་ལ་ཆུ་ཁ་ཚ་ཙག་བྱེད།། མདོར་ན་ཁྲག་མཁྲིས་ལས་གྱུར་ཚ་འཛག་ཀུན།། སེལ་བར་སྨན་མཆོག་འདི་རང་ལྷག་པར་མཐོང་།། གོང་གི་གྲི་སྨན་ཁྱུང་ལྔ་ལྷག་སྦྲོད་གཅེས།། ཡང་ན་མཆིན་པའི་ཟགས་ཆུ་ལ་སོགས་པ།། ཁྲག་གིས་བསྐྱེད་པས་ས་བོན་འཛག་པ་ལ།། གུར་གུམ་བཅུ་གསུམ་ཕྱི་མ་རྒྱུད་ནང་བཞིན།། སྟེང་དུ་ཞུན་ཆོས་བཙོས་[བཙོད]གསུམ་ཐང་ཁྲོམ་བསྣན།། ཆུ་སྐོལ་འཕྱུལ་བས་བདེ་བ་སྟེར་བ་མཐོང་།། ཕྱི་རྒྱུད་ཨ་རུ་བཅུ་པ་གཞུང་བཞིན་སྟེང་།། འབྲས་སྣ་གསུམ་དང་གསེར་བྱེ་ག་ག་རུ་ཤིག་སྲིན།། ཆེར་[ཆེར]མ་བྱེ་ཆེར་ཅན་དང་མ་གི་ཏ་རྣམས་དང་།། འཛིན་པ་བདུད་རྩི་ལོ་མ་སྦྱུར་པ་ཆུ་ཚན་འཕྱུལ་བཏང་བས།། མཁལ་རྩ་འགྲམས་བྱེར་མཁལ་རྐེད་ན་བ་དང་།། ཆོགས་བྱེར་ལ་སོགས་མཁལ་ཚད་མ་ལུས་སེལ།། གྲང་འཛག་གོང་གི་ཁྱུང་(ལྔ་)འཛག་སྡོམ་དང་།། སུག་སྨེལ་

བཅུ་བ་ལྷག་པ་སྦྲིད་པ་གཅེས།། ཡང་ན་རྒྱུད་ཀྱི་འཛག་གཙོད་བཅུ་བཞི་བསྟེན།། བྱུར་འཛག་ཚོགས་གསོག་རིམ་གྲོས་བཟློག་ཚེ་བདེ།། གདོན་འཛག་ཚོགས་གསོག་རིམ་གྲོ་སྔགས་བཅོས་ན།། མན་ངག་བཀའ་རྒྱ་མ་དང་ལྡན་ཐབས་ལྟར།། སྤྱི་བཅོས་ཏིག་ཏ་ཧོང་ལེན་བ་ཤ་ཀ། སེ་འབྲུ་སུག་སྨེལ་ཙན་དན་དམར་པོ་དང་།། གུར་གུམ་དོམ་མཁྲིས་ཡུང་བ་སྨན་སྣ་དགུ།། གུར་དོམ་གཙོར་སྦྱོས་ཚོས་གསུམ་ཐང་གིས་དབུལ།། བྱུང་སེམས་དཀར་དམར་གྱེན་དུ་ལྡོག་པ་དེ།། ཉེ་ཟླ་གྱེན་ལྡོག་ཅེས་གྲགས་འབྲི་ཁུང་ལུགས།། ཡུངས་ཀར་གུར་གུམ་དབང་ལག་པ་[བ]སྤྲུ་བ།། གི་ཡུ་སུག་སྨེལ་ལུག་རུ་སེར་པོ་རྣམས།། ཆང་འཕྱུལ་བཏང་བས་བཅོས་བརྟགས་ཀུན་ལ་འགྲོ།། ཁྱད་པར་རྫོ་ནད་ཀུན་ལ་ཐེངས་པས་ཆོག། ནོར་བུ་དབང་རྒྱལ་རྒྱུན་ཤེས་བུ་ཡི་ལུགས།། ཧ་ལོའི་མེ་ཏོག་ཕོ་ལྕམ་སུག་སྨེལ་དོམ་མཁྲིས་གསུམ།། འཛག་ནད་ཀུན་ལ་ཐེངས་ཆོག་བདུད་རྩིར་མཚུངས།། མེ་ཏོག་ཧ་ལོའི་ཆིག་ཐང་བཏང་གྱུར་ན།། ཟ་ཁུ་དམར་པོ་འཛག་པ་བསྡོངས་པའི་མཆོག། དུག་དང་སྐྲུག་པོ་ལ་སོགས་ནད་གཞན་གྱི།། རླངས་ཀྱིས་དངས་[དྭངས]མ་འཛག་པར་གྱུར་པ་ན།། སྐྱེར་བཅོས་མི་དགོས་ནད་གཞི་གང་ཡིན་བཅོས།། ཡུན་སོང་དཔྱད་ཀྱིས་བཅོས་པ་གཅེས་པ་ནི།། མཆིན་པའི་ཟགས་ཆུ་ལ་སོགས་འབྲུགས་ཤས་ཀྱི།། ཁྲག་ཁ་མ་ཐོན་རུ་ཐུང་ལོང་རྩ་གཏར།། གྲང་རླུང་ལས་གྱུར་བཅུ་བཞི་ཁ་གསུམ་དང་།། དར་གདོང་ཚུ་བར་བཅུ་གསུམ་པ་ལ་སོགས།། གང་འོས་མེ་གདབ་ཤེན་ཏུ་ཚོད་དཀའ་ཞིང་།། སྲིད་འཕེལ་མི་དགོས་རིགས་ལ་སྲིད་རྩ་བསྲེག། རྒྱུད་དུས་ས་བོན་ལུག་པ་མ་གཏོགས་པར།། ཀུན་ལ་རྩ་སྦྲོངས་བསྔགས་པར་གསུངས་ནའང་།། ཡུན་རིང་བཅོས་བརྟགས་ས་བོན་འཛག་པ་ལ།། གནམ་ལྕགས་ཟེལ་པར་མཁལ་མའི་ཁ་བསྐྱུར་བསྣན།། རྩ་ལམ་ནས་སྤྱང་[སྦྱང]སྨན་དཔྱད་བརྟགས་པ་སེལ།། མཐུག་ཏུ་ཁྲག་ཤས་

ཅན་ལ་རི་ཁྲའི་[ཁྲིའི]ཚུ།། ཀུན་ལ་ཨུ་ཟི་ཚུ་ཚན་བསྐྱེན་ན་འཕྲོད།། གཉན་མ་ཚོགས་པར་ཟས་ནི་མངར་སྐྱུར་དམར།། སྔོ་དང་ལ་སོགས་སྤྱངས་ལ་རྡོ་འཇམ་བསྐྱེན།། ཡུན་སོང་རིགས་ལ་རྩ་ཁ་འབྱེད་ཟས་དང་།། སྤྱོད་ལམ་དྲག་ཤུལ་རླན་སྐྱེན་ཉལ་འདུག་སྤང་།། ས་བོན་བཅོས་པའི་ལེའུ་སྟེ་དོན་གཉིས་པའོ།། །།

ལེའུ་དོན་གསུམ་པ། ཕོ་ནད་བཅོས་པ།

ཕོ་ནད་རྒྱུ་རྐྱེན་དབྱེ་བ་རྟགས་བཅོས་བཞི།། རྒྱུ་རྐྱེན་མེ་དྲོད་རྣམ་གསུམ་ཆུང་བའི་མིར།། ཁ་ཟས་དྲགས་དང་མི་འཕྲོད་ཟས་ཀྱིས་བསྐྱེད།།

དབྱེ་བ་རྒྱས་པར་བཅུ་དྲུག་བསྡུས་པ་ནི།། རླུང་དང་པད་[བད]ཀན་མཁྲིས་པ་ཁྲག་དང་ནི།། དུག་ཐབས་ཕོ་ལོག་རྒྱུད་པ་སྙིང་བུ་བརྒྱད་གཞན་རྣམས་ནི་ལེའུ་གཞན་ལ་གསལ།།

དེ་རྟགས་ཕོ་རླུང་སྤོ་[སྤྲོ]ཞིང་སྟོད་སྒྲིབ་དང་།། འབབ་པ་བཞིན་དུ་ན་ཞིང་སྟོང་སྐྱུག་བྱེད།། ཡང་ན་སྒྲ་བཅས་འཁྲིག་ཅིང་འགྲུ་བ་ཡིན།། ཕོ་བའི་པད་[བད]ཀན་འཚོང་སྒྲིབ་ཟས་མི་འཇུ།། བསིལ་ཟས་འཇུ་དཀའ་ཟོས་རྗེས་རྟུལ་གྲངས་ན།། ཟས་ལ་འཁྲིན་ཅིང་འབྱུར་བག་སྐྱུག་པ་དང་།། ཡང་ན་ཁ་ཟས་མ་སྨིན་རྩམ་པ་འགྲུ།། ཕོ་བར་མཁྲིས་པ་ལྷུང་ན་འགྲུ་འམ་སྐྱུག། ཁྲག་ལྷུང་ཚ་ཆེས་གྲང་ཆེས་གཉིས་ཀ་ན།། ཕོ་བར་དུག་ཐབས་མི་འཇུ་དང་ག་འགག། མིད་པ་ན་ལ་ཐང་[བྲང]ཚ་ཆུ་ཚན་སྐྱུག། ཕོ་ལོག་སྤོ་[སྤྲོ]སྙིང་ཟུག་ཆེ་ལྷང་དུབ་བྱེད།། ཕོ་བ་རྒྱུད་པ་སྒྲིབ་མང་བཙུད་མི་འཇུ།། ལྟོ་བར་སྐྱུག་ཅིང་ཉམ་ཆུང་ཆང་འཕྱུངས་བདེ།། སྙིང་བུ་དེད་དེ་བརྗེད་ངས་མེད་པར་ན།།

བཅོས་ཐབས་སྤྱི་ལ་སྨན་དཔྱད་ཟས་སྤྱོད་བཞི།། སྔགས་ཀྱིས་བཅོས་ན་གདམས་ངག་བཀའ་རྒྱམ་ལྟར།། བྱེ་བྲག་ཕོ་རླུང་ཤིང་ཀུན་ཁ་རུ་ཚ།། ཕོ་བ་རི་དང་སེ་འབྲུ་བུ་རམ་སྦྱར།། སེ་འབྲུའི་སྤྱོར་[སྦྱོར]བ་གང་རུང་བསྟེན་དྲོས་དུགས།། མེ་མཉམ་གསང་དང་ཚིགས་པ་བཅུ་གཉིས་བསྲེག། མར་ཉིང་ཚ་བ་གསུམ་སྣ་པི་ཕོ་དང་ཚྭ་སྣ་གསུམ་རྒྱ་རྒྱམ་ཁ།། སྤྱུར་[སྦྱུར]བས་རླུང་གིས་སྐྱུག་པ་གཅོད་པར་བྱེད།། འབྲུ་ན་ལ་ཕུད་དོང་གྲ་ཁྱོར་བ་རེ།། ཀ་

ར་འོ་མ་མར་དུ་བསྐུས་ལ་བཏང་།། ཕོ་བའི་བད་ཀན་ཤིང་ཀུན་ཁ་རུ་ཚ།། སྨན་སྣ་སྦྱུར་[སྦྱར]ན་དྲོད་ཆུང་མི་འཇུ་སེལ།། གོ་སྙོད་ན་ལེ་ཤམ་དང་ཁ་རུ་ཚ།། ག་ར་སྦྲང་[སྦྲར]སྦྱུར་[སྦྱར]བད་ཀན་སྐྱུག་པ་གཅོད།། ཅི་དང་ག་དང་སྦྲོན་ཤིང་ཚ་བ་གསུམ།། ཞ་སུ་བསྐོལ་ཁུས་བད་ཀན་འབྲུ་བ་གཅོད།། མཁྲིས་པར་ན་བཟའ་སྨན་ནག་ཆེན་མོ་འམ།། གར་ནག་བཙུ་བ་རུ་རྟ་དྲུག་སོགས་འཕྲོད།། དེས་མ་ཞི་ན་མཁྲིས་པའི་བཤལ་གྱིས་སྦྱུང་[སྦྱང་]།། ཕོ་བའི་ཁྲག་ནད་བྲག་ཞུན་དགུ་པ་འམ།། གི་ཝཾ་བྲག་ཞུན་གུར་གུམ་ཙུ་གང་དང་།། ཨུཏྤལ་བོང་དཀར་སླེ་ཏྲེས་སྦྱུར་[སྦྱར]བ་ཡིས།། ཁྲག་མཁྲིས་ལས་གྱུར་ཕོ་བའི་ནད་ཀུན་འཛོམས།། རུ་ཐུང་རྒྱབ་ཙ་དྲུག་འདུས་གཏར་བ་ཤེས།། ཕོ་བ་དུགས་ཐབས་ཐར་ནུ་སྲུབ་ག་བ།། རི་ཤོ་རྒྱ་མཚའི་[རྒྱམ་ཚའི]སྐྱུགས་བྱ་དེ་འོག་དུ[ཏུ]།། མ་ནུ་གཏྲ་ག་རི་སུག་སྨེལ་དང་།། གུར་གུམ་ལི་ཤི་ག་ར་སྦྱུར་ལ་བཏང་།། སེ་འབྲུ་བཞི་སྦྱུར་ཕོ་ལོག་ག་གོ་ལ།། སུག་སྨེལ་ཤིང་ཚ་ད་ལིས་བ་ལུའི་མེ་ཏོག་པི་པི་ལིང་།། ཟི་ར་ནག་ན་ལེ་ཤམ་དང་ག་ར་སྦྱུར།། ཁ་རུ་ཚ་དང་རྣ་གཞོབ་གཡག་རྐོང་བསྐུས་ཐང་བཏང་།། ཕོ་བ་རྒྱུད་ན་ཨ་རུ་ལ་ལ་ཕུད།། སྐྱུ་རུ་གོ་སྙོད་ཟི་ར་ནག་ཕོ་བ་རིས།། ཤིང་ཚ་ཐལ་ཚ་རྣ་ཚ་ལྡེ་མྱང་ཚ།། རྒྱ་ཚ་པི་ལིང་བུ་རམ་སྦྱུར་པའོ།། ཕོ་བ་སྙོང་བུ་ད་ལིས་བ་ལུའི་མེ་ཏོག་ཚ་བ་གསུམ་སྣ་པི་པི་ཕོ།། ཤིང་ཚ་བུ་རམ་ཙུར་ནིས་སྦྱུར་པ་[བ]བསྟེན།། སྤྱི་སྨན་བདེ་བྱེད་སྙོམས་ལྡན་བསྟེན་པ་གཅེས།། དཔྱད་བཅོས་ཕོ་གསང་མདུན་རྒྱབ་བསྲེག་པ་དང་།། ཟས་ནི་ཡང་དྲོ་འཇུ་བ་སླ་བ་བསྟེན།། ཁིངས་པོ་ཤ་རིད་སྦོ་དང་འཇུ་དཀའ་སྤང་།། སྤྱོད་ལམ་མི་འཁྲུགས་མི་རྟུལ་བསིལ་དྲོད་མཉམ།། ཕོ་ནད་བཅོས་པའི་ལེའུ་སྟེ་དོན་གསུམ་པའོ།། །།

ལེའུ་དོན་བཞི་པ། རྒྱུ་ནད་བཅོས་པ།

རྒྱུ་ནད་རྒྱུ་རྐྱེན་དབྱེ་རྟགས་བཅོས་ཐབས་བཞི།། རྒྱུ་རྐྱེན་ཟས་དང་སྤྱོད་ལམ་མི་འཕྲོད་ལས།། འདུ་བ་འཁྲུགས་ཏེ་རྒྱུ་མར་བབས་པའོ།།

དབྱེ་བ་རྒྱུ་ཁྲོལ་རྒྱུ་འཁྲིལ་རྒྱུ་འགྱིངས་དང་།། རྒྱུ་འགགས་རྒྱུ་གཟེར་ལྔ་རུ་གསུངས་ཡིན་ཡང་།། འདི་རུ་སྨུ་འཁྲིལ་ལུག་པ་བསྣན་པ་བདུན།། རྒྱུ་ཁྲོལ་རྒྱུ་མར་རླུང་ཞུགས་རླུག་རླུག་ཟེར།། སྐབས་སུ་འཁྲོལ་ཞིང་ཆུ་རུ་འཁྲུ་བ་སྟེ།། རྒྱུ་འཁྲིལ་རྒྱུ་མ་རླུང་གིས་གཅུས་པ་ཡིན།། འོག་རླུང་མི་ཐོན་འཁྲིལ་ཞིང་ལྷང་དུབ་བྱེད།། རྒྱུ་འགྱིངས་རྒྱུ་མར་བད་ཀན་བེ་སྣབས་རྒྱས།། རྒྱུ་མ་ལྟེ་ལ་ན་འགྱུར་དྲི་མ་འགྱིངས།། སྐབས་སུ་ན་ཞིང་བད་ཀན་བེ་སྣབས་འཁྲུ།། རྒྱུ་འགགས་ཁྲག་དང་མཁྲིས་པས་དྲི་མ་འགགས།། ཚ་འདྲིལ་གཟེར་ཞིང་དྲི་མ་ཤ་རིལ་འདྲ།། རྒྱུ་གཟེར་གཟེར་ཞིང་ཐུར་དུ་བཤལ་བ་ཡིན།། སྨུ་འཁྲིལ་དགྱེ་དགུ་ལྷང་མི་ཤེས་པ་དང་།། རྩ་ཆུ་སྐོམ་ཞིང་དྲུ་བར་འགྲིལ་སླམ་བྱེད།། ལུག་པ་ཟླུག་ཆེ་རྩ་ཆུ་འཕྲིན་པ་འོང་།།

བཅོས་ཐབས་སྤྱི་ལ་དཔྱད་ཟས་སྤྱོད་ལམ་གསུམ།། བྱེ་བྲག་རྒྱུ་འཁྲོལ་ཞུན་མར་དངས་[དྭངས]མ་བཏང་།། ཚ་བ་གསུམ་དང་རྒྱ་མཚ་[རྒྱམ་ཚ]ལྡེ་མྱང་ཚ།། ཁ་རུ་ཚ་དང་བུར་དཀར་ཆུ་སྐོལ་དབུལ།། ཚྭ་འམ་གྲོ་མོ་བསྲོས་པས་རྒྱུ་མ་བདུག། རྒྱུ་འཁྲིལ་ལ་ནི་ཤིང་ཀུན་ཁ་རུ་ཚ།། རྒྱ་མཚ་[རྒྱམ་ཚ]ཚ་བ་གསུམ་དང་བུ་རམ་སྦྱར།། ཆང་སྐོལ་འཕུལ་བཏང་ཚྭ་བསྲོས་དུགས་ཀྱིས་བདུག། འཇམ་རྩི་བཏང་ཞིང་མདུན་རྒྱབ་གསང་དུ་བསྲེག། རྒྱུ་འགྱིངས་ཚ་བ་ལྔ་དང་ཚྭ་སྣ་སྦྱར།། ལྕུམ་རྩ་བཤལ་བཏང་རྒྱུ་འགགས་ནི་རུས་དྲང་།། རྒྱུ་གཟེར་མཁྲིས་ཕྱི་བདུན་པ་གསེར་མདོག་ལྔ།། བོང་དཀར་བཅུ་གསུམ་ལ་

སོགས་ཨིནྡྲ་བཞི་དང་བཙོ་ལྔ་སྦྱར་པར་[སྦྱར་བར]བྱ།། ཡང་ན་རྒྱ་གཟེར་རང་གི་ལེའུ་ལྟར།། སྤྲ་འཁྲིལ་སྨན་པ་ཏ་ཞོན་ནད་པ་ཁྲིད།། རྒྱུགས་སམ་འཛིགས་སྐྲག་བྱས་པས་བཤིག་པར་བྱེད།། ལུག་པ་ཁྲག་རྟུལ་ལེགས་པར་ཕྱིས་བྱས་ལ།། མགོ་ལག་ཐུར་འཕྱང་རྐང་གཉིས་ཐོག་ལ་བཏགས།། དབྱུ་གུས་བརྡུན་པས་ཚུད་པ་བཅོམས་རྐོད་རྒྱུས་བྱས་ལ།། ལྕོ་ཆིལ་མ་ཞུ་ཚྭ་སྣ་ཚོགས་ཚད་བཞུ།། མཚམས་ནས་ཏ་ཊ་ཞག་རེ་སྐྱིད་ལ་བཅིངས།། དཔྱད་ནི་གྲང་པར་མདུན་རྒྱབ་རྒྱུ་གསང་བསྲེག། འགགས་ན་ནི་ཙ་དྲང་ཞིང་རྒྱུན་བཤལ་ཤིས།། ཟས་ནི་སྙུང་བྱ་ཚ་ན་རྒྱུ་གཟེར་བཞིན།། གྲང་ན་དྲོད་བཙུད་པོ་ན་བསྟེན་པ་ཤིས།། སྤྱོད་ལམ་མ་རྟུལ་དྲོད་ལ་བསྐོར་པར་བྱ།། རྒྱུ་ནད་བཅོས་པའི་ལེའུ་སྟེ་དོན་བཞི་པའོ།། །།

ལེའུ་དོན་ལྔ་པ། རྒྱ་རྐན་བཅོས་པ།

རྒྱ་རྐན་ཞེས་བྱ་ཚ་བ་སྟོད་ལྷུང་ངམ།། གྲང་བའི་མ་ཞུ་བ་སོགས་ཉེས་གསུམ་དང་།། ལྷན་འདུས་ལ་སོགས་སྟོང་ཟླ་བདུན་དུ་འདོད།། ཟས་སྐོམ་གང་ཡང་འཁྲུ་ཞིང་ལུས་ཟུངས་འཆག། འདི་ནི་ཚབས་ཆུང་བ་ཡི་རིགས་རྣམས་ལ།། དྲགས་པོ་སྨན་ནག་སེ་འབྲུ་དགུ་པ་དང་།། ད་ཧིག་བདུན་དང་མཁྲིས་བྱེ་བདུན་པ་སོགས།། ཚ་གྲང་སྐབས་ཐོབ་འཁྲུ་གཅོད་བཅོས་ཀྱིས་ཐུབ།། སྟོབས་ཆེ་ནད་འདི་སྐོས་བཅོས་དགོས་པ་ནི།། དྲི་ཟན་འཁྲུམ་པོ་ཞེས་བྱ་གདུག་པའི་གདོན།། དེས་སྐྱེད་ཡིན་པས་དཀར་ཆོས་རིམ་གྲོ་དང་།། སླུད་དང་གཏོར་མའི་རིགས་ནི་ཅི་ཡང་བཏང་།། དེ་ནས་གར་ནག་ཧཱུྃ་ཨ་ཏུ་ཧཱུྃ་མ་ཏུ་ཧཱུྃ་གསུམ།། ཆུ་ཞུལ་གསུམ་བསྐུས་ཞུལ་གང་ཙམ་པའི་དུས།། སླ་སྟེ་བཏབ་པ་ངད་ཡལ་དུས་སུ་བཏང་།། གོས་ཀྱིས་བྱིབས་ལ་རྟུལ་མང་འདོན་པ་གཅིས།། ཡང་ན་ཡུང་བ་ལྕུམ་རྩ་སླ་ལོ་དང་།། སྐྱེར་ཤུན་བྱ་ཞུར་ལེབ་དང་ཐ་རམ་པ།། ན་རམ་སླང་སྔ་ལུག་ཏུ་སེར་པོ་དང་།། ཤང་དྲིལ་དཀར་སེར་དུག་ཅུང་སུམ་ཅུ་ཏིག། རིལ་བུ་སྲན་ཙམ་དྲི་ཆུས་དྲིལ་ལ་བཏང་།། དེ་ཡིས་རྒྱ་རྐན་ནད་ཀྱི་འཁྲུ་བ་གཅོད།། ཟས་ནི་ཚད་རྟགས་ཆུང་ན་མཛོ་མོའི་ཞོ།། ཀུན་ལ་བཅོས་ཟན་དྲོན་མོའི་ཆོད་མ་བསྐྱེན།། ཤ་ཆང་ཏུས་[ཏུལ]སྐྱུར་སུངས་དང་སྔོ་དང་[ངད]ནི།། ར་ཤ་ཤ་རིད་འཇུ་དཀའི་ཟས་ཀུན་སྤང་།། སྤྱོད་ལམ་སྙིང་གོས་མེད་དང་ཆུ་བརྐྱལ་བ།། ལ་སོགས་འཁྲུགས་རྟུལ་རིམ་པ་ལོ་དུས་བསྲུང་།། རྒྱ་རྐན་བཅོས་པའི་ལེའུ་སྟེ་དོན་ལྔ་པའོ།། །།

ལེའུ་དོན་དྲུག་པ། ཡོང་ནད་བཅོས་པ།

ཡོང་ནད་དབྱེ་བ་རྟགས་བཅོས་གསུམ་གྱིས་བསྟན།། དང་པོ་ཡོང་ནད་གྲང་སྦྱོས་[སྦྲོས]གྲང་འགྲིངས་དང་།། ཚ་རྙོངས་འཇུ་སྐེམས་རླངས་པ་ཅན་དང་ལྔ།། གྲང་སྦྱོས་ཞུར་འཁྲིག་གྲངས་རྫེས་ལྕེ་ཟུར་ན།། རྐང་པ་ཆུར་བཙུག་ལྷུ་བ་སྐྱ་བོར་འགྱུ།། རེས་འགའ་ཕྱི་ས་སྐམ་ཞིང་སྨོམ་པར་བྱེད།། ཡོང་ནད་གྲང་འགྲིངས་སྦྱོ་[སྦྲོ]ཞིང་དྲི་མ་འགྲིངས།། ཡོང་ལྤི་སྐབས་སུ་སྐྱ་བོ་ཟས་མདོག་འགྱུ།། ཡོང་ནད་ཚ་རྙོངས་ཁ་སྐམ་སྐོམ་དད་ཆེ།། སྦྱོ་[སྦྲོ]ཞིང་སྨུག་རྟུལ་བྱེད་ལ་ཕྱི་ས་འགག། ཡོང་ནད་འཇུ་སྐེམས་སྦྱོ་[སྦྲོ]འཁྲིག་ཅི་ཟོས་ན།། ཉམ་ཆུང་ཁ་སྐམ་མཁལ་རྐེད་ཆད་སྨམ་བྱེད།། རླངས་པ་ཅན་ནི་གཞུང་པ་རེངས་ཤིང་ན།། རྐེད་པ་སྒུར་པོར་སོང་ནས་འགྱུར་མི་ཤེས།།

བཅོས་ཐབས་སྤྱི་ལ་སྨན་དཔྱད་ཟས་སྤྱོད་བཞི།། སྨན་ནི་སེ་འབྲུ་ཀུན་ཕན་བདེ་བྱེད་ཉིད།། ཁ་རུ་ཚྭ་ཡི་ཐང་གིས་ཤུལ་བཏང་ན།། ཕོ་རྒྱུ་ཡོང་གསུམ་ཞུར་འཁྲིག་སྦྱོས་[སྦྲོས]པ་ཕན།། སྤྱིར་ན་ཚ་གྲང་གང་ཡང་སྟོབས་ལྡན་ན།། ཁྲུང་ལྡའི་སྟེང་ལ་ཁ་སྦྱུར་སྦྲུར་ན་ཕན།། བྱེ་བྲག་གྲང་སྦྱོས་[སྦྲོས]ཡ་བསྐུར་དང་།། ཁ་རུ་ཚ་དང་རྒྱ་མཚ་[རྒྱམ་ཚ]ཤིང་ཚ་དང་།། སྟར་བུ་སེ་འབྲུའི་ཕྱེ་མ་ཆུ་ཆེན་དབུལ།། གྲང་འགྲིངས་ཤིང་ཀུན་ཤུ་དག་ཙ་ཏ་དང་།། ཚ་ལ་ཁ་རུ་ཚ་རྣམས་གོང་མས་བསྐྱེད།། བསྲུས་ཁྲུས་སྦྱོ་[སྦྲོ]འགྲིང་ཡོང་གི་གྲང་བ་སེལ།། ཚ་རྙོངས་འབྲས་གསུམ་བ་ལེ་[ལི]ཀ་ཡི་ཐང་།། སྟོད་ཚད་སེལ་པའི་[བའི]གུར་གུམ་བདུན་པའི་སྟེང་།། ཁ་རུ་ཚ་བསྣན་བཏང་ཞིང་ཁྲུད་པར་དུ།། ཚ་རྟགས་ཆེ་ན་རྒྱུ་ཚད་སྐབས་བཞིན་བཅོས།། འཇུ་སྐེམས་ད་ལིས་བདུན་སྦྱོར་ཕྱི་རྒྱུད་ཀྱི་ད་ལིས་ཤིང་ཚ་སུག་སྨེལ་ག་གོ་ལ་ཟེ་ར་པི་

པི་ལིང་ན་ལེ་ཤམ། འབྲུ་སྨུག་མ་ཞུ་ལྷགས་དྲེག་ལྷེན་སྐྲན་འཛོམས་བཤལ་གྱིས་སྦྱང་།། རླངས་པ་ཅན་ལ་སེ་འབྲུའི་ཕྱེ་མ་གང་འོས་ཕྱི་རྒྱུད་ལྟར་སྦྱར།། དཔྱད་ནི་བཅུ་དྲུག་ལོང་ཐེར་ལྟེ་འོག་བསྲེག། ལོང་རྩ་གཏར་བ་ཚ་གྲང་རིགས་པས་དཔྱད།། ཡང་ན་ཕྱི་རྒྱུད་དེད་དཔོན་བཅུ་བ་ལ།། སྨ་ལོ་བཙོད་དང་ཁ་རུ་ཚ་སྦྱིབས་པས།། རྒྱུ་ལོང་སྣོད་ནད་སྦྱོད་པར་[སྦྱོང་བར]བྱེད་པ་ཡིན།། ཟས་ནི་འཇུ་དཀའ་འདུ་བ་འབྲུགས་རིགས་སྤང་།། སྤྱོད་ལམ་མ་འཁྲུགས་རྡོ་གནས་མི་རྟུལ་སྡོད།། ལོང་ནད་གསོ་བའི་ལེའུ་སྟེ་དོན་དྲུག་པའོ།། ||

ལེའུ་དོན་བདུན་པ། བསམ་སེའི་ནད་བཅོས་པ།

བསམ་སེའི་ནད་བྱུང་ཕོ་མོའི་ཁམས་དཀར་དམར།། ཉམས་སོགས་ལུས་མདངས་ཉམས་ཤིང་དབང་ལུས་ཞན།། ད་བྱིད་མ་རྙིང་སྤོ་སོགས་ད་བྱིད་གང་།། ཏིལ་དཀར་དབང་ལག་ཤིང་མངར་ཐང་ཕྲོམ་དཀར།། འབྲུ་དུག་ཕྲལ་པ་ལུག་རུ་དཀར་པོ་སོགས།། འོ་མར་བཙོས་བསྐྱེན་ལུས་ཟུངས་མདངས་གསོའོ།། དེ་ལ་གཏར་ན་མི་རུང་སྨན་ཧ་ཚོས།། བསམ་སེའི་(ནད་) གསོ་བའི་ལེའུ་སྟེ་དོན་བདུན་པའོ།། །།

ལེའུ་དོན་བརྒྱད་པ། ཕོ་མཚན་ནད་བཅོས་པ།

ཕོ་མཚན་ནད་ལ་རྒྱུ་རྐྱེན་དབྱེ་བ་དང་།། རྟགས་དང་བཅོས་ཐབས་རྣམ་པ་བཞི་ཡིས་བསྟན།། རྒྱུ་རྐྱེན་ཆགས་པ་སྤྱོད་དྲགས་གྲ་མས་རེག། བཤང་གཅི་ཁུ་བའི་ཤུགས་བགག་བཙིར་ལས་འབྱུང་།།

དབྱེ་བ་སོས་ཟིན་འབྲུམ་པ་མདུད་འདྲ་དང་།། སྦུབས་འགྱུར་གྲ་མ་ཅན་དང་རྣམ་པ་ལྔ།། སོས་ཟིན་རླུང་མཁྲིས་ཁྲག་དང་བད་ཀན་འདུས།། ཕོ་མཚན་ནད་རིགས་རྣམ་པ་དགུ་རུ་བཤད།།

དེ་རྟགས་རླུང་གྱུར་ཕོ་མཚན་འགྲེང་དང་འགས་དབང་ཕྱུག་ཆེན་པོའི་འཁོར་རྣམས་ཀྱིས་གནོད་པ་ཡིན་ཟེར།། མཁྲིས་གྱུར་སྐྲངས་མདོག་དམར་པོ་ཚ་བ་སྐྱེ།། ཁྲག་གྱུར་འབྲུམ་པ་ནག་པོ་ཁྲག་བཅས་འཛག། བད་ཀན་གཡའ་ཞིང་སྐྲངས་ལ་ལྕི་བ་ཡིན།། འདུས་གྱུར་རྣིག་སྐྲངས་རྣག་དཀའ་ཀུན་རྟགས་ལྡན།། འབྲུམ་པ་ཅན་ནི་འབྲུམ་པ་མང་པོས་ཁྱབ།། མདུད་འདྲ་པགས་པ་ཕྱིར་ལོག་སྐྲངས་ཤུ་འབྱུང་།། སྦུབས་འགྱུར་ཁ་ཟུམ་གཅིན་འབྱུང་འཆུ་ཞིང་འགག། གྲ་མ་ཅན་ནི་གྲ་མས་གང་སེམ་[སེམས]ན།།

གསོ་ཐབས་བྱེ་བྲག་མན་ངག་རྒྱུད་ལ་ལྟོས།། འདི་ལ་བྱ་ཁྱུང་ལྔ་པ་ཚད་ལྡན་སྦྱིང་།། རླུང་ལ་ཛྙ་ཧི་མཁྲིས་བར་བ་ཧིག་དང་།། བད་ཀན་སུག་སྨེལ་ཀུན་ལ་ཆུ་སེར་གྱི།། སྨན་གསུམ་བསྣན་ཏེ་ཆུ་ཚན་དབུལ་ལ་བཏང་།། སྤང་མ་སེང་ཕྲོམ་ལྤོང་རོས་བཅག་དང་ཡུག། བ་བླ་ནག་མཉུར་སུག་སྨེལ་སྐྱེར་ཁནྡྷ།། རྒྱ་རྒྱམ་སྟག་ཤ་བདུད་རྩི་ལོ་མ་རྣམས།། རླུང་ལ་མར་སྦྱར་ཁྲག་མཁྲིས་དྲི་ཆུ་དང་།། བད་ཀན་སྤྲང་[སྦྲང]དང་སྤྱུར་[སྦྱར]ཏེ་བྱུག་པ་དང་།། དཔྱད་ནི་ནི་ཙུས་དྲངས་ལ་ཕོ་མཚན་གྱི།། དབུས་རྩ་གཏར་བས་

[བར]མཁས་འགའ་[འགས]འཆད་ནའང་།། གཉན་པས་བཀྲིང་བྱ་རྗེས་སུ་ཆུ་ལུམས་རང་བྱུང་ཤེས།། ཟས་ནི་མངར་སྣུར་ཚ་གཉན་སྐྱེད་པ་སྤང་།། སྤྱོད་ལམ་དྲག་ཤུལ་སྦྱི་དང་ཆགས་སྤྱོད་སྤང་།། ཕོ་མཚན་གསོ་བའི་ལེའུ་སྟེ་དོན་བརྒྱད་པའོ།། །།

ལེའུ་དོན་དགུ་པ། མོ་མཚན་ནད་བཅོས་པ།

མོ་མཚན་ནད་ལ་རྒྱུ་དབྱེ་རྟགས་བཅོས་བཞི།། རྒྱུ་རྐྱེན་ཉལ་པོ་མང་དུ་སྤྱད་བ་[པ]དང་།། ཁྲག་འཛག་བུ་བཙས་རྗེས་ལ་ཟས་སྤྱོད་ལོག། དེ་ཡིས་མངལ་ནད་མ་ལུས་སྐྱེད་པར་བྱེད།།

དབྱེ་བ་རླུང་མཁྲིས་ཁྲག་དང་བད་ཀན་འདུས།།

དེ་རྟགས་རླུང་གྱུར་མངལ་ནད་ཚོར་མེད་བེམ།། ཟླ་མཚན་སྣ་ཞིང་ལྦུ་བཙས་ཙུང་དུ་འཛག། ཚ་ཁ་སྐྱི་ཞིང་སེམས་ཅན་ཡོད་སྙམ་སེམ[སེམས]།། ཟླ་མཚན་རླུགས་སམ་འཁྲིལ་དང་སྐྲན་དུ་འདྲིལ།། ཁ་འཆུས་ཁུ་བ་རློན་ཟུམ་ཏར་པོ་སོགས།། མངལ་ནད་མི་ཟད་དུ་མ་འབྱུང་བར་བྱེད།། མཁྲིས་གྱུར་ཟླ་མཚན་སེར་ནག་དྲི་མ་ཆེ།། རྣག་ཏུ་འཛག་ཞིང་ཚ་འཁྲབ་ཚ་བ་སྐྱེ།། ཁྲག་གྱུར་ཟླ་མཚན་མི་འཆད་[ཆད]རྟག་ཏུ་འཛག། བད་ཀན་གཡའ་གྲང་ཟུག་ཆུང་སྤྱིན་བག་འཛག། འདུས་པ་ལས་གྱུར་ནད་ཀུན་བྱེད་པར་བཤད།།

བཅོས་ཐབས་མངལ་ནད་ཕལ་ཆེར་རླུང་ཡིན་པས།། སྨུམ་འཚོས་འཇམ་རྩི་ཕྱི་རྒྱུད་ལྟར་དུགས་སྨུམ་གྱིས་གསོ་པར་བསྟགས།། དེ་འོག་འཆུས་པ་བསྲོང་ལག་པས་དལ་བུས་ཞིང་ཁ་ཟུམ་ན་སྤྱང་།། རྩ་སྦྱབས་འཇམ་པོས་བཀྲུ་སྨན་མངལ་ནད་ཀུན་སྤྱངས་[སྤྲངས]ཏེ།། གོ་སྙོད་ཤུ་དག་རྒྱ་མཚ་[རྒྱམ་ཚ]པི་པི་ལིང་།། ཟེ་ར་ནས་བརྗོས་ཚོག་ཐལ་བ་བ་ཤ་ཀ། ལ་ལ་ཕུད་དང་ཙི་ཏྲ་ཀ་རྣམས་ནི།། ཆང་དང་མར་བཙོས་ཁོང་དུ་བཏང་ན་མངལ་ནད་གཞན་[གཞང]འབྲུམ་སེལ།། ར་སྣ་ཐང་ཤིང་རྩ་བ་འམ་ཙི་ཏྲ་ཀ་རྩ་བ་གཟེ་མ་བ་ཤ་ཀ་བསྐོལ་བླུད།། རྒྱ་སྤོས་ག་ཏྱ་ཀ་རི་ཙ་ཧ་དང་།། རྒྱ་མཚ་[རྒྱམ་ཚ]ཐང་ཤིང་ཁུ་བ་མར་དུ་བསྐོལ།། ཡེ་ཙུ་ལ་བྱུག་མངལ་ནད་གཞུག་པར་

བྱ།། མཁྲིས་གྱུར་སེང་ཕྲོམ་ཙུ་རྟ་བ་ཤ་ཀ། ཁུ་བ་ཡེ་ཙུ་ལ་བྱུགས་མངལ་དུ་བཏང་།། ཉེ་ཤིང་ཁུ་བ་འོ་མ་མར་བསྐོལ་ཁུར།། རམ་ཉེ་ཉེ་ཤིང་ཤིང་མངར་རྒྱུན་འབྲུམ་དང་།། བ་ལ་ཏ་ལོའི་རྩ་བ་པི་པི་ལིང་དང་ག་ར་སྦྲང་[སྦྲང་]།། མངལ་ཁྲག་ཁུ་བའི་ནད་སེལ་བུ་སྐྱེད་མཆོག། ཁྲག་གྱུར་གཟེ་མ་ཉེ་ཤིང་འོ་མ་སྦྱུར[སྦྱུར]།། བད་གྱུར་བུར་ཚང་ཨ་རུའི་ཚང་བསྟེན་ཞིང་།། པི་ལིང་ཨ་རུ་ལྕུགས་ཕྱེ་སྦྲང་[སྦྲང]དང་སྦྱུར[སྦྱུར]།། ཚ་བ་ལྷ་དང་བ་གཅིན་མས་བཏང་བྱ།། མཁྲིས་ལ་ཤིང་མངར་འོ་མར་བཅས་པ་དང་།། རླུང་ལ་སེ་འབྲུ་ཞུན་མར་སྦྱུར་[སྦྱུར]བ་བཏང་།། ལྡན་ལ་གཉིས་འབྲེལ་འདུས་པ་ཀུན་གྱིས་གསོ།། སྤྱི་ལ་བྱ་ཁྱུང་ལྡེ་བ་ཚད་ལྡན་སྟེང་།། མདོག་ལྡན་ཏ་ལོའི་མེ་ཏོག་སྲིད་མའི་མེ་ཏོག་གཞིར་བཟུང་ལ།། རླུང་ལ་ཛྙ་ཧི་མཁྲིས་པར་བ་ཧི་ག་དང་།། བད་ཀན་སུག་སྨེལ་ཁ་བསྐུར་ཕོང་དུ་བསྟེན།། ཀུན་ལ་ཙུ་རྟའི་སྨན་མར་རྒྱུད་བཞིན་བསྟེན།། ཟས་སྤྱོད་ཕོ་མཚན་སྐབས་ལྟར་སྦྱུད་[སྦྱུད]པར་བྱ།། མོ་མཚན་གསོ་བའི་ལེའུ་སྟེ་དོན་དགུ་པའོ།། །།

ལེའུ་བརྒྱད་ཅུ་པ། སྐྱད་འགགས་བཅོས་པ།

ཐོར་ནད་ནང་ཚན་སྐྱད་འགགས་རྒྱུ་རྐྱེན་དང་།། དབྱེ་བ་རྟགས་དང་བཅོས་ཐབས་རྣམ་པ་བཞི།། རྒྱུ་རྐྱེན་ཟས་དང་སྤྱོད་ལམ་གདོན་ལ་སོགས།། འདུ་བ་འཁྲུགས་པས་(སྐྱད་)འགགས་ནད་སྐྱེད་འགྱུར།།

དབྱེ་བ་རླུང་མཁྲིས་ཁྲག་དང་བད་ཀན་དང་།། ཟད་བྱེད་ཚིལ་གྱུར་དུས་ཚད་བདུན་དུ་བཤད།།

དེ་རྟགས་རླུང་གྱུར་སྐད་ལ་འཕེལ་འགྲིབ་ཆེ།། གྲི་བ་གྲ་མས་གང་སྐམ་ཇུབ་ལ་ཚ།། མཁྲིས་གྱུར་གྲི་བ་ཚ་སྐམ་ཚིག་མི་ཐར།། ཁྲག་གྱུར་དྲག་ཤུལ་བཙུད་གནོད་གྲི་བ་དམ།། བད་ཀན་མགུལ་པ་འགག་ལ་སྐད་དམའ་འཛེར།། ཟད་བྱེད་དུ་བས་དུགས་དང་བྲུད་སྐམ་སེམ[སེམས]།། ཚིལ་གྱུར་སྐད་འགགས་འཚོ་ཆེ་ལས་ཞེས་བྱ།། དུས་ཚད་གྲི་བ་ན་ལ་སྐད་མི་ཕྱིན།།

བཅོས་ཐབས་འབྲས་གསུམ་ཚར་བོང་སྲུང་རྒྱན་དཀར།། གཡེར་འབྲུ་སོག་མ་དཀར་པོའི་ཚིགས་ཐང་བདུན་པ་བཏང་།། ཙུ་གང་བཙུ་གཉིས་ལི་ཤི་སྣར་བུ་བྲག་ཞུན་ཏིག། ཤིང་མངར་ཨ་རུ་སྒྲོ་ལོ་རྒུན་འབྲུམ་དང་།། སྒྲུ་རུ་བ་ཤ་ཀ་དང་སྲུང་བརྒྱན་[རྒྱན]དཀར།། གཞི་བཟུང་ཁྲག་ལ་བཙོད་མདུང་པད་[བད]ཀན་ལ།། པི་ལིང་སྨུག་པོར་མ་ནུ་འཁྲུགས་རྫོང་ལེན།། མཁྲིས་པར་བོང་དཀར་རླུང་ལ་སློ་ཏིས་ཏེ།། ཆུ་སེར་སྤོས་དཀར་འདུ་བའི་ཤས་སྦྱར་བ།། ཆུ་ཚན་འཕྲུལ་ན་སྐད་འགགས་མཐའ་དག་སེལ།། བྱེ་བྲག་རླུང་གྱུར་འབྲས་ཅན་བུ་རམ་མར།། སྦྱར་ཐོས་རྗེས་ལ་ཆུ་ཚན་བཏུང་བར་བྱ།། སྣུམ་ལྡན་དུགས་བྱ་འོ་ཐུག་མར་བཏབ་བླུག། མཁྲིས་གྱུར་བ་ལ་རྒྱ་ཤུག་ཏྲི་བཟང་བཞི།། རྒྱ་མཚོ་[རྒྱམ་ཚྭ]བཅས་བསྐོལ་སྣ་ཡི་སྨན་དུ་བཏང་།། ཤིང་མངར་

ཞུན་མར་འབྲས་ཐུག་བཙས་པ་བླུད།། ཁྲག་ཤུར་སྐྱུ་རུའི་ཐང་བཏང་སྐྱོར་གོང་གཏར།། བད་ཤུར་ཚ་བ་ལྡེ་སྨ་པི་ཕོ་དབྱི་ཙི་དང་ཡཀྵ།། ཨ་རུ་ར་དང་སྲང་[སྦྲང]རྩི་སྦྱར་བ་བྱིན།། ཟད་བྱེད་ལས་བྱུང་དུ་བ་ཨ་ག་རུ་མར་དང་སྦྱར་བའི་སྣ་སྨན་བཏང་།། ཤིང་ཚ་སུག་སྨེལ་རྡོ་སྨན་པི་པི་ལིང་ཅུ་གང་དང་།། ག་ར་རིམ་བསྐྱེད་སྲང་[སྦྲང]སྦྱར་ལྡེ་གུ་བཏང་།། ཉམས་སྨད་ཟས་སྲན་མ་སྨན་བྱི་རུག གུ་གུལ་སོགས་རྩུབ་བཅོས་བསྟེན།། དས་ཚད་ཤ་ཁ་ར་ག་ར་དང་བུ་རམ་གྱི་དངས་[དྭངས]མ་དང་སྲང་[སྦྲང]རྩི་སྦྱར།། མངར་ཤིང་མངར་རྒྱུན་འབྲུམ་སོགས་བའི་སྨན་དང་ལྷན་ཅིག་བསྐོལ་ལ་བཏུང་།། གཞན་ཡང་ཁྲུང་ཚོན་དགུ་པ་ལི་ཤི་དྲུག། སྤང་རྒྱན་བཅོ་ལྔ་ལ་སོགས་འཕྲོད་པ་ཡིན།། ཟས་སྤྱོད་རིགས་པས་དཔྱད་ནས་ཤེས་པར་བྱ།། སྐད་འགགས་བཅོས་པའི་ལེའུ་སྟེ་བརྒྱད་ཅུ་པའོ།། །།

ལེའུ་གྲུ་གཅིག་པ། ཡི་ག་འཆུས་པ་བཅོས་པ།

ཡིག་འཆུས་ཟས་དང་གདོན་གྱིས་འདུ་བ་འབྲུགས།། ལྕེ་སྙིང་ལ་ཞེན་ཡི་ག་འཆུས་པར་འགྱུར།།

དབྱེ་བ་རླུང་མཁྲིས་བད་ཀན་འདུས་པ་བཞི།།

དེ་རྟགས་རླུང་གྱུར་རོ་བསྐ་མཁྲིས་པ་ཁ།། བད་ཀན་རོ་མངར་འདུས་པ་རོ་དང་བྲལ།།

བཅོས་ཐབས་ཡིད་ལ་འཐད་པའི་ཟས་གང་ཡང་།། གང་ལ་ཕན་པའི་སྨན་དང་སྤྱོར་ལ་སྦྱིན[སྦྱིན]།། བ་ལུ་ཡོ་མ་༢ ཕོ་བ་རིས་༣ སྣ་༥ པི་པི་ལིང་༢།། རིམ་བསྐྱེད་ཤིང་ཚ་༥ སུག་སྨེལ་༥ ཀ་ར་༢ སྦྱར།། ཕོ་བའི་དྲོད་སྐྱེད་ཡི་ག་འབྱེད་པར་བྱེད།། ཚ་ཤས་ཆེ་ན་བདེ་བྱེད་ཆུང་ངུ་སྦྱར།། གྲང་ཤས་ཆེ་ན་སེ་འབྲུ་ལྔ་པ་བསྟེན།། ནམ་མཁའ་མིག་བལྟ་ཡིད་ལ་གྲངས་ལ་བརྩི།། དཔྱད་བཅོས་རླུང་ལ་ཤུ་དག་མཁྲིས་པར་ག་ར་བད་ཀན་ལ་ནིམ་པའི་ཆུས།། སྐྱུགས་རྗེས་རླུང་ལ་ཆང་དངས་མཁྲིས་པ་ལ་སྐར་ཆུ་བད་ཀན་ལ་སྦྲང་ཆང་བླུད།། འདུས་པའི་ནད་ལ་ཀུན་གྱིས་སྣོན་བྱས་ལ།། ཤུ་དག་ནིམ་པ་བུ་རམ་ཆུ་སྦྱུར་[སྦྱར]བླུད།། ཡི་ག་འཆུས་པ་གསོ་བའི་ལེའུ་སྟེ་གྱ་གཅིག་པའོ།། །།

ལེའུ་གྱ་གཉིས་པ། སྐོམ་ནད་བཅོས་པ།

སྐོམ་དད་རྒྱུ་རྐྱེན་དབྱེ་བ་རྟགས་བཅོས་བཞི། རྒྱུ་རྐྱེན་གྱེན་རྒྱུའི་རླུང་དང་མཁྲིས་པ་འཁྲུགས། བད་ཀན་སྐོམས་པས་སྐོམ་དད་སྐྱེ་བར་བྱེད། ཆང་དང་ལན་ཚྭས་བད་མཁྲིས་སྐྱེས་པ་འམ། ཚད་གུང་ངལ་དུབ་སྤྱད་རྗེས་སྐོམ་མང་འཕྱུངས། ཁོང་ཚད་བསྡུས་པས་མཁྲིས་(སྐྱིད་)སྐོམ་དད་ཆེ།

དབྱེ་བ་རླུང་མཁྲིས་བད་བསྡུས་བཙུད་ཟད་ལྔ། དེ་རྟགས་ཁ་ལྕེ་གྲི་སྐམ་ཟས་མི་འདོད། ལྕེ་ཞུལ་སྐད་འགགས་ངོམས་པ་མེད་པར་སྐོམ། རླུང་གྱུར་མགོ་འཁོར་གཉིད་མེད་མུ་འགྲམ་གཟེར། སྣ་དང་ལྕེ་ཡིས་དྲི་དང་རོ་མི་ཚོར། མཁྲིས་གྱུར་ཁོང་ཚ་ཁ་ཁ་ཁ་དྲི་མནམ། བད་ཀན་ཁ་མངལ་སྣོན་བྲོ་ཟས་མི་འཇུ། འདུས་རྟགས་ཀུན་སྡོན་བཙུད་ཟད་ཟས་མེད་དཀའ།

བཅོས་ཐབས་རླུང་མཁྲིས་སེལ་བྱེད་ཕལ་ཆེར་བསྟུགས། ཕྱི་ནང་གཉིས་ནས་བཀྲུ་ཞིང་བསིལ་བར་བྱ། ཆར་ཆུ་སྤྲང་[སྦྲང]ཆུ་སྦྱར་བ་སྐོམ་དུ་བཏུང་། སྐོམ་པའི་ནད་ལ་སོ་ཕག་བསྲེགས་པ་ནི། ཆུ་ཡི་ནང་དུ་བསུར་བ་དངས་[དྭངས]མ་ཕན། ཆག་ཚེ་ཡོས་ག་ར་སྦྲང་དང་སྦྱར་ལ་ཟ། ཨུ་སུ་བསྐོལ་ཁུར་ག་ར་སྤྲང་[སྦྲང]བཏབ་པས། ནད་གཞི་ཅི་ལས་གྱུར་ཀྱང་སྐོམ་པ་སེལ། ཁྱད་པར་རླུང་གྱུར་བུ་རམ་ཞོ་སྦྱར་བཏང་། མཁྲིས་པ་ལས་གྱུར་མངར་བའི་སྨན་དུར་བྱེད་རྒྱུན་འབྲུམ་ག་ར་རྣམས་ཀྱིས་སྦྱང་། བད་ཀན་ལས་གྱུར་ཉམ་པའི་ཆུ་ཡིས་སྙོན། སྐྱེར་པ་ག་ར་སྤྲང་[སྦྲང]ཆུ་སྐོམ་དུ་བཏུང་། འདུས་པའི་ནད་ལ་སྐྱུགས་རྗེས་ཆུ་ཚན་བླུད། བཙུད་ཟད་ཤ་ཁུ་འོ་མས་གསོ་བར་བྱ། ཤིན་ཏུ་སྐོམ་ན་བཏུང་འོས་མ་ཡིན་ཡང་། ཐོག་མར་སྐོམ་བསལ་དེ་རྗེས་ནད་གཞི་བཅོས། སྐོམ་ནད་གསོ་བའི་ལེའུ་སྟེ་གྱ་གཉིས་པའོ། །

ལེའུ་གྲ་གསུམ་པ། སྐྱེགས་བུ་བཙོས་པ།

སྐྱེགས་བུ་ཟས་སྐྱོད་གདོན་གྱིས་འདུ་བ་འབྲུགས།། གྱེན་རྒྱུའི་བུ་ག་འགགས་ལས་འབྱུང་བར་གསུམ[གསུངས]།།

དབྱེ་བ་ཟས་བྱུང་ཕྲན་ཚོགས་ཟུང་འབྱུང་དང་།། ཆེན་པོ་ཟབ་མོ་ཞེས་བྱ་རྣམ་ལྔར་བཤད།།

དེ་རྟགས་ཟས་བྱུང་རིང་ཐབས་ཟོས་རྗེས་འབྱུང་།། ཕྲན་ཚོགས་ཟས་ཟོས་རྗེས་འབྱུང་མོད་ལ་ཆད།། ཟུང་འབྱུང་ཚོགས་རིང་ཞུ་དུས་ཉེས་བསྐྱུད་འབྱུང་།། ཆེན་པོ་ཆད་དུ་མི་འདོད་པར་བསྐྱུད་ནས་འོང་ཞིང་ཤུགས་དྲག་མིག་ཏར་ཚིག་མི་ཐོན།། ཟབ་མོ་ལྟེ་བའི་འོག་ནས་བསྐྱུད་འབྱུང་ཨིག་ཅེས་པའི་སྒྲ་གསང་བར་འབྱུང་།། ཉམ་ཆུང་ཟུངས་ཟད་གློ་རྫོལ་རྒས་པ་ལ།། སྐྱེགས་བུ་ཆེན་པོ་ཤུགས་དྲག་བྱུང་བ་ཐུང་།།

བཙོས་ཐབས་དང་པོ་འབྲུ་མར་བསྐུ་མཉེ་བྱ།། ཡང་ན་ཆུ་གྲང་ཏུབ་གསུམ་བཏུངས་པའི་རྗེས།། ཉ་ཙུས་རྙིང་པའི་དུ་བ་བདུགས་པས་སེལ།། ཁ་ཤ་བྲོང་[འབྲེང]བུ་ཁོང་ཤེད་ཡོད་པ་ཡིས[ཡི]།། རྩེ་མོ་སྤྲངས་ཏེ་འཇམ་པོར་སོང་བ་དེ།། སྣ་བུག་གཡས་གཡོན་གཉིས་སུ་རེ་མོས་བྱ།། འགྲོ་ཚད་གཙུག་པས་ཐྲིད་པ་ཡོང་བ་སྟེ།། ཐྲིད་[ཐྲིད]པ་བྱུང་མ་ཐག་ཏུ་སྐྱེགས་བུ་ཆད།། ཙན་དན་བཙོ་བརྒྱད་སྙིང་དུ་ཨུ་སུ་བསྣན།། ཡང་ན་ཤུ་དག་བཞི་བ་ཙུ་ཏ་དྲུག། ལ་སོགས་གང་འཕྲོད་སྨན་གྱི་སྦྱོར་[སྦྱོར](བ་)བསྟེན།། ཚབས་ཆེ་བ་ལ་སྐྲུགས་ཕྱི་རྒྱུད་ཁྲུས་འཇམ་ཕྱི་རྒྱུད་ཐང་བཤལ་པོས་སྦྱང་[སྦྱང་]།། དེ་རྗེས་དབུགས་མི་བདེར་བཤད་དུ་བ་ནད་ལྟག་དུད་པས་བསལ་ཞེས་པ་བརྟུབ་པར་བྱ།། ནུ་ཞོ་ཙན་དན་དཀར་སྤྲང་རྩེའི་སྣ་སྨན་བཏང་།། གཅིག་བགྲངས་

དབུགས་ཐུབ་བསྡམས་པས་རླུང་འཁྲིམས་སེལ།། མ་ཆོར་འཛིགས་སྐྲག་དངས་[དངངས]པའི་ཐབས་ཀྱི་ཚོ་ག་བྱ།། ཆད་དཀའ་སྤྱི་གཙུག་མཆོགས་སྒོ་སྐེ་སྟོང་དང་།། ཚོགས་པ་བརྒྱད་པ་ནང་ལོང་འཕར་རྩ་བསྲེག། ཟས་སྤྱོད་རླུང་གི་དུས་བཞིན་ཤེས་པར་བྱ།། སྐྱིགས་བུ་གསོ་པའི་ལེའུ་སྟེ་གྱ་གསུམ་པའོ།། །།

ལེའུ་གྲུ་བཞི་པ། དབུགས་མི་བདེ་བ་བཅོས་པ།

དབུགས་མི་བདེ་བ་མ་ཞུ་བད་འཕེལ་དང་།། ལུད་པ་འཕེལ་པས་དབུགས་ལམ་བཀག་ལས་འབྱུང་།།

དབྱེ་བ་ཕྲན་ཚེགས་མུན་ཅན་དབུགས་ཆད་དང་།། ཆེན་པོ་གྲེན་དབྱུང་ཞེས་བྱ་རྣམ་པ་ལྔ།།

སྤྱི་རྟགས་སྙིང་ག་རྩིབ་ལོགས་རྒྱངས་སམ་གཟེར།། ལྟོ་སྦྱོས་[སྦྲོས]དབུགས་རྔོད་ཡང་ན་གཞའ་བར་འགྱུར།། ཕྲན་ཚེགས་འགྲངས་ངོམས་འདུག་རྫེས་དྲག་ཤུལ་འབྱུང་།། མུན་ཅན་སློ་མིག་བད་ཀན་འགགས་པ་ཡིས།། ལུད་པ་མང་ལ་གྲེ་བ་ངར་ཞིང་འཛེར།། ཉལ་ན་མི་བདེ་རོ་སྟོད་གཟེར་སྐམ་བྱེད།། དབུགས་ཆད་བད་ཀན་སློ་མིག་འགགས་པ་ཡིས།། གྲེན་རྒྱུའི་མཐུ་ཉམས་དབུགས་འཕྱིན་མི་བདེ་ཞིང་།། སྐད་དམའ་གཞུག་ཆད་གསང་གཏམ་སྨྲ་བ་ཡིན།། ཆེན་པོ་སྐད་འཛེར་མགུལ་སྐམ་ང་རོ་ཆེ།། བསྐྱོད་ཚེ་དབུགས་རྔོད་ལུད་པ་མང་དུ་འབྱུང་།། གྲེན་འབྱུང་བད་ཀན་དབུགས་རྒྱུའི་ལམ་བཀག་པས།། ཕྱིར་འཕྱིན་བདེ་ཞིང་ནང་དུ་དབུགས་རྔུབ་དཀའ།།

སྤྱི་བཅོས་རྒྱ་མཚ་[རྒྱམ་ཚ]ཏིལ་མར་ལུས་ཀུན་བྱུག། ཚ་བ་ཤས་ཆེ་དེ་སྤང་ཆུ་དྲོན་བླུད།། སྐྱུགས་སྨན་བཏང་ན་གཞན་ལས་ཤེས་པ་འམ།། ཨ་རུ་ར་དང་ཞུམ་རྩྭ་[རྩ]དན་རོག་དང་།། རྒྱ་མཚས་[རྒྱམ་ཚས]སྦྱངས་[སྦྲངས]རྫེས་ནད་ལྷག་དུད་པས་བསལ།། གུ་གུལ་དཀར་ནག་རྡོ་དྲེག་སྤང་སྤོས་དང་།། སླ་སྐྱང་ཤིང་ཚ་སླ་རྩི་སྦྲ་ཚིལ་དང་།། ཨ་གར་བྱི་ཏང་ཙ་ཏྲ་རྒྱ་སྤོས་བདུག། ཡང་ན་གུ་གུལ་དཀར་དང་ལྷོང་རོས་སམ།། ཡང་ན་ཨ་གར་མར་

སྦྱར་དུད་པས་བདུག། རྒྱུན་འབྲུམ་°༣༠བདུན་སེ་འབྲུ་°༣༢ཙུ་གང་°༣༤ཤིང་མངར་°༡༢ཁ་ཆེ་°༡༠སླ་སྐང་°༣༠ཤིང་ཚ་°༡༠ལི་ཤི་གཙོར་སྦྱིད་པའི་ལི་ཤི་དྲུག་པ་དང་རྒྱུན་འབྲུམ་བདུན་པ་གཉིས་ཤིང་མངར་ཙུ་གང་གཉིས་བཅས་བསྲེས་པའོ་ནམ་ལི་ཤི་བཅུ་གཅིག་པ།། མ་ནུ་བཞི་པའི་ཐང་གིས་འཕྲུལ་བ་མཆོག། ཡང་ན་ཙུ་གང་ཤིང་མངར་པི་པི་ལིང་།། མ་ནུ་སླེ་ཏྲེ་[ཏྲེས]བིལ་བ་སྲོ་ལོ་དཀར།། གཏྲ་ཀ་རི་བཅས་[བཅའ]སྒ་སྤྲང་[སྤྲང]སྦྱར་བས།། སྐྱིགས་བུ་དབུགས་མི་བདེ་བའི་ནད་རྣམས་སེལ།། ཉེས་པ་གང་ཆེའི་ཞས་དང་སྦྱར་ལ་བཅོས།། བྱེ་བྲག་ཕྲན་ཚེགས་ནད་ལ་བཅོས་མི་དགོས།། ཕྱི་མ་བཞི་ལ་སྐར་བུ་པཉྩའི་སྟེང་།། སྨན་ཅན་ཅན་དན་དཀར་པོ་ཙུ་གང་དང་།། ཤིང་མངར་བསྣན་པ་དྲི་ཆུར་དབུལ་ལ་བཏང་།། དབུགས་ཚད་ཙུ་གང་སུག་སྨེལ་ཨ་གྲོང་དང་།། སྤྲང་[སྤྲང]རྩི་བསྣན་པའི་ཕྱི་མ་སྦྱར་ལ་བཏང་།། ཆེན་པོ་སྔོང་ཐོག་སྲོ་ལོ་དཀར་པོའི་ཐང་།། གྱེན་འབྱུང་མ་ནུ་སྤྲང་གི་ལྡེ་གུ་བྱིན།། ཀུ་ལ་སྐྱུར་གོང་རྩ་དང་ཐོང་རྩ་གཏར།། མར་གསར་ཞོ་ཁྲིས་རླན་གནས་ཤ་རྣམས་ཟ།། འདུ་བ་འཁྲུགས་རིགས་ཟས་སྤྱོད་སྤང་པས་གསོ།། དབུགས་མི་བདེ་གསོའི་ལེའུ་སྟེ་གྱ་བཞི་པའོ།། །།

ལེའུ་གྱ་ལྔ་པ། རླུང་ཐབས་བཅོས་པ།

རླུང་ཐབས་རྒྱུ་རྐྱེན་དབྱེ་བ་རྟགས་བཅོས་བཞི།། རྒྱུ་རྐྱེན་མ་ཞུ་བ་དང་མི་འཕྲོད་ཟས།། རྩལ་གྲངས་སྲིན་འབྲུགས་གདོན་ལས་འབྱུང་བར་བྱེད།།

དབྱེ་བ་དོན་རླུང་གཉིས་མཆིན་རླུང་མཆེར་རླུང་དང་སྣོད་རླུང་ཕོ་བ་རྒྱུ་མ་ལོང་གསུམ།། རྩ་རླུང་ཕྱི་རྩ་ནང་རྩ་གཉིས་དང་ཚ་རིགས་གྲང་གཉན་སྲིན་བཞི།། གསུངས་ཀྱང་གཞན་རླུང་ཁོང་དུ་བཤད་ཟིན་ཡིན།། ཚ་རླུང་མཆིན་མཆེར་གཉིས་ཀྱི་ཁྲག་འཁྲུགས་དང་།། ཁྲག་དང་མཁྲིས་པ་ཕོ་ལོང་ལྷུང་ལས་འབྱུང་།། གྲང་རླུང་ཕོ་བར་མ་ཞུ་ལྷུང་བ་དང་།། རྒྱུ་ལོང་ནང་དུ་ཐུར་སེལ་འཁྲིལ་ལས་བྱུང་།། སྲིན་རླུང་ཕོ་ལོང་གཉིས་སུ་སྲིན་འདྲིལ་ལ།། དེ་རྟགས་མཆིན་རླུང་གཡས་ངོས་མཆིན་སྟེང་གཟེར།། རྩལ་གྲངས་རྗེས་ལ་ནད་ལྡང་རྩ་ཆུ་ཚ།། མཆེར་རླུང་མཆེར་སྟེང་རྩིབ་ཐུང་གཟེར་བ་དང་།། སྒོ་[སྒྲོ]འཁྲིག་བྱེད་ཅིང་ཆུ་གྲང་འཐུངས་ན་ན།། ཕོ་བ་རླུང་ཐབས་ལྷེན་སྣའི་འོག་ཏུ་ན།། རྒྱུ་མའི་རླུང་ཐབས་ལྟེ་བའི་འོག་ཏུ་ན།། ལོང་རླུང་ལྟེ་བའི་གཡས་གཡོན་ཐད་ཀར་ན།། ཚ་རླུང་རྒྱུ་རྐྱེན་ཚ་བས་བསླང་བ་དང་།། ལུས་རྩལ་གསུམ་པ་ཕོ་བ་ཆུང་ལ་ལྡང་དུབ་བྱེད།། ཁྲག་གམ་མཁྲིས་པ་འབྲུ་སྐྱུགས་རྩ་ཆུ་ཚ།། ཁྱད་པར་ཕོ་བ་ལོང་དུ་ཁྲག་ལྷུང་ན།། གྲངས་རྗེས་ན་ཞིང་སྐྲིག་ལ་སྐྱུག་ཚུལ་སྟོན།། རོ་རྒྱབ་མཆིན་དྲི་སྦྲག་[སྦྲགས]ཅིང་ཚ་ཟུམ་བྱེད།། མཁྲིས་པ་ལྷུང་ན་ཁ་སྐམ་སྐོམ་དད་ཆེ།། ཁ་ཁ་མཁྲིས་པར་སྐྱུག་ཅིང་གཟེར་འབྱུང་སྐྲིག། གྲང་རླུང་རྒྱུ་རྐྱེན་གྲང་བས་ལྡང་བ་ལ།། སྒོ་[སྒྲོ]ལྡིང་ལྡང་དུབ་མེད་པར་ཐེར་ཟུག་ན།། མ་ཞུ་བད་ཀན་སྐྱུག་ཅིང་གྲང་རྩལ་བྱེད།། ཁྱད་པར་མ་ཞུ་མི་ཕྲོད་ཟོས་རྗེས་ལྡང་།། ཟུལ་སྐྲིག་མང་ཞིང་སྐྱུག་ལ་ཟོས་ཐོག་ན།། ལོང་

ཏུ་སྨུག་པོར་འཐབ་པའི་སྐྱང་ཐབས་ནི།། ཐུར་རླུང་མི་ཐོན་ཕར་འཕོར་ཚུར་འཕོར་རྒྱུ།། འགྲངས་དང་མཚན་མོའི་དུས་སུ་ཁྱད་པར་ན།། ལྟོགས་ཤིང་ཉིན་མོའི་དུས་ན་ཅུང་ཟད་བདེ།། རྒྱུ་མར་ཐུར་སེལ་འཁྱིལ་བས་འཕྲེན་མི་ཐོན།། གྱེན་དུ་འཁྱིལ་ཞིང་སྒོ་[སྒྲོ]འཁྲོག་ཏིལ་ཏིལ་ན།། ཚབས་ཆེ་རླུང་གིས་གཙུས་ཤིང་འཁྲིལ་ན་སྲང་།། ཕོ་ལོང་སྲིན་སྐྱང་དཀར་མདར་གྲངས་རྫེས་ན།། དྲུ་བུར་འདྲིལ་ལམ་ཚ་ལ་འབུགས་སླམ་བྱེད།། ལྷང་དུབ་ཆེ་ལ་ལངས་དུས་སྲན་སྐྱགས་མེད།། ཕྱི་རྩ་སྐྱང་ཐབས་ལྟེ་བའི་ཟུར་གཉིས་འཕར།། ནང་རྩ་སྐྱང་ཐབས་སྲོག་རྩ་གཟེར་འབྲུག་འཕར།།

བཅོས་ཐབས་སྤྱི་ལ་སྨན་དཔྱད་ཟས་སྤྱོད་བཞི།། ནད་འདི་ཚ་གྲང་ནད་རིགས་གང་ཡིན་ཀྱང་།། མ་ཞུ་མི་འཕྲོད་ཟས་ལས་བྱུང་པའི་ཕྱིར།། མ་ཏུ་[༡]སུམ་ཆ་སྐ་སྐྱ་[༢]སུམ་ཆ་གཉིས།། དེ་གཉིས་དང་མཉམ་ཨ་རུ་ར་[༣]དང་ནི།། ལྕུམ་རྩ་[༡]ཙོང་ཞི་[༡]ཡང་ན་ཚ་བ་ལ་རྒྱ་མཚ[རྒྱམ་ཚ]བུལ་ཏོག་[༢]དྲུག་འགྱུར་སྦྱར[སྦྱར]།། མ་ཞུ་གསར་རྙིང་དུག་དང་སྐྱང་ཐབས་དང་།། བད་ཀན་སྟོད་འཚངས་ཐུར་སེལ་གྱེན་ལོག་རླུང་།། ཤ་མ་ཐོན་དང་དུག་སོགས་ཕོ་ནད་རིགས།། ཀུན་འཇོམ་ཞི་བྱེད་དཀར་པོ་དྲུག་སྦྱོར་[སྦྱོར]སྙིང་།། གཞན་སྐྱང་དུས་བཤད་རྒྱ་མཚ་[རྒྱམ་ཚ]བཅུ་གསུམ་པ།། བསྟན་པས་འཕྲལ་དུ་སྲོག་སྙེར་སྒྱོང་བའི་གནང་།། ཡང་ན་རུ་རྟ་[༢]དྲུག་སྐྱུ་[༡]སེ་[༡]བ་[༡]སུ་[༣]ཡི་[༣]སྙིང་ཐང་ཀྲམ་[༡]རྩ།། ཅི་ཏང་ཀ་[༡]དང་ཨ་རུ་[༡]གི་ཤི་[༥]དང་།། དྲིས་མའི་གེ་སར་[༡]བསྟན་པའི་བཅུ་གཅིག་པ།། སྐྱང་ཐབས་ནད་ཀུན་འཇོམས་པ་མཁས་པའི་ལུགས།། ཅེ་བྲག་མཆིན་སྐྱང་གྲོག་ཞིང་བསྲོས་པས་བདུག། དྲི་ཆུར་བྲག་ཞུན་བ་ཤ་ཀ་སྲངས་[སྲངས]བཏང་།། གུར་གུམ་ཅུ་གང་བ་ལེ་ཏིག་ཏ་

དང་།། ཨུཏྤལ་ཨ་རུ་མཆེ་དང་ག་ར་སྦྱར།། རུ་རྟ་ཙ་ལ་གདར་ལ་ཁྲག་ཤེད་བཅག། མཆེར་སྐྲང་སེ་འབྲུ་བཅུ་གཉིས་རྒྱ་མཚ་[རྒྱམ་ཚ]བཞི་ཐང་བཏང་།། མ་ནུ་སེ་འབྲུ་སུག་སྨེལ་ག་གོ་ལ།། པི་ལིང་ག་ར་དྲུག་པ་ཆུ་བསྐོལ་འཐུལ།། ཡོས་སམ་སྲན་ཕུབ་དུགས་བྱ་མཆེར་ཙ་ཧ་མཐུར་གདར།། དེ་གཉིས་ཞི་དཀའ་ལྷུམ་ཙ་ཨ་རུ་ར།། དུར་བྱིད་རྒྱ་མཚའི་[རྒྱམ་ཚའི]ཐང་གིས་སྦྱང་བར་བྱ།། སྟོད་སྐྲང་གང་ཡང་དཔྱད་མཆོག་སྦྱོངས་ཡིན་པས།། སྟར་བུ་དུང་ཐལ་སྤྱིལ་[སྦྱིལ]ཤ་རྒྱ་མཚ་[རྒྱམ་ཚ]དང་།། དུར་བྱིད་བུ་རམ་དྲི་ཆུའི་རིལ་བུས་སྦྱང་།། སྟོད་དུ་ཁྲག་མཁྲིས་མ་ཞུ་ལྷུང་བ་འདོན།། ཁྱད་པར་ཕོ་སྐྲང་སྨུགས་ཕྱི་རྒྱུད་ལ་རྒྱ་མ་བཤལ་གོང་གི་སྙིང་དུ་དུག་ཙུང་སླ་པོ་བསྟན།། ལོང་སྐྲང་ནི་རུ་ར་ཕྱི་རྒྱུད་བར་མར་དབྱེ་སོང་བསྟན་ཡིས་དྲང་བར་བྱ།། ཚ་སྐྲང་ཆུ་རྗེ་གྲང་མོའི་དུགས་བྱ་གདར་རུ་རྟ་ལོང་ཙ།། བྲག་ཞུན་བ་ཤ་བ་ལེ་ཀའི་ཐང་ལ།། དོམ་མཁྲིས་གུར་གུམ་བཏབ་ཀྱིས་བསྙེན་ན་ཕན།། ཨ་རུ་བྲག་ཞུན་སླ་རྩེ་དོམ་མཁྲིས་བོང་དཀར།། གུར་གུམ་སུག་སྨེལ་བྲི་[བྲེ]ཡཧྲུ་ལི་ཤི་སྦྱུར[སྦྱར]།། ཨ་རུ་དུར་བྱིད་ལྷུམ་ཙ་རྒྱ་མཚས་[རྒྱམ་ཚས]སྦྱང་།། མཆིན་ཁྲག་ཕོ་བར་ལྷུང་ན་སྦྱང་གོང་གི་སྟར་བུ་དུང་ཐལ་སོང་བ་གཅེས།། རུ་རྟ་གདར་ཞིང་ཡོས་སམ་ཆུ་རྫོས་བདུག། བྲག་ཞུན་བཞི་བ་དོམ་མཁྲིས་གུར་གུམ་ཨུཏྤལ་ག་ར་སྦྱར་བ་ལ་བཏང་།། མཁྲིས་པ་ལྷུང་ན་གཡའ་གྱི་སྦྱོངས་[སྦྱོངས]དུར་བྱིད་རྒྱ་མཚའི་[རྒྱམ་ཚའི]སྐྱུགས་སྦྲག། ཡང་ན་བྲག་ཞུན་དགུ་སྙིང་གར་ནག་བསྟན།། སེ་འབྲུ་ཤིང་ཚ་སུག་སྨེལ་པི་པི་ལིང་།། གུར་གུམ་དུག་ཙུང་གསེར་མེ་བདུན་པ་བྱ།། གྲང་སྐྲང་དུགས་རྩ་བསྲོས་པའི་ཐང་སྣ་པི་ཕོ་ཕྱི་མ་ཤེན་ཀུན་རྒྱ་རྒྱམ་ཁ་བསྲེག་ཕ་གསང་དབུས་པས་བཅོས།། མ་ཞུ་ལྷུང་ན་སྐྱུགས་དུར་བྱིད་སྦྱང་ཚེར་རྒྱ་མཚ་པི་ལིང་རྗེས་དྲོད་སྨན་སེ་འབྲུ་ཚ་བ་གསུམ་རྒྱ་མཚ་[རྒྱམ་ཚ]ཁ་རུ་ཚ་སྦྱར།། སྨུག་སྐྲང་གཡུ་རིལ་བཅུ་གསུམ་ལྟག་པ་སྦྲད།། ཆུ་ལོ་

ཏ་བོས་དུགས་བསྙེན་ཏུ་ཐུང་གཏར།། ལྟེ་ཉུར་གཉིས་བསྲེག་ནི་ཏུ་འཇམ་རྩི་སྤྱེལ།། རྒྱུ་མར་རླུང་འཁྱིལ་མེ་བསྲེ་ལྟེ་བ་ནས་མཚོན་དོ་ཚོགས་བཅུ་བདུན་བཀྲུ་འཇམ་ཕྱི་རྒྱུད་བཏང་།། ཤིང་ཀུན་བཞི་བའི་ཁ་ཏུ་ཚ་ཕོ་བ་རི་སྐྱ་བུ་རམ་ཕྱེ་མ་ཆང་གིས་དབུལ།། སྲིན་རླུང་འཆི་མེད་སྲིན་སེལ་ཁྱུང་ལྔ་ཚད་ལྡན་བྱི་ཏང་ཀ་མཉམ་པ་ལྷག་པ་སྦྱར།། ཡང་ན་གཉན་རླུང་སྐབས་ཀྱི་བྱ་ཁྱུང་བཅུ་གསུམ་བསྙེན།། རྩ་རླུང་རྐྱེད་པ་བཅག་རྐང་པས་ཅིང་རྩ་གཞི་སྣེ་ས་བཞིའི་བཅིང་།། བཤལ་ལྡུམ་རྩ་བྱང་པ་སོགས་གཏར་ཡོང་རྩ་ཚད་སྦྱང་མེ་ཡིས་རླུང་ལམ་དགག་ཕྱི་རྩ་ལ་ལྟེ་ཉུར་གཉིས་ནང་རྩ་ལ་ཚོགས་པ་དྲུག་ལྟེ་འོག་སོར་བཞིར།། སྨན་གང་ཡིན་ཡང་འཕུལ་བྱེད་ཆུ་སྐོལ་ཚ།། ཟས་སྤྱོད་འཇམ་དྲོ་བསྙེན་པས་ནད་ལས་གྲོལ།། རླུང་ཐབས་བཅོས་པའི་ལེའུ་སྟེ་གྱ་ལྔ་པའོ།། །།

ལེའུ་གྱ་དྲུག་པ། སྲིན་ནད་བཅོས་པ།

སྲིན་ནད་རྒྱུ་རྐྱེན་དབྱེ་བ་རྟགས་བཅོས་བཞི།། རྒྱུ་རྐྱེན་ཟས་དང་སྤྱོད་ལམ་གདོན་ལ་སོགས།། འདུ་བ་འཁྲུགས་པས་སྲིན་ནད་སློང་བར་བྱེད།།

དབྱེ་བ་ཕྱིར་གནས་ཤིག་དང་སྲོ་མ་སྐྱེ།། ནང་གནས་བད་ཀན་དྲུ་དྲུ་ལྗོག་པ་འདྲ་རླུང་ཐུར་མ་འདྲ་མཁྲིས་ཤ་སྤུ་འམ་ཁབ་རྩེ་འདྲ། རྐང་པ་མེད་ཟླུམ་ལ་དམར་པོ་རྩའི་ནང་ཀུན་ཏུ་རྒྱུག་ཁྲག་དང་བཞི།། གསུང་ཀྱང་ཁྲག་སྲིན་ངོ་བོ་གཉན་ནད་དང་།། ཀླད་སྲིན་ཡ་མའི་དུས་སུ་གོང་དུ་བཤད།།

རྟགས་ནི་དཀར་དང་དམར་བག་གྲང་རྐྱེན་ལྡང་།། ལྟོ་ཆེ་ལྡང་དུབ་བྱེད་ལ་ཚིག་པ་ཟ།། གནས་ས་སྒོ་ནས་སྣ་ཚོགས་རྟགས་བྱུང་ཡིན།།

སྐབས་འདིར་སྲིན་ནད་ཐོར་བུའི་བཅོས་ཐབས་བསྟན།། ཕྱི་སྲིན་ཤིག་སྲོ་ལོ་བཙན་དུ་རྐོད་སྤོས།། ར་དུག་མར་ནག་སྦྱར་བ་མགོ་ལ་བྱུག། ཤ་བའི་ཚིལ་དང་སྤྱར་[སྦྱར]བ་ལུས་ལ་བྱུག། ཡང་ན་དངུལ་ཆུ་མར་སྤྱར་[སྦྱར]གོས་ལ་བྱུག། བྱི་ཏང་ཤོང་རོས་རྐོད་སྤོས་མར་ནག་ལ།། རྒྱ་ཙ་ད་ཧ་རྗེ་ལ་པ་སྤྲ།། བརྒྱ་རྩ་བརྒྱད་བཟླས་བྱུགས་པས་སྲོག་ཆགས་སྐྱེ་རྒྱུན་བཅད།། ལྡགས[ལྡགས]སྲིན་བྱི་ཏང་ཀ་དང་ཙི་ཏ་[ཏྲ]ཀ། སྐྱག་སྐྱུ་གཡེར་མ་དྭ་བ་བྱི་ཏུ་པ།། སྤྲུ་མ་ཕུར་མོ་བྲོ་མར་བྱུགས་ལ་མཉེ།། གཞང་སྲིན་སླ་རྩི་སྐྱག་སྐྱུ་ལང་ཐང་ཙི[ཙེ]།། ཚ་བ་གསུམ་དང་བྲོ་མར་རེང་བུ་གཞུག། སྐྱག་པ་རྒྱ་མཚ[རྒྱམ་ཚ]སླ་རྩི་བྱི་ཏང་ག། མུ་ཟི་མར་སྦྱར་བཙུག་ལ་ཕྱིང་པས་བསྒྲིལ།། ཕོང་དུ་རྡོང་གྲ་བསྟན་པའི་སེ་འབྲུ་ལྷའི།། སྙིང་དུ་ཙ་ཏྲ་བྱི་ཏང་མ་རུ་ཙེ།། ཁ་རུ་ཚ་བསྟན་ཆུ་སྐྱོལ་ཚན་སོས་དབུལ།། གྲང་སྲིན་འཛོམས་པའི་རྡོ་རྗེ་ཕ་ལམ་ཡིན།། མཚན་མའི་སྲིན་ལ་ཆགས་པ་སྤྱད་པས་སེལ།། སྲིན་ནད་ཀུན་

ལ་སྲིན་སྨན་བཅུ་གསུམ་བྱི་ཏང་མ་རུ་ཙེ།། སླ་རྩི་ཤིང་ཀུན་སྐྱོག་སྐྱུ་གཡེར་མ་དང་།། ཐང་ཕྲོམ་ནག་ཕུར་ཐལ་ལང་ཐང་ཙེ་དང་འབྲུམ་ཆེར་སྐྱིའི་འབྲུ།། དྲེས་འབྲུ་ སྨུ་མ་དཀར་དཀར་པོ་ཞིག་ཐུབ་མ་ཉིང་དྲེས་མ་རྣམས།། བསྐོལ་གྲངས་ཚུ་ལ་སྦྱུར་[སྦྱར]ལ་ཕོང་དུ་བཏང་།། ཤ་བའི་ཚིལ་དང་སྦྱར་ལ་སྣ་རུ་བདུག། ཐྲོ་མར་རེང་བུ་བྱས་ལ་མས་ཡར་བཏང་།། ད྄་བའི་ཁཎྜ་སྦྱུར་[སྦྱར]ལ་ལྷགས་ལ་བྲུག། ད྄་བ་བྱི་ཏང་སླ་རྩི་མ་རུ་རྩེ།། སྐྱོག་སྐྱུ་བོང་ང་ཨ་རུ་སྦྱུར་[སྦྱར]པ་ལ།། སྲིན་སྨན་ལྷ་མོ་བདུན་སྦྱོར་①ཞེས་བྱ་སྟེ།། ཚ་གྲང་རང་རང་ཕོ་ཉའི་[ཉས]ཕུལ་བཏང་ན།། སྲིན་གྱི་གྲོང་ཁྱེར་བརྒྱད་ཁྲི་འཇོམས་པར་བྱེད།། བྱ་ཁྱུང་རིལ་བུ་ཡུན་བསྟེན་སྲིན་ཀུན་འཇོམས།། དཀར་མངར་སྐྱུར་དང་བཙུད་ཅན་རྒྱ་སྣེ་དང་།། དྲག་ཤུལ་འདུ་བ་འབྲུགས་བའི་རིགས་རྣམས་སྤང་།། སྲིན་ནད་བཅོས་པའི་ལེའུ་སྟེ་གྱ་དྲུག་པའོ།། །།

ལེའུ་གྱ་བདུན་པ། སྐྱུགས་ནད་བཅོས་པ།

སྐྱུགས་ནད་རྒྱུ་རྐྱེན་དབྱེ་བ་རྟགས་བཅོས་བཞི།། རྒྱུ་རྐྱེན་མ་ཞུ་ལྷེན་དང་ལྒུགས་དྲེགས་དང་།། ཡོང་འབྲས་བད་སྨུག་སྲིན་བུ་སྙིང་རླུང་འཁྲུགས།། མི་སྡུག་ཡུལ་མཐོང་རྣམས་ཀྱིས་གྱེན་དུ་སྐྱུག།

དབྱེ་བ་རླུང་མཁྲིས་བད་ཀན་འདུས་པ་བཞི།།

དེ་རྟགས་མ་ཞུ་གང་ཟོས་དེ་ཉིད་སྐྱུག། ལྷེན་དང་ལྒུགས་དྲེག་ཆུ་སྐྱུར་བད་ཀན་སྐྱུག། ཡོང་འབྲས་ཁ་ཟས་ཀུན་ལ་འཁྲིན་པ་སྟེ།། བད་ཀན་སྨུག་པོ་རྒྱ་བཤལ་དུད་ཁུ་སྐྱུག། སྲིན་གྱིས་སྲིན་སྐྱུག་རླུང་འཁྲུག་སྙིང་སྐྱུགས་བྱེད།། མི་སྡུག་ཡུལ་མཐོང་དྲི་ཚོར་རེག་པས་སྐྱུག། རླུང་གྱུར་ལྦུ་ཅན་ཆུ་ཐབས་སྐྱུག་པ་ལ།། བྲང་རྒྱབ་རྩིབ་ལོགས་གཟེར་ཞིང་མགོ་བོ་འཁོར།། མཁྲིས་གྱུར་ཁ་ཁ་སེར་པོ་ཁྲག་ཅན་སྐྱུར།། ལུས་ཚ་སྐོམ་དད་ཆེ་ལ་མགོ་བོ་གཟེར།། བད་ཀན་ལས་གྱུར་བེ་སྣབས་བསྐ་མངར་སྐྱུག། དང་ག་འགག་ཅིང་གདོང་སྐྲངས་བྲང་ཁ་ན།། འདུས་པ་ལས་ནི་ཀུན་རྟགས་སྟོན་པར་བྱེད།།

བཅོས་ཐབས་ཀུན་ལ་སྦྱུང་བྱ་ཆུ་ཚན་བཏུང་།། ཟས་སྐོམ་ཡང་ལ་འཇུ་སླ་ཙུང་ཟད་བསྟེན།། ཟས་ཟོས་རྗེས་ལ་ཆུ་གྲང་གདོང་བཀྲུ་གཏོར།། ཁྱད་པར་མ་ཞུ་རྒྱ་མཚ་[རྒྱམ་ཚ]གསུམ་པས་བཞུ།། ཤིང་མངར་དུག་དང་རང་རང་གཉེན་པོ་སྦྱད།། བདེ་བྱེད་སྐོམས་ལྡན་འབྲས་ཁྲུས་འཕྲུལ་ན་ཕན།། བསིལ་སྦྱོད་སྐོམས་པའི་གནས་སུ་དལ་བུར་བསྟད།། སྐྱུག་ནད་བཅོས་པའི་ལེའུ་སྟེ་གྱ་བདུན་པའོ།། །།

ལེའུ་གྱ་བརྒྱད་པ། འབྲུ་ནད་བཅོས་པ།

འབྲུ་ནད་རྒྱུ་རྐྱེན་དབྱེ་བ་རྟགས་བཅོས་བཞི།། རྒྱུ་རྐྱེན་མ་ཞུ་གནས་སྐབས་འབྲུ་བ་དང་།། ཕོ་བའི་མེ་ཉམས་རྒྱུ་ཡོང་གྲང་བ་སྐྱེས།། མཁྲིས་པ་སྣོད་ལྷུང་མཆིན་ཚད་ཐུར་དུ་བབས།།

དབྱེ་བ་རླུང་མཁྲིས་བད་ཀན་འདུས་པའོ།།

དེ་རྟགས་མ་ཞུ་དོན་མེད་འཕྱིངས་རྗེས་འབྲུ།། མེ་ཉམས་ཁ་ཟས་མ་སྨིན་རྒྱུན་པར་འབྱུང་།། རྒྱུ་ཡོང་གྲང་བ་འཁྲོག་ཅུར་གྲངས་ན་ལྡང་།། མཁྲིས་པ་སྣོད་ལྷུང་སེར་པོ་ཚ་བཅས་འབྲུ།། མཆིན་ཚད་བབས་པ་དམར་སྨུག་དུད་ཁུར་འབྲུ།། རླུང་གྱུར་སྒོ་འཁྲོག་ལྦུ་བ་སྒྲ་བཅས་འབྲུ།། མཁྲིས་པ་དམར་སེར་དྲི་མནམ་ཚོར་མེད་འབྲུ།། བད་ཀན་བེ་སྣབས་འབྲུ་ལ་སྤོ་ལྐྱི་སྒྲིག། འདུས་པ་ལས་གྱུར་རྟགས་ཀུན་ལྡན་པར་འབྲུ།།

བཅོས་ཐབས་འདི་ལ་ཚ་གྲང་གཉིས་སུ་བསྡུ།། ཚ་ན་ཨིནྡྲ་བཞི་ཐང་བིལ་བ་བཏབ།། དེ་ཡང་ཚབས་ཆེ་རྒྱུ་ཚད་ནད་དུ་སྤོས།། མཆིན་ཚད་ཐུར་བབས་སྨུག་པོ་འབྲུ་ལྟར་བཅོས།། གྲང་ན་དྲག་པོ་སྨན་ནག་བཅོ་ལྔ་འམ།། ད་ཏྲིག་དགུས་བཅད་དེ་ཡང་ཚབས་ཆེ་ན།། རྒྱ་མ་ཡོང་གསང་རྣམས་སུ་མེ་བཙས་བྱ།། ཟས་དང་སྤྱོད་ལམ་ཚ་གྲང་ཟློ་པས་སྤྱད།། འབྲུ་ནད་བཅོས་པའི་ལེའུ་སྟེ་གྱ་བརྒྱད་པའོ།། །།

ལེའུ་གྱ་དགུ་པ། དྲི་འགགས་བཅོས་པ།

དྲི་འགགས་ནད་ནི་ཟས་སྤྱོད་གདོན་རྐྱེན་གྱིས།། རྒྱུ་ཡོང་བཤད་ལམ་སྐམས་ནས་དྲི་མ་སྟོམ།།

དབྱེ་བ་རླུང་མཁྲིས་བད་ཀན་སྲིན་ནད་དང་།། ཐུར་སེལ་ལོག་དང་རྣམ་པ་ལྔར་བཤད་དོ།།

དེ་རྟགས་རླུང་གྱུར་འཁྲོག་སྐམ་ཤ་རིལ་འདྲ།། མཁྲིས་པ་རྒྱུ་ཞབས་ན་འདྲིལ་དམ་ལ་མཁྲེགས།། བད་ཀན་ལྗོ་ལྡི་སྦྲིག་ཅིང་གསུས་པ་སྐྲངས།། སྲིན་གྱུར་ཨ་ཡོང་ཁ་ཟ་ལྷང་དུབ་བྱེད།། ཐུར་སེལ་ལོག་པ་འཁྲོག་སྐང་འཕྱེན་མི་ཐོན།།

བཅོས་ཐབས་ཨ་རུ་གསུམ་པ་ལྩུམ་རྩ་བུལ་ཏོག་ཐང་།། དྲི་མ་སྐམ་པ་གང་ཡང་བརྟན་པར་བྱེད།། ཡང་ན་སྨན་ཆེན་རྒྱ་ཚ་ཞོ་རེ་རེ།། ཤུག་ཚེར་རེ་རལ་སྤྲུས་[སྤྲང]སྤྱོས་གུར་གུམ་བཞི།། ཞོ་དོ་སྦྲ་རྩེ་ཿགི་ཕྱི་ཿདོམ་མཁྲིས་ཿ གསུམ།། བཞི་ནམ་ཙམ་རེ་མཚལ་གྱིས་མདོག་བསྒྱུར་[བསྒྱུར]བའི།། རིལ་བུ་སྤྲི་འཛོམས་རྡོ་རྗེ་ཅན་ཞེས་འདིས།། གསར་བའི་ནད་རྣམས་མ་སྨིན་སྨིན་པར་བྱེད།། རྙིང་པ་བྱེར་བསྐྱུད་གབ་སྙོང་ཞེན་པ་འགོག། རྒྱས་པ་གསོད་ཅིང་ཚ་གྲང་ནད་དང་གདོན།། གག་ལྷོག་གཟེར་གསུམ་འབྲུམ་པ་རྒྱ་གཟེར་དང་།། ཡ་མ་སྲིན་དུག་སོ་ནད་རྩ་ཆུ་འགགས། ཆུ་སེར་དྲེག་དང་གྲུམ་བུ་གཟའ་དང་མཛེ།། ཚད་རིམས་ལ་སོགས་ནད་རིགས་ཀུན་ལ་ཕན།། ཞི་བྱེད་དྲག་པ་ལྩུམ་རྩ་གཙོར་བསྐྱེད་བཏང་།། མ་ཐུབ་ནི་རུ་འཇམ་རྩི་སྨེལ་ལ་བཅོས།། དྲི་མ་འགགས་ན་བཤལ་ལས་ལྷག་པ་མེད།། ཟས་སྤྱོད་རང་རང་འདུ་བ་སྤྱི་དང་བསྟུན།། རྟག་འགགས་བཅོས་པའི་ལེའུ་སྟེ་གྱ་དགུ་པའོ།། །།

ལེའུ་དགུ་བཅུ་པ། ཆུ་འགགས་བཅོས་པ།

གཅིན་འགགས་རྒྱུ་རྐྱེན་ལྷང་པའི་ཁ་ཐུར་བལྟས།། ངོས་གཉིས་ཆུ་རྒྱུའི་རྩ་ཡོད་རྒྱུ་མར་འབྲེལ།། དེ་ལ་ཟས་སྤྱོད་གདོན་གྱིས་འདུ་བ་འབྲུགས།། ལྷང་པའི་རྩར་ཞུགས་གཅིན་ནད་སྐྱེད་པར་བྱེད།།

དབྱེ་བ་གཅིན་སྲི་བ་དང་གཅིན་འགགས་གཉིས།། སྲི་བ་རླུང་མཁྲིས་བད་ཀན་འདུས་པ་བཞི།། འགགས་ལ་ཁ་འཆུས་རླུང་འཁྱིལ་ཁྲག་དང་སྲུ།། སྐྲངས་དང་ཁྲུ་བ་བཤང་བ་རྫེ་འགགས་བརྒྱད།།

དེ་རྟགས་རླུང་གྱུར་ཡང་རྩུབ་ཟས་སྤྱོད་ཀྱིས།། ཆུ་སྲོ་ལྷང་[ལྷང]པ་ཕོ་མོའི་མཚན་ན་[མ]གཟེར།། མཁྲིས་གྱུར་དམར་སེར་ཚ་བ་ཆེ་ལ་ན།། བད་ཀན་བསིལ་ཞིང་སྣ་འབྱར་ཡུན་དུ་ཐོགས།། འདུས་པ་ཀུན་གྱི་རྟགས་དང་ལྡན་པ་ཡིན།། བཅིན་[གཅིན]བསྡམས་ལྷང་པ་རྒྱས་ཏེ་ཁ་འཆུས་པས།། རྒྱུ་ཞབས་སྐྲང་ཞིང་གཙུས་སྐྲམ་བཙིར་ན་འབྱུང་།། ཐུར་སེལ་གྱེན་དུ་འཁྱིལ་བས་ཆུ་སོར་ཟུག། ཉུང་ཤས་བཤང་གཅི་གཏོང་བའི་དུས་སུ་འབྱུང་།། མཁལ་མ་བསམ་སེའི་རྩ་འགྲམས་ཁྲག་འབྲུགས་པས།། ཆུ་དམར་ཁྲག་རོ་བཅས་འབྱུང་རྒྱུ་ཞབས་ན།། ཁ་ཟས་ སྐྱུར་འདྲིས་ལྷང་པའི་རྩར་འགྲིམས་པས།། ཟུག་ཆུང་སྙི་ལ་ཆུ་འཛོམ་སྲུ་ཉག་འབྱུང་།། ལྷང་པའི་ཁ་འམ་བཤང་ལམ་བར་དུ་སྐྲངས།། སྲ་ཞིང་ན་ལ་བཤང་གཅི་འཕྱེན་དབུགས་སྟོམ།། ཚངས་སྤྱོད་པ་འམ་གཅིན་བྲོ་ཉལ་པོ་བྱས།། ཁྲུ་བ་གཅིན་འདྲེས་ཐལ་ཁྲུ་འདྲ་བ་འབྱུང་།། བཤང་པས་འགགས་པ་རྟུག་པ་གཅིན་བསྡམས་སམ།། བཤང་གཅི་འདྲེས་པས་འགགས་ན་བཤང་དྲི་མནམ།། རྫེ་འགགས་བད་མཁྲིས་ཁྲུ་ཆུ་ཁྲག་ཅན་སྲུ།། བད་ཀན་ལ་བརྟེན་ཆུ་བཙོས་རླུང་གིས་སྲིལ།། མདོར་ཚུལ་ཕོ་

མཚན་གཞང་ཁ་བར་རྣམས་ན།། གཅིན་འགགས་སྤྲི་མནམ་ལྷང་པར་སྦྱོ་[སྦྲོ]བར་བྱེད།། ནད་རྒྱས་གཅིན་འབྱུང་དུས་ན་སོ་འཆའ་འདར།། འཁྲུན་ཞིང་ཁུ་ཚུར་བཅང་དང་མཚན་མ་ཉེད།། དེ་ཡང་འཚོལ་རྗེ་ཐུག་རྗེ་གཉིས་སུ་སྲིད།། འཚོལ་རྗེ་གཅིན་ཡང་བར་མཚམས་བཅད་ཅིང་འོང་།། རྟ་ཞོན་དྲག་ཤུལ་རྗེས་ལ་ཁྲག་ཅན་འཛག། ཐུག་རྗེ་ཁ་ལ་ཐུག་ནས་རྒྱུན་དུ་སྟོམ།། གཏིང་དུ་ཐུག་ན་ན་གཟེར་ཆུ་མི་འགག།

བཅོས་ཐབས་ལྷུང་གུར་ཆུ་སྲི་རྒྱ་ཚ་ཕྱིག། སུག་སྨེལ་ཁ་རུ་ཚ་དང་ཉེ་དགའ་བུར།། ཆང་སྦྱར་[སྦྱར]བཏང་ལ་རྨུམ་དུགས་བཙུད་ཟས་བསྙེན།། མཁྲིས་གུར་ཉེ་ཤིང་གཟེ་མ་བུ་[སུ]ཤེལ་རྩེ།། རྒུན་འབྲུམ་དུར་བ་འབྲས་དང་རྒྱ་ཤུག་འབྲུ།། བསྐོལ་ཁུར་ཀ་ར་སྦྲང་[སྦྲང]རྩི་བཏབ་པ་ལྷུད།། སླ་རྩི་སྐྱུ་རུ་བྲག་ཞུན་ཐ་རམ་ཐོད་གང་རུང་གི་ཚིག་ཐང་བཏང་།། བད་གུར་རྒྱ་ཚ་སུག་སྨེལ་ཚ་བ་གསུམ།། ཕྱིག་སྲིན་ལྕུམ་པ་ཆང་དང་སྦྱར་[སྦྱར]ལ་བཏང་།། རུས་པ་སུག་སྨེལ་ཚ་བ་གསུམ།། གཟེ་མ་སྦྲང་[སྦྲང]ལྷུད་འདུས་པ་ཀུན་གྱིས་གསོ།། ཁ་འཆུས་རྐང་པ་ནས་སྤྱུག་ལག་པས་མཛུབ་མོ་གཞང་དུ་བཙུག་པས་བསྲང་།། ལྷུང་འཁྲིལ་དུགས་དང་བྱུག་པ་འཇམ་རྩི་ཕྱི་རྒྱུད་བྱ།། ཁྲག་འགགས་ཆུ་ཚན་ནད་སྦྱིར་ཡོང་རྩ་གཏར།། དམར་པོ་བཙོད་རྒྱ་ཞི་འབྲི་བཞི་དང་མཁྲིས་སྣ་སྦྱར་ལ་བཏང་།། སྲུ་འགགས་ལྷང་བའི་ཁ་ནས་མཉེ་ཤིང་བཞོ།། སྐྲངས་འགགས་ཆུ་ལུམས་དུགས་དང་གཏར་བ་དང་།། མས་བཏང་དྲི་མ་འགགས་བཤད་པའི་ནི་རུ་ཧ་གོང་མས་སྐྲངས་པ་ཞི་བ་དགོས།། ཁུ་བ་ཆགས་པ་སྦྱུད་ཅིང་མཉེ་ལ་བཞོ།། བཤང་པ་འགགས་པ་ནི་རུ་ཧ་ཡིས་དྲང་།། གང་ཡང་ཐོན་དཀའ་ཆུ་ཐུར་གསང་བ་ལ།། ཕོ་ལ་མཐེ་གང་སྦྲོམ་ཕྲ་གྲོ་སོག་ཙམ།། མོ་ལ་སོར་བཞི་སྦྲོམ་ཕྲ་ནས་སོག་ཙམ།། རྒྱུས་བལྡད་ཁ་དྲིལ་གསང་དུ་བཏང་ལག་ལེན་དམར་ཁྲིད་ལྟར་ལ་དབྱུང་།། རྗེའུས་འགགས་ལ་སྨན་

བཞིག་དཔྱད་ཀྱིས་དཔྱུང་[དབྱུང་]།། ཛེ་སྨན་ཁྲུང་ཁྲུང་ཇ་མོ་བོང་བུ་ཏུས་རྣམས་ཀྱི་དང་།། དབྱི་མོང་གཟེ་མ་སྨན་སྨ་ཆང་སྦྱར་བཏང་།། ལྷང་བའི་ཛེ་བཤལ་རྒྱ་ཚ་སྡིག་སྲིན་དང་།། གསེར་གྱི་བྱེ་མ་ཉིད་གའ་[ཉི་དགའ]ཤླ་རྩི་དང་།། སོ་བྱའི་སྒྲོ་གཞོབ་ཆུ་ངན་སྦྱུར་[སྦྱར]ལ་བཏང་།། ཟེ་ཚ་རྒྱ་ཚས་སྣ་དྲངས་ཚ་སྣ་ཚོགས།། གསེར་གྱི་བྱེ་མ་སྡིག་སྲིན་འབྲས་སྣ་གསུམ།། ཉི་དགའ་སུག་སྨེལ་ཤླ་རྩི་ཚ་བ་གསུམ།། སྤོས་དཀར་འབུ་སྐྱོགས་བཻཌྰ་ར་[བཻཌཱུརྻ]ལས་དུང་དཀར་འདྲ་བུར་དཀར་ཆང་སྦྱུར་[སྦྱར]བཏང་།། གཞན་ཡང་སོ་བྱའི་སྒྲོ་རྩའི་ཐལ་བ་དང་།། རྒྱ་རྩྭའི་ཐང་གིས་ཆུ་འགགས་མཐའ་དག་སེལ།། སྨན་གྱིས་མ་བཞིག་རྙིངས་ཤིང་རྒྱས་པ་ལ།། དཔྱད་ཀྱིས་དབྱུང་ན་གཞུང་ཆེན་རྣམས་ལས་ཤེས།། ཆུ་འགགས་གསོ་བའི་ལེའུ་སྟེ་དགུ་བཅུ་པའོ།། །།

ལེའུ་གོ་གཅིག་པ། གཅིན་སྙི་བཙོས་པ།

གཅིན་སྙིའི་རྒྱུ་རྐྱེན་དབྱེ་རྟགས་བཅོས་བཞི།། རྒྱུ་རྐྱེན་ལན་ཚ་མངར་བསིལ་ལྕི་བའི་ཟས།། རླན་ཅན་མལ་འདུག་བད་ཀན་ཆོལ་འཕེལ་བ།། ལྷང་པར་ཟགས་པས་ཟ་ཁུ་སྐྱིད་པར་བྱེད།།

དབྱེ་བ་བད་མཁྲིས་རླུང་དང་རྣམ་པ་གསུམ།། བད་ཀན་ཟ་ཁུ་ཆུ་ཆང་བུར་ཞེང་དང་།། གར་པོ་འབྲས་ཕྱེ་ཁུ་ཆུ་བྱེ་མ་དང་།། བསིལ་དང་བགས་འབྱུང་ཁ་ཆུ་བཙུ་ཏུ་བཤད།། མཁྲིས་པའི་ཟ་ཁུ་ནས་ཆོག་སྣུག་ཚ་དང་།། སྔོན་པོ་སྐྱེར་ཁུ་བཙོད་ཁུ་ཁྲག་འདྲ་དྲུག། རླུང་གྱུར་རྐང་ཞག་གླང་ཆེན་སྦྲང་[སྦྲང]འདྲ་བཞི།། ཟ་ཁུ་ཉེ་ཤུ་གཅིན་སྙིའི་ནད་རིགས་ཡིན།།

དེ་རྟགས་མངོན་ཚུལ་མལ་སྟན་གཉིད་ལ་སྲེ།། རྩལ་མང་དྲི་མནམ་སྐྲ་དང་སེན་མོ་རིང་།། ཁ་མངར་གྲི་བ་རྐན་སྐམས་བསིལ་ལ་སྲེ།། མཐིལ་བཞི་ཚ་ཞིང་གཅིན་མདོག་རྙོག་ཅན་འབྱུང་།། གཅིན་གྱི་ཤུལ་ལ་སྦྲང་[སྦྲང]མའི་ཚོགས་ཀུན་འདུ།། མངོན་ཚུལ་མི་གསལ་མདོག་ལ་ངེས་མ་ཡིན།། བད་གྱུར་ཁ་ཟས་མི་འཇུ་དང་ག་འགགས།། གཉིད་ཆེ་ལུད་པ་མང་ཞིང་སྐྱུག་པར་བྱེད།། མཁྲིས་གྱུར་པོ་མཆན་ལྷང་པར་ཟུག་ཅིང་ན།། ཁ་སྐམ་ལུས་ཚ་འཁྲུ་ཞིང་རིམས་ཀྱིས་འདེབས།། རླུང་གྱུར་སྙིང་འཕར་གཉིད་ཆུང་དབུགས་མི་བདེ།། འདར་གཟེར་ཟས་ལ་རྩམ་ཞིང་ལུད་པ་མང་།། ཀུན་ཀྱང་ཡལ་བར་བོར་ན་གྲོར་པ་བཅུ།། ཁམ་ཕོར་ཏུས་སྦལ་སྦུར་པོ་དྲ་བ་ཅན།། མི་དཔལ་སྲིན་ཆུང་ཡུངས་ཀར་བི་ད་ར།། ལྷུ་བཅས་སོར་འབྲས་ཞེས་བྱ་གནད་སྐྱེད་འབྱུང་།།

བཙོས་ཐབས་ཟ་ཁུ་བད་ཆོལ་གཙོ་བོར་བཙོས།། འབྲུ་སྙིང་སྐམ་སའི་ཤ་ལ་སོགས་པ་ཡི།། ཡང་ཞིང་རྩུབ་པའི་ཟས་སྐོམ་སྤྱོད་ལམ་བསྟེན།། བ་གཅིན

དང་ཀློ་བ་དཀྱིལ་དུ་སྤངས་ལ་ལས་བྱུང་ཁ་ཟས་བཟའ།། ངལ་དུབ་མང་དུ་སྤྱོད་ཅིང་གཉིད་མི་ལོག། ཡང་ཞིང་རྩུབ་པའི་སྨན་གྱིས་དྲིལ་ཕྱིས་བྱ།། ཡུང་༥ སྐྱེར་༥ སྐྱུ་རུ་༦ གཟེ་མའི་༨ བསྡུས་ཐང་བཏང་།། འབྲས་གསུམ་ཆང་སྤངས་[སྤངས]སྐམས་ཕྱེ་སྤྲང་[སྤྲང]སྦྱར་བཟའ།། ཡང་ན་ཐང་རྫེས་ཨ་རུ་བཙུ་བའི་སྙིང་།། སྤྲན་མེ་གི་ཕྱི་གསེར་གྱི་[བྱི]བ་ཤ་ག། གཟེ་མ་སྐྱུ་རུ་ཡུང་སྐྱེར་བསྐོལ་གྲངས་དབུལ།། མཆིན་ཁྲག་འོར་དུ་ལྕུང་ནས་འཛག་པ་དང་།། རླུང་མཁྲིས་བད་ཀན་ཟ་ཁུར་སློབ་པས་ཆོག། གྲང་ཤས་ཆེ་ན་སུག་སྨེལ་བཙུ་བ་བསྙེན་ཡང་ན་འཛག་གཙོད་བཙུ་བཞི།། འབྲས་རྩ་བཅོ་ལྔ་འབྲས་གསུམ་ཨ་༢ བ་༣ སྐྱུ་༥ རྩ་ཀླུ་རམ་ཉེ་༣ ཉེ་༣ ལྕ་༣ བ་༢ གཟེ་༣ སུག་སྨེལ་༥ གངས་ཐལ་ཤ་༢། གུར་གུམ་༥ དོམ་མཁྲིས་༦ ཆོས་ཤིང་༢ བཙོད་མདུད་༢ དང་།། སེ་འབྲུ་༢ རྣམས་ནི་གར་ཆང་འཕྱུལ་ལ་བཏང་།། ཐིག་ལེ་འཛག་གཙོད་མཁལ་རྩ་འགྲམས་པ་སེལ།། འདི་སྙིང་ཡུང་བ་སྐྱེར་པ་སྐྱུ་རུ་བསྣན།། གཅིན་སྙི་ཟ་ཁུའི་ནད་ལ་བདུད་རྩི་འདྲ།། ཚོན་རམས་བཟང་པོ་ཐུན་གཅིག་ཆང་གིས་འཕྱུལ།། ཟ་ཁུ་གཅིན་སྙི་ས་བོན་འཛག་པ་སེལ།། དཔྱིད་དུ་ཚ་ཤས་ཆེ་ལ་རུ་ཐུང་གཏར།། གྲང་བ་ཤས་ཆེ་འབྲུམས་ལ་བཙུ་དགུ་བསྲེག། ཟུངས་དང་འདྲེས་ཕྱིར་ཤིན་ཏུ་གསོ་དཀའ་ཡིན།། བླ་གཉན་ཐོར་པ་ར་ཐུག་གཅིན་སླུད་རྨ་ལྟར་གསོ།། གཅིན་སྙི་གསོ་བའི་ལེའུ་སྟེ་གོ་གཅིག་པའོ།། །།

ལེའུ་གོ་གཉིས་པ། ཚད་འབྲུ་བཅོས་པ།

རྒྱ་ནད་ཚད་འབྲུ་རྒྱུ་རྐྱེན་དབྱེ་བ་དང་།། རྟགས་དང་བཅོས་ཐབས་རྣམ་པ་བཞི་ཡིས་བསྟན།། རྒྱུ་རྐྱེན་མེ་དྲོད་མི་སྙོམས་ཆུང་བ་ལ།། དྲོད་རླངས་ཆེ་བའི་ཡུལ་སར་ཆུ་མང་འཐུངས།། ཟས་ཚོད་མ་ཟིན་ཤ་རིད་ཤིང་ཐོག་འབྲུ།། བཅུད་མེད་ཟས་ཀྱིས་མེ་དྲོད་ཕྱིར་ལ་བཏོན།། ཕྱི་ཡུལ་དྲོད་རླངས་ཚ་བས་མཆིན་ཚད་བསྐྱེད།། ལུས་ཀྱི་ཆུ་ཁམས་ཐུར་བསྐྱོད་འབྲུ་བར་འགྱུར།།

དབྱེ་བ་རླུང་མཁྲིས་ཁྲག་དང་བད་ཀན་བཞི།།

དེ་རྟགས་སྙིང་ག་རྩིབ་ལོགས་བཤང་ལམ་ཟུག། ལུས་སྙོམས་ཁོང་པ་སྦོ་[སྦོ]ཞིང་ཟས་མི་འཇུ།། ཕོ་བ་རྒྱུ་ལོང་ན་ཞིང་འབྲུ་བ་སྐྱེ།། མ་སྨིན་ཆུར་འབྱམ་སྨིན་པ་དེ་ལས་ལྡོག། རླུང་གྱུར་ལྦུ་བ་སྦྲ་བཅས་ཆུ་རུ་འབྲུ།། མཁྲིས་གྱུར་སེར་ནག་སྔོ་ལ་དྲི་མ་ཆེ།། ཁྲག་གྱུར་ཁྲག་འབྲུ་བད་གྱུར་འབྱུར་བག་ཅན།། ཁྲག་མཁྲིས་ཚ་ལ་བད་རླུང་གྲང་བར་བསྡུས།།

བཅོས་ཐབས་མ་སྨིན་དང་པོའི་དུས་ཉིད་དུ།། ནང་ནུབ་ཆུ་ཚན་བཀུང་ཞིང་སྦྱུང་པར་བྱ།། སེ་འབྲུ་བིལ་བ་ད་ཊིག་ཟུར་པ་མ་ནུ་ཤུ་ཟུར་སྨ།། ཨ་རུའི་ཐང་གིས་སྨིན་བྱེད་འབྲུ་བ་གཅོད།། བཤང་པ་འཁྱིངས་ན་འཇམ་པོའི་བཤལ་གྱིས་སྦྱང་།། ཕོ་མཆིན་ཆུ་རྫོས་བདུག་ཅིང་རུ་ཐུང་གཏར།། ཁོང་དུ་གུར་གུམ་བཀྲུངས་[བཀྲུངས]ཆུ་ཡོག་ཚད་བཏང་།། ཚད་པ་ཆེ་ན་སྐབས་སུ་འཇམ་བཤལ་བྱ།། ཐར་ནུའི་ཁཎྜ་ཆ་གཉིས་དུར་བྱེད་[བྱིད]གཅིག། ཁྲོན་བུ་ཆུ་རྩ་ཆུ་[མཆུ]སླུང་ཆ་རེ་ལ།། དོང་གའི་འཁོར་ལོ་གསུམ་བཅས་འབྲུས་ཀྱིས་སྦྱང་།། སྟོད་ཚད་སེལ་བའི་གུར་གུམ་བདུན་པའི་སྙིང་།། མོན་ཆ་ར་དང་བྲག་སྐྱུའི་མེ་ཏོག་དང་།། ད་ཊིག་བསྟན་པ་འབྲས་ཁུ་སླང་[སླང]སྦྱར་

བཏང་།། སྐབས་སུ་མཁྲིས་ཕྱི་བདུན་པའི་སྟེང་དུ་ནི།། ཞིལ་བ་ཐུན་ལྷབ་སྦྱར་བའི་ཕྱི་མ་བསྟེན།། ཡང་ན་སླ་སྐང་ཿབོང་དཀར་ཕུ་ཿབ་ལེ་ཀཿ། གུར་གུམ་ཕུ་ཿདུག་མོ་ཉུང་ཕུ་ཿདང་མོན་ཆ་རཿ།། རེ་སྐོན་ཿསྨུག་ཿདང་ད་ཧིག་ཿགསེར་མེ་ཏོགཿ། ཞིལ་བ་ཿབཅུ་གཅིག་ཐུན་ལྷབ་སྦྱུར་[སྦྱར]བའི་ཕྱི་མ་འདི།། རྒྱ་ནད་ཚད་འབྲུའི་ནད་ལ་བདུད་རྩི་འདྲ།། གྲང་ཤས་ཆེ་ན་སྣ་དང་སེ་འབྲུ་བསྣན།། མ་ཐུབ་རྒྱ་གཟེར་ནད་བཞིན་བཅོས་པར་བྱ།། ཚད་འབྲུ་གསོ་བའི་ལེའུ་སྟེ་གོ་གཉིས་པའོ།། །།

ལེའུ་གོ་གསུམ་པ། དྲེག་ནད་བཅོས་པ།

དྲེག་ནད་རྒྱུ་རྐྱེན་གནས་དབྱེ་རྟགས་བཅོས་ལྔ།། རྒྱུ་རྐྱེན་ཁྲག་འཁྲུག་བྱེད་པའི་ཟས་སྤྱོད་བསྟེན།། ཉིན་པར་གཉིད་ལོག་སྐྱིད་པར་འདུག་པ་དང་།། དྲག་ཤུལ་རྐྱེན་གྱིས་རླུང་ཁྲག་འཁྲུགས་ལས་འབྱུང་།།

གནས་ནི་གསར་དུས་པགས་པ་ཁྲག་ལ་གནས།། ཕལ་ཆེར་རྐང་པའི་མཐེ་བོང་གཙོར་སྨོས་ཏེ།། མཐིལ་སོགས་ལོང་ཚིགས་མན་དང་ལག་པ་ཡི།། གྲུ་མོར་གནས་ལ་དང་པོ་ཁོལ་བུ་རིམ་པས་མཆེད་པ་དེ།། ཐ་མ་རྙིངས་ནས་རྩ་ཆུ་རུས་ཚིགས་ཁྱབ།།

དབྱེ་བ་རླུང་མཁྲིས་ཁྲག་དང་བད་ཀན་བཞི།།

དེ་རྟགས་མདོན་ཚུལ་བཙ྅་ཁྲིད་ཚིགས་རྣམས་ན།། གཡའ་འགྲུལ་ཆག་སྐམ་ཚོར་མེད་ལྷི་བ་སྟེ།། ཡང་ཡང་ལྷང་ཞིང་སྐྲར་ལྡི་འགྱུར་བ་ཡིན།། སྐྲངས་ཤིང་དམར་ལ་ཧྲད་ཆེ་སྲ་ལ་སྲེབ།། ཤིན་ཏུ་ན་ཞིང་ཟུག་ཆེ་སྐྲད་ངན་འཚེར།། ཁྱད་པར་རླུང་གྱུར་གཟེར་འཕྲིག་འཕེལ་འགྲིབ་བྱེད།། སྐྲངས་ལ་ནག་པོ་སྔོན་པོའི་ཐིག་ལེ་འོང་།། མཁྲིས་གྱུར་ཧྲད་ཆེ་དམར་ལ་རེག་མི་བཟོད།། ཁྲག་གྱུར་ཚ་འབྲབ་མདོག་དམར་འདྲུལ་བར་བྱེད།། བད་ཀན་ལས་གྱུར་གཡའ་ལྡི་ཚོར་མེད།།

བཅོས་ཐབས་སྤྱིར་བསྡུས་ཉེས་པ་གང་ཤས་ཆེའི།། རང་རང་གཉེན་པོ་སྐྱེད་ལ་བཅོས་དགོས་པ།། དེ་ཡི་དང་པོ་སླེ་ཏྲེས་འབྲས་བུ་གསུམ།། ཐག་ཞུན་བཙས་པའི་ལྡེ་ཐང་ཁུ་བར་ཀོ་ཡི་བཏབ་པ་གསུངས་ཀྱང་ཡོད་ལན་འགའ་བཏང་།། ཕྱི་ལ་སྲུན་ཕྱེའི་སྐྱོ་མ་བྱུག་པར་བྱ།། དེ་ནས་ཁོང་དུ་གཉན་ཚད་གཅོག་བའི་[པའི]སྨན།། ཁྱུང་ལྔ་ཆུ་རྟ་དངུལ་ཆུ་ལག་ན་དབྱུག་སེང་ལྡེང་རྡོ་སྲུ

མིན[མེན]ཐོགས།། སླུ་གཞན་དྲིག་ནད་འཇོམས་པའི་དཔའ་བོ་ཡིན།། ཞེས་སྙིང་སྤོས་དཀར་བཅུ་བ་མུ་ཟེ་ནག། ཁྲི་ལ་ཕ་རི་ཏིག་ཏ་བསྟན་པ་ཡི།། སྨན་ནད་ཐོན་ཙམ་ལན་འགའ་བཏང་བའི་རྗེས།། ཡང་ན་སྤོས་དཀར་བཅུའི་ཆ་མཉམ་སྙིང་ཁྲུང་ལྷོ་མཉམ་སྦྱོར་དང་།། ཁྲི་ལ་ཕ་རི་གུ་གུལ་ནག་པོ་བཅས།། བསྟན་པའི་སྤོས་ཁྲུང་བཅོ་ལྔ་ཚད་ལྡན་དེ་ལ་ཨ་རུ་རུ་ཏ་གཉིས་ལྷབ་སྦྱོན་གྱི་བཙོ་[བཅོ]ལྔ་མི་ཚང་བར་གུ་གུལ་ཁྲི་ལ་ཕ་རི་བསྟན་བསྙེན།། ཙན་དན་དཀར་དམར་གི་ཝཾ་བཟང་པོ་དུག་རྡེ་ལི་ཁ་ཙུ་ཀ་སུག་རེ། ཆུ་སེར་སྤོ་[སྤོས]ཐ་སོ་སྨན་གསུམ་གེ་སར་རྣམ་པ་གཉིས་པདྨ་ཀ་རེ།། ཏིག་ཏ་སླེ་ཏྲེས་ཁྱི་ཞུར་འབྲས་བུ་གསུམ་ཨ་བ་སྐྱུ།། སླ་རྩི་སྤང་རྒྱན་བེ་དོ་སྤྲང་རྩེ་[རྩི]བ་ཤ་ཀ། སོང་ཁྲག་ཉེ་ར་ལྷ་ཀ་ར་སྦྲུར་པའི་ཉེ་ཤུ་ལྔ།། དགུང་གཉིས་སེང་ལྡེང་ཁུ་བས་འཕུལ་ལ་བཏང་།། སྐབས་སུ་སེ་འབྲུ་ལྔ་གུར་གུམ་བསྟན་པའི་པ་བསྙེན་པ་ཡིས།། དྭངས་མ་གནས་འཇོག་ཆུ་སེར་རང་སར་སྐེམ།། སེང་ལྡེང་འབྲས་གསུམ་ཨ་བ་སྐྱུ་སྐྱེར་ཤུན་གུ་གུལ་རེ་གཉིས།། སླ་རྩི་རྩང་ལེན་ཀྱི་ལྕེ་དཀར་པོ་དང་།། ཙན་དན་དཀར་དམར་བ་ལེ་བ་ཤ་ཀ། གུར་གུམ་ཙུ་གང་ཟེ་ར་དཀར་ནག་དང་།། གི་ཝཾ་ཆུ་སེར་སྨན་གསུམ་རེ་བྲག་སྤོས་རྣམས།། ཞིབ་བཏགས་སེང་ལྡེང་ཉེར་གསུམ་ཕྱེ་མ་འདི།། དྲིག་གྲུམ་ནད་ལ་སླེ་ཏྲེས་བྲག་ཞུན་ཐང་།། མཁལ་རྐེད་གྲང་བ་འཇག་པའི་ནད་རིགས་ལ།། ནས་དཀར་སིངས་པོས་འཕུལ་པས་འཇག་པ་གཅོད།། སྟག་ཤ་ཆུ་རྩ་སྨན་ཆེན་འབྲས་བུ་གསུམ་ཨ་བ་སྐྱུ།། གུ་གུལ་

སླེ་ཏྲེས་ཿསླ་རྩི་ཿསྦྱར་བ་ཡི།། བྱུག་སྨན་རྒྱལ་པོ་བྲ་ཕྲུང་སྔོན་པོ་ཞེས།། དྲེག་གྲུམ་རྐང་འབམ་ཆུ་སེར་ཚ་བབས་དང་།། ཤུ་ཐོར་གཉན་ནད་ཚ་བར་བསྡུགས་འདི་བསྟེན།། གཉན་ཁ་ཚོགས་ནས་མཐེབ་ཆུང་དྲེག་རྩ་འམ།། གང་ཉེ་རྒྱས་པའི་རྩ་ལ་གཏར་བར་བྱ།། ཙག་ཙག་ལྷང་ལྷང་ན་སར་ཛབས་རྣ་བཙུགས།། སྔགས་ཀྱིས་བཅོས་ན་ལྷན་ཐབས་ལ་སོགས་སྦྱོས།། མ་ཞི་དུར་བྱིད་ཨ་རུ་རྒྱམ་པི་ལིང་།། གུར་གུམ་དབྱི་མོང་སོ་མ་ར་ཛ་ཡིས།། དྲེག་གི་ནད་རྣམས་སྦྱོང་[སྦྱོང]བར་བྱེད་པ་ཡིན།། ཡང་ན་གོང་གི་ཁྲུང་ཆེན་ཉེར་ལྔ་འཕྲོད།། རྗེས་སུ་ཨུ་ཟེ་ལ་སོགས་ཆུ་ཚན་འཕྲོད།། ཆུ་སེར་སྐྱིད་ཟས་དཀར་མངར་སྐྱུར་རྣམས་སྤང་།། སྤྱོད་ལམ་དྲག་ཤུལ་མ་ཡིན་བྲེལ་བར་བཅག། དྲེག་ནད་བཅོས་པའི་ལེའུ་སྟེ་གོ་གསུམ་པའོ།། །།

ལེའུ་གོ་བཞི་པ། གྲུམ་བུ་བཅོས་པ།

གྲུམ་ནད་རྒྱུ་རྐྱེན་དབྱེ་བ་རྟགས་བཅོས་བཞི།། དེ་ཡང་ཚད་པའི་ནད་རིགས་གང་ཡང་རུང་།། བཙུད་ཤོར་ཉིན་གཉིད་གཏར་སྲོས་དྲག་ཤུལ་གྱིས།། ཚ་བ་བྱེར་ཞིང་ཕལ་ཆེར་སྨད་དུ་ལྷུངས།། ཆུ་སེར་བསྐྱོངས་ཟླར་བཅས་པ་ཚོགས་ལ་ཞེན།། ཤ་རུས་རྩ་རྒྱུས་ལ་ཁྲབ་གྲུམ་བུར་འགྱུར།།

དབྱེ་བ་ཤ་ཊིམ་རུས་ཊིམ་རྩ་ཊིམ་དང་།། ཆུ་ཊིམ་ཊིམ་དཀར་ཊིམ་ནག་རྣམ་པ་དྲུག།

སྤྱི་རྟགས་གྲང་ཤུམ་ཡུན་རིང་ཤ་ལྷགས་བརྗེ།། གདོང་སྨུམ་མགོ་བོ་ཁེད་པ་དཔྱི་མིག་ཟུག། ཤེད་ཆུང་སྒྲིད་སྐྱུར་ཤ་འབྲོས་ཧུལ་ཁ་སྐྱི།། རུས་ཚིགས་ཤ་རུས་ཁོལ་ཞིང་ཆུ་རྒྱུས་གྱོང་།། འགུལ་ཚེ་ལྷག་པར་ན་ཞིང་སྐད་ངན་འཚེར།། ཆུ་དམར་རྩ་འཁྱུག་ཕྲ་མགྱོགས་གཏིང་ན་རྒྱུག། དགྱེ་དགུ་མི་ཤེས་ཁྱད་པར་མཚན་མོ་མཐུ།། ཉིན་གཉིད་མི་ཐུབ་མཚན་མོ་བྱ་ལྟར་ཡེར།། བྱེ་བྲག་ཤ་ཊིམ་བད་མཁྲིས་ཤས་ཆེ་སྟེ།། ཤ་སྐྱ་མདོག་ནག་ཡན་ལག་སྐྲིད་[སྒྲིད]པ་དང་།། གློ་སྙིང་མི་བདེ་སྣ་ཁྲག་མང་དུ་འཛག། ཤ་རུས་འབྱེད་སྐམ་བེམ་པོར་བྱེད་པ་ཡིན།། རུས་ཊིམ་རླུང་གི་ཤས་ཆེ་སྐོམ་དད་ཆེ།། རུས་པ་ཚ་བ་སྐྱེ་ཞིང་འཇུ་ལ་སྐམ།། ཚིགས་རྣམས་གྲམ་ཞིང་ཟུག་ཆེ་འགུལ་མི་ནུས།། བསྐྱུལ་དང་སྦྲ་ཆེར་མི་བཟོད་གཡང་སྐྱུར་སེམ[སེམས]།། རྩ་ཊིམ་ཁྲག་གི་ཤས་ཆེ་བཀྲག་མདངས་ཉམས།། གློ་སྙིང་མི་བདེ་ལྷག་ཤ་ཆད་སྐམ་བྱེད།། རྩ་རྣམས་སྦྱོས་[སྦྲོས]ཤིང་སྦྲ་ལ་ན་བ་ཡིན།། ཆུ་ཊིམ་ཆུ་རྒྱུས་གྱོང་འདར་རེངས་འཁུམས་སྐམས།། ཊིམ་དཀར་ཆུ་སེར་དཀར་པོ་གྲང་ཤས་ཆེ།། ཊིམ་ནག་ཆུ་སེར་ནག་པོ་ཚ་ཤས་ཆེ།། ནད་འདི་སྦོ་ལ་ཞུགས་ན་སྐྱ་ལ་

ཐོན།། སྐྱུ་ལ་ཞུགས་ན་སྔོ་ལ་ཐོན་པ་ཙམ།།

བཙོས་ཐབས་སྐྱི་ལ་དང་པོ་ཞག་ལྔའི་པར[བར]།། བད་ཀན་ཆུ་སེར་སྤྱང་[སྦྱང]ཕྱིར་ཆུ་སྐོལ་དང་།། འབྲས་གསུམ་སླེ་ཏྲེས་ཏིག་ཏའི་ཐང་འགའ་བསྟེན།། འདི་ཡིས་ལམ་ནས་བཟློག་པའང་སྲིད་པ་ཙམ།། དེ་རྗེས་གླུ་བདུད་སྔོན་པོ་མཆོག་དེ་དང་དཀར་པོ་གླུ་གདོན་བཤད་བི་ཌ་གཉིས་ག་དགོས་ཐལ་ཀ་རྫོང་།། སྤོང་ཟེལ་བྲག་ཞུན་ཤུ་དག་སླེ་ཏྲེས་དང་།། ཨ་རུ་དབང་ལག་བ་རུ་སྤྱོས་དཀར་གླ་རྩི།། སོ་མ་ར་ཛ་གྲུ་གུལ་སེང་ལྡེང་དང་།། བ་ཤ་ཀ་དང་སྐྱུ་རུའི་ཕོ་ཉར་ཙ་ཧ་བཅས།། གླུ་བདུད་བཅོ་བརྒྱད་ཆུ་སྐོལ་ཚན་མོས་དབུལ།། མཛེ་དང་གཡན་པ་སྐྲང་ཤུ་དྲེག་ནད་དང་།། ཟ་ཧོང་ཕོལ་འབྲས་གཉན་སྲིན་ཡ་མ་སོགས།། ཆུ་སེར་ཚ་བའི་ནད་རིགས་ཡིན་ནོ་ཅོག། ཁྱད་པར་ཐིག་ནག་འབམ་དང་གྲུམ་བུ་འཛོམས།། རིན་ཆེན་བཅོ་བརྒྱད་སྤྱུར་[སྦྱར]བ་དངུལ་ཆུ་དུག་ཐལ་དང་།། སུ་ཟེ་སེང་ལྡེང་ཁཎྜ་བཟང་པོ་དྲུག་ཙུ་གུར་ལི་ཀ་ཧྲ་སུག། ཆུ་སེར་སྨན་གསུམ་སྤོས་ཐ་སོ་གུལ་ནག་བྱི་ཁྱུང་ལྔ་ཨ་རུ་སྨན་ཆེན་རུ་ཏ་ཤུ་དག་གླ་རྩི།། ཚ་ན་གི་ཕོ་གྲང་ན་པི་ལིང་བསྐྱུར།། གླུ་ཡི་གདོན་འཛོམས་ཆུ་སེར་རྫད་ནས་སྐེམ།། ཞེས་པའི་སྨན་གཉིས་གང་འོས་བསྟེན་པའི་རྗེས།། འབྲས་གསུམ་ཨ་བ་སྐྱུ་སླེ་ཏྲེས་ཏིག་ཏ་སེང་ལྡེང་ཁཎྜ།། ཆུ་སེར་སྨན་གསུམ་རེ་མ་འབྲུགས་བོང་བུ་དར་མ་ནད་མེད་པའི་ཁྲག་མགྲིན་བཟང་མཚལ།། ཞིབ་པར་བཏགས་པའི་ཕྱེ་མས་གྲུམ་བུ་སེལ།། ཨ་རུ་བཙུ་སྟེང་སླེ་ཏྲེས་ཐང་ཁྲག་བསྣན།། གྲུམ་བུས་མཁལ་

ཤིད་ཟུག་ལ་བདུད་རྩི་འདྲ།། བོང་ཁྲག་ཉེར་ལྔ་སེ་འབྲུ་ལྔ་པ་འཕྲོད།། སྨན་རྗེས་འབྲས་བུ་གསུམ་གྱི་རྒྱུན་སྦྱོངས་ཨ་རུ་མཆུ་རིང་བ་རུ་སྐྱུར་རུ་ཏྲུམ་རྩ་དུར་བྱིད་སྤོས་དཀར་བ་ཆུར་བསྐུས་པའི་ཁུ་བར་སྦྲང་བཏབ་པས་བྱ།། ཤ་སྤོས་[སྦོས]ཆུ་བ་འཁྱུམས་སམ་རུས་ཚིགས་ཟུག། ར་མཉེ་བ་སྤྲུ་ཉེ་ཤིང་ཆུ་ལུམས་བྱ།། རྗེས་ལ་སྤང་སྤོས་མར་དཀར་སྤྱར་[སྦྱར]བ་བྱུག། ཚིགས་མིག་ཆུ་སེར་གྲང་ཐུར་སྤྱོར་[སྦྱོར]བས་འདོན།། ཁ་ཟས་འབྲས་དང་ཆག་ཆེ་སྲན་ཆན་དང་།། ཁུར་མང་བ་ཡི་ཞོ་དར་བསྐོལ་གྲངས་ཆུ།། ཛ་སོགས་བསིལ་ལ་ཡང་བའི་ཟས་སྐོམ་བསྟེན།། རུལ་སྐྱུར་རྨུམ་ལྷུ་ཚྭ་སོགས་དུག་འདྲ་སྤང་།། ས་ཉེ་ཉིན་གཉིད་ཧྲན་གྲངས་ཀུན་ལ་གཟབ།། ཚྭ་བ་བྱུང་བའི་རྟགས་བྱུང་སྤྲང་[སྦྲང]ཆང་དང་།། སེང་ལྡེང་མར་དང་བ་ཡི་ལྔ་མར་བསྟེན།། སྐམ་སར་མི་ཧྲུལ་ཙམ་དུ་དལ་བར་བཅག། བྱེ་བྲག་ཤ་རིམ་གཟེ་མ་བ་སྤྲུ་བ།། ཤིང་ཚ་དོང་གྲ་མར་སྤྱར་[སྦྱར]ལྡེ་གུ་བཏང་།། ལྡུ་བའི་ཁཎྜ་གཡེར་ཆུ་སྣ་ཆུ་བསྟེན།། རུས་རིམ་ག་བུར་བཟང་དྲུག་ཙན་དན་དཀར།། ཤིང་ཚ་བ་ལེ་ག་དང་བུ་[སུ]ཤེལ་རྩེ།། བཅའ་སྣ་ནག་མཚུར་ཀ་ར་སྤྱར་[སྦྱར]ལ་བཏང་།། བོང་ཁྲག་རྫོན་མོ་སླ་རྩི་སྣ་སྤྱར་རམ།། བུ་རམ་སྤྲང་[སྦྲང]རྩི་མར་སྤྱར་[སྦྱར]ཧིང་ཁྲོལ་བཏང་།། གཏར་བསྲེག་མི་བྱ་རྗེས་ལ་བཤུལ་ཤ་བསྟེན།། རྩ་རིམ་དང་པོ་བ་ལེ་ག་ཡི་ཐང་།། དེ་འོག་གཡེར་ཆུ་བསྐུས་ཐང་བཏང་བར་བྱ།། རུ་རྟ་སེ་འབྲུ་ཤིང་ཚ་པི་པི་ལིང་།། སྣ་སྐྱེ་ཨ་རུ་ར་དང་ཁ་རུ་ཚྭ།། སྤྲང་[སྦྲང]དང་སྦྱར་པའི་ལྡེ་གུ་བཏང་བར་བྱ།། སླ་རྩི་གུར་གུམ་ཨ་རུ་སྣ་སྨུག་རྣམས།། སྤྲང་[སྦྲང]རྩི་མར་དང་སྦྱར་བའི་ལྡེ་གུ་བཏང་།། རྩ་ཡི་དྲོད་འཚོར་གཏར་ག་མི་བྱ་སྤང་།། ཆུ་རིམ་འབྲས་བུ་གསུམ་དང་ཤུ་ལ་ར་སྣ་ཤུ་ལ་ཙི་ཏྲ་ཀའི་རྩ་བ། པི་པི་ལིང་ཤུ་ལ་པི་པི་ལིང་གི་རྩ་བ། སུཀྵར་ཤུ་ལ་སྟེ་མེ་ཏོག་གི་རྩ་བ་ཁམ་རུས་གསུམ།། ཨ་རུ་རྒྱུན་འབྲུམ་ཙ་སུ་ཤུ་མོ་ཟ།། ཚ་བ་ལྔ་དང་སྦྲང་རྩི་མར་སྦྱར་

བཏང་།། ཅིན་གཞུག་རྩ་གཏར་ཚ་བ་བྱང་པ་དང་།། བཙོ་ལྡེ་བཙུ་དྲུག་དཔྱེ་མིག་གར་བབས་བསྲེག། ཆུ་རྒྱུས་འཁྲུམས་ན་བསྐུ་མཉེ་བྱུག་པ་དྲག་ཏུ་བྱ།། ཧེམ་དཀར་ཚང་ནད་ཤིང་ཚ་སྨ་སྨུག་སྦྲང་[སྦྲང]།། སྦྱར་དང་རྩ་ལྡེའི་ཟན་ཆང་ཆུ་ལུམས་བྱ།། ར་མཉེ་བ་སྦྲུ་ཉེ་ཤིང་སྦྲང་[སྦྲང]མར་བསྙེན།། ཧེམ་ནག་ཨ་རུ་ཆུར་བསྐུས་ཞག་འགར་བཏང་།། གུར་གུམ་བཤལ་བྱ་དུར་བྱེད་དན་རོག་ལྷུམ་རྩ་ཤྲི་ཁཎྜ་པི་ལིང་སྣར་བུ་རྣམས་གཟེ་མའི་སྨན་མར་སྦྱར[སྦྱར]།། ཀུན་ལ་སྐྱེད་ཆུང་རུས་རྩ་གཏར་བཻཌཱུར་[བཻཌཱུརྻ]བལྷ་བ་དང་།། གཟེབ་བཻཌཱུར་[བཻཌཱུརྻ]སྟོས་ཏུ་བཙུག་ལ་ཁ་བཅིང་ལན་མན་[མང]སྦྲིལ།། རྟ་ལ་བསྐྱོན་ཏེ་གསངས་ལ་ཆུ་ནད་སྐྱུར[སྐྱུར]།། གྲུམ་བུ་བཅོས་པའི་ལེའུ་སྟེ་གོ་བཞི་པའོ།། །།

ལེའུ་གོ་ལྔ་པ། གྲུམ་གསར་བཅོས་པ།

གྲུམ་བུའི་ནད་གཏོགས་གྲུམ་གསར་ཞེས་པའི་ནད།། རྒྱུ་རྐྱེན་དབྱེ་བ་རྟགས་བཅོས་བཞི་ཡིས་བསྟན།། རྒྱུ་རྐྱེན་ཚ་བ་གསར་ལ་ཉེན་གཉིད་ཡོག། བཙུད་ཤོར་དྲག་ཤུལ་རྐྱེན་གྱིས་བྱེར་བ་དང་།། ཁ་ཅིག་གཏར་སྐྱས་ཆང་ནད་གདོན་གྱིས་རྐྱེན།། ཕལ་ཆེར་བལ་ནད་བཅོས་ཉེས་བྱེར་ལས་བྱུང་།། དེ་ཕྱིར་ནད་འདི་མཆེད་སྐྲན་ལ་ལར་འགྲོ།།

དབྱེ་བ་འདི་ཡང་དཀར་ནག་རྣམ་པ་གཉིས།།

དེ་ཡི་རྟགས་ལ་སྤྱི་དང་བྱེ་བྲག་གཉིས།། སྤྱི་ལ་གྲུམ་བུའི་ནད་རྟགས་ཕྱོགས་འདྲ་ལ།། འོན་ཀྱང་ངེས་མེད་འབབ་ལུགས་སྣ་ཚོགས་རྟགས།། འགའ་ཞིག་དབྱེ་[དབྱེ]དང་རྐེད་པ་བརླ་རྐང་ཟུག། ལ་ལ་ཟུག་མེད་བྱིང་ཞིང་ཉོབ་པའི་ཚུལ།། ཁ་ཅིག་རྙོགས་པའི་ཚུལ་སྟོན་སྣ་ཁྲག་འཛག། ཕལ་ཆེར་ཐོག་མ་མགོ་རྐང་ཚོགས་གཞི་ལ།། བརྩེ་འདར་གྲང་ཤུམ་རྫི་ལམ་ཟ་ཟི་མང་།། དེ་ནས་དབྱེ་[དབྱེ]རྐེད་ཕྱུས་མོ་ཚོགས་ལ་འབབ།། བབ་ཚུལ་གང་ཡང་ནད་འདི་དང་ག་བདེ།། བྱེ་བྲག་དཀར་པོ་ཟུག་ཆུང་རྩ་ཚ་གྲང་།། ནག་པོ་ཟུག་ཆེ་རྩ་ཚའི་ཚད་རྟགས་ཆེ།། གཡོ་འམ་ཡང་ན་སྐམ་ཞིང་པགས་པ་འཐམ།། ལ་ལ་སྙིད་ཆུ་འཁྱུམས་ནས་བརྒྱང་མི་ཐུབ།། སོ་རྙིལ་རུལ་ཞིང་ཁྲག་འཛག་འབམ་རྟགས་འདྲ།། སྟོང་གཟེར་སྣ་ཁྲག་འཛག་དང་བར་རྟའི་ནང་།། དམུ་རྫིང་ལ་སོགས་ནླ་གཞན་འདི་ལ་སྣང་།།

བཅོས་ཐབས་གྲུམ་བུའི་དུས་ཀྱི་ཟས་སྤྱོད་གཟབ།། དེ་མ་ཐག་ནས་སླེ་ཏྲེས་འབྲས་བུ་གསུམ།། སེང་ལྡེང་ཤ་རུའི་དུག་ཐང་བཏང་བྱེར་མི་སྲིད།། དེ་

ཛེས་ཨ་རུ་བཅོ་བརྒྱད་འབྲས་གསུམ་ཨ་བ་ཀླུ་སྤྱིར་[སྤྲིར]ཞུར་སྤང་རྒྱན་དཀར་།། རྡོ་དྲེག་བྲག་ཞུན་ཏིག་ཏ་སེང་ལྡེང་དང་།། གི་ཝཾ་པུ་ཤོ་མ་ར་དང་ཐལ་ཀ་རྡོར་།། བ་ལི་ཀ་དང་གེ་སར་ནཱ་ཀ་རམ་པ་པདྨ་གཉིས།། སླ་སྤོས་མགྲིན་བཟང་མཚལ་ཐང་ཁྲག་བསྣན་ཉིན་ཞག་རེར།། ལན་རེ་བསྟེན་པས་ནད་འདི་གདོང་ལྷོགས་ཤིང་།། གལ་ཏེ་གདོང་མ་ལྷོགས་[ལྷོག]ཀྱང་བཅོས་པ་སླ།། དཀར་པོར་སྤོས་ཁྲུང་བཅོ་ལྔ་བསྟེན་པ་འམ།། ནག་པོར་གི་ཝཾ་སྐྱེད་པའི་རིན་ཆེན་གྱི།། སྦྱོར་བ་དངུལ་ཆུ་བཅོ་བརྒྱད་བསྟེན་པར་བྱ།། ཟུག་དམིགས་གར་ཡོད་སྟེང་དུ་མེ་བཙའ་ཕན།། ཛེས་སུ་ཆུ་ཚན་ལས་གཞན་གཉེན་པ་[པོ]མེད།། སྨ་གཉན་བྱུང་ན་དེ་ཡི་གཉེན་པོ་བསྟེན།། གྲུམ་གསར་བཅོས་པའི་ལེའུ་སྟེ་གོ་ལྔ་པའོ།། ||

ལེའུ་བོ་དྲུག་པ། ཆུ་སེར་བཅོས་པ།

དེ་ནས་ཆུ་སེར་ནད་ཀྱི་གྱུར་ཚུལ་དང་།། གནས་ས་དབྱེ་བ་རྟགས་བཅོས་ལྔ་ཡིས་བསྟན།། གྱུར་ཚུལ་ཁ་ཟས་དངས་[དྭངས]མ་ཁྲག་ཏུ་འགྱུར།། ཁྲག་སྙིགས་སྟོད་མཁྲིས་དེའི་དྭངས་ཆུ་སེར་འགྱུར།།

གནས་ས་ལུས་སྤྱི་ཁྱད་པར་ལྷགས་དང་ཚིགས།།

དབྱེ་བ་བད་རླུང་ལས་གྱུར་ཆུ་སེར་དཀར།། ཁྲག་མཁྲིས་ལས་གྱུར་ཆུ་སེར་ནག་པོར་བཤད།།

སྤྱི་རྟགས་ཟ་འཕྲུག་ཐོར་བ་ལིབ་མོར་འོང་།། སྐབས་སུ་ལུས་ཀུན་སྲོ་[སྲོ]ཞིང་སྐྲངས་པ་དང་།། ཤ་མདོག་སྐྱོ་ལ་རྨུབ་ཅིང་འབྲུམ་པ་འོང་།། གྲ་མ་ཕུབ་མས་རེག་ན་ཟ་འཕྲུག་བྱེད།། སྐྲ་དང་སྨིན་མ་བྱི་ཞིང་འདྲུགས་པའོ།། ཁྱད་པར་ཆུ་སེར་དཀར་པོ་རྩ་ཆུ་གྲང་།། ནམ་ཞོད་རླན་དུགས་ཚུར་ཞུགས་གྲངས་ཚེ་ལྷང་།། ལུས་ཁྲོས་ཁྲོད་བཙུད་ཐོས་རྗེས་བདེ་པར་[བར]མངོན།། ཆུ་སེར་ནག་པོ་རྩ་ཆུའི་ཚ་བ་སྐྱེ།། མེ་ཉེས་ཁྲོས་ཤིང་ཆང་འཐུངས་སྟོན་དུས་ལྷང་།། ཆུ་སེར་ལྷགས་གྲམ་ཁྱད་པར་ཟ་འཕྲུག་བྱེད།། ཐོར་ཆུང་མང་ལ་ཕྲུགས་ན་ཆུ་སེར་འཛག། ལྷགས་མདོག་སྔོ་རྨུབ་ཀྲོང་ལ་སྨིན་ཐོར་མང་།། ཚིགས་ཞུགས་གསོབ་ཅིང་སྲོ་[སྲོ]ལ་གཡོ་བ་སྟེ།། བཅོས་ཐབས་ཁྱུང་ལྔ་ཆུ་ཡི་རྟ་ལ་ཞོན།། ཆུ་སེར་སྨན་གསུམ་རྒྱུན་གྱིས་འཛོས་[མཛོས]པའི་མེ།། འབྲུ་བཅུད་གྲོགས་དང་བསྟེབས་པ་འདིའི་གཉེན་པོ།། མེ་ལྷེ་འཁོར་ལོའམ་སྤོས་ཁྱུང་བཅུ་དགུ་ནི།། ཆུ་སེར་སྨན་གསུམ་གུ་གུལ་འབྲས་བུ་གསུམ།། བྲག་ཞུན་སླ་རྩི་ཙ་རྟ་ཤུ་དག་དང་།། གསེར་མེ་གཏུམ་པོ་སེ་འབྲུ་ཁ་ཡེར་རྫོ་རྗེ་དང་།། སློ་ཏེས་སྟག་ཤ་ཤུག་ཚེར་བ་ཤ་རྣམས།། ཞིབ་

བཏགས་སིངས་པོས་འཕྱུལ་པས་དྲིག་གྲུམ་དང་།། གཉན་སྲིན་གཟེར་ཆུ་སེར་ཀོ་ལེར་བབས།། གག་ལྷོག་ཚ་བབས་འབྲུགས་ཚད་ཚ་སྲེ་ལོག། ཆུ་སེར་ལྡན་པའི་ནད་རྣམས་མ་ལུས་པ།། ཁྱད་པར་ཆུ་སེར་ནག་པོའི་རིགས་ལ་མཆོག། བསེ་དུག་ལངས་ལ་མཆོག་ཏུ་བསྟགས་པ་ཡིན།། མུ་ཟི་པོང་ང་བྱང་བུལ་པི་པི་ལིང་།། ཚྭ་སྙིང་དྲེས་མའི་ཐལ་བ་ཐུན་ཚད་མཉམ།། ཧ་ཤིག་བཙའ་མ་མེར་བསྲེགས་ཐལ་བ་དང་།། ཆུ་རྩ་ཐུན་ལྡབ་མར་སྙིང་སྦྱར་ལ་བྱུག། ཟ་འཕྲུག་རྩད་ནས་འཁྲིན་པའི་སྨན་མཆོག་ཡིན།། ཁྱད་པར་ཆུ་སེར་ལྷགས་གྲམ་ནད་ལ་བསྟགས།། ཚོགས་ཞུགས་གཏུམ་པོ་༡༥༠བཙག་རྗེ་༣༠ཨ་༡༥༠པར་ཐལ་༡༥༠།། ཁམ་བུའི་ཚི་གུ་༡༣༠ཐལ་ཀ་༥༠སོ་མ་ར་ཛ༥༠།། སྤོས་དཀར་༥༢རྗེ་རྒྱས་༥༠མཐིང་རྒྱས་༡༥བ་ཙུ་༣༠སྦྱར།། བྱུག་སྨན་རྒྱལ་པོ་བྱ་ཁྱུང་དམར་པོ་ཞེས།། གཉན་ནད་ཆུ་སེར་རེངས་འབུམས་དྲིག་གྲུམ་དང་།། རྐང་འབམ་ལ་སོགས་ཆུ་སེར་སྐྲངས་པོར་བསྟགས།། ཡང་ན་བག་ཕྱེ་ཆུ་རྩ་བྱུལ་ཏོག་ཏུད།། རིམ་བཞིན་བསྐྱུང་བ་སྤྱིན་ཆུར་སྐྱོ་མ་བསྐོལ།། དེ་ལ་ཆུ་སེར་སྨན་གསུམ་མུ་ཟི་སེར།། སྟོད་ཇ་སྤལ་[སྤལ]རྒྱབ་སྲུབ་གའི་ཁ་ཚར་བཏབ།། བསྐ་[སྐ]སྣ་ཞོ་རྩི་བྱུགས་ལ་དྲེས་མ་ཡིས།། དེབ་བཏང་དགྲིས་མས་བཅིང་བའི་འབྱུར་བཅོས་བྱ།། ཞི་དཀའ་ཆུ་སེར་ཙབས་རྣ་མེ་བུམ་སྦྱར།། གནམ་ལྕགས་དངུལ་ཆུ་༣༠ཟིལ་པ་ས་བཙུད་མུ་ཟི་སེར་༡༠དྭངས་མ་དང་།། སྟག་ཆུང་དམར་ཁྲ་བྱང་བ་དུག་འདོན་༡༥ཆུ་ཡི་སྙིང་པོ་རྒྱ་ཚྭ་༢༠མཉམ།། སྐྱུར་མགྱོགས་ཏུར་ཐྱིད་༥༠པོ་ཉ་ཐང་སྤོས་༡༠སྤྲིལ་མཇུག་རེ་རལ་༡༠མ་གི་ཏ་སྣ་ཙི༢༠།། ལི་ཁྲིའི་བལ་གུར་༡༥འོད་ལྡན་གཡུ་འབྲུག་ཤུག་ཚེར་༡༠ཟེ་བ་རྣམས།། ཨ་ཧོ་ཏས་ལོ་བརྒྱད་ཆུ་སྦྱར་རྩ་ནད་རིགས་

སོ་ཅོག། འདྲིན་པའི་ཉམས་མྱོང་རྩ་སྦྱང་ཁྱད་འཕགས་པ།། དེ་སྟེང་ཏ་ཤིག་བསྟན་པས་ནད་གཏིང་འདོན།། བཻ་ཌཱུར་[བཻཌཱུརྻ]མཆན་འགྲེལ་རྣམས་ལ་བལྟ་དགོས་སོ།། དཔྱད་དུ་དཀར་པོ་གང་བབས་གསང་བསྲེག་ཅིང་།། ནག་པོ་གང་བབས་གང་རྒྱས་རྩ་ལ་གཏར།། མུ་ཟི་ལ་སོགས་ཆུ་ཚན་ཡང་ཡང་བསྟེན།། ཆུ་སེར་བཅོས་པའི་ལེའུ་སྟེ་གོ་དྲུག་པའོ།། ||

ལེའུ་གོ་བདུན་པ། རྩ་དཀར་བཅོས་པ།

དེ་ནས་རྩ་དཀར་ནད་ལ་གྲེས་ཚུལ་དང་།། རྒྱུ་རྐྱེན་དབྱེ་བ་རྟགས་བཅོས་རྣམ་པ་ལྔ།། གྲེས་ཚུལ་སྲོག་རྩ་དཀར་ནག་ནམ་[རྣམ]གཉིས་ཀྱི།། སྲོག་རྩ་ལས་བྱུང་རྩ་ནག་གྲེན་དུ་གྲེས།། ཀླད་པ་ལས་བྱུང་རྩ་དཀར་ཐུར་དུ་ཟུག། ནང་རྩ་དོན་སྣོད་ཕྱི་རྩ་ཡན་ལག་འབྲེལ།། ནང་རྩ་རླུང་བཞི་སྙིང་དང་རྒྱུ་མར་འབྲེལ།། མཁྲིས་པའི་རྩ་བཞི་གློ་ལོང་མཆིན་མཁྲིས་འབྲེལ།། བད་ཀན་རྩ་བཞི་ཕོ་མཆེར་མཁལ་ལྷན་འབྲེལ།། འདུས་པའི་རྩ་གཅིག་བསམ་སེར་འབྲེལ་བ་ཡིན།། ཕྱི་རྩ་སྒྲུ་གུ་ལྟག་པའི་སྟུད་སྐོར་[སྐོར]དོན།། ཨན་སྟོང་གཡས་གཡོན་མཆོན་[ཆོན]རེ་ཐད་ཀར་འགྲིམས།། ཚིགས་པ་ལྔ་ནས་གཞུང་པའི་རྩ་དང་འབྲེལ།། བཅུ་གཉིས་པ་ནས་བསམ་སེ་མཁལ་མར་འབྲེལ།། གཞུག་ཆུང་དབྱེ་[དབྱེ]ལེབ་མཚམས་བརྒྱུད་དབྱེ་མིག་དོན།། བྱིན་བརླའི་ཕྱི་སུལ་ཕྱི་ལོང་གུང་མཐེབ་བརྒྱུད།། གཉིས་ནི་བཅུ་བཞི་ནས་གྲེས་དབྱེ་སྙེང་དོན།། བརླ་སྐང་ལྤུས་ཚིགས་ངར་གདོང་ཐུར་པར་འགྲིམས།། པིར་མགོར་འབྲེལ་ནས་གོང་དང་རྐང་མཐིལ་འདུས།། འཇའ་བྱེད་ལྟག་ཟུར་སྒྲུ་འཁྱིལ་གཉིས་སུ་དོན།། ཨན་སྟོང་འགྲམ་ནས་ཕྲག་བརྒྱུད་དཔུང་སོགས་མཚམས།། དཔུང་འཇུམ་ཚིགས་དམིགས་ལུག་གཞུག་ཕྱི་མཚན་འགྲིམས།། གྲུ་མོའི་ཚིགས་བསྐོར་ལག་པའི་མཐེབ་མོར་འབྲེལ།། རཏྣ་རྩེ་མགོ་རྣ་བཤལ་འོག་ཏུ་འཐོན།། སྒྲོག་ཏུས་ནང་ནུབ་གྲུ་མོ་གཞུ་མཆོག་བར།། ཐུར་བར་འགྲིམས་ནས་ལག་པའི་སྲིན་མཐེབ་འབྲེལ།། དེ་བཞིན་རྩ་ནག་འབྲེལ་ཚུལ་བཅོས་ལ་སོགས།། རྒྱུད་ཆེན་དང་ནི་གཅེས་བཏུས་རྣམས་ལ་བལྟ།།

རྒྱ་རྐྱེན་གྲིབ་གདོན་རིམས་དུག་རྩར་བབས་དང་།། དྲག་ཤུལ་ལུས་འགྲམ་ཞྭ་གོས་གྲིབ་ཅན་གྱོན།། སྐྲེ་གཙུས་ཉལ་སོགས་རླུང་འཁྲུགས་རྩར་ཞུགས་ཡིན།།

དབྱེ་བ་འགྲམས་མཆོན་ཚད་བབས་མཁྲིས་ལྡན་ཚ།། བད་རླུང་ལས་གྱུར་རྩ་དཀར་གྲང་རྐྱེན་ཅན།།

དེ་རྟགས་ཁ་མིག་ཡོ་ལ་སྨྲེ་ཞིང་འཕྲིག། དྲན་ཉམས་ལྐུགས་སམ་ཡང་ན་དབང་པོ་འབྲུལ།། ཡན་ལག་བཤལ་སྲིད་ཆོར་བྲལ་ཉིང་ལག་འདར།། རེངས་འཁུམས་ན་ལྷར་དགྲེ་འམ་གཞུ་ལྟར་གུག། ཚ་འམ་གྲང་ངམ་དྲི་ཆུ་རླུགས་སམ་སྡོམ།། དེ་སོགས་ཇོ་མཚར་ནད་རྟགས་དུ་མ་སྟོན།། ནད་འདིའི་རྟགས་ཐབས་མི་ཤེས་གཟའ་རུ་འཁྲུལ།། འོན་ཀྱང་ཚ་ན་ཏྲོད་ཆེ་ཟུག་གཟེར་ཆེ།། གྲང་ན་སྐྲངས་ཤིང་ཏྲོད་ཆུང་ཤེས་པ་འཁྲུལ།། སྟོབས་ལྡན་འཆི་ལ་འབྲིང་པོ་བཅོས་པས་འཚོ།། ཚབས་ཆུང་ཡུན་ལོན་རང་བཞིན་འཚོ་བར་གསུངས།།

བཅོས་ཐབས་སྨན་ནི་སྣ་རའི་བྲ་ཕྲུང་བཅུ་གསུམ་ལྔ་པ་ལ།། བྲུ་ཙ་སུ་ཧིག་རྒྱན་བཏགས་ལི་ཤི་དང་།། རྡོ་ཧི་ཨ་ག་རུ་ཡིས་ལུས་ཏྲོད་རྒྱས།། སིཧླ་ར་དང་ཁབ་ལེན་ཤིང་མངར་གྱི།། སྒྲོ་མཆུ་ལྡན་ལ་མཚལ་གྱི་ན་བཟའ་གསོལ།། ཚ་གྲང་སྦྱོར་[སྦྱོར]སྡེ་གནད་དང་ལྡན་པ་དང་།། ཚ་ན་ཆུ་སྐོལ་རླུང་ལྡན་གྱོས་ཁྲུས་དབུལ།། སྨན་ནད་ཐོན་ལ་ལན་འགའ་བཏང་བ་ཡིས།། ཕྱི་ནང་རྩ་དཀར་ནད་རིགས་ཀུན་ལ་བསྟེགས།། གཟའ་དང་ཀླུ་གདོན་བཅོས་བརྟགས་གཉེན་པ་[པོ]མཆོག། འདི་ལས་ཞི་བྱེད་སྨན་བསྟེན་ངལ་བའི་རྒྱུ།། འོན་ཀྱང་བསམ་འཕེལ་ནོར་བུའི་སྦྱོར་[སྦྱོར]བ་ཞེས།། ཙུ་གང་[༥]གུར་གུམ་[༡]ལི་ཤི་[༡]རྡོ་ཧི་[༢]དང་།། སུག་སྨེལ་[༣]ཀ་ཀོལ་[༣]ཙན་དན་དཀར་[༤]དམར་[༡]དང་།། ཨར་

ནག་སླ་རྩེ་གི་ཕང་ཉ་ཕྱིས་དང་།། བསེ་རུ་ཨ་རུ་བ་རུ་སྐྱུ་རུ་ར།། ཙི་ཏིང་ཤིང་ཚ་ཟེ་ར་དཀར་ནག་རེ་གཉིས།། སྤོས་དཀར་ཐལ་སོ་མ་ཉུ་རེ་རུ་ཧ་ཤ་ཕོ་དང་།། ཤིང་མངར་ས་འཛིན་གསེར་བྱེ་སྡིག་སྲིན་རྣམས།། སྦྱུར་[སྦྱར]བ་ཆུ་བསྐོལ་འཕུལ་བ་དགུང་གཉིས་བཏང་།། རིམས་འཁྲུགས་ཚ་བ་རྩར་བྱེར་སྙིངས་པ་དང་།། དྲིག་གྲུམ་མཛེ་དང་རིངས་འཁྲུམས་མཁལ་རྩ་བསྡད།། འགྲམས་འཁྲུགས་རྩ་ལ་བྱེར་ཞིང་ཞེན་པ་དང་།། བཙོས་མང་བརྟུགས་པའི་ནད་གཞི་ཀུན་ལ་ཕན།། ཁྱད་པར་རྩ་དཀར་ནད་ཀྱི་གཉེན་པོ་ཡིན།། རྩ་དཀར་གང་ཡོད་སྐྲེ་དང་ཚིགས་བཙོ་ལྟེའི།། གཡས་གཡོན་ལག་པ་རྐང་པའི་གསང་སར་ན།། ཁབ་རྒྱ་སྨན་ལུགས་ཀྱི་དུག་འདོན་སོར་དོ་ཙམ་འགྲོ་བར་བཙུགས་པ་དང་།། ཁྱད་པར་ཚིགས་པ་དྲུག་གི་གཡས་གཡོན་གྱི།། ཉག་ཐད་ཕུག་ན་ཤིན་ཏུ་ཕན་པར་སྣང་།། སོག་པའི་མེ་ལོང་མེ་བུམ་རྒྱབ་ནས་ནི།། ཆུ་སེར་བླང་ན་ཕན་ནོ་རྐང་ལག་སྦྲིད་[སྦྲིད]།། ཤེད་མེད་བ་ལ་སླ་རིལ་ལམ་སླ་རྩེ།། བཏབ་པའི་ལུག་རིལ་ཚང་དུ་རྫོས་སྣུམ་ཅན།། རས་ཁུག་ཏུ་བླུག་ཚ་འདེབས་པགས་སོགས་དགྲིས།། དྲུག་བདུན་དཀར་ནག་མཚམས་བསྲེགས་གཏར་མི་བྱ།། ནང་རྩར་བབས་ན་རྗེ་ཡི་སྦྱོར་[སྦྱོར]བ་སྤེ།། སྤལ་[སྤྲལ]རྒྱབ་མདུང་རྩེ་གངས་ཐིགས་མཚལ་ཅོང་ཞི།། ཨུ་ཧིག་ཨ་བ་རྗེ་ཀྲུས་མཐིང་ཀྲུས་མཉམ།། ཁ་འཛིན་བཟང་དྲུག་ཤིང་མངར་དོམ་མཁྲིས་སོགས།། མཁྲིས་སྣ་ཚོགས་སྦྱུར་[སྦྱར]ཆང་གར་དབུལ་བ་དང་།། དོན་སྣོད་གར་བབས་རང་རང་གཉེན་པོ་བསྟེན།། རང་རང་རྩ་ལ་གཏར་ཞིང་གསང་ས་བསྲེག། དེ་ཀུན་མ་ཞི་རྩ་ལམ་ནས་སྦྱོང་བ།། གནམ་ལྕུགས་ཟིལ་པའི་སྟེང་དུ་ཤིང་

མངར་དང་།། ཞ་སྐྱོགས་བསྣན་པའི་བཞལ་གྱིས་དག་པར་སྦྱང་[སྦྱང་]།། རྗེས་གཙོད་ལས་ལྷ་སྲི་དང་མཐུན་པར་སྦྱད།། རྩ་དཀར་བཙོས་པའི་ལེའུ་སྟེ་གོ་བདུན་པའོ།། །།

ལེའུ་གོ་བརྒྱད་པ། མཁལ་རྩ་བཅོས་པ།

མཁལ་རྩ་བྲལ་བ་ཞེས་པར་རྒྱུ་རྐྱེན་དང་།། རྟགས་དབྱེ་བཅོས་ཐབས་ལྔ་ཡི་སྒོ་ནས་བསྟན།། རྒྱུ་ནི་ལྕིད་པ་ལས་བྱུང་ཐུར་ཟུག་པའི།། ཆུ་རྩ་སྲུ་གུ་ཅན་དེ་སྐྱུད་སྒོར་དོན།། ཨན་སྡོང་གཡས་གཡོན་མཆོན་[ཚོན]རེ་ཐད་ཀར་འགྲིམས།། ཚོགས་པ་ལྔ་ནས་གཞུང་པའི་རྩ་དང་འབྲེལ།། བཅུ་གཉིས་པ་ནས་བསམ་སེ་མཁལ་མར་འབྲེལ།། གཞུག་ཆུང་དཔྱི་ལེབ་མཚམས་བརྒྱུད་དཔྱི་མིག་དོན།། བྱིན་བརླའི་ཕྱི་ལོང་གུང་མཐེབ་བརྒྱུད།། གཉིས་ནི་བཅུ་བཞི་ནས་གྱེས་དཔྱི་སྙེང་དོན།། བརླ་སྐང་ཕུས་ཚིགས་ངར་གདོང་ཐུར་འགྲིམས་པའི།། རྩ་དང་སྒྲོ་མའི་རྩིབས་བྱུང་ཚིགས་འགྲམས་གཉིས།། ཚིགས་པའི་གཡས་གཡོན་མཆོན་[ཚོན]རེ་ཕུན་རེ་ན།། ཀུན་ཏུ་རྒྱུ་སྙེ་བཞི་པའི་ཐད་ཀར་གཉན།། དེ་ལས་བཞིར་གྱེས་གཉིས་ནི་བྲང་དུ་འགྲིམས།། གཉིས་ནི་ལྟག་ཆུའི་བདབས་ནས་མགོ་ལ་འགྲོ།། རྩ་དེ་མཆིན་དྲི་ཡན་ཆད་སྒྲོ་བ་དབང་།། མན་ཆད་མཁལ་མའི་རྩ་ཡིན་བཅུ་བཞི་པའི།། ཐད་ཀར་མཁལ་མའི་རྩ་ནག་ཅེས་སུ་གྲགས།། དེ་ནས་བཞིར་གྱེས་གཉིས་ནི་དཔྱི་སྙེང་དོན།། བརླ་སྐང་སྟེ་ས་བརྒྱུད་ནས་ལྷང་པར་འབྲེལ།། རྩ་གཉིས་མཇུབ་ཐུང་བརླ་ཡི་ཕྱི་སུལ་རྒྱུ།། ཞེས་པའི་སྒྲོ་རྩ་དེ་གཉིས་གཉིས་ཀ་འམ།། གང་རིགས་རྐྱེན་ནི་གདོན་འཆུས་བང་འཁྱོགས་སོགས།། དྲག་ཤུལ་ལས་ཀྱིས་འགྲམས་པའི་དེ་རྟགས་སུ།། དགེ་དགུ་འགྲོ་འདུག་ལ་སོགས་དཀའ་བ་ཡི།། མི་བཟོད་ནད་ཀྱི་རྒྱུ་དེ་ཚ་ན་འང་།། གནས་ཀྱི་དབང་གིས་དབྱེ་བ་ཚ་གྲང་གཉིས།། རྩ་ཆུའི་སྒོ་ནས་ཚ་གྲང་ནད་ངོས་བཟུང་།།

བཅོས་ཐབས་སྨན་ནི་ཚོས་བདུན་པ་བཙོད་ཞུན་མཁན་དང་།། ག་དུར་

བ་ཤ་ཏིག་ཏ་སྐྲ་ཙ་ར།། བསྡུས་ཐང་ཧྲོ་འཇམ་ལན་འགའ་བཏང་བའི་རྗེས།། རྩ་དཀར་ནད་དང་མཁལ་ནད་སྐབས་ལྟར་བཙོས།། གཟེར་མིག་སྙིང་དུ་སྐྱི་དཀར་སྦྱིན་གྱིས་སྦྱར[སྦྱར]།། མཁལ་རྩ་བཙོས་པའི་ལེའུ་སྟེ་གོ་བརྒྱད་པའོ།། །།

ལེའུ་གོ་དགུ་པ། ལྷོགས་ནད་གསོ་བ།

ལྷོགས་ནད་རྒྱུ་རྐྱེན་དབྱེ་བ་རྟགས་བཅོས་ལྔ།། རྒྱུ་ནི་སྨིན་དང་ཆུ་སེར་འཕེལ་པ་ལ།། གདོན་དང་འདུ་བ་འཁྲུགས་པས་ལྷོགས་ནད་སྐྱེད།།

དབྱེ་བ་ཤ་བཀྲ་སྐྲང་ཤུ་མཛེར་པ་དང་།། ཟ་རྐོང་ཤུ་བ་སྨིན་ཐོར་ངོ་ཤིག་དང་།། ཁབས་དང་ཁྲི་མ་དགུ་ལས་ཤ་བཀྲ་ནི།། རླུང་གྱུར་སྨུག་ནག་རྩུབ་དང་མཁྲིས་གྱུར་ན།། བ་སྤུ་འཁྱི་ཞིང་དམར་ལ་ཚ་འབྲབ་བྱེད།། བད་ཀན་གཡའ་ཞིང་སྐྱ་ལ་མཐུག་པའོ།། སྐྲང་ཤུ་ཞེས་པ་པགས་མདོག་སྐྱ་བ་དང་།། སེང་སེང་པོ་ལ་གཞིགས་ན་འབྲུམ་ཆུང་པ།། སྐྱ་གསོབ་ཡོད་པ་བས་ལྷགས་ཀྱང་ཟེར་རོ།། ཟ་རྐོང་ སྤུ་ཡི་མདོག་སྔོ་འགོས་མཆེད་སྐྱེན།། ཤུ་བ་པགས་པ་གས་དང་རྩུབ་པ་དྲོད།། ཚ་འམ་ཡང་ན་གྲང་གཡའ་ཟ་འཕྲུག་འདོད།། སྨིན་ཐོར་ཐོར་བརྩེ་དཀར་ཞིང་ནག་ཆེ་ལེབ།། ངོ་ཤིག་གདོང་ལ་རྨེ་བ་འདྲ་སྲབ་ཁྲབ།། ངོ་ཁབས་པགས་མདོག་དཀྱུས་དང་མི་འདྲ་བར།། སྐྱ་ཐོར་སྣ་ཚོགས་ཤར་བ་གྲོ་ཐིག་ཟེར།། ཁྲི་མ་ཤ་མདོག་གཅིག་གིས་མ་ཁེབས་པར།། སྲུབ་ལུས་བ་ཡིན་སྒྲ་ཡིས་བརྟག་དགོས་སོ།།

བཅོས་ཐབས་སྤྱི་ལ་སྨན་བྱུག་ཆུ་ལུམས་གསུམ།། ཁྲུང་ལྔ་དབྱུག་ཅན་ཁྲུང་ལྔའི་སྙིང་དུ་དངུལ་ཆུ་སེང་ལྡེང་བསྣན།། པགས་མཛེའི་ནད་དང་ཀུ[ཀླུ]གདོན་ཆམ་ལ་འབེབས།། ཉེ་ཤིང་ཁཎྜ་ལུག་གི་སེ་རྒུས་ཅམ།། རང་གི་དྲི་ཆུར་སྦྱར་[སྦྲུར]བ་ཕྱི་ནས་བྱུག། ལྷོགས་ནད་ཐམས་ཅད་སེར་བར་བྱེད་པ་ཡིན།། ཁྱད་པར་སྨུག་པོ་པགས་གྲམ་སེལ་པ་[བ]ཡིན།། ཀྱི་ལྕེ་༣ཉེར་ཐུག་དུར་བྱེད་༡སླ་ཙི་༢ཞུ་དག་༤དང་།། རེ་ལྕུག་༥ཆུ་ཙ་༥ཐར་ནུ་༡སྟོན་བུ་༡ཡུང་༩།།

སྐྱེར་པ་བི་ཊ་ལན་ཚ་ཤབས་ཐལ་ཀ། སྤོས་དཀར་སོ་ར་ཨ་རུ་བ་རུ་ར།། ཆུ་རྩ་བྲག་ཞུན་ཁྱི་ལ་ཡུངས་ཀར་དང་།། སེང་གྲོམ་མུ་ཟི་ཕྱོང་རོས་བ་བླ་རྣམས།། བ་ཆུ་ཚ་བ་ལ་ལབ་ཁྲུ་ལ་ཤུག་ཕག་ཚིལ་མར་རྙིང་སོགས།། གང་འཕྲོད་རྩ་ལ་སྤྱར་[སྦྱར]ཏེ་བྱུགས་པ་ཡིས།། པགས་པའི་ནད་ཀུན་སེལ་པའི་སྤྱི་སྨན་ཡིན།། བྱེ་བྲག་སོ་མ་ཕྱོང་རོས་བ་ཆུ་བྱུག། ཕག་ཚིལ་མུ་ཟི་སླང་ཤུ་ཤ་བཀྲ་སེལ།། མཛེར་པའི་རྟགས་བཅོས་གཤམ་དུ་འཆད་པར་སྤྲོས།། བཙག་ཡུག་གཉིས་དང་གཏུམ་པོ་ཐོང་ང་དམར་པོ་མཉམ།། རྒྱ་ཚོས་མ་རུ་ཙེ་བསྲེགས་ཐལ་བ་དང་།། ཁམ་བུའི་ཚི་གུ་ཏོང་ཞེན་གཏྲའི་ཐལ།། མར་རྙིང་སྤྱར་[སྦྱར]བས་རྨ་རྐན་རྐོང་པོ་དང་།། གཡན་པ་ཤུ་བ་སྐྲངས་ནད་མེ་དཔལ་[དབལ]སེལ།། རྩ་དཀར་ནད་ལའང་ཕན་ཞེས་མཁས་རྣམས་བཞེད།། ཡང་ན་ཟ་རྐོང་ཉེ་གཏར་ཆུ་ལུམས་བྱ།། ཤུ་བ་སྨན་འབེར་སོ་མ་ར་ཛ་སྦྱར།། དེ་མ་འགྲུབ་ན་ཕག་ཚིལ་མར་རྙིང་བྱུག། དྭ་བའི་རྩ་བ་བྱི་ཏང་ཙི་ཏྲ་ཀ། བཙན་དུག་ཕག་ཚིལ་སྦྱར་བས་སྲིན་ཐོར་སེལ།། ཡུང་བ་སྣ་དང་ཞུ་མཁན་ཞིབ་བརྟགས་པ།། ཆུར་སྤྱར་[སྦྱར]བྱུགས་པས་གདོང་བའི་ངོ་ཤིག་སེལ།། སྨང་བཙོད་ལྗི་གུས་ཁབས་དང་ཁྲི་མ་སེལ།། ལྷགས་ནད་གསོ་བའི་ལེའུ་སྟེ་གོ་དགུ་པའོ།། །།

ལེའུ་བརྒྱད་པ། མཛེར་ནད་བཅོས་པ།

ལྷགས་ནད་ནང་ཚན་མཛེར་པ་སྐྱེ་བ་ནི།། རྒྱུ་རྐྱེན་ངོ་བོ་ལྷགས་ནད་སྤྱི་དང་འདྲ།། འོན་ཀྱང་སྐྱེར་རྐྱེན་དབྱེ་བ་བཅོས་ཐབས་གསུམ།། སྐྱེར་རྐྱེན་སྐྱིད་སྡུག་ལ་སོགས་བྱུར་ཆགས་ཀྱི།། མཚན་མ་ལའང་མཛེར་པ་སྐྱེ་བ་འབྱུང་།།

དབྱེ་བ་ར་མཛེར་དང་ནི་ལུག་མཛེར་གཉིས།། དཀར་འཇམ་ཆུང་བ་ལུག་མཛེར་མདོག་ནག་ལ།། ཆེ་བ་ར་མཛེར་ཡིན་གྱི་འབྲས་བུ་འང་།། སྤྱིར་བཏང་ལུག་མཛེར་དགེ་ལ་ར་མཛེར་ངན།།

བཅོས་ཐབས་ཞར་ལ་གྲོ་ཙམ་མི་བཙའ་བཏབ།། ཡང་ན་མཛེར་པ་ཁྲག་དབྱུངས་རྒྱ་ནག་གི།། སྨྲ་ལ་བྱུང་ན་སེལ་བ་སྦྱོང་གྲུབ་ཡིན།། སྔགས་ཀྱིས་བཅོས་ན་ན་བཟའ་བེ་བུམ་དང་།། ལྷན་ཐབས་ལ་གསུངས་ཡིན་པས་དེ་ལ་བལྟ།། མཛེར་ནད་བཅོས་པའི་ལེའུ་སྟེ་བརྒྱད་པའོ།། །།

ལེའུ་བརྒྱ་དང་གཅིག ཕྲན་བུའི་ནད་བཅོས་པ།

ཕྲན་བུའི་ནད་ཀྱི་གསོ་ཐབས་བསྟན་པ་ནི།། ཁབ་བམ་མདེའུ་ཤོང་དུ་ཤོར་བ་ན།། ཨ་བར་སྐྱུར་གསུམ་གོང་མ་ཆ་བསྐྱེད་ལ།། ཁབ་ལེན་ཕྱེ་མ་སྦྱིན་བལ་ཆུ་སྦྱོར་བཏང་།། འགུལ་ཏུ་མི་གཞུག་གན་རྐྱལ་ཉལ་ལ་བསྡད།། སྦྱིན་གྱིས་གྲིལ་ནས་བཤང་སྐོར་འབྱིན་པར་འགྱུར།། ཤ་འམ་ཟན་ལ་སོགས་པས་བཙངས་གྱུར་ན།། དེ་མ་ཐག་ལ་རོ་སྙོད་ཁུ་ཚུར་གྱིས།། ཤེད་ཀྱིས་བརྫེག་ན་ཙུར་གྱིས་འབྱིན་ལ་གྱུར།། ཡང་ན་དེ་མ་ཐག་ལ་སྐོམ་བཏུང་ངམ།། རྐང་བའི་མཁྲིག་མ་གཉིས་ནས་ལག་པས་བཟུང་།། རྒྱབ་ཏུ་ཁ་བུབ་ཁུར་ལ་ཙུང་ཟད་སྒྱུར།། སྐ་རགས་རྫེ་ཡིས་རྐང་མཐིལ་གཉིས་སུ་བརྫེག། དེ་ནས་རོ་སྙོད་རྒྱབ་པས་ཙུར་གྱིས་འབྱིན།།

གྲེ་བར་གྲ་མ་ཟུག་ན་སྦྲུལ་ཚིལ་བྱུག། ནས་ཕུབ་ཐང་བཏང་བ་ཤ་ཁམ་ཆེར་ཟ།། གྲེ་བར་རུས་པ་ཟུག་ན་གོ་ཐོ་ཡི།། གྲེ་བ་གྲོ་ཆང་ནང་སྦངས་ཁུ་བ་འབྱིན།། གྲེ་བར་རུས་པ་ཟུག་ན་སླ་[སླང]ཆེན་སོ།། བརྡར་བའི་ཕྱེ་མ་ཆུས་ཕུལ་ན་གྲོལ་ལོ།། ཉ་རུས་ཟུག་ན་སོ་བྱའི་ཤ་ཁུ་འམ།། སྲམ་གྱི་སྣ་དང་མཆེ་བའི་ཁུ་བ་བཏང་།། གནའ་བའི་རྭ་རུའི་དུམ་བུ་མུར་བར་བྱ།། ཡང་ན་ཁ་ནད་གསོ་བའི་སྐབས་ལ་བལྟ།།

སྐོམ་དང་སྐྱིག་པ་ཤོང་དུ་སོང་བ་ན།། སྲད་དཀར་རམ་པ་རྩ་ཆང་སྦྱོར་ཤོང་དུ་བཏང་།། སྐོམ་སྐྱིག་སྦྲུལ་སོགས་ཀྱི་སོས་ཟིན་རམ་པ་རྩ་ཡི།། ཁུ་བར་སླ་རྩི་བཏབ་པ་བྱུག་ན་ཕན།།

ཆང་ནད་སྣ་སྐྱུ་གཡེར་མ་ཚྭ་བཏགས་ཆང་སྦྱོར་བཏང་།། འཕྱི་མཁྲིས་དྲོན་མོ་མེད་ན་ཆང་ནད་འབྱུང་།།

སྣེ་ས་བཞི་ལས་གང་སྐྲངས་ཀྱི་ལྟེ་ནག། ཁུ་བ་བྱུག་གམ་རང་གི་དྲི་ཆུ་བྱུག། ཕྱིད་པ་ཚྭ་ཆུར་བཙོས་པ་སྣན་ན་ཕན།། མ་ཐུབ་སྐྲངས་རོས་མཐེབ་སྲིན་རྩ་བར་ནི།། མེ་བཙའ་ནས་ཙམ་གདབ་ན་ཕན་པའོ།།

གཉའ་རེངས་ལྷག་དགྱེ་ཚྭ་གསུམ་རུ་རྟ་དང་།། ཡུང་བ་ལན་ཚ་མར་སྦྱར་བྱུག་ལ་མཉེ།།

ཀང་ལག་སོགས་ཁ་བས་ཕྱིད་ན་ཆུ་ཡིས་བསྙིང་།། རྣ་བ་ལྷགས་པས་ཕྱིད་ན་ནི།། ཉ་ལྤིབས་ཞོ་དང་སྦྱར་བ་བཏང་།། མིག་ཕྱིད་དྲི་ཆུར་ཨ་རུ་སྦྲངས་ལ་བླུག། རྣ་བར་སྲོག་ཆགས་ཤོར་ན་རྒྱ་ཚ་དང་།། ཤིང་ཀུན་མར་ནག་དུགས་བསྲོས་ཚུགས་ཚད་བླུག། དྲག་ཤུལ་བཙན་ཐབས་ཤ་མདོག་ཡོག་པ་ལ།། ལ་ཕུག་སྔོན་པ་གཞོགས་ལ་སྣན་པར་བྱ།། ཡང་ན་བཙིར་བའི་[བཞི] ཕྱེ་མའི་དུགས་ཀྱིས་ཕན།།

ཁ་ནས་ཁྲག་སྐྱུག་རང་གི་མཚན་མའི་སྤུ།། སྲན་མ་དྲུག་ཙམ་རིལ་བསྒྲིལ་ཆུས་འཕུལ་བཏང་།། ལམ་ཞུགས་རླུང་གིས་མཆུ་གས་བྱུང་བ་ན།། སྤྱི་གཙུག་མར་བྱུག་དེ་བཞིན་སེན་སྐྱི་གས།། ལྟེ་ཁུང་མར་བྱུགས་ཕན་པ་གདམས་པ་ཡིན།།

སྲིན་གྱིས་གཞང་ལུག་གྲང་བའི་རིགས།། མར་རྙིང་བུལ་ཏོག་བྱི་ཏང་ག། ལན་ཚ་དྭ་བ་ཚ་བ་གསུམ།། རེང་བུ་མས་བཏང་སྨུམ་གོང་བདུག། ཟས་སུ་ཧྲོད་བཙུད་ཁོ་ན་བསྟེན།། ས་སྲོས་གཞང་ཁ་གཟེར་ཞིང་ཟ།། བཟོད་གླགས་མེད་པའི་འབུ་ལ་སྟགས།། གཞང་ཁ་ལུག་ན་སྨུམ་བསྐུས་ལ།། ཡར་བཙུག་མར་ཡར་ཚོན་གང་བསྒྲིགས།། གཞང་ཁ་ལྡོད་ན་ཤ་མང་ལ།། ཆང་ཐན་དུགས་བྱས་དེ་ཡིས་འཚོ།། ཡང་ན་གཞང་དཀར་ལུག་ན་སྨུམ་བསྐུས་ཏེ།། བཙུག་ནས་རྗེ་ཁབ་ལེན་གསོས་ལྷུགས་ཕྱེ་མ།། ཆུ་དྲོན་འཐུང་དམ་ཁྱུང་ལྔ་ལྷུགས་ཁུས་གཏོང་།།

གཉིད་ནི་སྲུང་འགུགས་གདམས་པ་འདི་བཞིན་ཏེ།། རང་ཉིད་ཡི་དམ་ཏིང་འཛིན་བརྟན་པར་བྱ།། ཙྪེ་ཙྪེ་ཨུ་པཾ་ཏིམ་ཧྲུཾ་རཾ་ཕུ་ཕུ་སོད།། ཅེས་པའི་སྔགས་འདི་བུ་མོ་སྨུག་མོ་མ།། གྲོང་པའི་ཆོས་མ་གོས་པའི་རྐང་ལག་གི།། སེན་མོར་ཁྲི་གསུམ་བཏབ་ལ་ས་སྤྱིན་པོའི།། སྦལ་པའི་ཁར་བཙུག་གཉིད་སྲུང་ཁ་ཚུར་བསྐྱན།། འགུགས་ཐུས་ཁ་སྐྱུར་[སྐྱུར]གཉིད་ཀྱི་གདམས་པ་ཡིན།། རྩོང་ལེན་རྩ་བ་ཡོ་འབོག་ཟར་མའི་འབྲུ།། ཐུ་བ་སྣ་བུག་གགས་[བགག]བཏང་གཉིད་སྲུང་ཡིན།། རྟ་ཡི་དབྱི་[དབྱེ]ཐུས་མི་ཡི་སྤྱི་བོའི་སྒྲ།། མར་ནག་བསྐོལ་བ་གསུམ་པོ་མེར་བསྲེགས་པའི།། ཐུ་བ་སྣ་བུག་གཡོན་ལ་བདུག་བྱ་ཞིང་།། འོ་མ་ཤ་ཁུ་བུར་ཆང་དྲོད་ཟས་བསྟེན།། གཉིད་མེད་པ་རྣམས་ཁུགས་པའི་གདམས་པ་ཡིན།།

མགོ་ནད་ཙན་ཙུན་ཞེས་བྱ་བ།། མགོ་པོར་བྱ་སྤྲུན་བཏང་བ་འདྲ།། ཉེང་ན་སྐྲ་བྱིས་སྤྱི་[སྤྱི]ཐེར་འགྱུར།། ནད་འདི་མངལ་གྲིབ་ནད་དུ་འདོད།། བཅོས་ཐབས་རྟ་ཡི་ཆུ་དང་ནི།། ས་དཀར་སྦྱར་བྱུགས་ཉེ་མའི་[མས]བསྲོ།། དེ་འདྲ་ལན་མང་སྦྱར་བར་བྱ།། འདི་ནི་གོ་སྨན་མཁས་པའི་ལུགས།། མགོ་རྨ་གར་ག་ཞེས་བྱ་བ།། རྨ་ནི་ཕལ་ཆེར་གོང་འདྲ་ཡང་།། ཁ་དོག་ཅུང་ནག་ཏུམ་རེ་འོང་།། ཉེང་ན་མགོ་ནི་ཁྲ་བོར་འགྱུར།། སྨན་དུ་བིག་པན་ལི་ཁྲི་དང་།། ཀ་རག་ཏཱཛ་ཁྲ་བོ་རྣམས།། ཏིལ་གྱི་སྣུམ་དང་སྦྱར་ལ་བྱུག། རྟ་ཡི་སླད་པ་མགོར་བྱུག་ན།། སྐྲ་བཟང་ཤིན་ཏུ་རིང་(བ་)སྐྱེ།།

མིག་ནས་མཆི་མ་མང་འཛག་ན།། ཤེལ་རྒྱལ་ག་རས་ཕྱིས་ན་ཕན།། མིག་ཏུ་གྲ་མ་ཚར་[ཚུད]པ་ལ།། ནས་ཆུར་བརྡར་པའི་ཁུ་བ་བླུག། དེ་རྗེས་དར་རམ་ལྕེ་ཡིས་བླང་།། མིག་ལ་སྒྲོ་བུར་རྣོ་དབྱུག་ཕོག། བསྣར་[བསྣད]ཞར་རྣོ་དྲེག་དཀར་པོ་དེ།། མི་ཡི་ནུ་ཞོ་[ཞོར]སྦྱར་བྱུག་ཕན།། ཡང་ན་སེར་པོ་རྣམ་པ་གསུམ།། ཆུ་སྦྱར་ཆུ་ལྷུག་ཡང་ཡང་བྱ།། མིག་གི་ཤ་མཛེར

སེལ་ཐབས་ནི།། རང་གི་སྐྲ་དང་རྐང་སེན་དང་།། ཤ་ཏུ་བཙའ་མ་ལྷམ་ནང་དྲེག། འཛོན་པ་བསྲེགས་པའི་དུད་པའི་[པས]བདུག། མྱུར་དུ་སེལ་བར་ཐེ་ཚོམ་མེད།། མིག་དང་རྐང་ལག་མི་ཕྱིད་ཐབས།། ནང་པར་ལངས་པའི་ཁ་རུལ་ཆུས།། མིག་དང་རྐ་[རྐང]པར་བྱུག་པས་ཕན།། མིག་ལྟིབས་ཡས་མས་སྐྲངས་པ་ལ།། ལི་ཤི་བཏར་ཏེ་བྱུགས་པས་ཕན།། སྲོད་དུས་མིག་མི་གསལ་པ་ལ།། ལུག་གི་མཆིན་པ་དུམ་བུ་གཅིག། བཙོས་ནས་མིག་ལ་རྔོད་དུགས་བྱ།། དེ་མ་ཐག་དུ་ཟོས་ན་ཕན།། གཅིག་གིས་མ་ཕན་གཉིས་གསུམ་བསྐྱར།། མིག་མཐའ་རུལ་ཅིང་ཆུ་འཛག་ན།། ཆི་བ་ག་ཡི་རུས་པ་བཏོན།། ནང་དུ་མཚུར་ནག་བཏབ་ལ་བསྲེགས།། ཁ་དོག་ནག་པོར་སོང་བ་དང་།། ཆུ་ལ་སྦང་ནས་ནག་བཀྲུས་ཕན།།

ཟ་འཕྲུག་མེ་དཔལ་[དབལ]སླང་རོག་གི། ཁ་ཆུ་ཡང་ཡང་བྱུག་ན་ཕན།།

སྲ་བཅས་རྣ་བ་འོན་པ་ལ།། སློག་སྐྱ་མེ་མདོག་འཇམ་པོའི་ནང་།། བསྲེགས་ནས་བཙུར་བའི་ཁུ་བ་ནི།། གང་ནའི་རྣ་བར་བླུག་ན་ཕན།། སློག་སྐྱ་མར་བཙོས་རྣ་བུག་བགག། ཨུས་པ་གོང་དང་འདྲ་པ་ཡིན།། རྣ་བར་སེམས་ཅན་ཆུད་[ཚུད]པ་ལ།། མཁན་པའི་ལོ་མའི་ཁུ་བ་བླུགས།། ལུག་ཤིག་སོང་ན་ཆང་བླུགས་ཕན།། ར་ཤིག་སོང་ན་གཡེར་ཁུ་བླུགས།། ཀུན་ལ་བྱི་རུག་སྣུམ་བླུགས་མཆོག། རྣ་བར་འདྲེ་ཡིས་གཏམ་སྨྲ་ན།། བྱི་རུག་འབྲས་བུ་ཟོས་ན་ཕན།། ཡང་ན་རམ་གྱི་ཁུ་བ་བཏང་།། རྣ་བར་འབྲུ་དང་རྡེའུ་སོང་།། མ་ཐོན་རྒྱས་པའི་མགོ་བལྟད་ལ།། སྦྲིན་[སྦྱིན]བཟང་སྦྱར་ལ་མེ་ལ་བསྲོས།། འབྲུ་སོགས་གང་ཡིན་དེར་སྦྱར་བཞག། སྐམ་དུས་འཐེན་པས་ཕྱི་ལ་འབྱུང་།།

སྣ་རུ་དངོས་པོ་ཐྲེན་ཆུད་[ཚུད]ན།། སུག་ཕྱེ་བཏབ་ཕྱེས་བསུད་པས་ཐོན།། སྣ་ཁྲག་བྱུང་ན་ཇ་མོང་གི། སྤུ་གཞོབ་སྣར་འཐེན་འཕྲལ་དུ་ཆོད།། སྣ་འཚུབ་སུག་པའི་ཕྱེ་མ་འཐེན།།

ལྤྱི་ལ་རྨ་བྱུང་ཁ་ཆེ་དང་།། ག་ར་སྦྱར་བ་བྱུག་ན་ཕན།། ལུས་ལ་སྨྱོམ་གྱི་ཚུ་སེར་ཁྲག། འགོས་ནས་སྐྲངས་སམ་རུལ་བ་ལ།། སྐྱུ་གའི་ཚིལ་བུ་བྱུགས་ན་ཕན།།

རུས་སྦལ་ཤ་ཡི་དུད་པ་ནི།། ཁང་པར་བདུག་ན་འདྲེ་ཤིག་འགྲོ།། ཉ་རུས་མུ་ཟེ་བསྲེགས་པ་ཡི།། དུད་པ་བདུག་ན་སྦྲང་བུ་ཕྱེར།། སཏྭ་པེ་ཤ་ཤ་ཟ་སྲིན་བུ་རྣམས།། བསྲུང་བ་མན་ངག་རིན་ཆེན་འབྱུང་གནས་བསྟུ།། བྱེ་བ་གཅིག་བཟུང་ཉིལ་དང་ཕྱོང་རོས་གཉིས།། སྦྱར་བའི་བྱུགས་བཏང་བྱེ་བ་ཡོད་ཚད་འགྲོ།། རེ་ལྷག་བ་[པ]སོགས་དུག་ཅན་ལས།། བྲུས་བའི་[པའི]དུག་ཐོག་ལ་བྲིས་བའི[པའི]།། དཔེ་ཆ་སོགས་ནི་ཀླན་ཅན་གྱི།། ས་རུ་ཉིན་འགའ་སྦས་[སྦས]བྲུས་ན།། མིག་ལ་ཐོག་དུག་ཕོག་མི་འགྱུར།། མིག་སོགས་ཤ་སྦྲང་འབུ་བཏབ་ན།། ཤ་ཀློན་གྱིས་ཕྱིས་ཕན་པར་ངེས།།

གཟའ་ནད་ཀྱིས་ནི་བརྒྱལ་བ་ལ།། མ་གི་ཏ་ནི་ནས་འབྲུ་ཙམ།། ཞིབ་བར་[པར]བཏགས་ལ་སྤྱི་གཙུག་གླུག། དེ་སྟེང་སྨ་ཀློན་སྲབ་མོས་བཀབ།། དེ་ཐོག་སྒྲ་བའི་མེ་ཡིས་བསྲེག། ཤ་ལ་ཟིན་བ་[པ]ཙམ་གྱི་ཚེ།། དྲན་པ་རྙེད་འགྱུར་མན་ངག་ཟབ།།

འགྲོན་ཐལ་མི་འོ་སྦྱར་བ་ནི།། རྣ་བར་བླུག་ན་རྣག་འཛག་གཅོད།། འདྲེ་ཤའི་ཐལ་བ་བླུག་ཀྱང་ཕན།།

གཞང་འབྲུམ་ལོ་མང་སོང་བ་ལ།། བུལ་ཏོག་ཆུ་ཡིས་བཀྲུས་ན་ཕན།། ཁ་ལ་ཕོལ་མིག་བྱུང་གྱུར་ན།། མཚུར་ཐལ་བཏབ་ན་ངེས་པར་ཕན།། གཞང་ཁ་ལུག་ནས་ན་པ་[བ]ལ།། ཤེལ་ག་བུར་དང་རུས་སྦལ་མགོ།། སྤྱང་ཚར་[ཚེར]ཞིབ་བཏགས་བཏབ་ན་ཕན།།

རྐང་འབམ་ནད་ལ་སེ་བའི་འབྲུ།། ལན་འགའ་བསྐོལ་བཏང་ངེས་པར་ཕན།། མངལ་ཁྲག་འཁེང་པར་གྱུར་བ་ལ།། ཁ་ཆེ་ཁུ་པ་[བ]ལྷ་སྐྱུ་ཡི།། ཁུ་བ་བསྲེས་བཏུང་ཕན་པར་གྱུར།། གདོན་གྱི་གནོད་པས་གཉིད་གཡེར་ན།། རུས་

ཁྱུར་ཤིང་ཀུན་བཏབ་བཏང་ཕན།། མི་ནི་ཆུ་ཡིས་ཁྱེར་བ་ནི།། ཟིན་མ་ཐག་ཏུ་ཁ་སྦུབ་[སྦུབ]བཞག། སྙིང་ནི་མི་ཡིས་མནན་བྱས་ལ།། ཁ་དང་སྣ་ནས་ཆུ་འབྱིན་བྱ།། ཡང་ན་ཕྱུགས་ལ་བགལ་ནས་ནི།། མགོ་བོ་ཐུར་ཏུ་འཕྱང་དུ་བཅུག། དེ་ཡིས་ཆུ་ཐོན་མྱུར་པ་འཚོ།།

ཐག་པས་འགག་པར་བྱས་པ་ལ།། ཐག་པ་མི་བཅད་དལ་བུའི་བཀྲོལ།། ཁ་སྣ་ཐལ་སོས་བཀག་བྱས་དེ།། དབུགས་ནི་དལ་གྱིས་གཏོང་བ་གནད།།

བྱིས་པ་རྣམས་ཀྱི་ཆུ་སོ་དང་།། བུད་མེད་བྱ་ལི་སྐྲངས་པ་ལ།། སླ་རྩི་ཚྭ་གཉིས་མར་སྦྱར་བསྐུས།། རྫས་ཀྱིས་ལུས་དྲོད་ སྤར་[སྤར]པ་ལ།། ཤྭ་དག་ཞིབ་བཏགས་མར་རྙིང་དང་།། སྦྱར་པས་ལུས་ལ་བྱུབ་བར་[པར]བྱུགས།། དྲོད་ནི་མེ་ཚན་འདི་དང་མཉམ།། ཀང་ལག་སེར་ཁ་མི་འབྱུང་ངོ་།།

དུག་རིགས་ཟོས་ན་དེ་མ་ཐག། འོ་མ་མང་བཏུང་སྐྱུགས་ན་ཕན།། ཀན་ལ་ཁྲག་འཕེལ་ལྕེ་ཆུར་བབས།། ཟ་མ་སྨུམ་ཅན་མེ་ལ་བསྲོས།། དེ་ཡིས་སྤྱི་གཙུག་ཏུ་བདུག་ཕན།། ཕྲན་བུ་གསོ་བའི་ལེའུ་སྟེ་བརྒྱ་གཅིག་པའོ།། །།

ལེའུ་བརྒྱ་དང་གཉིས། མེས་ཆིག་བཅོས་པ།

ཐྲན་བུའི་ནད་ཀྱི་ནང་ཚན་མེས་ཆིག་རྒྱུ།། སྐྱིགས་དུས་ཁྲིམ་པའི་བྱ་སྤྱོད་མི་མཁས་པས།། ཐབ་གཞོབ་བཤན་དམར་རྐྱེན་གྱིས་ཐབ་ལྷ་ཁྲོས།། མེས་ཆིག་ཕལ་ཆེར་དེ་ལས་འབྱུང་བ་མང་།། དེ་ལ་ཆུ་རྩ་ཞ་མཁྲིས་མེ་ལོང་གཡའ།། མི་ཡི་འོ་མ་སྦྱར་ནས་བྱུགས་པས་ནི།། ལྷགས་པ་གཡོགས་པ་དང་ནི་ཁྲུད་མེད་དོ།། ཡང་ན་བུལ་ཏོག་བྲག་སྤོས་ཕྱེ་མ་གཏབ[བཏབ]།། ཚབས་ཆེ་པ་[བ]ལ་ཁོང་དུ་བསིལ་སྨན་བཏང་།། མེ་[མེས]ཆིག་རྒྱ་ལ་སི་ཧྲ་[སིཧླ]ར་ཉིད་མཆོག། མེས་ཆིག་གསོ་བའི་ལེའུ་སྟེ་བརྒྱ་གཉིས་པའོ།། །།

ལེའུ་བརྒྱ་དང་གསུམ། ནུ་སྐྲངས་བཅོས་པ།

ཕྲན་བུའི་ནད་ནང་ནུ་མ་སྐྲངས་པ་ན།། མཚལ་གྱིས་ཉ་གཟུགས་ཐ་མ་ཡི་གེ་ཉ།། དགུ་ཁྲིས་སྐྲངས་མནན་ཀྱི་ལྡེ་སེང་ལྡེང་དང་།། འབྲས་གསུམ་བ་ཤ་ག་དང་སྤང་མ་རྣམས།། བསྡུས་ཐང་བཏང་པས་ནུ་མ་སྐྲངས་ནད་སེལ།། སྲུབ་ག་སྨ་ཏིག་ལྕུགས་ཀྱུ་སྟག་ཤ་དང་།། ཀྱི་ལྡེ་ཨུག་ཆོས་རྩང་ལེན་མཉམ་པ་ཡི།། ལུམས་སུ་གཞུགས་པས་ཟུག་རྫུ་ཞི་པར་[བར]འགྱུར།། བཙོད་དང་མོན་ལུག་སྤང་སྤོས་པ།། གོ་སྙོད་བཞི་དང་ཆུ་མིག་གི།། འདམ་རྡུལ་བསྲེས་ལ་འབྱུར་གྱིས་བྱུགས།། ནད་ཟུག་ཧེ་ལྟར་ཆེ་ཡང་འཇོམས།། མ་ཐུབ་རྒྱབ་རྩ་གཏར་རྨ་གསོ།། ནུ་སྐྲངས་གསོ་བའི་ལེའུ་སྟེ་བརྒྱ་གསུམ་པའོ།། །།

ལེའུ་བརྒྱ་དང་བཞི། བསེ་དྲི་བཅོས་པ།

ཕྲན་བུའི་ནད་ནང་སེ་[བསེ]དྲི་ཞེས་གྲགས་པར།། རྒྱུ་དབྱེ་རྐྱེན་དང་བཅོས་ཐབས་བཞི་ཡིས་བསྟན།། རྒྱུ་ནི་ཚེ་སྔོན་གཙུག་ལག་ཁང་ལ་སོགས།། ཕྱིན་ཅན་སྐྱེས་ཆེན་རྣམས་ལ་དྲི་ངན་འཕྲུལ།། དེ་སོགས་མི་དགེ་སྡོན་ལས་ལས་བྱུང་བའི།། ཕ་མའི་རིགས་བརྒྱུད་ཁྱི་ཞུར་སྐྱེས་ལས་འབྱུང་།། དབྱེ་བ་རིགས་ལ་ཡོད་དང་འགོས་པ་གཉིས།། འགོས་པར་རྐྱེན་ནི་སྣན་གོས་ལུས་ནས་འབྱུང་།། རིགས་ལ་ཡོད་པར་ཚོགས་གསོག་ལ་སོགས་ཀྱིས།། ལས་སྒྲིབ་མ་སྦྱངས་དག་པར་དགའ་[དཀའ]ནའང་།། རྐྱེན་འགོས་ལ་སོགས་བཅོས་ཀྱིས་བཏུབ་བ་རྣམས།། བཅོས་ཐབས་རང་ཆུ་བ་ཆུ་རྡོ་ཆུས་བཀྲུ།། དེ་ཡི་རྗེས་སུ་སྲིན་ཚང་བཤིག་པ་ནི།། སྟག་མའི་ལོ་མ་བརྡུས་ཁུ་ཞོ་ཅམ་ལ།། ཐང་ཁྲིམ་དཀར་ནག་འབྲུ་དང་ལང་ཐང་རྩི[རྩེ]།། ཕྱི་ཏང་སྔོག་སྐྱ་ཤིང་ཀུན་མ་ཏུ་ཙེ།། དྭ་བ་ཕུར་མོ་བཙན་དུག་ཆ་མཉམ་པའི།། ཙུས་ནིས་མར་ལ་བཏབ་ལ་ལེགས་པར་བཀུགས།། མཆན་ཁུང་ལ་སོགས་དྲི་མ་གར་ཡོད་སར།། ཞག་གསུམ་བར་དུ་ཉིན་རེ་ལན་རེ་བྱུགས།། དེ་རྗེས་བྱུག་ཧོག་སུག་ཆུས་དག་པར་བཀྲུས།། བྱི་རོག་བྲུན་དཀར་ཧི་ཚ་སླ་རྩི་དང་།། ཤུག་ལོ་བསྲེགས་ཐལ་ལི་ཤི་ཏུར་སླིག་འཛིན།། བྱང་བུལ་སྤང་སྤོས་ག་བུར་ལོ་བརྒྱད་ཆུ།། སྦྱར་པའི་[སྦྱར་བའི]སྐྱོ་མ་ཡང་ཡང་ཞག་འགའ་བྱུགས།། དེ་ཡིས་གདུག་བའི་[པ]དྲི་ངན་ཞི་པར་[བར]འགྱུར།། དེ་ནས་ཕྱིར་མི་ལྡོག་ཕྱིར་ལྡེ་བའི་དྲི།། ལི་ཤི་གུར་གུམ་ཟངས་སྦུབས་ནང་དུ་བླུག། ཁ་མཐིལ་སྲད་བུས་བཅར་བ་མཆན་ཞབས་བཅངས།། སྐབས་སུ་ཟངས་གཡའ་དྲི་ཆུར་སྦྱར་པས་[སྦྱར་བས]བཀྲུ།། འདྲི་[འདི]འདྲ་ལོ་གཅིག་བསྟེན་པ་གང་དེ་ལ།། དྲི་ངན་བསེ་

དྲིའི་གནོད་པ་ག་ལ་སྲིད།། ཡོ་མ་ཡོན་རྣམས་ཟླ་རེས་སེལ་བར་ངེས།། ཡང་ན་ལྷན་ཐབས་ནས་བཤད་པ་ལྟར་བཅོས།། ཡང་ན་ཟངས་གཡའ་རྩྭ་མར་རྙིང་གསུམ་གྱི།། ལྡེ་གུ་ཚ་དུས་མཆན་སོགས་ཡང་ཡང་བྱུགས།། ཉི་མས་བསྲེག་ན་བསེ་དྲི་ཆེ་ཡང་སེལ།། ཆང་པར་དྲི་ངན་བྱུང་ན་མཚུར་དཀར་དང་།། སྲན་ཕྱེ་པ་[བ]ཚུར་སྤྱར་པས་[སྦྱར་བས]ཡང་ཡང་བཀྲུ།། ཁམ་པ་སུ་རུ་སྲན་ཕྱེའི་ལྡེ་གུ་ནི།། རས་སོགས་བྱུག་ནས་ཡང་ཡང་བརྗེས་མཐིལ་བཏབ།། བསེ་དྲི་བཅོས་པའི་ལེའུ་སྟེ་བརྒྱ་བཞི་པའོ།། །།

ལེའུ་བརྒྱ་དང་ལྔ། ཚེར་ལྗོན་བཅོས་པ།

ཕྲན་བུའི་ནད་ཀྱི་ཁོངས་བསྡུས་ཚེར་ལྗོན་ཅེས།། གྲི་དང་ཚེར་མའི་རིགས་ཀུན་ལུས་གར་ཟུག། རྣན་ལ་ཕྱིན་དང་ཆུ་རྒྱལ་གདོན་སོགས་ཀྱིས།། རྐྱེན་བྱས་ལྗོགས་ཐབས་སྐྲངས་ཤིང་སྐྲངས་མདོག་དེ།། ཁྲག་ལྷ་སྔོ་བ་ཁྲག་རྒྱངས་མདོག་ལྟ་བུ།། མཁྲིགས་ཤིང་སྡོ་ལ་ཀྱུང་བུས་བཞར་འདྲ་ན།། ཡང་ན་ཚ་ཅག་མི་འདུར་གཏོར་པ་འདྲའི།། ཟུག་གཟེར་བཟོད་གླགས་མེད་པ་འདྲེ་ཡིན་སྙམ།། འདི་ལ་གཉན་མེད་པ་ནི་མི་སྲིད་ཀྱང་།། གཉན་ནད་གཞན་གྱི་བཅོས་དང་འདི་མི་འདྲ།། མདའ་སོགས་ཐོག་པ་དང་ཡང་འདྲ་བ་མེད།།

དེ་ལ་བཅོས་ཐབས་སྨན་དཔྱད་ཟས་སྤྱོད་བཞི།། ཚ་གྲང་བརྟག་པ་ནད་གཞན་ཀུན་དང་མཐུན།། སྤྱི་རྩའི་ཐང་བཏང་གི་ཕྱཾ་ཐང་ཁྲོམ་[ཕྲོམ]དཀར།། སླ་རྩི་གུ་གུལ་ཤུག་ཚེར་བ་སྣ་དང་།། ཀོ་བྱི་ཞིབ་བཏགས་ལོ་བརྒྱད་དྲི་ཆུས་དབུལ།། གཉན་གསོད་ཚེར་མའི་དུག་དཔལ་[དབལ]སྦྱར་དུ་གཙོག། སྤང་སྤོས་སླ་སྐང་གོ་སྙོད་རྩི་བཞིན་བཏགས།། ལུག་ཚིལ་དེ་དང་སྦྱར་ལ་བྱུག་པར་བྱ།། དེ་ནས་རྨ་ནང་སླ་རྩི་བཟང་པོ་བཏབ།། རྒྱ་སྐྱེགས་དོམ་མཁྲིས་སྦྱར་པས་[བས]རྩ་ཁ་བསྲུང་།། སྟོད་དུ་ཚད་པ་ཤོར་ན་ག་བུར་དང་།། གཙོ་བོ་བརྒྱད་སོགས་རྩ་ཆུར་བཏགས་ལ་བཏང་།། ཏུ་ཐུང་གཏར་ཞིང་རྨ་ཡི་ཕྱོགས་བཞི་རུ།། མི་བཙའ་བདབ་[གདབ]དང་རྨ་སྙིང་ཡང་མི་བཙའ།། ཉེ་བའི་རྩ་གཏར་ཇབས་རྣ་འཇུགས་སོགས་གསུངས།། མཇུག་ཏུ་གཞན་འཕྲོགས་རང་ལེ་བཞིན་དུ་བཅོས།། ཟས་ནི་ཕྱེ་ཐུག་ཚ་ཉུང་བྱས་ལ་བཏང་།། སྤྱོད་ལམ་ཉིན་གཉིད་དྲག་ཤུལ་ཤ་ཆང་སྤང་།། ཚེར་ལྗོན་བཅོས་བའི་[པའི]ལེའུ་སྟེ་བརྒྱ་ལྔ་པའོ།། །།

ལེའུ་བརྒྱ་དང་དྲུག འབྲས་ནད་བཅོས་པ།

འབྲས་ནད་རྒྱུ་རྐྱེན་དབྱེ་བ་རྟགས་བཅོས་བཞི།། རྒྱུ་རྐྱེན་ངན་ཁྲག་རྒྱས་པ་རླུང་གིས་བསྐྲིལ།། དབྱེ་པ་[བ]གནས་དང་ཉེས་པའི་རིགས་ཀྱིས་དབྱེ།། གནས་ཀྱིས་དབྱེ་ན་ཕྱེ་[ཕྱི]འབྲས་ནང་འབྲས།། ཕྱེ་[ཕྱི]ལ་ཤ་རུས་རྩ་ཡི་འབྲས་དང་གསུམ།། ནང་འབྲས་གློ་སྙིང་མཆིན་མཆེར་མཁལ་མ་དང་།། ཕོ་བ་རྒྱུ་ལོང་གཞང་དང་ལྒང་པ་དགུ།། དེ་རིགས་རླུང་མཁྲིས་ཁྲག་དང་བད་ཀན་དང་།། མཚོན་དང་བྱེ་འབྲས་དབྱེ་བ་བཅོ་བརྒྱད་བཤད།།

ཕྱི་འབྲས་སྤྱི་རྟགས་རྩ་རྒྱུད་སྲ་ལ་འདར།། སྐྲངས་པ་སྲ་བརྟན་ན་ཟུག་ཆུང་བ་ལ།། ལུམས་འདུལ་ཀུན་གྱིས་ཞི་བར་མི་འགྱུར་པའོ།། ཁྱད་པར་ཤ་འབྲས་ཉུང་གཤེར་འཁྱམས་[འཁྱགས]པ་འདྲ།། རུས་འབྲས་རུས་པ་མདོག་འགྱུར་རྩི་ཉམས་ཐོས།། རྣག་ཆུ་སྲོ་མ་ཁུ་ཚོགས་འབྱུང་བ་ཡིན།། རྩ་འབྲས་རྩ་ཐོག་སྐྲངས་ཤིང་འཁྱུག་ལ་འཛོ།། དེ་དག་གནད་སྙིང་བྱུང་བ་གསོ་བ་དཀའ།། ཁོང་འབྲས་སྐྲན་ལྟར་རིག་པ་སྲ་བ་འམ།། མི་མངོན་གཏིང་རུབ་ཟས་ལ་འཕྲིན་པ་སྟེ།། སྨིན་ནས་གྱེན་ཐུར་གཉིས་ཀར་རྣག་རྫོལ་འགྱུར།། གློ་འབྲས་མིད་པ་ན་ཞིང་ཟས་མིད་དཀའ།། སྙིང་འབྲས་དྲན་པ་མི་གསལ་སྨུན་སྲོས་སེམ[སེམས]།། མཆིན་འབྲས་དབུགས་འགག་མགོ་འཁོར་རྨིམ་དང་ཆེ།། མཆེར་འབྲས་སྒོ་འཕྲིག་བྱེད་ཅིང་དབུགས་མི་བདེ།། མཁལ་འབྲས་ཆུ་སྲི་བཅིར་སླམ་ཟེད་པ་ན།། ཕོ་བ་སྐྱོ་སྲོས་[སྲོས]ཟས་འཕྲིན་མིད་པ་ན།། རྒྱུ་ལོང་ཞུ་རྗེས་ན་ལ་སྐྲིགས་བུ་འོང་།། གདོང་པ་ཟང་བོལ་གཡོ་ཞིང་འབྲུ་པར་[བར]འགྱུར།། གཞང་འབྲས་གཞང་ཁ་ན་ཞིང་འཕྱེན་དབུགས་འགག། ལྒང་པ་ཆུ་འགགས་ཟུག་ཆེ་ཆུ་སོ་ན།། ཕལ་ཆེར་ཕོ་ལོང་མིད་པའི་འབྲེལ་

མཚམས་མང་།། དེ་ཕྱིར་ཕོ་པའི་[བའི]ཁ་འཛིན་གཅེས་པ་ཡིན།། རླུང་གྱུར་སྲོ་འཁྲིག་མི་བརྟན་མགོ་བོ་འཁོར།། མཁྲིས་གྱུར་དམར་ཚ་སྐྱུར་རྣག་ཚ་བ་སྐྱེ།། བད་ཀན་མདོག་སྐྱ་སྐྲེག་ཅིང་ཟས་མི་འཇུ།། ཁྲག་ལས་གྱུར་པ་ནུ་མ་མངལ་དུ་འབྱུང་།། རབ་ཏུ་ཚ་ལ་འབྲུམ་པ་ནག་པོས་ཁྱབ།། མཆིན་ལམ་ལ་བརྟེན་རྡོ་ལ་ཐུག་ལ་སོགས།། ཞི་ཞིང་སླར་ལྡང་རྒྱུན་དུ་གནས་པར་བྱེད།། བྱེ་འབྲས་བྱེ་སྔོང་ཅམ་སྲ་ཟུག་མེད་བརྟན།།

བཅོས་ཐབས་ཤ་འབྲས་མི་ཏུས་ཀང་མགོ་ཉ་ཡི་ཤ། སྤྱི་ནག་ཙ་རེ་ལྷག་ཅོང་ཞི་དྲི་ཆུའི་ལུམས།། ཏུས་ལ་པི་པི་ལིང་དང་ར་མཉེ་བསྣན།། ཙ་ལ་མཚལ་དང་ཚ་ལས་གོང་མར་བྲན་ལ་བདུག། ཡང་ན་ཤ་ལ་བདུད་རྩི་ལྔ་ཡི་བདུག་ཡང་ན་ཆུ་ཚན།། ཏུས་ལ་འབའ་ཆའམ་ཏུས་སྣ་སྣ་ཚོགས་ལུམས།། ཙ་ལ་བསིལ་བའི་སྦོ་སྣས་གདུལ་བར་བྱ།། ཁ་ཟས་ཉ་ཕག་ཤ་སྲོ་འཛིག་ཟས་བཏང་།། སྐྱུར་དང་ཚྭ་གཉིས་དུག་ཡིན་རྒྱུན་དུ་སྤང་།། ཐུལ་རྟགས་སྐྲངས་འཇོམས་ཏེམ་མེད་མཉེན་ལ་བདེ།། དེ་ཡི་སྟེང་དུ་མེ་བཙའ་འཚོས་པར་བསྲེག། ཡང་ན་སྐྲངས་འདུས་ཚ་འཁྲུག་རྣག་སྨིན་འགྱུར།། རྣག་ཕུག་འཇིབས་ཁྲུས་ཏུལ་བཅད་འབྱུར་གྱིས་བཅོས།། ནད་རྒྱུ་ཁྲག་ཡིན་གང་ཉེ་ཡང་ཡང་གཏར།། སྐྲངས་པོ་ཇབ་རྣ་འཇིབ་ལ་གཏར་ཁྲག་དབྱུང་།། གོང་ལུམས་བསྐྱེད་མེད་ཤ་རོ་བསལ་པ་ནི།། བྱང་པ་རྒྱ་ཚ་ཏུ་རྟ་ཤུ་དག་དང་།། ཐར་ནུ་འབྲུག་ཏུས་སྤྲང་སྦྱོན་ཚ་བ་གསུམ།། རྨ་མེད་ཐུར་མས་སྨན་ལམ་གཏོད་ལ་གཞུག། རྨ་ཅན་རེང་བུའམ་ཤོག་བུ་ལ་བྱུགས་དགབ།། དམ་གྱིས་སྦྲུར་ལ་ཞག་གསུམ་ཟ་ཏུ་གཞུག། སེར་ག་བྱུང་ནས་གསོན་གཤིན་མཚམས་སུ་བརྫངས།། འབམ་པོ་ཕུག་རོན་བྲུན་དང་སྤྲང་འཇིབས་བྱ།། ཏུས་ལ་སྟག་ཤ་༡ ལྕེ་ཚ་༥ ཁབ་ལེན་༣ གསུམ།། སྤྲང་སྦྱོན་སྦྲུར་བྱུགས་ཚོད་དཀའ་བྲུད་དམ་བསྲེག། གསོན་གཤིན་སྤྲད་[སྤྲད]ཅིང་བྱེར་

ན་མགོ་ལྷར་བཅོས།། ཙ་ལ་འབྲས་གསུམ་ཐང་རྗེས་མང་དུ་གཏར།། ཙ་
འབྲུམ་ཚན་དོ་འཕར་ཙ་མེ་ཡིས་མནན།། ཙ་ནས་སྤྱང་[སྦྱང]ཞིང་ཡོང་ནས་
ཙ་ཁ་བསྡམ།། འཕྲོ་ཆད་ཤ་རོ་གོང་བཞིན་བསལ་པར་བྱ།། ཙ་ཁ་ཤོར་ན་
མཐའ་བཞི་ཐང་སོགས་བཏང་།། སྤྱུ་[སྦྱུ]ཙ་ཞོ་དང་སྤྱུར་པས་[སྦྱུར་བས]རྨ་
ཁ་གཡོག། སྐྱིན་སོལ་དག་ནས་བཀྲུས་ལ་འཚོ་སྨན་གདབ།། སྐབས་[སྐམ]
ན་ཞོས་སྤང་[སྦང]རློན་ན་ཕྱུམ་སར་བཏང་།། སྦོས་ན་ཕྱིང་མར་བཙེ་ན་
ལྔིང་ཙ་བྱ།། ཡོང་སྨན་དཔལ་ཆུ་བཙོ་བརྒྱད་ཕྲུང་ལྔ་དང་།། ཁྲག་དང་ཆུ་
སེར་གཉིས་ཀྱི་གཉེན་པོ་ཤེས།། ཐ་མ་རྨེན་ཆགས་བརྟས་པར་བྱ་བ་ནི།། ཁྲུ་
གང་འོག་ས་ཁུར་ཙ་རུས་སྣ་རྣམས།། དྲི་ཆུར་བཙོས་བདུགས་རྨེན་མི་ལྡང་
པར་[བར]བྱེད།། ཡོང་འབྲས་སྐྱིན་ནས་གསོ་པ་དཀའ་བའི་ཕྱིར།། སྐྱིན་དུ་
མི་གཞུག་གསར་དུས་གསོ་བ་བསྒྲིམས།། དེ་ལ་བྲག་ཞུན་ཨ་རུ་སྤོས་དཀར་
གསུམ།། གཞིར་བཞག་ཀློ་ལ་ཙུ་གང་ཤིང་མངར་བསྣན།། ཙན་དན་དཀར་
ཧྲུ་ཏི་སྐྱུ་རུ་ཞོ་ཤ་སྙིང་།། མཆིན་པར་བ་ཤ་ཀ་དང་གུར་གུམ་བསྣན།། མཆེར་
པར་པི་པི་ལིང་དང་ལི་ཤི་བསྣན།། མཁལ་མར་བཙོད་དང་སུག་སྨེལ་ཐིག་
སྲིན་བསྣན།། ཕོ་བར་ཁ་རུ་ཚ་དང་བཙའ་སྣ་བསྣན།། རྒྱུ་ལོང་རྒྱ་མཚ་[རྒྱམ་
ཚ]གསེར་གྱི་མེ་ཏོག་བསྣན།། ལྒང་བར་ཐིག་སྲིན་བསྣན་གཞང་ལ་ནི་རུས་
བསུ་ཕྱི་རྒྱུད་ཀྱི་རྙེན་པོ།། དོན་སྣོད་གར་བབས་རང་རང་ཙ་སྙིང་ལ་སྣོད་ཀ་ཀློ་
ལ་དུག་འགོ། མཆིན་པར་རུ་ཐང་། མཆེར་ཧ་མཐུར། མཁལ་མར་བྱིན་གཞུག ཕོ་བར་
ཕོ་བའི་རྣ་རྒྱབ་ཙ་དུག་འདུས། རྒྱུ་མར་རྒྱུ་ཙ། ལྒང་ལོང་ལོང་ཙ་ལ་གཏར།། སྐྱིན་
ནས་རང་དོན་ནད་དེ་བཏང་སྐོམས་བཞག། ནང་ནས་སྐྱིན་ཚེ་ཕྱིར་འབྱུང་
རྨ་ལྟར་གསོ།། སྣུང་འབྲས་ཁྲུས་དུར་བྱེད་མར་གསར་བཙས་བཏང་ཙ་བ་ལྔ་
བསྐོལ་སླུད།། ཁྲག་མཁྲིས་པུ་ཤེལ་རྩེ་བཙོད་འབྲས་བུ་གསུམ།། ཤེལ་ཏ་
ཤིང་མངར་ཡུང་སྐྱེར་སྤྲ་ཤུག་ཤིང་སྤ་[སྤྲ]མ་འབྲུ།། སྨན་མར་བཟའ་བྱུག

གང་ཉེའི་རྩ་ལ་གཏར།། བད་ཀན་སྦྱངས་དཀྲ་དོང་ཀ་ཁྲོན་བུ་ཤྲཱི་ཁཎྜ་འབྲས་གསུམ་བ་ཆུར་སྦྱར་རྗེས་དུར་བྱིད་ཡུང་བ་ནས།། སྐྱེར་པ་ཏིལ་མར་བྱུག་བྱེ་འབྲས་མེ་ཡིས་བསྲེག། མཚོན་འབྲས་མང་གཏར་གང་ཉེའི་རྩ་ལུམས་གོང་ལྟར་དང་ཏུལ་བཅོད་[གཅོད]སྦྱར།། ཆུ་ལུམས་མེ་བཙའ་ཤིན་ཏུ་བསྔགས་པར་འདོད།། འབྲས་ནད་བཅོས་པའི་ལེའུ་སྟེ་བརྒྱ་དྲུག་པའོ།། །།

ལེའུ་བརྒྱ་དང་བདུན། གཞང་འབྲུམ་བཅོས་པ།

དགྲ་ལྷར་སྲོག་འཕྲོག་གཞང་འབྲུམ་གསོ་བ་ལ།། རྒྱུ་རྐྱེན་དབྱེ་བ་རྟགས་གདོན་བཅོས་ཐབས་ལྔ།། རྒྱུ་ནི་ཚེ་སྔོན་སྡིག་མང་སྤྱད་པ་དང་།། རྐྱེན་ནི་འཁྲུས་དྲགས་སྐྲན་སྲབ་ཙོག་བུར་འདུག། བཤང་ལམ་གཅེའུས་བཙན་དང་གྲིབ་ཕོག་པ།། བུད་མེད་བསྟེན་སོགས་ཕྱུར་སེལ་འཁྲུགས་ལས་བྱུང་།།

དབྱེ་བ་བད་རླུང་སྐམ་ལ་ཁྲག་མཁྲིས་གཤེར།།

དེ་རྟགས་བཤང་ལམ་འབྲུམ་པས་གང་ཞིང་གཟེར།། བད་ཤུར་འབྲུམ་པ་མདོག་དཀར་རླུང་ཤུར་ནག། ཁྲག་ཤུར་དམར་ལ་མཁྲིས་ཤུར་དམར་སེར་ཏེ།། ཕྱི་མ་གཉིས་ལ་ཁྲག་དང་ཆུ་སེར་འཛག། ཕྱིར་བྱུང་གསར་བ་གསོ་བ་སླ་བ་སྟེ།། བར་མར་བྱུང་དང་ལོ་གཅིག་འདས་གསོ་དཀའ།། ནང་གནས་འདུས་པ་ལོ་འདས་གསོ་བ་ཙམ།། གདོན་ནི་ས་བདག་ཀླུ་གཉན་བྱུང་སྐྱན་གནོད།།

བཅོས་ཐབས་ཁོང་སྨན་ཨ་རུ་བྱི་ཏང་ག། དབྱི་མོང་སྣ་སྒྲ་དུག་ཅུང་ཅི་ཏྲ་ཀ། ཕྱི་མ་དར་བ་ཆུ་མ་འདྲེས་པས་དབུལ།། གཞང་འབྲུམ་གསར་རྙིང་མ་ལུས་སེལ་བའི་སྨན།། ཡང་ན་ཨ་རུ་ར་དང་བྱི་ཏང་ག། དུག་ཅུང་ཅི་ཏྲ་ཀ་དང་མོན་ཆ་ར།། དར་བས་འཕྱུལ་བཏང་ཁྲག་མཁྲིས་ཤས་ཆེ་ན།། ཨུཏྤ་བཞི་སྟེང་བྱི་ཏང་ཅི་ཏྲ་ཀ། བསྣུན་པ་བཏང་ཞིང་བྲ་ཁྲིམ་བྲིན[བྲུན]པི་པི་ལིང་།། ཧོལ་སེ་ཡུང་བ་བ་གཅིན་བྱུག་པ་དང་།། རིང་བུར་འཇུག་དང་མིའི་སྐྲ་བྱིལ་སྦྲུལ་གྱི།། པགས་པ་མོན་ཆ་ར་དང་མར་སྦྱར་བའི།། དུ་བ་སྣ་བཤང་བདུགས་པས་གཞང་འབྲུམ་སེལ།། ཡང་ན་ར་རིལ་མར་རྙིང་བྱུགས་པ་ལ།། རིམ་འཁྲོར་[ཁྲོ]གཞན་[གཞང]འབྲུམ་སེལ་

བའི་མདོ་སོགས་འདོན།། སྔགས་ཨོཾ་ཧྲཱ་ཧི་ཀ་ཀྲུ་ནན་སྭཱཧཱ།། འདི་ཉིད་ཁྲི་
བཟླས་བཏབ་སྟེ་གསང་ལམ་གཞུག། སློ་སོགས་བབས་ན་དྲུག་པོ་བདུན
ཐང་དང་།། སྲོ་ལོ་མཚན་[ཚན]དམར་བཞི་ཐང་ལ་སོགས་རིགས་འགྲེ་
སྦྱར[སྦྱར]།། དེ་ནས་ལྷ་མོ་བདུན་སྦྱོར་དངུལ་ཆུ་བཞི།། ལ་སོགས་བཏང་
བས་ཕྱིར་འཕྲུལ་དེ་རྗེས་ལ།། ཐོར་པ་[བ]བྲུད་དང་གཏར་བས་ཁྲག་ངན་
དབྱུང་།། སྐབས་འདིར་རྩ་ལ་ལི་ཁྲི་ལྡེ་པ་འམ།། སྟང་ཟིད་ལྡེ་སྦྱོར་གཏབ
[བཏབ]ན་ངེས་བར་[པར]ཕན།། མ་ཞི་ལྕོ་སྦྱངས་བཙང་ན་དམར་ཁྲིད་
ལྟར།། གཞང་འབྲུམ་རྩོན་ལ་དུག་མོ་ཉུང་སྐྱེར་ཤུན་མཆོག། སྐམ་ལ་བསེ་
མ་ནུ་ཁྲག་ཅན་འབྲས་ཀུན་ལ་དར་བ་མཆོག། ཐྲ་གཉན་གང་བྱུང་ནད་གཞི་
བརྟགས་ལ་བསལ།། གཞང་ཁ་ལུག་ན་སྨུམ་བསྐུས་ཡར་བཙུག་ལ།། ཡས་
མས་མཚོན་གང་བསྲེག་ཅིང་ལྡོད་པ་ན།། ཤོ་མང་ཆང་བྲན་དུགས་བྱ་
དེ་ཡིས་འཚོ།། ཟས་སུ་རྡོད་བཙུད་བསྟེན་ལ་ཁྲུད་པར་དུ།། འབྲི་མཛོའི་
དར་བ་ཟས་སྨན་གཉིས་ཀ་ཡིན།། རྩལ་སྐྱུར་མངར་དང་སྒོ་དང་རྗེན་
ཟས་དང་།། ཤུགས་བཙིར་སྟན་སྲབ་ཉལ་པོ་བཞོན་པ་དང་།། རྣན་གྲང་
མེ་ཉིས་གདུངས་པ་རྟག་དུ་[ཏུ]སྤང་།། གཞང་འབྲུམ་བཅོས་པའི་ལེའུ་སྟེ་
བདུན་པའོ།། །།

ལེའུ་བརྒྱ་དང་བརྒྱད། མེ་དབལ་བཅོས་པ།

མེ་དཔལ་[དབལ]རྒྱུ་རྐྱེན་གནས་རྟགས་བཅོས་བཞི་བསྟན།། རྒྱུ་རྐྱེན་ཟས་སྤྱོད་གདོན་གྱི་[གྱིས]ཁྲག་མཁྲིས་འཕེལ།། རྒྱུ་སེར་ཚ་བ་རླུང་གིས་བུས་པའོ།།

གནས་ནི་པགས་པ་དོན་སྙིང་རྣམས་ལ་གནས།།

དེ་རྟགས་རླུང་གྱུར་འདར་བརྩེ་སྐྲངས་གཟེར་འཕྲུག། མཁྲིས་གྱུར་ཚ་དམར་མྱུར་མཆེད་ཁ་ཁ་སྐོམ།། བད་གྱུར་གཡའ་འཇམ་མགོ་ཐང་ཚིགས་གཞི་ན།། མཚོན་བྱུང་རིམས་འདྲ་འབྲུམ་དམར་ཚ་བས་ཁྱབ།། ཕྱིར་བྱུང་མེས་ཚིག་རྨ་དང་འདྲ་སྟེ་མཆེད།། ནང་གནས་གློ་སྙིང་ཚ་གདུང་མྱོས་པར་འགྱུར།། སྟོབས་ཉམས་གནས་དེར་ཚེ་གཟེར་སྐོམ་དད་ཆེ།།

བཅོས་ཐབས་ཐོག་མར་གཏར་སྦྱང་ནང་སྨན་བསལ།། དེ་འོག་བྱུག་བས་[པས]མེ་དབལ་ཞི་བར་བྱེད།། ཤིང་མངར་དུག་ཤུང་སོ་ཆ་སྟོད་བྱུང་ཚྭན།། ར་གསུམ་ཀྱི་ལྡེ་དུར་བྱེད་སྨད་བྱུང་སྦྱོང་།། སྲན་ཆུང་ནིམ་པ་ཏིང་ལེན་ཀྱི་ལྡེ་དཀར།། ཤིང་མངར་སྐྱེར་བའི་ཁུ་བ་ཁོང་དུ་བླུད།། སྨུམ་བཙུད་མི་བཏང་གང་ཉེ་ཡང་ཡང་གཏར་ཁྲག་འཕེལ་ན་སྟོད་ཀ་དུག་འགོ་སོགས།། ནང་སྨྱིན་དག་ནས་མུ་ཟི་ནག་པོ་དང་།། ར་དུག་ཐར་ནུ་ལྗོང་རོས་ལྡེ་[ལྡེ]གུ་བྱུག། སྐམ་རྩི་ནི་སྣག་ཚ་ཙ་ཏ་སླ་རྩི་ཆུ་ངན་བྱུག། ཡང་ན་མེ་ལྡེ་འཁོར་ལོ་བཞིན་དུ་བཅོས།། བྱེ་བྲག་བཅོས་ན་མན་ངག་རྒྱུད་ལས་བཅོས།། མཇུག་ཏུ་བདུད་རྩི་ལྷ་འམ་རང་བྱུང་གི།། ཆུ་ལུམས་བྱ་ལ་ཟས་སྤྱོད་རྣ་སྦྱི་བཞིན།། མེ་དཔལ་[དབལ]བཅོས་པའི་ལེའུ་སྟེ་བརྒྱ་བརྒྱད་པའོ།། །།

ལེའུ་བརྒྱ་དང་དགུ། སུཏྲ་བཅོས་པ།

སུཏྲའི་ནད་ལ་གྱུར་ཚུལ་དབྱེ་བ་དང་།། རྟགས་དང་བཅོས་ཐབས་རྣམ་པ་བཞི་ཡིས་བསྟན།།

གྱུར་ཚུལ་ཟས་སྤྱོད་རྐྱེན་གྱིས་ཁྲག་འཕེལ་དང་།། མཚོན་ཁྲག་ལུས་དང་འགྲམས་ཁྲག་གཏར་མ་འཆུན།། རིམས་དུག་ཚ་བ་རྩར་བབས་མ་གཏར་བས།། ཁྲག་ངན་ཆུ་སེར་དོན་སྣོད་རྩ་མིག་འདུས།། སྐྲངས་ཤིང་བརྣགས་ན་འབྲས་ལྟར་འགྱུར་བ་ཡིན།།

དབྱེ་བ་སྒོ་མཆིན་མཁལ་མ་ཕོ་ལོང་ལྟ།།

དེ་རྟགས་སྒོ་བའི་སུཏྲ་མཆན་འོག་གམ།། ནུ་མའི་སྙིང་སྐྲངས་སྒོ་མང་སྟོད་དུ་གཟེར།། མཆིན་པ་མཆིན་སྙིང་སྐྲངས་ལ་ཉལ་མི་ཤེས།། མཁལ་མ་ནི་ཞིང་སྙིང་སྐྲངས་དྲི་ཆུ་སྲི།། ཕོ་ལོང་སྦོ་འཁྲིག་རང་རང་སྙིང་དུ་སྐྲངས།། ཀུན་ཀྱང་སྨིན་ནས་རྣག་ཁྲག་ཤེ་ཙུལ་འཛག། མཛུག་དུ་[ཏུ]ཐེ་ཁུང་ཆུ་ཤོར་བ་དང་མཆངས[མཚུངས]།། དེའི་ཕྱིར་མ་སྨིན་བར་དུ་འབད་པས་བཅོས།།

བཅོས་ཐབས་སྤྱི་ལ་ཐང་གཏར་ཕྱེ་མ་གསུམ།། དང་པོ་འབྲས་གསུམ་སློ་ཏིས་བ་ཤ་ཀའི།། ཐང་མང་བཏང་རྗེས་རང་རྩ་ཡང་ཡང་གཏར།། ཕྱེ་མ་དངུལ་ཆུ་བཅོ་བརྒྱད་སྦྱར་བ་འམ།། སྤོས་ཁྱུང་བཅོ་ལྔ་བསམ་འཕེལ་ནོར་བུ་བཏང་།། བྱེ་བྲག་སྒོ་ལ་ཙན་དང་[དན]བརྒྱད་པའི་ཡང་ན་ཨ་གྲོང་བརྒྱད་པ་གདང་[བཏང]སྙིང་།། སྤྲ་ཡག་བསྟན་དང་མཆིན་པ་གུར་གུམ་ཕྱི་རྒྱུད་བདུན།། མཁལ་མ་སུག་སྨེལ་བཅུ་དང་ཕོ་བ་ལ།། བྲལ་ཞུན་དགུ་དང་ལོང་ལ་སེ་འབྲུ་ལྔ་དོང་གྲ་བསྟན།། གནས་ལ་བརྟགས་ཏེ་སྤྱི་སྨན་ལྟག་ཐྲད་པས།། ཞི་དཀའ་ཕྱི་མའི་རྒྱུད་ནས་གསུངས་པའི་བཤལ་སྨན་ལ།། འབབ་པའི་

ཁ་སྐྱུར་ལྡན་པའི་བཤལ་གྱིས་སྦྱང་།། བདུད་རྩི་ལྔ་འམ་མེ་ཏོག་སྣ་ཚོགས་ལུམས།། མ་ཞི་འབམ་པོ་བྱ་བྲ་ཞུག་རོན་བྲུན་སྦྲུ་[སྦྲུ]མ་ཡི།། ལུམས་ཀྱིས་རྣག་ཏུ་བཀུག་ལ་སྨིན་ནས་བརྗོལ་ཏུས་པས།། སྤང་མའི་འཛིབས་བྱ་རྩེམ་ན་ལུམས་གོང་གི་བདུད་རྩི་ལྔའོ་དང་སྦྱེལ།། རྣག་འབྱམས་དཏུལ་ཆུའི་རིལ་བུས་སྐེམས་པ་དང་།། གར་བབས་གནས་དང་སྦྱར་པའི་[བའི]ཕྱི་མ་སྦྱར།། ཟངས་ཐལ་འགྲོན་ཐལ་འཕྲོད་པར་བཤད་ཀྱང་ཡོད།། རྗེས་སུ་ཆུ་ཚན་བསྟེན་ན་ཤེས་པ་ཡིན།། སྦྱོད་ལམ་དྲག་ཤུལ་ལས་རྣམས་ཀུན་ལ་གཟབས།། སུཏྲ་བཅོས་པའི་ལེའུ་སྟེ་བརྒྱ་དགུ་པའོ།།

ལེའུ་བརྒྱ་དང་བཅུ་པ། སྨིན་བུ་བཅོས་པ།

སྨིན་བུའི་ནད་ལ་རྒྱུ་རྐྱེན་དབྱེ་བ་དང་།། རྟགས་དང་བཅོས་ཐབས་རྣམ་པ་བཞི་ཡིས་བསྟན།།

རྒྱུ་རྐྱེན་དྲག་ཤུལ་རྐྱེན་གྱིས་འགྲམས་པ་འམ།། རླུང་ཁྲག་འཁྲུགས་པས་སྨིན་བུ་ལ་བརྟེན་སྐྲངས།། ཕལ་ཆེར་[ཆེར]སྐྱེ་མཛིང་མིག་ཟུར་སྐྱེ་ས་མང་།།

དབྱེ་བ་རླུང་མཁྲིས་ཁྲག་དང་བད་ཀན་དང་།། ཤ་ཚིལ་རྩ་དང་འབྲས་དང་བརྒྱད་དུ་བཤད།།

དེ་རྟགས་རླུང་གྱུར་རྒྱ་ཆེ་བུས་འདྲར་གཡོ།། མཁྲིས་གྱུར་དམར་སེར་དྲོད་ཆེ་ཚ་ལ་རྣག། ཁྲག་གྱུར་དྲོད་ཆེ་ཚ་དམར་རྩ་ཐོག་འབྱུང་།། བད་ཀན་ཟུག་ཆུང་སྲ་བསིལ་སྐྱ་བ་ཡིན།། ཤ་སྨིན་སྲ་ལ་རྒྱ་ཆེ་འཇམ་ཞིང་སྨུམ།། ཚིལ་སྨིན་མདོག་དཀར་བསིལ་ཞིང་འཕེལ་འགྲི་བྱེད།། རྩ་སྨིན་རྩ་སྙིང་འབྲུམ་ལྟར་སྐྱི་ལ་འགུལ་བའོ།། འབྲས་མཁྲང་སྲ་འདྲིལ་གཏིང་ཟུག་འཕེལ་འགྲི་ཆུང་།། ཁ་ཅིག་ཕྱིའི་སྨིན་བུ་རང་བཞིན་ཞི་འམ་འཕེལ་རྒྱས་བྱེད།། ལ་ལ་སྨིན་དཀའ་ལ་ལ་མྱུར་དུ་རྣག། སྲ་ལ་སྨིན་དཀའ་ཅུང་གཤེར་འཁྲུགས་འདྲ་དང་།། འཁྲོས་ཤིང་འཕེལ་སྐྱིན་འགས་པ་སྲང་[སྲུང]བར་བྱ།།

བཅོས་ཐབས་བྲག་ཞུན་དྲི་ཆུ་སྦྱར་བ་བྱུག། ཤིང་སྨན་སེང་ལྡེང་དགུ་སྙིང་གུལ་ནག་དང་།། སྟག་ཤ་དངུལ་ཆུ་བཙན་པ་སེངས་པོས་དབྱུལ།། ཡང་ན་འདི་ལ་སྤོས་ཕྱུང་བཅོ་ལྔ་འམ།། སུག་སྨེལ་བཅུ་སྙིང་ཕྱུང་ལྔ་བཙན་ལ་བཏང་།། གང་དང་ཉེ་བའི་རྩ་ལ་གཏར་བྱ་ཞིང་།། མ་ཐུབ་ཁྲ་པོའི་[བོའི]ལུམས་སམ་ཁྲ་པོའི་[བོའི]ཆས།། ཡང་ན་བྱ་བྲུན་ཕྱི་བྲུན་སྣ་ཚོགས་ཀྱི།། ལུམས་ཀྱིས་རྣག་ཏུ་བཀུག་སྟེ་སྨིན་ནས་བརྫོལ།། ཟུག་མེད་རབ་འཕྱུང་

རྨེན་བུ་བཅད་ལ་བསྲེག། ཤའུ་གསོ་དང་རྨ་འདྲུབ་སྨན་གཏབ་[བཏབ] བྱ།། བྱེ་བྲག་བཅོས་ན་མན་ངག་རྒྱུད་ལ་ལྟོས།། ཟས་སྤྱོད་རྨ་ཚད་སྤྱི་[སྤྱི] བཞིན་བཅོས་པར་བྱ།། རྨེན་བུ་བཅོས་པའི་ལེའུ་སྟེ་བརྒྱ་བཅུ་པའོ།། །།

ལེའུ་བརྒྱ་དང་བཅུ་གཅིག་པ། རླིག་རླུགས་བཅོས་པ།

རླིག་རླུགས་རྒྱུ་རྐྱེན་དབྱེ་བ་རྟགས་བཅོས་བཞི།།

རྒྱུ་རྐྱེན་ཟས་སྤྱོད་གདོན་དང་ཕྲུར་སེལ་འཁྲུགས།། ལམ་ལོག་རླིག་པར་ཞུགས་ཏེ་སྐྲངས་པར་བྱེད།།

དབྱེ་བ་རླུང་མཁྲིས་བད་ཀན་ཆོལ་གྱུར་དང་།། གཅིན་ལས་གྱུར་དང་རྒྱུ་རླུགས་དྲུག་ཏུ་བཤད།།

དེ་རྟགས་རླུང་གྱུར་སྐྱ་བུར་གང་རྒྱས་ན།། མཁྲིས་གྱུར་དམར་ཞིང་ཚ་ལ་ཐྲོད་ཆེ་ནག། བད་ཀན་ཟུག་ཆུང་གྲང་ཞིང་ལྡི་ལ་སྲ།། ཆོལ་གྱུར་གྲང་ཞིང་འཇམ་ལ་ནག་བ་[པ]དཀའ།། གཅིན་གྱུར་རླིག་འོག་འཁོར་སྐྲངས་རྐྱལ་ཆུ་འདྲ།། རྒྱུ་རླུགས་རླུང་གིས་རྒྱུ་མ་དཀྲུགས་གྱུར་ཏེ།། སྟེ་ས་རླིག་པར་འཕྱུལ་ལ་སྔོ་ཞིང་གཟེར།། སྒྲ་དང་བཅས་ཤིང་བཙུག་ཀྱང་སླར་འབྱུང་འགྱུར།།

བཅོས་ཐབས་རླུང་གྱུར་ཤིང་མངར་ཛ་མར་གསར་སྦྱར་བའི་འཇམ་རྩི་བཏང་།། སྣུམ་དུགས་མར་དང་ཕྱེ་སྦྱར་བསྐུ་མཉེ་འབྲུ་མར་གྱི་རྩ་ལྷའི་སྨན་མར་སྦྱར།། མཁྲིས་གྱུར་ལུམས་སྐྲངས་འདུལ་བའི་བསིལ་སྨན་གཏར་ཡོང་རྩ་སྣིན་གྱུར་རྨ་ལྟར་གསོ།། བད་གྱུར་སྐྱེར་པ་སྤྲང་ཕྲུད་བཙོ་བརྒྱད་བསྲེག། ལུམས་ཐྲད་ཀྱི་དུགས་རྡོ་བསྲོས་པའི་སྨིན་བྱ་ནག་ནས་རྨ་ཁྲུས་ནི།། ནག་མཚུར་རྒྱ་མཚ་[རྒྱམ་ཚ]སྤྲང་སྦྱར་ཆོལ་ལས་གྱུར།། བྱེ་[བྱི]རུག་སྤྲང་སྔོད་བྲག་ཞུན་ཡུང་བ་སྐྱེར།། ཨ་བར་སྐྱུར་གསུམ་བརྒྱད་པའི་ལུམས་ཀྱིས་དུགས།། གཅིན་གྱུར་སྣུམ་བྱུག་ཡོས་དུགས་ལྷུང་སར་ཕྱུག། རྨ་ལྟར་གསོ་དགོས་སྔོ་ང་སྐྲངས་ན་ནི།། རྩ་ཡི་ཐག་པ་སྤུ་ནག་གི་རྩ་བསྲེག། རྒྱུ་མ་རླུགས་ལ་རྩ་ལྷའི་སྨན་མར་སྦྱར།། འཇམ་རྩི་སླེ་འཇམ་སྦྱར་དང་དུགས་རིགས་བསྟེན།། ནང་དུ

ལག་པས་བཙུག་སྟེ་རྒྱུ་ལམ་སྦྲུ་[སྦྱུ]ནག་མཚམས་བསྲེག་ཡན་ལག་བརྒྱད་པ་ལས་ཀྱང་། དེ་ནས་ཆུ་སོར་གནས་པ་ནི།། ཟླ་བ་གན་པའི་ཁ་འདྲ་བས།། རླུང་ལམ་བགག་ཕྱིར་བསྲེག་པར་བྱ།། ཟླ་བའི་འོད་ཟེར་ལས། ཁྱིད་[མཁྱིད]གང་ས་དང་ཚོགས་པ་བཙུ་བདུན་བསྲེག། རླུག་རླུགས་གསོ་པའི་[བའི]ལེའུ་སྟེ་བརྒྱ་བཙུ་གཅིག་པའོ།། །།

ལེའུ་བརྒྱ་དང་བཅུ་གཉིས་པ། འབམ་ནད་བཅོས་པ།

རྐང་འབམ་འདི་ཉིད་ནད་བསྡུར་ལྷེ་བའི་ཕྱིར།། དྲང་སྲོང་ཆེ་དང་ཀླུ་གིའི་ཞལ་གྱི་བཅུད།། ཟུང་དུ་འབྲེལ་བར་རྒྱུ་རྐྱེན་དབྱེ་བ་དང་།། རྟགས་བཅོས་ཡོགས་གནོན་ཕྱི་རྗེས་བདུན་གྱིས་བསྟན།།

རིང་རྒྱུ་ཚེ་སྔོན་མི་དགེ་ལས་མང་སྤྱད།། ཉེ་རྒྱུ་ལུས་ལ་གནས་པའི་ཆུ་སེར་ཁྲག། བད་ཀན་གསུམ་པོ་འདི་ཡི་རྒྱུ་ཡིན་ལ།། ཁྱད་པར་ཁྲག་སྲིན་རྐང་འབམ་ནད་ཀྱི་རྒྱུ།། དེ་ལ་སྐྱེད་བྱེད་ཟས་སྤྱོད་དུས་གདོན་བཞི།། ཟས་ནི་ཆང་དང་འབྲུར་བ་རྫེན་གྱི་རིགས།། རུལ་སུངས་མངར་སྐྱུར་སྣུམ་ཞིང་ལྷི་བ་དང་།། བརྟན་གཡུང་ཤིང་ཆུ་ཆུ་ངན་ཇ་མང་བཏུང་།། ཕག་ཤ་རྙིང་པ་བཙུད་མེད་ཟས་བསྟེན་དང་།། ཁྱད་པར་ཆང་རྙན་ཆང་རྙིང་དག་གིས་བསྐྱེད།། སྤྱོད་ལམ་དལ་བུར་འདུག་དང་ཉིན་གཉིད་ཡོག། ཆུ་ལ་བརྐལ་དང་རླན་སྟེང་ས་རླངས་ཕོག། སྟན་ལ་ཅོག་པུར་འདུག་པ་ལ་སོགས་པ།། མི་སྙོམས་སྤྱོད་པས་རྐང་འབམ་བསྐྱེད་པར་བྱེད།། གཞན་ཡང་དམ་ཚིག་ཉམས་དང་མནའ་ཟོས་དང་།། དམེ་ནལ་ཡུགས་སོགས་མི་གཙང་གྲིབ་རྐྱེན་དང་།། མཆོན་ཕོག་རྟེ་ལ་སོགས་པའི་རྨ་ཤུལ་དང་།། རྨ་རྣན་གཉན་སོགས་ཆུ་སེར་ལ་བརྟེན་སྐྱེད།། དུས་ནི་ཕལ་ཆེར་དགུན་སྨད་དཔྱིད་སོས་དང་།། དབྱར་གྱི་དུས་ལྷང་གཞན་ཡང་ངེས་མེད་སྲིད[སྲིད]།། གདོན་ནི་བརྟེའི་ནོར་བླངས་ཤིང་གཉན་བཅད།། ས་རྟོ་གཉན་པོ་རློག་ཅིང་ཆུ་གཉན་དཀྲུག། དེ་ཡིས་བླ་གཉན་རྒྱལ་བཙན་དགོར་བདག་ཁྲོས།། ཁྱད་པར་ཀླུ་གཉན་ས་བདག་ནད་འདི་གཏོང་།།

དཔྱེ་[དབྱེ]བ་སྐྱི་བབས་དཀར་པོ་ཤ་ལ་ཁྲ།། རུས་བབས་ནག་པོ་རེ་རེ་

ཉེས་གསུམ་སྦྱར།། རྣམ་པ་དགུ་རུ་བྱམ་བཟང་ལ་སོགས་ནས།། གསུངས་ཀྱང་འདིར་ནི་ཉེས་གསུམ་ལ་བསྡུས་པའི།། དཀར་དང་ནག་པོ་ཁྲ་པོ་[བོ]རྣམ་པ་གསུམ།།

དེ་རྟགས་དཀར་པོ་རླུང་ལས་གྱུར་པའི་རྟགས།། མགོ་ལྟི་ཕྲུམ་སེར་ཁྱེར་ལ་བ་སྤུ་ལྡོག། རྩ་དལ་ཆུ་སྔོ་དྲོད་དང་ཟུག་གཟེར་ཆུང་།། མདོག་དཀར་སྐྲངས་པོ་གསོབ་ཅིང་མཐེབ་རྗེས་ལེན།། ནག་པོ་ཁྲག་མཁྲིས་ལས་གྱུར་རྩ་ནི་གྲིམས།། ཆུ་ནི་བཙོད་ཁུ་མཚལ་ཞབས་དུད་ཁའི་མདོག། ཡང་ན་སྨུག་ནག་ཚ་ཡོག་ཚ་སྟོབས་ཆེ།། བོལ་གོང་པིར་མགོ་སྐྱིད་ཁུང་ལ་སོགས་སྐྲངས།། སྐྲངས་མདོག་དམར་ནག་ཟུག་ཆེ་ཁྲིགས་པ་ལ།། འབྲུམ་ཐོར་མང་ཞིང་ཆུ་བུར་སྨུག་ནག་འབྱུང་།། ཡུན་རིང་ཡོན་ན་རྣ་འབྱུང་རུལ་སྦྱགས་འགྲོ།། རྟགས་གཉིས་འདྲེས་པ་ཁྲ་བོའི་ཤ་མདོག་དེ།། ཞུག་པའི་སྒྲོ་འདྲ་མེ་ལྕེ་རིས་སུ་འབྱུང་།། ཉེས་པས་དབྱེ་ན་ཕྱི་མ་བད་ཀན་འདོད།། བབས་ས་གནས་དང་སྦྱར་ཏེ་བརྟག་པ་ནི།། ཤ་དང་རུས་བབས་ཁད་ཀྱི་ཧྲིབ་ཅན་སྐྲངས།། རྩ་དང་ཆུ་རྒྱུས་ལ་བབས་བརྒྱང་བསྐུམ་དཀའ།། སྐམ་ཟུག་ཆེ་ཞིང་རུས་བབས་སྐྲངས་མདོག་ནག། ཚབས་ཆེ་ཡུན་ཡོན་རྙིལ་མདོག་སྔོ་སྐྱ་རུལ།། ཁྲག་འཛག་རྣག་དྲི་ཁ་ཞིང་སྣ་ཤུ་འབྱུང་།། གཏིང་ནས་གཟེར་ཞིང་དྲན་པས་མི་ཟིན་དང་།། རྐང་ལ་ཟིན་པ་མི་འཚོ་ཕོ་ཉ་ཡིན།། དེ་བཞིན་སྙིང་ལ་ཟིན་པའི་རྟགས་ལྡན་དང་།། ནག་པོའི་རིགས་གཅིག་རྐང་ལ་བཙན་ཐབས་སུ།། ཁ་དོག་སྨུག་ནག་ཆུ་སྐྱང་ཐོལ་ཐོལ་འོང་།། ཟུག་གཟེར་ཆེ་རྣམས་བདུན་ནམ་དགུ་མི་མདའ།།

དེ་རྣམས་གསོ་བ་མི་བཅམ་ཚོགས་གསོག་བསྐྱལ།། ནད་རྟགས་མ་ཡོངས་གསོ་བ་ཐེ་ཚོམ་ན།། ནད་པའི་དྲི་ཆུས་བཀྲུས་པས་དམར་ཐིག་དང་།། ནག་ཐིག་རི་མོ་ཤ་མདོག་འགྱུར་ན་ཡིན།། ཡང་ན་བཅའ

སྣ་མར་རྙིང་སྦྱར་ལ་བྱུགས།། ཟུག་གཟེར་བྱུང་ན་འབམ་ནད་མི་འགྱུར་རྟགས།། གོང་གི་ཕོ་ཉའི་ལྟས་ཀྱིས་མ་ཟིན་ན།། བཅོས་ཐབས་དཀར་ཕྱོགས་རིམ་འགྲོའི་རིགས་ཀུན་དང་།། གདོན་རྟགས་ལྡན་ན་ཡས་སྐྱུད་གཏོར་མའི་རིགས།། ཁྱད་པར་སྐྱ་གདོན་ནད་ལ་བཟློག་པ་ལྷན་ཐབས་བལྟ་གཅེས།། དེ་ནས་གཉེན་པོ་ཟས་སྤྱོད་སྨན་དཔྱད་བཞི།། ཟས་ནི་ནས་རྙིང་རྩམ་པ་གཡོས་བྱས་དང་།། སྙོམ་དུ་ཕྱེ་ཐུག་ཚྭ་སྦོར་མེད་པ་ལ།། དམར་ཟལ་བ་ཡི་མར་གསར་དྲི་མེད་བཏབ།། ཛ་འཛམ་འོ་སྲོར་ཚྭ་མེད་བསྙེན་པ་དང་།། གཞན་འགོ་ཆོགས་ནས་དང་ཁྲིད་བ་ཞོ་དང་།། རླུང་ཤས་ཆེ་ན་སྲོ་ལོང་སོགས་[སོག]ཡུའི་ཐུག། སྤྱོད་ལམ་མེ་ཉེ་དྲག་ཤུལ་ཉིན་གཉིད་དང་།། འགྲོ་འཆག་ཉལ་པོ་རྟ་ཞོན་ཐེམ་སྐས་འཛེག། འབབ་སོགས་འཁྲུག་པའི་སྤྱོད་ལམ་སྤང་བར་བྱ།། བསིལ་བའི་[བའི]གནས་སུ་ལུས་སེམས་དལ་བར་བསྡད།། མ་འཁྲུགས་དལ་བུས་བརྒྱང་བསྐུམ་བྱེད་དུ་འཇུག། རྩ་ཆུའི་ཚ་བ་ཆོགས་ནས་དལ་བར་བཅག།

སྨན་གྱིས་བཅོས་པ་ཕོང་སྨན་ཕྱུག་སྨན་ནག་པོའི་དབང་འབྱར།། དང་པོ་འབྲས་གསུམ་སློ་ཏིས་སྤྱི་ཞུར་དང་།། འབྲུག་རྡུས་ཏིག་ཏ་དབང་པོ་ལག་པ་རྣམས།། བསྡུས་ཐང་དོ་འཛམ་ལན་གསུམ་བར་དུ་བཏང་།། དེ་ནས་གཞན་གྱི་ངར་གསོད་འབབ་[འབམ]ནག་ལ།། བྱ་ཁྱུང་ལྡེ་སྨན་ཆེན་༨ ཨ་ཤ་༣ ཏ་ཀ་༣ ཤུ་དག་༤ སླ་རྩི་༥ སྙིང་དབང་ལག་༡ གི་ཕྱི་༡ གུར་༡།། སློ་ཏིས་༢ བྲག་ཞུན་༡ རྒྱ་དྲུས་༡ པདྨ་ཏ་༡།། ཟ་སྨན་ལྕགས་གྱུ་[ཀྱུ]༣ སླུ་བདུད་རྩེ་ཛེ་ཤིག་པ་དཀར་༣ ནག་༣ དང་།། སྟག་ཤ་༢ གུལ་ནག་༥ བསྣན་པའི་བཅུ་བདུན་པ།། ཡང་ན་ཁྱུང་སྙིང་གི་ཕྱི་བསྣན་ཡང་གཏོང་།། དཀར་ཁྲ་སྨན་ཆེན་༥ ཨ་རུ་༡ ཚོ་བཞིར་

མཉམ།། ཙ་ཏྲ་༣ ཞོ་གང་ཤུ་དག་༢ སུམ་ཆ་གཉིས།། སླ་རྩི་༥ སུམ་ཙུ་༡ ཁ་ཆེ་༡/༢
ལི་༢ ཧྡ་༢ སུག་༤ ཀ་༡/༢ གཅིག་བཟང་དྲུག་ཚོས་༣ བཙོད་༡ ཞུན་༣ སྣ་གསུམ།། མཚལ་༣
གུར་༣ དོམ་མཁྲིས་༢ ཉ་ལྕིབས་༡ ཤུག་ཚེ་[ཚེར]ཅན་༦།། སྤོས་༣ ཐ་༣ སོ་༡ ཆུ་སེར་
སྨན་གསུམ་བོང་དམར་༥ བྲི་ཡཛྫུ་༢།། སེང་ལྡེང་ཁཎྜ་༦ དངུལ་ཆུ་༨ ཚ་འདུལ་
བྱས་པ་དང་།། རྒྱ་ཚ་༥ བཞད་[ཞད]ཙམ་བསྣན་པ་ཉེར་བདུན་གྱིས།། སྨན་
ནད་ཐོན་རིས་ལན་གསུམ་བཏང་བ་ཡི།། གནམ་ལྕགས་ཐོག་འབེབས་གཉན་གྱི་དྲག་རི་བསྒྲིལ།། གཉན་མགོ་ཚོགས་རྟགས་རྩ་དལ་གྲངས་ཉུང་ཞིང་།། ཆུ་མདོག་སེར་དང་ལུ་[ལྦུ]བ་ཆེར་གྱིས་འོང་།། ཟུག་དང་སྐྲངས་པོའི་གཉའ་ཡང་ཉུང་ཟད་ཚོགས།། འདི་དུས་ལ་ཕུག་བསྟེན་པའི་སྐབས་སུ་བཞེད།། འོན་ཀྱང་དང་པོའི་ཞག་གསུམ་ཐང་གིས་དུས།། པར་[བར]དུ་ཞག་གསུམ་གཉན་སྨན་བསྟེན་པ་དང་།། དེ་ནས་རྟགས་དང་སྨན་གྱི་འགྲོ་ཚོད་སྦྱར།། ལ་ཕུག་གང་བྱས་ལེགས་པར་བཀྲུས་པ་ལ།། བཙང་སྦྲ་ལྡན་པས་བརྡར་ལ་རས་གཙང་བཙགས།། ཁུ་བར་ཆུ་སེར་ཤས་ཆེའི་ནད་རིགས་ལ།། བྲི་ཡང་ཀུ་མེ་ཧོག་མ་བྱེ་གོང་ཆབ་འདྲེན་གཞོན་ནུ་ཆུ་ཡི་སྙིང་པོ་རྒྱ་ཚ་འདེབས།། གཉན་ཤས་ཆེ་ན་སྟག་མོ་ཁ་རལ་སྟག་ཤ་ནག་པོ་མཆོག། བྱང་ཁོག་ཁྲག་རྣག་བབས་པའི་ནད་རིགས་ལ།། ཁྲག་སྨན་གཞོན་ནུ་ཁྲག་འཁྲིག་དར་ཡ་ཀན་འདེབས་པ་མཆོག་ཏུ་ཤེས།། འབམ་ནད་ཆུ་བུར་བབས་པའི་རིགས་རྣམས་ལ།། དུག་སྲུལ་[སྦྲུལ]སྲུལ་པའི་[སྲུལ་བའི]ཁ་རྒྱན་ཆུ་ཙག་པ་ནི་ཆུ་ནད་སྐྱེས་པའི་དབྱར་གྱང་སྔོན་པོར་ཡོད་པ་དེ་ལ་ཟེར་ལ་སོགས་པ།། རང་རང་ནད་ཀྱིས་འགྱུར་བའི་ཁུ་བའི་སྙིང་།། ཉེད་ན་གུར་གུམ་རྒྱ་ཚྭ་བྲི་ཡང་ཀུའི།། པོ་མ་ཁ་འབུས་དུས་སུ་བཏུས་པ་དང་།། བུ་སུའི་ལོ་མ་བཞི་འམ་གང་ཙུང་

བདག[བཏབ]།། དེ་རྣམས་སོ་སོར་མ་ནོར་ལེགས་བཏགས་དགྲུགས།། ཞག་གཅིག་བསྐལ་ལ་དངས་[དྭངས]མ་ནང་བར་ནི།། བྱ་སྔོང་ཕྱེད་བཏང་དེ་ནས་རིན་[རིམ]ཆ་བསྐྱེད།། སྔོད་ལ་གཉན་འཇོམས་རིལ་བུ་ལྔག་སྦྱོད་བཏང་།། གོས་དྲོན་གྱོན་ལ་ལུས་མ་གྲང་བར་བྱ།། གལ་ཏེ་ཕོ་བ་རྒྱ་ཞབས་མ་བདེ་ན།། སོ་ཕག་བསྲོས་པའི་དུགས་ཀྱིས་བདུག་པར་བྱ།། སྐབས་འགར་ཚ་ན་སླང་ཆེན་བཅོ་བརྒྱད་བཏང་།། རེས་འགའ་སེ་འབྲུ་བཞི་པས་མེ་དྲོད་བཟུང་།། དེ་ལྟར་གསང་སྨན་ཞག་གསུམ་ལྔ་བདུན་དགུ།། བཏང་རྗེས་དབུགས་བདེ་ཉིན་མོ་གཉིད་ཆུང་ལ།། མཚན་ལ་གཉིད་ཆེ་ཁམས་དངས་ཆུ་ཐོངས་ཆེ།། དམར་ཁྲག་མདོག་ཞི་རྩ་དལ་མ་བྱུང་བར།། བཏང་ངོ་རྗེས་ལ་དངུལ་ཆུ་རིན་ཆེན་སྦྱོར[སྦྱོར]།། སྤོས་ཁྲུང་ལ་སོགས་གང་འོས་རིགས་པས་དཔྱད།། འབམ་ནག་སྟོད་ཞུགས་གོ་ཕྱིལ་བདུན་པ་དང་།། ཨ་གར་བཅོ་ལྔ་ཨ་གར་སོ་ལྔ་འཕྲོད།། ཕྱི་ཏ་སྨན་དཀར་ལ་ཕུག་སྙིགས་མར་དམར་གསུམ་དང་།། བུལ་ཏོག་སྒ་ཏིག་སྦྱུར་[སྦྱར]བས་ནད་དམིགས་ལ།། བཅིངས་ལུམས་བྱ་ལ་སྒ་ཏིག་ལྷུགས་ཀྱུ་བ།། ཆུ་སེར་སྨན་གསུམ་གྱི་ལྡེ་ཏི་ཚ་སེར།། ཤུ་དག་བུལ་ཏོག་བ་ཚུར་ཡང་ན་ལབ་ཁུ་རྙིང་བ་ལ་སྦྱུར་[སྦྱར]བ་བྱུག། ཙོང་ཞི་རྐོད་བཏུལ་ཆ་གཉིས་སྦལ་རྒྱབ་དང་།། གངས་ཐིགས་མཚལ་དང་ལྤོང་རོས་མདུང་རྩེ་བུལ།། རྡོ་རྒྱུས་གསུམ་དང་མཛེ་རྩྭ་མིང་ཅན་ནག། ཏོང་ལེན་སྟག་ཤ་བྲག་ཞུན་སྨན་ཆེན་ཤུ།། ཞིབ་བཏགས་སྦང་[སྦྲང]རྩི་སྦྱར་བ་ཉིན་གཅིག་དང་།། ཉིན་གསུམ་ཉིན་དགུའི་བར་རྣམས་གང་འོས་བྱུག། ཀྱོང་བའི་ཐ་ཡང་འདུལ་སྲིད་ཆུ་རྒྱུས་ནི།། སྐོམས་ཅི་རེངས་འཁུམས་འདུལ་ལོ་གཅེས་པར་བཟུང་།། ཟ་འཕྲུག་ཕྱེད་ཅིང་སྐོགས་ཤུ་གོགས་དུས་དེར།། ཆུ་སེར་སྨན་གསུམ་ཙོང་ཞི་མདུང་རྩེ་དང་།། གངས་ཐིགས་སྦལ་[སྦལ]རྒྱབ་ཆ་མཉམ་ཕག་ཚིལ་སྦྱར།། ལན་གྲངས་བདུན་དགུ་ནད་བབས་སྦྱར་ལ་བྱུག། བྱུག་

སྨན་ཕལ་ཆེར་མེ་དང་ཉེ་མས་བདུག། གཞན་དུ་མེ་དང་ཉེ་མ་སྤང་[སྤྲང]བྱ་ཡིན།། གཞན་ཡང་ཆུ་རྒྱུས་རིངས་འཁྲུམས་ཐམས་ཅད་ལ།། ཉེ་ཤིང་ཚོགས་ཐང་གཏོང་བ་བརྟགས་པ་ཡིན།། འབྱར་བཙོས་གར་སླ་འཚམ་པའི་སྦྱིན་གྱི་ཚུར།། བག་ཕྱེ་ཆུ་རྩ་བུལ་ཏོག་དུད་པ་རྣམས།། རིན་བཞིན་ཐུན་ཚད་ཕྱེད་ཕྲི་ཚ་བའི་སྨན་ག་བུར་གི་ཤེ།། མ་འདྲིགས་བཙོས་པའི་སྐྱོ་མ་ཞོ་དཀྲུགས་ཅམ།། སྐབས་དེར་དེ་ལ་ཁ་ཚར་འདེབས་རྒྱུའི་སྨན།། སྤྱལ་[སྤྲལ]རྒྱབ་མདུང་རྩ་[རྩེ]རག་རྡོ་ཙོང་ཞི་དང་།། གསེར་རྡོ་དངུལ་རྡོ་རྡོ་ཡི་རྒྱུས་པ་རི་གསུམ།། སྨན་ཆེན་ཐར་ནུ་ཀྱི་ལྕེ་དཀར་རི་ལྕུགས་[ལྕུག]པ།། ཆུ་སེར་རི་སྨན་གསུམ་སྟག་ཤ་སྐྱ་ཏིག་སྨུག། ཞིབ་བཏགས་འདྲེས་པར་དཀྲུགས་ལ་སྐྲངས་པོར་བྱུག། དེ་སྟེང་སྤུ་ནན་ཆིངས་སོགས་ཚུལ་བཞིན་དུ།། ལེགས་བྱས་འབྱར་ཆེན་རིག་པས་བདེ་སྐྱེད་འདི།། གཙོ་བོར་རྐང་འབམ་ནད་ལ་བརྟགས་པ་སྟེ།། གཞན་ཡང་དྲེག་དང་གྲུམ་བུ་ཆུ་སེར་མཛེ།། གསར་རྙིང་རྣ་ཡི་སྐྲངས་དང་གཉན་དང་འབྲས།། མ་ལུས་སེལ་བ་བྱུང་སྨན་མཁས་པའི་ལུགས།། གཉན་ཚོགས་འབྲས་གསུམ་དབྱེ་ཐང་བཏང་བྱས་ལ།། བྱིན་བརླའི་ཕྱིར་བབས་བྱིན་སྐྱོག་བྱིན་གཞུག་དང་།། བརླ་ནང་བྱིན་སྙིང་ཡོང་དང་གདོང་རྩ་གཏར།། པུས་མོའི་ནང་ཁུ་[ཁུད]བབས་ན་རྟ་མཐུར་སོགས།། གང་ཉེ་གང་རྒྱས་དུས་ཚོད་གཏར་དམིགས་གཅིག།

དྲུག་པ་ཡོག་གནོན་མེ་བཙོས་དྲག་པོའི་དཔྱད།། རླུང་འབམ་སྨན་དང་གཏར་གྱིས་མ་ཐུབ་ན།། དེ་ལ་ཡོག་གནོན་ལྕགས་ཀྱི་མེ་ཡིས་བསྲེག། འབམ་རྙིང་ཞེན་ཆེ་རྩ་བརྒྱུད་[རྒྱུད]འཁྲུམས་པ་ལ།། ཀུན་གྱིས་མ་ཐུབ་རྩ་ལྟོ་སྤགས་[སྤྲགས]བྲུས་གཅིས་ལྷན་ཐབས་བལྟ།། རྫེས་གཙོད་འབམ་དཀར་གྲང་ནད་བདུད་རྩི་ལྡེ།། ཨུ་ལྷང་རིགས་ལྔའི་ཆུ་ཚན་མཆོག་ཏུ་ཕན།། འབམ་ནད་

ཚ་བའི་རིགས་ལྔ་ཅོང་ཞིའི་རྒྱ།། རྡོ་རྒྱ་རྩི་ཆེན་རྩི་རྒྱུང་འདྲེས་པ་བསྡུགས།། ཚ་གྲང་འདྲེས་པ་ཁྲ་བོའི་[བོའི]རིགས་རྣམས་ལ།། མུ་ལྷང་ཅོང་ཞི་རྡོ་རྒྱ་གང་ཡང་འཇོག།། དུས་ལ་མ་བབས་རྩུབ་དཔྱད་མ་རིངས་[མི་ཊུང] གསུངས།། སྟོད་འཚངས་རྒྱ་སོགས་གཞན་དུ་འཁྱོགས་སྲིད་ན།། རང་རང་ལེའུ་ནང་བཞིན་ཤེས་པར་བྱ།། གཞན་ཡང་བསེ་བ་སྨུ་ཅན་དམར་པོའི་འབྲུ།། ཕྱི་མ་བྲི་[ཕྲི]ཡང་གུའི་[ཀུའི]ཐང་ལན་བདུན་སོགས།། འཐུང་བས་འབམ་ནད་སེལ་བ་གསུངས་ཀྱང་ཡོད།། བ་ལང་ནག་པོའི་གཅིན་ནི་ཕོར་གང་རེ།། འཐུང་བ་ལན་གསུམ་གྱིས་ཐུབ་ཟེར་བའང་ཡོད།། རྟའི་ཤ་དང་ཁྲུ་བ་ཤིན་ཏུ་ཕན།། ཟྭ་ཡི་རྩོད་མའི་ཟུམས་ཞུགས་ཁྲུ་བ་འཐུང་།། འདི་རྣམས་སོ་སོར་དཔྱད་པས་གསོ་བར་བྱ།། འབམ་ནད་བཅོས་པའི་ལེའུ་སྟེ་བརྒྱ་བཅུ་གཉིས་པའོ།། །།

ལེའུ་བརྒྱ་དང་བཅུ་གསུམ་པ། མཚན་བར་རྫོལ་བ་བཅོས་པ།

དེ་ནས་མཚན་པར་[བར]རྫོལ་བའི་རྒྱུ་རྐྱེན་དང་།། དབྱེ་བ་རྟགས་དང་བཅོས་ཐབས་རྣམ་པ་བཞི།།

རྒྱུ་རྐྱེན་སྟན་སྲབ་ཙོག་ཕུར་འདུག་པ་དང་།། བཞོན་བསྟེན་ཆྲན་སྟེང་ཡུན་རིང་འདུག་ལས་འབྱུང་།།

དབྱེ་བ་རྐྱང་པ་ལྡན་འདུས་བདུན་དུ་བཤད།།

དེ་རྟགས་མཚན་ཁྲག་འབྲུམ་ཐོར་ཆུ་སེར་འཛག། སྨིན་ནས་རྣག་ཁྲག་སྲིན་འཛག་འཚོར་མི་འདོད།། ཞི་ཡང་སླར་ལྡང་བཤང་གཅི་ཁུ་ཁྲག་འཛག། རླུང་གྱུར་ཁ་མང་ལྤུ་[ལྷུ]ཅན་སླ་བ་འཛག། མཁྲིས་པ་དམར་ཚ་བད་ཀན་ལས་གྱུར་གཡའ།། རླུང་མཁྲིས་དམར་མཆེད་བད་རླུང་སྨིན་དཀའ་ནག། བད་མཁྲིས་ཚ་སྐྲངས་འདུས་པ་ནད་ཚབས་ཆེ།། མདོར་ན་གཉན་ཡོད་གཉན་མེད་གཉིས་སུ་བསྡུས།། དེ་ཡང་གཉན་ཡོད་མདོག་དམར་ཟ་ཚུ་ཚ།། གཉན་མེད་ཟུག་ཆུང་ཟ་ཚུར་ཚ་རྟགས་མེད།།

བཅོས་ཐབས་དཔྱད་སྨན་ཟས་སྤྱོད་རྣམ་པ་བཞི།། དེ་ལ་གསར་དུས་ལོང་ཙ་གཏར་བ་དང་།། ཐོར་བ་བྱུང་ན་བརྟོལ་ལ་ཁྲག་ངན་དབྱུང་།། རྟ་སྤངས་[སྤྲངས]དུགས་བྱ་ནི་ཊུས་དྲངས་དགོས་ཀྱང་།། གཉན་ཡོད་ཐོག་མར་གཉན་ཁ་གསོད་པ་གཅེས།། ཕོང་དུ་བྱ་ཁྱུང་ལྡེ་པ་བསྟེན་པ་འམ།། སྤོས་ཁྱུང་ལ་སོགས་གཉན་རྟགས་བབས་དང་སྦྱར[སྦྱོར]།། གཉན་མེད་བྱི་ཏང་ག་དང་འབྲས་བུ་གསུམ།། པི་ལིང་སུག་སྨེལ་དུག་ཏུང་ཙི་ཏ་ཀ།། སྤོས་དཀར་སྦྱར་བ་རིམ་པས་ཕྱི་མ་ཆ་བསྐྱེད་ཕོང་བཏང་རྙིངས་པ་ན།། ཀུན་ལ་ལྟོས་དེད་དཔོན་བཅུ་ལ་ཆུ་སེར་སྨན་གསུམ་དང་སོ་སོའི་གཉེན་

པོ་བསྣན་སྦྱིང་ཆུ་ཚན་ནང་དུ་སྦྱིང་།། འབྲས་གསུམ་བྱི་ལའི་རུས་པ་རྨ་ལ་བྱུག། ཞི་དཀའ་གཞང་འབྲུམ་ལྷར་བཅད་བསྲེག་པར་བྱ།། ཟས་དང་སྤྱོད་ལམ་འདུ་བ་སྤྱི་བཞིན་བཅོས།། མཚན་པར་[བར]བརྗོལ་པའི་[བའི]ལེའུ་སྟེ་བརྒྱ་བཅུ་གསུམ་པའོ།། །།

ལེའུ་བརྒྱ་དང་བཅུ་བཞི་པ། ཐོལ་མིག་བཅོས་པ།

ཐོལ་མིག་ཞེས་[ཅེས]བྱ་གདུག་ཅན་ལྷོག་རིགས་རྒྱ།། སྤྱི་པོའི་[བོའི]གཙུག་དང་རྐང་པའི་[བའི]མཐིལ་གྱི་བར།། གང་ཡོད་ངེས་མེད་གསར་དུས་ལྷོག་པ་འདྲ།། སྙིང་ན་རྒྱ་མཐའ་འབུད་ལ་རྒྱ་དཀྱིལ་གཞུང་།། རྣག་དང་ཆུ་འཛག་རིམས་[རིམ]གྱིས་གཉིང་དུ་ཟ།། རྒྱ་འདི་ཐོན་སའི་གནད་ཀྱི་དབང་གིས་ནི།། གཉན་དང་མི་གཉན་དབྱེ་བ་མང་ན་ཡང་།། སྤྱི་གཙུག་བྱུང་ན་མགོ་ཡི་ཧོག་ཞེས་[ཅེས]བྱ།། ཆེར་མི་གཉན་ལ་རྒྱ་ཆེ་རྣག་ཆུ་ནི།། མང་འཛག་ཟུག་ཆུང་ནད་ཡུན་རིང་བ་ཡིན།། སྐེ་ཚིག་[ཚིགས]དང་པོ་ནས་བཟུང་གསུམ་པའི་བར།། རྒྱ་དེ་བྱུང་ན་ཁ་ཡི་ཟླ་བོ་ཟེར།། མ་བཟློལ་མ་གཉན་བཟློལ་ན་ཉིས་བདུན་ནས།། བཅུ་ཡི་པར་[བར]འཆི་ངེས་པར་གཉན་པ་ཡིན།། རྒྱ་དེ་སྐེ་ཚིགས་བཞི་བ་ལྔ་བ་དང་།། ཨན་སྟོང་ཚིགས་པ་དང་པོའི་ཚིགས་མཚམས་སུ།། བྱུང་ན་མགོ་གཅོད་རྒྱ་ཡིན་ལྷག་པར་གཉན།། རྒྱ་བཟློལ་གསུམ་ལྔའི་ནང་དུ་འདུ་བྱེད་བཏོང་།། ལྟག་ཁུང་གཡས་གཡོན་བྱུང་ན་ཟུར་ཁ་ཟེར།། རྒྱ་བཟློལ་ཡུན་རིང་སོང་ན་རང་བཞིན་འཚོ།། རྒྱ་དེ་ཨན་སྟོང་ཚིགས་པ་དང་པོ་ནས།། ཚིགས་པ་བཅོ་ལྔའི་བར་བྱུང་རྒྱབ་བརྟུང་རྒྱ།། གསར་དུས་མེ་ཏུམ་བཙུགས་བའི་[པའི]ཤུལ་འདྲ་བ།། སྙིང་ཞིང་རྒྱས་ན་ཏུང་ཚང་འདྲ་བ་ལ།། རྣག་དང་ཆུ་འཛག་གཉིང་སུ་འགྲོ་བ་ཡིན།། མ་བཅོས་རང་སོར་བཞག་ན་ཟླ་གཅིག་གམ།། ཉིན་ཞག་བཞི་བཅུ་ཚུན་ལ་འཚོ་འཆི་བྱེད།། རྐལ་ཚིག་[སྐལ་ཚིགས]ཟུར་དང་བྲང་གཞུང་རྩིབས་མའི་ཐོག། གཞུག་ཆུང་མཁུར་ཚོས་སོགས་བྱུང་རྒྱ་ཆེ་ཡང་།། རང་བབས་བཞག་ནའང་གསོས་པར་སླ་བ་ཡིན།། ཁ་ནང་པན་ཚུན་ལྕེ་ཡི་སྙིང་འོག་ཏུ།། ཐོལ་

མིག་བྱུང་ན་ སྨ་ཆུང་ནད་ཟུག་ཆེ།། ཡུན་མི་རིང་བར་བདེ་པར་[བར]འགྱུར་པ་ཡིན།། རྐང་ལག་སོར་ཚིགས་མཚམས་བྱུང་དུག་འབྲུམ་སྐྱེ།། མ་བཅོས་སོར་མོ་འཆང་པར་འགྱུར་ཞེས་ཐོས།། གྲུ་མོ་པུས་མོས་ཚིགས་མཚམས་བྱུང་བ་ནི།། གདུག་པའི་ཞོལ་མིག་མི་ཡི་གདོང་ཅན་ཟེར།། དེ་ལ་སྨན་པ་མཁས་པ་མ་འཕྲད་ན།། མི་སོས་རྐང་ལག་འཆང་དམ་ཞ་བོར་འགྱུར།། འབྲས་སོགས་ལྷན་སྐྱེས་རྨ་རིགས་གང་ཡང་རུང་།། རྣག་འཛག་ཟུར་[ཟུག]གཟེར་ཆེ་བ་འཚོ་བ་སྙ།། ཆུ་འཛག་ཟུག་མེད་འཚོ་བར་དགའ་[དཀའ]བ་ཡིན།།

བཅོས་ཐབས་རྒྱ་དེ་མ་བརྗོལ་གོང་རོལ་ཏུ།། ལོ་བཙན་བོང་ང་དཀར་པོ་མྱུང་རྩི་འབྲས[སྦྲས]།། སློ་ཏིས་ཏོང་ལེན་འཛིན་པ་སླ་རྩི་དང་།། གུ་གུལ་སྤག་ཤ་ཐང་ཕྲོམ་ཁན྄་བཅས།། སྦྱུར་[སྦྱར]བའི་ཐང་ནི་ལན་འགའ་ཞི་བྱེད་དུ།། བཏང་པས་ནད་དེ་ལམ་ནས་ཟློག་པར་འགྱུར།། གལ་ཏེ་ཞི་བར་དགའ་ན་ཐར་ནུ་དང་།། དུར་བྱེད་[བྱིད]ལྕུམ་རྩ་ཆུ་རྩ་སྦྱར་པས་[བས]སྦྱངས།། མ་པན་གནམ་ལྕགས་ཟིལ་བའི་བཤལ་གྱིས་སྦྱངས།། ཡང་ན་ཁྱུང་ཆེན་ཉེར་ལྔ་འཕྲོད་པ་ཡིན།། བྱུག་སོགས་མན་ངག་རིན་ཆེན་འབྱུང་གནས་སམ།། རིགས་པས་དཔྱད་ལ་གང་ལ་གང་དགོས་བཅོས།། ཁ་ལ་ཞོལ་མིག་བྱུང་ན་མཚུར་ཐལ་གདབ།། ཞོལ་མིག་བཅོས་པའི་ལེའུ་སྟེ་བརྒྱ་བཅུ་བཞི་པའོ།། །།

ལེའུ་བརྒྱ་དང་བཅོ་ལྔ་པ། སྐེ་འཕྲེང་བཅོས་པ།

འབྲས་རིགས་སྐེ་འཕྲེང་ཞེས་བྱ་རྒྱ་གཤམ་སྐྱེས།། གཅིག་བརྫོལ་རྒྱ་མ་སོས་སྔོན་ཡང་གཅིག་སྐྱེས།། དེ་ནས་རིམ་པས་སྐེ་ལ་འཁོར་བར་འགྱུར།། གཅིག་སོས་གཅིག་སྐྱེས་པ་ནི་ཡང་པ་སྟེ།། སྔ་མ་མ་སོས་ཕྱི་མ་སྐྱེས་པ་ནི།། ཐུ་བའི་རིགས་ཡིན་དེ་ལ་བཙས་ཐབས་ཟབ།། ཉ་ཤལ་ཕན་ཚུན་གཉིས་ཀྱི་འོག་ནས་ནི།། རྒྱ་རེ་སྐྱེས་ཏེ་རྒྱ་དེ་མ་སོས་གོང་།། སྐེ་སྐོགས་[སྐྱོག]འཛིང་བྱུར་ལྷག་ཁྱུང་ལ་སོགས་པར།། མང་དུ་མཆེར་[མཆེད]པ་འདི་ནི་ཐབ་པར་དཀའ།། ཉ་ཤལ་འོག་ཏུ་སྨར་ག་འདྲ་བ་ཡི།། སྐྲངས་འབུར་གཅིག་འབྱུང་སྲ་མཁྲེག་བརྫོལ་བ་དཀའ།། དེ་མ་བརྫོལ་བར་བྱུར་དུ་ཡང་གཅིག་སྐྱེས།། དེ་བཞིན་མང་འཕེལ་འཛིང་པ་བསྐུར་[བསྐྱུར]མི་ནུས།། དེ་ནི་ཀུས་འབྲས་ཙི་ཙིའི་རྒྱ་ཡིན་ནོ།། འདི་རིགས་ཀུན་ལ་ཕོང་སྨན་བྱི་ལའི་ཤ། ར་ཚིལ་གཡེར་མ་སྦྱར་བ་ཡུན་རིང་བསྟེན།། ཡང་ན་དངུལ་ཆུ་རིན་ཆེན་བཅོ་བརྒྱད་དམ།། སྤོད་ཕྱུང་[སྤོས་ཁྱུང]བཅོ་ལྔ་ཁྱུང་ཆེན་སྦྱོར་བ་འཕྲོད།། བྱི་ལའི་མགོ་ཀུས་འགྲོན་ཐལ་སྲི་ལོང་ཤ། སྤང་མ་ལྤོང་རོས་སྦྱུར་[སྦྱར]བ་རྒྱ་ནང་གཞུག། ཐང་ཆུའི་སྦྱོར་[སྦྱོར]བ་སོགས་ཀྱང་ཤིན་ཏུ་འཕྲོད།། རྒྱ་བརྫོལ་གོང་དུ་མི་ཡི་འོ་མ་ནི།། ཡང་ཡང་བྱུག་ལ་སྐྲངས་པ་རང་བཞིན་[ཞིར]འགྲོ།། གལ་ཏེ་མ་ཞི་འབམ་པོས་བཅིང་ལུམས་བྱ།། བརྫོལ་རྗེས་ཤའུ་གསོ་བའི་ཐབས་ལ་གཟབ།། སྐེ་འཕྲེང་བཅོས་པའི་ལེའུ་སྟེ་བརྒྱ་བཅོ་ལྔ་པའོ།། །།

ལེའུ་བརྒྱ་དང་བཅུ་དྲུག་པ། ཐོར་འབྲུམ་བཅོས་པ།

ཐོར་བུ་འབྲུམ་བུ་རྣམས་ཀྱི་གསོ་ཐབས་ནི།། ཐོར་འབྲུམ་གསར་དུས་ཐོ་རངས་རང་ཉིད་ཀྱི།། ཁ་ཆུ་བྱུག་ན་ཕལ་ཆེར་རང་བཞིན་[ཞིར]འགྲོ།། ཡང་ན་རྨ་ལ་ཆི་བི་ཀ་སྣན་ཕན།། ཁྲག་མཁྲིས་ཤས་ཆེ་པ་[བ]ལ་ཁྲག་ཕྱུང་འཚོ།། ཆུ་སེར་གྱིས་ནི་ཕུས་མ་[མོ]སྐྲངས་པ་ལ།། ལྷ་ངའི་ཕྱོགས་གཉིས་ཁྱུང་བུའི་ཡར་སྣེ་གྱི།། འབུར་སྟེང་མེ་བཙའ་བཏབ་ན་ཕན་པའོ།། ཕུས་མོ་སོགས་ལ་ཆུ་སེར་རླུང་ཞུགས་ནས།། ན་ཞིང་རྐྱང་བསྐུམ་དགའ་[དཀའ]བ་སོགས་ཀང་ནད།། ཚ་ལྡན་རྣམས་ལ་ཆུའི་ནང་ཕུས་མོ་ནུབ།། རེག་བྱ་མི་ཚོར་ཙམ་བྱུང་དུས་སུ་ཐོན།། དེ་ནས་རྟལ་དབྱུང་ཆུ་སེར་སྨན་རྣམས་འབྱར།། དེ་སྟེང་ཕྱིང་བ་དུད་བ་[པ]ཅན་ཚ་དང་།། མར་ཁུ་བྱུག་པས་དགྲིས་ལ་ཉིན་རེ་བཞག། གྲང་རིགས་ཐྲོ་ཕུབ་ཆང་བྲན་བསྲོས་བཀབ་སྟེང་།། ཕྱིང་རས་བསྲོས་པས་དགྲིས་ནས་ཞག་རེ་བཞག། ཕུས་མོའི་ལྷན་སྐྱེས་རྨ་ཆུ་རྣག་ཅན་ནི།། སོས་དགའ་ལ་ནི་རྒྱའི་རྫ་སྨན་ནི།། གཡེམ་གཡེའི་ཞེས་བ་[པ]དཀར་ལ་དམར་འདྲེས་པ།། སུལ་ཅན་དུག་ལྡན་དེ་ནི་སྲན་ཆེན་ཙམ།། དར་སོགས་ཀྱིས་བཏུམ་རྨ་ནང་དུ་བཙུག་ནས།། ཆུ་རྣག་ཉུས་པ་སོགས་བཅས་ཕྱིར་ཐོན་ཚེ།། རྫ་ཡང་བྱུང་ན་སྣར་ཐུམ་བརྗེས་ནས་ནི།། ཡང་ཡང་བཙུག་ན་སྐམ་རེས་ཞེས་ཟེར་རོ།། རྨ་ཆུ་སེར་ཅན་གང་ལའང་ཁམ་བུའི་ཚིག། བཙག་སྲོས་ཐལ་སོ་བིག་བན་རྒྱ་ནག་ཚོན་ལྗང་བྱུག། ལོང་བུའི་འོག་ཏུ་བུ་ག་བྱུང་ནས་ཆུ།། རྣག་མི་འཆང་པར་བ་རྒྱ་བསྲེག་ཐལ་བྱུག། བཙྭ་དང་ལྟོ་བའི་བར་དུ་ཉ་ཁ་ཞེས།། རྨ་ཟུག་ཆེ་བ་དེ་བྱུང་ན་ཉ་སྤྱིན།། ཏིལ་མར་ལ་བཙོས་ཆང་ཕུལ་འཕྱང་ན་ཐུབ།། རྨ་ཉུལ་ཟེར་པའི་རྨ་ཆུ་སེར་ཅན་དང་།། ཤུ་བ་རྫ་ཕྲན་ཀང

ལག་གི་དྲོ་ཁུག། འོང་བའི་རྨ་རྣག་ཅན་ཟ་འཕྲུག་ཆེ་ཞིང་།། འགོ་བ་སོགས་ལ་དངུལ་ཆུ་སེར་སྨན་གསུམ།། གཡེར་མ་རྣམས་སྨམ་འདེབས་སམ་ཕག་ཚིལ་སྦྱར།། བྱུག་དང་གང་གིས་མ་ཐུབ་ཛོ་ཁབ་དང་།། མགོ་ཤུ་ཁྲི་རྗེ་པགས་ཁྲ་སོགས་ལ་ནི།། དན་ཁྲ་རོག་པོ་ཞིབ་བཏགས་རྩི་མར་ལ།། བསྲེས་པ་སྲབ་མོར་བྱུག་པས་སྐེམ་ནུས་སོ།། སྐེ་ཕྲེང་ལ་ནི་ཐྱི་ལའི་ཤ་ཁུ་དང་།། རེ་ལྕགས་[ལྕུག]ཐང་བཏང་སྐེ་སྐྲངས་བ་ལ་ནི།། སྐར་ཆུ་གྲོད་པ་སོགས་སུ་བླུགས་འདེབས་སམ།། ཆུ་འགྲམ་ས་འོག་འདམ་གྲང་ལན་འགའ་སྣན།། གྲི་སོགས་ཀྱིས་བཅད་པ་ལ་བརྟེན་ནས་ནི།། ལྷོག་པའི་རིགས་སུ་གྱུར་རྟགས་ལུས་ཁོང་འདར།། རྨ་ཡི་མཐའ་བསྐོར་དམར་པོ་འགྲོ་དང་སྐྲངས།། དེའི་སྐྲངས་མཚམས་སྦྱིན་ཁུར་སྲན་ཕྱེ་བསྲེས།། བསྐོར་ན་མི་མཆེད་ཁྲག་གིས་གང་ནས་མདོག། དམར་ནག་མཆེད་ལ་དེ་མ་ཐག་ཏུ་ནི།། ཏུས་ཆག་རྣོན་པོས་མཐའ་དབུས་ཀུན་ཏུ་གཤེགས།། ཧ་ཊ་ལྷ་བུས་དེད་ནས་ཁྲག་དབྱུང་ཕན།། མ་ཐུབ་ཚེར་ལྷོག་ལྷ་བུའི་བཙོས་པ་དགོས།། ཁང་ལག་ཚིགས་ལ་ཆུ་བུར་བྱུང་ནས་ནི།། མཆེད་སླའི་ནང་ཚན་ཆུ་རིགས་ཐོ་སེ་ནི།། དོང་ཚེའི་མིག་ཏུ་བླང་ནས་བསྲེས་པའོ།། མེ་རིགས་རྣག་ཅན་དཀར་སེར་རྣམས་ལ་ནི།། དོང་ཚེའི་མིག་ཏུ་བླང་ནས་མིའི་སྐྲ།། ཁབ་ལ་བརྒྱུས་པས་ཐལ་ཕྱུང་ཕུབ་བ་སྟེ།། དོང་ཚེ་རེ་ཞིག་གཟར་ནས་བཞག་རྣག་དབྱུང་།། འཕོང་སོགས་ལ་འོང་ཕྱི་འབྲས་རེག་མི་བཟོད།། ཕ་བ་རི་འམ་སྲན་ཆུང་བཏུལ་ཕྱེ་ནི།། སོ་དྲེག་གིས་སྦྱར་[སྦྱར]བྱུག་ན་ཡལ་ནས་འགྲོ།། སྐེ་འཛིང་སོགས་ཀྱི་རྨེན་སྐྲངས་བྲག་ཞུན་ནི།། མཆིལ་མར་སྦྱར་ནས་བྱུག་ན་ཕན་པའོ།། མཆན་རྨེན་ཁྲིས་པ་ཕལ་ཆེར་ལག་པ་འམ།། སྐེ་སོགས་ལ་ནི་འབྲུམ་བྱུང་མགོ་རལ་བར།། རྩམ་པ་མར་བསྲེས་སྲོས་པ་དྲོན་པོས་སྣན།། ལུས་ཀྱི་ཆ་གང་སྐྲངས་བར་ཤ་རིལ་བྱུག། ཚྭ་དང་ཆུ་དུགས་གཅིག་སྐྱེས་རྩ་བ་དང་།། སུ་ཏུ་དཀར་པོ་སྟག་མའི་ལོ་མ་

ཆུར།། འདུས་ཁུ་དྲོད་འཇམ་གྱིས་བཀྲུས་ཡལ་འགྲོ་འམ།། ཡང་ན་རྒྱ་རྣམས་གང་ཡིན་གསལ་བར་འགྱུར།། ལུས་སྤྱི་སྐྲངས་ན་དུ་ལིའི་ཁནྡ་འམ།། ལོ་མ་བཏུལ་ཕྱེ་ཆུས་ཕུལ་འཐུང་ན་ཕན།། སྐྲངས་པ་གང་ལའང་སླང་མའི་བར་ཤུན་འཐུང་།། རང་བྱུང་རྒྱ་གཉན་གང་ལ་གང་སྨན་ནི།། སླང་ཆེན་ཁནྡ་སྤྲུ་དཀར་སྤྲུ་ནག་དང་།། ར་དུག་གང་ཉུང་རྩ་བ་སྲན་དཀར་ཙམ།། འཐུང་པས་དེ་ཡིས་བཟློལ་ལམ་སྐམ་པར་འགྱུར།། ལུས་ཀུན་རྣམས་སམ་རྐང་ལག་སྐྲངས་ན་ནི།། ཕག་ཚིལ་ཚ་སྦྱར་བྱུག་ན་ཞི་བའོ།། ཐོར་འབྲུམ་བཅོས་པའི་ལེའུ་སྟེ་བརྒྱ་བཅུ་དྲུག་པའོ།། །།

ལེའུ་བརྒྱད་དང་བཅུ་བདུན་པ། ལྷན་འཐབ་བཅོས་པ།

ལྷན་པའི་ནད་དང་མ་ཞུ་དུག་ཐབས་ལ།། ཁྲག་རླུང་འདྲེས་ན་ལུས་ལ་ཁྲག་ཚད་སྐྱེས།། རྩ་ལ་རླུང་སྟོང་རླུང་གསང་རྣམས་སུ་གཟེར།། རྣ་བ་འུར་ཞིང་དྲོད་བཅུད་ཕན་ཚུལ་སྟོན།། འདི་ལ་མ་ནུ་བཞི་དང་ཨ་གར་བརྒྱད།། ཨ་གར་བཅོ་ལྔ་བཅུ་བདུན་སོ་ལྔ་སོགས།། སྟོངས་ཚད་སྨན་དང་ཁྲག་སྨན་རིག་པ་ཡིས།། བརྟགས་བཏང་གསར་བཅུད་མི་མང་རིམ་པར་སྦྱིན[སྦྱིན]།། རླུང་མཁྲིས་འདྲེས་ན་རྩ་སྟོངས་གཏིང་ན་མཁྲང་།། མགོ་ན་ཤ་སེར་ལྷག་པར་རླུང་དུས་ན།། དེ་ལ་མར་ཁུ་ སྲུང་[སྲུང]རྩི་བསྲེས་པའི་ནང་།། སེ་བའི་མེ་ཏོག་ཁཎྜ་གསེར་མེ་བཏབ།། ཡུན་རིང་བསྟེན་ན་རླུང་མཁྲིས་སེལ་པའི་མཆོག། བད་རླུང་འདྲེས་ན་ལུས་འདར་གྲང་ཤུམ་བྱེད།། མགོ་འཁོར་སྐབས་སུ་ཁ་སྐྱུགས་འགའ་རེ་ཡོང་།། རྩ་ནད་མི་མངོན་གདོན་རྩ་བཞིན་དུ་རྒོད།། ཆུ་མདོག་སེར་སྨུག་ཀུ་ཡ་ སྤྲི་[སྤྲིས]མ་སྐྱ།། འདི་ནི་མེ་བཞི་ཡུང་རིང་བསྟེན་པས་སེལ།། བད་མཁྲིས་ལྷན་པས་མགོ་ན་དང་ག་འགག། ཟས་ཟོས་སྐྱུག་ལ་སྐབས་སུ་འབྲུ་སྨམ་བྱེད།། རྩ་ནི་ཁ་བྱིང་འཐིབ་ལ་གཏིང་ན་གྲིམ།། ཆུ་མདོག་སེར་སྐྱ་རླངས་ཚུང་མཁྲིས་དྲི་ཐུལ།། ནད་འདི་སྨུམ་བཅུད་ཟས་དང་དྲོད་ཀྱིས་སློང་།།

འདི་ལ་གསེར་མདོག་ལྔ་བདུན་གར་ནག་བཅུ།། ལ་སོགས་གྲང་མཁྲིས་སེལ་བྱེད་སྨན་བསྟེན་མཆོག། མ་ཞུ་དུག་ཐབས་འབྲུགས་དང་བསྟོངས་པ་ནི།། ན་ལུགས་ཕོ་མཆིན་རོ་རྒྱབ་སྤྲགས་ནས་ན།། སྙང་ཐབས་ལྷང་ཞིང་འགྲང་དང་ཆགས་[འཁྱུགས]དུས་སུ།། ལྷགས་[ལྷག]པར་ན་ལ་དྲོད་ཀྱིས་ཕན་སྨམ་བྱེད།། འབྲུ་སྨུག་མི་ཡོང་འབྲུ་ན་ངང་གིས་བདེ།། ནད་

འདི་ཤ་རྙིད་ནད་ཤ་ར་ཕག་ཤ། ཀླུ་བསིལ་ཟས་རིགས་མང་དུ་ཟོས་པས་སྐྱོངས།། འདི་ནི་འཕྲལ་དུ་བད་རླུང་གྲང་ཚུལ་སྟོན།། མི་མཇོན་གཏིང་དུ་ཁྲག་མཁྲིས་ཚ་བ་གབ།། ལྷན་འདུས་ཕོ་མཆེར་ལོང་ཀའི་གནས་སུ་ལྷང་།། འདི་ལ་ཐོག་མར་མགོ་ཕུར་བཤུ་བའི་སྨན།། ཚ་བ་གསུམ་དང་ཚ་སྣ་ཚོགས་ཚད་དང་།། སེ་འབྲུ་ཤིང་ཚ་སུག་སྨེལ་ག་གོ་ལ།། གུར་དཀར་སྦྲུར་བ་མཚན་མོ་སྨན་ཐུན་རེ།། ཐལ་ཚ་ཡ་བཀྲ་རའི་ཐང་གིས་ཕུལ།། ཞག་འགའ་བཏང་བས་དང་པོ་ཕན་སླམ་བྱེད།། བར་དུ་བད་རླུང་ཐལ་[འཐབ]པས་ཕན་གནོད་མེད།། མཐའ་མ་གཏིང་ཚད་སླེབ་ཚེ་གནོད་པ་ཆེར།། དེ་ཚེ་འཕྲོ་བཅད་བསྲུ་དང་གསང་སྦྱངས་བྱ།། བསྲུ་སྨན་ཡུག་ཤིང་བི་[བེ]ལྷང་ཐང་རྩི་དང་།། འོམ་བུ་བྲག་སྐྱུ་སྐྱེར་ཤུན་བར་[པར]པ་ཏ།། གང་ཆུང་ཧོང་ལེན་ཁུར་མང་སེ་རྒོད་ཤུན།། ཚེར་སྔོན་ཆུ་སྲིན་སྤེར་མོ་ཆ་མཉམ་མམ།། མ་འཛོམ་ཡུག་གུ་ཤིང་དང་རེ་རལ་དང་།། འོམ་བུ་སྐྱེར་དཀར་བར་ཤུན་བཞི་ཡི་སྙིང་།། སླ་རྩི་གསེར་མདོག་ཟུར་ལྔ་བསྣན་པའི་ཐང་།། དྲོད་འཛམ་ཉིན་ཞག་འགག་[འགའ]ཡི་བར་དུ་བསྟེན།། ཡང་ན་སུ་མིའི་ཆིག་ཐང་བཏང་ཡང་རུང་།། འདུས་རྟགས་ཕོ་མཆིན་གནས་སུ་ཟུག་གཟེར་འབྱུང་།། དེ་དུས་གསང་སྨན་རིན་ཆེན་རིལ་བུ་བཏུན།། ཨ་རུའི་མཆུ་བཏུན་དན་རོག་དུག་ཐལ་བཏུན།། འདི་རྣམས་ཞིབ་བརྟགས་དོང་གའི་ཐོག་བུ་བཏུན།། ཆང་དུ་སྦྲངས་ལ་དེ་ཡི་ཁུ་བ་ཡིས།། རིལ་བུ་སྲན་མ་ཕོས་པ་ཙམ་བྱས་ལ།། ལག་ལེན་སྣོ་བཤལ་ཇི་ལྟ་བ་བཞིན་སྦྱངས།། བཤལ་རྗེས་ཙུ་གང་བདེ་བྱེད་ཆེ་ཆུང་དང་།། སེ་འབྲུ་ལྔ་སོགས་མེ་དྲོད་གསོ་ཕྱིར་བསྟེན།། ཀླུ་ཞིང་གཟེར་ཕྲན་གང་བྱུང་ཕྱོགས་ལ་གཏར།། གོང་གི་རིན་ཆེན་རིལ་བུ་མ་འཛོམ་ན།། ཟླ་ཤེལ་དང་ནི་ཀུན་ཁྱབ་སྦྱོར་མན་ངག་རིན་འབྱུང་ཏུ་བའང་རུང་།། རུས་ཚོགས་ཆུ་རྒྱུས་ཁོལ་ཞིང་ན་གཟུར་ན།། བདུད་རྩི་ལྔ་ཡི་ལུམས་དང་བརླངས་[རླངས]

ལུམས་བྱ།། གྲང་ན་དྲོད་ཀྱིས་མ་ཐུབ་ལོག་གནོན་བསིལ།། ཞེས་པ་ལྟ་བུ་དྲོད་སྨན་མ་ཐུབ་ན།། ཆུ་གྲང་ནང་དུ་ཞུགས་ཏེ་འདར་བཙུག་ནས།། ཐོན་ནས་ཤ་ཡི་ཁུ་བ་སོགས་འཐུང་ནས།། གོས་འཐུག་རྔུལ་དབྱུང་ན་ནི་ཕན་ཟེར་རོ།། ཚ་བའི་ནད་ལ་བསིལ་པའི་[བའི]སྨན་དཔྱད་ཀྱིས།། མ་ཐུབ་དྲོད་སྨན་བཏང་ཞིང་རླུང་གསང་བསྲེག། དྲོད་བཅུད་ཟས་དང་གནས་གོས་དྲོ་བ་བསྟེན།། ཚད་ནད་སྟོབས་ཆེན་བཅོས་བརྟགས་དེ་ལ་ཡང་།། ཆུ་ཡི་འཕྲུལ་འཁོར་ཞལ་ཤེས་མན་ངག་ལ།། ནད་པ་གཅེར་བུར་འཁྲིད་ནས་ཁྲོན་པའི་ཆུ།། ཕོར་དོ་ཙམ་བླུད་ཆུ་ལྕག་མང་དུ་བརྡེག། དེ་རྗེས་གོས་འཐུག་གཉིད་ལོག་གཞུག་པ་ཡིས།། རྔུལ་དབྱུང་ཚ་བ་ཁོང་ནས་ཕྱིར་ལ་བུད།། ལྷན་འཐབ་བཅོས་པའི་ལེའུ་སྟེ་བརྒྱ་བཅུ་བདུན་པའོ།། །།

ལེའུ་བརྒྱ་དང་བཅོ་བརྒྱད་པ། གདུག་འབྲུམ་བཅོས་པ།

གདུག་ཅན་འབྲུམ་ཕྲན་ཨགྣེ་ར་ཧི་ནི།། ཞེས་བྱ་ལྷོག་པའི་རིགས་ཅན་འབྲུམ་བུ་སྟེ།། དེ་ཡང་སྤྱི་བོའི་གཙུག་ནས་རྐང་མཐིལ་བར།། གར་ཡོད་ངེས་མེད་ཕལ་ཆེར་མཆན་ཁུང་དང་།། སྨིན་མཚམས་སོགས་སུ་འབྱུང་བ་མང་བ་ཡིན།། དེ་ཡང་འབྲུམ་པ་མེ་དཔལ་[དབལ]འདྲ་བ་ལ།། གཅིག་བུར་འབྱུང་ཞིང་དེ་ལས་སྐྱུད་པ་དང་།། འདྲ་བའི་རི་མོ་རིམ་པར་དོན་སྙིང་གི།། ཡོགས་སུ་འཐེན་པ་དེ་ནི་ཁོང་ཉིད་དུ།། སླེབས་ཚེ་མི་དེ་དྲན་པ་ཉམས་པར་འགྱུར།། མ་བཅོས་ཞག་མ་ལྔ་བདུན་བཅོ་ལྔ་ནང་།། འཚོ་[ཚོར]བ་ཉམས་འགྱུར་ནད་དེ་བཅོས་པའི་ཐབས།། ཁོང་སྨན་ཕལ་ཆེར་ལྷོག་པའི་སྐབས་བཞིན་ལ།། སྐྱུད་རིས་འདྲ་བའི་སྣ་ལ་མེ་ཡིས་བསྲེག། ཡང་ན་རྨ་དེ་གཙུག་[གཙགས]བུས་གཤག་བྱས་དེ།། ཁྲག་ནག་དབྱུང་ན་མྱུར་དུ་འཚོ་བར་འགྱུར།། སེན་མོ་སྐྲངས་པས་འབྲུམ་བུ་ཕྲ་མོ་ལ།། ཉ་འམ་ཡང་ན་སྲོག་ཆགས་གང་ཡིན་པའི།། མཁྲིས་པ་བྱུག་ན་ཕན་པར་འགྱུར་བ་ཡིན།། གདུག་འབྲུམ་བཅོས་པའི་ལེའུ་བརྒྱ་བཅུ་[བཅོ]བརྒྱད་པའོ།། །།

ལེའུ་བརྒྱ་དང་བཅུ་དགུ་པ། ས་ཚ་མི་ཐུབ་པ་བཅོས་པ།

ས་ཚ་མི་ཐུབ་ཚ་གྲང་འཐབ་པ་ཡིས།། དབུགས་སྟོད་འཚངས་ཤིང་གློ་བ་མང་དུ་ལུ།། ཁ་གདོང་རྐང་པོ་སྐྲངས་པའི་ནད་ལ་ནི།། རྒྱུན་འབྲུམ་བདུན་སྙིང་ཛྙ་ཧི་ལི་ཤི་དང་།། ཨར་ནག་ཙ་ཏ་རྣམས་ནི་བུ་རམ་སྦྱར།། དགོངས་དང་ཐོ་རངས་བཏང་པས་བདུད་རྩིར་འགྱུར།། གོང་བཤད་གསོ་བྱེད་ཉི་མའི་དཀྱིལ་འཁོར་ཡང་།། གྲང་རླུང་ལྟོ་སྤྲོས་རྩམ་པ་བེ་བསྣབ་[སྣབས]འབྲུ།། ས་ཚ་མི་ཐུབ་རྐྱེན་གྱིས་ཟས་མི་འཇུ།། གྲང་ཚུས་ལུས་སྐྲངས་པ་ལ་མཆོག་ཏུ་ཕན།། དོང་གྲ་ཆ་བཞི་སེ་འབྲུ་དེ་དང་མཉམ།། ཤིང་ཚ་པི་པི་ལིང་གཉིས་ཆ་གསུམ་རེ།། སུག་སྨེལ་བཟང་པོ་ཆ་གཅིག་སྦྱར་བ་ཡིས།། ཁ་ཟས་མི་འཇུ་ཕོ་བ་སྦོས་བ་[པ]དང་།། སྟོད་དུ་འཚངས་ཤིང་སྙིང་རྗེབ་དབུགས་སྣ་ཐུང་།། བད་རླུང་སྐྱ་རབ་མཁལ་རྐེད་ན་བ་དང་།། ས་མཐོར་སླེབ་ཚེ་སྐྲངས་པའི་ནད་ལ་ཕན།། ས་མཐོར་དབུགས་འཚངས་འཆི་ལ་ཐུག་པ་ལ།། ཤུ་དག་ནག་པོ་ཨུར་ན་འཕྲལ་དུ་ཕན།། མཐོ་སར་སྐྲངས་ན་ད་ལིའི་སྦྱོར་[སྦྱོར]བའང་འཕྲོད།། ཚ་ཤས་ཆེ་ན་སེ་འབྲུ་ལྔ་པའི་སྙིང་།། ལྷམ་པ་ཙ་སུ་སྨིག་སྨིན་གསེར་བྱེ་བསྣན།། ས་ཚ་མི་ཐུབ་བཅོས་པའི་ལེའུ་སྟེ་བརྒྱ་བཅུ་དགུ་པའོ།། །།

ལེའུ་བརྒྱ་དང་ཉི་ཤུ་པ། ཕྣ་ཡོའུ་སྣ་བཅོས་པ།

རྒྱ་ནག་སྐད་དུ་ཕྣ་ཡོའུ་སྣ་ཟེར་བ།། བཅག་མལ་གྱིས་འདར་ནད་གཅིག་ཡོད་དེ་ཡང་།། དབྱར་སྟོན་ལྷ་བུའི་ཚ་བའི་དུས་སུ་མང་།། ཆོས་གཅིག་ལ་འདར་ཆོས་གསུམ་དང་ཆོས་ལྔ།། ལྷ་བུ་ཞག་རྣམས་བརྒྱལ་ནས་འཕར་བ་ལ།། བྱད་མདོག་ཉམས་ཞིང་ལུས་ཟུངས་ལ་གནོད་པ།། འདར་བའི་སྟོན་དུ་འཁྱགས་པ་ལྟར་གྲང་ཞིང་།། རྗེས་སུ་ཚ་བ་འོང་དང་ལ་ལར་འགོ།།

བཅོས་ཐབས་ཕོ་བ་རི་བདུན་བརྒྱད་ཙམ་གྱི།། ཕྱེ་མ་སྦྲ་ཆིལ་གྱིས་དྲིལ་ནས་རིལ་བུ།། ལྔ་འམ་བདུན་བྱ་སླ་ངའི་ཕྱིར་ཆགས་པའི།། སྦྲེ་[དྲིག]ནག་གིས་མདོག་ནག་པོར་བསྐུར་[བསྒྱུར]ཏེ་བཞག། ནད་འཕར་རེས་ཀྱི་ཉིན་མོའི་ཐོ་རངས་ལ།། མི་གཅིག་གིས་ནི་ངག་རྣམས་མི་སྨྲ་བར།། ལངས་ནས་ཕྱིན་ཏེ་ཁྲིན་པ་ནས་ཆུ་བླངས།། འོངས་ནས་སྒོ་ཡི་ཕྱི་ལ་སྡོད་པ་ལ།། ནད་པ་རང་ཉིད་གཏན་[གཏམ]ནི་མི་སྨྲ་བར།། ལངས་ནས་གོང་གི་སྨན་རིལ་དང་ཕོར་བུ།། ཁྱེར་ཏེ་སྒོ་ནང་དེ་ནས་ཕོར་བཟེད་ལ།། ཆུ་ནི་ལེན་མཁན་སྒོ་ཡི་ཕྱི་ནས་བླུགས།། ཆུ་དེས་སྨན་རིལ་འཕུལ་ནས་འཐུང་དེ་ལྟར།། ལན་འགའ་བྱས་ན་ནད་དེ་སེལ་བར་ངེས།། གཉན་བཤལ་ཁ་ལ་རྒྱས་འདེབས་བཏང་ན་ཕན།། ཕྣ་ཡོའུ་སྣ་བཅོས་པའི་ལེའུ་སྟེ་བརྒྱ་ཉི་ཤུ་པའོ།། །།

ལེའུ་བརྒྱ་དང་ཉེར་གཅིག་པ། བཅའ་རྟགས་ཉེར་སྤྱོད།

བྱིས་པ་སྐྱུར་དུ་བཅའ་རྟགས་ལུས་སྒོམ་ཞིང་།། དགུ་[དཀུ]ལྗོད་སྨད་ལྕི་ཚང་ར་ཆེད་པ་ན།། ལྗོ་[ལྗོ]བ་ཆུ་སོ་ན་ཞིང་ལྷང་དུབ་བྱེད།། མཆན་བྱེ་གཅིན་མང་དབང་མེད་ནད་ཟུག་ལྷང་།། འདི་སྐབས་མཆན་མ་ཁ་དབྱེ་དུས་ཡིན་པས།། རོ་སྨད་ཆུ་སོ་བསྐུ་མཉེ་བྱ་བ་དང་།། གསོ་བྱེད་ཉི་མའི་དཀྱིལ་འཁོར་བཏང་ན་བཟང་།། སྐྱེས་མ་ཐག་ཏུ་བཀྲ་ཤིས་ཚིག་འདི་བརྗོད།། བདག་གི་བུ་ཁྱོད་སྙིང་ལས་སྐྱེས་པ་ཡིན།། ལོ་བརྒྱ་འཚོ་ཞིང་སྟོན་བརྒྱ་མཐོང་གྱུར་ཅིག། ཚེ་རིང་དཔལ་ཐོབ་ངན་དགུ་ཐུབ་པ་དང་།། མི་ནོར་བཀྲ་ཤིས་བདེ་སྐྱིད་ཕུན་ཚོགས་ཤོག། དེ་སྐད་བརྗོད་དེ་ལྟེ་བ་སོར་བཞིར་བཅིང་།། ཁྲག་མ་ཐིགས་པར་བཅད་ལ་བང་[པང]དུ་བླང་།། སྤོས་ཆུ་དྲོ་འཇམ་ལུས་ཀུན་དག་པར་བཀྲུ།། ལྕེ་ཡི་ཐོག་ཏུ་གུར་གུམ་ཧྲཱིཿཡིག་བྲི།། སླ་རྩིའི་ཆུ་སླུད་སྦྲང་མར་སྦྱར་བ་བྱིན།། དེ་ནས་མ་ཡི་ནུ་ཞོ་ལ་སོགས་བསྟུན།། བསྐལ་ལུགས་བྱང་ངམ་ཤར་ཕྱོགས་མགོ་བོ་ཚུགས།། སྤྱོད་ལམ་མིག་ལ་ཉི་མའི་ཟེར་མི་བཏང་།། ཆང་མཐིལ་མཆོགས་མ་བསྲེག་ན་མིག་མི་གསལ།། གྲངས་[གྲང]ན་རྣ་བ་འགག་དང་ཡོན་བོར་[པོར]བཟུང་།། སྨུར་པོར་[བོར]མཇིང་གྱོག་[ཀྱོག]ཏུ་འགྲོ་ལངས་སྟས་པ།། མཆིན་པར་སྨིན་ཡོད་དེ་རྣམས་འཇོམ་དགོས་སོ།། བཅའ་རྟགས་ཉེར་སྤྱོད་ཀྱི་ལེའུ་སྟེ་བརྒྱ་ཉེར་གཅིག་པའོ།། །།

ལེའུ་བརྒྱ་དང་ཉེར་གཉིས་པ། བྱིས་ནད་བཅོས་པ།

བྱིས་པའི་ནད་ལ་རྒྱུ་རྐྱེན་དབྱེ་བ་དང་།། རྟགས་དང་བཅོས་ཐབས་རྣམ་པ་ལྔ་ཡིས་བསྟན།།

དང་པོ་རྒྱུ་ནི་རླུང་མཁྲིས་བད་ཀན་ལ།། རྐྱེན་ནི་མ་ཡི་རྐྱེན་དང་བུ་རྐྱེན་གཉིས།། མ་རྐྱེན་མ་ཡིས་ཟས་སྤྱོད་གང་འཕེལ་པའི།། མ་ཡི་རླུང་མཁྲིས་ཁྲག་དང་བད་ཀན་ནད།། བུ་ལ་ལྷུང་དང་མི་གཙང་གདོན་འདི་འོག་ཏུ་འཆད་རྐྱེན་གྱིས།། འོན་ལོང་དིག་པ་ཞ་སྨྱུར་ཤོར་སོགས་འབྱུང་།། འདི་རྣམས་ལྷན་སྐྱེས་ནད་ཡིན་གསོར་མི་ནུས།། བུ་རྐྱེན་གདོན་དང་སྤྱོད་ལམ་ཁ་ཟས་གསུམ།། སྤྱོད་ལམ་མ་དང་བུ་རྩེ་མ་བཟོ་བས།། ལྷུངས་སམ་བརྡབས་སམ་ཐྲུགས་དང་བསྣང་སྟས་དང་།། ལྟེ་བ་འཐེན་དང་ངུས་དྲགས་ཧན་དྲགས་དང་།། ཟས་སྐོམ་ཚ་ཆེས་བསིལ་ཆེས་བསྟེན་དྲགས་པས།། བྱིས་པའི་ནད་རིགས་ཉི་ཤུ་རྩ་བཞི་སྐྱེད།།

དབྱེ་བ་ལྷན་སྐྱེས་ནད་དང་གློ་བུར་གཉིས།། མ་ནད་བུ་ལ་ལྷུང་བ་ལྷན་སྐྱེས་ཡིན།། གློ་བུར་ནད་ལ་ཕྲ་རགས་ཞིབ་ཚོགས་གསུམ།། རགས་པ་བྲང་དང་གློ་མཆིན་འབྲུ་སྨྱུག་དང་།། རིམས་དང་ལྟེ་བ་རྗེའུའི་ནད་དང་བརྒྱད།། ཕྲ་བ་མགོ་སྐྲངས་གྲེ་བ་འགགས་པ་དང་།། མཆེར་མཁྲིས་ཕོ་ལོང་ས་ཟོས་ཞོ་རས་བརྒྱད།། ཞིབ་ཚོགས་མིག་དང་རྣ་བ་ཁ་ནད་དང་།། རྨེན་བུ་སྲོག་རྩ་ཤ་ནད་སྲིན་ཕོལ་བརྒྱད།། གསུངས་ཀྱང་སྐབས་འདིར་ཚ་བསུབས་ཞེས་བྱ་དང་།། འབྲུ་སྨྱུགས་ཚ་གྲང་རིམས་དང་ལྟེ་བའི་ནད།། མཁྲིས་པ་ཕོ་བ་ཁ་ཡི་ནད་དང་བཅུ།།

དེ་རྟགས་ཚ་བསུབས་ཞེས་སམ་གློ་ཀུན་[རྐུན]ནི།། གློ་རྒྱལ་འགོག་

ཏུ་མི་འདོད་དྲག་ཏུ་ལྡུ།། ལུས་པོ་ཚ་ལ་རྩ་དང་འཕར་སྒོ་དྲག། སྒོ་བསྡུད་འོང་ཞི་བྲང་དང་མ་ལ་འབྲད།། རྗེས་ལ་ལུས་རྟུལ་འཕུན་ཞིང་སྐྱུགས་པར་བྱེད།། ཁྱད་པར་མི་འགྱུར་རྟགས་སུ་སྣ་ཁྲག་འཛག། ཚད་འབྲུ་དབུགས་ཐུང་རྩ་དང་འཕར་སྒོ་དྲག། བཞིན་སྨུམ་ཕྱི་ཚད་ཆེ་ལ་ཤེས་པ་འཐིབས།། འབྲུ་མདོག་དམར་སེར་ལྡང་ཁུ་དུད་ཁུར་འབྲུ།། གྲང་འབྲུ་དབང་པོ་གསལ་ལ་འཕར་སྒོ་དལ།། འབྲུ་མདོག་ནུ་ཝོ་རྩམ་མདོག་སྐྱ་བོར་འབྲུ།། རྒྱུ་ལོང་འཁྲིག་ཅིང་ལྦུ་བ་སྦྲ་བཅས་འབྲུ།། ཚ་བས་སྐྱུག་པ་ནད་རྟགས་ཚ་བར་འབྱུང་།། ཁྲག་གམ་མཁྲིས་པ་སྐྱུག་པ་ཚ་བ་ཡིན།། གྲང་བས་སྐྱུག་པ་ཝོ་འཐུང་སྐྱུག་པ་དང་།། རྩམ་པ་མ་ཞུ་གང་ཟོས་སྐྱུག་པ་དང་།། ལྦུ་བ་བད་ཀན་སྐྱུག་ཅིང་ཕྱི་རྟགས་གྲང་།། རིམས་ནད་མེ་ལྟར་ཚ་ཞིང་འཕར་རྩ་རྒྱུག། ངུ་འཚོག་རྟུལ་འཐིབས་བ་སྤྲུ་[སྤུ]ལོག་པ་དང་།། སྐོམ་འདོད་སྐྱོང་[སྐྱུང]ཞིང་ཁ་སྣ་ལག་བས་[པས]བསྐུབ།། ལྟེ་ནད་རིགས་བཞིར་གསུངས་ཀྱང་ལྟེ་བ་དང་།། དེ་ཡི་འཁོར་རྣམས་སྐྲངས་ཤིང་མཐུན་རྣག། མཁྲིས་ནད་ཤ་མདངས་ནྭ་རྒྱབ་སེར་ལ་དངས།། རྩ་གསལ་ལྩེ་སྐྱ་སེན་མོ་ནག་ལ་རིང་།། ཁ་ཟས་བྱིན་ན་མི་ཟ་འདོད་ཚུལ་བྱེད།། ཕོ་བའི་ནད་ནི་ཤ་ཆུང་དྲིག་པ་ཆགས།། ཁ་ཟས་འཇུ་དཀའ་ཕོ་བ་སྐྱེ་འབྲི་བྱེད།། ཁ་ཡི་ནད་རྟགས་ཁ་ལེ་ཉིད་དང་འཕྲུལ།། འཚོ་འཆི་བཏང་གཙོད་ཁ་དམར་གདགས་པ་ནི།། རྐང་ལག་མཐིལ་བཞི་དཀར་ལ་རྟིང་པ་དང་།། རྣ་བ་སྐམ་ཤིང་མགོ་ལ་འབྱེར་བ་དང་།། སྣ་བུག་སྐམས་ལ་བ་སྤྲ་ཆགས་པ་དང་།། མིག་གི་མདངས་ཤོར་ཁུང་དུ་བྲོས་པ་དང་།། ལྟག་མིག་ལྟ་ཞིང་འཛུམ་མི་ཤེས་པ་དང་།། ལྩེ་ནི་སྐམས་ཤིང་ཐུང་ལ་སོ་དྲིག་ཆགས།། ཕོ་བ་རྗེ་ལྟར་སྦྲ་དང་ཟོས་ཚད་སྐྱུག། དབུགས་ཐུང་གྲེ་བ་གསོག་ཅིང་ངར་བ་དང་།། འབྲུ་བ་ཆུ་ལྟར་འབྲུ་དང་ནུ་མ་ཤོར།། མགོ་སྤུབས་བྱེ་དང་ལྦགས་[ལྤགས]མདོག་

གསེར་ལྷར་སེར།། ཤ་ལྤགས་སྐྱོས་[སྐྱོས]དང་ཕོ་བ་ཆུ་ཡིས་ཁེངས།། མཆིན་པ་ལྟེ་བར་སླེབ་ན་མི་འཚོ་སྲིད།། མིག་ལྕེ་ལ་སོགས་དབང་པོའི་བཀྲག་མ་ཤོར།། དབུགས་བདེ་ཟ་དལ་མཐིལ་བཞི་དམར་བ་དང་།། ནུ་མ་ཟས་ལ་སྲིད་[སྲིད]ལ་སེན་མོ་འདྲུག། སྨན་ལེན་གསོས་སྐྱེད་ཆེ་ན་བླང་པར་བྱའོ།། སྐྱི་བཅོས་དུས་གསུམ་ཟས་སྤྱོད་སྨན་དཔྱད་ལྡེ།། ཉེ་འཕྲུང་དུས་ན་སྨན་དཔྱད་མ་ལ་བྱ།། ཟས་འདྲེས་དུས་ན་མ་བུ་གཉིས་ཀ་ལ།། ཉེ་སྲུངས་ཟས་ཟའི་དུས་ན་བུ་ལ་བྱ།། ཟས་ནི་ཡང་ཞིང་འཇུ་སླ་བྱིན་པ་དང་།། སྤྱོད་ལམ་དྲ་ཏྲ་མི་འཇུག་གྲངས་[གྲང]མི་བྱ།། སྨན་ནི་ཞི་བྱེད་བཟང་འཛམ་འཇུ་སླ་བར།། ག་ར་བུར་ཁ་བླང་མངར་ཤས་ཆེ་བྱིན།། སྔོ་ཐང་བཤལ་སྨན་ལ་སོགས་རྩུབ་མོ་རྣམས།། ལེགས་པར་བསྲུས་ཁུ་འཛམ་ཞིང་འཇུ་སླ་བསྟེན།། བཤལ་རྗེས་འབྲས་ཤིས་དཔྱད་ཀྱིས་བཅོས་པ་ལ།། གཏར་ག་གང་ཐེབས་རྩ་ཁ་ཕྱེ་ཙམ་སྟེ།། ལོ་མ་ལོན་ལ་ལག་མགོ་ཁྲག་ཐོན་གཏར།། མི་བཙའ་སྤྲ་བ་སྲུན་མ་ཕོས་པ་ཙམ།། གསུམ་ལས་མི་མང་སྐྱི་ཚོས་ཙམ་གྱིས་ཚོག། ཆུ་ལྕུག་སྐར་ཆུ་བུམ་པར་བླུག་པས་བསྐྲེང་[བསྒྲེང་]།། བྱེ་བྲག་ཆམ་པ་གློ་ཀུན་བཅོས་པའི་ཐབས།། དང་པོ་ཆུ་སྐོལ་དེ་རྗེས་མ་ནུ་བཞིའི།། ཐང་བཏང་གློན་པོ་གསུམ་སྦྱོར་བསྟེན་པའི་རྗེས།། གློ་མང་འཁྲུན་ན་གློ་ཚད་ཀུན་སེལ་འོག་ཏུ་བསྟེན།། ཟས་དང་སྤྱོད་ལམ་ཡིན་ལ་གཏད་པར་བྱ།། དེས་ཀྱང་མ་ཞི་ཅུང་ཟད་གཏར་པར་བཤད།། རིམས་འཁྲུའི་བཅོས་ཐབས་རྒྱུ་གཟེར་སྐབས་སུ་བསྟན།། ཚད་འཁྲུར་ཨིཏྤ་བཞིའི་ཐང་ལ་སོགས་བསྟེན།། འབྲས་སོགས་འཇུ་སླའི་ཟས་སྐོམ་ཅུང་ཤས་བསྟེན།། གྲང་འཁྲུར་དངས་མ་གནས་འཛོག་མ་ཆོད་ན།། འབྲུ་གཅོད་བརྒྱད་པ་ད་ཏིག་མོན་ཆར་བིལ་བ་སྨག་སྲུར་[སྲུར]བཏང་།། ཟས་སྐོམ་དྲོད་བཅུད་ཅུང་ཟད་བསྟེན་ན་བཟང་།། ཚ་སྒྲུག་གློན་པོ་གསུམ་སྟེང་བུ་[བུ]ཤེལ་

བསྟན།། གྲང་པས་སྐྱུག་ལ་དངས་[དྭངས]མ་གནས་འཛག་གི།། སྙིང་དུ་བུ་[བུ]ཤེལ་རྩེ་བསྟན་འབྲས་ཁུས་དབུལ།། གཉིས་ཀའི་ཟས་སུ་འབྲས་ཐུག་སྐྱོ་མ་བསྟེན།། རིམས་ལ་འབྲས་གསུམ་སླེ་ཏྲེས་བསྐུས་ཐང་བཏང་།། དེ་ཛེས་ཙུ་གང་༥ གུར་གུམ་༦ གི་ཝཾ་༦ ལ།། སློན་པོ་གསུམ་སྦྱོར་ཞེས་གྲགས་བྱིས་པའི་སྨན།། དེ་སྙིང་ག་དུར་༦ བོང་དཀར་༥ བསྟན་ན་ཤིས།། སློ་མང་དེ་སྙིང་ཤིང་མངར་༦ སྲོ་ལོ་དཀར་༦།། འབྲུགས་རིམས་ཧོང་ལེན་༥ ཙན་དན་དཀར་པོ་༥ བསྟན།། ཁྱད་པར་རིམས་སོགས་བྱིས་པའི་སྨན་གྱི་མཆོག། རིགས་ལྡན་ཆེན་པོས་གཅིག་ཤེས་ཀུན་གྲོལ་གསུངས།། སློ་ཚད་ཀུན་སེལ་བསིལ་གསུམ་ཙུ་༥ གུར་༢ གུར་༡ ཙན་དན་དཀར་༧༤ དམར་༧ ལི་ག་དུར་༦༤།། དེ་ཉིད་གཞིར་བཞག་གཉན་ཚད་སེལ་བ་ལ།། སླ་བ་༦༣ ཀུ་ཀུལ་༧ འཛིན་པ་༣༡ ཨ་རུ་ར་༥།། དེ་བཞིན་སློ་ཚད་སེལ་བར་བྱེད་པ་ལ།། ཙ་ཧ་༣ མཚལ་༥ དང་ཤིང་མངར་༣ སྲོ་ལོ་༣ སྦྱུར[སྦྱོར]།། རླུང་ཚད་འདོམ་པ་རི་ཐང་མཚམས་གྱིས[གྱི]དུས།། ཨ་གར་༣ ཛྙ་ཏི་༣ སླེ་ཏྲེས་༣ སྒོག་ཐལ་༣ སྦྱར།། བྱིས་པའི་དུས་སུ་གསུངས་ཀྱང་ཀུན་ལ་བསྟགས།། ཐོག་མཐའ་བར་གྱི་ཟས་སྤྱོད་མཁས་པས་བསྟེན།། ལྟེ་བའི་ནད་ལ་ཟན་ཏྲོན་དུགས་བྱ་ཞིང་།། ཡང་ན་ཙ་ཧ་སླ་རྩེ་མར་སྦྱར་བྱུག། གཉན་ཚད་སེལ་བའི་གཅིག་ཤེས་ཀུན་གྲོལ་དང་།། སློན་པོ་གསུམ་སྦྱོར་ནད་ཚབས་ཆེ་ཆུང་སྦྱར།། ནུ་ཞོས་འཕུལ་བཏང་ཚ་དང་ཉེ་མ་སྤང་།། མཁྲིས་པའི་ནད་ལ་ཨ་རུ་གསེར་མེ་ཏོག། གུར་གུམ་ཏིག་ཏ་ཕག་རིལ་ཐལ་བ་སྦྱར།། ཕོ་བའི་ནད་ལ་དངས་མ་གནས་འཛག་བསྟེན།། གྲང་དང་བསིལ་ཟས་སྤྱོད་ལམ་རླན་གྲང་སྤང་།། ཁ་ནད་རྒྱགས་བཅོས་ཁ་ལེར་

འཕྲུལ་བར་བྱོས།། འོན་ཀྱང་རང་གི་ལྡེ་བ་སླ་རྫི་སྦྱར།། སྐམ་འདེབས་བྱས་པས་བདེ་བ་སྐྱེར་བ་མཐོང་།། ཞག་ཡའི་དུས་སུ་ལུས་ཀུན་ཆུ་རུ་འཇུག། སླར་མི་ལྡང་ཞིང་མྱུར་དུ་ཐུག་གཟེར་གཅོག། བྱིས་ནད་གསོ་བའི་ལེའུ་སྟེ་བརྒྱ་ཉེར་གཉིས་པའོ།། །།

ལེའུ་བརྒྱ་དང་ཉེར་གསུམ་པ། བྱིས་གདོན་བཅོས་པ།

བྱིས་གདོན་རྒྱུ་རྐྱེན་རིགས་རྟགས་གསོ་ཐབས་ལྔ།། རྒྱུ་ནི་དུག་གསུམ་སྔོན་ལས་རྣམ་སྨིན་དེ།། འཕྲལ་རྐྱེན་ཕ་མས་ཡ་ག་ཅན་བསྔོས་དང་།། འདྲེ་ཅན་ནོར་ཁྱེར་འགྲུལ་གསར་སོགས་ལས་བསྐྱེད།།

རིམས་[རིགས]ནི་ཕོ་གདོན་ལྔ་དང་མོ་གདོན་བདུན།། བཅུ་གཉིས་གསུངས་ཤིང་ལས་བྱེད་རྒྱལ་བསེན་གཉིས།། སྤྲུལ་གཞི་བཅས་པ་བྱིས་གདོན་བཅོ་ལྔར་གྲགས།།

སྤྱི་རྟགས་རྟག་ཏུ་ངུ་ཞིང་དངང་ལ་འཁུན།། གཉིད་ཆུང་གཡལ་མང་མ་མཆུ་སོ་ཡིས་འདེབས།། མ་ལ་འབྲད་ཅིང་ནུ་མ་ཁ་ནས་འདོན།། གཉའ་ཞིང་མིག་ཞོག་ལྦུ་བར་སྐྱུག་པ་ཡིན།། བྱེ་བྲག་རྟགས་ལ་སྐྱེས་བུའི་གཟུགས་ལྔ་ལ།། སྐམ་བྱེད་མགོ་རྗེབ་མིག་གཅིག་མཆི་མ་འཛག། རྟུལ་མང་སྐྱིག་[སྐྱིགས]ཅིང་སོ་འཆའ་མཇིང་པ་རེངས།། བཤང་ཁ་སྐྱུར་མོས་འཆའ་ཞིང་ནོ་མི་འཐུང་།། ས་ག་གཉིད་མེད་དྲན་ཉམས་ལྦུ་བར་སྐྱུག། ནུ་མ་ལྟེ་ལ་སོ་འདེབས་གནམ་དུ་བལྟ།། ལུག་གདོང་འཁུན་སྒྲོ་འབྲུ་སྐྱུག་ཁང་ལག་འདར།། སྣོ་མང་མིག་དམར་སྐྱིག་[སྐྱིགས]ཅིང་ཁུ་ཚུར་འཆང་།། ཁྱི་གདོང་ལུས་འདར་རྟུལ་འོང་མིག་འཛུམ་ཞིང་།། ཁང་རྗེབ་འབྲུ་སྐྱུག་དྲི་མ་ཆེ་བར་འོང་།། ཡི་དྭགས་དངས་ཤིང་འབྲུ་སྐྱུག་བྱེད་པ་དང་།། སྣོ་ལུ་གཡལ་མང་ཁ་ཁ་ཤ་ལུས་སྐམ།། བུད་མེད་གཟུགས་ཅན་བྱ་གདོན་ཚ་བ་སྐྱེ།། འབྲུ་ཞིང་ལྟེ་གྲིག་ཁན་ལ་འབྲུམ་ཕོར་འོང་།། སྲུལ་མོ་འབྲུ་སྐྱུག་སྐྱིགས་བུ་སྐོམ་དད་ཆེ།། གྲང་བའི་སྲུལ་མོ་ལུས་འདར་མིག་ཟུར་བལྟ།། རྒྱུ་འཁྲིལ་ངོས་ཅིག་ཚ་ལ་ངོས་གཅིག་གྲང་།། སྲུལ་མོ་ཡོང་བ་མིག་མི་གསལ་ལ་སྐྲངས།། འབྲུ་

སྐྱུག་ཚ་སྐྱེ་སློ་ལུ་ཞོ་མི་འདོད།། བཞིན་རྒྱས་བཞིན་མཛེས་ཚ་སྐྱེ་ཟས་མི་འདོད།། ལྟོ་ལ་རྩ་ཡི་དྲྭ་བ་ནག་པོས་ཁྱབ།། ནམ་གྲུ་སྔོན་པོར་འགྲུ་ལ་སྐྱིགས་བུ་འོང་།། ཁ་ཡོ་ཚ་བ་སྐྱེ་ལ་ལྷགས་[ལྷགས]མདོག་སྔོ།། ནམ་གྲུ་སྐེམ་པོ་ཚ་བ་སྐྱེ་པ་དང་།། སྐྲ་འཕྱི་སྐད་ཆུང་ཁ་དོག་སྣ་ཚོགས་འགྱུ།། རྒྱལ་པོ་དངངས་འདར་མིག་ལྡོག་ཐོ་རངས་དུ།། བསེན་མོ་བྱིང་འཐིབས་ཚ་སྐྱེ་སྲོད་དུས་དུ།། གསོ་བ་དཀའ་སླའི་རྟགས་ལ་གཉིས་པ་ལས།། བཅས་སྐར་ངན་དང་ཁ་བུབ་ནམ་ཕྱེད་བཅས།། ཡ་རྐན་[རྐན]ནག་ལ་ཁ་དོག་སྣ་ཚོགས་འགྱུ།། ཟས་དང་ནུ་མ་མི་འདོད་མཚན་མོ་དུ།། སྲོག་འདོད་གདོན་དེ་གསོ་བ་དཀའ་བ་ཡིན།། ཁ་སྐམ་ལྕེ་ཡིས་མཆུ་ལ་མྱུལ་བ་དང་།། ཟས་སྐོམ་འདོད་ལ་བྱིན་ན་ཟ་རྒྱུ་མེད།། ཡས་འདོད་གདོན་དེ་གསོ་བ་སླ་བ་ཡིན།།

གསོ་ཐབས་ཟས་སྨན་སྤྱོད་བ་འདོན་པ་བཞི།། ཁ་ཟས་ཤ་ཆང་ཁྲག་ཚོད་སྤང་བར་བྱ།། དཀར་མངར་ཛ་འཛམ་བསྙེན་ཞིང་བདུག་པའི་སྨན།། བ་སླང་ཏུས་སྤྲུ་ར་ལྷགས་བྱི་ལའི་བྲུན།། ར་སྤུ་ཡུངས་དཀར་མི་སྐྲ་རྨ་བྱའི་སྒྲོ།། སྲན་ཕུག་སོ་བ་གུ་གུལ་ཕ་ཕང་བྲུན།། ར་ཐུག་གཅིན་སྦྱར་[སྦྱར]རིང་བུའི་དུད་པས་བདུག། བུ་ཆུང་ན་ཚ་མེད་པ་ཏུ།། དུ་ན་འདྲི་ཅན་གནོད་པ་ཡིན།། སྔགས་འདི་ཤོག་བུ་ལ་བྲིས་ཏེ།། ཨོཾ་མ་ཧཱ་ག་ན་སི་ཧཱི་ཙུའོ་ཧྲུྃ་ལ་སྭཱ་ཧཱ།། མགོ་ནས་དྲིལ་རས་མ་ནི།། མཐེ་གང་གིས་གཏུམས་སྐུད་པས་བཅོམས།། མགོ་ལ་བཏགས་ན་བསྲུངས་བའི་མཆོག། ཡང་ན་གདོན་གྱིས་ཉེན་གྱུར་ནས།། ཉལ་དུ་མི་སྟེར་བྱིས་པ་ལ།། སྲུང་ཐབས་སྐུད་དམར་མདུད་ཉེར་གཅིག། དེ་ལ་སྔགས་འདི་བཏབ་ནས་ནི།། ན་མོ་རཏྣ་ཏྲ་ཡཱ་ཡ།། བཛྲ་ཨུ་ཧི་ག་ཀ་ན་ས་ནུ་དེ་ས་ར་སྭཱ་ཧཱ།། ལག་གཡས་བཏགས་ན་འདྲེས་མི་ཚུགས།། ཅི་ནི་ཆ་མེད་དུ་བ་ན།། རྟ་དཀར་ལག་གཡས་རྟ་ཐོན་པའི།། དུད་པས་སྣ་བུག་གཉིས་ཀར་བདུག། དེ་ནི་དུ་བ་གཅོད་པའི་

མཆོག། སོ་སོར་འབྲང་མའི་འཁོར་ལོ་དང་།། དུགས་དཀར་འཁོར་ལོ་ལ་སོགས་འདོགས།། ཆབ་གཏོར་ཆ་གསུམ་གཟུངས་ཆེན་གྲ་ལྔ་འདོན།། གདོན་ཆེན་བཅོ་ལྔའི་མདོས་སོགས་ཨེ་འགྲུབ་བལྟ།། དེ་དག་ཀུན་གྱིས་ཞི་བར་མ་གྱུར།། གདམས་ངག་བཀའ་རྒྱ་མ་ལ་སོགས་བལྟ་དགོས།། ཞེས་གདོན་གསོ་བའི་ལེའུ་སྟེ་བརྒྱ་ཉེར་གསུམ་པའོ།། །།

ལེའུ་བརྒྱ་དང་ཉེར་བཞི་པ། བྱ་འདྲེ་བཅོས་པ།

བྱིས་གདོན་ནང་ཚན་བྱ་འདྲེའི་རྒྱུ་རྐྱེན་དང་།། དབྱེ་བ་འཇུག་སྒོ་རྟགས་བཅོས་དྲུག་གིས་བསྟན།།

རྒྱུ་ནི་མ་རིག་ལས་བྱུང་སྤྱི་དང་མཐུན།། རྐྱེན་ནི་མི་དགེ་ལས་མང་གིས་བསྐྱེད་པའི།། བགེགས་རིགས་སྟོང་ཕྲག་བརྒྱད་བཅུའི་ཁྱད་དབང་པའི།། བྱ་དབྱིབས་ཅན་གྱི་གདོན་རིགས་འཇིགས་རུང་བས།། ཟིན་པས་མི་བཟོད་གསོ་དཀའ་ནད་དུ་འགྱུར།།

དབྱེ་བ་སློ་མཆིན་ཕོ་བར་བབས་པ་དང་།། ཕ་མ་བུ་ཡིས་ཟིན་དང་རྣམ་པ་དྲུག། འཇུག་སྒོ་ཕ་ནི་ལྟག་ སྟོད་ཀྱི་གཙུག་འཇུག། མ་ནི་གསང་གནས་བུ་ནི་ནུ་མཚན་འཇུག། སྟོང་ཟླ་ཕ་ལ་བདུད་རྒྱལ་མར་མ་མོ།། ཀླུ་དང་བུ་མོ་བཙན་དང་དྲེ་བོང་བསྔོད།། རྟགས་ལ་སྤྱི་དང་བྱེ་བྲག་རྣམ་པ་གཉིས།། འཚོ་འཆི་ཁ་དམར་གདགས་པའི་རྟགས་གསུམ་ལས།། སྤྱི་རྟགས་གསུམ་པ་ཆེ་ལ་ཞ་བ་དང་།། འབྲས་ལྡོག་ཤུ་བ་གཉན་ནད་མང་དུ་འགྱུར།། བྱེ་བྲག་སློར་བབས་སྐད་འཛེར་དབུགས་མི་བདེ།། མཆིན་བབས་མིག་སྤྲིན་ཤ་སྔོ་མཆིན་སྙིང་ན།། ཕོ་བབས་འབྲུ་སྐྱུག་ཕྱི་ལ་གསོན་པོར་འགྱུར།། ཕ་ཡིས་སྟོད་ནས་བཟུང་རྟགས་མིག་སྤྲིན་སྔོ།། མིག་འབྲས་ནག་ལ་དབྱིབས་ལེགས་ཤ་མདོག་དཀར།། ཡང་ན་དམར་ལ་ཤ་མཚན་དམར་པོ་འགྱུར།། སྣ་མི་སྐྱེ་ཞིང་སྟོང་ལ་རྨ་ནག་འགྱུར།། མ་ཡིས་ཟིན་རྟགས་རྐང་འཁྲིལ་སྐྱིད་ཁུང་དུ།། རྨ་ནག་རྐེད་མན་ཤ་མཚན་དམར་པོ་འགྱུར།། རྐང་ལག་འཁྲིལ་ཞིང་ཆུ་སྲི་སེན་མོ་རིང་།། ཚིགས་ལ་དྲིགས་ཆགས་མཐེབ་ཆེན་[ཆེན]སྦྲིད་ན་ངེས།། ལྟེ་བར་གཡའ་ཆགས་སྙིང་མི་བདེ་བ་ན།། བུ་

ཡིས་བཟུང་སོགས་ཕྱི་ཡི་རྟགས་སུ་ངེས།། ནང་རྟགས་དོན་མེད་སྡོད་དང་ཐོ་རངས་ཏུ།། མ་བུ་གཉིས་ཀ་གྲང་ཤུམ་ཚིག་བ་ཟ།། ལྟོ་མི་ཟ་ལ་ཇམ་པ་རྙོད་པ་འབྱུང་།། གསང་རྟགས་དབུགས་མི་བདེ་ལ་རོ་སྟོད་སྡོམ།། སྙིང་མི་དགའ་ལ་ཏུ་བར་བྱེད་པ་སྟེ།། སྤྱིད་[སྤྲིད]ལ་འཕེལ་འགྲིབ་མྱོས་ཤིང་བྱེད་པའོ།། གཞན་ཡང་རྐང་འཁྲིལ་རྐེད་པ་སྨད་མི་ཐེག། ཕྱི་ནང་གསང་གསུམ་རྟགས་ཀུན་འཛོམ་གྱུར་ན།། སྨུམ་ཟད་མར་མེ་ཇི་བཞིན་འཚོ་མི་ཐུང་།། གསང་རྟགས་མ་ཚང་གསོ་བར་ཐུང་བཤད་པས།།

བཅོས་ཐབས་སྤྱི་ཐུ་ཚ་གྲང་གཉིས་སུ་བསྡུས།། ཕོང་སྨན་གཅིག་ཤེས་ཀུན་གྲོལ་སྦྱོར་བའི་སྙིང་།། ཕོ་རོག་བྱི་ལ་ཕག་ནག་བྲུན་གསུམ་མམ།། གང་ཐུང་བསྟན་པ་ཚ་ཤས་ཆེ་ལ་བཏང་།། གྲང་བ་ཤས་ཆེ་དངས་མ་གནས་འཛག་གི།། སྙིང་དུ་གོང་གི་བྲུན་གསུམ་གར་བབས་ཀྱི།། རང་རང་གཉེན་པོ་བསྟན་ལ་ཚུ་སྐོལ་དབུལ།། སུག་པ་སྣ་བ་མར་དཀར་སྦྱུར་[སྦྲུར]ལ་བྱུག། སྣ་བ་སྐྱི་ཕང་ཀ་ར་མར་དཀར་སྦྱུར[སྦྲུར]།། ལྕེ་ལ་བྱུག་ན་ཕན་པར་གསུངས་པ་ཡིན།། རིམ་གྲོ་གོང་བཤད་སྔོང་ཟླ་དང་འབྲེལ་དང་།། གདོན་ཆེན་བཅོ་ལྔའི་མདོས་སམ་རྟ་མགྲིན་གྱི།། སྒོ་ནས་བྱིས་པའི་ངར་གླུད་བཅོས་ཐབས་བྱ།། བྱ་འདི་བཅོས་པའི་ལེའུ་སྟེ་བརྒྱ་ཉེར་བཞི་པའོ།། །།

ལེའུ་བརྒྱ་དང་ཉེར་ལྔ་པ། མོ་ནད་སྤྱི་བཅོས་པ།

མོ་ནད་འབྱུང་བའི་རྒྱུ་རྐྱེན་ནད་རིགས་དང་།། རྟགས་བཅོས་ལྔ་ལས་དང་པོ་འབྱུང་རྒྱུ་ནི།། དུག་གསུམ་འབྱུང་བ་བཞི་ལས་གྲུབ་པའི་ལུས།། སྔོན་ལས་འདོད་ཆགས་དབང་གིས་ཕོ་མར་[མོར]སྣང་།། བསོད་ནམས་དམན་པས་ཟླ་མ་མོ་ལུས་ཐོབ།། ཉུ་མ་མངལ་དང་ཟླ་མཚན་ཁྱད་བར་[པར]ལྷག། ལུས་ཟུངས་ཁྲི་མ་ཁུ་བ་དཀར་དམར་གཉིས།། ཟླ་མཚན་དམར་པོ་བཅུ་གཉིས་ལོན་ནས་འཛག། མངལ་ནད་ཁུ་བ་འཛིན་ཞིང་ཤ་ལུས་སྐྱེད།། དཀར་པོ་ནུ་མ་ལ་རྒྱས་གསོས་སུ་འགྱུར།།

དེ་ལ་སྔོན་ལས་ཟས་སྤྱོད་གདོན་རྐྱེན་གྱིས།། མངལ་ནད་ལྔ་དང་རྩ་ནད་བཅུ་དྲུག་དང་།། སྲིན་ནད་དགུ་དང་སྲིན་བུའི་ནད་རིགས་གཉིས།། མོ་ནད་གཙོ་བོ་སུམ་ཅུ་རྩ་གཉིས་དང་།། ཕལ་བའི་ནད་བརྒྱད་བཞི་བཅུར་རྒྱུད་ལས་གསུངས།། དེ་ཡང་སྤྱི་དང་བྱེ་བྲག་ཕལ་བ་གསུམ།། མོ་ནད་སྤྱི་ལ་དབྱེ་བ་དེ་ཡི་རྒྱུ།། རྟགས་དང་བཅོས་ཐབས་རྣམ་པ་བཞི་ཡིས་བསྟན།། དབྱེ་བ་ཁྲག་ཚབས་རླུང་ཚབས་རྣམ་པ་གཉིས།། དེ་རྒྱུ་དང་པོ་ཟླ་མཚན་ལས་བྱུང་ཕྱིར།། གསར་བའི་དུས་ན་ཁྲག་ཚབས་ཞེས་བྱ་སྟེ།། རྙིངས་ནས་རླུང་དང་བསྲོངས་པས་རླུང་ཚབས་སོ།། དེ་རྟགས་ཁྲག་ཚབས་སྤྱི་ཡི་མཚན་ཉིད་ནི།། རྐེད་སོ་མན་ཆད་ཟུག་པ་འཕོལ་ཞིང་ན།། རྒྱུ་ཞབས་ཚ་འབྲབ་རོ་རྒྱབ་མཆིན་དྲི་གཟེར།། རྩ་རྣམས་ཚ་འཕྲུག་ཤུ་བ་འབྲུམ་ཕྲན་འོང་།། མངལ་ཁྲག་འཛག་གམ་འཁྱིལ་དང་རྣག་ཏུ་འགྱུར།། རླུང་ཚབས་ཟུག་པ་འཕོལ་ཞིང་སྙིང་མི་བདེ།། མགོ་འཁོར་མགོ་ཡི་ཟུག་པ་གྲང་བསིལ་བྱེད།། ལུས་ཀུན་གྲང་ཞིང་ཤ་མདངས་བར་དུ་ན།། ཤ་རྣམས་གཡོ་ཞིང་སྤོ་[སྤྲོ]ལ་སྤྲིད་[སྤྲིད]

པ་དང་།། མིག་འགྲིབ་སྨྱོ་འམ་འབོག་གམ་བརྗེད་པ་ངས།། ཆུ་སོ་རྒྱུ་ཞབས་བསྐམ་ཞིང་ཟ་ཁུར་འབབ།། གླ་མཚན་མི་ཆོད་རྒྱུན་དུ་འབྱུང་པར་བྱེད།།

བཅོས་ཐབས་སྨན་དཔྱད་ཟས་སྤྱོད་རྣམ་པ་བཞི།། དེ་ཡང་ཁྲག་ཚབས་བསིལ་སྔོད་ཁྲི་ཙུར་[ཁྲིཙུར]བཅོས།། རླུང་ཚབས་སྔོད་དང་བཙུད་ཀྱི་[ཀྱིས]བཅོས་པར་བྱ།། སྨན་ནི་འབྲས་གསུམ་སླེ་ཏྲེས་པི་པི་ལིང་།། སོན་ཆ་ར་དང་ཨ་རུའི་བསྐུས་ཐང་བཏང་།། ཞི་བྱེད་ཁྲག་ཚབས་སྤར་བུ་རུ་ཧ་དང་།། མཛེ་ཚ་སྣ་སྐྱུ་ཤིང་ཚ་ཚ་ལ་དུལ།། ཆ་མཉམ་དེ་ཀུན་ཕང་མའི་འབྲས་བུ་མཉམ།། ཆུ་སྐོལ་དབུལ་བས་ཁྲག་ཚབས་མོ་ནད་སེལ།། སྨྲན་དུ་འདྲིལ་ན་འགྲོན་ཐལ་བསྟན་པ་ཤིས།། སྤར་བུ་བཙུ་བདུན་༥ རུ་ཧ་༡ ལུགས་གཅིག་ལ་རུ་ཧའི་ཚབ་རྒྱ་ཚྭ་བྱེད་པའང་ཡོད་རྒྱ་མཚ་[རྒྱམ་ཚ]༡ ཨ་རུ་རུ་༡།། བ་སྤྲུ་༡ ཡ་བགླ་ར་༡ འོལ་མོ་སེ་༡།། མཛེ་ཚྭ་༡ ལྕུམ་རྩ་༢ སྣ་སྐྱུ་༣ གསེར་བྱེ་མ་༡།། ཙོང་ཞི་༡ བྲག་ཞུན་༣ སེ་འབྲུ་༢ ད་ཤིག་རྫི་༡།། ཚ་ལ་༡ གུར་གུམ་༡ སྤྲུར་བའི་བྱེ་མ་འདིས།། ཁྲག་ཚབས་ཕོ་མཆིན་མཁལ་མར་བབས་པ་དང་།། གླ་མཚན་འགྲིངས་འདྲིལ་འགགས་པ་ཞི་བྱེད་ཅིང་།། སྨྲན་ནད་མ་ལུས་འཇོམས་པའི་བདུད་རྩི་ཡིན།། ཁྱད་པར་མོ་ནད་ཁྲག་སྨྲན་འཇོམས་པའི་མཆོག། སྣང་རྩ་རུ་ཐུང་ལོང་རྩ་བྱིན་གཞུག་གཏར།། ཁྲག་ཚབས་སེལ་པའི་[བའི]རྩ་བཞི་ཡིན་ལ་གསུངས།། དེས་མ་སེལ་ན་རྩ་གཤེར་ཁྲུས་གཤེར་བྱ།། ཁྲུས་གཤེར་སྔོན་འགྲོ་དང་པོ་ཨ་རུ་ར་བདུན་པ།། རྒྱ་མཚ་[རྒྱམ་ཚ]སྣ་དང་ལྕུམ་རྩ་སྐྱུག་མའི་རྩི།། སྤར་བུ་ཤིང་མངར་བསྐུས་ཐང་ཟུག་གཅོག་ཅིང་།། ལྟོ་ཁ་སླེ་ཞིང་རྩ་ལམ་འབྱེད་པར་བྱེད།། དངོས་གཞི་མོ་ནད་འཇོམས་པའི་གཙོ་བོ་གསུམ་བ་སྤྲུ་རྒྱ་ཚ་གཟེ་མ་

འོལ་མོ་སེ་འམ་ཡ་བཀྲ་ར།། ཚུ་སེར་རྣག་ཁྲག་འདྲེན་པའི་དཔའ་པོ་[བོ]གཉིས་བྱང་ཁྲ་བཅོ་ལྔ་ཧ་ཤིག་ལུག་རིལ་ཙམ། ཐར་ནུ་མཐེབ་ཚོགས་ཕྱེད་རེ་ལུགས་ལུག་རིལ་ཙམ།། ནད་གཞི་སློང་ཞིང་སྨུད་པའི་འབྲུ་བྱེད་བཞི་དན་རོག་ལྔ་དུར་བྱེད་[ཕྱིད]མཐེབ་ཚོགས་ཙམ།། རླུང་གནོན་གསུམ་སྐ་པི་ཕོ་ཐུན་ཚད་དང་རྒྱ་ཚ་སྲན་ཙམ་ལྔ་ཞེ་སྣང་ཤ་སྤྲུལ་[སྦྲུལ]ཤ། འབྲུས་འདྲེན་དེད་དཔོན་བཅུ་བཞིའི་རྒྱ་ཏུ་བསྣན་ནས་བཅོ་ལྔ་ཡང་ཟེར་སྦྱོར་[སྦྱོར]བ་འདི།། འབྲས་བུ་གསུམ་དང་ལྷུམ་རྩའི་བརྡུས་ཐང་གིས།། ཧ་བྱས་མངལ་ལག་ལེན་དམར་ཁྲིད་ཡིག་ཆུང་ལས་ཤེས་དང་ཁ་ནས་བཏང་བ་ཡིས།། ནད་གཞི་འོག་སྒོ་གཉིས་སུ་འབྱིན་པར་བྱེད།། ཡང་ན་རྩ་གཤེར་སྔོན་འགྲོ་ལ་སོགས་བསྔོས་བྱང་བ་རྒྱ་ཚ་དང་།། མཚལ་དཀར་ཧ་ཤིག་ཚ་ལ་ཐིག་སྲིན་དང་།། ཤིང་ཚ་སྲབ་མོ་འོལ་མོ་བཙའ་སྐ་ན་ལེ་ཤམ།། རྒྱ་མཚ་[རྒྱམ་ཚ]སྙང་སྣ་བཟང་དྲུག་ཁ་བསྒྱུར་ལ།། རིལ་བུ་སྲན་ཙམ་བདུན་དགུ་ཙི་རིགས་བཏང་།། སྨས་མེད་སྣན་ལ་གཞོགས་གཡོན་ཕབ་སྡེ་ཉལ།། རྩ་ཁྲུས་བབས་ནས་ཙོག་བུར་[པུར]ལངས་ལ་བསྡད།། སིངས་པོ་གསར་འཇམ་ལྷག་གིས་དག་པར་སྦྱང་།། མེ་ཏོག་སྣ་ཚོགས་གྲོག་ཞིང་འབབ་ཆ་བྱ་བྲ་ཕུག་རོན་བྲུན་རྣམས།། གང་ཉུང་ཆང་ལ་བཙོས་ནས་རྒྱུ་ཞབས་བདུག། ཀླ་མཚན་འཕྲིམ་དང་མངལ་སྨྲན་བུ་རོ་རྣག། ཁྲག་ཚབས་མ་ལུས་མངལ་སྐྱོན་སྦྱོང་[སྦྱོང]བ་སོགས།། མོ་ནད་ཀུན་འཇོམས་རྡོ་རྗེ་ཕ་ལམ་ལྟར།། ལུང་སྨམ་ཚུ་བཞིན་མོ་གཤམ་བུ་སྐྱེར་འགྱུར།། རྗེས་སུ་སེ་འབྲུ་ཀུན་ཕན་བདེ་བྱེད་དང་།། ཏུ་ཧ་ཨཱུ༔སྨྲུ་ཏུ༔སེ་འབྲུ༔བ་ཤ་ཀ༔། སུག་སྨིལ༔པི་པི་ལིང༔དང་བྲི་ཡ་ཧྲུ༔།། བཙའ་སྐ༔ཨུ་སུ༔ཨུཏྤལ༔རེ་སྐོན་པ༔།། གོ་ཐལ༔ཐྲི་ཏང་ག༔རྣམས་སྦྱར་བ་འདི།། གཡུ་རིལ་བཅུ་གསུམ་ཞེས་བྱ་སྨུག་པོ་དང་།། ཁྲག་མཁྲིས་བད་ཀན་ཕོ་བའི་ནད་ལའང་ཕན།། གྲང་རླུང་ལ་ཡང་མི་གནོད་སྤྱི་

སྨན་གཉིས།། ལྷག་པ་སྤྲད་དང་ཚ་གྲང་དཔགས་ལ་བཏང་།། ཀླུང་ཚབས་གཙོ་བོ་བཅུད་གསེར་དག་གིས་བཅོས།། ཉམ་ལྷན་ལུག་གི་ཕྱི་ནང་ཤ་སྣ་ཚོགས།། ཞིབ་བརྡུངས་ལེགས་པར་བཙོས་པའི་ཚ་བ་ལ།། མར་གསར་རྒྱ་མཚ་[རྒྱམ་ཚ]ཛྙ་ཧྲི་པི་པི་ལིང་།། ཤིང་ཀུན་ཁ་ཚར་བཏབ་ལ་གསུམ་ཡར་བསྡེན།། ཀླུང་ཚབས་ནད་ལས་གྲོལ་པ་རྒྱུད་དོན་བཅུད།། ཡང་ན་སྲོག་འཛིན་དགུ་པ་བསྡེན་པར་བྱ།། ར་མཉེ་ཉེ་ཤིང་དབང་ལག་ཛྙ་ཧྲི་དང་།། ལི་ཤི་ཨ་གར་ནག་པོ་ཚད་མཉམ་ལ།། དེ་དག་ཀུན་དང་སུག་སྨེལ་མཉམ་པ་སྡེ།། སུག་སྨེལ་སྙིན་གོར་ཞེས་བྱ་བྱང་སྨན་ལུགས།། ཀླུང་ཚབས་མ་ལུས་སེལ་པར་[བར]བྱེད་པ་ཡིན།། སྟར་བུ་ཙུ་ཏྲ་ཟེ་ཚ་སྐྱ་སྐྱུ་དང་།། བུལ་ཏོག་ལྷུམ་རྩ་སྦྱར་བ་ཞིམ་ཤིང་དྲུག། འདི་ནི་མོ་ནད་མཁལ་མཚིན་བབས་པ་དང་།། ཆེད་པ་གཞོགས་བཤལ་རྐལ་[སྐལ]ཚོགས་དཀྲུ་རྒྱབ་ན།། སྙིང་མི་དགའ་སོགས་ཀླུང་ཚབས་བདུད་རྩི་ཡིན།། ཟླ་མཚན་འཛག་ལའང་ཕན་པ་སྦྱོང་གྲུབ་ཡིན།། འདི་ཡི་སྟེང་དུ་འཕང་མའི་འབྲས་བུ་བསྣན།། འོལ་མོ་སེ་འབྲུ་དང་གཉིས།། སོ་སོའི་རྣམ་ཕུལ་མོ་ནད་སྤྱི་ལ་ཕན།། ཟླ་མཚན་རྒྱུན་དུ་དུས་མིན་འཛག་པ་ལ།། མཐའ་བཞིའི་ཐང་ལ་དོམ་མཁྲིས་བཏབ་བ་བཏང་།། ཡང་ན་ཙོང་ཞི་བཅུ་གཅིག་ཤིན་ཏུ་ཕན།། ཡང་ན་སེང་ཕྲོམ་ཕུང་བ་གཉིས་སྦྱར་བ།། མངལ་ཁྲག་འཛག་པ་གཅོད་པའི་གདམས་ངག་ཡིན།། སྲུང་བ་བཏགས་ན་ལྷན་ཐབས་ལས་ཤེས་དགོས།། ཡང་གཅིག་བུད་མེད་མངལ་ཁྲག་སྐམ་པ་ལ།། ཁྲུས་གསེར་སྐབས་ཀྱི་ཐང་གིས་རྩ་ལམ་འབྱེད།། དེ་ནས་ཁྲག་ཚབས་སྤྱི་སྨན་སྟེང་དུ་ནི།། ཤ་མ་ཐོན་བྱེད་ཙུང་ཟད་བསྲེས་ཁ་སྡེ།། རྒྱ་འོང་ཚོས་ཤིང་དམར་པོ་སེ་བའི་ཁུས།། ལན་འགའ་ཁྲག་སྐམ་ཁྲག་སྐྲན་རྩད་ནས་འདོན།། ཡང་ན་གྲོད་པ་སོགས་སུ་ཆང་ནག་ཀླུག། གསུམ་པར་དུགས་བྱས་འབབ་ཅེས་གསུངས་པའང་ཡོད།། ཤིང་ཚྭ་ལྷུམ་རྩ་ཨ་རུ་ཆང་

སྦྱར་རམ།། ལྷུམ་རྩ་གསུམ་པ་སྨ་སྐྱ་པི་ལིང་ཆ་མཉམ་སྦྱར།། ཆུས་ཕྱུལ་མངལ་ཁྲག་འབེབས་པར་བྱེད་པ་ཡིན།། རྒྱ་ཚྭ་བརྒྱད་པ་ཤིང་ཚྭ་ཙ་ཏྲ་དུར་བྱེད་དང་།། བྱང་ཁྲ་བུལ་ཏོག་སྤང་སྤོས་ཨ་ཙ་སྦྱར།། སླང་མ་འདུས་ཁྲུས་སླུད་ན་མངལ་ནད་སྐྲན།། ཁྲག་སྐམ་བུ་མ་ཐོན་དང་དམུ་ཆུའང་སྦྱོད[སྦྱོང་]།། ཕྱུ་སོའི་ཕྲུ་གུ་ཁྲུང་གནས་ཞིབ་བརྟགས་ལ།། སིང་པོས་ཕྱུལ་བཏང་སོ་ནད་ཀུན་ལ་ཕན།། མངལ་ཁྲག་འགགས་ན་བཀྲ་ཤིས་རྣམ་རྒྱལ་རིལ་དང་།། རིན་ཆེན་རིལ་བུ་ལྷུམ་རྩ་བཅོ་ལྔ་འཕྲོད།། མཆིན་པའི་ཟག་ཆུ་ཐིག་ལེ་བབས་བ་[པ]ན།། མཆོ་དྲུག་ཆ་ལ་གུར་གུམ་ཀྱི་ལྕེ་དཀར།། སྦྱར་[སྦྲུར]བ་བྲི་ཡང་ཐང་གིས་གཏོང་ན་ཕན།། འཛག་བ་[པ]གྲང་ཀླུང་ལུས་སྒུར་ཁམས་དཀར་པོ།། འབྱམ་ཞིང་ཁྲིད་པར་རྒྱུ་ཞབས་དལ་[མཁལ]རྐྱེད་ན།། སེ་འབྲུ་བཞིའི་སྙིང་གུར་གུམ་འཇམ་འབྲས་བསྣན།། སྨུམ་བྱུག་དུགས་ནན་ཟས་སྤྱོད་དྲོད་ཀྱིས་བཅོས།། སོ་ནད་ཙས་ཞེན་ཙས་སྣའི་ཆུ་ལུམས་ཤིས།། གཞན་ཡང་བདུད་རྩི་ལྔ་དང་རང་བྱུང་གི།། ཆུ་ལུམས་ཚ་གྲང་གང་བབས་རིགས་པས་དཔྱད།། ཟས་སྤྱོད་རླུང་ཚབས་རྡོད་ལ་ཁྲག་ཚབས་བསིལ།། རིགས་པས་དཔྱད་དེ་མ་ནོར་ཚུལ་བཞིན་བཅོས།། སོ་ནད་སྤྱི་བཅོས་ལེའུ་སྟེ་བརྒྱ་ཉེར་ལྔ་པའོ།། །།

ལེའུ་བརྒྱ་དང་ཉེར་དྲུག་པ། མོ་ནད་བྱེ་བྲག་བཅོས་པ།

མོ་ནད་བྱེ་བྲག་དབྱེ་བ་དེ་ཡི་རྒྱུ། རྟགས་དང་བཅོས་ཐབས་རྣམ་པ་བཞི་ཡིས་བསྟན།།

དབྱེ་བ་མངལ་ནད་རླུང་མཁྲིས་བད་ཀན་ཁྲག། འདུས་པ་རྣམ་ལྔ་གསང་པའི་[བའི]སྐབས་སུ་བཤད།། ཁྲག་ཚབས་སྙོ་སྙིང་མཆིན་མཆེར་མཁྲིས་པ་མཁལ།། རྒྱུ་མ་འོ་མ་ནུ་མ་གོར་བ་བཅུ།། རླུང་ཚབས་མགོ་དང་རུས་པ་སྙིང་མཁལ་མ།། ཕོ་བ་རྒྱུ་མའི་ཚབས་དང་དྲུག་ཏུ་བཤད།། ཟླ་མཚན་ཆུ་སེར་རླུང་གིས་བྱེར་བ་ལས།། རྩ་ནད་ཅེས་བྱ་ཚབས་ནད་བཅུ་དྲུག་འགྱུར།། ཚབས་སྐྲན་ཆུ་བུར་ཅན་དང་རྡེམ་པོ་དང་།། ཕེམ་པོ་རྨེན་སྐྲན་ཕོ་སྐྲན་ནག་པོ་དང་།། རྩ་སྐྲན་ས་བོན་སྐྲན་དང་ཟ་ཁུ་དགུ།། མངལ་གྱི་སྲིན་བུ་ལངས་ཁྲིས་ནད་གཉིས་སྐྱེད།། དེ་རྟགས་སྙིང་གི་ཁྲག་ཚབས་རི་སྟོད་གཟེར།། རྒྱུ་ཞབས་ཚ་ཞིང་གཏུབས་པ་སྐམ་དུ་བྱེད།། སྙོ་ཡི་ཁྲག་ཚབས་སྙོ་མང་རི་སྟོད་གཟེར།། རྩེའུ་འགྲེང་ཡན་ལག་སྲིད་[སྲིད]ཅིང་ཁ་གདོང་སྐྲངས།། མཆིན་པའི་ཁྲག་ཚབས་མིག་སྲིན་དམར་རམ་སེར།། མཆིན་པའི་སྟེང་དང་མགོ་བོ་ན་པའོ[བའོ]།། མཆེར་པའི་ཁྲག་ཚབས་རྒྱུ་ཞབས་ན་ཞིང་གཟེར།། ཕོ་བ་འཁྲོག་ཅིང་མཆེར་པའི་སྟེང་དུ་ན།། མཁྲིས་པའི་ཁྲག་ཚབས་ཉམ་ཆུང་སྐོམ་དད་ཆེ།། སྙོ་ལུ་ཤ་ལྤགས་སེར་པོར་འགྲོ་བ་ཡིན།། མཁལ་མའི་ཁྲག་ཚབས་འདོམས་གཡའ་མོ་མཚན་ཚ།། རྐེད་སོ་མན་ཆད་རུས་པ་ཁོལ་ཞིང་ཚ།། རྒྱུ་མའི་ཁྲག་ཚབས་ཚ་ཞིང་གཏུབས་སྐམ་བྱེད།། འོ་ཚབས་ཟླ་མཚན་འོ་ཁ་ཆུ་འདྲ་འཛག། སྙིང་འཕྱོ་ཆུ་སོ་ན་ཞིང་སྐྱུག་སྐམ་བྱེད།། ནུ་ཚབས་ནུ་མ་སྐྲངས་ཤིང་ཟུག་གཟེར་ཆེ།། ཁྲག་ཚབས་གོར་བ་ལུས་ལྤི་

འགྲོ་མི་ཤེས།། རྒྱུ་སྨད་ཁེངས་ཤིང་ལྷང་དུབ་ན་བར་བྱེད།། མགོ་ཡི་རླུང་ཚབས་མགོ་འཁོར་ཡིང་ཐོག་མོད།། རྣ་བ་འོན་ཞིང་རྣག་འཛག་སོ་འགྲམ་ན།། ཏུས་བའི་[པའི]རླུང་ཚབས་ཏུས་པ་འཁོལ་ཞིང་གྲང་།། ཚོགས་རྐང་མཚང་ར་བེམ་པོ་བཟོད་པ་ཆེ།། སྙིང་གི་རླུང་ཚབས་དྲན་པ་མི་གསལ་ཞིང་།། མགོ་འཁོར་རྣ་བ་ཨུར་ཞིང་སྨྱོ་འབོག་བྱེད།། མཁལ་མའི་རླུང་ཚབས་རྐེད་ཚོགས་འཁོལ་ཞིང་ན།། གྲངས་ན་ན་ཞིང་རྐེད་པ་མན་ཆད་བཤལ།། ཕོ་བའི་རླུང་ཚབས་སྐྱོ་འདྲིལ་ལྷང་དུབ་བྱེད།། ཁ་ཟས་འཇུ་དཀའ་བསིལ་ཟས་ཤིན་ཏུ་གནོད།། རྒྱུ་མའི་རླུང་ཚབས་བསྐམས་ཤིང་ཟླ་མཚན་འབྱུང་།། མངལ་སྐྲན་ཆུ་བུར་ཅན་ནི་རྒྱུ་སྨད་སྦོ་[སྦྲོ]།། ཟླ་མཚན་ཆུ་སེར་དག་ཏུ་འབྱུང་བར་བྱེད།། ཁྲག་སྐྲན་རྟེམ་པོ་རྒྱུ་ཞབས་ལྷང་དུབ་ན།། ཤ་སྐྲན་བེམ་པོ་མཁལ་རྐེད་འཆད་སྐྲམ་བྱེད།། ཕོ་བ་རྫོངས་[རྫིང]ཤིང་ཟས་སྐོམ་འཇུར་མི་འདོད།། མཚང་ར་མི་ཐེག་རྒྱུ་ཆུ་སྟོམ་པར་བྱེད།། ཆིན་སྐྲན་ཁྲག་ནག་འཛག་ཅིང་ཤ་མི་སྐྱེ།། ཆུ་སྲི་ལྷང་དུབ་ན་ཞིང་སྨད་མི་ཐེག། ཕོ་སྐྲན་རིམས་པས་ལུས་ཤ་སྐྱེར་མི་འདོད།། སྨད་བཤལ་གཞོགས་ལྟེ་དབུགས་རྔོད་སྙིང་མི་བདེ།། སྐྲན་རོ་ནག་པོ་མདོག་འགྱུར་ཚོགས་གཞི་སྐྲངས།། ལུས་ཤ་བེམ་པོར་བྱེད་ཅིང་མཛེ་ཏུ་འགྲོ།། རྩ་སྐྲན་ཡིང་པ་ཤ་ཏུས་ཁོལ་ཞིང་ན།། ས་བོན་སྐྲན་ནི་ཤ་ཏུས་འཛིག་སྐྲམ་བྱེད།། ཁྲག་སྐྲན་ཟ་ཁྱུ་ཁོང་བ་སྐྱོ་ཞིང་འཁྲོག། ཀུན་ཀྱང་བྱིས་པ་ཆགས་ལྟར་སྲ་ཞིང་འདྲིལ།། སྐབས་སུ་སྐྱོ་ཞིང་ན་གཟེར་ཆུ་སེར་འཛག། མངལ་གྱི་སྲིན་བུ་ལངས་པས་ཚ་བའི་ནད།། མཚན་[མཚང]ར་མཚན་མ་གཡའ་འཁོལ་ནུ་མ་རྒྱས།། སེམས་འཁྱོ་གཉིད་མེད་འགྲོ་འདོད་སྐྱེས་པ་འདོད།། ཤ་སྐམ་མོ་མཚན་དྲི་མ་ཤིན་ཏུ་མནམ།། ཁྲོས་པ་དེ་དུས་སྐྱེས་པ་མ་ཐུད་པས།། མཇུབ་མོ་ཤིང་བུས་ཕྲུགས་བས་[པས]སྲིན་ཁྲོས་ཏེ།། མངལ་ཁ་སྐྲངས་ཤིང་ཆུ་སེར་འཛག་པ་དང་།། ཤིན་ཏུ་སྲ་ཞིང་ན་ལ་

མཚན་མ་སྦྱོ[སྦྱོ]།།

བཅོས་ཐབས་རྩ་ནད་སྨན་དང་སྲིན་བུ་གསུམ།། སྙིང་གི་ཁྲག་ཚབས་ཨ་རུ་མཚུ་སྐྱུང་གི་མཚུ་རྒྱ་མཚ་[རྒྱམ་ཚ]དང་།། ཤིང་ཚ་ཐང་གཤེར་སྦྱངས་རྗེས་སྙོད་ག་གཏར།། དེ་འོག་འབྲས་གསུམ་མར་སྦྱར་དྲུག་བདུན་བསྲེག། གློ་ཚབས་ལྕོ་གཤེར་རྒྱུད་ཆེན་གྱི་ཆུང་བས་སྦྱང་བྱ་སྟེ།། དྲུག་འགོ་གཏར་ལ་བདེ་བྱེད་ཕྱི་རྒྱུད་ཀྱི་འཕྲིང་པོ་སྦྱར།། རྗེས་ལ་དམར་གསུམ་ཚོས་བཙོད་བྲི་མོག་མར་སྦྱར་བཞི་ལྔ་བསྲེག། མཆིན་ཚབས་གུར་གུམ་ཤིང་ཚ་ཕི་ཕི་ལིང་།། ཨ་རུ་མཚུ་སྐྱང་གི་མཚུ་ཆང་སྦྱར་སྦྱངས་[སྦྱངས]ལ་རུ་ཐུང་གཏར།། གུར་གུམ་བདུན་ཕྱི་རྒྱུད་ཀྱི་མཆིན་ཚད་སེལ་པ་སྦྱར་རྗེས་ལ་བརྒྱད་པ་བསྲེག། མཆེར་ཚབས་རྒྱ་ཚ་ཤིང་ཚ་དུར་བྱེད་[བྱིད]སྦྱང་[སྦྱང་]།། སེ་འབྲུ་བརྒྱད་ཕྱི་རྒྱུད་ཀྱི་མ་ཞུ་གསར་རྙིང་འཇུ་བའི་སྦྱར་བཅུ་གཅིག་མཆེར་སྟེང་བསྲེག། མཁྲིས་ཚབས་ཨ་རུ་ཁྲོན་བུ་གསེར་མེ་ཏོག། ཐང་ཁྲུས་རྗེས་ལ་ཏིག་ཏ་ཕྱི་རྒྱུད་ཀྱི་བརྒྱད་པ་སྦྱར།། མཁྲིས་རྩ་གཤའ་རིངས་གཏར་ཞིང་ཚིགས་པ་བཅུ་པ་བསྲེག། མཁལ་མའི་ཚབས་ལ་ཤིང་ཚ་ཆང་ལ་བསྐོལ།། རྒྱ་ཚ་རྒྱ་རུ་བ་སྤྲུ་ཙནྡ་འོལ་མོ་སེ་ལ།། ཁ་ཚར་བཏབ་བཏང་བྱིན་གཞུག་རྩ་ལ་གཏར།། རྗེས་ལ་རྩ་བ་སྨན་མར་ལྔ་སྦྱར་བཅུ་བཞི་བསྲེག། རྒྱུ་ཚབས་ལྕུམ་རྩ་ཨ་རུའི་མཚུ་སྐྱུང་ཐང་གཤེར་སྦྱང་།། བདུད་རྩི་ལྔ་ཡི་དུགས་བདུག་བཅུ་བདུན་བསྲེག། གཉན་མོའི་རི་དྭགས་སྙི་བ་སྣ་དང་མར་རྙིང་བཏང་།། ཕོ་ཚབས་འབྲུ་སྣའི་སྲན་མ་གྲོ་འབྲས་སོ་བ་སོགས་དུགས་བྱ་ཚྭ་མར་བྲུག། ཤིང་ཚ་གཟེ་མ་ར་སྣ་སྨུ་ལ་སྦྲོན་ཤིང་གི་རྩ་བ་སྣ།། སྤང་རྒྱན་དཀར་པོ་བུ་རམ་སྦྱུར་[སྦྱུར]ལ་བཏང་།། ནུ་མའི་ཁྲག་ཚབས་ནུ་མའི་སྐབས་ལྟར་བཅོས།། ཁྲག་ཚབས་གོར་པ་འབྲུམ་འམ་ཚྭ་དུགས་བྱ།། ཤ་རུ་འོལ་མོ་རྒྱ་ཚ་ཆང་སྦྱུར་[སྦྱུར]བཏང་།། ཕོང་རྩ་ཡོབ་གོང་རྩ་གཏར་ཟས་སྤྱོད་བསྟེན།། མགོ་ཡི་ཆུང་ཚབས་མགོ་ཡི་ཐོང་ཆེར་མོའི་རུས་ཁུ་དང་།། མགོ་ཤ་

སྙད་པ་གྲོད་པར་རླུག་བཅོས་བདུག། མཆོག་གསང་ཕྱེ་ལ་སྟུད་སྐོ་གསུམ་
སྙིང་བསྲེག། མགོ་ཁྲིལ་མར་ཆང་འབྲས་བུའི་སྨན་མར་བསྐྱེན།། ཡང་གཅིག་
བུད་མེད་མགོ་རྒྱན་ན་པ་[བ]ལ།། བཙན་དུག་ཏིལ་དཀར་ཆ་མཉམ་རྩྭ་སྔོན་
དང་།། ཨ་རུ་རུང་ཟད་སྦྱར་འཕྲུང་ཕན་པར་ངེས།། རུས་ཚབས་ཐོང་ཆེར་
མཆང་རའི་རུས་ཁུ་ལ།། མཆང་རའི་ཤ་དང་སྨྱུག་ཤུན་གཞོན་ནུ་ཕྱི་ཤུན་ཚ་བ་
གསུམ།། བཙོད་དང་ཤིང་ཚ་བཏབ་བཙོས་རྡོ་འཇམ་བཏང་།། རུས་ཆང་
བསྐྱེན་ཞིང་སྙིང་མཁལ་རླུང་ཚབས་ལ།། སུག་སྨེལ་སྙིན་གོར་རྣ་ཚ་དྭ་ཚ་ཤིང་
ཚ་འབྲུག་པོ་དང་།། ཚ་བ་གསུམ་དང་ཨུ་སུ་ལ་ལ་ཕུད།། ལ་སོགས་བསྣན་པའི་
ཕྱེ་མ་ཐོང་ཆེར་གྱི།། སྙིང་མཁལ་རང་རང་ཤ་ལ་བཏབ་བཙོས་བསྐྱེན།། གཟེ་
ཆང་སྦྲང་[སྦྲང]ཆང་བཏང་ཞིང་རང་གསང་བསྲེག། ཕོ་བའི་རླུང་ཚབས་
བྱ་ཕུག་རོན་བྲུན་བྲའམ་བོང་བསྲེགས་བདུག། སེ་འབྲུ་ལྔ་བ་དོང་གྲ་བསྣན་པའི་
འཕྱི་བའི་ཤ་སོགས་བཏང་།། མི་ཉམས་གསང་དང་ཚོགས་པ་བཅུ་གཉིས་
བསྲེག། རྒྱ་མའི་རླུང་ཚབས་ཐོང་ཆེར་རྒྱ་མའི་དེ།། ཤིང་ཚ་རྣ་ཚ་དྭ་ཚ་ཤིང་
ཚ་འབྲུག་པོ་ཨ་རུ་ར།། སུག་སྨེལ་སྣི་ཏིས་ཨུ་སུ་ལ་ལ་ཕུད།། སྒ་དང་པི་ལིང་ཕོ་
བ་འབྲས་ཀྱི་ཕྱེ།། ཁྲག་སྦྱར་རྒྱ་མ་བརྒྱུངས་བཙོས་ཐོ་རངས་བསྐྱེན།། གཉིས་
པ་སྨན་ནད་དགུ་ཡི་བཅོས་ཐབས་ནི།། བྱ་བྲ་སྨུམ་དང་བསྲེས་ནས་འབྲུ་སྣའི་
ལུམས།། ལུས་ཀུན་དྲིལ་ཞིང་མཆང་ར་རྒྱ་ཞབས་བདུག། སྒ་དང་རྩྭ་མར་
སྦྱར་བའི་བསྐུ་མཉེ་བྱ།། བྱི་ས་བྱ་བྲ་གྲོག་ཞིང་[ཤིང]དྲོད་དུགས་བྱ།། སྐྱར་
བུ་བཞིའི་སྐྱེང་ཚ་ལ་འགྲོན་ཐལ་བསྣན།། ཐུན་གསུམ་རིལ་བུ་སེ་འབྲུ་ལྔ་བ་
དང་།། འཆི་མེད་སྲོག་སྐྱེར་གང་རུང་གིས་བཤིག་བྱ།། ཡོང་རྩ་གཏར་ཞིང་
ཁྲུས་གཤེར་སྨན་རོ་སྦྱང་།། སྨན་ཞིག་ཁྲག་ཏུ་འབྱམས་ནས་ལུས་ཟུངས་
གསོ།། རྫེས་ལ་བཟང་པོ་ལྔ་ཡི་སྨན་མར་རམ།། རྩ་ལྔ་མར་སྦྱར་ཚོགས་པ་
བཅོ་ལྔ་བསྲེག། འཕྱི་བ་བཤུལ་ཤ་བསྐྱེན་ཞིང་སྨན་ལེར་བསྙོས།། གསུམ་པ་

སྲིན་བུའི་ནད་གཉིས་བཅོས་པ་ནི།། སྲིན་ལངས་ཚ་བའི་ནད་ལ་སྐྱེས་པ་བསྟེན།། དྲིལ་ཕྱིས་ས་བོན་དངས་[དྭངས]མ་ཐང་དུ་བཏང་།། སྲིན་ཁྲིས་འབྲུ་འམ་དྲེས་མའི་མེ་ཏོག་ཅི་ཧུག་བཏུག། ཅི་ཧུག་བརྒྱད་པའི་ཁུ་བ་མངལ་དུ་བཏང་།། ཟས་དང་སྤྱོད་ལམ་སྤྱི་བཞིན་བཅོས་པར་བྱ།། མོ་ནད་ཅེ་ཐག་བཅོས་པའི་ལེའུ་སྟེ་བརྒྱ་ཉེར་དྲུག་པའོ།། །།

ལེའུ་བརྒྱ་དང་ཉེར་བདུན་པ། མོ་ནད་ཕལ་བ་བཅོས་པ།

མོ་ནད་ཕལ་བ་འཁྲི་བའི་ནད་དང་ནི།། བུ་མ་ཕྱིན་དང་མགོ་མཇུག་ལོག་པ་དང་།། རོག་[རོགས]མ་ཕྱིན་དང་སྣོད་ལུག་ཁྲག་མ་ཆོད།། ནད་གཞུག་ལུས་དང་དུག་ཐབས་གྱུར་པ་བརྒྱད།།

དང་པོ་མངལ་ཆགས་ཟླ་བ་ལོན་པ་དང་།། ཕོ་མོ་གཉིས་ཀྱི་མཚན་མ་དོད་པའི་དུས།། ཕ་དང་མ་ལ་ཆགས་དང་ཞེ་སྡང་སྐྱེ།། སྐྱིད་[སྒྱིད]སྐྱུར་ཚིག་པ་ཟ་ལ་མཆི་མ་མང་།། དང་ག་མི་བདེ་ཟས་སྒོམ་[སྐོམ]སྣ་ཚོགས་འདོད།། སྟོང་སྐྱུགས་བྱེད་ཅིང་ནད་གཞི་གར་ཡོད་ལྷང་།། འདི་ལ་ཉིན་གཉིད་མི་ལོག་གྲངས་མི་བྱ།། གང་འདོད་ཟས་བྱིན་ཧ་བོང་བྱ་ཤ་སྲང་།། དྲག་དལ་མི་བྱ་སྐམ་སར་རན་ཙམ་བཅག། ནད་གཞི་གང་ལངས་དེ་ཡི་གཉེན་པོ་བསྟེན།། བུ་མ་ཕྱིན་ལ་གསོམ་པོ་གཤིན་པོ་གཉིས།། གསོན་པོ་ནལ་བུ་དབྱུང་དང་བཙར་མ་འདོད།། ནལ་བུ་དབྱུང་བ་སེམས་ལ་མི་ཤོང་ཡིན།། བཙར་མ་འདོད་ན་བྱིས་པ་ཉེར་སྐྱོད་ལྟར།། ཡང་ན་མདེ་འབྲིན་རྒྱ་ཙ་མདའ་རྒྱུས་གསུམ།། ཆང་སྦྱར་བཏང་ལ་བྱི་སའི་དུགས་ཀྱིས་བདུག། སྦྲ་བཅད་སྤགས་སྟོང་ཞུན་མར་བཏབ་བཏང་བྱིན།། ཨོཾ་གྲེད་གྲེད་མཧཱ་གྲེད་བཛྲ་ཛེ་སེ་སཏྭ་བྱི་དེ་སྭཱཧཱ།། ཤི་རོ་མ་ཐོན་མདའ་རྒྱུས་རྒྱ་ཚ་དང་།། རྒྱ་ཙ་གཙོད་ཙ་ཆང་སྦྱར་ཁོང་དུ་བཏང་།། མགོ་མཇུག་ལོག་གམ་ཕྲེད་པ་མཛིང་པ་ལྟེབས།། འཕོངས་ནས་འོང་ན་ཕང་པ་བཏེགས་ལ་སྤྲུག། མཇུབ་མོས་འཕྲུལ་ཏེ་ཕུ་དུང་ཚྭ་གའི་གཡས་ཕོངས་སུ་བརྡེག། ཨོཾ་གྲེད་ཞེས་[ཅེས]པའི་གོང་སྔགས་མཇུག་ནས་ཡར།། ཡིག་འབྲུ་རེ་རེ་བཞིན་ཡར་བཟླས་བའི་[པའི]ཆུ།། བུད་མེད་ཀྱི་ནི་ཁོང་དུ་བཏང་བར་གསུངས།། རོག་[རོགས]མ་ཕྱིན་

ན་ཞི་བྱེད་དྲུག་གི་སྙིང་།། རྒྱ་ཙ་ལུག་ཐུག་རྩ་བསྟན་བཏང་ན་འབྱིན།། ཞི་བྱེད་དྲུག་དང་ཆ་མཉམ་པའི།། མདའ་རྒྱུས་རྒྱ་རྩྭ་རྒྱ་ཙ་དང་།། གཙོད་ཙ་མཉམ་ལ་སྦྱར་བཏང་བས།། མོ་ནད་ཀུན་སེལ་བུ་འབྱིན་བྱེད།། བུ་སྣོད་ལུག་ན་ཆུ་འཇམ་འོ་མས་བཀྲུ།། ཕྱི་ནང་སློག་ལ་མཇུབ་མོས་སླིབ་ཚད་བསྡིགས།། གཡེར་མས་ཕྱི་མ་གར་ཆང་ཞུལ་བ་བཏང་ཨིག་ཏུ་བཙུག་པས་ཚུད་པར་ངེས།། མ་ཚུད་ཕྱིང་བའི་ཡོག་ཐོད་ལག་ལེན་དམར་ཁྲིད་ལ་གསལ་ཕྲུ་མས་དྲིལ།། དེ་ལ་རྒྱ་ཚ་སྣན་ཏེ་ཞུགས་སུ་བསྐྱལ།། ཀྵང་པ་བཏེག་ལ་བསིག་ཅིང་མཚན་ཁར་བདུག། འཕོངས་བསྐོད་ཉལ་ཏེ་འགྲོ་འདུག་ལངས་པ་སྤང་།། ཁྲག་ཤོར་བུར་ཆང་ཀ་ར་ཆང་སྦྱར་སླུད།། མ་ཆོད་རྩ་ཁུ་བྱུག་དེང་སང་གུ་[གུ]ཤུ་དང་ཆང་སྦྱར་བཏང་།། བཅས་རྗེས་ནད་ལྷག་འདྲིལ་ནས་ཟུག་སྐྱེས་ན།། བྱི་སའི་དུགས་བྱ་གཡེར་མ་ཆང་སྦྱར་བཏང་།། སྣོད་ཚད་སེལ་པའི་[བའི]གུར་གུམ་བདུན་པ་འམ།། ཆུ་སྲིན་སྙེར་མོ་དགུ་པ་སྦྱར་ལ་བཏང་།། དེ་རྗེས་ཡོང་རྩ་གཏར་ལ་མངལ་བཤལ་བྱ།། འགྲིངས་རྗེས་ཤེ་ཙལ་ཁྲག་རྣག་བྱུང་བ་ན།། འཇིགས་པ་མི་དགོས་མངལ་བཤལ་བྱས་པས་ཐོན།། དུགས་ཐབས་བཅས་རྗེས་དྲོད་བཙུད་ཉིན་གཉིད་ཀྱིས།། མཁྲིས་ཚད་སྐྱེས་ཏེ་རྩ་གྲིམ་ལུས་ཤེད་ཆུང་།། སྐོམ་དད་ཆེ་ཞིང་སྣོད་གཟེར་ལུད་པ་དམར།། དེ་ལ་ཏིག་ཏ་བརྒྱད་པས་མཁྲིས་ཚད་བསད།། གུར་གུམ་བདུན་སྙིང་དོམ་མཁྲིས་བསྟན་ལ་བཏང་།། ཚ་ཤུགས་ཆེ་ལ་གཙོ་བོ་བརྒྱད་པ་འམ།། ཕྱི་མ་བརྒྱུད་ཀྱི་ཙནྡན་བཅོ་བརྒྱད་བཏང་།། བཅས་རྗེས་ཆགས་ནད་ལྷུམ་རྩ་བཅོ་ལྔ་མཆོག། ཙ་ཐུང་སྣོད་ཀ་མཁྲིས་རྩ་ཡོང་རྩ་གཏར།། ཨ་ཙ་ལྷུམ་རྩ་དུར་བྱེད་ཐང་གིས་སྦྱང་།། ཀྱི་ལྕེ་བ་ཞོ་སྦྱར་བ་ཕྱི་ནས་བྱུག། ཟས་དང་སྨན་གཉིས་ཚ་གྲང་སྙེལ་མར་བཅོས།། མོ་ནད་ཕལ་པ་[བ]གསོ་བའི་ལེའུ་སྟེ་བརྒྱ་ཉེར་བདུན་པའོ།། །།

ལེའུ་བརྒྱ་དང་ཉེར་བརྒྱད་པ། འབྱུང་གདོན་བཅོས་པ།

འབྱུང་པོའི་གདོན་ལ་རྒྱུ་རྐྱེན་མཚན་ཉིད་དང་།། དབྱེ་བ་རྟགས་དང་གསོ་ཐབས་ལྔ་ཡིས་བསྟན།།

རྒྱུ་རྐྱེན་སྡིག་པ་མི་དགེའི་ལས་མང་སྤྱད[སྤྱད]།། གྲོགས་མེད་ཡ་ང་གཅིག་པུར་བསྡད་པ་དང་།། ཡ་ག་ཅན་ལ་འབགས་གཙོས་བརྙས་པ་དང་།། མཆོད་འོས་ཆག་དང་མྱ་ངན་གདུངས་ལ་སོགས།། མི་འཚམས་ལུས་ངག་འགལ་ལས་འཇུག་པར་འགྱུར།། མཚན་ཉིད་འབྱུང་པོ་མི་མ་ཡིན་ལ་སོགས།། ལུས་ངག་ཡིད་ལ་ཞུགས་ན་སྨྱོད་ལམ་འགྱུར།།

དབྱེ་བ་ལྷ་དང་ལྷ་མིན་དྲི་ཟ་སྲུ།། གནོད་སྦྱིན་ཚངས་པ་སྲིན་པོ་ཤ་ཟ་དང་།། ཡི་དྭགས་གྲུལ་བུམ་བྱད་སྟེམས་གཡེང་བྱེད་དང་།། རོ་ལངས་མཚུན་ལྷ་བླ་མ་ཕུར་བུ་དྲང་སྲོང་ལྷའི་དྲང་སྲོང་དམོད་པ་འདོར་རྒན།། གྲུབ་པ་ཞེས་བྱའི་གདོན་ཆེན་བཅོ་བརྒྱད་གསུངས།། དེ་དག་མ་གཏོགས་གདོན་རིགས་ཆེར་མེད་ཀྱང་།། སྐྱིགས་དུས་བེ་ཏར་དམ་སྲི་བཙན་གྲི་སོགས།། མཐུ་ཆེན་ཁ་ཟེ་ཕྱིར་ན་ཀུན་ཀྱང་གཅེས།། རྟགས་སུ་སྣང་བས་དད་དང་ཤེས་པ་དང་།། ལུས་ངག་ཡིད་སྨྱོད་[སྨྱོད]འགྱུར་བས་དེ་སྨྱོད་[སྨྱོད]བྱེད།། བློ་སེམས་མི་བདེ་སྤྲོ་ཐུང་ཤེས་པ་འཕྱོ།། ཁྱད་པར་ལྷ་གདོན་སཾ་སྐྲི་ཏ་སྐད་སྨྲ།། ཚིག་སྙན་གཉིད་ཆུང་བཞིན་ལེགས་གཙང་སྦྲ་ཆེ།། ལྷ་མིན་ཤ་ཆང་ལ་དང་མིག་ཟུར་བལྟ།། ཁྲོ་གཏུམ་ང་རྒྱལ་ཆེ་ཞིང་བབ་ཅོལ་མང་།། དྲི་ཟ་སྐྱེག་ཅིང་དྲི་ཞིམ་རང་ལ་མགུ།། གླུ་གར་རྩེད་འཛེ་ལ་དགའ་རྒྱན་དམར་འདོད།། སྲུ་གདོན་མདངས་ལྡན་མིག་དམར་འབུར་ཚུར་[ཚུགས]བལྟ།། དཀར་དང་དམར་འདོད་ཚེ་མྱུལ་ཁ་བུབ་ཉལ།། གནོད་སྦྱིན་[སྦྱིན]གཏེར་ལ་དགའ་ཞིང་

གསང་གཏམ་སྨྲ།། སྨན་པ་བྲན་ཟེ་ལ་སྟང་ཉ་ལ་སྲིད།། ཚངས་པ་ཀྱི་ཞེས་འབོད་ཅིང་བསྟན་བཙོས་འདོན།། རང་བཟེག་གཞན་ལ་གཤེ་ཞིང་དགོད་ལ་དགའ།། སྲིན་པོ་སྟོབས་ལྡན་ཚིག་རྩུབ་དམར་ལ་རྟེ།། ཤ་ཟ་ངོ་གནོང་སྐད་དམའ་སྐབས་སུ་འབོག། དོན་མེད་ཏུ་ཞིང་ས་འབྲད་འབྲེལ་མེད་སྨྲ།། ཡི་དྭགས་ཡི་དྭགས་སྤྱོད་ཚུལ་བྱེད་པ་སྟེ།། མི་འམ་ཅི་འདར་འཇིགས་ཤིང་ཟས་མི་འདོད།། གྲུལ་བུམ་ངོ་ནག་དལ་འགྲོ་ཞྙིག་པ་སྐྲངས།། བྱད་སྟེམས་ཤིང་འཛིན་གཅེར་རྒྱུག་གནས་སྟོང་འདུག། གཡེང་བྱེད་ཚུ་འདོད་དངས[དྭངས]ཚིག་ཟས་མི་འདོད།། རོ་ལངས་བདེན་སྨྲ་གཉིད་ཆེ་རྒྱུན་དགའ་འདར།། མཚན་[མཚུན]ལྷ་སོག་པོའི་སྐད་བྲུག་ཞེས་ཡི་དྭགས་རིགས་ཀྱི་གདོན་ཁ་སྐམ་མིག་འཛུམ་གཡོན་གོས་གོན།། གླ་མ་དྲང་སྲོང་རྒན་པོ་ལྷའི་ནང་དུ་རིགས་དང་ཐོས་པ་རྒན་པ་གྲུབ་པ་ལྷའི་རིགས་འཛིན་བཞི།། རང་རང་སྤྱོད་ལམ་ཁ་ཟས་དེ་དང་མཐུན།། གང་ཡང་བྱིས་བ་[པ]དང་འགྲོགས་གཅེར་བུར་གནས།། སྨྲ་བརྗེས་བློ་སེམས་མི་བདེ་ཡུན་རིན་སྤང་།།

བཅོས་ཐབས་གཙོ་བོ་བདུག་པ་ཁོང་སྨན་བྱུག། ཟ་ཡིག་སྲུང་བ་ལྷ་བཅོས་གཞན་ཡང་ན།། ཡི་དམ་གྱི་དྲག་སྔགས་བཟླས་ལ་གཏོར་མ་སྦྱིན་སྲེག་དང་།། སློག་[ཟློག]འདོན་རྒྱལ་པའི་གསུང་རབ་མཉམ་འཇོག་ཚད་མེད་བཞི་སོགས་བསྒྲིན་བསྒྲུབ་ཚོགས་བསག་དང་།། དྲག་དབང་ཞུ་ཞིང་རང་ཡང་བསྒྲིན་པ་ཡིས།། འབྱུང་པོའི་གདོན་རྣམས་ཞི་བར་བྱེད་པ་ཡིན།། བྱ་གྲི་སྟག་ཚེར་གནྡྷ་ཀ་རི་སྤང་སྤོས་[སྤང་སྤོས]ཤུ་དག་རྒྱ་བྱའི་སྦྲོ།། ཤིང་ཀུན་སྤྲུལ་ལྤགས་[སྤྲུལ་ལྤགས]སྲིན་ཕུབ་བྱི་ལའི་བྲུན།། ཆ་མཉམ་དུ་བས་བདུགས་པས་འབྱུང་པོ་འབྱེར།། ཙན་དན་དཀར་དམར་གུར་གུམ་སུག་སྨེལ་འབྲས་བུ་གསུམ།། གནྡྷ་ཀ་རི་བྱ་གྲི་སྙེར་པ་སྤྲོན་ཤིང་ཚ་བ་གསུམ་སྣ་ཕི་ཐོ།། གཉྫ་པ་ཊ་དུག་ཅུང་སུ་ཤེལ་རྩེ།། ཡུངས་གར་རྒྱ་སྤོས་སྤོ་ཤུག་པ་པྲི་ཡངྒུ།། དབྱི་མོང་དཀར་པོའི་མེ་

ཏོག་ཙ་ཧ་ཏོང་ལེན་བོང་ང་དཀར།། སྤང་མ་ལྤོང་རོས་གཅིན་དྲུག་བ་སླང་ཧ་བོང་ར་ལུག་མར་རྙིང་ལ།། སྦྱར་བ་ཁུས་འདེབས་སྨན་མར་ཞེས་བྱ་སྟེ།། བཟའ་བྱུག་སྣར་བླུག་གདོན་ལས་མྱུར་དུ་གྲོལ།། རྒྱ་སྣག་རྒྱ་ཤོག་གཙང་མར་འདི་བྲིས་ལ། ཧྲཱི་ཧྲོང་བཏང་བས་གདོན་རིགས་ཞི་ཞིང་བརླག། སྲུང་བ་ནག་པོ་དགུ་སྦྱོར་གདུག་པ་བཏགས།། གདུགས་དཀར་འཁོར་ལོ་ལ་སོགས་བཏགས་པར་བྱའོ།། རིགས་སྔགས་གུ་[གུ]ལླ་བཙྭ་རཀྟ། གུ་[གུ]ལླ་སོ་སོའི་བཞུང་[གཞུང]ནས་བྱུང་ན་ཆོག་མཆོད་ཕུལ་བསྒྲགས་ན་ཕན།། གཏོར་མ་བགེགས་གཏོར་སྦྱིར་རིན་ཆེན་སྣ་ཚོགས་དྲི་སྣ་སྤོས་སྣ་ཚོགས་འབྲུ་སྣ་དང་།། མེ་ཏོག་སྣ་ཚོགས་འབྲས་ཆན་ཁུ་བ་འབྲས་ཆང་དཀར་མངར་རྣམས་ཆ་གསུམ་གྱི་བཞུང་[གཞུང]ལྟར།། ལྷ་དང་བླ་མ་དྲང་སྲོང་གྲུབ་པ་དང་།། གནས་པོ་ལྷ་ལ་ལྷ་ཡི་ཁང་པར་བཏང་།། ལྷ་ལ་བྱང་ཕྱོགས་ལྷ་མིན་ནུབ་ཏུ་ཕྱིན།། དྲི་ཟའི་གདོན་ལ་བ་ལང་ལམ་མདོ་དང་།། ཀླུ་དང་མཚུན་ལྷ་འབབ་ཆུའི་འགྲམ་དུ་ཕྱིན།། གནོད་སྦྱིན་[སྦྱིན]ཆུ་གཉིས་འདུས་པའི་གནས་བཏང་།། སྲིན་པོ་ལམ་མདོ་ཚངས་པ་ཤར་དུ་མཆོད།། ཤ་ཟ་ལ་ནི་ནུབ་ཀྱི་ཁང་སྟོང་བཏང་།། གཞན་ཡང་གདོན་གྱི་ཕྱོགས་དང་མཐུན་པར་བསྐྱལ།། གཏོར་མ་སྦྱིན་[སྦྱིན]སྲེག་སྨན་དུད་ལ་སོགས་པ།། ཁྱད་པར་རང་རང་འཛིན་པའི་དུས་སུ་བསྟེན།། ཞེས་པའི་དུས་ནི་ཡན་ལག་བརྒྱད་པ་ལས།། ལྷ་ཡི་གདོན་ནི་ཡར་ངོ་ཡིན།། ཚེས་གཅིག་བཅུ་གསུམ་དག་ལ་འཛིན།། ལྷ་མིན་གདོན་ནི་མར་ངོ་ཡི།། བཅུ་གསུམ་མར་ངོ་བཅུ་གཉིས་ལ།། དྲི་ཟ་གདོན་ནི་བཅུ་བཞི་དང་།། བཅུ་གཉིས་དག་ལ་འཛིན་པར་བྱེད།། ཀླུའི་གདོན་ཚེས་ལྔ་ལ་འཛིན།། གནོད་སྦྱིན་[སྦྱིན]གདོན་ནི་ཡར་ངོ་ཡི།། ཚེས་བདུན་བཅུ་གཅིག་དག་ལ་འཛིན།། ཚངས་པ་

སྲིན་པོ་ཡར་ངོ་ཡི།། ཚེས་བརྒྱད་བཅོ་ལྔ་དག་ལ་འཛིན།། སྲིན་བུ་ཤ་སོགས་མར་ངོ་ཡི།། ཚེས་གཅིག་ཚེས་དགུ་བཅུ་གཅིག་ལ།། མཚུན་ལྔ་གནམ་སྟོང་ཚེས་བཅུ་དང་།། བརྒྱད་དང་དགུ་པ་དག་ལ་འཛིན།། རྨན་པོ་ལ་སོགས་གཞན་དག་ནི།། ཕལ་ཆེར་དུས་དེའི་ཐུན་མཚམས་ལའོ།། གདོན་ནི་ཉི་མ་གང་གང་ལ།། འཛིན་པའི་ཉི་མ་དེ་དང་དེར།། མཆོག་ཏུ་སྦྱིན་[སྲིན]བསྲེག་གཏོར་མ་སོགས།། སྨན་པས་རབ་ཏུ་འབད་དེ་བྱ།། ཁྲུས་དང་གོས་དང་ཤ་དང་ཆོལ།། ཆང་དང་མར་དང་བུ་རམ་སོགས།། གང་ཞིག་གང་ལ་སྲིད་གྱུར་པ།། དེ་ཚེ་དེ་ནི་དེ་ལ་བྱིན།། ཤ་ཟ་མ་གཏོགས་ཐམས་ཅད་ལ།། མི་མཐུན་སྦྱིན་[སྲིན]པར་མི་བྱ་སྟེ།། མཐུ་སྟོབས་ཆེ་བ་དེ་ཁྲོས་ནས།། ནད་པ་སྨན་པ་བཅས་གསོད་བྱེད།། འཕགས་པ་སྐྱིད་རས་གཟིགས་དབང་ཕྱུག། མགོན་པོ་ཕྱག་ནི་བཅུ་གཉིས་པ།། ནད་ཀུན་གསོ་བར་མཛད་པ་ཡི།། སྔགས་བཟླས་པས་ནི་ནད་ཀུན་སེལ།། དེ་བཞིན་སྨྱོ་བྱེད་བརྗེད་བྱེད་དང་།། གཞན་ཡང་སེམས་འཁྲུལ་འཇོམས་པར་བྱེད།། ཞེས་གསུངས་རྣམས་ཀྱི་དོན་ལོང་དགོས།། ཞི་དྲག་དུ་མའི་བཅོས་ཀྱིས་སེལ་དཀའ་ན།། ཀླུ་གདོན་ལེའུར་བཤད་པའི་མན་ངག་གི།། གདོན་བཤལ་དྲག་པོས་རྩད་ནས་དབྱུང་བར་བྱ།། འབྱུང་གདོན་གསོ་བའི་ལེའུ་སྟེ་བརྒྱ་ཉེར་བརྒྱད་པའོ།། །།

ལེའུ་བརྒྱ་དང་ཉེར་དགུ་པ། སྨྱོ་བྱེད་བཅོས་པ།

སྨྱོ་བྱེད་རྒྱུ་རྐྱེན་དབྱེ་བ་རྟགས་བཅོས་བཞི།། རྒྱུ་རྐྱེན་སྙིང་སྟོབས་ཞན་དང་མྱ་ངན་དང་།། ཡིད་མི་བདེ་དང་སེམས་ལས་ཆེས་པ་དང་།། ཟས་སྤྱོད་མི་འགྲོད་པ་ཡིས་རྐྱེན་བྱས་ཏེ།། ཉེས་པ་འཁྲུགས་པས་སྙིང་དཀྱིལ་འདབ་བརྒྱད་དབུས།། ཨཱཿཧྲཱུ་ཏིའི་སྙེང་འོག་ཕྱོགས་བཞི་ཊ།། ལུས་ཡིད་རྣ་མིག་སྣ་ལྕེ་ཚོགས་དྲུག་གི།། རྩ་གནས་མདུན་གྱི་འདབ་མ་རྣ་བའི་རྩར།། ཕལ་ཆེར་སྲིན་ལག་བརྒྱུད་དེ་གདོན་ཞུགས་ཏེ།། འོག་གི་ཧྲུ་ཏེར་སོང་བས་ཡིད་ལམ་བགག། དེ་ཡིས་ཡིད་ལོག་ཞུགས་པས་ཤེས་པ་གཡེང་།། དྲན་པ་ཉམས་ཏེ་སྨྱོ་བར་འགྱུར་བ་ཡིན།།

དབྱེ་བ་ཉེས་གསུམ་རྐྱང་དང་འདུས་པ་དང་།། ཡིད་གདུངས་དུག་གདོན་ལས་གྱུར་བདུན་དུ་གསུངས།།

དེ་རྟགས་རླུང་གྱུར་ཤ་སྐམ་ལྤྲུ་བར་སྐྱུག། མང་དུ་སྨྲ་ཞིང་དུ་འཐོས་བྱེད་པ་དང་།། མིག་སྲིན་དམར་ལ་ཁ་ཟས་ཞུ་ནས་ལྡང་།། མཁྲིས་གྱུར་ཁྲོ་བརྗེག་བསིལ་འདོད་མིག་ཚ་སེར།། མེ་དང་སྐར་མ་མིག་སྔར་མཐོང་བར་བྱེད།། བད་ཀན་རྨོན་ཅིང་སྨྲ་ཉུང་ཡི་ག་འཆུས།། གཉིད་ཆེ་སྣབས་དང་ཁ་ཆུ་མང་དུ་འཛག། འདུས་པ་ལས་ནི་ཀུན་རྟགས་སྟོན་པར་བྱེད།། ཡིད་གདུངས་དྲན་རྐྱེན་དུས་ལྡང་སེམས་མི་བདེ།། དུག་གིས་མདངས་ཉམས་སྟོབས་ཆུང་སེམས་འཁྲུལ་བྱེད།། གདོན་གྱུར་གང་གཏོད་སྤྱོད་པར་འགྱུར་པའོ།།

བཅོས་པའི་ཐབས་ལ་སྤྱི་དང་བྱེ་བྲག་གཉིས།། སྤྱི་ལ་དཔྱད་སྨན་ཟས་སྤྱོད་ཕྱི་རྗེས་ལྔ།། དཔྱད་དུ་ཡིད་འཛུག་བུ་གའི་ལམ་བསལ་ཕྱིར།། རླུང་ལ་བསྐུ་མཉེ་ལུམས་བདུད་རྩི་ལྔ་འམ་ཊུས་སྣ་བྱ་བད་ཀན་ལ་སྐྱུགས་མཁྲིས་པར་ཁྲུས་

ཁྲག་ལ་གཏར་པས་སྦྱང་།། སྨན་དུ་འབྲས་བུ་གསུམ་དང་སྙིང་ཞོ་ཤ། ཡུང་སྐྱེར་སྤྲོན་ཤིང་དབང་ལག་ལི་ཤི་དང་།། རྒྱ་སྤོས་སྤོ་ཙུ་ཏ་སྟག་ཚེར་ཕྲི་ཡངྒུ།། ནྲ་ག་གེ་སར་ད་ལིས་བ་ལུའི་མེ་ཏོག་དོང་ག་བཙོ[བཙོད]།། སེ་འབྲུ་ཁྲི་ཏང་ག་དང་ཀ་ཀོལ་[ཀོ]ལ།། དཔྱི་མོང་ཨུཏྤལ་ཅན་དན་དཀར་པོ་ཤུག་པ་རྣམས་ཞོ་དོ་རེ་འོ་མ་དང་།། **མར་རྙིང་དགེ་བའི་སྨན་མར་ཞེས་བྱ་སྟེ།། རོ་ཅ་** བུ་སྐྱེད་ལུས་རྒྱས་སྨྱོ་བྱེད་འཇོམས།། ཡང་ན་བཙན་དུག་སྨན་མར་གཞུང་བཞིན་སྦྱར།། ཟས་ནི་སྔུམ་བཅུད་དྲོད་དང་ལྡན་པ་བསྟེན།། སྤྱོད་ལམ་ངང་ཅན་གཉིད་ཆག་ཚིག་ངན་སྤང་།། ཡིད་འོང་གྲོགས་དང་སྙན་པའི་གཏམ་སོགས་བསྟེན།། རྗེས་གཅོད་ཨན་སྔོང་སྤྱི་གཙུག་དྲུག་བདུན་དང་།། དཀར་ནག་མཚམས་སོགས་སྙིང་གསང་མེ་ཡིས་བསྲེག།། ཁྲིད་པར་རླུང་ལས་གྱུར་ལ་འཇམ་རྩི་བྱ།། བོང་ང་ཞོ་གཅིག་ཆང་དུ་སྤངས་[སྦངས]ལ་བཏགས།། ཨ་ཙ་དྲུག་འགྱུར་ཕྱེ་མ་བྲི་གསུམ་ཆུ་ལ་བསྲུས།། འོ་མ་དང་མར་བསྐོལ་བཟང་དྲུག་བུ་རམ་བཏབ་སྟེ་བསྟེན་ལྟོ་སྟོང་ལ་དང་པོ་ཨ་ཙ་ར་ཙམ་དེ་ནས་ཇེ་ཆེར་གཏོང་།། ཡང་ན་སྲོག་རླུང་དུས་སུ་བཤད་པ་ཡི།། སྲོག་འཛིན་ཁྲུང་ལྔའི་སྦྱོར་བའི་རིགས་ཀུན་བསྟེན།། ཨན་སྔོང་དཀར་ནག་མཚམས་སོགས་སྙིང་གི་གསང་།། བསྲོ་ཞིང་དྲོད་བཅུད་ཟས་བསྟེན་བསྐུ་མཉེ་བྱ།། མཁྲིས་གྱུར་དན་དུར་བྱེད་[བྱིད]གསེར་མེ་ཏོག། ཨ་རུ་ར་དང་པི་པི་ལིང་གིས་སྦྱང་།། ཏིག་ཏ་མ་ནུ་ཙ་ཏ་བ་ཤ་ག། ཏོང་ལེན་གུར་གུམ་སྐྱུ་རུ་ཕྱེ་མ་བཏང་།། སྙིང་རྩ་སྣོད་ཀ་མཐོང་རྩ་གཏར་ཞིང་ཏིག་ཏའི་སྨན་མར་ཕྱི་རྒྱུད་སྦྱར།། ཟས་སུ་ལུག་ཤ་ཇ་བྲན་ཤ་གསར་བཻཌཱུརྱ་སྔོན་པར་[པོར]རྗེའུ་མ་དང་བཀའ་འགྲེལ་ལས་བ་གླང་རྐེལ་ཤའོ་བསྟེན།། བད་གྱུར་སྦྱང་ཚེར་སྐྱེ་གཤེར་སྣ་སྐྱུ་པོ་སོ་ཆ།། བ་ཡི་འོ་མ་སྦྱར་ལ་སྐྱུག་ཏུ་གཞུག། རྩུབ་པའི་ཟས་སྨན་མེ་ཐུར་བསྟེན་པ་དང་།། འདུས་པ་ལ་ནི་ཀུན་གྱི་གསོ་སྦྱར་བྱ།། ཡིད་གདུངས་ཚོས་གང་ཟག་དེའི་བློ་ཚོད་དང་སྦྱར་ཏེ་ནོར་

གཏམ་སྔན་གྲོགས་ཀྱིས་གསོ།། དུག་ལ་དཔའ་སེར་བོང་ང་དཀར་དམར་རྩད།། རེ་རལ་ཡུང་བ་དྲི་ཆུའི་རིལ་བུ་བསྟེན།། གདོན་གྱུར་བྱི་ལ་ར་ཐུག་ཞུག་པ་ཞ།། གཅིན་རྟུག་[རྟུག]མཁྲིས་སེན་སྤུ་ལྤགས་སྤོས་སྦྱར་བདུག། སྨྱོ་བྱེད་གསོ་བའི་ལེའུ་སྟེ་བརྒྱ་ཉེར་དགུ་པའོ།། །།

ལེའུ་བརྒྱ་དང་སུམ་ཅུ་པ། བརྗེད་བྱེད་བཅོས་པ།

བརྗེད་བྱེད་དབྱེ་བ་རྟགས་དང་བཅོས་ཐབས་གསུམ།། དབྱེ་བ་རླུང་མཁྲིས་བད་ཀན་དུག་གདོན་ལྔ།།

སྐྱི་རྟགས་འབྱུང་ཚུལ་སྙིང་འདར་མགོ་པོ་འཐོམ།། རྟུལ་འབྱུང་སྦྱོ་[སྦྲོ]ཞིང་སྟོབས་ཆུང་ཧུས་ཤིང་ན།། ཁ་ཆུ་སྣ་ཆུ་མང་ཞིང་ནད་ལངས་དུས།། འགྲེལ་ཞིང་སོ་འཆའ་ཧྲང་ལག་གཡབ་པ་དང་།། ལྷུ་བར་སྐྲུག་ཅིང་མུན་པར་ཞུགས་སྙམ་སེམ།། རླུང་གྱུར་ཧྲང་ལག་འདར་རེངས་ཡང་ཡང་ལྡང་།། མཁྲིས་པ་བཞིན་སེར་ཁ་སྐམ་ཞུ་དུས་ལྡང་།། བད་ཀན་ཚིགས་རིང་ཁྱད་པར་ཁ་ཆུ་མང་།། དུག་གྱུར་ནད་རྟགས་མི་གསལ་ཤེས་པ་འཁྲུལ།། གདོན་གྱུར་སྟར་བས་སྤྱོད་ལམ་གཞན་དུ་འགྱུར།། ཕལ་ཆེར་མིར་ཁི་རྒྱལ་བཙན་དང་འཁྲུལ་མང་།།

བཅོས་ཐབས་ནི་ཙུ་ཏ་རླུང་ལ་རྙོན་པོ་ལ་རེ་ལྔགས་[ལྔག]བསྣུན་པ་དང་སྣ་བཤལ་རྙོན་པ།། འདུས་པ་དང་དུག་བཏང་།། སྐྲུག་རྙོན་པོ་བད་ཀན་རིལ་བུ་དྲིལ་པ་ལ་ཁྲུས་རྫེ་བས་མཁྲིས་པ་ལ་ཕྱི་རྒྱུད་དྲག་པོ་བཤལ་བུ་ག་དག་པར་སྦྱང་[སྦྱང་]།། ཞག་པ་བྱ་རོག་བྱ་རྒོད་ཟེར་མོ་གཟུགས་མོ་སྤྱུལ[སྦྱུལ]།། བྱི་སྦྲེའུ་རྟ་ཡི་ཆུ་སྒྲོ་བྲུན་དུད་བདུག། བ་སེར་མཁྲིས་པའི་ཁུ་བ་སྣ་སྨན་བཏང་།། ཤུ་དག་ཙུ་ཏ་མར་རྙིང་སྤྲང་[སྦྲང]སྦྱར་བྱིན།། འབོག་ཡུན་རིང་ན་སོར་མོ་ཉེ་ཤུ་བསྲེག། འཇམ་རྩི་བུར་ཆང་བཏང་ཞིང་རླུང་གསང་བསྲོ།། སྲོག་རྩ་སྨྱོས་བྱེད་གསལ་ལ་མེ་ཐུར་བྱ།། བྱེ་བྲག་གསོ་བ་སྨྱོ་བྱེད་དག་དང་འདྲ།། སྨྱོར་ན་སྨྱོ་བྱེད་བརྗེད་བྱེད་གང་ལ་ཡང་།། ཁྲག་མཁྲིས་ཚ་བ་ཕུགས་བཅས་བཅོས་མི་ལེན།། དེ་ཕྱིར་ཚ་བ་དག་པར་སྦྱང་[སྦྲང]བྱ་སྟེ།། དེ་ཕྱིར་ཟས་སྨན་སྤྱོད

བཅུད་མེ་ཐུར་བྱ།། སྨྱོ་དང་བརྗེད་བྱེད་ཕལ་ཆེར་སྨྱོ་བརྗེད་ཀྱི་གདོན་ཇོ་རྒྱང་རེ་འམ་གསོན་རེ་རེ་ལའང་གཉིས་ཀའི་བྱེད་པའམ་བསྔོངས་ཟླ་སྨྱོ་བྱེད་ལ་རྒྱལ་པོ་བརྗེད་བྱེད་ལ་གཟའ་གདོན་ཡོད་གདོན་གྱུར་པས།། འབྱུང་གདོན་ལེའུའི་རྫས་སྨན་སྦྱུང་བ་དང་།། བསྐང་བཤགས་ཁྲུས་རྣམ་འཇོམས་སོགས་གཏོར་ཆ་གསུམ་སོགས་བདེན་བདར་ཞི་བས་བསྟེན།། ཆུ་གཏོར་གླུ་ཚོག་གཏོར་མས་ཞི་བས་བཅོས།། ཐ་མ་གདོན་བཤལ་ལ་སོགས་དྲག་པོས་བཅོས།། ཟས་དང་སྤྱོད་ལམ་གདོན་དང་སྨྱོ་བྱེད་མཚུངས།། བརྗེད་བྱེད་གསོ་བའི་ལེའུ་སྟེ་བརྒྱ་སུམ་ཅུ་པའོ།། ||

ལེའུ་བརྒྱ་དང་སོ་གཅིག་པ། མིར་ཁི་བཅོས་པ།

མིར་ཁི་ཞེས་བྱ་ཙཱད་རྩར་གནས་པའི་འབུ།། གདོན་དང་ཉེ་ཟེར་ཕོག་སོགས་རྐྱེན་གྱིས་ནི།། འགྲུལ་ན་དྲན་མེད་བརྒྱལ་ལ་ཤེས་པ་འཚེར།།

དེ་ཡི་བཅོས་ཐབས་རྐྱེན་གྱི་གདོན་སྲུང་རིགས།། འབྱུང་གདོན་སྲི་དང་སྦྱོ་བརྗེད་སྐབས་བཞིན་བསྟེན།། ཐྲི་ཧྲང་ཀ་བདུན་པ་དང་གུ་གུལ་ཤུ་དག་ནག། ཙཱ་རྩི་ཤིང་ཀུན་ཐང་ཕྲོམ་འབྲས་བུ་མ་ཧ་ཅེ།། སྤྱར་[སྦྱར]བ་འཐུང་དང་སྣར་འཐེན་ཕན་པར་གསུངས།། ཕག་རྒྱག་[རྐྱད]སྣ་དང་སྤྲལ་[སྤྲལ]ཤ་རྡོ་ཛ་དང་།། དྲི་ཆེན་སྦྱར་ལ་སྣ་སྨན་མང་དུ་བཏང་།། འབུ་བྲལ་ཤི་རྟགས་དྲི་འཛིན་ཁྲག་རྒྱུན་འབབ།། ཡང་ན་སོད་ཀྱིས་འཚོ་ཡང་སྲིད་པ་ཡིན།། མིར་ཁི་གསོ་བའི་ལེའུ་སྟེ་བརྒྱ་སོ་གཅིག་པའོ།། །།

ལེའུ་བརྒྱ་དང་སོ་གཉིས་པ། གཟའི་གདོན་བཅོས་པ།

གཟའ་ཡི་གདོན་ལ་འཛིན་དུས་དབྱེ་བ་བརྟག། བསྲུང་བ་བཅོས་ཐབས་ཕྱིར་མི་ལྡོག་པའོ།།

འཛིན་དུས་ཚེས་བཞི་རླུང་གཟའ་བརྒྱད་དམ་བཅུ་གཅིག་ཆུ་གཟའ་དང་།། བཅོ་ལྔ་ཆུ་གཟའ་བཅོ་བརྒྱད་མེ་གཟའ་ཉི་ཤུ་གཉིས་དང་ལྔ་ས་གཟའ།། ཉི་ཤུ་དགུ་ས་གཟའ་དང་རྒྱུ་དུས་བརྒྱད་ལ་གསུངས།། འོན་ཀྱང་ནམ་ནམ་མཁའི་གཟའ་གང་ལའང་འཛིན་ཆུ་ཚོད་སོགས།། འཕྲུགས་པའང་ཆོས་གྲངས་ཉོར་པ་སོགས་ཡིན་པས།། ཆོས་གྲངས་གང་ལས་འདར་པར་འཛིན་པ་མེད།།

དབྱེ་བ་མི་ཆུ་རླུང་ས་ནམ་མཁའ་ལྔ།།

བརྟག་ཐབས་སྤྱི་དང་ཁྱད་པར་སྤང་བླང་བརྟག། སྤྱི་རྟགས་གཞོགས་བཤལ་མིག་རྩ་གྲུང་བ་དང་།། ཁ་ཀླུགས་ཁ་སློ་ཏུ་དང་དགོད་པར་བྱེད།། མིག་སྲིན་དཀར་པོ་ནག་ཐིག་རྒྱལ་མོ་འདལ།། ལྟེ་ཡི་ར་མ་ལུག་གཉིས་རྒྱས་པ་དང་།། མིག་རྩ་རྒྱུ་མ་པུས་[བུས]འདྲ་གཟའ་ནད་ཡིན།། ཁྱད་པར་ཁྱབ་འཇུག་དུག་ལྡ་འབྱུང་ལྔའི་བདག། གཞོགས་གཡས་མེ་ལ་གཡོན་པ་ཆུ་ཡི་གཟའ།། གཞོགས་གཡས་ལ་ཐོག་ལྟེ་གཡས་ཐུང་བ་དང་།། རྩ་ནི་ཕྲ་གྲིམས་འཁྲིལ་ལ་ཙུང་ཟད་འདར།། ཆུ་ནི་མར་ནག་ཀོ་ཏལ་དྲི་མ་ཅན།། ལྦུ་བ་མེད་ཅིང་རླངས་པ་མྱུར་དུ་འགྱོ།། སོགས་[སོག]པ་གཡས་ལ་དམར་ཐིག་འབྲུམ་པ་འབྱུང་།། དེ་དག་མེ་གཟའི་རྟགས་སུ་ཤེས་པར་བྱ།། ཆུ་གཟའ་གཡོན་ལ་ཐོག་ཅིང་ལྟེ་གཡོན་ཐུང་།། ལུས་ཀུན་རྡོད་དང་བྲལ་ཞིང་ཆུ་རྒྱུས་སྐྱོང་།། རྩ་དལ་འཕྲིག་ལ་འདར་དངས་[དངངས]ཆུ་མདོག་སྐྱ།། ལྦུ་བ་མཆེད་ལ་མིག་གི་

བཀྲག་མདངས་སྤོ།། སེན་མོ་སྐྱ་བ་ཚུ་ཡི་གཟའ་རུ་ཤེས།། མགོར་ཕོག་ཀླུང་ལ་ཀླི་འཁྱིབས་སྨད་བཤལ་ལ།། སྣ་ནས་ཁྲག་འཛག་ནམ་མཁའི་གཟའ་རུ་བརྟག། དེ་དང་ལྡན་འདྲེས་འདུས་པའི་རྟགས་ཀྱི་རིགས།། ཏ་ཙང་མང་བས་འདི་རུ་མ་སྨོས་སོ།།

སྤང་གླང་བརྟག་པ་ཉི་ཤུ་དགུ་ལ་ཟིན།། ཕོག་མ་ཐག་ཏུ་སྐྱུག་ཅིང་ཀླུགས་པ་དང་།། སྙིང་གར་ཚ་ལྷུག་རྒྱབ་[བརྒྱབ]པས་མི་དངས་[དྭངས]དང་།། མིག་འཛུམ་མི་ཤེས་དྲུག་ཙུ་ཡར་འདས་དང་།། སྐྱུག་པའི་གསེབ་དང་འོག་སྒོར་ཁྲག་འཛག་པ།། སྤྱི་བོར་ཚ་བུར་རྒྱབ་[བརྒྱབ]ཅིང་སྤྱི་སྐྲ་བྱི།། ཀླེ་གས་སྙིང་གའི་བ་སྤུ་ལོག་པ་དང་།། མཁྲིས་པ་འཁྲུ་ཞིང་སྲིན་ལག་སྐམས་ན་སྤང་།།

བསྲུང་བ་བདེ་གཤེགས་རིང་བསྲེལ་ལམ།། རང་བྱུང་སྐུ་གཟུགས་བཏགས་ན་ཐུབ།། སྔགས་ཀྱིས་བསྲུང་བ་ནི། ཤོག་སྟོན་པོ་རིང་པོ་གཅིག་ལ། ཨོཾ་ནི་ལཾ་ཕ་ར་ཛྙ་ར་བཛྲ་པཱ་ཎི་ཙཎྜ་མཧཱ་རོ་ཥ་ཎ་ས་མ་ཡ་ནཱ་ཏུ་ནཱ་ནཱ་ཛ་ཏུ་ན་ཤ་ན། ཨོཾ་ཀེ་ཏ་ཀེ་ཏ་སྭཱཧཱ། བཛྲ་ཙཀྲ་ཧྲཱིཿཧྲི་ནཱ་ཏུ་ལ་ཨ་པ་ན་ཡེ་སྭཱཧཱ། ཨ་ཡ་མ་དུ་རུ་ཙ་ཤ་ན་ལ། འཆང་བ་པོའི་རུས་འདི་ཞེས་བྱ་བ་མིང་འདི་ཞེས་བྱ་བ་ལ་དྲང་སྲོང་ཆེན་པོ་བྱད་གཟེར་ནད་གདོན་གནོད་པ་ཐམས་ཅད་ལས་བསྲུང་ཅིག་རཀྵཿརཀྵཿ ཅེས་པ་གསེར་རམ་དངུལ་ལམ་ཟངས་ཀྱི་འམ་སྣག་ཚོས་གང་བཅོམ་ཀྱིས་ཟབ་ཚུང་འཁྱིལ་གཅིག་ལྷག་ཆད་མེད་པར་བྲིས་ལ་མགུལ་དུ་གདགས་སོ།། གཟའ་དང་སྐྱེང་འོག་གདོན་དང་ཁྱད་པར་ནཱ་ཏུ་ལའི་གནོད་པའི་རིགས་མི་འབྱུང་བའི་དམ་བཅས་ཡོད་ཞེས་[ཅེས]གསུངས་སོ།། བཟང་དྲུག་སླ་རྩི་སྣོག་ཐལ་མར་གསར་བྱུག། རྒྱུ་དུས་ནད་པའི་མལ་དུ་ཕུག་རོན་གཞུག། ཨོཾ་ཧི་ཁྲི་ད་བཾ་ཧུཾ། སྔོད་སའི་གྲུང་ངམ་ཐོག་ལ་བྲིས་པས་ཐུབ།།

བཅོས་ཐབས་སྤྱི་ལ་དུད་སྨན་ཕོང་སྨན་དང་།། ཁྲུས་ཆུ་ཟས་སྤྱོད་རིམ་གྲོའི་བཅོས་དྲུག་ལས།། གཟའ་དུག་ནག་པོ་དངོས་སམ་འདྲ་བ་ནི།། མེར་བསྲེག་དུ་བ་སྣ་ལ་ཤས་ཆེ་བདུག། འཕྲུལ་དུ་སོས་གྱུར་ཞེས་བྱ་ཕོ་བོས་ཐོས།། དང་པོ་ཕོག་མ་ཐག་ཏུ་ཤ་རྗེན་ལ།། གཞན་གྱིས་མ་རིག་གཟའ་ནད་ཡིན་ཅེས་པ།། ནད་པས་མ་ཚོར་འཚོ་སླ་དེ་འཕྲུལ་དུ།། སད་མདའ་གུལ་དཀར་མཐེབ་ཚོགས་ཙམ་པ་དང་།། ཤིང་མངར་སྤྲང་རྒྱན་ཆ་མཉམ་ཕོང་དུ་བཏང་།། སྲོག་ཟིན་མི་འགྲོ་མི་སྲིད་བཅོས་སླགས་ཡོད།། སྟོང་རི་ཟིལ་པ་རེ་སྐོན་བྱ་རྐང་དང་།། ཕྲི་ཡང་སྟག་ཤ་ནག་པོ་པར་པ་ཏ།། ཟིན་ཏིག་ར་དུག་ལྕགས་ཀྱུ་བ་སྟེ་དགུ།། ཚང་ངམ་གང་འཛོམ་གུ་གུལ་ཟེ་ར་སེར་དཀར་ནག་ཀྱང་རུང་།། སླ་རྩི་ཏི་ལོའི་ཤ་དང་ཤུ་དག་ནག། བསྣན་པ་ཆུ་བསྐོལ་འབུལ་པས་ཐུབ་བར་[པར]གསུངས།། རྗེས་སུ་སླུ་བདུད་བསམ་འཕེལ་ནོར་བུ་འཁྱིད།། ཡང་ཅིག་གཟའ་ནད་སྤྱི་འཛོམས་ནི།། སླ་རྩི་གུ་གུལ་དཀར་ནག་གསུམ།། ཨ་རུ་རུ་གང་གི་ཐཾ་གསུམ།། གུར་གུམ་ལི་ཤི་བཙོད་སྦྲུར་བས།། གཟའ་རིགས་ནད་ཀུན་སྤྱི་འཛོམས་ཡིན།། མི་གཟའི་རིགས་ལ་ག་བུར་བསྣན།། ཀླུང་གཟའ་ཤིན་ཀུན་བསྣན་པ་ཤིས།། བརྒྱལ་ན་སྤྲང་སྤོས་ཨ་ག་རུ།། སྙིང་ཞོ་ཤ་དང་སྦྲུར་ལ་བཏང་།། མིག་ཡོ་ཁ་ཆེ་རུ་གང་གི།། ཞིབ་བཏགས་སྙིང་གདས་[བཏབ]ཆུ་དང་སྦྱར[སྦྲུར]།། གོང་མོའམ་ཕུག་རོན་དོང་རུས་བྱུག། ཁ་ཡོ་བཙོད་བསྲེགས་ཐལ་པ་དང་།། གསེར་མཚོ་བུལ་ཏོག་ར་དཀར་གྱི།། འོ་མར་སྦྲུར་ལ་ཡོལ་ཕྱོགས་བྱུགས།། ཁ་ལྷུགས་སྙིང་རྩ་འཐེམ་པ་ཡི།། སྙིང་ཞོ་གཡེར་མ་གཉིས་པོ་བཏང་།། འདི་ནི་མན་ངག་ཤིན་ཏུ་ཟབ།། ལག་གཡས་ཞ་ན་མཆིན་རྩ་འཐེམ།། གུར་གུམ་དོམ་མཁྲིས་ཕྲི་ཡང་ཀུ།། གཡེར་མ་མཚལ་དཀར་ད་ཆུ་རྣམས།། ཞིབ་བཏགས་སྣ་ཐང་ཕུལ་ལ་བཏང་།། རྒྱལ་པ་ཆུས་བཀང་ལག་བཙུག་སྟེ།། དར་སྟོན་

གྲིས་ནི་ཁ་ནི་བསྟམས།། སྣལ་མ་སྤོ་དཀར་སྐུད་པ་ཡིས།། རྒྱ་གྲམ་བཅིངས་པས་སོས་པར་འགྱུར།། ལག་གཡོན་ཞ་ན་གཡེར་མ་དང་།། ལྷམ་པ་ཕྲི་ཡང་ཀུ་ཡིས་ནི།། ལག་པའི་མགོ་ལ་ལུམས་བྱས་སོས།། ལག་གཡོན་ཞ་ན་སྨན་ནག་དང་།། རྒྱ་ཙྭ་སུག་སྨེལ་ཨ་རུ་ར།། སྦིག་སྦྲིན་ཆང་གིས་ཕུལ་ལ་བཏང་།། ཕྱི་བའི་ཁུང་བུ་བྱང་བལྟའི་ས།། གོ་སྙོད་སྤོ་ཡི་ཚ་བ་གསུམ།། ཆང་གིས་ཁུ་སྦྱར་ཇྲོན་མོ་ཡིས།། ལག་པ་ཁྲབ་པར་བྱུགས་པས་སེལ།། ལག་གཡོན་ཞ་ན་སྨན་ནག་དང་།། ཆང་དང་གཡེར་མ་ཐང་ཁྲོམ་འབྲུ།། གུ་གུལ་གོ་སྙོད་ཞིབ་བཏགས་ཕྱེ།། འབྲི་མར་དང་སྦྱུར་[སྦྱར]ཕྱིང་བྱུག་བདུག། རྐང་གཡས་ཞ་ན་མཁལ་རྩ་འཐེམ།། མཁལ་ཞོ་སུག་སྨེལ་བ་སྤྲུ་བ།། གཟེ་མ་ཞིབ་བཏགས་ཁོང་དུ་བཏང་།། ཐག་པ་སྔོན་པོ་ཆུ་ནང་དུ།། བཙུག་པའི་རྔོན་པ་རྐང་བར་དཀྲི།། རྐང་མགོ་གཡས་ཞ་གུ་གུལ་དང་།། གཡེར་མ་ཏེ་ཕོའི་ཤ་དང་གསུམ།། ཞིབ་བཏགས་རྐང་པར་བྱུག་པས་གསོས།། རྐང་པ་གཡོན་ཞ་ལྷང་པ་ཡི།། རྩ་འཐེམ་ཆུ་མང་སྲི་བ་ཡི།། ཛཱ་ཏི་རྒྱ་ཙྭ་སུག་སྨེལ་གསུམ།། བུ་རམ་ཆང་དང་མར་སྦྱར་བཏང་།། རས་དམར་མེ་བསྲོས་དཀྲིས་པས་སོས།། རྐང་མགོ་གཡོན་ཞ་སྦྱུང་བྲུན་དང་།། གོ་སྙོད་སྲན་མ་སྨྱུག་མ་ཡི།། བར་ཤུན་ཆང་གི་སྙིང་ཁུས་སྦྱུས།། རྐང་བའི་མགོ་ལ་བྱུགས་པས་སོས།། ཕོར་བབས་སྨྱུག་ལ་རྒྱུ་ཡོང་བཤལ།། དྲི་ཆུ་མི་ཐུབ་དོམ་མཁྲིས་བཏང་།། མཁལ་བབས་ཆུ་སྲི་དེ་རྣམས་ལ།། དོན་ལྔ་སྣོད་དྲུག་ཁ་འཛིན་བསྟེན།། ཤུ་དག་རྒྱ་མཚོ་[རྒྱམ་ཚ]རུ་རྟ་དང་།། ཧོང་ལེན་ནག་ཚུར་སྐྱེར་པར་[བར]ཤུན།། བོང་དཀར་སྤྲང་[སྦྲང]རྩི་སྦྱར་བ་ཡིས།། མཁུར་བཀང་ཡང་ཡང་བྱས་པས་སེལ།། ཀླུགས་པ་ཁ་འཁྱིད་སྙིང་འདྲ་དཀོན།། ཁྲུས་ཆུ་གབུར་གི་ཕཾ་བཟང་པོ་དྲུག། ཙན་དན་སླ་རྩི་སྤོས་དཀར་དྲི་ཆུས་བཀྲུས།། ཡང་ན་དེ་རྣམས་སྐོ་སྐྱུ་ཞུས་ལྷན་བསྲེགས།། ཆང་དང་སྦྱར་ལ་ལུས་ཀུན་ཡང་

ཡང་བཀྲུ།། རྣམ་འཇོམས་ལ་སོགས་ཁྲུས་བཀྲུ་བ་བསྟགས།། ཁ་ཟས་ཆང་དང་མར་ཉིད་ཤ་ཁྲག་སྤང་།། སྤྲང་དང་མར་གསར་ཞོ་དང་དར་བ་བསྟེན།། སྤོས་དཀར་སྤྲང་[སྤྲང]དང་སྦྱར་བ་ཁོང་དུ་བཏང་།། སྤྱོད་ལམ་མི་གཙང་གྲིབ་འཇོམ་མེ་ཉེ་དང་།། ཤ་ཁྲག་དམར་གྱི་རིགས་རྣམས་མིག་ཡུལ་དང་།། མི་གཙང་ཐབ་གཞོབ་དམེ་དང་ཡུགས་སའི་འགྲུལ།། ཀུ་སྲྀ་རོལ་མོའི་སྒྲ་རྣམས་གཏན་དུ་སྤང་།། རིམ་གྲོ་དང་པོ་སླུ་ཆོག་རྒྱས་པ་དང་།། བསྟུས་པ་གང་ཉུང་འགྲུབ་ལ་བསྔོངས་ཆོས་བཞི་ལ་ལྷུང་སྟོན་མ་མོ། བརྒྱད་ལ་དྲང་སྲོང་དཀར་སེར་དགྲ་ལྷ། བཅུ་གཅིག་ལ་རོག་ཏི་བདུད། བཅོ་ལྔ་ལ་བི་ཥྚ་སྲིན་པོ། བཅོ་བརྒྱད་ལ་བི་ཥྚ་བཙན། ཉི་ཤུ་གཉིས་ལ་དུ་མཧུག་གཤིན་རྗེ། ལྔ་ལ་ཁྱབ་འཇུག་གླུ། ཉི་ཤུ་དགུ་ལ་སྲྀ་གཙན་བགེགས་དང་བསྔོངས་ཟླ་བསལ།། དེ་ནས་རྒྱུ་དུས་རྣམས་ལ་དུག་དབྱུང་གཅེས།། གཟའ་ཆོག་གཏོར་མ་བྱིན་དང་བྱད་དགྲོལ་བྱ།། གཟའ་དང་སྡེ་བརྒྱད་བཅོས་པར་གསུངས་པ་ཡིན།། བྱེ་བྲག་འབྱུང་གཟའ་ངོས་ཟིན་སྔགས་འདི་རྣམས།། མེ་གཟའ་འཇོམས་པའི་སྔགས། ཨོཾ་མ་ནན་ཨིག་སྭཱཧཱ།། ཆུ་གཟའ་ལ། ཨོཾ་ཆུ་ཏི་མ་ཏི་སོད༔ རླུང་གཟའ་ལ། ཨོཾ་བྱེར་བ་ཕོས་པོ་སོད༔ ས་གཟའ་ལ། ཨོཾ་ཤ་ནི་ཧྲ་རི་སོད༔ ནམ་མཁའི་གཟའ་ལ། ཨོཾ་ཧྲ་རི་ག་ནི་སོད༔ ན་སར་བཟེག་ཅིང་སྔགས་ཆུ་བླུད་པར་བྱ།། མདོར་བསྡུས་མེ་ཆུར་སྤྱི་སྨན་གང་ཉུང་ནམ།། ཨུ་ཏིག་ཉེར་ལྔའི་སྙིང་དུ་ཕོ་རོག་སྙིང་།། གཟའ་དུག་བསྣན་དང་བྱུག་རྫས་ཕག་ཚིལ་སྦྱར།། ཡང་ན་དངུལ་ཆུ་བཅུ་བཞི་ཨུ་ཟི་སྨན་ཆེན་དང་།། ཤིང་ཀུན་ཤུ་དག་གུ་གུལ་ཙུ་གང་དང་།། གུར་གུམ་ལི་ཛྙ་སུག་སྨེལ་ཀ་ཀོ་ལ།། སྟག་ཤ་མ་གི་ཏ་རྣམས་སྦྱར་བ་འདི།། གླུ་དུག་གཉན་སོགས་ཀུན་དང་སྙིང་གདོན་བསྟགས།། འདི་སྙིང་ཕོ་རོག་སྙིང་བསྣན་ཁྱུང་སྔགས་བཏང་།། དུད་པ་སྤོས་དཀར་ཤས་ཆེ་སྣ་བུག་གཡས།། མེ་གཟའ

བསྡུགས་ཤིང་ཁྱུང་ལྔ་གོང་ཕོ་རོག་སྙིང་བསྣན།། བྱུག་རྫས་མར་རྙིང་མཛོ་ཊུས་སྦང་རྒྱན་འབྱུག། དུད་པ་གུ་གུལ་ཤས་ཆེ་སྣ་བུག་གསོན།། ཆུ་གཟར་བསྡུགས་ཤིང་བླ་གཉན་ཐོར་བུའི་ནད།། ཚ་གྲང་མ་འཁྲུལ་རང་རང་ལེའུ་ལྟོས།། རྒྱས་པར་མན་ངག་བཀའ་བརྒྱ་[རྒྱ]མ་ལས་ཤེས།། ཕྱིར་མི་ལྡོག་ཐབས་གཟའ་ཡི་རྒྱུ་ཕྱོགས་སུ་བཻ་ཌཱུར་[བཻཌཱུརྻ]དང་ལྷན་ཐབས་མཆན་ལས་ཤེས།། རང་རང་ནད་བསྟུན་[བསྟུན]ཕྱུག་རོན་རི་བོང་དང་།། བོང་བུ་ར་སོགས་སྲོག་ཆགས་དང་བཅས་པར།། ནད་བསྒྲིམ་སླུད་བཅས་བཏང་ལ་ཕྱིར་མི་ལྡོག། གདམས་པའི་བསྲུང་བ་གོང་དུ་བཤད་བཞིན་བསྟེན།། གཟའི་གདོན་བཅོས་པའི་ལེའུ་སྟེ་བརྒྱ་སོ་གཉིས་པའོ།།

ལེའུ་བརྒྱ་དང་སོ་གསུམ་པ། གླུ་གདོན་བཅོས་པ།

གླུའི་གདོན་རྒྱུ་རྐྱེན་མཚན་ཉིད་དབྱེ་བ་དང་།། རྟགས་དང་བཅོས་ཐབས་དྲུག་དུ་[ཏུ]ཤེས་པར་བྱ།།

རྒྱུ་ནི་ལུས་ལ་གནས་པའི་ཆུ་སེར་ལ།། དེ་རྐྱེན་སྔོན་གྱི་ལས་ཀྱི་རྣམ་སྨིན་པ།། འཕྲལ་དུ་གདོན་དང་ཕོག་ཐུག་བྱུང་བ་འམ།། ཐབ་འཁོར་གཉན་པའི་གནས་སུ་ཉིན་གཉིད་ཡོག། ནིའུ་གསིངས་[ནིའུ་གསིང]ས་རྗོ་རློག་ཅིང་ཤིང་གཅན་བཅད།། ཆུ་གཉན་དགྲུགས་སོགས་གླུ་ལ་བརྙས་པའམ།། ཟས་སྤྱོད་དབང་གིས་འདུ་བ་འཁྲུགས་གྱུར་པས།། ཆུ་སེར་ནག་པོ་ལུས་ལ་རྒྱས་པ་ཡིན།།

མཚན་ཉིད་ཤ་ལྤགས་[ལྤགས]རུས་ཚིགས་རྩ་ཁྲག་དོན།། ཆུ་སེར་བསྐྱལ་བས་ལུས་ཀུན་མ་རུངས་བྱེད།། མི་བཟད་གསོ་དཀའ་མཛེ་ཡི་ནད་དུ་བཤད།།

དབྱེ་བ་གནས་དང་རིགས་ཀྱིས་བཅོ་བརྒྱད་འགྱུར།། ཞུགས་ཚུལ་གནས་ཀྱིས་དབྱེ་ན་སྐྱི་ལྤགས་[ལྤགས]རྩེ།། མདོག་སྟོབས་ཤ་ཚིལ་ཆུ་བ་རྩ་དང་ཁྲག། ཆུ་སེར་རུས་ཚིགས་ལྷ་བ་གླད་རྐང་ཁུ།། དོན་ལ་ཞུགས་པས་དབྱེ་བ་བཅུ་དང་བརྒྱད་།། རིགས་ཀྱིས་དབྱེ་བ་རྐང་པ་ལྔན་འདུས་བདུན།། ཐོད་འདྲ་རྨུམ་པོ་སྐྱང་ཤུ་ཨུ་དུམ་ཤར།། རི་ཤའི་ལྩེ་དང་ལྤགས་[ལྤགས]མཛེ་གཅིག་བུ་དང་།། འབྲུམ་ཕྲན་ཤ་བཀྲ་འབྲས་བྱེར་སེར་ག་དང་།། ཤུ་བ་ཁ་བརྒྱད་པད་མ་དཀར་པོ་དང་།། འབྲུམ་བུ་གཡན་པ་པགས་པ་མྱུགས་པ་དང་།། འོལ་སེ་འདྲ་དང་སྲུམ་ཙུ་རྩ་དྲུག་གོ།

བརྟག་ཐབས་སྤྱི་དང་བྱེ་བྲག་རྣམ་གཉིས་དང་།། གསོ་ཚེ་སྲུང་བླང་མ་བཞིར་བརྟག་པའོ།། སྤྱི་ལ་ཕྱི་ནང་གསང་བ་གསུམ་གྱིས་བརྟག། ཕྱི་ལ་མངོན་ཚུལ་རྨི་ལམ་བརྟག་པ་དང་།། མཚན་ཉིད་ལུས་ངག་ཡིད་ལ་བརྟག

པོའི[པའོ]།། རྨི་ལམ་ཆུ་དང་ཤིང་དང་ནེའུ་[ནེའུ]གསིང་དང་།། སྤྲལ་ལྡོངས་ཉ་སྤྲུལ་[སྦྲུལ]འབུ་སྦྲང་སྡིག་སྡོམ་སོགས།། ལུས་ལ་འཁྱེར་དང་གསེབ་ན་འདུག་པ་དང་།། གཡག་མཛོ་གཅན་གཟན་རྣམས་ཀྱིས་དེད་པ་དང་།། མི་ཤོར་སྒོ་འཕྲང་འཛུལ་དང་གཡང་ལ་ལྷུང་།། ཉི་ནུབ་ས་སྲོས་སེར་བ་བབས་པ་དང་།། མདའ་དང་སྒོ་ང་ལྷ་ཁང་ལྷེར་བཟོ་འགྱེལ།། བུད་མེད་དག་གིས་ལུས་ཟུངས་འཁྱིད་པ་རྨི།། ལྟས་ཚོར་དུས་ཏེ་གདོན་གྱིས་འདེབས་པའི་རྟགས།། ལུས་ལ་བརྟག་པ་བཞིན་ལ་འགྱུར་ལྡོག་བྱེད།། བཀྲག་ཐྲོགས་པ་འམ་ཡང་ན་སྐྲེས་པ་དང་།། དོན་མེད་ཁྲག་སྐྱེ་སྣ་ཁྲག་འཛག་པ་དང་།། པགས་པ་རེས་འགས་རེས་རྦུབ་ཚ་འམ་གྲང་།། གཡའ་ཞིང་ཟ་ཕྲུག་འགྱེལ་འཁྲིག་ཆུ་བུར་འོང་།། གླང་ཤུ་ཤ་ཁྲ་ཤུ་ཐོར་གཡོ་ཞིང་སྐྲངས།། སྐྲ་དང་སྨིན་མ་བྱི་ཞིང་ཕོ་མཚིན་ན།། སྐད་འགགས་སྣ་བསྒུབས་མིག་གི་གྲུ་གསུམ་དམར།། ཉུས་ཆང་དབང་པོ་མཐའ་དག་མི་བདེ་ཞིང་།། ཕལ་ཆེར་སྣ་གོང་མཁུར་ཚོས་སྨིན་དཔྲག་ཏུ།། སྐྱ་སྨུག་དམར་སོགས་མདོག་འགྱུར་མེ་ཏོག་ཆགས།། ཐ་མ་ནད་དམིགས་སྙིང་དུ་ཕོལ་མིག་དོད།། ཉུལ་ཞིང་མྱུགས་རྫེས་ཡན་ལག་ཉིང་ལག་ཆད།། ངག་ལ་བརྟག་པ་འགྱུར་ལྡོག་མང་བ་སྟེ།། ཡིད་ལ་བརྟག་པ་སྙིང་འཆུ་མི་དགའ་འཕྱོ།། ཁྲོ་ཚིག་འགྲོ་འདོད་གོང་རྟགས་གསང་བར་ཐུབ།། རང་ཚོར་དུས་ཡིན་གདོན་གྱིས་ཐེབས་བར་[པར]ངེས།། ནང་གི་བརྟག་པ་རྣམ་རྟོག་ཅི་འདྲ་ཡང་།། བཞིན་ཉིད་མེ་ལོང་འདྲ་སྟེ་བཀྲུས་ལ་བརྟག། མེ་ཏོག་ཡོད་སར་ཆུ་མི་འཆགས་པར་སྨམ།། སྐྱ་སྨུག་དམར་སོགས་ཤ་མདོག་འགྱུར་པ་ལ།། ཤ་ལྷགས་[ལྷོགས]བཏེག་ན་མཐེ་བོས་མནན་རྗེས་འོང་།། སྣ་གོང་མཁུར་ཚོས་སྨིན་དཔྲག་རྣམས་སུ་མང་།། མེ་ཏོག་སྐམས་ན་དུས་ལས་འདས་ཞེས་བྱ།། གསང་བ་སྨན་གྱི་སྒོ་ནས་བརྟག་པ་ནི།། མུ་ཟི་སེར་གུ་གུལ་ཤུ་དག་སླ་རྩེ་བཞི།། སྦུབ་ཀ་ལོ་མར་མཉམ་ལ་རས

སུ་ཕུར།། དྲི་ཆུར་རང་གི་སྣངས་ལ་ཞག་གསུམ་སྐོམ་དུ་བཏང་།། དྲི་ཆུ་ཁྲག་དང་ཆུ་སེར་སྣ་ཚོགས་དང་།། རང་གི་མདོག་ལས་གནོད་དང་མི་གནོད་བརྟག། བྱེ་བྲག་བརྟག་པ་དུག་དང་གདོན་རིགས་དང་།། ཞུགས་ཚུལ་བབས་ཉེས་པའི་རིགས་ཀྱིས་བརྟག། དང་པོ་དུག་གི་སྒོ་ནས་བརྟག་པ་ནི།། ལྦུ་འཕྱིབས་ས་དུག་ཡང་ཞིང་གཡོ་བ་རླུང་།། ཚ་སྲིག་མི་དུག་གྲང་ཞིང་བསིལ་བ་ཆུ།། གདོན་རིགས་དབྱེ་བ་རྩ་བ་ཡན་ལག་གཉིས།། ཡན་ལག་ཐེ་བྲང་འགོང་པོ་སྐྱེ་ལ་འབབ།། དམ་སྲི་པགས་པ་ས་བདག་ཤ་ལ་འཛིན།། གཉན་རྩ་བ་སུ་རིགས་དྲུག་ཆུ་རྒྱུས་འཛིན།། རྩ་གདོན་རྒྱལ་རིགས་ཡིད་དྲུག་གཙུག་ནས་འཇུག། རྗེ་རིགས་མཐོང་བའི་དུག་སྐྱེ་རྩ་ནས་འཇུག། བྲམ་ཟེ་ཁ་རླངས་དུག་སྐྱེ་ལག་པ་གཡོན།། དམངས་རིགས་རེག་དུག་རྐང་པ་གཡས་ནས་འཇུག། གདོལ་པ་མཆེ་བའི་དུག་ཅན་རྐང་པ་གཡོན།། མཇུག་ཏུ་ཀླུ་ཡི་རྒྱལ་པོ་དོན་ལ་འབབ།། འཇུག་ཚུལ་རྣམ་པ་ལྔ་ཡི་སྒོ་ནས་འཇུག། ཀུ་རེ་རྩེད་མ་[མོ]ཀྱལ་ཀའི་ཚུལ་དུ་ཞུགས་པ་དང་།། ལོངས་སྤྱོད་རེ་འདོད་ཚུལ་གྱིས་ཞུགས་པ་དང་།། མི་གཙང་མནོལ་གྱི་སྒོ་ནས་ཞུགས་པ་དང་།། ངོ་སྡོ་བསད་པའི་སེམས་ཀྱིས་ཞུགས་པ་དང་།། ལས་ཀྱི་རྣམ་སྨིན་ཚུལ་དུ་ཞུགས་པར་བརྟག། བབས་གནས་ཀྱི་སྒོ་ནས་བརྟག་པ་ནི།། སྐྱེ་དང་པགས་པ་རྩི་དང་མདོག་ལ་ཞུགས།། སྤོབས་དང་ཤ་ཚིལ་ཆུ་བ་རྩ་དང་ཁྲག། ཆུ་སེར་རུས་ཚོགས་ལྷ་བ་ཀླད་པར་ཞུགས།། རྐང་དང་ཁུ་བ་དོན་ལ་ཞུགས་པར་བརྟག། དོན་ནི་སྙིང་དང་གློ་བ་མཆིན་པ་དང་།། མཆེར་པ་མཁལ་མར་ཞུགས་པ་བརྟག་པར་བྱ།། མདོར་བསྡུས་བཅུ་གསུམ་གནད་ལ་ངོ་ཡིས་བཟུང་།། ཉེས་པའི་སྒོ་ནས་མཛེ་རིགས་བཅོ་བརྒྱད་བརྟག། རླུང་མཛེ་ཐོད་འདྲ་གནག་ཅིང་སྐྱུག སྨིན་བ་ལྟར་དཀར་སྐྱུག་སྐྱུམ་ལ་སྣ་ཁྲག་འཛག་སྨིན་མ་བྱི་མཁྲིས་མཛེ་ཨུ་དུ་ཤ་མར[ཨུ་དུམ་ཤར]།། བད་ཀན་ལས་གྱུར་ཀླུམ་པོ་གཡའ་ཞིང་

ནག་ཆེ་བ་སླང་ཤུ་གཡའ་དང་ཚ་མང་གཉིས།། ཁྲུང་དང་མཁྲིས་པར་ལྡན་པ་རི་ཤའི་ལྤོ་མཐའ་དམའ་དབུས་མཐོ་ཟུག་ཆེ་ལ་ནག་དང་འབྲུམ་བུ་མང་ཞིང་རྩུབ།། བད་ཁྲུང་ལས་གྱུར་ལྤགས་མཛེ་གཅིག་བུ་རིག་བྱ་རྩུབ་པ་དང་།། འབྲུམ་ཕྲན་མང་ཞིང་ཉ་ལྤགས་འདྲ་རྩུབ་ཤ་བཀྲ་བརྩུབ་[རྩུབ]དམར་དཀར་ནག་ཚིན་བུ་དམར། ཟ་འཕྲུག་བྱེད་འབྲས་བྱེར་ཟ་ཞིང་ཛོ་ལྤུ་བུ་ཁྲབ་སེར་ག་རྐང་ལག་གི་མཐིལ་སོགས་གས་དྲུག། བད་མཁྲིས་ལས་གྱུར་ཤུ་བ་ཐོར་པ་དམར་པོ་རྨ་ཁ་བརྒྱ་ནག་མང་དམར་སྨུག་འགས།། པད་དཀར་དབུས་དཀར་མཐོ་དམར་འབྲུམ་བུ་པགས་སྲབ་དཀར་དམར་གཡན་པ་གྲུ་མོ་མཚང་ར་སོགས་ལྤགས་མྱུགས་མང་རིགས་མི་བཟོད་དམར་དྲུག། འདུས་པ་ལས་གྱུར་འོལ་མོ་སེ་འདྲའི་འབྲས་བུ་འདྲ་བ་སྟོད་དམར་ནག་ཏུ་འོང་།། ནད་འདི་འོག་ནས་ཀུན་བུར་འཇུག་པའི་ཕྱིར།། མི་གསལ་འབྲུལ་སོ་མང་བས་བརྟག་པས་[པ]གཅེས།། ཕྱི་ནང་གསང་རྟགས་གསུམ་གྱིས་གཏན་ལ་ཕབ།། ཉ་རྩ་ཁྲུང་གདོན་འཁྲིག་པར་ནོ་[ནོར]ར་རེ།། ཤ་འབུར་སྲིན་འབུར་གཏིང་ཏུས་འབུར་ནོ་[ནོར]ར་རེ།། ཤ་སྐང་ཉ་སྐང་ཚ་སྐང་ནོ་[ནོར]ར་རེ།། ཤ་ལྤགས་སྐྱི་རོ་ཏུས་རོ་ནོ་[ནོར]ར་རེ།། ཁ་ཡོ་མིག་སླེ་སྐམ་རློན་ནོ་[ནོར]ར་རེ།། ནད་དང་ཁམས་འདུས་གདོན་གསུམ་ནོ་[ནོར]ར་རེ།། ཀྱུལ་ཀ་རེ་འདོད་ཉམ་སླིན་ངོ་སྤོ་བ།། འདི་དག་འཕྲང་ལ་མ་ཤོར་ངེས་བཟུང་གཅེས།། ཟས་སྐོམ་སྤྱོད་ལམ་གནས་མལ་གོས་ལ་སོགས།། དྲི་དང་རིག་པས་འགོས་ཕྱིར་བསྲུང་བ་གཅེས།། གསོ་ཆོས་[ཚེ]སྲུང་བླང་མུ་བཞིར་བརྟག་པ་ནི།། མཁར་བརྒྱད་སྤྱི་གཙུག་སྨིན་དབྲག སྣ་རྩེ། ཡ་ཀན། སྙིང་ག ལྟ་བ། མཚན་མ། རྐང་མཐིལ་བརྒྱད་རྩེ་ནས་བཙེམ་པ་དང་།། སྙིང་པོ་བཞི་ལ་མཐེ་བོའི་རྩ་བཞི་ཞུགས་པ་དང་།། རྩེ་མོ་གསུམ་སྐྲ་ཕྱི་བ། སྣ་ཞོམ་པ། མཛུབ་མོ་ཕྱིན་མཇུག་ཏུ་སོང་བ་ལ་ཟིན་པ་དང་།། ཚིགས་ཆེན་སྐལ་[སྐལ]ཚིགས་དང་ཡན་ལག་ཚིགས་ཆེན་བཅུ་གཉིས་མཁར་ནས་ཕབ་པ་དང་།། དྲུག་བཞི་འབྱུང་བ་བཞིའི་

ལུས་ལ་རྒྱས་པ་དང་།། མདངས་གསུམ་མིག་བྱང་སོ་ཡལ་དང་སྤུ་གསུམ་སྐྲ་སྨིན་མ་བ་སྤུ་བྱི།། ཆུ་གསུམ་པོ་ཁ་མིག་སྣ་དང་རྒྱ་མཚོ་དྲི་ཆུའི་རླབས།། སྒོ་སྙིང་མཆིན་མཆེར་མཁལ་མར་རྒྱས།། མཐིལ་བཞིའི་རླངས་པ་ཡལ་བ་དང་།། ས་བདག་རྨེ་བ་ཆགས་པ་རྣམས།། གསོ་ཏུ་མི་ཏུང་ཕྱང་བར་བྱ།། དེ་འདྲེས་པ་ནི་གསོ་བ་ཙམ།། རྒྱལ་པོའི་ཕོ་བྲང་ལྟར་ཀུན་ཏུ་ཁྱབ་ཅིང་ནད་གཞི་ཆེ་བ་བཏབ་བ་[པ]ལ།། འབྲས་བུ་སྨིན་པའི་རྟགས་མེད་ན།། དེ་ནི་གསོ་བ་དཀའ་བ་ཡིན།། དམངས་ནི་གྲོང་ཁ་ཡན་པ་ཕྱོགས་མང་པོར་བཏབ་ཀྱང་འཕོ་སླ་བ་ལྟར་ལ།། རྟོག་པ་སྣ་ཚོགས་གྲངས་མང་ཡང་།། གོང་ལས་བཟློག་པ་གསོ་བ་སླ།།

བཅོས་ཐབས་དང་པོ་ཕྱུག་རྗེར་ཁྱུང་ནག་དང་།། ནཱ་ག་རཀྟ་ཁྱུང་ཁྲའི་བསྙེན་པ་བྱ།། རྒྱུད་ལས་སྐབས་འདིར་རྒྱུན་སྦྱོད་གསུངས་ཀྱང་ཡོད།། གཞན་ཡང་ནད་འདི་སྔོན་གྱི་ལས་ཡིན་པས།། ཚོགས་བསག་སྒྲིབ་པ་སྦྱུང་[སྦྱང]ཞིང་ཁྱད་པར་དུ།། བདག་གཞན་བརྗེ་བའི་བྱང་ཆུབ་སེམས་མཆོག་བསྒོམ།། ལུས་སེམས་ནད་གདོན་རང་བཞིན་མ་གྲུབ་ཕྱིར།། བདག་མེད་སྟོང་པའི་དོན་ལ་རྒྱུན་དུ་བལྟ།། གཉིས་པ་ཞུགས་པའི་དུས་སུ་དབྱུང་བ་ལ།། ཟས་དང་སྤྱོད་ལམ་སྨན་དཔྱད་རྣམ་པ་བཞི།། ཁ་ཟས་དཀར་མངར་ཏུལ་སུངས་ཚྭ་སོགས་སྤང་།། འབྲུ་རྙིང་ཕྱེ་ཐུག་གསར་ཤ་སྐམ་སེང་བསྟེན།། སྤྱོད་ལམ་ཆགས་པ་དྲག་ཤུལ་ཉིན་མོའི་གཉིད།། མི་གཙང་གཉན་པའི་ས་དང་ཐབ་གཞོབ་སྤང་།། སྨན་གྱིས་བཅོས་པ་དང་པོ་ཐང་སྤྱོར་[སྦྱོར]ཏེ།། སེང་ལྡེང་ལྡུ་བ་ནིམ་པ་སླེ་ཏྲེས་པ་ཏོ་ལ་རྒྱ་ཁུར།། ཕྱི་ཚེར་ཐང་གིས་ཆུ་སེར་མཛེ་ནད་སེལ།། སེང་ལྡེང་ཁཎྜ་མཛེ་ལ་མཆོག་ཏུ་ཕན།། ཕྱེ་མ་ཀྱི་ལྕེ་དཀར་པོ་བྱང་ལྟས་སྐྱེས།། མིས་མ་འགོམས་པ་སྐར་མ་རྒྱལ་གྱི་ཉིན།། རང་ཉིད་སྨན་གྱི་ལྷ་མོར་བསྐྱེད་བྱས་ལ།། ཤིས་བའི་[པའི]ལྟས་དང་སྦྱར་ཏེ་གཅིག་ཕྱུར་བཏུ།། གསེར་མདོག་ཆུ་སེར་སྨན་གསུམ་དཏུལ་ཆུ་དང་།། ག་ར་བཙས་

པ་རིན་ཆེན་མ་ཡིན་པའི།། ཟ་མ་ཏོག་ཏུ་སྦ་ལ་ཆབ་གཏོར་དང་།། ཐྲུ་གཏོར་གཏོང་ཞིང་བདེན་བདར་ཡར་ངོ་ཡི།། ཚེས་གསུམ་ནས་བཟུང་ཟླ་བ་ཕྱུར་མགོ་ཆེ་བ་རེ་གཅིག་གཉིས་བསྟེན་ནང་ནུབ་རང་གི་དྲི་ཆུ་ཆུས་ཕྱལ།། ལྔ་རུ་འབྲུ་ན་ཞག་གསུམ་སྨན་མེད་བཞག། ཨ་རུ་༨སྨན་ཆེན་༨སློ་རྩི་༦རུ་ཏ་༣གྲུ༢།། ཙུ་༩ཀུར་༥ལི་༥ཀ་༥ཛྙ༣སུག་༢སྤོས་༧ཐལ་༧སོ༧།། རྒྱ་ཚྭ་༩གསེར་བྱེ་༢ཤོག་ཤིན་༨གི་ཕང་༨དང་།། གུ་གུལ་༨མུ་ཟི་༥དངུལ་ཆུ་༧སྦྱོར་[སྦྱར]བ་འདི།། ཟླ་འོད་ནོར་ཕྲེང་ཞེས་གྲགས་ཐྲུ་ནད་དང་།། གཟའ་སོགས་འབྱུང་པོའི་གདོན་ལ་བསྔགས་ཡིན།། ཡང་ན་དངུལ་ཆུ་རིན་ཆེན་བཙོ་བརྒྱད་གྲུམ་པོའི་ལེའུར་གྱིས།། ཐྲུ་ཡི་གདོན་འཇོམས་ཆུ་སེར་རྩད་ནས་སྐེམ།། རིལ་བུ་གྲུབ་ན་ཁྲུང་ལྷའི་རིལ་བུ་ནི།། མན་ངག་བཀའ་རྒྱ་མ་སོགས་གཞན་ལས་ཤེས།། རྗེས་སུ་སེང་ལྡེང་བདུན་དགུའི་སྨན་མར་སྦྱོར།། མ་ཐུབ་གནམ་ལྕགས་ཟིལ་པའི་བཤལ་གྱིས་སྦྱངས[སྦྱངས]།། ཡང་ན་གདོན་བཤལ་ཆེན་པོའི་ལྷན་ཐབས་སྤོས།། དཔྱད་དུ་གང་རྒྱས་རྩ་དང་ནད་དམིགས་སུ།། གང་ཉེའི་རྩ་ལ་ལན་གྲངས་མང་དུ་གཏར།། མུ་ཟི་རིགས་ལྔའི་ཆུ་ཚན་བསྟེན་པ་དང་།། གནོད་པའི་ཟས་སྤྱོད་སྤང་ཞིང་ཚེ་བསྲིང་ཐབས།། སེང་ལྡེང་[སེང་ལྡེང]སྨན་མར་བསྟེན་ན་ཚེ་རིང་འགྱུར།། ཐྲུ་གདོན་གསོ་བའི་ལེའུ་སྟེ་བརྒྱ་སོ་གསུམ་པའོ།། །།

ལེའུ་བརྒྱ་དང་སོ་བཞི་པ། རྨ་སྐྱི་བཅོས་པ།

རྨ་སྐྱི་རྒྱུ་རྐྱེན་གནས་ས་དབྱེ་བ་དང་།། རྟགས་དང་བཅོས་ཐབས་རྣམ་པ་དྲུག་གིས་བསྟན།།

མདའ་རྡེ་གྲུ་མདུང་རྭ་ཤིང་མཆེ་བ་མེས།། ལུས་ལ་བསྣུན་པས་གློ་བུར་རྐྱེན་རྨར་འགྱུར།།

གནས་ས་པགས་པ་ཤ་དང་ཆུ་རྒྱུས་རྩ།། ཚིགས་དང་རུས་པ་དོན་སྣོད་བརྒྱད་ལ་གནས།།

དབྱེ་བ་བཤུས་དང་གཤགས་དང་བཅད་པ་དང་།། རྣམ་པར་བཅད་དང་རབ་ཏུ་འཕྱང་བ་དང་།། ལྷུང་དང་གྲུམ་དང་ཕུག་པ་བརྒྱད་ཡིན་ནོ།།

དེ་རྟགས་གསོ་བ་དཀའ་སླ་བརྟག་པ་ནི།། གནད་ལ་ཕོག་པ་སྤྱི་རྟགས་ལྡོག་ཐབས་སྐྲངས།། ཁྱད་པར་རུས་གནད་གཉིང་ནས་ཟུག་གཟེར་དང་།། རུས་ཚད་སྐྱེ་ཞིང་དོན་གནད་གཟི་མདངས་འཆོར།། སྣོད་གནད་ཆུ་སྲི་རྩ་ཚད་སྐྱེ།། ཆུ་རྒྱུས་གནད་ཕོག་ཞ་རེངས་འགྱུར་བ་དང་།། མིག་དང་རྣ་བ་སྣ་སོ་མུར་གོང་བྲང་།། ནུ་མ་མཚན་ཁུང་ལྟེ་བ་རླིག་པ་ཚིགས།། དེ་ལ་སོགས་པའི་རྨ་རྣམས་གསོ་བ་དཀའ།། དེ་ལས་གོ་ལྡོག་ཟུག་མེད་དང་ག་བདེ།། ལུས་ཡང་བྱ་བའི་ལས་ལ་འཇུག་པ་དང་།། རྨ་མདོག་སྐྱོན་མེད་དམར་ཞིང་རེག་མི་བཟོད།། རྣག་མདོག་སྐྱ་ཞིང་ཤའུ་འབྲུམ་འཕྲོན་བཅས།། རྨ་ཁ་ལྟུགས་གཡའ་བསྐོར་བ་གསོ་བ་སླ།།

གསོ་ཐབས་དཔྱད་སྨན་ཟས་སྤྱོད་རྣམ་པ་བཞི།། དང་པོ་མཚོན་ཕོག་དུས་ནས་མཚོན་ཁྲག་དབྱུང་།། ཏ་ཙང་ཁྲག་མང་ཁྲག་གཅོད་གཅེས་པར་གསུངས།། དེ་ནས་ཕྱིང་པ་ཆུར་སྦངས་དཀྲིས་ལ་བསྡམ།། དེ་འོག་སྐྲངས་

པ་ཤོར་ན་འཛིབ་འདུལ་བྱ།། བསིལ་འཛིབས་མཚན་[ཚན]དང་སྲོ་ལོ་ཀྱི་ཀླེ་དང་།། ལུག་ངལ་པར་པ་ཏ་རྣམས་ཝོ་སྦྱར་དང་།། ཐོད་འཛིབས་ཆང་འགགས་སྤང་མ་མཁན་ཕབས་གཡེར།། ལྕམ་འབྲུ་བསྲོས་སོགས་རྨ་ཡི་ཚ་གྲང་འདྲི།། འོན་ཀྱང་རྨ་རྣམས་ཕལ་ཆེར་ཚ་བ་སྐྱེ།། འདི་ལ་གྲང་བ་འབྱུང་བ་ཉིན་སྐར་བཞིན།། སྐྲངས་པ་ཞི་ལ་གང་ཉེ་གང་རྒྱུས་གཏར།། རྣག་འགྲུགས་མེད་དང་སྟོང་སོགས་གནས་དེར་དབུག། རྣ་[རྨ]ཆན་ཡུན་རིང་འཚོར་མ་འདོད་བ་[པ]ལ།། ཁྲི་སྣུ་[སྣུ]བསྲེགས་གཞོབ་ཁྲིའུའི་ཚུ་སྦྱར་བྱུག། དེ་སྟེང་ཁྲི་བལ་དཀྲིས་ལ་ཞག་གསུམ་བཞག། རྨ་ལ་སྨན་དཔྱད་གང་བྱས་ཀྱང་།། ཡི་དྭགས་གནོད་བས་འཚོར་མི་སྟེར།། དེ་ལ་བྱ་རོག་བྲུན་བཏགས་པ།། དུ་བ་མེད་པའི་མེར་བསྲེགས་པའི།། དུད་པ་སྣ་དང་རྨ་ལ་བདུག། དེ་ཡིས་ཕན་པ་ཐེ་ཚོམ་མེད།། ཡོང་སྨན་བྲེ་གུ་སེར་ཐིག་གཙོར་སྐྱེད་ལ།། སྤལ་[སྦལ]རྒྱབ་མདུང་རྩེ་གངས་ཐིག་མཚལ་སྟག་ཤ། དོམ་མཁྲིས་ཨ་ཝ་རྗེ་རྒྱུས་མཐིང་རྒྱུས་མཉམ།། ཁ་འཛིན་བཟང་པོ་དྲུག་ནི་མཐུན་ཕྱེད་རེ།། ཆང་གི་[གིས]འཕྱུལ་བས་རྨ་རིགས་ཀུན་ལ་བསྡུགས།། ཙོང་ཞི་ཆ་དྲུག་རྒྱ་མཚལ་ཝོ་གསུམ་དང་།། སླ་རྩེ་གི་ཝཾ་དོམ་མཁྲིས་མདུང་རྩེ་དམར།། གུ་གུལ་གངས་ཐིག་སྤལ་[སྦལ]རྒྱབ་ཝོ་རེ་སྦྱར།། གཞན་ལ་མ་བསྟན་ཞིབ་བཏགས་ཕྱེ་མ་འདི།། ཐུས་པ་ཆག་པ་གྲུམ་པ་འཐེངས་པ་དང་།། གས་པ་གྲུགས་པ་ཝོམ་ལ་སོགས་བ་[པ]དང་།། ཤ་སྐྱོན་རྩ་སྐྱོན་ནང་དུ་ཐིག་བབས་དང་།། ཁ་ལྐུགས་གདོང་སྐྲངས་རྩ་རྒྱུས་འབྲུམས་ཀུན་ལ།། གསང་སྨན་དགུ་སྦྱོར་འདི་ནི་བདུད་རྩི་ལགས།། ཡང་ན་མཚན་[ཚན]དང་ཚ་ལ་དུལ་མ་སྦྱར།། རྨ་ལ་འདེབས་དང་ཡོང་དུ་བཏང་བ་ན།། བདུད་རྩི་ལྷ་བུ་ཡིན་པས་འདི་ལ་བྲིས།། གཉན་ཚད་སྐྱེས་ན་སྤང་རྩི་བཅུ་གཉིས་སྟེང་།། ཨ་ཝ་སེར་ཐིག་གཤའ་དཀར་བསྟན་ལ་བཏང་།། རྨ་སྦྱིར་ཟས་སྤྱོད་འཕྲོད་དང་མི་འཕྲོད་པ།། རྨ་གསར་

དུས་ན་ཁྲག་འཚོར་སྐྲངས་པའི་ཕྱིར།། ཆུ་དང་རྩམ་པ་བཀུག་སྟེ་སྦྱར་བྱ་སྟེ།། དར་མ་མཁྲིས་ཤས་ཆེ་ལ་ཞག་ལྔ་དགུག། བྱིས་པ་བད་ཀན་ཆེ་ལ་ཞག་གསུམ་སྟེ།། རྒས་སམ་ཉུང་ཁམས་ཅན་ལ་ཞག་གཅིག་གོ། དེ་ཡིས་སྐྲངས་པ་མི་རྒྱས་ཁྲག་མེ་[མི]སྐྱེ།། ཟུག་ཆུང་གནད་ལ་མི་ཉེ་ཁྲག་འཕྱོར་བྱེད།། རྨ་རྣམས་ཚ་བ་སྐྱེ་ཞིང་ཟུངས་དམའ་ན།། གསར་བཅུད་ཟས་ཀྱི་ལུས་ཟུངས་གསོ་བ་བསྟུགས།། ཤ་སྙིང་མར་སྙིང་ནང་ཁྲོལ་རྫེན་རིགས་སྤང་།། ཀུན་གྱིས་ཞི་དཀའ་རྩ་སྟོའི་ལམ་ནས་སྦྱང་།། སྤྱོད་ལམ་མེ་ཉེ་ཆགས་སྤྱོད་ཞེ་སྡང་རྟ།། གདོན་འགྲུལ་དྲག་ཤུལ་ལས་རྣམས་སྤང་བར་བྱ།། བྱེ་བྲག་བཅོས་ཐབས་བཤུས་ལ་དོམ་མཁྲིས་དང་།། གུར་གུམ་ཚ་ལ་སྦྱར་ནས་རས་སོགས་ཆིངས།། ཡང་ན་པགས་པ་སྦྱུར་[སྦྱར]ཏེ་རས་ཕྱིང་བཅིང་།། གཤགས་ལ་ཕན་ཚུན་སྤྱིན་ཆུ་ཕྱིང་དེབ་ལ།། སྟོད་སྨད་བར་གསུམ་སྒྲོ་ལུས་ཤིང་བྱང་བསྲམ།། ཞག་གསུམ་ཁ་ཕྱེ་རྨ་རྩི་བཏབ་ལ་འབྱུང་།། རྙིག་པ་རལ་ན་བཅོམས་ལ་རྐེད་ལ་བཅིང་།། ཤ་ཉིལ་དར་སྐྱུད་ཀྱིས་བཅིམ་[བཅོམ]ཕྱིང་དེབ་བཏང་།། ཤིང་བྱང་གིས་བསྲམ་བཅད་བཅོས་གཤགས་དང་འདྲ།། རྣམ་པར་བཅད་པར་རྟེལ་[རྡེལ]སྦྲབ་སྤྱིན་[སྦྱིན]འབྱར་གྱི།། ཟམ་བུ་བཏབ་སྟེ་ཤ་ཏུས་འཕྲུང་བ་ལ།། ཤས་ཆེར་ཆད་ན་བཅད་ལ་རྨ་སྨན་བཏབ།། ལྷུང་ན་ཁད་སྤུ་ཕྱིང་དེབ་ཤིང་བྱང་ལ།། འབྲེད་པས་བསྲམ་ལ་རྩ་ཚོད་རྒྱུ་མེས་མནན།། གྲུམ་པར་ཆག་པའི་འཆིང་འདྲ་ཕུག་པ་ལ།། རྨ་ཡི་གཏིང་དུ་ཆུ་སེར་མི་འཁྱིལ་བྱ།། རྨ་སྤྱི་གསོ་པའི་[བའི]ལེའུ་སྟེ་བརྒྱ་སོ་བཞི་པའོ།། །།

ལེའུ་བརྒྱ་དང་སོ་ལྔ་པ། མགོ་རྨ་བཅོས་པ།

མགོ་འགྲམས་ཀླད་ལྷུང་སྲུབས་ཞིག་གོམ་པ་འཁྱོལ།། མིག་འཛུམ་མི་ཤེས་སྐྱུག་ཅིང་མགོ་འཁོར་ཐེ།། བར་གྱི་རྒྱ་བེར་དེ་སྟེང་ཙ་ཚུ་ཚ།། མིག་དམར་སྣ་ཁྲག་འཛག་ཅིང་དང་ག་འགག། འོག་གི་ཀླད་འགྲུལ་དྲན་མེད་ཀླུགས་སམ་འཆལ།།

བཅོས་ཐབས་མགོ་ཡི་ཕྱོགས་བཞིར་ཁུ་ཚུར་སྟེང་།། ཐལ་མོས་བརྡབ་ཅིང་གན་རྐྱལ་ཉལ་རྐང་མཐིལ།། བརྡབ་ཅིང་ཚུད་ལ་མགོ་ལ་སྐྲུད་པས་བསྡམ།། སྨན་བཅོས་སྤྱི་ལྟར་གཞན་ཡང་མིག་ཐོན་ན།། མཐེབ་མོའི་ཤ་འོག་གིས་མནན་ནས་ཕར་དཀྲུ།། ཚུར་དཀྲུ་བྱའོ་རྣ་བ་འོན་ན་ནི།། ཛབས་རྣས་ཁྲག་ནི་ཅུང་ཟད་ལེན་ན་ཕན།། མ་ལེ་བུད་ན་གང་བུད་ཕྱོགས་ངོས་ཀྱི།། འགྲམ་གྱི་རུས་པ་འབུར་པོ་མཐེབ་མོས་གནོན།། ཨོལ་གོང་མཇུབ་མོས་བཏེན་ལ་གཞུག་པར་བྱ།། གཉིས་ཀ་བུད་ན་སྨན་པའི་མཐེ་བོང་གཉིས།། ནད་པའི་ཁ་ནང་བཙུག་ལ་སོར་མོ་བཞིས།། མ་ལེ་སྐྱོར་ཞིང་ཅུང་ཟད་ཐུར་དུ་འཐེན།། དེ་ནས་གྱེན་དུ་བཀན་ན་ཚུད་པར་འགྱུར།། ཚུད་པའི་མཚམས་སུ་མི་བཅའ་གདབ་པར་བྱ།། གཞན་ཡང་སུག་ཕྱི་སྣར་བཏབ་སྦྲིད་པ་འབྱུང་།། དེ་ཡིས་ཚུད་པ་མན་ངག་ཟུར་རྒྱན་ཡིན།། མགོ་སྐྱོན་ཀུན་ལ་སྟབ་སེང་ཆེར་སྟོན་ཐང་།། ཀུན་བྱེད་རྒྱལ་པོ་གངས་ཐིགས་༡ཕོ་མོ་འདྲེས་སྤྲུལ་[སྦྲུལ]རྒྱབ་༡མདུང་རྩེ་དཀར་སྐྲུག་༣ཅོང་ཞི་༡མཚལ༦།། གསེར་རྡོ་༡དངུལ་རྡོ་༡རྡོ་ཡི་༡རྒྱུས་པ་མཐིང་༡གཉིས།། ཁབ་ལེན་༡འབྲུག་རུས་༡ཨ་ཕ་༡ཉ་ཕྱིས་༡མི་ལ་བསྒྲིགས་

ཐལ་དང་།། གུར་གུམ་༔མི་༔དོམ་མཁྲིས་པ་༔ཨ་བི་ཁ༔།། ཙུ་གང་༔ཚེར་སྔོན་༔ཏཙ་པ་པ་ཊ་པགས་༔དང་།། ས་འཛིན་༔དར་ཡ་ཀན་༔དང་འབུ་སུ་ཏང་༔།། འཇུ་རྩི་ཟེ་རྩྭ་༔དར་སྨན་༔ཚ་ལ་སྦྱར་པའི་[བའི]ཉི་ཤུ་དྲུག། ཞིབ་བཏགས་ཆང་གིས་འཕྲུལ་པའི་[བའི]ནུས་པ་ཡིས།། ཤ་ལྷགས་[ལྤགས]རྩ་རུས་རྒྱུ་རྒྱུས་ལ་སོགས་པའི།། རྨ་ཀུན་གསོ་བར་བྱེད་བའི་[པའི]བདུད་རྩི་སྟེ།། ཁྱད་པར་མགོ་ཡི་རུས་སྐྲོན་ཆེ་འབྲིང་ཆུང་།། གླད་པ་རལ་དང་མཚོ་འཁྲོམས་ཕྱི་བཙན་སོགས།། ཤ་རུས་རྩ་དང་གླད་པའི་ཐིག་ཀུན་སྦོམ།། མཆོག་ཏུ་བྱང་ཁོག་སྟོད་སྨད་རྨ་ལ་བསྟགས།། རྩ་ཐིགས་དོན་ཐིགས་མདེ་ཐོགས་མ་ལུས་སེལ།། རྨ་ཚད་ཆེ་དང་སྲིན་བསྡེབས་བཟེར་[གཟེར]འཁྲིག་ན།། འགྲམས་ཚད་སྐབས་ཀྱི་ཏོང་ལེང་དྲུག་པ་ལ།། སྟབ་སེང་ཚེར་སྔོན་བསྣན་པའི་ཐང་བཏང་ཞིང་།། ཁ་བསྒྱུར་རྨ་སྤྱིའི་སྐབས་ཀྱི་བསྣན་པའི་སྤང་རྩི་བཙུ་གཉིས་དང་།། ཀུན་བྱེད་རྒྱལ་པོ་ལྟག་པ་སྦྲིད་ལ་བཏང་།། རྨ་ལ་འདེབས་སྨན་གུར་གུམ་ཙུ་གང་དང་།། དོམ་མཁྲིས་ཚ་ལ་དུལ་མ་ཨ་ཙུ་རྩི།། སྤལ་[སྤྲལ]རྒྱལ་མཚལ་དང་སྟག་ཤའི་ཁྲེ་མ་བཏབ།། རྨ་ཀུན་གསོ་པར་[བར]བྱེད་པའི་འདེབས་སྨན་མཆོག། ཡང་ན་རྨ་སྤྱི་སྐབས་ཀྱི་འདེབས་སྨན་རུང་།། གཞུང་ཆེན་རྣམས་ལས་མི་བཙའ་གསུངས་གཞུང་བལྟ།། རྒྱ་སྤུབས་ཞིག་ན་རྒྱ་ཆིངས་བསྟམ་པ་བཻ་ཏཱུར་[བཻཌཱུརྱ]ལས་ཤེས་གཅེས།། རྨེན་པ་བྱུང་ན་ལྡོང་རོས་ཡུང་སྐྱེར་དང་།། ཚོས་བཙོད་བ་བླ་སྤྲང་[སྦྲང]སྦྱར་བྱུག་པ་དང་།། མགོ་རྨར་སྐྲ་སྐྱེ་འདོད་ན་བ་ལང་རྣ།། རུས་པ་རྨིགས་པ་སྤུ་ལྷགས་[ལྤགས]ཐལ་བ་[པ]རྣམས།། ཏིལ་མར་སྦྱར་བ་བྱུགས་ལས་སྐྱེ་བར་འགྱུར།། ཟས་ནི་ཤ་མར་རྙིང་རུས་ཚྭ་བོ་སྤང་།། གསར་བཅུད་རིགས་རྣམས་ཙུང་ཟད་རིམ་

པས་གློད།། སྦྱོད་ལམ་མེ་དང་ཉི་མ་ཉིན་མོའི་གཉིད།། ཉལ་པོ་དྲག་ཤུལ་ལས་དང་བང་འདེགས་སྤང་།། བསིལ་དྲོད་སྐོམས་པའི་གནས་སུ་དལ་བར་བསྟད།། མགོ་རྨ་གསོ་བའི་ལེའུ་སྟེ་བརྒྱ་སོ་ལྔ་པའོ།། །།

ལེའུ་བརྒྱ་དང་སོ་དྲུག་པ། སྐྱེ་རྨ་བཅོས་པ།

སྐྱེ་རྨ་ཆུ་རྒྱུས་ཤ་རྣམས་འབྲིལ་པས་གནོན།། ཨོལ་གོང་མིད་པའི་པར་[བར]ན་སྙིང་རྩ་ཡོད།། དེ་ཡི་གཡས་གཡོན་གཉིད་ལོག་རྩེ་འདྲ་ཡོད།། དེ་ནས་ཕྱིར་ཕུན་རྩེ་ནག་ཡང་རྩེ་ཆུང་།། དེ་རྣམས་རིམ་བཞིན་ཤ་སྤུག་ཁྲག་ཆོད་དཀའ།། དེ་ལ་མདོད་དུ་གོང་འོག་མེ་བཙའ་གདབ།། ཁྲག་མ་ཐུབ་ན་རྨ་ལ་རྒྱ་ཁྲིམ་ཡན་ལག་གི་སྐབས་ལས་ཤེས་བཅའ།། མཁྲིས་སྣ་ཀ་ར་དཀར་པོ་སྦྱར་ལ་བཏང་།། ལྷག་པ་ཆུ་པའི་[བའི]གཡས་གཡོན་གཉིས་ན་མར།། ཆུ་རྩ་སྒྲུ་གུ་ཅན་དེའི་ཕྱི་མཆོན་གང་།། ཆུ་རྩ་སྒྲིལ་མ་ཡོད་དེ་གཉིས་ཆོད་ན།། གཉའ་རེངས་སྨད་འཕྱེས་དྲི་ཆུ་འགགས་ན་འཆི།། རྣ་ཤལ་འོག་ན་ཆུ་རྩ་རཏྣ་ཡོད།། དེ་ཆོད་ལག་པ་བཤལ་སྦྲིད་བྱ་བ་ཉམས།།

དེ་དག་བཅོས་ཐབས་གོང་འོག་མེ་རྒྱས་གདབ།། རྨ་ལ་ཨ་ས་སྨུམ་ནག་ཚན་དོས་གདུག། སྨད་འཕྱེས་སླ་རིལ་བཙོས་པའི་ལུམས་སུ་གཞུག། གཉའ་རེངས་ལག་ཞ་བདུད་རྩི་ལྔ་ཡི་ལུམས།། དྲི་ཆུ་འགག་ན་རྒྱ་ཚ་གསེར་བྱེ་དང་།། ཤིག་སྲིན་ཉེ་དགའ་སྦྱར་པའི་[བའི]ནི་ཙུས་དྲངས།། ནང་རྩ་བཅུ་གསུམ་ཆོད་ན་དྲི་ཆུ་སྦོམ།། ཡན་ལག་གཅུད་ལ་བོར་ཉམས་ལོག་པར་འཛིན།། ཁ་ཁ་ལྕེ་སྐམ་གདོང་སྨུམ་མིག་སྤྲིན་སེར།། མགོ་འཁོར་ཟས་སྐྱུགས་མཁས་ཀྱིས་བཅོས་སུ་མེད།། རྒྱངས་ཤ་ལས་བྱེད་ཆད་ན་ཨ་ས་བདུག། ཨོལ་གོང་མིད་པ་རྐྱེད་དུ་ཆད་ན་འཆི།། གཤགས་ན་མཁྲིས་པ་གཏབ་ལ་རྒྱས་པས་བཙེམ།། སྐྱི་དཀར་སྤྲིན་ཆུ་བག་འདག་ཕྱིང་པས་ལྟིམ།། ཟས་སྐོམ་བསིལ་ལ་འཛམ་པའི་ནུར་ཐུག་བཏང་།། ལྷག་པའི་ཆུ་ལེབ་ཆོད་ན་ཨ་ཙང་ཆེ།། གཤགས་ཀྱང་ཕོག་སྔ་འགྱེལ་སྔར་འགྲོ་བ་ཡིན།། ལུས་

པོ་ཐག་པས་བཅུད་ལ་བོར་བ་འདྲ།། མཁྲིས་སྣ་ཤུ་དག་རྗེ་རྒྱུས་ཨ་རའི་ཐལ།། ཁུར་ཝེ་ཁྲིའུ་འཕྲུང་ནུ་ཝོའི་ལྡེ་གུ་ཡིས།། ཆུ་བའི་ཞྭ་གཡོག་སྐྱི་དཀར་སྐྱིན་ཆུས་ལྡེམ།། ཉལ་འདྲེས་མི་བྱ་ཙོག་གེ་བསྲེད་ལ་གསོ།། མདོར་ན་ཏུས་མགོ་རྩ་གཉན་བྱུང་ཁོག་དང་།། ཤ་དང་ཆུ་རྒྱུས་ཡན་ལག་ཚུལ་འཆོས་སོགས།། གསུམ་འཛོམ་བསིལ་དྲོད་སྙོམས་པས་བཅོས་བྱ་ཞིང་།། ཁོང་དུ་རྗེ་སྨན་ཀུན་བྱེད་རྒྱལ་པོ་ཤིས།། ཟས་སྤྱོད་མགོ་དང་བྱུང་ཁོག་ཡན་ལག་བཞིན།། རིགས་པས་སྦྱོར་ལས་འདི་ཏུ་མ་སློས་སོ།། སྐེ་རྨ་བཅོས་པའི་ལེའུ་སྟེ་བརྒྱ་སོ་དྲུག་པའོ།། །།

ལེའུ་བརྒྱ་དང་སོ་བདུན་པ། བྱང་ཁོག་བཅོས་པ།

བྱང་ཁོག་དང་པོ་ཡུལ་ཐིག་བསྟན་པ་ནི།། བྱང་ཁོག་སྟོད་སྨད་མཆིན་དྲིས་དབྱེ་བ་སྟེ།། ལྟེན་ཊུས་འབྲིལ་མཚམས་ཚིགས་པ་བཅུ་གསུམ་པར།། ཆུ་བབས་ཐིག་གདབ་མཆིན་དྲི་ནག་པོའི་ཡུལ།། ཚིགས་པ་བརྒྱད་ནས་རྩིབ་རིང་གྱེན་མཚོན་གང་།། ཡོལ་གྱིས་བཅད་པ་མཆིན་དྲི་དཀར་པོའི་ཡུལ།། མཆིན་དྲི་ཁྲུག་པ་བརྒྱད་དང་བཅུ་གསུམ་པར།། བརྩེ་[རྩིབ]སྙིང་དཀར་ནག་མཚམས་ཏེ་ཁྲ་པོར་[བོར]འདོད།། སྟོད་སྨད་དོན་སྣོད་ཡུལ་སྐལ་ཐིག་གིས་བཅལ།། བད་[ཁད]སླམ་སྟན་ལ་ལུས་བསྲུང་སྐྱིལ་ཀྲུང་འདུག། མདུན་རྒྱབ་དཔུང་འཇུམ་གཉིས་སུ་གནམ་ཐིག་གདབ།། ཨན་སྟོང་གཞུག་ཆུང་སྐེ་སྟོང་མཚན་མའི་སྙིང་།། མདུན་རྒྱབ་གཉིས་སུ་མ་འདྲུས་གཞུང་ཐིག་གདབ།། སྟོད་ན་གློ་བ་མ་བུ་སྙིང་དང་གསུམ།། གློ་མ་རྒྱབ་ལ་སྙིང་དང་བུ་རྣམས་མདུན།། ཚིགས་བ་[པ]བཞི་ནས་གྱེན་གསེགས་ཆག་གངས།། བརྒྱད་ནས་ཐུར་གསེགས་མཇུབ་གང་བཅལ་པའི་སར།། གྲུ་བཞིར་ཐིག་གདབ་དེ་ཡི་གྲྭ་བཞིར་བཅད།། དབུས་མ་སུམ་ཆ་སུམ་གཉིས་དེ་དབུས་བཅལ།། སྟག་མགོ་སྣང་རྩིབས་གཤམ་དང་ཟགས་སྣ་ལྗི།། གློ་བ་མ་ལྗིའི་ཡུལ་དུ་འདོད་པ་ཡིན།། ནུ་མ་གཉིས་ནས་སྐེ་སྟོང་སོར་བཞིའི་འོག། གྲུ་གསུམ་ཐིག་གདབ་དབུས་ན་རྒྱལ་པོ་སྙིང་།། མཛོ་སྣ་དང་ནི་བྱེ་སྐབ་ཐུགས་ཁབ་དང་།། རྟེ་མིག་དགྲ་ལྡེ་བུ་ལྗི་སྙིང་ལ་བསྐོར།། གློ་བུ་སྙིང་གི་ཡུལ་དུ་འདོད་པ་ཡིན།། ནུ་མ་གཉིས་ནས་ཕྱིར་ལ་སོར་གཉིས་བཅལ།། དེ་ནས་སྐེ་སྟོང་ཙ་ར་ཁྲུང་དུ་གདབ།། གློ་བ་མ་ཡི་མཐའ་ཆག་གནས་པ་ཡིན།། ཡུལ་ཐིག་དེ་ཡི་སྙིང་འོག་སྟོང་པར་གནས།། ནུ་མ་བྲང་དཀྱིལ་ཐིག་ཚད་ལྟེན་

སྣ་ནས།། ཕོ་བའི་ཟུར་འཛིན་དེ་ནས་ལྟེ་བར་གདབ།། དཔངས་སུ་སོར་བརྒྱད་ཞེས་[ཞེང]སོར་བཅུ་གཉིས་ཏེ།། ཟས་སྣོད་ཕོ་བའི་ཡུལ་དུ་བཤད་པ་ཡིན།། ལྟེན་ཙུས་ཚིགས་པ་བརྒྱད་ནས་གཡས་ངོས་སུ།། མཚོན་གང་གྲི་མོས་གར་སློབ་མཆིན་པའི་ཡུལ།། རྩིབ་ཐུང་གཡོན་ནས་ཕོ་ཟུར་མཇུབ་བཅས་པའི[བཅལ་བའི]།། དཔངས་སུ་སོར་ལྔ་མཆེར་བའི་ཡུལ་དུ་འདོད།། ཕོ་གསང་དབུས་ན་གཡས་སུ་སོར་བདུན་ན།། དཀྱུས་སུ་སོར་དྲུག་ཞེང་གསུམ་མཁྲིས་པའི་ཡུལ།། ལྟེ་བའི་གོང་འོག་མཚོན་རེ་དཀྱུས་མཚོན་བརྒྱད།། ལོང་གི་ཡུལ་ཡིན་ཁྲག་ལོང་གཡས་ན་གནས།། སྲིན་ལོང་གཡོན་ལ་རྩམ་ལོང་དབུས་ན་གནས།། དེ་འོག་མཚོན་དོ་རྒྱུ་སྣོད་རྒྱུ་སྨད་ཡུལ།། དེ་འོག་ལྷང་པ་མདུན་ལ་གཉེ་མ་རྒྱབ།། ཚིགས་པ་བཅུ་བཞིའི་གཡས་གཡོན་སོར་བདུན་དང་།། དཔངས་སུ་སོར་ལྔ་མཁལ་མའི་ཡུལ་སྐལ་ཡིན།། བསམ་སེ་ཚིགས་པ་བཅུ་གསུམ་འོག་ན་གནས།། དེ་ལྟར་ཡུལ་གྱི་ཐོབ་སྐལ་སོ་སོར་བསྟན།།

འབྲེལ་པ་[བ]རྩ་ཡི་གནས་ལུགས་ཕྱི་ནང་གཉིས།། ནང་རྩ་སྲོག་རྩ་དཀར་ནག་སྟོང་པ་[པོ]སྟེ།། སྐལ་པའི་ནང་གཞུང་ཐང་ཤིང་བསླང་བ་འདྲ།། དེ་ལས་ཡལ་གའི་རྩ་ཕྲན་ཀུན་ཏུ་གྱེས།། ཚིགས་པ་གསུམ་ནས་རྩ་གསུམ་མདུན་དུ་འབྱུང་།། དབུས་ཀྱི་རྩ་ལ་སྙིང་ནི་འབྲས་བུའི་ཚུལ།། དཀར་ནག་མཚམས་ཀྱི་སྲུལ་གསུམ་ཡོད་པའི་ནང་།། རྩ་ལྔ་རླུང་རྩ་གཏེ་ཀ་དེ་དབུས།། རླུང་ཁྲག་འདྲེས་པའི་རྩ་བཞི་ཕྱོགས་བཞིར་གནས།། གཡས་གཡོན་རྩ་ནི་སློ་བུ་གཉིས་ལ་ཟུག། སློ་ཡི་ནང་རྩ་སོག་ཕོན་ལྷགས་[ལྷགས]གཡོགས་འདྲ།། གསོབ་པས་འཇུག་སླ་མང་བས་ནད་གདོན་དཀའ།། སྲོག་རྩའི་ཡལ་ག་རྣམ་གཉིས་ལག་པར་རྒྱུ།། གཅིག་ནི་ཕྱིར་མཆན་ངོས་རྒྱུ་རྟུལ་འདུ་དང་།། གཅིག་ནི་ནང་སོང་གྲུ་ངོར་ལི་ཁ་དང་།། དེ་གཉིས་འདུས་པ་རླུང་རྩའི་འཁོར་ལོ་སྟེ།། གཅིག་ནི་ཙུས་འབུར་བལྟ་རྩའི་སྙིང་རྩ་དང་།། མཇུབ་

ཆུང་འོག་ཏུ་སོང་པས་འགྲུལ་རྩར་གྲགས།། གཅིག་ནི་ཆུ་བའི་གསེབ་འཕར་ལྣ་རྩ་དང་།། སྲིན་ལག་བསྐུམས་ནས་གར་སླེབ་མྱུར་བ་སྟེ།། ཅིག་ཤོས་དང་འདུས་མེ་ཡི་འཁོར་ལོ་ཞེས།། རྩེ་ནག་གཉིད་ལོག་རྩ་གཉིས་མགོ་ལ་གྱེས།། སྤྱི་བོར་འདུས་པ་ཚངས་པའི་འཁོར་ལོར་གྲགས།། ཚིགས་པ་དགུ་ནས་རྩ་གཅིག་མཆིན་པར་ཟུག། མཆིན་པའི་ལུང་ཆེན་མཆིན་དྲི་ནག་པོར་འབྲེལ།། དེ་བཞིན་བཅུ་གཅིག་མཆེར་པ་བཅུ་བཞི་མཁལ།། བཅུ་གསུམ་གཡོན་ཕྱོགས་བསམ་སེར་འབྲེལ་པར་རྒྱུ།། བཅུ་བཞི་པ་ནས་སྲོག་རྩ་གཉིས་སུ་གྱེས།། གཅིག་ནི་སྣེ་སར་དོན་པ་མིག་དམར་ཅེས[ཞེས]།། གཅིག་ནི་དཔྱི་དང་སྣེ་སའི་བར་ན་རྒྱུ།། ཞུས་མོའི་གནན་གོང་འདོམ་པ་ཆུའི་འཁོར་ལོ།། དེ་ནས་གཅིག་ནི་སྨན་ཁུང་རྩ་ཐག་དང་།། ནང་ལོང་དོན་པ་ལྟགས་ཀྱི་སྲིན་མ་དང་།། ཐང་པའི་མཐིལ་དུ་བཞག་འདྲ་ཞེས་སུ་གྲགས།། གཅིག་ནི་ངར་གདོང་གསེར་རྩ་ཀ་གདུང་སྟེ།། དེ་ནས་བོལ་གོང་འགྲུལ་རྩ་ནག་པོ་དང་།། ཐང་མཐིལ་དོན་པར་མཐིལ་འཁྱིལ་ཅེས་གྲགས་ཏེ།། ཅིག་ཤོས་དང་འདུས་ཀུན་གཞིའི་འཁོར་ལོ་ཞེས།། དེ་ལས་གྱེས་པའི་དོན་སྣོད་ནང་རྩ་རྣམས།། འབྲལ་འབྲེལ་མང་བས་ཐག་པ་འཛིངས་པ་འདྲ།། ཕྱི་རྩ་བྱང་ཁོག་སྣོད་ལ་སྙིང་རྩ་དྲུག། བྲང་ཐུས་གཡས་གཡོན་ནུ་མདུན་མཚོན་དོ་ན།། སྙིང་རྩ་ཕྲ་ཁབ་ཐོང་གར་ཁབ་བཙུགས་འདྲ།། སྲོག་ཐུས་དཀྱིལ་ནས་ཐུར་དུ་མཚོན་གང་ན།། སྙིང་རྩ་དངུལ་གྱི་འབུ་ཐུ་གཟེར་བཏབ་འདྲ།། ནུ་མའི་སྟེང་འོག་མཚན་[མཚོན]རེ་བུ་རྩ་ཡོད།། གློ་བ་མ་བུའི་ཕྱི་རྩ་ཉེ་ཤུ་བཞི།། གློ་མ་རྩིབས་ལས་བྱུང་བའི་ཚིགས་འགྲམས་གཉིས།། ཚིགས་པའི་གཡས་གཡོན་མཚོན་རེ་ཕྱུན་རེ་ན།། ཀུན་ཏུ་རྒྱུ་སྟེ་བཞི་པའི་ཐད་ཀར་གནན།། དེ་ལས་བཞིར་གྱེས་གཉིས་ནི་བྲང་དུ་འགྲིམས།། གཉིས་ནི་ལྟག་ཆུའི་འདབས་ནས་མགོ་ལ་འགྲོ།། རྩ་དེ་མཆིན་དྲི་ཡན་ཆད་གློ་བ་དབང་།། མན་ཆད་

མཁལ་མའི་རྩ་ཡིན་བཅུ་བཞི་པའི།། ཐད་ཀར་མཁལ་མའི་རྩ་ནག་ཅེས་སུ་གྲགས།། དེ་ནས་བཞིར་གྱེས་གཉིས་ནི་དཔྱི་སྟེང་དོན།། དཔྱི་ཡི་ཁ་གཟར་མཁལ་རྩ་ན་གུར་གྲགས།། བརླ་སྐང་སྐེ་ས་བརྒྱུད་ནས་ལྷང་པར་འབྲེལ།། གཅིག་ནི་བརླ་སྐང་སྟེང་བརྒྱུད་ཙུས་ཞེན་ཞེས།། རྩ་གཉིས་བཅུ་བཞིའི་ཐད་ནས་ཐུར་དུ་བྱུང་།། མཐུག་ཐུང་བརྒྱུད་ནས་བརླ་ཡི་ཕྱི་སུལ་རྒྱུ།། མཁལ་རྩ་རྐང་འདྲིགས་ཞེས་སུ་གྲགས་པའོ།། སྙོ་མ་སྐང་ལས་བྱུང་བའི་ནང་རྒྱུག་གཉིས།། ཚིགས་པ་དྲུག་པའི་སོར་ལྔའི་ས་ན་གནས།། སྙོ་མ་སྟག་མགོ་ལས་བྱུང་གྲོག་རྐེད་གཉིས།། ཚིགས་པ་བརྒྱད་པའི་སོར་བདུན་ས་ན་གནས།། སྙོ་མ་ཟགས་སྣ་ལས་བྱུང་སྐེ་དོར་གཉིས།། ཚིགས་པ་བཅུ་པའི་ཆག་གང་ས་ན་གནས།། སྙོ་ཆེ་ཟགས་སྣ་ལས་བྱུང་སྐེ་དོར་གཉིས།། ཚིགས་པ་བཅུ་བའི་ཆག་གང་ས་ན་གནས།། སྙོ་མ་གཤམ་ལས་བྱུང་བའི་འགྲེང་བུ་གཉིས།། ནུ་མའི་ཐད་དྲང་སྒྲོག་ཙུས་འོག་ཏུ་འགྲོ།། སྙོ་བུ་ཐུགས་ཁབ་ལས་བྱུང་ཕྱིར་རྒྱུ་གཉིས།། ནུ་མཆན་མཚོན་རེའི་ས་ནས་སྒྲོག་ཆར་འགྲོ།། སྙོ་བུ་མཛོ་སྣ་ལས་བྱུང་བསྣོལ་མ་གཉིས།། ཕྱིར་རྒྱུག་རྩ་ནས་སྒྲོག་ཆར་གཡས་གཡོན་བསྣོལ།། སྙོ་བུ་བྱ་སྐབ་ལས་བྱུང་གཟེར་མགོ་གཉིས།། མཆན་འོག་ཕྱི་ནང་གྱེན་ཐུར་ཆག་གང་སར།། སྙོ་བུ་དགྲ་ལྷེ་ལས་བྱུང་ཟངས་མ་གཉིས།། མཆན་ཁུང་འོག་ནས་རྩིབ་རིངས་སྟེང་དུ་འགྲོ།། སྙོ་བུ་རྟེ་མིག་ལས་བྱུང་སྔོན་བུ་གཉིས།། སོགས་[སོག]པ་མེ་ལོང་དཀྱིལ་གྱི་འོག་ན་གནས།། མ་བུ་སྒྲོག་པ་ཁུང་འཛིན་ཁུག་པ་གཉིས།། དཔུང་ཚིགས་ཆག་གང་ཞུ་བྲུར་ཁ་ལ་བཀལ།། ཚང་ཚིང་ལས་བྱུང་སྙོ་རྩ་དུང་འབུད་གཉིས།། དཔུང་པའི་ནང་ངོས་ཆག་གང་ས་ན་གནས།། མཆིན་རྩ་ཤ་ཏུ་སོན་ཏུ་རྣམ་པ་གཉིས།། ལྕེན་སྣ་ལས་བྱུང་ནུ་མདུན་མཚོན་དོའི་སར།། ཡར་ལ་ཆག་གང་ས་ནས་གཉིས་སུ་གྱེས།། རྩ་གཉིས་དཔུང་པ་རྩ་གཉིས་རྣ་རྒྱབ་རྒྱུ།། མཆེར་རྩ་བྱ་རྐང་རྟ་

ཤའི་གསེབ་ན་གནས།། མཁྲིས་རྩ་ཆུ་མིག་གློ་ཡི་ཚང་ཚོང་གསེབ།། གསེར་གྱི་ག་བ་དཔུང་སོགས་པར་[སོག་བར]ན་གནས།། ཕོ་རྩ་སྤྲུལ་[སྦྲུལ]མིག་ག་བ་ཕོང་རྫེད་གསུམ།། སྦྲུལ་མིག་ལྟེན་སྣའི་གཡས་གཡོན་མཆོན་རེའི་སར།། ག་བ་ཕོ་དཀྱིལ་གཡས་གཡོན་སོར་གསུམ་ན།། ཕོང་རྫེད་ལྟེ་བའི་གྱེན་མཆོན་གང་ན་གནས།། ལོང་རྩ་ལྟེ་ཟུར་གཡས་གཡོན་མཆོན་རེ་ན།། རྒྱུ་རྩ་དེའི་མཇུག་སྟེ་ཁུང་གཉིས་ན་འཁྲིམས།། རྒྱུ་ལོང་ནང་རྩ་འཁྱིག་མཚམས་རྒྱུ་ཆོལ་འབྲེལ།། བསམ་སེའི་རྩ་ནི་དཔྱི་ནས་སྟེ་སར་རྒྱུ།། ལྷང་བའི་ཆུ་རྩ་སྲོག་རྩ་སྲིད་རྩ་གསུམ།། མཚན་དབྲག་བར་གྱི་དབུས་དང་གཡས་གཡོན་གནས།། དེ་ལྟར་བཤད་པའི་རྩ་རྣམས་ཅད་གྱུར་ན།། ཕལ་ཆེར་འཆི་ཞིང་བཙན་བརྟུངས་ཐིགས་སུ་འགྱུར།། དོན་སྣོད་ཕར་ཆེར་འགྲམས་ཆེན་སྲོག་འཁྲོག་པས།། བཞག་གོ་དགོས་ན་གཞུང་ལྟོས་ཙུང་ཙམ་ནི།། སྙིང་ཆོལ་འགྲམས་ན་བརྒྱལ་འབོག་དངངས་འདར་ཞིང་།། ཆུ་གཏོར་ཁྲུས་གདབ་བསྐུ་བྱུག་འོ་དྲོན་བཏིག། དེ་རྗེས་གྲུངས་ནས་དྲུན་གསལ་གསོ་སླགས་ཡོད།། གློ་ཕུག་གློ་ལུ་མི་ཤེས་ཟ་ཟེ་སྣྲ།། དབུགས་ནི་ཉེ་མས་འཚོག་པའི་ཁྲི་དང་འདྲ།། རྨ་ནས་དབུགས་འབྱུང་ཁྲག་ལྦུ་ཅན་དུ་སྐྱུག། མཆིན་འགྲམས་མིག་དམར་མདོག་སྟོ་འཕྲུན་པ་འབྱུང་།། གདོང་སྐྱུམ་འགྱུལ་ན་རྩ་རྒྱས་ལྡང་དུབ་བྱེད།། མཆེར་འགྲམས་ཁོང་སྟོ་འབྲུ་འམ་ཡང་ན་འགག། གཡལ་སྒྲིད་མཆུ་ཉིལ་སྐྱ་དང་གདོང་མིག་ལ།། ནག་ཐིག་འབྱུང་པོ་མཁལ་འགྲམས་ལུས་པོ་ལྡི།། རྐང་ལག་སྟུད་དཀའ་ཆུ་སྲི་རྣ་བ་འོན།། མཁྲིས་འགྲམས་མིག་ཆུ་ཤ་མདངས་སེར་པོར་འགྲོ།། ལོང་འགྲམས་ཁྲག་ཙུལ་འབྲུ་སྐྱུག་ཞག་དགུ་འཆི།། སྲིན་ལོང་སྲིན་བུས་འབྲུ་སྐྱུག་སླང་ཐབས་འབྱུང་།། ལོང་ཐེར་ལྟོ་སྒོ་[སྒྲོ]དྲི་ཆུ་སྲི་བར་བྱེད།། མཉེ་[གཉེ]མ་འགྲམས་ན་སྲིན་བུ་གྱེན་ཐུར་འབྱུང་།། རུས་འདེབས་ཐལ་མོ་རྗེབ་ན་གཅིག་ན་འཆི།། གཞང་འགྲམས་

དྲི་མ་ལྷུག་གམ་སྟོམ་སོར་བཞི།། མན་ཆད་ནག་པོ་འཚོ་དཀའ་ཡན་ཆད་དཀར།། རྒྱུ་མ་འགྲམས་ན་ཁ་ཁ་ཚ་བ་སྐྱེ།། རྒྱུ་མ་གཟེར་ལ་འཁྲུ་ཞིང་མིག་ཆུ་སེར།། ལྷང་བ་འགྲམས་ན་དྲི་ཆུ་སྲི་འམ་ལྷུགས།། བསམ་སེ་འགྲམས་ན་ལུས་སྨིད་གན་རྐྱལ་འགྱེལ།། འདྲི་ལྟོག་བྱེད་ཚབས་ཆུང་ན་འཚོ་བ་ཡོད།། མཆེར་པ་རྒྱུ་ལོང་ལྷང་བ་བསམ་སེ་སོགས།། རྩ་རྣམས་རང་རང་རྟགས་དང་ཁྱད་པར་མེད།།

བཅོས་ཐབས་འགྲམས་བཅོས་ལེའུར་ཤེས་པ་དང་།། གྲི་མདུང་མདའ་ཡིས་གཤགས་བཅད་ཕུག་པའི་རྨ།། མོད་དུ་ཁྲག་འཚོར་བྱུང་ན་འཚོ་བ་སླ།། ཉེས་པའི་རྩ་བ་ཁྲག་ཡིན་ཕོབ་[ཕོག]མ་ཐག། རྨ་ཁ་རྨ་ཡི་སྟོད་སྨད་གཉིས་ཀ་བཅིངས།། སླ་ངའི་ནང་དུ་བཞག་ལ་བརྟོན།། དེ་ཡིས་མ་ཐོན་ཟབ་རྣས་དྲངས།། དེ་ནས་མར་སྦྱིན་ལྟོ་བཀུག་བྱ།། ཐུར་བསྟན་འཚམ་པར་བཅད་དགོས་སོ།། རྨ་ལ་ཕྱིང་པ་ཆུར་སྤྲངས་[སྦྲངས]སྣྲན་སྟོམ་བྱ།། གུར་གུམ་རྒྱ་སྐྱེགས་མཁྲིས་སྣ་ཙུ་གང་དང་།། ཡུག་ཤིང་ཁཎྜའི་མགྱོགས་མེ་སྨན་བསྙེན་པར་བྱ།། ཉེ་མ་ལྷ་ཡི་ཕྲེ་མ་སྦྱར་བ་ནི།། བསེ་རུ་དཀར་པོ་གུ་དོར་རྣམ་པ་ནའི་ཉེ་མ་གཉིས།། ཙན་དན་དཀར་དམར་ཤིང་གི་ཉེ་མ་ཨ་རུ་གསེར་མདོག་དང་།། ཙུ་གང་གུར་གུམ་ཛྙཿ་ཏི་གུ་གུལ་དཀར།། ཐལ་ཀ་རྡོ་རྗེ་སོ་མ་ར་ཛ་རྩིའི་ཉེ་མ་དང་།། ལི་ཁྲི་རྡོ་མཁྲིས་རྡོའི་ཉེ་མ་ཟབ་འོག་འགྲོན་ཕུར་ཐལ་བ་ཐལ་བའི་ཉེ་མ།། ཞིབ་བཏགས་ག་ར་དཀར་སྦྱར་སེང་ལྡེང་དང་།། བྲག་ཞུན་བ་ཆུར་སྤྲངས་[སྦྲངས]པའི་དངས་[དྭངས]མས་དབུལ།། འདི་ཉིད་ཁྲག་གི་དུས་ནས་བསྙེན་བྱས་ན།། ཉེ་མ་ལྷ་ཡིས་རྒྱ་མཚོ་སྐམ་པ་ལྟར།། ཁྲག་དང་ཆུ་སེར་རྣག་གི་རྒྱ་མཚོ་སྐེམས།། དང་པོ་ཞག་བདུན་ཞུགས་པ་ཁྲག་གི་དུས།། བར་དུ་ཞག་བདུན་རྒྱས་པ་ཆུ་སེར་དུས།། ཐ་མ་ཞག་བདུན་སྨིན་ན་རྣག་གི་དུས།། གཏར་སྲེག་ནད་དམིགས་ཡུལ་དུས་སྐབས་ཐོབ་སྦྱར།། གཉེ་མའི་བཅོས་ཐབས་ལོང་དང་

ཁྲིད་པར་མེད།། དོན་སྟོད་རང་རང་ལེའུ་ལས་བསྟན་པ་དགོས།། སྨྲ་མཆིན་ཡར་ཡོག་མགོ་འཐོམ་སྨྲ་བ་ཞན།། གཞན་ཞིག་མཆན་ནས་བཏེགས་ཏེ་སྲུག་བཏབ་བྱ།། མཆིན་ལྷུང་མཆིན་པ་གང་ཟུང་གདབ་སྐྱོར་བཅིང་།། བྲང་ཆག་ནང་དུ་ལྟེབ་ན་མཆན་གཉིས་སུ།། ཤིང་ལེབ་བཅིངས་ལ་རྒྱབ་ནས་ཕུས་མོས་ཕུལ།། ཕྲག་པ་ནས་ཕྱིར་འཐེན་ནས་རུས་སོགས་ཀྱི།། ཟམ་བུ་སྐམ་གྱི་བར་ལ་འཐེན་བསྡོད་དགོས།། སྒྲོག་ཟུས་བུད་ན་ལག་མཆན་སོ་སོ་ནས།། རུས་སོགས་ཁུག་སྟེ་རྒྱབ་ཏུ་བླང་བ་ལ།། རྒྱབ་ཏུ་ཕུས་མོས་མནན་ལ་དཔུང་གཉིས་ནས།། རྒྱབ་ཏུ་ཟུང་ཟད་འཐེན་རྗེས་རས་སྟེས་བསྡམ།། རྩིབས་[རྩིབ]མ་བུད་དམ་ཆག་ན་ཆང་སྟོད་སོགས།། ཁ་ཆུད་བ་ལ་ཕུ་འཇུག་ཆག་ས་ལ།། ལྤགས་རས་སོགས་ཀྱི་དབུས་སུ་སྲན་ཆུང་ཙམ།། བུག་པ་བཏོན་ནས་སྦྲིན་གྱིས་སྦྱར་པའོ[སྦྱར་བའོ]།། མཆིན་པའམ་རྒྱུ་མ་ལྷུང་རྟགས་ལྟེ་གཞུང་གི།། རི་མོ་གང་བ་ཁྱོག་ངོས་སུ་ལྷུང་བས།། དེ་ལ་ཤ་རྣོན་མེར་སྲོས་དྲོན་མོས་བདེ།། རྗེས་ཆུས་ཟུང་ཟད་བཏང་ནས་ལག་པས་མཉེས།། གང་ལྷུང་ངོས་སུ་གྲུ་གུ་གདབ་བསྡམ་འཛོག། རྒྱབ་ཚིག་[ཚིགས]ཆག་ན་ཁ་སྦུབ་[སྦུབས]ཉལ་ལྟེ་ཐད།། དབྱུག་པ་ཕྱིང་བས་དཀྲིས་བ་བཞག་ནས་དེ།། སྟོད་སྨད་གཉིས་ལ་མིས་མནན་མི་གཉིས་ཀྱིས།། དབྱུག་སྣེ་གཉིས་ནས་བཟུང་སྟེང་[སྟེ]དལ་བུ་འཐེན།། ཆེད་པ་ཆག་ན་སྐྱ་སྦྱོར་[སྦྱོར]ཕྱིང་དེབ་བཏང་།། མི་འགྲུལ་གན་རྒྱལ་ཉལ་ལ་བསིལ་བཙུད་བསྙེན།། ཨ་བྲུག་ཨ་བ་གང་ཟུང་སྲང་གཉིས་ལ།། ཆ་བཞིར་བགོས་ལ་ཆ་གཅིག་སྲང་[སྲང]དང་སྲད།། ཆ་གཉིས་བ་མར་ཆ་གསུམ་འོ་མར་སྦྱར[སྦྱར]།། ཆ་བཞི་པ་ནི་བུ་རམ་དཀར་པོ་བྱིན།། ཀུན་ལ་ན་མ་གསུམ་གསུམ་སྦྱིལ་བ་བཏང་།། ཆེད་པ་ཆག་དང་བཤུལ་ཤ་ཆད་པ་དང་།། རྩ་ཆེན་རྣག་ཁྲག་གསར་རྙིང་མེད་པར་སྐྲེམ།། གཞུག་ཟུས་མི་བསྲེག་བདུད་རྩི་ལྡེ་ཡིས་དང་།། ཕོ་ཐེར་རལ་ན་ཧ་རུང་རྒྱུས་པས་བཅོས།། ཤུའུ་

[༢༧]སྐྱིད་སྨན་བཏབ་ལ་དར་གྱིས་དགབ།། དེ་སྟེང་ཕྱིང་པ་མར་བཙོས་སླན་ལ་དཀྲི།། རྒྱ་མ་ལུག་ན་ཆུ་དང་ཆང་གིས་བཀྲུ།། དེ་ནས་ཚ་བ་གསུམ་གྱི་ཕྱེ་བཙགས་བཀྲུ།། སྤོ་ཚིལ་དྲོད་ཕབ་ནང་དུ་འཇུག་ཚུལ་བསྟན།། གདོང་ལ་ཆུ་གདབ་དངངས་པས་ནང་དུ་འདྲོངས།། ཡང་ན་གྲེ་བར་སྒྲོ་བཙུག་སྐྱུགས་པས་ཚུད།། མ་ཚུད་མགོ་དཔྱངས་རྐང་པ་ཐོག་ལ་སྤྲུག། མ་ཚུད་མཚམས་སུ་ཏྲ་ཊ་དར་སྐུད་གང་རིགས་བཅིང་།། རྒྱ་ཚ་ཤིང་ཚ་བཏབ་པས་ཚིལ་བུ་བཞུ།། ཤ་ལྷགས་དར་སྐུད་དམ་ཏྲ་རྐྱང་རྒྱུས་པས་སྤྲལ་[སྤྲལ]འགྲོ་བཅོམ།། ཟ་སྨན་དོམ་མཁྲིས་ཙུ་གང་སྟག་ཤ་དང་།། གུར་གུམ་མཚལ་དང་ཚ་ལ་སོགས་གདབ་ཅིང་།། དར་དང་མར་ཕྱིང་བཙོས་པའི་འཇག་གིས་དཀྲི།། དེ་རྗེང་གོས་ཕུད་བཙུག་ལ་དལ་བུས་སྐྱོམ།། དེ་ཡིས་རྒྱ་མ་རང་སར་འདྲོངས་པར་འགྱུར།། འཆུས་སམ་འཁྲིལ་ན་མི་འཚོ་འཆི་བ་ཡིན།། དེ་ནས་ཞག་བདུན་བར་དུ་གན་རྐྱལ་བསྙལ།། དྲི་ཆུ་འོང་སར་དོང་ཁུང་བྱས་ལ་བཏང་།། ཟས་སྐོམ་ནུར་ཐུག་ཁུང་ཤས་འཇམ་པས་བཙོས།། མཁྲིས་པ་དོམ་མཁྲིས་འོ་མ་སྦྱར་ལ་བཏང་།། ཚིགས་པ་དགུ་བསྲེག་གཤའ་རིངས་ཙུ་ཐུང་གཏར།། ཡོང་ལ་ཚིགས་པ་བཅུ་དྲུག་བསྲེག་པར་བྱ།། ཚ་བ་སྐྱེས་ན་ཡོང་རྩ་གཉིས་ལ་གཏར།། ལྷང་པར་ཚིགས་པ་བཅོ་བརྒྱད་བསྲེག་པར་བྱ།། ཆུ་སྲི་རྒྱ་ཚ་ལ་སོགས་ཆུ་སྨན་སྦྱར།། ཚ་བ་སྐྱེས་ན་རྒྱུ་མའི་རྩ་ལ་གཏར།། གཞང་ལ་ཐོག་ན་ཚིགས་པ་བཅུ་དགུ་བསྲེག། སྤོས་[སྤོས]ན་དུགས་བྱ་ཚ་འབྲབ་ཆེ་ན་གཏར།། བསམ་སེའི་རྩ་རྣམས་སྣོ་ཕྱེ་ཙམ་དུ་གཏར།། འཕོངས་དང་རྐང་མཐིལ་སྒྲི་གཙུག་དྲོད་དུགས་དང་།། ཚིགས་པ་བཅུ་གསུམ་པ་ལ་མེ་བཙའ་བྱ།། ཟས་དང་སྤྱོད་ལམ་དང་པོ་བསིལ་བ་ལ།། ཐ་མ་དྲོད་བསྙེན་དྲག་ཤུལ་ཉལ་པོ་སོགས།། ཟ་ཁ་འཛིག་པའི་རིགས་རྣམས་ཀུན་ཏུ་སྤང་།། བྱང་ཁོག་གསོ་བའི་ལེའུ་སྟེ་བརྒྱ་སོ་བདུན་པའོ།། །།

ལེའུ་བརྒྱ་དང་སོ་བརྒྱད་པ། ཡན་ལག་བཅོས་པ།

དེ་ནས་ཡན་ལག་རྨ་ཡི་བཅོས་ཐབས་ལ།། གནད་ཀྱི་གནས་དང་སྤྱི་རྟགས་བཅོས་ཐབས་གསུམ།། གནད་ནི་ཉ་རྨེན་རྩ་རྡུས་ཆུ་རྒྱུས་ལྔ།། དང་པོ་ཕྲག་སྙིང་གཉའ་ཤ་ནག་པོའི་གནད།། མེ་ལོང་སྙིང་ན་འབྲོས་ཤ་ཁྲ་བོའི་གནད།། སོགས་[སོག]པའི་ཁ་འཁོར་གདར་ཤ་ཁྲུག་པའི་གནད།། དཔུང་པའི་ཉ་ལ་སྲུལ་སྒོ་བདུན་ཡོད་དེ།། དཔུང་ཚིགས་མཚམས་ནས་སོར་བཞི་ལུག་གཞུག་གནད།། ལག་དང་ཉ་མོ་གདང་ལ་རྒྱུས་པ་འདྲ།། ཉ་སྲུལ་དགུ་དང་ཉ་ཆེན་རྣམ་གཉིས་ཡོད།། མཁྲིག་མའི་ཚིགས་དང་གྲུ་མོ་གཞུ་མཆོག་ནས།། འཕྲིད་གང་སོར་དྲུག་བཅལ་བ་ཉ་སྙིང་གནད།། ལག་མགོའི་མཐེབ་མཛུབ་པར་[བར]ན་གར་ཤའི་གནད།། དཔྱི་ཡི་ཤ་ནི་རྒྱ་ཁྲམ་དག་ཏུ་གནས།། འཆང་བཟུང་སྙིང་གི་ཤ་རྐོད་གཉན་པའི་གནད།། བརླ་ལ་སྲུལ་སྒོ་བཅུ་གསུམ་དར་སྤྲམས་[སྤྲམས]འདྲ།། བརླ་སྨང་སོར་གཉིས་སྨང་ཤ་དཀར་མོའི་གནད།། གཉན་གོང་སོར་གཉིས་སྤྲལ་[སྤྲལ]པ་ནག་པོའི་གནད།། བྱིན་ཉ་སྲུག་[སྲུལ]མེད་སྨྱུག་མ་སྤྲམས་པ་འདྲ།། བྱིན་པའི་དཀྱིལ་ན་ཉ་མང་རྣམ་པ་གསུམ།། སྲེ་ལོང་སྙིང་ན་འཕྲིད་གང་ཉ་མགོའི་གནད།། དེ་ནས་སོར་དྲུག་བཅལ་བ་བྱིན་སྙིང་གནད།། དེ་ལྟར་ཉི་ཤུ་རྩ་གཉིས་སྐྲངས་པའི་གནད།། རྨེན་བུའི་ནད་ནི་སྐྱོགས་རྣའི་ཚིགས་མཚམས་ནས།། ཕྲག་གོང་སོར་བཞི་རྨེན་བུ་མགོ་སྔོན་གནད།། ཁྱི་ཁྲིས་སྣ་ནས་གྱེན་དུ་སོར་ལྔ་ན།། དཔུང་པའི་རྨེན་བུ་སྨུག་པོ་གནས་པ་ཡིན།། སུས་མོའི་ཕྱི་ཐུར་ཚིགས་ཀྱི་མཚམས་ན་ཡར།། མཐོ་གང་བཅལ་བ་རྨེན་བུ་དཀར་པོའི་གནད།། དེ་ནས་སོར་གསུམ་སྤྲུལ་[སྦྲུལ]མགོ་གདེངས་པའི་གནད།། དེ་བརྒྱད་ལྡོག་ཐབས་སྐྲངས་

དང་སྒྲོག་འཁྲོག་གནད།། རྩ་གནད་རླུང་རྩ་ཁྲག་རྩ་གཉིས་འདོམ་རྩ།། དེ་ལ་རླུང་རྒྱུ་བ་ཡི་རྩ་དཀར་ནི།། དབུང་[དཔུང]པའི་ལུག་གཞུག་ཕྱི་མཆན་ཆུ་རྩའི་གནད།། གྲུ་མོའི་བར་ན་རླུང་རྩ་རཏྣ་གནད།། དཔུས་མོའི་གཉན་གོང་ཉུས་རྩ་སྙིད་བུའི་གནད།། སྲི་ལོང་ཕྱི་ལོང་བར་ན་རྐུས་རྩ་གནད།། མཐེ་བོང་སྤུ་སྐྱེས་རྐུས་པ་ཕིར་མགོའི་གནད།། དེ་བཙུ་རླུང་འཕྱོ་བྱ་བ་ཉམས་པའི་གནད།། ཁྲག་རྩ་སེ་ལོང་འོག་གི་སྟོན་བུ་དང་།། ཨུ་ཐུར་ཁུག་པ་དཔུང་ནད་དུང་འབུད་དྲུག། སྒྲོ་བའི་རྩ་ཡིན་ནང་དུ་ཐིགས་གསོག་གནད།། སྐྱོགས་རའི་ཚིགས་མཚམས་གསེར་གྱི་ཀ་བའི་གནད།། སྟག་ཆེན་གཉེར་རིང་མཁྲིས་རྩ་སྐྱ་རིངས་གནད།། མཁྲིས་རྩ་དེ་བཞི་མཁྲིས་ཚད་སྐྱེ་བའི་གནད།། སྟོད་ཀ་ཉུ་ཐུང་བརྐ་ནད་རྩ་པོ་[བོ]ཆེ།། མཆིན་རྩ་སྨད་གཉིས་དེ་བརྒྱུད་ཁྲག་འཚེར་གནད།། དཔྱི་ཡི་ཁ་གཟར་མཁལ་རྩ་ན་གུ་དང་།། བརྐ་སྐང་སྙིང་གི་མཁལ་རྩ་ཉུས་ཞེན་དང་།། བརྐ་ཡི་ཕྱི་སུལ་མཁལ་རྩ་ཆང་འདེགས་དྲུག། བརྐ་ཡི་ཕྱི་ཐུར་མཆེར་པའི་རྩ་ནག་གཉིས།། དེ་བརྒྱུད་བད་ཀན་གྲང་བ་སྐྱེད་པའི་གནད།། དེ་ལྟར་ཉེ་ཤུ་རྩ་དྲུག་ཁྲག་རྩའི་གནད།། རླུང་ཁྲག་གཉིས་འདོམ་འཕར་པའི་སྙིང་རྩ་ནི།། ཆང་པའི་མཐིལ་ན་བཞག་འདྲ་མཐིལ་འཁྲོག་གནད།། བོལ་གོང་སྙིང་ནི་འགྲུལ་རྩ་ནག་པོའི་གནད།། ནང་ལོང་ནང་ཁུང་ལྟུགས་ཀྱི་སྲིན་མའི་གནད།། ངར་གདོང་ཐུར་པར་[བར]གསེར་རྩ་ཀ་གདུང་གནད།། སྐབ་ཁུང་ནང་ན་སྐབ་རྩ་ནག་པོའི་གནད།། སྟེ་ས་ཁུད་ན་སྙིང་རྩ་མིག་དམར་གནད།། ལག་མཐིལ་སྲིན་ལག་འོག་ན་མྱུར་བའི་གནད།། མཐེབ་མོ་ཆུང་གི་འོག་ན་འགྲུལ་རྩའི་གནད།། ཉུས་པ་འབུར་པོའི་སྙིང་ན་བལྟ་རྩའི་གནད།། མར་ཐུར་ཆུ་བའི་བར་ན་ཀླ་རྩའི་གནད།། གྲུ་མོའི་ནང་ཁུད་ཨ་སོ་ལི་ཀའི་གནད།། མཆན་ཁུང་ནང་ན་སྙིང་རྩ་རྟུལ་འདུའི་གནད།། དེ་ལྟར་རྩ་བཞི་ཁུག་པར་བརྐུས་པ་ལ།། ཕྱི་ཉུ་འབུར་པས་གནད་དུ་བསྟན་པ་

སྟེ།། སྟོད་དུ་ཚ་བ་འཚོར་ཞིང་འཆི་བའི་གནད།། རུས་པའི་གནད་ལ་ཚིགས་དང་རུས་ཕྲན་གཉིས།། ཚིགས་ཆེན་བཅུ་གཉིས་དཔྱི་དང་དབུང་[དཔུང]བ་དང་།། ཕུས་མོ་གྲུ་མོ་མཁྲིག་མ་ལོང་ཚིགས་རྣམས།། ཡར་མར་སོར་བཞི་ལྷ་བར་བཅས་པ་ནི།། ཚིགས་ཀྱི་ཁོངས་སུ་འདུས་ཏེ་གཉན་པ་ཡིན།། རུས་ལྷག་དཔྱི་སོགས་ལྷ་ང་ལོང་བུ་དང་།། སྒྲོ་ལོང་ཕྲན་རྩེ་ཕྱུན་མངས་ལ་སོགས་པ།། ཉེ་ཤུ་རྩ་དྲུག་ན་ཞིང་སྦྱོང་པའི་[སྦྱོང་བའི]གནད།། ཆུ་རྒྱུས་གནད་ནི་སྙིད་[སྙིད]ཁུང་གྲུ་མོ་དང་།། མཁྲིག་མ་རྟིང་ཆུ་ཆུ་བ་སྤལ་[སྤྲལ]མགོ་བཅུ།། ཆུ་བ་རྒྱབ་ལ་རྒྱུས་པ་མདུན་ན་གནས།། ཞ་དང་རེངས་པར་བྱེད་པས་གནད་ཅེས་བྱ།། དེ་ཡང་རྩ་དང་རྨེན་བུ་རབ་གཉན་ཏེ།། ཉྭ་ཚིགས་འཁྲིང་ཡིན་ཆུ་རྒྱུས་ཐ་མར་བཤད།། རྩ་ལས་སྙིང་རྩ་རབ་ཏུ་གཉན་པ་སྟེ།། མཁྲིས་རྩ་རླུང་རྩ་འཁྲིང་ཡིན་གཞན་རྣམས་ཐ།། ཉྭ་ལས་ཕྱིན་སྙིང་སྤལ་[སྤྲལ]ནག་རབ་ཏུ་གཉན།། བརླ་ཤ་འཁྲིང་ཡིན་ཉྭ་ཤ་ཐ་མར་བཤད།། ཚིགས་ལས་ཕུས་མོ་དཔུང་པ་རབ་ཏུ་གཉན།། དཔྱི་དང་གྲུ་མོ་འཁྲིང་ཡིན་ཚིགས་གཞན་ཐ།། རུས་ལྷག་ལོང་བུ་སྒྲོ་ལོང་རབ་ཏུ་གཉན།། དཔྱི་སོགས་འཁྲིང་ཡིན་གཞན་དག་ཐ་མའོ།། ཆུ་རྒྱུས་སྙིད་ཆུ་རབ་ཏུ་གཉན་པ་སྟེ།། གྲུ་མོ་འཁྲིང་ཡིན་གཞན་དག་ཐ་མའོ།། སྤྱི་རྟགས་མོད་ལ་ལྡོག་ཐབས་སྐྲངས་པ་དང་།། རྨུག་གཟེར་ཆེ་འམ་རྗེས་བུ་བཅུག་པ་འདྲ།། མི་ལྟར་འབར་རམ་ཆུ་ལྟར་བསིལ་པ་སྟེ།། མདོར་ན་ལུས་ནི་གནད་ལ་ཕེབས་པར་བྱེད།། དེ་དག་གསོ་དཀའ་འཆི་ཡང་སྲིད་པ་ཡིན།།

རྨེན་བུ་རྣམ་བརྒྱད་ཞར་ན་བཅོས་མེད་གསུང་།། འོན་ཀྱང་བཅོས་ཐབས་སྐབས་སུ་བསྟུ་བར་བྱ།། གཞན་དུ་བཅོས་ཐབས་སྤྱི་དང་བྱེ་བྲག་གཉིས།། སྤྱི་བཅོས་དང་པོ་རྨ་སྤྱིའི་སྐབས་ལྟར་དང་།། རྨ་ཆས་སྤང་[སྤྲང]མ་བཟང་པོ་ལེགས་བསྒྲོས་ལ།། དེ་ལ་ཚོ་ཡི་ཁ་ཕྲུ་བཏབ་ལ་དཀྲི།། རྩ་འམ་

ཚིགས་ལ་ཕོག་ན་རྒྱ་སྐྱེགས་བསྣན།། དེ་ཡིས་མ་ཐུབ་སྐབས་སྲིད་དམར་འཕྱོར་བྱ།། བཙོད་ཞུན་རམས་ཚོས་རྡོ་དྲེག་དམར་པོས་མནན།། བར་དུ་རྒྱས་པ་ཆུ་སེར་དུས་ཡིན་པས།། ཤ་ལ་སྐབས་ཤོར་གྱུར་ན་སྤང་མ་གར་པོ་དང་།། བག་ཕྱེ་འབྲུ་མར་སྣ་གཡེར་སོགས་སྦྱོད་བཏབ་ཨ་སས་བདུག། དེ་མ་ཐུབ་ན་སེར་པོའི་སྦྱོར་[སྦྱོར]པས་འདུལ།། ཡུང་སྐྱེར་ཆུ་རྩ་ཞུ་མཁན་ནས་མ་བཙོས་རྗེས་ཕྱེ་བོ།། ཞུན་དང་ནན་ནི་གང་འཕྲོད་སྐབས་ལ་དྲིས་སྐབས་ན་ཞུན་དང་བྱེར་སྦོས་[སྦོས]ལ་ནན་འཕྲོད་པའི་དོན།། དེས་མ་ཐུབ་ན་ཁྲ་བོའི་ཆས་ཀྱིས་འདུལ།། ཡུང་སྐྱེར་ཆུ་རྩ་བཙོད་ཞུན་རྒྱ་ཚོས་རམས།། སོ་ཐོག་ཕ་སྤྱང་གོང་མོ་སྦྲེ་ཡི་ཐུན།། རི་བོང་རིལ་མའི་ཞུན་ནན་གང་འཕྲོད་སྦྱར།། སྐབས་པའི་གོང་འོག་རྨ་མཐའ་འབྱར་གྱིས་བསྐམ།། རྨ་ཆུང་རྣམས་ལ་རྨ་མེད་བྱས་པས་འཚོ།། གང་ཡང་ནན་དུ་སྦྱོར་ན་ཞིབ་བཏགས་ལ།། རྩེ་འཛམ་བསྲོས་ལ་ལུག་ཞོ་ཙམ་གྱིས་བྱུག། ཤོག་དེབ་སྤུ་དེབ་བཏང་ལ་འཛག་གིས་དགྲི།། ཞུན་དུ་སྦྱོར་[སྦྱོར]ན་ཞིབ་བཏགས་འཚོས་པར་བཙོ།། རྟེལ་སྲབ་བཏང་ལ་དགྲིས་[དགྲིས]མས་དགྲི་བར་བྱ།། ལུམས་སུ་སྦྱོར་[སྦྱོར]ན་ཁྲམ་ཁྲུམ་བརྡུངས་ལ་བཙོ།། ཆུ་ཚོད་རྟེལ་གེའི་ཁུང་དུ་གཏུམས་ལ་བདུག། ཀུན་ལ་ཕན་སྨན་ཀུན་བྱེད་ལ་སོགས་བསྐྱེན།། དེ་ལྟར་བཅོས་པས་མ་ཐུབ་སྐབས་ཆེ་ན།། དེ་དག་བྱེར་སྟུད་གཞོམ་པའི་ཕན་སྨན་དུ།། རྒྱ་མཚལ་བསྣན་པའི་ཁྲུང་ལྤའི་སྦྱོར་[སྦྱོར]བ་འམ།། སྦོས་ཁྲུང་བཙོ་ལྤར་དངུལ་ཆུ་བསྣན་པ་བཏང་།། མེ་དྲོད་བཟང་ན་སྤང་རྩི་བཅུ་གཉིས་པ།། རྡོ་སྨན་དག་ལ་ལྟག་པ་སྲིད་ལ་བཏང་།། བག་ཕྱེ་ཆུ་རྩ་བྱུལ་ཏོག་དུད་པ་སྲིན་[སྲིན]།། ཚད་ལྡན་སྦྱར་པའི་འབྱར་[སྦྱར]གྱི་སྐྱོ་མ་ལ།། རྡོ་སྨན་གང་འཛོམ་༔ སྟག་ཤ་༔ བྲུ་དག་ནག༔། སྨན་ཆེན་༔ སླ་བ་༔ གུ་གུལ་༔ རེ་ལྷག་པ༔།། བྲག་ཞུན་༔ ཆུ་སེར་༔ སྨན་༔

མསུམ་[གསུམ]༷ྂསྦྱར་བའི་ཕྱེ།། ཁ་ཚར་བཏབ་པའི་འབྱར་གྱིས་སྐྲངས་ཀུན་བསྡམ།། འབྱར་གྱི་ཡོན་ཏན་རྣག་འཁྱིམས་བཅར་ལ་འདེབས།། སྐྲངས་ཀྱི་བྱེར་སྡུད་བྱེ་སྦྱོས་[བྱེར་སྦྲོས]རང་སར་གནོན།། རྩ་ཡི་ཁ་འཛིན་ཆག་པ་གནས་སུ་སྦྱོར།། ཚིགས་པར་འཕྲུལ་སྡོམས་ཆུ་རྒྱུས་འཐེམས་ལ་འདེབས།། སྐབས་སུ་ཁ་ཚར་སྨན་སྙེང་དམར་པོ་གསུམ།། ཕྱུང་སྐྱེར་ཆུ་རྩ་ཞིབ་བཏགས་བྱིས་པའི་ཆུར།། སྦྱར་པའི་བྱུག་པ་མ་སྐམས་ཡང་ཡང་བརྗེག། གང་རྒྱས་རྩ་ནས་གཏར་ཞིང་ཕོང་ནས་སྦྱང་།། ཐུལ་རྟགས་སྐྲངས་པའི་མདོག་ཤོར་ཙུང་ཟད་སྐྱ།། ཟུག་གྲི་སྐྲངས་པ་འཇུམ་ཞིང་གཉེར་ཆུང་འབྱུང་།། རྣག་ཏུ་འགྲོ་རྟགས་སྐྲངས་པའི་མདོག་མི་འགྱུར།། འཕར་ཞིབ་མི་བྱེད་བརྟན་ཞིང་སྲ་ལ་སྐྲེབ།། སྐབས་དེར་ཕ་སྦྱང་[སྦྱུང]རི་བོང་གོང་མ་[མོ]དང་།། བྱི་བ་ཕུག་རོན་བྲུན་རྣམས་ཆང་བཙོས་ལུམས།། བྱས་པས་སྐྲངས་པ་མ་ལུས་རྣག་ཏུ་འགྱུགས།། སྐྲངས་ཀྱི་གོང་འོག་གཉིས་ནས་མཐེ་བོས་མནན།། རྐྱལ་ཆུ་ལྟ་བུར་རླུང་ཉིད་ཕན་ཚུན་རྒྱུ།། མེར་མེར་སྟོང་སྟོངས་དེའི་སྙིང་པོའི་དབུས།། མདུང་རྩེ་འདྲ་བ་ལག་ཚོད་བླང་སྙེ་དབུག། ཞག་གསུམ་བར་དུ་སྤང་[སྤྲང]མའི་རྣག་འཛིབས་བཏང་།། དེ་ནས་མ་སོས་བར་དུ་ཨ་ས་བསྟེན།། སྐབས་འདིར་ཕོང་སྨན་སྦྱོས་ཕྱུང་བཙོ་ལྔ་འམ།། ཡང་ན་ཉེ་མ་ལྔ་ཡི་སྦྱར་བ་འམ།། ཡང་ན་རྡུལ་[དངུལ]ཆུའི་སྦྱོར་བས་རྣག་གཞུག་སྐམ།། བྱེ་བྲག་ཟུག་རྟ་དབྱུང་དང་རྨ་ཚོད་བསད།། ཆག་པ་བཅིང་དང་ཚིགས་ཤོར་མལ་དུ་འཇུག། རྩ་ཆད་ཁད་སྦྱུ་གནད་ཀྱི་བཅོས་ཐབས་དྲུག། དང་པོ་ཟུག་རྟ་དབྱུང་ལ་སྨན་དང་དཔྱད།། མི་མངོན་གཏིང་དུ་ནུབ་པ་སྨན་གྱིས་དབྱུང་།། ཕོང་སྨན་བྱ་རོག་བྱ་མ་བྱི་ཡི་ཤ། བྱ་རྒོད་ཤ་ཁབ་ལེབ་ར་མཉེ་བྱི་བའི་བྲུན།། ཆང་སྦྱར་བཏང་བས་རྨ་ཏུ་འབྱིན་པར་བྱེད།། ཕྱི་ནས་ཁབ་

ལེན་བེ་སྣབས་མཉྫིར།། བ་བླ་སྤྲང་སྨྱོན་ཤར་ལྷས་བྱི་ཁྲུང་ས།། ཕྲུལ་[སྤྲུལ]ཚིལ་ཕྱུར་[སྦྱུར]བའི་ལྡེ་གུ་རྨ་ཁར་བྱུག། ཡང་ན་ཕྲུལ་[སྤྲུལ]ཤ་ཁབ་ལེན་མདེ་འབྱིན་དང་།། ལྕེ་ཚ་སྲུབ་ག་དུར་བྱེད་[བྱིད]ཅན་དན་དམར།། རྨ་ལ་བྱུགས་ཏེ་རྫབས་ནྭ་དྲངས་པས་འདྲོངས།། ཅེས་ཀྱང་མ་ཐོན་སྨན་མིའི་མཇུག་དོ། ཁབ་ལེན། ཕྲུལ་[སྤྲུལ]ཤ ཆུ་ཙ། ལྕུམ་ཙ། ཤོ་ཙ། གོ་བོའི་གྲེ་བ། རྩི་སྟག་མོ། ལྕུམ་པ། ཨ་རུ་སྦྱར་བ་རྨ་ལ་གདབ་གྱིས་བཞུ་པར་བྱ།། ཁོང་དུ་བཏང་པས་དངོས་མེད་དུ་འགྲོ་གསུང་།། དཔྱད་ཀྱིས་དབྱུང་བ་ཕོག་པའི་ཉིན་པར་འདོན།། མ་ཐོན་ཕྱི་དུས་མི་དཀྲོག་སྐྲངས་པ་འཚེར།། རྣག་ཏུ་ཁྱུགས་པའི་དུས་སུ་དབྱུང་ཞེས་གསུངས།། ཚོགས་ལ་མདེ་ལུས་ཞག་འགའ་ལོན་ནས་དབྱུང་།། ཆ་བྱད་སེང་གེ་ཁ་དང་སྐམ་ཆུང་དང་།། གང་ག་མཆུ་དང་འཕྲུལ་སྐམ་འཇབ་རྩེ་སོགས།། གང་ལ་གང་དགོས་རིགས་པས་དཔྱད་དེ་དབྱུང་།། རྨ་ཡི་ཚ་བ་བཅག་ཅིང་གསོ་བ་ལ།། རྒྱུ་ནི་ཁྲག་དང་མཁྲིས་པ་ལས་བྱུང་བས།། ག་བུར་ཙུ་གང་གུར་གུམ་དོམ་མཁྲིས་དང་།། གི་ཝཾ་ཅན་དཀར་དམར་བ་ཤ་ཀ། ཧོང་ལེན་འབྲས་གསུམ་ཕྱེ་མ་བསྐོལ་གྲངས་དབུལ།། ཡན་ལག་རྨ་ཚད་མ་ལུས་འདི་དོམ་མཁྲིས་བཙུ་གཉིས་པ་ཞེས་བྱང་ལུགས་ཡིས་བཅོག། རྩེ་ཆུང་འདོམ་ཙ་རུ་ཐུང་ལོང་ཙ་སོགས།། གང་ཉེ་གང་རྒྱས་འབྲེལ་མཚུངས་ཙ་དེ་གཏར།། རྨ་ཁན་ཚ་བ་མི་འཆགས་སྲ་ཞིང་སྲེབ[ཧྲེམ]།། ཙ་ལྡོ་ཕྲག[ཕྲགས]ཅིང་ག་བུར་ཉེར་ལྔ་སྦྱར།། ཧོང་ལེན་མྱུང་རྩི་ཕྲང་[ཕྲས]དང་ཡུ་གུ་ཤིང་།། ལྕུམ་འབྲུ་ཆུར་སྤྲངས་[སྦྲངས]སྐོམ་ཏུ་བསྟེན་པར་བྱ།། དེ་ནས་ཁོང་སྨན་འདེབས་སྨན་གང་རུང་ལ།། ཡུ་གུ་ཤིང་གི་ཁཎྜ་བསྣན་ན་བཟང་།། རྨ་ཉིང་ཕལ་ཆེར་འབྲས་འདུལ་སོ་མ་ར་ཛ་སྦྱར།། དེ་ཡིས་ཆུ་སེར་འདྲེན་ཞིང་རྨ་རྣམས་གསོ།། དེ་ནས་རུས་པ་ཆག་གྲུགས་བཅིངས་པའི་ཐབས།། ཆག་ལུགས་ཆག་རྟགས་བཅིང་ཐབས་མན་ངག་བསྟན།། ཆག་ལུགས་མ་ལ་བུ

ཐོགས་ཆག་པ་དང་།། སྨྱུ་གུ་ཁ་དང་སྟུམ་[རྟུམ]ཆག་གྲུམས་པ་བཞི།། དེ་ཡང་རྨ་ཅན་རྨ་མེད་གཉིས་སུ་འདུས།། ཆག་རྟགས་གྲང་ཞིང་འཁྲིག་ལ་འགྲུལ་མི་ནུས།། ཚབས་ཆེ་བ་དང་རྟུམ་ཆག་མཚམས་ནས་འཁྱོག། བཅོས་ཐབས་དང་པོ་འཐེན་ལ་རུས་ཁོང་མཉམ།། རིང་ཐུང་མ་ཆག་ངོས་དང་བསྟུན་པ་གཅེས།། རུས་པ་ཕྱིར་དོན་རྟ་བོང་ར་ལུག་གི།། འོ་མས་བཀྲུས་ལ་ཚིལ་བུས་རྫིད་ཕབ་སྐེ།། ག་བུར་ཙན་དམ་[དན]དཀར་གུར་གུམ་འོ་མ་ཁྱིའུ་འབྱུང་པའི་བྱུག། ཞག་འདས་ཁོང་དུ་ཆང་བཏང་ཟན་རྫིན་ནམ་འབམ་པོས་བདུག། དེ་ཡིས་རྫིད་ཕེབས་རུས་པ་འཁྱོར་བ་སླ།། དྲག་ཏུ་འཐེན་པས་རུས་པ་ནང་དུ་འགྲོ།། ཅིང་ཀྱང་མ་ཚུད་སོག་ལེས་བསྟུངས་[བརྟུངས]ལ་གཞུག། རྨ་ཡོད་སྨན་ཁུ་ལུག་ཉ་ཅམ་དུ་བྱུག། དེ་སྟེང་རས་སོགས་དཀྲི་ལ་དེ་ཡི་སྟེང་།། ཕྱིང་པས་དཀྲི་ལ་དེ་སྟེང་ཤིང་ཤེད་མཉམ།། མར་དང་ལྷན་ཅིག་འཇག་མ་པར་[བར]མཚམས་མེད།། འཇག་མ་ཤིང་གི་རྩེ་ནི་རས་སོགས་ཀྱིས།། ཐུམ་ལ་འབྲེང་བུས་དམ་ལྷོད་མེད་པར་བཅིང་རྒྱུད་ལས་གསོན་ཆེངས།། དེ་ནས་འཐེན་མཁན་མི་ཡིས་དལ་བུས་བཏང་།། ལག་མཐེབ་རྐེད་པའི་ཐད་བཀལ་རང་བབས་བཞག། རྐང་པ་གཡས་གཡོན་མཐའ་སྐྱོར་བརྐྱང་བསྐུམས་སྤང་།། དམ་སྐྱོན་ལྷོད་སྐྱོག་ཆེ་ཞིང་གོང་འོག་ཏུ།། སྐབས་ན་འཇག་མ་བརྟོན་པས་ཙུང་ཟད་སློད།། ལྷོད་སྐྱོན་ཆག་པ་ཚིགས་འཕྲུལ་སོར་མ་ཐོད།། རྣག་ཁྲག་མི་ཆོད་ནད་ཀྱི་ཟུག་མི་ཆོགས།། ཆུ་བའི་སྡུ་འབྲོས་ཆག་བསྡོལ་རིང་ཐུང་འབྱུང་།། དེ་ལ་བཅིང་བ་ཙུང་ཟད་དམ་པར་བྱ།། སྤབ་སེང་ཁུ་བ་ལ་སོགས་བཙད་འཁྱོར་ཉེར་ལྔ་ཁོང་དུ་བཏང་།། མར་གསར་འོ་མ་མངར་གསུམ་ཚོས་ཁུ་ལྡན།། ཨ་བ་ཨ་བྱག་སྤྲང་[སྦྲང]རྩི་མར་སྦྱར་བཏང་།། རྨ་ཅན་ཡོགས་སུ་བརྟོན་ལ་ཤེལ་ཏ་བཞུག། ག་བུར་དོམ་མཁྲིས་གུར་གུམ་ཙན་དན་དཀར།། སྤབ་སེང་ག་ར་སྦྱར་བས་རྨ་ནས་བཏང་པས་རུས་པ་སྦྱོར།། འཕྲོད་

ཅིང་བདེ་ན་མ་ཉུང་བར་དུ་བཞག་ཚང་གི་ཁ་ཕྲུ་གདབ་ལ།། མི་འཕྲོད་ན་ན་གསུམ་དབྱར་ལྷ་སྟོན་དཔྱིད་བདུན་དགུན་ལ་དགྲོལ།། མན་ངག་ལི་ཁྲུར་ལྕགས་ཁྲུར་གས་ཆག་མེད།། དེ་བཞིན་ཆག་མེད་མདའ་ལ་ཁམས་གསོ་པའི།། དར་བཏགས་འཛག་མ་བདུན་བཞག་ཆག་ངོས་སྦྱར།། འཕོས་འཕོས་རྐང་ཆག་གམ་ལག་ཆག་འཛག་མར་འཕོས།། ཞེས་པ་བརྒྱ་རྩ་བཟླས་ལ་གོམ་བདུན་སར།། གྲུ་གསུམ་དོང་བྲུས་བཅུག་རྗེས་མི་ཞིག་ལ།། ཨེ་འབྱར་ཅེས་བརྗོད་སྔགས་ནི་སྟོང་ཕྲག་བཟླས།། ཨོཾ་ཙག་ཀླ་པ་སོད།། ཅེས་པའི་སྔགས་བཟླ་དེ་ནས་རིམ་བཞིན་དུ།། ལི་ལས་འཛམ་ཞེས་ངག་བརྗོད་ལི་ཁྲུར་སྦྱར།། དེ་བཞིན་ལྕགས་ལས་སྲ་བརྗོད་ལྕགས་ཁྲུར་སྦྱར།། མདའ་ལས་དྲང་ངོ་ཞེས་བརྗོད་མདའ་དེ་སྦྱུར[སྦྱར]།། དེ་བཞིན་དར་ལས་མཉེན་ཞེས་དར་དཀྲིས་ལ།། དེ་སྟེང་གཡམ་རྫེ་སྲབ་བཞིར་པར་རྒྱ་གྲམ་རྫེར་བྲིས་པ་དེ།། ཕྱོགས་བཞིར་སྦྱར་ལ་ཚོན་སྐུད་སྣ་ལྔས་དཀྲིས།། ཕྱིང་པའི་ཤུགས་བཅུག་དཀྲིས་བས་ཞག་བདུན་ཚུན།། འབྱར་པ་འདི་ཡང་དུས་འབྱར་མན་ངག་ནི།། ཟབ་པ་ལས་ཀྱང་ཆེས་ཟབ་གདམས་པ་ཡིན།།

དེ་ནས་ཚིགས་ཤོར་མལ་དུ་ཞུགས་པའི་ཐབས།། འཚོར་ས་ཤོར་རྟགས་གཞུག་ཐབས་བསྟན་པར་བྱ།། འཚོར་ས་གཡས་གཡོན་སྟེང་འོག་རྣམ་པ་བཞི།། དཔུང་པ་ཨུ་ཟུར་གྱིས་མནན་བས་ཕུས་མོ་ལྷ་ང་བཀབ་བས་སྟེང་དུ་འཚོར་མི་སྲིད།། རྒྱ་ཚིགས་ཏག་ཏ་མཁྲིག་མ་བར་ན་ཉུས་ལྷག་གཅིག་ཡོད་པས་གཡས་གཡོན་འཚོར་མི་སྲིད།། གྲུ་མོ་གཞུ་མཆོག་བཀབ་ལོང་ཚིགས་སྲི་ལོང་བཀབ་པས་རྒྱབ་ཏུ་འཚོར་མི་སྲིད།། དཔྱི་ལ་ཕྱི་ཤོར་རིང་དུ་འགྲོ་ནང་ཤོར་ཐུང་དུ་འགྲོ་རྣམ་པ་གཉིས།། ཤོར་རྟགས་ཟུག་གཟེར་ཚུང་ཟད་ཙམ་ལ་ལྡང་།། སོད་དུ་སྐྲངས་ཤིང་བརྒྱུང་[བརྐྱང]བསྐུམ་བྱ་བ་ཉམས།། གང་ཤོར་འབུར་ཀྱོང་རིང་ཐུང་འབྱུང་བ་ཡིན།། དཔྱི་ཡི་གཏུག་ཐག་ཐུན་ཁེ་སོགས་[སོག]པའི་མཉེན་

ཐག་ཆད་ཧ་ར་ཆས།། བཙུག་ཀྱང་མི་སྡོད་ཞ་འཐེང་འགྱུར་པ་ཡིན།། གཞུག་ཐབས་མ་སྐྲངས་གསར་དུས་མོད་ལ་གཞུག། རྙིངས་ནས་ལུམས་ཀྱིས་ཤ་ཆུ་བཏུལ་ལ་གཞུག། གང་ཡང་ཚིགས་ཁ་བྲལ་བར་དྲག་ཏུ་འཐེན།། ཕོར་ངོས་ཊུས་པའི་མགོ་ནས་ནང་དུ་འཕུལ།། ཚིགས་ཁ་བྲལ་ན་གང་ཕོར་ངོས་སུ་བཀེན།། མ་བྲལ་བཀེན་ན་ཚིགས་ཁ་ཆག་ཅིང་འགྲམ།། བྲལ་ན་ཇི་ལྟར་བཀན་བཞིན་ཚུད་པར་འགྱུར།། དཔུང་མགོ་བུད་ན་གཞན་གྱི་དཔུང་མགོ་རྗེན།། མཆན་ཁུང་དུ་བཙུག་ཁུར་ཧེ་ལན་འགའ་སྤུག། ཚག་སྒྲ་བྱུང་ཚུད་མཆན་ཁུང་གྲུ་གུ་འཇམ།། འཇུག་ཅིང་ལག་མགོ་སྐེར་བསྟམ་ཞག་བདུན་འཇོག། ཡང་ན་ལུས་པོ་མི་གཞན་གྱིས་བཟུང་ནས།། མཁྲིག་མར་ཐག་པས་འཐེན་ལ་ཀ་བར་བཏགས།། མཆན་འོག་དྲུ་བུ་བཙུག་ནས་ཡར་ལ་འཐེམ།། ལག་པའི་སྟེ་ནས་ཐང་འཐེན་བེར་ཀ་བརྗེག། གྲུ་མོ་དཔུང་ནས་ཡར་འཐེན་ལག་ངར་ནས།། མར་འཐེན་བྱས་ལ་སྨན་པའི་ལག་མཐིལ་གྱིས།། མི་དྲག་དལ་བུས་ནང་དུ་འཕུལ་ལ་བཙུག། ཕྱིང་པས་བསྟམས་ལ་མགུལ་དུ་གདགས་པར་བྱ།། མཁྲིག་མའི་ཚིགས་བུད་ཤིང་ལེབ་ཕྱིང་ལྷེབ་བཏིང་།། དེ་སྟེང་ལག་བཞག་གང་ཕོར་བ་དེ་སྟེང་དུ་བཏོན་པ་གར་མནན་སོར་མོ་འཐེན།། ཚུད་ནས་ཞག་འགའ་སོང་ནས་མེ་བཙའ་ཤིས།། རྐང་ལག་གང་ཕོར་ངོས་དེ་འོག་མི་བཞུག། རྐང་པ་མཉམས་ལ་གན་རྒྱལ་བྱས་ཏེ་ཉལ།། རྩིབ་མ་བུད་ན་འཕྲོས་ཟས་འགྲམས་པར་ཟློས།། མ་ཆག་ངོས་དེ་འོག་ཏུ་ක्लུམ་པོ་བཙུག། སྨན་པས་སྟེང་ནས་བག་ཙམ་མནན་པར་བྱ།། འབྲས་ཚིགས་གར་རམ་བག་ཕྱེ་གར་མ་བསྐུས།། དེ་སྟེང་སྦྱིན་ཆུ་བྱུགས་ལ་སྐྱི་དཀར་བཀབ།། དཀྲིས་བྱ་ལོང་རྩ་གཉིས་གཏར་ཆག་སྟེང་མེ་བཙའ་གདབ།། སྤུས་མོ་བུད་དང་ལྷ་ང་ཡར་ལ་བསྒྲོས།། རྗེ་ངར་མར་འཐེན་བརླ་ནས་ཡར་ལ་འཐེན།། ལག་པས་མལ་གཞུག་བྱ་བར་གསུངས་པ་ཡོད།། དབྱི་

[དཔྱི]ཡོང་རྒྱ་ཚོགས་ལག་ལེན་དམར་ཁྲིད་ལྟོས།། དཔྱི་དང་སོགས་[སོག]པའི་འཐུང་ཚུ་ཆད་པ་ལ།། མོད་ལ་གཞུག་དགོས་རྙིངས་ན་ལུམས་ཀྱིས་འགྲིལ།། དེ་དག་ཚུས་རྒྱབ་དེ་ནས་ཆིངས་ཀྱིས་བསྡམ།། ཡུན་ཡོང་[ཡོན]ཐོར་ལང་ཡོད་ན་མེ་བཙའ་གདབ།། དེ་རྗེས་ཆིངས་དང་སྐྱོགས་[སྐྱོགས]སུ་གཞུག་བར་བྱ།། དེབ་ཆིངས་སྐྱོགས་[སྐྱོགས]གསུམ་ལ་ནི་དམར་ཁྲིད་བལྟ།། དེ་ནས་རྩ་ཆད་ཁད་སྦྱུ་བཅོས་པ་ནི།། རྩ་གང་རྣད་ཆད་ཁྲག་ཐོར་ཁད་སྦྱུ་གཞུག། བྱད་སྙེམ་བྱ་དང་ཞུར་ལ་མནན་པ་དང་།། འོལ་ཁ་བསྐྱུར་དང་ཕོང་དུ་སྦྲ་པའོ།། དང་པོ་མཁན་པ་མཆེ་དང་སྲད་མ་ནག་ཉི་མ་མ་ཡོག་གོང་། གུར་གུམ་དོམ་མཁྲིས་སྦྱུར་[སྦྱུར]བ་རྨ་ནད་བཙང་།། དར་བཀག་སྙིང་དུ་བསིལ་འཛིབ་བསྙེན་པར་བྱ།། གཉིས་པ་རྨ་ནས་སོར་དྲུག་གོང་འོག་ཏུ།། ཚུ་རྗེ་ཞུས་མནན་ལ་རས་ཀྱིས་དམ་དུ་བཅིང་།། དེ་སྟེང་ཕྱིང་བ་དམ་སྦྱུར་[སྦྱུར]ཤིང་བྱང་བཏང་།། དེ་སྟེང་ཤིང་བྱང་རྩ་ཡི་གཡས་གཡོན་བཏང་།། རས་ཀྱིས་བསྡམས་ལ་རྨ་ཕོལ་གཏང་དེ་གསོ།། གསུམ་པ་ཡ་ཐོག་མ་ཐོག་མེ་ཡིས་མནན།། འོལ་ཁ་བསྐྱུར་བ་རྩ་བརྒྱུད་གོང་འོག་གཏར།། ཕོང་དུ་སྦྲ་བ་ཁྲག་གཅོད་ཕོང་སྨན་བསྙེན།། རྩ་ཡི་རྨ་ཁ་རུལ་ནས་ཁྲག་ཐོར་ན།། དོམ་མཁྲིས་ཙུ་གང་ནུ་ཞོས་བཀྲུ་བར་བྱ།། ག་བུར་དོམ་མཁྲིས་ཙུ་གང་ག་ར་གདབ།། ལྕགས་ཀྱི་ལྷང་པས་རྨ་ཁ་དྲག་ཏུ་མནན།། ཕོང་དུ་ཚ་བའི་འབྲས་འདེད་གཅེས་པ་ཡིན།། རྩ་ནད་ཕོང་ནས་མ་བཅོས་ཐེམ་བྱ་ཀྱང་།། ཁྲག་སྦྲ་བྱུང་ན་གསོ་དཀའ་དོན་མེད་འགྱུར།། དེ་ནས་གནད་ཀྱི་བཅོས་ཐབས་བསྟན་པ་ནི།། ཉ་གནད་ཨ་སས་བདུག་གམ་ཚ་འཛིབ་གཞུག། མ་ཐུབ་ཉ་[ཉྭ]ཤ་ཉྭ་སྣ་མཁན་པ་རྣམས།། འབྲུ་མར་དྲི་ཚུར་བཙོས་པའི་ལུམས་ཀྱིས་འདུལ།། རྨེན་བུའི་གནད་བརྒྱད་ཞར་ན་བཅོས་མེད་བསྣད་པ་ལ་ཨ་གར་ཀྱི་ལྷེ་ནག། ལྕགས་ཕྱེ་སོ་ཐོག་ཧོང་ལེན་བ་ཤ་ག། ཏིག་ཏ་ར་ཞོ་

ཐུགས་ཏེ་ཕྱིང་དེབ་བཏང་།། ཡང་ན་བྲག་ཞུན་ཀླད་ཏིལ་ཚ་སྦྱར་ཐུག། མ་ཐུབ་རྨེན་བུ་སྣ་ཚོགས་ལུམས་ཀྱིས་འདུལ།། ཀླུང་རྩ་རྣམས་ལ་རྩ་བརྒྱུད་ཀླུང་གསང་བསྲུང་།། རྨ་ལ་ཨ་ས་མཁན་པའི་ལུམས་ཀྱིས་བསྲོས།། ཁྲག་རྩ་རྣམས་ལ་ཁྲག་ཤོར་ཆུ་ཡིས་བསྲང་།། སྨུ་བ་ཟྲོར་པ་རན་པ་རྨར་བརྫང་གོང་འོག་བསྲུང་།། ཀླུང་ཁྲག་བསྡོངས་ན་བསིལ་གཏར་རིགས་པས་དཔྱད།། ཏུས་པའི་གནད་རྣམས་མགོ་བོ་བཞིན་དུ་བཅོས།། ཆུ་རྒྱུས་གནད་རྣམས་ཀླན་དྲོད་སྙེམས་ཏབ་ཆེ་ཀྱིས་བཅོས།། ཆུ་ཆེན་ཚད་ན་ཧ་ཀྲུང་རྒྱུས་པས་བཅེམ།། རྨ་ལ་རྒྱུས་རྗེ་གསུམ་དོམ་མཁྲིས་སྦྱར་བ་གདབ།། རྨ་ཡི་གོང་འོག་ཕྱིང་པ་བརྩིགས་ལ་སྦྱར།། དེ་སྟེང་སྤ་སྤྲབ་བཏང་ལ་ཆིངས་ཀྱིས་བསྡོམ།། རྨ་ཁར་རེ་བལ་སྐམ་དང་ལྷན་པ་བསྟེན།། ཆུ་སྲན་ཚད་ན་ཏེལ་གེ་སྐམ་མེད་ནི།། སྦྱིན་ཀྱི་ཟམ་བུར་སྤྱར་[སྦྱར]ཏེ་སྐྱོ་མ་ཐུག། ཕྱིང་བ་སྦྱར་ཞིང་གོང་འོག་ཨ་སས་བདུག། ཆུ་རྒྱུས་རེངས་སམ་འཁུམས་པར་གྱུར་བ་ན།། བཀྲུང་བསྐུམ་མི་བཏུབ་དེ་ལ་བཅོས་ཐབས་མེད།། རུང་ཟད་བཏུབ་ན་དང་པོ་ཆུ་ཚན་རང་འབྱུང་ལ་ཡང་ཡང་སྤང་།། དེ་ནས་མེ་ཏོག་སྣ་ཚོགས་ལུམས་སུ་གཞུག། ཡང་ན་སྤང་[སྤྲང]སྐམ་ཧ་ཀྲུང་ལུག་རིལ་ལུམས།། འོམ་བུ་ཆང་དུ་བཙོས་པའི་ལུམས་བྱ་ཞིང་།། དེ་རྗེས་བལ་ཚིའི་སྤྱོར་[སྦྱོར]བལ་ཚི་ཅན་ཞུན་ཁན་[མཁན]ཆང་ནང་དུ་བཙོས་པའི་བས་གྲིལ་བྱ་ལ།། ཆང་གར་བཟི་བ་འཕྱུངས་ལ་རྩེར་ཀྱིས་བརྒྱངས།། ཆ་ཡིས་མ་འགྲམས་རྗེ་དྲག་བཀྲུང་བསྐུམ་བསླབ།། འགྲམས་ན་གང་ཉེ་གཏར་ཞིང་ལུམས་སུ་གཞུག། སོ་ཏུ་ཆུག་ན་བསྐུ་ཐུག་བསྲོ་ཞིང་མཉེ།། ཤ་མར་བུར་ཆང་བཙུད་ཀྱིས་ཁོང་ནས་དབུལ།། སྦྱིར་ན་བསིལ་གྱིས་མ་ཐུབ་ཡོག་གནོན་དྲོད།། དྲོད་ཀྱིས་མ་ཐུབ་ཡོག་གནོན་བསིལ་དུ་བསྟེན།། ཟས་དང་སྤྱོད་ལམ་རྨ་སྤྱི་ལྟར་དུ་བྱ།། ཡན་ལག་གསོ་བའི་ལེའུ་སྟེ་བརྒྱ་གསོ་[སོ]བརྒྱད་པའོ།། ||

ལེའུ་བརྒྱ་དང་སོ་དགུ་པ། སྦྱར་དུག་བཅོས་པ།

སྦྱར་དུག་བསྐྱར་བའི་རྟ་ལྟ་ཡུལ་རིགས་བཞི།། རྫས་རིགས་དུག་དང་ནད་ཀྱི་རིགས་བཅུ་གསུམ།། ལྡང་བའི་དུས་གསུམ་འཇུག་ཚུལ་ལྟ་ལ་སོགས།། རྒྱུས་ན་དཔལ་ལྡན་རྒྱུད་ལས་ཤེས་པར་བྱ།། འོན་ཀྱང་སླན་ལ་དུག་དབྱུང་མི་ཤེས་པས།། གསོ་དཀའ་རྨ་སོགས་གྱུར་ནི་སྦྱུར་དུག་འདྲ།། རྫས་ལ་སྦྱར་བའི་ཟས་དུག་འབྱུང་གྱུར་པས།། དེ་ལ་གྱུར་ཚུལ་རྟགས་བཅོས་གསུམ་གྱིས་བསྟན།། དེ་ཉིད་དང་པོ་ཕོ་བའི་ཡུལ་དུ་བབས།། དུག་དེ་དངས་[དྭངས]མ་ལ་ཞོན་གནས་བཅས་ཕྱིར།། སྙིག་སྐྱུགས་ཟས་ལ་འཁྲིན་པས་མ་ཞུའི་ཚུལ།། དངས་[དྭངས]མ་མཆིན་པའི་གནས་སུ་གྱུར་པས།། མཆིན་པ་རོ་སྟོད་ན་གཟེར་རྩ་རྣམས་འཁྲུག། ཁྲག་ལས་ཤར་གྱུར་སྔོ་སྐམས་ཀོ་ལེར་ན།། ཤ་ལས་ཚིལ་གྱུར་ཤེད་མེད་གཉིད་མི་སྙོམས།། ཚིལ་ལས་རུས་གྱུར་པས་སོ་སེན་ན།། ཚོགས་བཞི་རུས་པ་ཁོལ་བུར་ན་བ་ཡིན།། རུས་ལས་རྐྱད་གཞུང་རྐང་དུ་འགྱུར་བའི་ཕྱིར།། མགོ་འཁོར་ཉེ་མ་མི་བཟོད་རྐང་རྣམས་འཁྲུག། སྐལ་ཚིགས་ཁ་བྱེ་བཙིར་ན་ཕན་སྐམ་བྱེད།། རླད་གཞུང་ས་བོན་དཀར་དམར་གཉིས་སུ་སྨིན།། སྐྱེས་པས་བཙུད་འཛག་ཆགས་པ་འཚོར་བ་དང་།། བུད་མེད་ཟླ་མཚན་འབྱམ་མམ་འཁྱིལ་བར་བྱེད།། ས་བོན་དངས་[དྭངས]མ་མདངས་སྐྱུར་[གྱུར]སྙིང་ལ་གནས།། མདངས་འཕྲོག་བརྗེད་ངས་སྨྱོས་དང་སྙིང་མི་དགའ།། དེ་ཕྱིར་དང་པོ་བར་མ་ཐ་མའི་དུས།། ངོས་བཟུང་བཅོས་དང་རྗེས་གཅོད་ཤིན་ཏུ་དཀའ།།

བརྟག་ལ་སྤྱི་དང་བྱེ་བྲག་མང་ཡོད་རྣམས།། གཞུང་ཆེན་ལས་ཤེས་འོན་ཀྱང་ཕལ་ཆེར་ལ།། ཟས་ལ་བྲོ་མེད་སྐྱིད་སྐྱུར་ཚིགས་པ་ཟ།། ལུས་ཀྱི་

སྟོབས་འཚེར་ཤ་སྐམ་ཁ་དོག་སྔོ།། ལྟེ་འགགས་ས་སྦྲུ་[བ་སྦུ]བརྩེ་ལ་སེན་རྩ་སྤྲིད[སྦྲིད]།། མགོ་འཁོར་ཞེས་པ་ཟེ་ལ་གོམ་པ་འཁྱོར།། མགོ་དང་ཕོ་མཆིན་ཁ་འཁོར་རོ་རྒྱབ་ན།། ཤ་སྣ་འགུལ་འཁྲིག་ཉ་གཞི་རྐང་རྣམས་ན།། མེ་ཉེ་བསིལ་གྲིབ་སྙིག་ཅིང་འདུག་མི་ཚུགས།། རྩུལ་དང་ཚད་པ་གཉིད་ལ་འཕེལ་འགྲིབ་བྱེད།། མིག་འགྲིབ་ཁ་མངལ་གཡལ་དང་སྦྲིད་[སྦྲིད]པ་མང་།། སྐབས་སུ་འབྲུ་སྐྱུག་དྲི་ཆུ་སྡེ་བ་དང་།། གསང་གནས་མི་ལྡང་སྐབས་སུ་སྙིང་མི་དགའ།། སྟོད་སྨད་ཡན་ལག་ཁོལ་བུར་ན་ཞིང་འཕོ།། ཟླ་མཚན་མི་རྒྱུ་ལྟེ་ཡི་བད་ཀུན་དག། མིག་འབྲས་སོ་དང་རྣ་བ་མགོ་བོ་གཟེར།། མཛིང་པ་རེངས་དང་གྲེ་བ་འཛེར་པ་སོགས།། ངེས་མེད་སྣ་ཚོགས་དུ་མའི་རྟགས་འབྱུང་སྟེ།། ཁ་སོ་རྡུས་པ་ན་པས་[བས]རླུང་དང་འདྲ།། མིག་སེར་ཚ་བ་སྐྱེ་བས་མཁྲིས་པ་འདྲ།། འཇུ་དཀའ་སྐྲིག་སྐྱུག་འཚེང་[འཆིང]པས་བད་ཀན་འདྲ།། རྩ་འཁྱུག་རོ་སྟོད་གཟེར་བས་ཁྲག་ནད་འདྲ།། ཟ་འཕྱུག་སྦྲིད་[སྦྲིད]ལ་བེམ་པས་ཆུ་སེར་འདྲ།། གྲང་ཤུམ་ཚོགས་གཞི་ན་བས་རིམས་དང་འདྲ།། ཁྲག་སྐྱུག་ཕོ་མཆིན་ན་པས་[བས]སྐྲུག་པོ་འདྲ།། སྟོབས་ཆུང་ཤ་ཞུགས་སྐམ་པས་ས་བདག་འདྲ།། དེ་དག་སྦྱོར་[སྦྱོར]ངན་ཟས་ཀྱི་ན་ལུགས་ཡིན།། ཁྱད་པར་རྩ་དང་ཆུ་གཉིས་རྟག་[བརྟག]མི་ཐུབ།། སྣ་ཚོགས་ནད་(སྣ་)མང་ཞིང་འགྱུར་ལྡོག་ཆེ།། ཟོས་ཀྱང་མི་ཕན་ཤ་འབྲོས་ལུས་སྟོབས་འཚེར།། ཕོ་མཆིན་མི་བདེ་ཆམ་འདེབས་སྙིང་མི་དགའ།། དོན་མེད་ན་ཞིང་བྲོས་མེད་དར་རེ་འདྲག། དེ་བདུན་ལོན་ན་ངེས་པར་གདོན་མི་ཟ།། ཡུག་ཤིང་ཅན་དན་དཀར་པོ་སྐྱེར་ཤུན་ཕྱེ།། སྦྱི་ཞུར་ཁུས་འཕུལ་འབྲུ་སྐྱུག་གམ་གཟེར་ན་ཡིན།། ཀུན་གྱིས་མ་རྟོགས་སྤུས་སྨན་འོག་ན་བཏང་པས་གསལ་འདུས་རྟགས་བྱུང་ན་དུག་ཡིན། མ་བྱུང་ན་དུག་དང་འདྲ་བའི་རིགས་ཡིན། དུག་ནད་དངོས་མ་ཡིན།། དང་ག་འགགས་སམ་ཟས་སྨོམ་[སྐོམ]ཟོས་ཚད་སྐྱུག། ལྟེ་རྙིལ་

སེན་མོའི་བཀྲག་ཤོར་ལུས་སྟོབས་ཟད།། འབྲུམ་པ་ནག་པོས་ཁྱབ་དང་ཐམས་པ་ཐུང་།། གནས་ལྷར་འདུས་སོ་གསུམ། མཆིན་གསང་བཅུ་དྲུག་མདོ་སྐྲངས་དང་སྨྱོ་དུག་སྨན་མི་ལེན།། ནད་གྲོལ་ཙུལ་འབྲུ་གསོན་ཁྲག་འབྲུ་སྐྱུག་བྱེད།། དེ་རྟགས་ལྡན་ན་མི་འཚོ་སྤང་པར་བྱ།།

བཅོས་ཐབས་བསྒྲུ་བསད་སྦྱོངས་[སྦྱོང]དང་ཆིག་ཆོད་སྨན།། ནུས་པ་སྟུགས་དང་ཕྱི་རྗེས་བཅད་དྲུག་ལས།། བཙན་དུག་དཀར་པོ་ཆིག་ཐུབ་དབང་ལག་དང་།། ཡུངས་ཀར་ཕག་ཁྲག་རེ་རལ་བཟང་པོ་དྲུག། རིལ་བུ་སྟུད་སྨན་མཆོག་ཡིན་ཚང་གིས་དབུལ།། ཁོང་དུ་བཏང་བས་སྤོ་[སྦོ]འཁྲིག་པོ་བར་འདྲིལ།། བཤལ་ལམ་སྐྱུག་ན་དུག་ནད་འབྲུལ་མེད་ཡིན།། སེ་རྒོད་སྐྱེར་པ་བྲག་ཞུན་ཕག་ཁྲག་དང་།། ལུག་རུ་སྨུག་པོ་རེ་རལ་འོམ་བུ་ཡི།། བསྲུས་ཐང་དྲོ་འཛམ་ལན་འགའ་བསྐྱེན་པ་དང་།། ཡུངས་ཀར་[༣]ཞིང་མངར་[༥]བོང་དཀར་[༨]ཕག་ནག་ཁྲག་[༡]། རེ་རལ་[༥]གསེར་མདོག་[༥]ཛ་ཏི་[༥]ཀ་ཐ་[༥]བཏབ་པ་དེ།། ཆུ་གྲང་ཁྱོར་རེས་ཐོ་རངས་འཕྱུལ་གཏོང་བ།། ཞག་གཅིག་གཉིས་གསུམ་ཡུན་རིང་ན་གསུམ་ནད་བབས་དག་དང་བསྟུན།། གཙོ་བོ་ཐང་ཆེན་ཉེར་ལྔ་བཏང་སྟེ་སྟུད།། འདུས་རྟགས་ལུས་ལྕི་སྐྱིད་སྐྱུར་དང་ག་འགག། ཁ་ལྕེ་སྐམ་ལ་ཕོ་བ་ཚ་ཅུམ་བྱེད།། དེ་རྟགས་མེད་ན་མ་འདུས་བསྒྲིངས་ལ་བཏང་།། འདུས་རྟགས་སླེབ་ནས་སྟུད་སྨན་ཐལ་བའང་མིན།། ཅི་ཕྱིར་བསྲུས་དྲགས་དུག་དེ་རྩ་ལ་གྲིམ[གྲིམས]།། གཉེན་པོས་བསད་ཐབས་མང་སྦྱོར་[སྦྱོར]ཆེན་མོ་ནི།། ཨ་རུ་[༢]བྲག་ཞུན་[༢]གསེར་གྱི་མེ་ཏོག་[༥]དང་།། རུ་རྟ་[༢]བོང་ང་དམར་[༥]སེར་[༥]དཀར་པོ་[༥]དང་།། དུག་ཅུང་[༢]རྟོང་ལེན་[༢]གཡའ་གྱི་[༣]གང་ག་ཆུང་[༥]།། རེ་རལ་[༥]བྲག་སྤོས་[༢]འོམ་བུ་[༥]བྲི་ཡང་ཀུ[༢]།།

མུ་མེན་༣བྱུ་རུ་༣གཡུ་༡དང་མུ་ཏིག་༡དང་།། མཚལ་༡དང་གླ་རྩི་༡གི་ཕོ་༥བ་ཤ་ཀ་༡། ཏིག་ཏ་༡གངས་ཐིགས་༥ཟེ་ར་༥བ་ལེ་ཀ་༡། བསེ་རུ་༥ཙན་དཀར་༥གཉིས་༡ཆུ་སེར་སྨན་གསུམ་༡རེ་དང་།། ཁྲུང་སྔེར་༥དཔའ་བོ་སེར་པོ་༥གོ་བྱི་ལ་༥།། གེ་སར་གསུམ་ནཱ་༡པད་༣སྤུཥྛ་༣དང་བཟང་དྲུག་ཙུ་ལི་སུ་[སུག]༣གུ་[གུར]ཀ་༣ཛཱ་༡སྨྲ་ཚན་༥རེ་གསུམ།། སེ་འབྲུ་༡ག་ར་དཀར་པོ་ཧ་དང་སྐྱུར[སྐྱུར]།། སྦྱུར་དུག་གྱུར་དུག་རང་བཞིན་དངོས་ཀྱི་དུག། མཐོང་བའི་དུག་དང་རེག་པ་ཉི་ཟེར་དུག། ཁ་རླངས་དུག་སོགས་དུག་རིགས་མ་ལུས་པ།། གཏན་ནས་འཇོམས་ཤིང་གབ་ཚད་ཚད་ཉིང་རྣམས།། གཉིད་འདོན་བྱེད་པའི་མན་ངག་ཁྱད་པར་འཕགས།། ཁྱད་པར་ནད་འདིར་སྦྱོང་[སྦྱོང]བྱེད་བསྟགས་པ་སྟེ།། སྟུད་བྱེད་སྨན་ཐུན་བཞི་འམ་ལྔའི་བར་དུ།། བསྙེན་ནས་རིང་བའི་སྔོན་འགྲོ་འདི་ལ་མིན།། འབྲུས་དང་བསྐུ་མཉེ་བྱས་རྗེས་སྤྱོད་པའི་སྨན།། དང་པོ་ཀོ་ཐ་དུས་དང་བཏུ་ལུགས་དང་།། དམ་ཚིགས་[ཚིག]ཀུན་ནི་བྱེ་བ་རིང་བསྲེལ་ལྟོས།། གཉིས་པ་ཟླ་བའི་སྨད་ལ་བྲུས་བྱས་ལ།། འགྲུལ་བསྲུང་གདུན་སོགས་བཙང་སྲ་[གཙང་སྲ]ལ་གནས་པས།། ཀོ་ཐ་ཞེས་པའི་ཡིག་གཉིས་བཟླ་བཞིན་དུ།། སླ་བཅད་རེ་རེ་བཞིན་དུ་གཡས་སྐོར་བརྟུངས།། དེ་དང་ལྷན་གཅིག་འབྲས་ཞག་བདུན་བཏགས་བྱ།། གསུམ་པ་སྐོལ་ལུགས་ཆང་བཟང་དཀར་ཡོལ་གསུམ།། གོང་གི་ཕྱེ་མ་ཉིན་ཕྱེད་དུས་བཏབ་སྟེ།། སྨན་གྱིས་ཁ་ཁེངས་ནོན་པའི་ནས་ཀྱིས་དཀྱིལ།། བཙུག་ལ་རྟུལ་སོགས་མི་འཚོར་ཁ་བཅད་བཞག། ཡང་ན་ཆུ་གཙང་བྱ་སྐོང་བཅུ་གཅིག་དང་།། སྦྱར་བ་རས་དཀར་དྲི་མེད་ཁུད་དུ་གཏུམས།། དཀར་ཡོལ་ལ་སོགས་

གས་མེད་སྔོད་དུ་བཙོར།། གསང་བ་འབྲུ་གཉིས་རབ་ཏུ་གནས་སྟོང་ཕྲག་གསུམ་ཙམ་པར་བྱས།། ལུགས་གཉིས་གང་ཉུང་རིགས་པས་དཔྱད་ལ་བཏང་།།

བཞི་བ་བཏང་ཐབས་འགྲུལ་བསྲུང་ཕྱི་མཚམས་བཅད།། མར་སོགས་སྐམ་ཟས་ཞག་གསུམ་སྤང་བྱས་ལ།། གནོད་པའི་ཟས་ཀྱིས་བསླང་ལ་གནམ་གང་དང་།། ཆོས་གཅིག་མཚམས་ཀྱི་ཐོ་རངས་བྱ་ཟེར་དུས།། མར་ཚ་སྐྱུག་ཡོང་མེད་པའི་ནད་པ་ལ།། ཐུན་ཡོག་སྦྱར་ལ་ནམ་ཡིན་བཏང་བ་ལ།། ཐོ་རངས་ནད་པའི་མགོ་བོ་ཤར་བལྟས་ལ།། ལྷ་རྗེ་རང་ཉིད་ནད་པའི་ཕྲས་འགོར་བསྡད།། སྨན་ཐུན་བདུན་དགུ་བཅུ་གཅིག་ལྟོ་དང་སྦྱར།། ཕྲ་མ་ཞུ་ནས་ཕྱི་མ་རིམ་པས་གཏོང་།། ཐུན་རེ་དུས་མཉམ་མོན་ཁྲི་རེ་རེ་བཏང་།། ཤ་དམར་ཁམ་རེ་རང་དང་ནད་པས་ཟ་ལུགས་གཅིག་ཏུ་སྨན་གྱི་གོང་དུ་ཟ་བའང་ཡོད།། རྟེན་འབྲེལ་ཆེ་ཡིན་ཆུ་ཡི་ཁ་བཤལ་བྱ།། དེ་ནས་ལྷ་རྗེ་རང་གིས་ཐབས་ལེགས་ཞེས།། ལན་གསུམ་བྱས་རྗེས་ནད་པས་ལེགས་སོ་བརྗོད་འགའ་ཞིག་ཏུ་ཁ་བཤལ་གྱི་སྔོན་དུ་བྱས།། དེ་འཕྲལ་མགོ་མཇུག་ཡོག་ལ་ཙུང་ཟད་ཉལ།། དེ་ནས་མི་སྨྲ་ནད་པ་དང་ནད་གཡོག་སོགས་དམ་ཚིག་མི་འགྲུལ་ཙོག་པར་བདུག[འདུག]། གཟེར་འཁྲུག་འཁྲིག་དང་འདར་དངངས་སྣ་ཚོགས་འབྱུང་།། མིན་ན་ཕན་གནོད་གང་ཡང་མི་འབྱུང་ཞིང་།། དང་པོ་སྐྱུས་པས་ལུས་ཀུན་ན་བ་དང་།། བར་དུ་གསོད་པས་ཕོ་ཡོང་འཁྲིག་པ་འབྱུང་།། ཐ་མར་ནད་རྣམས་རབ་ཏུ་འབྲུ་བ་སྟེ།། མ་ཐིགས་ཐུན་ཆུང་བོངས་སྐྱེད་བྱས་ཏེ་སྤྱང་[སྦྱང་]།། གོང་དུ་མེད་པའི་མོན་ཁྲི་ཚོས་པ་འམ།། ཤུན་པ་བུད་ན་དུག་ནད་དག་པ་ཡིན།། ནད་ཞེན་རྙིངས་པ་ཟུངས་ངན་གསར་བཅུད་གསོ།། ཡང་ཡང་མ་དག་བར་དུ་སྤྱང་[སྦྱང]བར་བྱ།། རྩ་སྦྱོངས་སྤྲགས་[སྦྲགས]ན་བྱེ་བ་རིང་བསྲིལ་བལྟ།།

ལྔ་བ་ཡོག་གནོན་ཕོ་ངན་སྨན་མི་འཇུ།། ཟུག་སྐྱེ་སྤོ་[སྦོ]སྐྲིག་འགྲིང་

ལ་ཆ་མཉམ་བཞི།། སྙིང་དུ་ལྕེ་ཚ་བསྣན་པས་འཇུ་པར་འགྱུར།། འདི་ལ་གཏོར་བ་བཅལ་དང་འཁྲིངས་པ་གསལ[བསལ]།། འབྲུམས་པ་བཅད་དང་བསྐུལ་བྱེད་ལྷག་མི་དགོས།། གལ་ཏེ་སྐྱུག་འདོད་སྐྱི་བཞིན་མ་གཏོང་ན།། གོང་སྨན་ཐུན་གཅིག་དྲི་ཆུར་སྐྱུར་[སྦྱར]བཏང་ནོན།། ཐོར་བུའི་རླུང་སྐྲིས་སྲི་ཡོང་ཐང་བཏང་དང་།། བསྐུ་མཉེ་ལ་སོགས་གསོ་དཔྱད་སྐྱི་བཞིན་བྱ།། པན་ཡོན་དུག་ནད་ཐམས་ཅད་འདི་ཡིས་སེལ།། སླར་ཡང་གོང་གི་སྐྱོང་[སྐྱོང]སྨན་གང་རིགས་སམ།། བྱེར་ཞེན་ཡུན་རིང་ནད་ལ་ནད་པ་དེའི།། ཟུངས་ཀྱིས་ཐུབ་ན་འདུས་རྟགས་མ་ཐོབ་པར།། སྟུད་སྨན་བསྟེན་ལ་འདུས་པའི་རྟགས་ཐོབ་ནས།། ཁྲུས་དང་བསྐུ་མཉེ་བྱས་རྗེས་ལྷུམ་རྫ་དང་།། ཨ་རུ་མཆུ་རིང་རྒྱ་མཚ་[རྒྱམ་ཚ]ཆུ་མ་རྩི།། སྐྱེར་ཤུན་པི་པི་ལིང་གིས་སྣ་སེལ་བཏང་།། དེ་ཡིས་ལྟོ་བ་སྤྲ་སྙི་ཚོད་དཔགས་ལ།། དངོས་གཞི་བསེ་རུ་གསེར་མདོག་བོང་ང་དཀར།། ལྷུམ་རྫ་དངུལ་ཆུ་དུག་ཐལ་དོང་ཁ་དང་།། རེ་རལ་སླ་རྩི་རྒྱ་ཚ་བཞད་[ཞད]ཙམ་རེ།། ཀུན་མཉམ་དུར་བྱེད་གྲང་འདུལ་ཁཎྜ་སྐྱུར[སྦྱར]།། རིལ་བུ་བཅུ་གསུམ་བཅོ་ལྔ་བཅུ་བདུན་ནི།། སྐབས་དང་སྦྱར་བཏང་སེངས་པོའི་ལྷག་གིས་བསྐུལ།། འབྲུ་ཤུགས་ཆུང་ན་སླར་ཡང་རིལ་བུ་བསྐྱུར།། དུག་རིགས་རང་རང་ཁ་དོག་དངོས་སུ་འབྲུ།། གང་ལ་སྐྱུར་[སྦྱར]བའི་ཁ་ཟས་མ་ཉམས་པ།། ལོ་ཧླ་ཛི་ཙམ་སོང་ཡང་རིམ་བཞིན་འབྲུ།། ལེགས་པར་དག་ནས་ལྷག་ཉིད་རྐྱང་པ་འབྲུ།། འཁྲས་ལ་སོགས་པ་བསིལ་ཏྲོད་འཇམ་པས་བཅད།། ཤིན་ཏུ་ཡུན་རིང་ཞེན་ཆེ་དུག་གི་ནད།། དེ་ལ་བསྟུ་བསད་སྐྱུང་[སྦྱུང]གསུམ་ཟུངས་སྐྱུར་[སྦྱར]བསྐྱུར།། སྐྱོར་[སྦྱོར]འཁོར་ཚར་རེའི་བར་དུ་ལུས་ཟུངས་གསོ།། ཟུངས་ངན་ནད་སྙིང་བསྟུ་བསད་ཚིག་ཚོད་བྱ།། ཨ་རུ་བྲག་ཞུན་བོང་ང་དཀར་སེར་དམར་རྣམ་པ་གསུམ།། དཔའ་པོ་[བོ]དཀར་སེར་ཅན་དན་དཀར་དམར་དང་།། རུ་

གང་གུར་གུམ་གི་ཕྱི་ཚོས་སྨན་དང་།། རེ་རལ་ཡུང་བ་དོམ་མཁྲིས་སེ་འབྲུ་དང་།། སེ་རྒོད་སྐྱེར་པ་ཡུངས་ཀར་ཕྱེ་མ་སྦྱར།། བྲག་ཞུན་ཁུས་འཕྱུལ་བསྐུ་བསད་ཚིག་ཚོད་བྱེད།། དུག་ནད་སྔགས་ཀྱིས་གསོ་བ་འདི་ལྟར་སྟེ།། ཨོཾ་ཀ་ལི་ཀུ་ཀུ་ར་ཏང་ཙུང་། འབུ་འཛུ་ཛྷ་ཧི་སི་ཧྲ་ན་ཧྲ་ཧྲིས། ཛྷ་གང་ཙུང་། ཨ་ན་ཧྲིས། ཛེ་ས་གང་ཙུང་། ཧྲིས་པ་རི་ཀ་ཙུང་། ཧྲིས་གང་ཧྲི་ཧྲིས། ཏ་ར་ཏ་ར་མེ་ཧྲུཾ་ཁྲི་སྭཱ་ཧཱ། སྲ་ལ་ཛྷ་ར་ཧྲིས། ལ་ཧི་ཀ་ར་ཨ་སྒྲི་ཏ་ཀ་རི་བ་རི་ན་ཧོ། མ་ཧཱ་དེ་རོ། ནི་ལེན་ཀན་ཧྲ་ཧོ་ཧོར་ཙ། ཏ་རི་ཧྲིས། ནན་ཧི་ཧྲིས་འདི་ཡན་ཉེ་ཤུ་རྩ་གཅིག་བཟླས་པས་རང་བསྲུང་དང་ཚུ་འམ་ཟས་གང་ལའང་བརྒྱ་འམ་སྟོང་གིས་གཞན་གྱི་དུག་སེལ།། ཨོཾ་ཤང་དེ་ཤང་དེ་སྭཱ་ཧཱ་ཟས་ལ་བརྒྱ་བཟླས་ལ་ཟ། ཨོཾ་ཤེད་ཤེད་བི་ཤེད་སྭཱ་ཧཱ་ཟོས་རྗེས་བརྒྱ་བཟླས། ཨོཾ་ཀྲུག་ལི་ཧྲི་ཨ་ཧྲི་ཁ་སྨན་ལ་བཏབ་ལ་བཏང་། ཉེ་ཤུ་རྩ་རེས་རང་ཉིད་བསྲུང་བ་སྟེ།། བརྒྱ་འམ་སྟོང་གིས་གཞན་གྱིས་དུག་ནད་སེལ།། བཙན་དུག་ཤ་དུག་སྦྱར་དུག་མ་ལུས་འཇོམས།། ཚིག་མེད་གསེར་གྱིས་བྲིས་ནས་སྔགས་ཐམས་ཅད་ནང་བར་ཚིག་མེད་པར་མཐེང་ཤོག་ལ་གསེར་གྱིས་བྲིས་ནས་རང་སྔགས་ཀྱིས་རབ་གནས་བྱས་ནས་མགུལ་ལ་བཏགས་ནད་ཐམས་ཅད་བཏགས་པས་ཐུབ།། དེ་ནི་རྒྱུད་ཀྱི་རྒྱལ་པོའི་དགོངས་པ་ཡིན།། དུག་ནད་གང་ཡང་མི་ཉམས་ཟས་མི་འཇུ།། དེ་ལ་དངས་[དྭངས]མ་གནས་འཇོག་སྐབས་སུ་སྤེལ།། དུག་ནད་སྨིན་དང་བསྔོངས་ན་ཕྱི་རྒྱུད་ཀྱི།། གུར་གུམ་བཅུ་གསུམ་ཕག་ཁྲག་བསྟན་པ་བཏང་།། གཞན་ཡང་ནད་འདི་ཀླུང་མཁྲིས་བད་ཀན་ཁྲག། གང་ཤས་ཆེ་བའི་གཉེན་པོ་ཤས་ཆེར་བསྐྱེད།། ཤ་ལྦགས་[ལྤགས]རྩ་རུས་དོན་སྣོད་ཚིགས་གར་བབས།། རང་རང་ཁ་འཛིན་རྐྱེན་པོ་གྲོགས་སུ་བསྟེབས།། དུག་སྨན་གང་ལའང་རྒྱ་སྐད་ཨོར་ཧོ་ཏས།། ཞེས་པའི་དཀར་པོ་ཆིག་ཐུབ་བསྟན་ན་བཟང་།། ཀླ་གཉན་གང་བྱུང་ནད་གཞི་བརྟགས་ལ་བསལ།། དམུ་སྨན་འགྱུར་ན་རྒྱུད་ཆེན་ལས་ཤེས་

བྱ།། བཅོས་རྗེས་ཕྱིར་མི་ལྡོག་པའི་རྗེས་བཅད་ཐབས།། ཉ་ཕག་བཤུལ་ཤ་ཊལ་སྐྱུར་[སྐྱུར]དང་སྦྱར་པོའི་[བཞི]རྣ།། རྣ་རྒྱུག་ཆགས་སྤྱོད་ལོ་དུས་བར་དུ་བསྲུང་།། སྦྱར་དུག་བཅོས་པའི་ལེའུ་སྟེ་བརྒྱ་སོ་དགུ་པའོ།། །།

ལེའུ་བརྒྱད་དང་བཞི་བཅུ་པ། སྦྱར་དུག་བཅོས་པ།

སྦྱར་པའི་དུག་ལ་རྒྱུ་རྟགས་བསོ་བ་གསུམ།། རྒྱུ་ནི་གཉིས་ཏེ་ངོ་བོས་མི་འགྲོད་དང་།། དངས་[དྭངས]མ་མ་ཞུ་ཟུངས་སུ་མ་སྨིན་པའོ།། ངོ་བོ་མི་འགྲོད་ཚང་གསར་ཞོ་མ་ལངས།། སེར་ཤ་ཡུངས་ཀར་མར་ལ་བརྔོས་པ་དང་།། ཁྱིམ་བྱའི་ཤ་ཞོ་གཉིས་དང་ཉ་ཤ་སྔོང་།། འབྲུ་མར་སྦྲང་གཉིས་ཉ་ཤ་འོ་མ་གཉིས།། ཞིང་ཐོག་གསར་བ་འོ་མའམ་ཞོ་དར་དང་།། སྲན་ཚོད་བུ་རམ་ཞོ་གསུམ་ཙོང་སྔོང་སྦྲད།། ཚང་མར་འོ་མ་གང་ཟངས་སྣོད་ཞག་མང་།། ཙོང་ཞི་ཟོས་རྗེས་ཤ་མོ་ཁུར་བ་ཟ།། ཞུན་མར་ཟོས་རྗེས་སྐམ་གྲང་འཐུང་བ་དང་།། སྔོན་ཤ་ལ་དཀར་སྐྱུར་ཅམ་དྲི་ཕོག་པ་དང་།། ཤ་བཅོས་རླངས་བསུབས་ཞག་བདུན་ལོན་པ་དང་།། སྦྱར་དང་འོ་མ་ལྷན་ཅིག་ཟ་བ་དང་།། དགུན་སྟོད་རྒྱ་གཡེར་ཟོས་ན་མིག་སྙིང་ན།། ལ་ཕུག་སྔོན་པ་ཉུང་སྙིང་འོ་མར་མིན་མཛེ་དུག་ནད་དུ་གྱུར།། གནག་ཤ་རྟ་ཤ་ལྷན་ཅིག་གཡན་པ་འོང་།། གནག་ཤ་ཕག་ཤ་ལྷན་ཅིག་ལྟོ་སྲིན་སྐྱེད།། ཉ་དང་བྱའི་ཤ་ལྷན་ཅིག་སྐྲན་དུ་འགྱུར།། བྱ་ཤ་ཞོ་དང་ལ་ཕུག་བུ་རམ་མིན།། ཕ་[ལ]ཕུག་བུ་རམ་གཉིས་ཤ་ཆོལ་ཆུ་གྲང་།། ཁོག་ཤིའམ་བཙའ་འཕྲལ་ཤ་ནི་ཞག་ལོན་སོགས།། སྔ་མ་མ་ཞུ་ཕྱི་མ་ཟོས་པ་འམ།། ཁ་ཟས་མི་འགྲོད་ཟོས་པ་འཐབ་པ་དང་།། མ་གོམས་དུས་མིན་ཟོས་པས་དུག་ཏུ་འགྱུར།།

དེ་རྟགས་རྩ་ནི་སྦྲ་ལ་གཏིང་ན་གྲིམས།། ཆུ་མདོག་དམར་རམ་སྨུག་ལ་ཀུ་ཡ་ཆད།། ཤ་མདོག་སྔོ་སྐམ་མིག་འཁྲིབ་མགོ་བོ་ན།། སྐབས་སུ་ལུས་བརྩེ་བྲང་རྒྱབ་རྩིབ་ལོགས་གཟེར།། སྐྲིག་ཅིང་ཁོང་སྐྱོས་[སྐྲོས]འཛུ་དགའ་ཟོས་རྗེས་ན།། ཚིགས་གཞི་ན་ལ་རྐང་བོལ་གསུམ་ཤ་སྐྱོས[སྐྲོས]།། མི་འགྲོད་ཟས་

ཟློས་འབྲུ་འམ་སྐྱུག་ཚུལ་སྟོན།། མདོར་ན་ཕོ་བ་གྲང་ལ་མཆིན་པ་ཚ།། རླུང་ལྡན་སྨོ་[སྨྲོ]སྒྲིག་མགོ་འཁོར་མཁྲིས་པར་ལྡན།། ཁོང་ཚ་འབྲུ་དང་ཁྲག་གིས་གཟེར་འཕྲུག་བྱེད།། བད་ཀན་ལུས་ལྕི་མགོ་ན་འཇུ་དཀའ་འཁྲིན།། ཆུ་སེར་ལྡན་པས་གཡོ་སྐྲངས་ཚོགས་གཞི་ན།། སྣ་ཚོགས་ནད་རྟགས་འབྱུང་བས་བརྟག་པར་དཀའ།། མ་རྟོགས་ལོག་རྟོགས་ཕྱོགས་རྟོགས་མ་ཡིན་པར།། ཕྲ་ཞིབ་སྐྱོ་ནས་ངོ་བོ་ཉིད་རྟོགས་ཀྱི།།

བཅོས་ཐབས་གཞི་བཟུང་བསྡུ་བསད་སྦྱང་ཟས་སྤྱོད།། དང་པོ་སེ་འབྲུ་བཞི་འམ་ཕྱི་རྒྱུད་ད་ལི་ཚ་བ་གསུམ་ད་ལིས་བཞི།། ག་ར་སྤྱར་[སྦྱར]བ་ནང་ཉུབ་ཆུ་ཚན་དབུལ།། ཐྲད་སྐྱེད་བེ་སྣབས་སྤྱོད་ཞིང་བུ་ག་གསོ།། གསོ་བའི་སྨན་ཟས་སྨིན་པར་བྱེད་པ་ཡིན།། བསྡུ་བ་འོ་མ་ལན་ཚ་བྲ་ཙམ་སྦྱར་བ་དང་།། སྤོས་དཀར་གསུམ་པ་ཕག་ཁྲག་སྟར་བུ་ག་ར་སྦྱར།། སྤོད་གོང་མ་དང་ཐོ་རངས་ཕྱི་མ་ལྷག་སྲིད་བྱེར་པ་སྟུད།། འདུས་རྟགས་ཁོང་སྐོམ་ལུས་ལྕི་མཆིལ་སྣབས་མང་།། ཁ་ཟས་མི་ལེན་སྟོབས་ཆུང་དེ་དུས་སྦྱང་མྱུར་དུ་དགོས།། ནད་སྟོབས་ཆེ་ན་འདུས་ནས་གཉེན་པོས་བསད།། གི་ཝཾ་བཙ་ལྡུ་ཨུཏྤལ་བསིལ་གསུམ་དུག་མོ་ཉུང་།། ཚ་ལ་དུལ་མ་ཧོང་ལེན་སྤོས་དཀར་སོ་མ་ར།། ཨ་རུ་དོམ་མཁྲིས་བྲག་ཞུན་བོང་ང་སེར།། ཤུ་དག་དཀར་པོ་ག་ར་སྦྱར་བྱས་ལ།། ཚ་བའི་དུས་སུ་ཉིན་གུང་བསྐོལ་གྲངས་ཆུ་ཡིས་འཕུལ།། གཞི་འཛིན་སེ་འབྲུ་བཞི་འམ་ད་ལིས་བཞི་གང་ཏུང་ཐོ་རངས་ཆུ་བསྐོལ་དབུལ།། དེ་རྗེས་གང་དང་ཉེ་བའི་གནས་ནས་སྦྱང་[སྦྱང]སྟོད་ལ་ཕྱི་རྒྱུད་ཀྱི་བོང་དཀར་སྤེབས་པ་སྐྱུག སྨད་ལ་ཨ་རུ་བརྒྱད་སྦྱོར་གྱི་བཤལ། ཡང་ན་ཨ་རུ་རའི་བཙོ་བསྲེགས་རྗེན་གསུམ་གྱི་བཤལ།། འཕྲོད་ཟས་ཉུང་བྱ་སྤྱོད་ལམ་དྲོད་ལ་བསྟེར།། ནད་སྟོབས་ཞི་བའི་རྟགས་ལྡན་ཁ་ཟས་སློད།། ཞི་དཀའ་སྟུད་བྱེད་བསྐུར་ལ་རྩ་ནས་སྦྱང་[སྦྱང་]།། མ་འབྱོངས་ནད་ལྷག་གཉེན་པོས་གི་ཝཾ་བཙྭ་[བཙ]ལྡུ་ཧོང་ལེན་ཕྲི་བའི་

བཤད་པར་བྱ།། ཞེས་པ་གང་ཆེའི་ཟས་སྨན་གཉེན་པོ་སྦྱར།། རྩ་ལ་འགྲམས་ཆེ་ལྟོ་སྦྱོངས་རྩ་དང་ཁྲིལ[སྲིལ]།། མི་འཕྲོད་དངས་[དྭངས]མ་གནས་སུ་མ་སྨིན་དང་།། སྨུག་པོ་ཁྲེར་དང་འགྲམས་འཁྲུགས་རིམས་རྙིངས་རྣམས།། སྦྱར་[སྦྱར]དུག་ཆ་མཐུན་བསོ་ཐབས་འཕྲུལ་ཞིང་བཅོས།། གྱུར་དུག་བཅོས་པའི་ལེའུ་སྟེ་བརྒྱ་བཞི་བཅུ་པའོ།། །།

ལེའུ་བརྒྱ་དང་ཞེ་གཅིག་པ། ཤ་དུག་བཅོས་པ།

ཤ་དུག་རྒྱུ་རྐྱེན་དབྱེ་བ་རྟགས་བཅོས་ལྔ།། དེ་རྒྱུ་ཤ་རྙོན་བེམ་དང་ཡུལ་ཕྱོགས་ཀྱི།། ས་ལ་དུག་ཡོད་རླངས་པས་ཐོག་པ་ཡིན།། དེ་རྐྱེན་ས་རླན་སྙིང་དུ་བཞག་པ་དང་།། བཙོས་པའི་དྲོན་མོ་རླངས་བ་བསྒྱུབས་པ་དང་།། དཀར་སྐྱུར་དབྲ་[དབྲེ]དང་ཉེ་ཞུར་ཐོག་པ་དང་།། འབྲུ་དང་རྩམ་པ་སྔོ་གསེབ་ལས་[ལུས]པ་དང་།། བེ་ལོག་ཤན་པའི་ཁྲག་གིས་ཐོག་པའི་རྐྱེན།། ཞག་བདུན་འདས་ནས་དུག་ཏུ་འགྱུར་བ་ཡིན།།

དེ་རྟགས་ཤ་དེ་དངོས་དང་བཙོས་པ་ཡི།། མདོག་དམར་དྲི་མ་མི་ཞིམ་འབུ་མི་འབྱུང་།། གལ་ཏེ་འབུ་ཡོད་མགོ་ནག་དུག་ཡོད་རྟགས།།

དབྱེ་བ་ཤ་དུག་ཤ་ནད་གཉིས་སུ་འདོད།། སྤྱི་རྟགས་མིག་མི་གསལ་ལ་འབྲས་བུ་ལྡལ།། ཐོ་བ་སྒོ་[སྒྲོ]འགྱུར་སྐྲང་ཐབས་ན་བ་དང་།། མིད་པ་ལྕེབ་ལ་སྐད་འཛེར་ཤེས་པ་ཟྭ།། མགོ་པོ་[བོ]འཁོར་ལ་རྐང་པ་གཏར་མི་ཚུགས།། ཤ་ནད་བྱེ་བྲག་རྟགས་བཅོས་གཤམ་དུ་བཤད།། ཤ་དུག་གྲེ་བ་འགགས་ལ་སྐད་མི་ཐོན།། ཟས་སྐོམ་མི་ཐར་ཤེད་བྲལ་མིག་མི་མཐོང་།། དེ་ན་སོད་ལ་སྲོག་འཕྲོག་གསོ་བ་སྲིམ།། ཟུག་མེད་སྐྱུག་ཅིང་རྩ་བདེ་འཆི་བའི་རྟགས།། དེ་མིན་བཅོས་ཐབས་དང་པོ་བསྡུ་སྦྱངས་བསད།། བར་དུ་གྲེ་འགགས་ཐ་མར་ཐྲ་གཉན་བསལ།། ཟས་སྤྱོད་སྲུང་སླང་བསྟན་དང་བདུན་དུ་བཤད།། དང་པོ་ཡུང་པའི་ཚིག་[ཆིག]ཐང་ཐེངས་འགའ་བཏང་།། དེ་ནས་ཤུ་དག་མ་བསྡུས་རྩ་འབྲོས་ཕྱིར།། སེ་རྒོད་སྐྱེར་ཤུན་ལུག་རུ་ཡུངས་དཀར་དང་།། གསོན་ཁྲག་སྤྱུར་[སྦྱུར]བཏང་རྩ་རུ་མི་འབྲོས་འཛིན།། དེ་རྗེས་དུར་བྱེད་ཆོས་དང་ཧོང་ལེན་དང་།། རྒྱ་ཚྭ་འགྲོན་པོ་[བུ]སླ་རྩི་བཅས་པས་

སྦྱར་།། མ་ཕིགས་བསྲུ་ཞིང་སྣེ་ལ་རྡེ་གྲང་བདུག། དེ་ནས་ནད་རོ་གསེར་མདོག་དྲུག་པས་བསད།། ཡང་ན་སྔོང་ཐོག་བྱིའུ་ལ་ཕུག་དང་།། འོམ་བུའི་ལོ་མ་བྲག་སྐྱུ་ཏ་པོ་[བོ]དང་།། བོང་དམར་ཨ་རུ་གསེར་མདོག་སྲད་ནག་གི།། ཐང་གིས་སླིབ་ན་ཤ་དུག་ཅི་འདྲ་ཡང་།། འཆི་བ་མི་སྲིད་བསྡུ་བསད་ཆིག་ཆོད་བྱེད།། གཟི་མདངས་མེད་དང་ཨ་རུ་བོད་ཚ་དང་།། བདུད་རྩི་ཀོ་ཁྲ་ཆ་མཉམ་རིལ་བུར་དྲིལ།། རྩི་[ཙི]གུར་ཀུར་པས་ཤ་དུག་རྣམ་རྒྱལ་ཟེར།། བར་དུ་གྲོ་འགགས་ཙུ་གང་སྤང་རྒྱན་དཀར།། ཚ་ལ་དུལ་མ་ཨ་རུ་ཆུ་སྦྱར་གཏིག། མ་སྨམས་ཡང་ཡང་བསྙེན་ཅིང་སྣེ་ཆུས་བདུག། ཡང་ན་བཙོད་ཁྲུ་ཚ་ལ་ཤིང་མངར་གཏིག། སྐྱེར་གོང་ཐོང་རྩ་གང་ཙུང་གཏར་བར་བྱ།། སླ་གཉན་མིག་ཚ་འཕྲིབས་ན་སྐྱེར་ཁནྡ་བྱུག། སྤྲོ་མང་འགོགས་དཀའ་རུ་ཏ་སྤང་བརྒྱན་[རྒྱན]དགར[དཀར]།། སྤར་བུ་ཚ་ལ་ཤིང་མངར་ཆུ་ལོ་བརྒྱད་སྦྱར་བཏང་།། ཁ་ཟས་ཕྱེ་ཐུག་འབྲས་དང་བསྐོལ་གྲངས་བསྙེན།། དཀར་མངར་ཤ་དང་རུལ་སྐྱུར་སྤང་པར་བྱ།། སྤྱོད་ལམ་དྲག་ཤུལ་དུ་བ་ས་ཀྲན་དང་།། སྐད་ཆེན་སྨྲ་དང་མྱ་ངན་སེམས་ལས་སྤང་།། ཤ་དུག་བཅོས་པའི་ལེའུ་སྟེ་བརྒྱ་ཞེ་གཅིག་པའོ།། །།

ལེའུ་བརྒྱ་དང་ཞེ་གཉིས་པ། ཤ་ནད་བཅོས་པ།

ཤ་ནད་རྒྱུ་རྐྱེན་སྤྱི་རྟགས་ཤ་དུག་ལས།། དུག་ཤས་ཆུང་བས་ཤ་ནད་ཅེས་བྱར་བཏགས།། བྱེ་བྲག་གྲང་ཤུམ་མགོ་རྐང་ཚོགས་གཞི་ན།། གཙོ་ཆེར་འབྲུ་སྨྱུག་སྲོག་ལ་ཉེས་པ་ཆུང་།།

བཅོས་ཐབས་སྨན་དཔྱད་ཟས་སྤྱོད་བཞི་ཡིན་ཏེ།། སྨྱུག་དང་གསེར་མདོག་གཉིས་སྨྱུག་མ་རྙེད་ན་ཚིག་ཐང་བཏང་ཐང་ལན་འགའ་བཏང་།། འོམ་བུ་བྱེའུ་ལ་ཞུག་སྔོང་ཐོག་ཕུར།། ཏ་པའི་[བོའི]མེ་ཏོག་ཆ་མཉམ་སྦུར་[སྦྱར]བ་ཡིས།། ཤ་དུག་སྤྱི་དང་ཁྱད་པར་ཤ་ནད་སེལ།། ཡང་ན་གསེར་མདོག་བྱེ་ལ་ལུག་ཙ་སྨུག། འོམ་བུ་བྲག་སྐྱའི་མེ་ཏོག་བོང་ང་དམར།། གསེར་མདོག་དྲུག་པ་ཞེས་བྱ་མཆོག་ཏུ་བསྔགས།། གཞན་ཡང་སྣོད་ཚད་སེལ་བའི་གུར་གུམ་བདུན།། གསེར་མདོག་ལྔ་དང་ལྷག་པ་སྦྲད་ལ་བཏང་།། ཡང་ན་ཞི་བྱེད་དཀར་པོ་དྲུག་སྦྱོར་[སྦྱོར]ཕན།། ཟུག་ཆེ་ཆུ་ལོའམ་ཙ་[ཙྭ]ལོའི་དུགས་བྱ་ཞིང་།། ཤ་དུག་སྐབས་ཀྱི་སྦྱངས་སམ་ནི་ཙུས་དྲང་།། ཟོས་སྐོམ་ཆང་འཇམ་མ་གཏོགས་སྲུང་བར་གནས།། གཞུག་གཞན་འཁྲུགས་པས་ཆད་ཡང་ཚོད་བཟུང་གཅེས།། དེ་ཕྱིར་ཟས་སྤྱོད་སྤང་བླང་གོང་བཞིན་གྱིས།། ཤ་ནད་བཅོས་པའི་ལེའུ་སྟེ་བརྒྱ་ཞེ་གཉིས་པའོ།། །།

ལེའུ་བརྒྱ་དང་ཞེ་གསུམ་པ། རྒྱ་དང་མི་རྒྱའི་དུག་བཙོས་པ།

དངོས་དུག་རྒྱ་དང་མི་རྒྱའི་དུག་གཉིས་ནས།། སེ་[བསེ]དུག་ཁྲི་དུག་རང་ལེའི་གཞམ་དུ་འཆད།། འདིར་ནི་མི་རྒྱ་བོང་ནག་ཐང་ཕྲོམ་དང་།། རྟ་སྤྲུ་གསུམ་སྙིང་རྒྱ་བ་སྤྲུལ་[སྦྲུལ]སྲིན་བུ།། སྤྲང་[སྦྲང]དུག་བཅས་པའི་དུག་ལ་རྟགས་བཅོས་རེ།། དང་པོ་མི་རྒྱ་རྒྱང་པ་བོང་ངའི་རིགས།། རྒྱང་བར་སོང་རྟགས་ལྟེ་མཆུ་བེར་ལ་ཚ།། འགགས་ཤིང་མདོག་ནག་མིག་འཁྲིབ་ཁ་དབུགས་གྲང་།། མུན་སྒོ་དྲན་ཉམས་རྐང་ལག་རེངས་ཤིང་འགྱེལ།། ཕོ་བ་སྤོ་[སྦོ]ཞིང་ལོང་བ་གདུབ་སྐམ་བྱེད།། དང་པོར་གསོན་ཁྲག་གླང་དམར་པོའི་ཁྲག་ཁྱོར་གང་དྲོན་མོ་ཁྱོར་གང་བཏང་།། ཆུ་ནང་སྤྱིང་[སྦྱིང]ངམ་སྙིང་ནས་རྒྱུན་དུ་བླུག། དེ་ཡིས་རྩ་ཏུ་མི་འགྲོས་པོ་བར་འཛིན།། དེ་རྗེས་བུལ་ཏོག་སྐྲོང་[སྐྲོང]སྐྲོགས་གང་ངམ་དོ་ཡུང་བ་མདོག་འགྱུར་ཙམ་ཨ་རུ་ར་གཅིག། ཆུར་སྤྲངས་ལྷུད་ན་འཕྲུལ་དུ་དེ་སྲོག་སྐྱེར།། སྤྱོར་[སྦྱོར]བ་ཀུན་ལ་དུག་སྟགས་སྤྱར་[སྦྱར]དུག་སྐབས་ཀྱི་བཏབ་ན་བཟང་།། ཐང་ཕྲོམ་དབང་པོ་འཁྲུལ་ཞིང་ནད་མེད་འཁྱོམ།། སྨྲ་འཆལ་སྣ་ཚོགས་མཐོང་ཞིང་བུད་མེད་འདོད།། དེ་ལ་སླེ་ཏྲེས་རེ་རལ་བ་ཤ་ཀ། ཞིབ་བཏགས་ཞུན་མར་སྤྱར་[སྦྱར]བ་བཏང་བས་འཇོམས།། རྟ་སྤྲུས་གང་རེག་སྐྲངས་ཤིང་རྨ་ཡོད་སེམས།། དེ་ཉིད་འབྲུ་མར་ཚིལ་མར་ཕག་ཚིལ་འཇོམས།། རྒྱ་བའི་དུག་ལ་དབྱེ་བ་སྣ་མང་ཡང་།། སྤྲུལ་[སྦྲུལ]དུག་ཁྲག་ལ་བརྟེན་ནས་ཉིལ་མཆེད་འདྲ།། ཟིན་དུས་དབུགས་ཐུང་སྨུག་ཅིང་སྙིང་གཟེར་སྤང་།།

གསོ་ཐབས་རྨ་ཡི་གོང་འོག་སོར་བཞིའི་མཚམས།། རས་ཀྱིས་བཅིང་ལ་ཇབས་རྣས་ཁྲག་གཞིབ་དང་།། ཁྲི་དུག་ལྟར་དུ་བཙུག་བདུག་རྨ་ཆས་

ཕྱེ།། གུ་གུལ་ཕ་བ་དགོ་དགོ་ཨ་ཤོ་གནད།། རྒྱ་སྐྱེ་གུ་གུལ་བཞི་པ་ཞེས་གྲགས་པ།། དམར་ཟལ་བ་ཆུས་དྲིལ་ལ་དྲི་ཆུས་དབུལ།། ཡང་ན་རྒྱ་སྤོས་སུག་སྨེལ་ཙ་ཧྲ་དང་།། ཤིང་མངར་ན་ལེ་ཤམ་དང་སྨྱུང་སྦྲང་རྩི་སྦྱར།། ཁྲི་སྦྲུལ་[སྦྲུལ]སྲིན་བུ་བ་ཡི་དུག་ལ་སོགས།། རྒྱུ་བའི་དུག་རིགས་མ་ལུས་འཇོམས་པའི་མཆོག། ཕྱེ་ཙུག་རྒྱ་སྤོས་ཐང་ཤིང་ག་རའཱུ།། ཡུང་སྐྱེར་འབྲས་བུ་གསུམ་དང་ཚ་བ་གསུམ།། བ་གཅིན་བཏགས་ཏེ་བཏུང་དང་རྩ་སྨན་ཕྱེ།། བ་སྦྲུལ་[སྦྲུལ]སྲིན་བུ་སྡིག་དོམ་དུག་ཀུན་སེལ།། སླ་བ་རྩི་འཁར་ཧ་སིལ་སྙན་གདུགས་ཐོགས་སྦྲུལ་[སྦྲུལ]སོགས་འཇིར།། སྦྱོར་[སྦྱོར]བ་ཀུན་ལ་སླ་རྩི་བསྣན་པ་ཤིས།། སྦྲུལ་[སྦྲུལ]དུག་ཁྲག་རྟེན་གང་ཉེའི་རྩ་ལ་གཏར།། སྡིག་པའི་དུག་རེག་ཚ་ཞིང་ན་ལ་མཆེད།། དེ་ནི་སྦྲུལ་[སྦྲུལ]ཟིན་གསོ་བ་ཇི་བཞིན་ནོ།། སྲིན་བུ་ཚ་ཟས་སྐྲངས་ཤིང་ཤུ་བ་འབྱུང་།།

གསོ་ཐབས་བདུག་ཐུག་ཁོང་སྨན་སྦྲུལ་[སྦྲུལ]ལྟར་གསོ།། རླུང་མཁྲིས་བད་ཀན་སྦྱར་པའི་རྩ་ཆས་ཕྱེ།། སྦྲང་[སྦྲང]དུག་སོས་ཟིན་ཚ་སྐྲངས་ཤུ་བ་རྣག། བིལ་བ་རྒྱ་སྤོས་ཙན་དན་ཨུཏྤལ་དང་།། བཙའ་སྨ་ཎིམ་པ་ཙ་ཧྲ་པི་པི་ལིང་།། ག་བྲ་ཆུ་སྲིན་སེར་མོ་པོ་སོ་ཆ།། ཤིང་ཚ་སླ་གུལ་དྲི་ཆུས་བ་དུག་འཇོམས།། རྒྱ་མི་རྒྱུ་དུག་གསོ་བའི་ལེའུ་སྟེ་བརྒྱ་ཞེ་གསུམ་པའོ།། །།

ལེའུ་བརྒྱ་དང་ཞེ་བཞི་པ། རེག་དུག་བཅོས་པ།

བསེ་དུག་ཞེས་[ཅེས]སམ་རྒྱ་ནག་རྨ་ཟེར་ཞིང་།། སོག་པའི་སྐད་དུ་ཐེམ་བུ་ཟེར་བ་སྟེ།། ཕོ་མོའི་མཚན་མར་འབྱུང་ཞིང་དེ་འབར་ནས།། འབྲུམ་པ་འབུར་ཀྱིང་གཡའ་ཞིང་འཕྲུག་སྙིང་འདོད།། ཕྲུགས་པས་རྣག་ཆུ་འབྱུང་ཞིང་རྨ་རུ་མཆེད།། ཤ་མདངས་དམར་ལ་གཟེར་འཁྲུག་ཚ་བཤལ་བྱེད།། མགོ་ལུས་ལྡི་ལ་དབང་པོ་འགགས་པ་དང་།། རྩ་ནི་སྲུར་དུག་ཆུ་ནི་ངེས་པ་མེད།། ཐ་མ་སྐྲ་དང་སྨིན་མ་འཁྲི་བར་བྱེད།། ཕོ་མཚན་བཤིག་ཅིང་ཁ་སྣ་རལ་པའང་ཡོད།།

བཅོས་པའི་ཐབས་ལ་སྨན་སྔགས་ཟས་དཔྱད་བཞི།། སྨན་ནི་སེང་ལྡེང་བཞི་པ་ཨ་རུ་ཀྱི་ལྡེ་བ།། སྐྱེར་པའི་ཐང་གིས་ཆུ་སེར་ཚ་བ་སྐེམ།། སུ་མི་༢ བསེ་རུ་༢ སྦྲ་རྩི་༥ ཨ་རུ་༢ བསྡེབ།། དངུལ་ཆུ་བཙོ་བརྒྱད་ག་བུར་ཉེར་ལྔ་སོགས།། མདོར་ན་དུག་དང་ཆུ་སེར་འཕྲུལ་བཞིན་བཅོས།། རེག་དུག་རྒྱུང་པར་ཤིང་མངར་༣ ཐུ་ཐུ་ལེན་༤།། ཅིང་ཡང་ཀོ་༣ རྣམས་སྦྱར་བའི་ཐང་དོ་འཛམ།། ཐུན་ཆེན་སུམ་ཅུ་ཙམ་གྱིས་ཐུབ་པའོ།། སྦྱར་དུག་ལྡན་ནམ་བཅོས་དཀའ་རྣམས་ལ་ནི།། ཨ་རུ་ཐུ་ཐུ་ལེན་དང་ཅིང་ཡང་ཀོ།། ཤིང་མངར་ཧྲུང་ཆེན་མཚལ་དཀར་ཧྲུང་ཕོས་ཧྲུང་ཕྱིང་ཧོང་ལེན་སེར།། ཚ་མཉམ་སྦྱར་ཐང་གོང་གི་གསུམ་སྦྱོར་དང་།། ལྷག་སྲིད་ཧྲུད་ན་ལྔ་བཅུ་ཙམ་གྱིས་ཐུབ།། བསེ་དུག་ཕྱུག་སྨན་ཧྲུང་ཕུང་ཆེན་ཕུང་མཚལ་དཀར་དང་།། རྡོ་དུག་དམར་པོ་འབྲུག་རུས་ཤེལ་ག་བུར།། ཚ་མཉམ་སྦྱུར་[སྦྱར]ཧེ་གསོས་ཁར་འཇུག་ཏུ་ཕྱུག། སྣང་ལུག་དག་གི་སྡོད་སྨད་ཤ་མ་གཏོགས།། རྨུམ་ཅན་

དཀར་མངར་བག་ཕྱེའི་རིགས་རྣམས་སྤང་།། ཉིན་ཞག་བརྒྱའི་བར་འདོད་ཆགས་དྲག་ཤུལ་བསྲུང་།། གཞན་ཡང་ལྕུགས་དགར་[དཀར]སྡེར་མ་ཆག་མེད་ནང་།། རྒྱ་མཚུར་ཝོ་ལྡེ་དཀར་ཡོལ་ཁ་ཚོད་ཀྱིས།། ཁེབས་ཙམ་སྲུབ་མཐུག་མེད་པར་མཉམ་པར་བརྡལ།། དེ་སྟེང་རྒྱ་མཚལ་ཝོ་ལྡེ་དེ་སྙོམས་བརྡལ།། དེ་སྟེང་དངུལ་ཆུ་ཝོ་ལྡེ་ལིང་གིས་བླུག། དེ་སྟེང་རྒྱ་མཚལ་ཝོ་ལྡེ་དག་གིས་བཀབ།། དེ་སྟེང་རྒྱ་མཚུར་ཝོ་ལྡེ་སྙོམས་པར་བརྡལ།། དེ་སྟེང་དཀར་ཡོལ་བཀབ་ལ་པར་[བར]འདག་སྦྱར།། སོག་མས་རི་རྩེར་ཉི་མ་ཤར་བ་ནས།། ཉི་མ་མ་ནུབ་བར་དུ་བསྲེག་པར་བྱ།། སྐབས་སུ་དཀར་ཡོལ་སྟེང་དུ་ཆུ་གྲང་བྲན།། མེ་བཅད་གྲང་ནས་དཀར་ཡོལ་དལ་བུས་ཕྲང་ས།། ནང་གི་དྲིག་པ་སྒྲོ་ཡིས་ཕྱབས་ཏེ་བླངས།། སོག་པོ་རྒྱན་འབྲུམ་ཁུ་བས་རིལ་བུ་ནི།། ཡུངས་དཀར་ཙམ་དྲིལ་གླང་མི་ཤོར་བར་བཙིངས་།། ལྕུགས་སྡེར་ནང་གི་ཐལ་བ་འདེབས་སྨམ་[སྨན]ཡིན།། རིལ་བུ་ཁོག་བཏང་ཐལ་བ་རྨ་ལ་བཏབ།། ཟབ་དང་མི་ཟབ་ལག་ཏུ་ལོངས་ལ་ལྟོས།། བཏང་ལུགས་མ་ཤེས་སོ་དང་རྙིལ་ཆད་འོངས།། དེ་ཕྱིར་ཁ་ནང་ཤིང་ཁེབ་ལྷག་པར་འདུད།། ཡང་ན་དངུལ་ཆུ་༢སུ་ཟེ་༧ལྕོག་ལམ་༥དང་།། ཆིང་ཕུང་༢ཞ་ཉེ་༧མཚུར་དཀར་༧མཚུར་ནག་༣འདྲིལ།། ག་ཅུ་ནང་དུ་བླུག་ལ་སྙོམས་པར་བརྡལ།། བར་མཚམས་འདག་བྱུག་དུ་བ་མ་ཤོར་བསྲེག། ཚོས་ཚད་འོག་མ་གཤམ་དེ་སྐྱ་བོར་འགྲོ།། མེ་བཅད་གྲངས་ནས་དལ་བུས་ཁ་དབྱེ་ནས།། སྟེང་དུ་དུ་བ་རིལ་བུར་དྲིལ་བྱས་ལ།། ལུག་རིལ་ཙམ་དམར་ཅི་བ་ཀ་དང་སྦྱར།། རེ་རེ་བཏང་ལ་འོག་ཐལ་རྨ་ལ་བྱུག། ཐང་ཆེན་ཉེར་ལྔའི་ཁ་བཤལ་ཞག་བདུན་གསོ།། ཡང་ན་ཟེ་ཚ་༣མཚུར་ནག་༣ཞིབ་བཏགས་ལ།། ལྕུགས་ཁོག་ནང་དུ་སྤུངས་པའི་དཀྱིལ་དུ་ནི།། དངུལ་ཆུ་༣ཤོག་བུ་ལ་ཐུམ་བཞག་པ་

ལ།། སྙིང་ནས་དཀར་ཡོལ་གྱིས་བཀབ་པར་[བར]མཚམས་འདམ།། དུ་བ་མ་ཤོར་བསྲེག་ལ་སྲོས་ཚད་གཅིག། བཟང་ལ་སྐར་མ་གསུམ་དང་ངན་ལ་གཉིས།། ཞག་གསུམ་བར་དུ་ཉིན་རེ་ལན་གསུམ་ཟ་ཙཾ་ར་དམར་དང་སྤྱུར་[སྦྱར]བ།། འོན་ཀྱང་ནད་པ་ལ་བསྟུན་གསང་སྨན་དེ་མ་ཐག་ཏུ་ལུག་ཤ་ཆུ་ཟོས་མི་སྐྱུགས་པའོ་ཡིན།། བདུག་བདུན་དངུལ་ཆུ་ཞ་ཉེ་སྣང་དྲིག་ཞོ་གསུམ་རེ།། པོང་དཀར་ཞོ་གང་རྒྱ་མཚལ་མཚུར་དཀར་རྣམས།། ཞོ་གཉིས་རེ་ལ་མུ་ཟི་ཞོ་གསུམ་སྦྱར།། འོག་ནས་རྩ་ཁར་གདུག་[བདུག]ན་རེག་དུག་སེལ།། དུད་སེ་༢སྲོས་༧དང་མཚལ་དཀར་༡མཚལ་དམར་༡དང་།། དངུལ་ཆུ་༡མུ་ཟི་༣ཞ་ཉེ་དཀར་༡ནག་༡དང་།། ཤོང་རོས་༢རྣམས་སྤྱུར་[སྦྱར]དུད་པའམ་ཁ་ནས་འཐེན།། ཡ་མ་དཀར་ནག་ཁྲ་གསུམ་སོགས་ཕན་ནོ།། ཡང་ན་དངུལ་ཆུ་༦མུ་ཟི་༥སྲོས་དཀར་༥དང་།། མཚལ་དམར་༥མདུད་སེ་༣སྤྱུར་[སྦྱར]ན་ཕན་བྱེད་ཡིན།། མུ་ཟི་གུར་གུམ་སླ་རྩི་ལང་ཐང་རྩི།། ཤུ་དག་ཤིན་[ཤིང]ཀུན་ཡ་མ་དུད་སྦྱོར་ནི།། སྣ་ཐུ་བཏང་པས་ཡ་མའི་གྲོང་ཁྱེར་འཇོམས།། རེག་དུག་ཐུག་སྨན་དངུལ་ཆུ་༡ཐིག་པན་༡དང་།། རྒྱ་ཚ་༡སྔོག་ཐལ་༡ཟེ་ཚ་༡མཚལ་རྣམས་སྦྱར།། ཞིབ་བཏགས་སྐམ་འདེབས་མྱུར་དུ་གསོ་པའི་མཆོག། ཤོང་རོས་གསུམ་པ་མཚུར་ནག་མཚུར་སེར་ཐུག་སྨན་ནོ།། ཁོང་སྨན་མཚལ་དཀར་རྡོ་ཛ་ཆེ་བ་ཀ། གོ་སྙོད་སྟར་ཀ་སྤྲང་རྩི་མཆོག་ཏུ་ཕན།། ཉིན་ཞག་ཉེར་གཅིག་བར་ཙུ་སྟམ་[སྟུམ]ཟས་དང་།། ཏ་ཞོན་ཚང་འཁྲུང་སོགས་པའི་སྤྱད་བཟང་ངོ་།། ཉེ་མའི་དཀྱི་འཁོར་སྙིང་དུ་ཁ་ཚར་ནི།། དངུལ་ཆུ་མུ་ཟི་ཙན་[བཙན]དུག་ཨ་ཙུ་ར།། ཆ་མཉམ་སྤྱུར་[སྦྱར]ན་བསེ་དུག་ལ་བཟང་ངོ་།། ཧོང་ལེན་༡གོ

བྱིལ་ཤ་ཆེན་ཕོ་བ་རི།། གླ་རྩི་དངུལ་ཆུ་བོང་ང་བཙོད་མཚལ་དང་།། གཡེར་མ་དོམ་མཁྲིས་བྱི་ཏང་སྤང་རྩི་དོ།། ཚད་ལྡན་སྦྱར་པའི་གཡའ་རྡུག་བཅུ་གསུམ་པ།། ཁོང་དུ་གཏོང་པས་རྨ་རྣམས་ཕྱི་རུ་དབྱུང་།། རིག་དུག་བཤལ་སྨན་ཐང་ཆེན་ཉེར་ལྔས་བསྐྱུ།། དན་རོག་ནས་ཐལ་ལྷུམ་རྩ་ཐར་ནུ་དང་།། དུར་བྱེད་[བྱིད]རུ་རྟ་ཤུ་དག་ཨ་རུ་ར།། བུལ་ཏོག་གླ་རྩི་གུ་གུལ་བོང་ང་རྣམས།། བུ་རམ་ལ་སྦྱར་གླང་གི་འོ་མས་ཕྱུལ།། ཡང་ན་བྲག་ཞུན་ཏིག་ཏ་གླ་རྩི་དང་།། ཨ་རུ་ཐར་ནུ་དུར་བྱེད་[བྱིད]རེ་ལྷག་དང་།། དན་རོག་རྣམས་སྦྱར་བྱ་ཁྱུང་དཀར་པོ་ཞེས།། ཡང་ན་རྣག་བཤལ་གསང་བ་སྦུབ་[སྦུབས]འདྲེན་འཕྲོད།། འབྲས་གསུམ་ཤིང་མངར་ཆ་མཉམ་སྦྱར་ཐང་གིས།། སོ་རྙིལ་སྐྲངས་ན་ཁ་བཤལ་རིག་དུག་སྨན།། སྔགས་ཀྱིས་བཅོས་པ་ནད་པ་སྨན་པ་གཉིས།། ཨོཾ་མུ་སེ་མུ་སོད་སྭཱཧཱ།། ཨོཾ་ཧི་ཧི་སུ་གུ་ལི་ཐད་ཏ་སིང་ནེར་ཐད་སྭཱཧཱ།། ཞེས་པ་གང་མང་བཟླས་པས་ཕན་པར་བཤད།། ཟས་སུ་ར་ཤ་ར་ཁྲག་འཕྲོད་པ་ཙམ།། ནད་སྟོབས་རྒྱས་དུས་ཕྱེ་ཐུག་ལས་གཞན་སྤང་།། དཔྱད་དུ་རུ་ཐུང་ལོ་རྩ་གཏར་བར་བྱ།། སྟོབས་ཆེན་ནད་ལ་གནམ་ལྕགས་ཟིལ་པའི་སྙིང་།། དུར་བྱེད་དན་རོག་གོ་ཐ་བསྟན་ལ་སྦྱང་[སྦྱོང་]།། རྗེས་སུ་མུ་ཟིའི་ཆུ་ཚན་བསྙེན་པ་འཕྲོད།། རིག་དུག་བཅོས་(པའི་)ལེའུ་སྟེ་བརྒྱ་ཞེ་བཞི་པའོ།། །།

ལེའུ་བརྒྱ་དང་ཞེ་ལྔ་པ། ཁྲི་དུག་བཅོས་པ།

རྒྱུ་དུག་ནང་གི་ཁྲི་དུག་ངོ་བོ་ནི།། ཤ་ཟ་འབྱུང་བྱེད་ཀུན་འགྲོ་ནག་པོ་ཞེས།། ཁྲི་སྦྱུང་སྙིང་ཞུགས་འགྲོ་བར་འཚེ་བ་ལས།། ཤི་བ་ངན་སོང་སྐྱེ་བའི་སྨོན་ལམ་བཏབ།། དེ་ཕྱིར་འདི་ལ་གསོ་ཐབས་འབད་དགོས་སོ།།

དེ་ལ་མཚན་ཉིད་རྟགས་བསྡུང་བཅོས་ཐབས་བཞི།། མཚན་ཉིད་ཁྲི་དེ་འོན་ལོང་ཁ་ཆུ་འཛག། ཁ་གདངས་མགོ་བོ་སྨད་ཅིང་མཇུག་མ་ཕབ།། འཁྱིམ་ཞིང་ཕྱོགས་མེད་ཀུན་ཏུ་རྒྱུ་བ་ཡིན།། མཆེ་བར་དུག་བབས་དུས་ལ་རྒྱུགས་པ་དང་།། དབུགས་ལ་དུག་བབས་ཁ་རློངས་[རླངས]ཕོག་པ་འམ།། མིག་ལ་བབས་པས་མཐོང་ཡང་དུག་རྒྱུ་འོ།།

བརྟག་ཐབས་དུག་ལྡན་མི་ལྡན་ལྡང་བའི་དུས།། གསོ་བ་སླ་དཀའ་འཚོ་འཆི་བརྟག་པ་བཅས།། བདུན་དུ་ཡོད་ལས་དང་པོ་ཁྲི་མདོག་ནི།། ཁྲ་བོ་[བོས]ཉི་དྲོས་ཕྱི་དགུང་ཁ་ནག་དང་།། དམར་པོ་[པོས]ནམ་ཕྱེད་ཉི་ཕྱེད་ཉི་རྩེ་ཤར།། རྒྱ་བོ་[བོས]ནམ་ལངས་དྲོ་ཁ་སྔོན་པོ་ཡི[ཡིས]།། དགོངས་དང་ཐོ་རངས་སེར་པོས་ནམ་ལངས་དང་།། ཉོས་ཆེན་དུས་ལ་ཟིན་ན་དུག་དང་ལྡན།། དུས་གཞན་ཀུན་ལ་ཟིན་ཀྱང་དུག་མི་ལྡན།། དཀར་པོ་སྣ་དམར་ནམ་དུ་དུག་དང་ལྡན།། དེ་ཡི་སོས་ཟིན་རྟགས་ལ་རྒྱ་གསར་དུས།། སྐྲངས་མདོག་སྨུག་ནག་ར་རི་དང་།། སྐྲངས་ཤིང་རྒྱ་ཡི་ནང་དུ་རྨེན་བུ་ཆགས།། འབར་འབུར་ཀྱང་སྐྱིང་ཅན་དང་ཁྲིད་པར་དུ།། ཁྲི་ཡི་མཚུལ་པ་ལ་སོགས་དབྱིབས་ལྡན་དང་།། ཡང་ན་ཁྲག་མེད་སྒྲུ་[སྦྲུ]གུར་འདུག་པ་དང་།། ཆུ་བཀྲུས་འོ་མ་བླུག་ན་མི་ཆགས་དུག། གཞན་ཡང་ཁ་རླངས་དྲི་ལ་སོགས་པ་ཡི།། དུག་དེ་ཕོག་རྟགས་དང་པོ་མགོ་བོ་ན།། ཁ་དང་གདོང་པ་དམར་ལ་

ལུས་ཀུན་བརྟེ།། གྲང་ཤུམ་བྱེད་ཅིང་མི་དད་ཚུང་བ་འོང་།། བར་དུ་རྒྱུས་རྟགས་ཁྲོ་ཚེག་[ཚིག]རེག་མི་ཐུབ།། ཆུ་ནད་འབབ་དང་རྫིང་འདྲའི་སྣང་བ་དང་།། ཨྲེ་དང་མཚུལ་པ་རིང་སོང་སྣང་བ་སྐྲེ།། ཐ་མ་སྨིན་རྟགས་སྙིང་མི་བདེ་བ་དང་།། མིག་རྩ་ནག་ངམ་སྤྲིན་མཛུབ་སེན་རྩ་སྔོ།། སྨྱོ་ཞིང་འབོག་ལ་མེ་ལོང་ཆུ་མཐོང་དངས[དྭངས]།། ལུད་པ་དཀར་པོ་ཞོ་ཤ་འཁྲོན་བུ་འདྲ།། ཡང་ན་སྨུག་ནག་སྐྱུག་ཅིང་མིག་མི་འཛུམ།། སོ་མདོག་སེར་ལ་ལྩེ་རིང་ནག་ངམ་ཅན།། ཆུ་མདོག་དམར་པོ་མི་འགྱུར་དྲི་ཆེན་ནག ཁྲི་སྐད་འབྲིན་ལ་མི་མ་[ལ]རྨུག་སྣངས་དང་།། སྟོད་ལུགས་ལ་སོགས་ཁྲི་སྦྱོད་ཇི་བཞིན་བྱེད།། དེ་དག་རྟགས་ལྡན་དུག་ཡོད་ལྡོག་ན་མིན།།

ལྡང་དུས་དཀར་པོ་ཞག་བདུན་ནག་པོ་ནི།། ཟླ་གཅིག་ཁྲ་པོ་[བོ]ཞག་པོ་བཙུ་དྲུག་དང་།། སྔོན་པོ་ཉེར་དྲུག་དམར་པོ་ཟླ་ཕྱེད་གསུམ།། སེར་པོ་ཟླ་གསུམ་ཁམ་ནག་ཟླ་བ་བདུན།། རྒྱ་བོ་ལོ་གཅིག་ཟླ་ཕྱེད་སྔོན་པོ་དང་།། སྨུག་འདྲ་ལོ་གཅིག་ཟླ་བ་བརྒྱད་ནས་ལྡང་།།

གསོ་སླ་ཉི་ཕྱེད་སྔོན་པོ་སྤྱང་ཀི་འདྲ།། ཟིན་ན་བཙན་ཡིན་བཅོས་སླགས་ཡོད་པ་དང་།། བྱ་གདངས་ཉལ་དུས་ནག་པོ་དོམ་འདྲས་བཟུང་།། བདུད་ཡིན་གསོ་དཀའ་སྦྲིད་ལ་སྟག་འདྲས་ཟིན།། བཅོས་མེད་ནམ་ཕྱེད་དམར་པོས་ཟིན་པ་དང་།། ཐོ་རངས་རྒྱ་པོས་ཟིན་པ་བཅོས་སླ་ཞིང་།། གཞན་ཡང་མི་རིགས་རླུང་ལ་ཁྲི་དཀར་དཀའ།། དེ་བཞིན་མཁྲིས་མི་ཁྲི་དམར་བད་ཀན་མིར།། ཁྲི་ནག་འདུས་མིར་ཁྲི་རྒྱ་ལ་སོགས་པ།། སྣ་ཚོགས་མདོག་ལྡན་རྨུགས་དང་མི་ཕོ་ལ།། ཁྲི་མོས་རྨུགས་དང་མོ་ལ་ཁྲི་ཕོས་རྨུགས།། གསོ་པ་དཀའ་འོ་དེ་ལས་ལྡོག་པ་སླ།།

དེ་ལ་འཚོ་འཆི་བརྟག་པ་ནི།། ནད་པའི་ལག་པ་རྒྱབ་ཏུ་བཀྱིག། དཔྲལ་པ་སྐྲེ་རགས་སོགས་ཀྱིས་བསྣམ།། མགོ་མཇིང་མི་འཁྱོག་ལག་པ་ཡི།། སོག་

དབྲག་ནས་བཟུང་མདུན་དུ་སྐུར།། མདུན་དུ་བཟུང་ངམ་སླ་ངའི་ནང་།། ཆུས་བཀང་ནད་པ་བལྟ་རུ་གཞུག། གྲིབ་མ་ཁྲི་རུ་ཤར་བ་དང་།། ལྟེ་སྐྲ་ཁྲི་ལྟེ་ལྟར་རིང་ཞིང་།། ལྟེ་དང་མཚུལ་པ་གང་རུང་ལས།། རླངས་ཕྲུར་མི་སོས་སྤྲང་པར་བྱ།། གྲིབ་མ་མི་ཡི་གཟུགས་སུ་ཤར།། ཇི་ལྟར་སྨྲོ་ཡང་འཚོ་བར་འགྱུར།། ཁྲི་དུག་བསྲུང་བའི་མན་ངག་ལ།། ཨོཾ་ཀུ་ཀུར་ཨུ་མན་དུཨབིཏསལམཧྣསལཐཊཅནམཾ་རཀྵ་རཀྵཿ འཆང་བ་པོ་ལ་ཁྲི་སྨྱོན་སྲུངས་ཤིག་སྭཱཧཱ།། གསེར་དངུལ་མཚལ་ནི་གང་རིགས་ཀྱིས།། བྲིས་ལ་རང་རྟགས་རྟེན་འབྲེལ་ནི།། སྙིང་པོ་གཉིས་ཀྱིས་རབ་གནས་བྱ།། དར་དམར་དྲིལ་ལ་མགུལ་དུ་བཏགས།། བསྲུང་པའི་འཁོར་ལོ་བཏགས་ན་ལྷན་ཐབས་ལྟོས།།

བཅོས་ཐབས་དང་པོ་བར་དང་ཐ་མ་གསུམ།། དང་པོ་རྩ་དེ་བྱུང་འཕྲལ་དེ་ཉིད་ལ།། ཁ་ཡིས་འཛིབ་དང་ཟབས་རྣས་དྲང་བ་དང་།། སོར་བཞིའི་གོང་འོག་རས་འཇག་དམ་པར་བསྡམས།། ཏ་གསེབ་སྔོན་པོའི་ཏ་སྤྲངས་སར་མ་ལྷུངས།། བཙིར་ནས་མར་དགར་[དཀར]བཏབ་བསྐོལ་སྣ་བྱུག་གཡས།། བཀག་ཀླུག་དུག་རོ་མི་ལྡང་སྦྱོང་པའི་གནས།། ཞག་ལོན་རྩ་ལ་རྩ་དེ་ལྟུགས་ཀྱིས་བསྲེག། དེ་འོག་ཞུན་མར་བསྐོལ་བ་རྩ་ནང་དུ།། རྒྱ་ཚ་སྐྱེར་ཤུན་དུད་པ་བཙོད་ཀྱིས་བྱུག། ཡུང་སྐྱེར་བོང་ང་སླ་རྩེ་མར་སྦྱར་བྱུག། དེ་སྟེང་ཏ་སྤྲངས་[སྤྲངས]ཞོ་སྤྱུར་[སྤྱུར]རྩ་འཛིབས་བྱ།། སྤྲངས་[སྤྲངས]རླན་བཙིར་བའི་ཁུ་བ་ལ།། ཨ་རུ་གསེར་མདོག་བཏབ་ལ་བཏང་།། ཁྲི་སྐད་མ་ཐོན་ཁྲི་དུག་གི།། ནད་ནི་ཇི་ལྟར་ཆེ་ཡང་འཇོམས།། ཁྲི་དུག་བསྲུང་བ་ཟས་དེ་ཉིད།། ཟན་དང་བསྲེས་ནས་ཁོང་དུ་བཏོང་།། ཁྲི་དུག་བསྲུང་བ་ཤིན་ཏུ་ཟབ།། ཁ་ཆེ་སླ་རྩེ་ཐར་ནུ་གསུམ།། ཆ་མཉམ་རིལ་བུ་ཆུ་གྲང་གིས།། ཕུལ་བཏང་ཁྲི་སྨྱོན་ལ་སོགས་པའི།། སྲོག་ཆགས་དུག་འཇོམས་སྤྱི་སྨན་ཡིན།། ཡང་ན་ཁྲི་སྨྱོན་རྒྱུགས་མ་ཐག། སྟོང་ཟེལ་ཐུན་གཅིག་ཨར་ནག

ནི།། ཐུན་གསུམ་བསེ་སྲུར་[སྲུར]ཚང་མ་གཉིས།། རྡོ་རྗེ་སྙིང་ཧོ་རྫོག་པོ་རེ།། ཙུ་གང་གུར་གུམ་ལི་ཤི་དང་།། སུག་སྨེལ་དང་ནི་ཀ་ཀོལ་[ཀོ]ལ།། ཐུན་རེ་ཞིབ་བཏགས་ཐུན་བདུན་བྱ།། མ་སྨྱོའི་བདུད་རྩི་སྨྱོ་བ་ལ།། ཐུན་རྣམས་ཆིག་དྲིལ་ཆང་གིས་ཞུལ།། ཁ་ཆྭངས་མཆེ་བ་ལ་ཞུགས་པའི།། ཕྱི་དུག་མ་ལུས་སེལ་པའི་མཆོག། བཏང་ནས་མི་སྨུགས་ཆོ་ག་བྱ།། ལུག་ངལ་འབྲས་བུ་ག་བུར་དང་།། ཙུ་གང་ལི་ཤི་རྣ་གཞིབ་ལྡེ།། བུར་དཀར་སྦྲུར་བཏང་ཕྱི་དུག་འཇོམས།། མི་ལྷང་བ་ལ་འོག་གི་གཉེན་པོ་བསྟེན།། ལྷང་པར་གྱུར་ན་མཆེ་བ་ཕྱི་དེ་གའམ་གཞན་ཙང་བྲང་གྲད་ལྷན་[ལྷམ]གྱི་བྲང་གྲད་རྙིང་མཐེབ་ཙམ་བསྲེགས་ཐལ་དང་།། དུད་པ་དུ་བ་རལ་པ་དྲི་ཆུ་སྦྲུར་བཏང་དུག་ཞེན་བསྐྱང་།། ལངས་ནས་ལུས་སྲིད་[སྲིད]ཕོལ་བུར་ན་བ་དང་།། ཕྱི་མཐོང་ཚིག་པ་ཟ་ལ་བཤུལ་ཤ་ན།། བར་དུ་གི་ཝཾ་བཟང་དྲུག་ཙན་དན་གཉིས།། རེ་རལ་ཨ་རུ་གསེར་མདོག་བོང་ང་དཀར།། སླ་རྩི་འབུ་སྐྱོགས་རྒྱ་སྤོས་ཕ་ཤང་ལོང་།། ཨ་ག་རུ་རྣམས་ཀ་ར་སྦྲུར་ལ་བཏང་།། སླ་རྩི་ཟེད་ཙམ་བསྣུན་པའི་འབུ་སྐྱོགས་ཕྱེ།། ཆུ་གཙང་འཕྲུལ་བ་ནད་འདིའི་གཉེན་པོ་མཆོག། ཡང་ན་བསྟུ་གསོད་སླ་རྩི་དང་།། གུར་གུམ་རྡོ་རྗེ་གི་ཝཾ་དང་།། བུར་དཀར་སྦྲུར་བ་ཆང་གིས་ཞུལ།། ཕྱི་དུག་འཇོམས་པའི་སྨན་མཆོག་ཡིན།། དུག་ཚབས་ཆེ་ན་ཚར་གཅོད་སྨན།། བཟང་དྲུག་བོང་དཀར་དཔའ་པོ་སེར།། གུ་གུལ་ཡུང་བ་ཁོང་དུ་བཏང་།། ཕྱི་དུག་ཇི་ལྟར་ཐུ་ཡང་འཇོམས།། ཐ་མ་སྔགས་དཔྱད་ཟས་སྤྱོད་ལོག་མནོན་ལྡེ།། སྔགས་ཀྱིས་བཅོས་པ་སྔར་[སྔར]རྫོགས་གནན་མ་མཐོང་།། བླངས་པའི་ཆུ་ལ་སྔགས་འདི་ཁྲི་ཕྲག་བཟླས།། ཨོཾ་ཀི་ཀི་ཙ་ཙ་རཾ་རཾ།། སྐྱུ་རིང་[རིངས]མཆེ་བའི་དུག་སོད།། ཅེས་པ་གོང་བསྙེན་འབུམ་སོང་བ་ཡིས་འདེབས།། སྨྱོ་ཡང་མྱུར་དུ་འཚོ་ཞེས་སྨྱོང་བའི་གནས།། རིགས་དང་སྦྱོར་[སྦྱོར]བའི་གདམས་པ་རང་ཉིད་ནི།། ཁྲོ་རྒྱལ་ཧཱུཾ་

དཀར་སྐུ་མདོག་དཀར་པོ་ལ།། དར་དཀར་སྐུར་གསོལ་ཕྱག་གཡས་བདུད་རྩེ་ཡི།། ཐུམ་པ་བསྣམས་པས་རྒྱ་ཡི་དུག་འབྲུ་དང་།། གཡོན་པ་རྒྱ་བྱའི་སྒྲོ་ཡིས་ནད་འཕྱུག་[ཕྱག]པར།། བསམས་ལ་རླུང་མེར་ཁྲི་དཀར་རྒྱུགས་པ་ལ།། ཨོཾ་བཛྲ་ཀྲོདྷ་ཧཱུྃ། ཀུ་ཀུ་ནཱ་ཛའི་དུག་ནད་ཐད། ཧཱུྃ་པ་ཐད། ཀུ་ཀུ་ནཱ་ཛའི་ནད་ཞི་བར་གྱུར་ཅིག་སྭཱཧཱ། མཁྲིས་མི་[མེར]ཁྲི་དམར་བཟུང་ལ་འདི་བཞིན་ཏེ། ཨོཾ་བཛྲ་ཀོདྷ་ཧཱུྃ། ཀུ་ཀུ་ནཱ་ཛའི་དུག་ཐད་ཞི། ཧཱུྃ་པ་ཐད་ཞི། ཀུ་ཀུ་ནཱ་ཛའི་ནད་སོང་། ཧཱུྃ་པ་སོང་། ཀུ་ཀུ་ནཱ་ཛའི་ནད་ཞི་བར་གྱུར་ཅིག་སྭཱཧཱ།། བད་ཀན་མི་ལ་ཁྲི་ནག་རྒྱུགས་པ་ལ། ཨོཾ་བཛྲ་ཀྲོདྷ་ཧཱུྃ། ཀུ་ཀུ་ནཱ་ཛའི་ནད་སོད་ཧཱུྃ་བ་སོད། ཀུ་ཀུ་ནཱ་ཛའི་ནད་ཞི་བར་གྱུར་ཅིག་སྭཱཧཱ། འདུས་མེར་རྒྱ་བོའི་རིགས་ཀྱིས་རྒྱབ་པ་ལ།། ཨོཾ་བཛྲ་ཀྲོདྷ་ཧཱུྃ། ཀུ་ཀུ་ནཱ་ཛའི་ཁ་དུག་ནན་ཐད། དུམ་པ་ནན། ཀུ་ཀུ་ནཱ་ཛའི་ནད་ཞི་ཞི་སྭཱཧཱ། ཀུན་ལ་འདེབས་པའི་ཐབས་ནི་འདི་བཞིན་ཏེ། ཨོཾ་བཛྲ་ཀྲོདྷ་ཧཱུྃ། ཀུ་ཀུ་ནཱ་ཛཱ་ཁ་ཕཾ་ཐད། དུ་མ་ཁ་ཕཾ་ཐད། དུ་མ་ཁ་ཕཾ་ཐད། དུ་མ་ཁ་ཕཾ་ཐད། ཀུ་ཀུ་ནཱ་ཛའི་ཁ་དུག་ཞི་བར་གྱུར་ཅིག་སྭཱཧཱ། སྨིན་ནས་ཁྲི་སྐད་འདོན་པའི་ཚབས་ཆེ་ལ། ཨོཾ་རི་རི་ལི་ལི་བྲ་མར་ཚུ་ཤད། འབྱུང་པོ་ཁ་ཕཾ། ཁྲི་ཁ་ཆིངས། ནད་ཀྱི་སྡོང་པོ་བཅག ཆེ་སེར་སྡོང་པོ་ཕྱུང་། ཊེ་ཊེ་ར་གཟེར། ཀླུ་གུ་ཀླུ་གུ། ཁྲི་ཊེ་དེ་བྱ་ཏ་ཤ་ཏ་རེ་ཧཱུྃ་ཕཊ་སྭཱཧཱ། ཞེས་པ་མར་དཀར་འཁྱུགས་ལ་བཏབ་སྟེ་བྱིན།། མེ་ཡོང་ཐབས་བཏབ་རས་ཁ་མ་ཉམས་པས།། མེ་ཡོང་སྔོན་ཕྱིས་རྗེས་ལ་རྒྱ་ཕྱི་སོགས།། ཉེན་མཚན་ལན་གསུམ་རེ་རེ་བྱ་བ་གཅེས།། ཡང་ན་རྒྱ་ཤོག་གཙང་མར་རྒྱ་སྣག་གི།། ཨོཾ་ཨི་ཁྲི་མི་ཁྲི་གོ་མ་ཁྲི་ནེ་ནེ་སྭཱཧཱ།། ཞེས་པ་མདུག་ནས་དྲིལ་བའི་ཟ་ཡིག་གམ།། ཡང་ན་ཅང་ཅིང་ཏར་ནན་ཁྲི་ཁ་ཕཾ།། ཞེས་པའི་ཟ་ཡིག་སོ་ཡིས་མ་རེག་པར།། ཐོ་རངས་ཁྱུར་མིད་ནད་ཅན་གསོས་པ་དང་།། མ་བྱུང་བསྲུང་བ་ལ་ཡང་མཆོག་ཏུ་གྱུར།། ཁོང་དུ་ཐབས་དང་སྨན་

གཉིས་མ་བཏང་བར།། ཕྱི་ནས་མི་བྱ་རྩ་ལྔའི་ལམ་ནས་ནི།། སྦྱོངས་[སྦྱོངས] གནམ་ལྕགས་ཟིལ་པ་སོགས་ཀྱང་ཤིས་ལ་དུག་བདུན་གསེར་ཏིལ་བསྲེག། ཁྲག་ཤས་ཆེ་ན་སྟོད་སྨད་སྐབས་སྦྱར་པའི[སྦྱར་བའི]།། རྩེ་ཚུང་སྣོད་ག་ཡོང་རྩ་འགག་རེ་མཐོང་།། ནད་འགོ་ཆོམས་ནས་རྒྱ་སྤོས་ལྔ་སྦྱོར་དང་།། ཞུན་མར་སྦྱར་བའི་ལྡེ་གུས་ནད་རྗེས་གཅོད།། རིམ་གྲོ་དཀར་ཆོས་ཞི་དང་དྲག་པོའི་དབང་།། ཁྲུས་དང་གཏོར་མ་འགེགས་སྲིད་སྲུང་འཁོར་བྱ།། ཁོལ་བུ་ན་སར་ཧོར་གྱི་མེ་བཙའ་ཕྱིང་བ་སྟུམ་ལྡན་གོ་སྙོད་སྦྱར་པའི་བྱ།། ཐུལ་རྟགས་ཁྲི་བསད་ཁྲི་དེད་ཉི་མ་ཤར།། བཤལ་སྨྱུག་གོས་དཀར་གྲོན་དང་འཛོག་པ་སྨི།། ཟས་ནི་ལངས་དུས་ཕྱི་ཐུག་སྔོར་མེད་དང་།། དེ་ནས་ཆབ་ཚ་ལ་སོགས་བབས་དང་བསྟུན།། སྤྱོད་ལམ་དམ་ཚིག་ཁྲི་གཏམ་མི་སྨྲ་ཞིང་།། ཞེ་སྡང་འཐབ་རྩོད་ཆུ་དང་ཟམ་པ་དང་།། ཏ་བཞོན་གྲང་དང་བསེར་བུ་འཛེམ་པར་བྱ།། བཞད་གད་གཡང་ས་ཆང་དང་འཁྲིག་པ་དང་།། ཁྱད་པར་ཆུ་སྙིང་ནོན་པ་པོ་གཉིས་སྤང་།། ཡོག་གནོན་ཁྲི་སྲུ་[སྲུ]ཆུར་སྤངས་[སྤྲངས] སྔགས་འདི་བཟླས།། ཨོཾ་བཛྲ་ཀྲོ་དྷ་ཧཱུཾ་ཀུཎྜ་ལཱི་ཛ་ཁ་ཁཾ། ཧཱུཾ་པ་ཁ་ཁཾ། ཀུཎྜ་ལཱི་ཛའི་ནད་ཞི་བར་གྱུར་ཅིག ཅེས་པ་བཏབ་ཅིང་ཁྲི་སྨྱོན་མཆེ་བ་དང་།། སྲུ་དུམ་སྤགས་བཅས་སྐྱེར་བཏགས་ལོ་དུས་པར[བར]།། སྤགས་རྒྱུན་མི་བཅད་འབྲིང་ཡང་ཟླ་གསུམ་བྱ།། ཁྲི་དུག་གསོ་བའི་ལེའུ་སྟེ་བརྒྱ་ཞེ་ལྔ་པའོ།། །།

ལེའུ་བརྒྱ་དང་ཞེ་དྲུག་པ། འཕྲི་བའི་ཤ་དུག་བཅོས་པ།

འཕྲི་བ་ནད་ཅན་ཤ་ཟོས་ན།། འཕྲི་ནད་རྩིབས་ཐུང་ལྷ་མོ་ཞེས།། རྩིབས་ཐུང་ན་བའི་འགོ་ནད་ཡོད།། ནང་རེ་ལྡོ་སྟོང་སྐོག་ཚང་སྦྱར[སྦྱར]།། འཐུང་མ་[ལ]མི་འགོ་བཅོས་ཐབས་ནི།། གུལ་ནག་པོང་ནག་སྤྱུ་ནག་དང་།། མུ་ཟི་ཤིང་ཀུན་སླ་རྩི་དང་།། ལྡོང་རོས་བ་བླ་སྤག་ཤ་ནག། ར་དུག་དྲི་ཆེན་དྲི་ཆུ་དང་།། ར་བཞོབ་[རྣ་གཞོབ]སྦྱར་པའི་[བའི]ནག་པོ་དགུའི།། སྦྱོར་[སྦྱོར]བ་ཨ་རུའི་ཐང་གིས་གཏོང་།། ས་བདག་ཀླུ་གཉན་ལྡོག་པའང་ཐུབ། རྗེས་སུ་རྟུལ་དབྱུང་ལན་མང་བྱ།། འཕྲི་བའི་ཤ་དུག་བཅོས་པའི་ལེའུ་སྟེ་བརྒྱ་ཞེ་དྲུག་པའོ།། །།

ལེའུ་བརྒྱ་དང་ཞེ་བདུན་པ། ས་ཡི་རླངས་དུག་བཅོས་པ།

ས་མཐོ་གཡའ་རྫའི་ས་རླང་[རླངས]དུག། མགོ་འཁྱིབ་དབུགས་འཚང་སྙིང་སྐྱུག་དང་།། བརྒྱལ་སོགས་འོང་ལ་དེ་བཅོས་ནི།། ཁྲག་ཆེར་དཔྱང་རྩ་སོགས་ལ་གཏར།། ད་ལི་བཙུ་དྲུག་སོགས་སྨན་འཐུང་།། འབྲོང་ངམ་གཡག་རོག་ཁྲག་སྐམ་ནི།། ཐུན་རེ་འཐུང་དང་སྣོག་སྐྱ་མར།། བསྐོལ་བ་ཐུ་དྲོ་ཁ་སྣ་ལ།། བསྐུ་ན་དུག་དེ་མི་ཕོག་ཀྱང་།། གལ་ཏེ་ཐོས་ན་དབུགས་འཚང་བྱུང་།། དུག་དེ་མི་རྟ་གང་ཕོག་ཀྱང་།། རྩམ་པ་མར་བསྲེག་བསུར་བདུག་དང་།། ཐྱི་བའི་དུད་པས་བདུག་པ་དང་།། ལ་ཕུག་ཅུང་མ་སྐམ་པ་ནི།། བསྐོལ་ནས་བླུད་ན་ཕན་པའོ།། གཞན་ཡང་འབུ་སྲིན་ཚུང་དུས་ཟིན།། དར་པ་[བ]ལ་སོགས་བསྐུར་[སྐུར]བྱུག་ཕན།། ས་ཡི་རླང་[རླངས]དུག་གསོ་བའི་ལེའུ་སྟེ་བརྒྱ་ཞེ་བདུན་པའོ།། །།

ལེའུ་བརྒྱ་དང་ཞེ་བརྒྱད་པ། ཆུ་ནད་བཅོས་པ།

ཆུ་ནད་ཞེས་[ཅེས]བྱ་བ་ཡི་ནད། ཆུ་བཟང་གྲགས་པའི་རྫ་ཆུ་དྭག་པོ་མ་བརྫབས་པ་འམ། གཞན་དུ་མི་འགྲུགས་པའི་འཁྱིལ་ཆུ་སྦྲོ་རྒྱུ་མེད་པ་གཅིག་ཚུགས་སུ་འཐུང་གིན་སྡོད་པའི་སྐོམ་པ་སོགས་ལ་ཡོད་སྟེ། འབྱུང་བའི་རྟགས་ནི་འདི་ལྟར་རོ།། སྐོམ་དད་ཆེ་ཁ་ཟས་མི་ཞིམ།། ལུས་པོ་ལྷི་ལ་ཤ་རྡོད་ཆུང་།། རྐེད་པ་མན་ཆད་སྨད་མི་བདེ།། སྡོ་ཁྲ་རིམ་གྱིས་བྱུགས་པ་འདྲ།། དམར་ཁྲ་ནག་ཁྲར་འགྱུར་པའང་སྲིད།། དེ་ལྟ་བུའི་རྟགས་བྱུང་ན།། ཆུ་ཡི་དངས་[དྭངས]མ་མ་ཞུ་བར།། ལུས་ཀྱི་གནས་སུ་འཁྱིལ་བས་ན།། སྐྱོད་ཞིང་སྐྲོག་ལ་རྐོལ་བའང་སྲིད།།

དེ་ལ་གསོ་བའི་ཐབས་བསྟན་པ།། ཕྱི་རུ་བཤིག་དང་ནང་དུ་གསོང་།། ཕྱི་རུ་བཤིགས་པའི་སྨན་སྡེ་ནི།། ཐར་ནུ་དུར་བྱིད་ཆུ་རྩ་གསུམ།། བཙན་དུག་འཛིན་པ་རེ་ལྩགས་[ལྩག]གསུམ།། ཤུ་དག་སུ་ཟེ་སླ་རྩི་གསུམ།། སྟག་ཤ་གུ་གུལ་གཉན་དུག་པ།། དེ་རྣམས་ཆ་མཉམ་ཞིབ་བར་[པར]བཏགས།། བ་ཆུ་བསྐོལ་བའི་ཁ་མདའ་ལ།། ཆུ་སེར་སྨན་བརྒྱད་གང་འགྲུབ་བཏབ་པ་ཡི།། སྲུབ་མཐུག་བ་ཀོ་ཙམ་དུ་བསྐུས་ནས་ནི།། མེ་ཉི་ཚ་མོ་དག་ལ་ལེགས་པར་བདུག། ནང་དུ་འབྲས་བུ་གསུམ་གྱི་ཐང་ཡང་བཏང་།། སེ་འབྲུ་བཞི་པའི་ཕྱེ་མ་ལ།། འབྲས་བུ་གསུམ་གྱི་ཐང་ཡང་བཏང་།། ལྡིང་ཆུས་ཉེན་ན་ན་རྫ་ཆུས་ཞུལ།། རྫ་ཆུས་ཉེན་ན་ན་མཚོ་ཆུས་ཞུལ།། ཟས་ནི་མ་ཞོ་ཨོལ་ཚག་དང་།། ཆགས་མ་ལོ་མའི་ཚོད་མ་དང་།། སྔག་སྔོན་ཙོང་ཚབ་ལ་སོགས་པ།། ཟངས་རྩི་སོགས་ཀྱིས་ཆུ་ནད་འཇིག། ཆུ་ནད་འདི་ལ་དང་པོའི་དཔྱད།། མེ་ལྟར་རྒྱབ་ཏུ་ཁྲུས་མི་བྱ།། བྱུག་པས་ནད་མདོག་འགྱུར་པ

དང་།། འགར་དང་ཟླུག་གཟེར་མ་ཆག་ན།། གཏར་དང་རྫབ་རྩ་ཁྲུས་ལ་སོགས།། ཇི་ལྟར་བྱས་ཀྱང་ཀུན་གྱིས་ཕན།། རྒྱུ་ནད་ཀྱི་ནི་རྗེས་དཔག་ཏུ།། སྨན་མར་གཅན་གཟན་སྲུ་དུགས་བྱ།། མཁས་བས་[པས]དེ་ལྟར་ཤེས་པར་གྱིས།། རྒྱུ་ནད་བཅོས་པའི་ལེའུ་སྟེ་བརྒྱ་ཞེ་བརྒྱད་པའོ།། །།

ལེའུ་བརྒྱ་དང་ཞེ་དགུ་པ། ཐང་གི་སྡེ་ཚན།

ཐང་གི་སྡེ་ཚན་བཤད་པར་བྱ་བ་ནི།། མ་ནུ་གཎྜ་ཀ་རི་སླེ་ཏྲེས་དང་།། སྒ་སྐྱུའི་ཐང་གིས་རིམས་ཚད་སྨིན་པར་བྱེད།། བད་ཀན་སྐྱུ་སྨུག་སྟོངས་ཚད་ཁྲག་གཟེར་སེལ།། གོ་བྱིལ་རྗོག་གཅིག་བསྣན་པས་སྟོད་འཚངས་སེལ།། ཏིག་ཏ་བྱི་ཚེར་ཛཱ་ཏི་སྐྱུ་རུ་རའི།། ཐང་གིས་མིག་སེར་ཕོ་བའི་ཟུག་གཟེར་འཇོམས།། ཏིག་ཏ་སླེ་ཏྲེས་གསེར་གྱི་མེ་ཏོག་དང་།། བྱི་ཚེར་ཐང་གིས་རིམས་ཚད་ལྷོ་ཐིབས་སེལ།། ཨ་རུ་སླེ་ཏྲེས་འཛིན་པ་དང་།། མ་ནུ་བྲི་སྨུག་ཤུ་དག་དང་།། གཎྜ་ཀ་རི་བ་ཤ་ཀ། མཁན་པའི་རྩ་བ་སྒ་སྐྱུ་དང་།། ཐང་ཤིང་ཞུན་པའི་ན་བཟའ་བྱེད།། ཨུ་[ཨ]རུ་བཅུ་ཐང་ཕན་ཡོན་ནི།། སྟོང་ཚད་རླུང་ཚད་སྦུབས་ཚད་དང་།། མཆིན་ཚད་མཁལ་ཁོང་སྦུབས་ཚད་དང་།། མགོ་གཟེར་སྟོད་གཟེར་སྙིང་གཟེར་དང་།། མངལ་ཚད་གབ་ཚད་སྨད་གཟེར་དང་།། ཁྱད་པར་གློ་སྙིང་མ་སྨིན་ཚད།། རིམས་ཚད་འབྲུམ་བུ་འབྱིད་པར་བྱེད།། འབྲས་བུ་གསུམ་དང་སྲོ་ལོ་ལེ་[ལི]ག་ཏུར།། དམར་པོ་གསུམ་དང་འབྲི་མོག་བ་ཤ་ཀ། ཤིང་མངར་སྦྱོར་བ་དམར་ཐང་བཅུ་གཅིག། འདི་ལ་འཛིན་པ་བསྣན་ན་བཅུ་གཉིས་ཡིན།། གློ་ནད་བརྒྱད་དང་ཁྲག་གཟེར་གཞན་རིམས་ཚད།། ཁྲག་འཁྲུགས་ནད་དང་མགོ་ནད་གག་ལྷོག་དང་།། འབྲུམ་ནད་སྤྱིའི་ཁྲག་ཚད་ཐམས་ཅད་ཕན།། གཙོ་བོ་མ་ནུ་བཞི་ཐང་འབྲས་གསུམ་བསྣན།། འདི་ལ་ནོར་བུ་བདུན་ཐང་སྦྱོར་[སྦྱོར]བ་ཟེར།། དེ་སྙེད་སྤང་རྩི་ཧོང་ལེན་ཏིག་ཏ་བསྣན།། ཐང་ཆེན་བཅུ་བ②

ཞེས་བྱ་སྦྱོར་[སྦྱོར]བ་འདིས།། མཁྲིས་ནད་གསར་རྙིང་རྒྱས་ཚད་སྟོང་ཚད་དང་།། སྐྱོ་འཁྲུགས་གབ་ཚད་རྙོག་ཚད་ཐམས་ཅད་དང་།། གཉན་སྲིན་གཟེར་ཐུང་ཆམ་རིམས་ལ་སོགས་པ།། ཚ་བའི་ནད་ཀུན་སྨིན་བཙུད་གསོད་བའི་[པའི]མཆོག། བོད་ཡུལ་མཁས་པའི་གཙུག་རྒྱན་རོང་འཚོ་བའི།། སྙན་བརྒྱུད་གསང་བ་སྦྱོད་པའི་དམ་པ་འདི།། འཚལ་བར་གཏང་ན་མཁའ་འགྲོ་བཀའ་ཆད་ཡོད།། རྒྱ༔རྒྱ༔

འཕྲུལ་ཐང་བཅུ་གཉིས་པ་ཡི་སྦྱོར་བ་ལ།། བདུན་ཐང་སྙིང་དུ་བོང་དཀར་གྱི་ཨྠི་དཀར།། སྤང་རྩི་ཧོང་ལེན་སྲོ་ལོ་དཀར་པོ་རྣམས།། བསྣན་པས་མ་སྨིན་རིམས་འཁྲུགས་དར་རྒྱན་བྱེས།། ནད་ཟུངས་ངན་ལ་མཆོག་ཏུ་བསྔགས་པ་ཡིན།། ཁ་ནུ་༥སླེ་ཏྲེས་༥ཀུ་ཀུལ་༧འཛིན་པ་༥དང་།། གནྡྷ་ཀ་རི་༢བླ་ཙི་༧ཤ་སྐྱ་༧སྤུར[སྤུར]།། དྲག་པོ་བདུན་ཐང་འདི་(ཡི་)ཕན་ཡོན་ནི།། གཉན་ཚད་གཟེར་ཐུང་ཊྲུང་གཟེར་རིམས་ཚད་དང་།། མ་སྨིན་གབ་ཚད་སོགས་ལ་ཕན་ཆེའོ།། གབ་ཚད་དྲུག་ཐང་སྦྱོར་[སྦྱོར]བ་ནི།། རྒྱ་ཚོས་༣སྲོ་ལོ་༣གོ་བྱིལ་༧བཙོད་[བཙོད]༣།། ཁ་ནུ་༧སླེ་ཏྲེས་༦སྤུར་བ་ནི།། ཁོང་དུ་ཞེན་པའི་གབ་ཚད་རྣམས།། ཕྱིར་འབྱུང་ཐེ་ཚོམ་མེད་པའོ།། གཟེར་ཐུང་བདུན་ཐང་སྦྱོར་པ་[སྦྱོར་བ]ནི།། དཀར་པོ་༧ཆིག་[ཆིག]ཐུབ་སྟག་ཤ་༣དང་།། གོ་བྱིལ་༣ཁ་ནུ་༦བ་ཤ་ཀ་༨། སླེ་ཏྲེས་༥ཐང་ཕིང་ཞུན་པ་༦སྤུར[སྤུར]།། གློད་གཟེར་ཚད་དང་མགོ་ནད་དང་།། གབ་ཚད་སྦུབ་ཚད་སྟོང་ཚད་དང་།། འགྲམ་ཚད་འཁྲུགས་ཚད་སྟོད་ཚང་[འཚངས]གཟེར།། སྨད་ལ་འབབ་པའི་ཚད་གྲང་ལྡན།། ཊྲུང་ཚད་སྙིང་གཟེར་རྒྱུ་གཟེར་དང་།། གཉན་ཚད་གསར་རྙིང་དུག་ཚད་དང་།། ཁྲག་ཚད་མཁལ་མའི་འགྲམས་པ་

དང་།། མཆིན་ཚད་མ་སྨིན་གློ་ཚད་དང་།། ཁྲག་རླུང་རིམས་ཚད་སྙིང་ཚད་དང་།། མ་བྱུང་སྲུབས་ཚད་འཁྱིན་པའི་མཆོག། མཁལ་མ་གོ་ཡུ་༥སྨ་དམར་༣པི་པི་ལིང་༣།། བ་རུ་༦སྐྱུ་རུ་༥གྲོན་[གྲོང]ཞྙོན་ལྔ་ཐང་ནི།། མཁལ་མའི་རླུང་གྲང་མཁལ་རྨིད་ནད་ཀུན་ཕན།། སུཀྨེར་མ་ནུ་ཨུ་ལ་༢སུགྨེལ་༥ཀ་ཀོ་ལ་༥།། གོ་ཡུ་པིར་ལང་༢སྨ་དམར་༥མཛོ་མོ་སེང་ལྡེང་ཁཎྜ་༣སྦྱར་བའི་ཐང་།། བུལ་ཏོག་མེད་པའི་ཛ་བཟང་བསྐོལ་བ་ནི།། ཕན་ཡོན་རླུང་ཁྲག་འཐབ་པའི་[པའི]གློ་མང་དང་།། སྟོད་འཚངས་དབུགས་འདེགས་འཛིང་རེངས་མགོ་འཁོར་དང་།། གྲང་རླུང་སྨད་ལྷུང་ཉིག་རླུག་སྐྲངས་པ་དང་།། མཁལ་རྨིད་དྲིག་གྲུམ་རྐང་འབམ་སྐྱ་རྦབ་དང་།། འོར་དང་དམུ་ཆུ་སོགས་ལ་ཕན་ཆེ་བོ།། རྟུལ་ཐང་བུ་རམ་སྦོག་སྐྱ་གྲི་ཐལ་དང་།། ཙོ་རི་ནག་པོ་མཆེ་ལྷམ་ཛ་བཟང་ངོ་།། ཐང་བའི་བདུན་ཐང་ནི།། ཨ་འབྲས་༥བ་རུ་༣སྐྱུ་རུ་ར་༢།། ཚོས་༣བཙོད་༣ཞུན་མཁན་༣སླེ་ཏྲེས་༡སྦྱར།། ཤ་རུས་ཐལ་བ་ཐང་གིས་ཁྲག་འགག་སེལ།། རང་གི་དྲི་ཆུས་འཕྱུལ་པས་[བས]མངལ་ཁྲག་འབེབས་པར་ངེས་སོ།། ཨ་རུ་༣འཇམ་དབྱངས་མེ་ཏོག་༡ཐོའུ་པི་ལིང་༣།། ཤིང་མངར་༣ཏིང་ལེན་སེར་པོ་༡དུག་རྣམས་སེལ།། ཐ་པི་ལིང་༢བཞི་ཐང་ནི།། ད་ལི་མེ་ཏོག་༡ལྷམ་རྩ་༢ཤིང་མངར་༣སྦྱུར[སྦྱར]།། འདིའི་ཕན་ཡོན་དུག་ཁྲག་སེལ་པ་[བ]དང་།། རྩ་དཀར་རྩ་ནག་ཁྲག་སྐྱིན་ཀུན་ལ་ཕན།། ཨ་རུ་ལི་ཤི་ཚར་བོང་ཆ་མཉམ་པའི་ཐང་གི་འགག་ཕན་ནོ།། ཨ་རུ་༥ཤིང་མངར་༥སྟོང་ཟིལ་༢ཙི་ཡང་ཏྲ་༡ས་བའི་མེ།། འཇམ་དབྱངས་མེ་ཏོག་༣ཏིང་ལེན་སེར་པོ་༣

དང་།། རྟན་བུ་རྩི་[༡]དང་བུ་ཕེའི་ལེན་[༢]དུག་སེལ།། སྲ་བྱེད་བདུན་པ་སྦྲང་རྩི་ཧོང་ལེན་བོང་དཀར་སུམ་ཅུ་ཏིག། ཁྲག་རྐང་སྒྲོ་ལོ་དཀར་པར་པ་ཏ་བསྲུས་ཐང་།། རྩ་ཁ་སྡོམ་དང་མི་འདྲུལ་སྲ་བར་བྱེད།། སྦྲང་རྩི་དོ་བོ་རྩ་ལོ་བཅས་པ་དང་།། ཀནྟ་ཀ་རི་གཉིས་པོ་ཆ་མཉམ་པ།། བསྐོལ་ཐང་དྲོན་མོ་མ་སྨིན་ཚ་བའི་ནད།། གང་ལ་བཏང་ཀྱང་བདུད་རྩིར་མཚུངས་པ་ཡིན།། ཧོང་རེ་ཟིལ་པ་རེ་སྐྱོན་སྔོན་བུ་དང་།། སྒྲོ་ལོ་དཀར་སྦྱར་དར་ལྕེ་བཞི་ཐང་ཞེས།། ཚད་པའི་ནད་རིགས་མ་ལུས་སེལ་པར་[བར]བྱ།། ཐང་གི་ལེའུ་སྟེ་བརྒྱ་ཞེ་དགུ་པའོ།། །།

ལེའུ་བརྒྱ་དང་ལྔ་བཅུ་པ། ཐྱེ་མ་སོགས་ཀྱི་སྦྱོར་ཚན།

ཕྱེ་མའི་སྦྱོར་ཚན་ལ་ནི་སྣ་ཚོགས་ལས།། མཁལ་མ་གོ་ཡུ་ཞོ་གང་ཨ་གར་ནག། ཛཱ་ཏི་ལི་ཤི་ཙ་ཧ་སྙིང་ཞོ་ཤ། ཤིང་ཀུན་སྨན་ཆེན་འབྲི་ཚིལ་ཚ་བ་གསུམ།། ཁ་རུ་ཚ་རྣམས་ཞོ་ཕྱེད་རེ་སྦྱར་ལ།། རི་བོང་སྙིང་བསྣན་སེམས་ཀྱི་བདེ་བྱེད་ནི།། བུ་རམ་སྦྱར་བཏང་རླུང་ནད་ཐམས་ཅད་དང་།། སྲོག་རྩར་རླུང་ཞུགས་སྨྱོ་ལྐུགས་ལ་སོགས་བསྡུགས།། ཨ་རུ་༣ སླ་རྩི་༤ གུ་གུལ་༧ དང་།། གུར་གུམ་༣ ཙ་ཧ་༧ བ་ཤ་ཀ་༣། སྦྱར་པའི་སྨན་མཆོག་དྲུག་པ་འདིས།། ཁྲག་མཁྲིས་འཁྲུགས་ལས་གྱུར་པ་དང་།། རླུང་གི་མགོ་བོ་འཁོར་ཞིང་གཟེར།། རླུང་ཁྲག་འཐབ་དང་སྙད་གཟེར་དང་།། ཡ་མ་དཀར་ནག་ཁྲ་གསུམ་ལ།། རྡོ་རྗེ་རབ་འཇོམས་ངོ་མཚར་ཆེ།། ལིང་ཐོག་བཤིག་ཅིང་གཟེར་པ་འཇོམས།། ཟས་སྨན་བཅུ་པ་ཨ་རུ་སེ་འབྲུ་ཤིང་ཚ་ཕོ་བ་རི།། སུག་མེལ་[སྨྲིལ]པི་ལིང་བྲག་ཞུན་ཐུན་ཐུར་ཆེ།། རྒྱ་མཚ་[རྒྱམ་ཚ]ཐུན་གཉིས་སྣ་སྐྱུ་མཐེབ་ཚོགས་ཅམ།། ཅོང་ཞི་ཕུལ་རྣམས་ཞིབ་བཏགས་བུར་དཀར་སྦྱར[སྦྱར]།། ཟས་ཀྱི་སྤྲ་ཕྱི་གང་ཙང་ཐུར་མགོ་ཆེ།། ཇ་ཆང་ཆུ་བསྐོལ་གང་ཙང་ཕུལ་བཏང་པས།། ཕོ་བར་བད་ཀན་འཕེལ་མ་ཞུ་བ་དང་།། ཁ་མི་བདེ་བ་ཡར་སྐྱུག་མར་འཁྲུ་འཇོམས།། མདོར་ན་ཕོ་མཆིན་ཁའི་ནད་ཐམས་ཅད་སེལ།། ཁྱད་པར་བད་ཀན་སྨུག་རྒྱས་ནད་ལ་ཕན།། སྨན་ནག་བཅུ་པ་གར་ནག་ཨར་ནག་བོང་ནག་བ་ཤ་ཀ། ཅོང་ཞི་ཏིག་ཏ་སྣ་ལོ་བྱ་རྒོད་པ།། གསེར་གྱི་མེ་ཏོག་དུག་ཅུང་ཆ་མཉམ་སྦྱར།། སྔོད་ཚད་འདི་ནས་ལྷག་མེད་འགྲམས་འཁྲུགས་གབ།། རྒྱས་ཞེན་ཚད་ཀྱིས་སྐྱུགས་པ་འབྲུ་གཙོད་མཆོག། སྨན་ཆེན་༧

དཏུལ་ཚུ་༣ཞ་ཉེ་ཏུལ།། མ་ཤི་༥ཤྲུ་དག་༨ཕི་ཕི་ལིང་༥།། ཕྱིག་སྲིན་༢བོང་དཀར་༢ཤིང་ཀུན་༥འགའ་ཞིག་གིས་གུ་གུལ་ནི།། ཇོ་མཚར་ལྷ་མོ་བདུན་སྦྱོར་② ཡིན།། ཀླུ་གཉན་ས་བདག་གདོན་པ་སེལ།། སྙིང་འོག་པར་[བར]གསུམ་གདོན་ནད་སེལ།། གཉན་ནད་ཕྱོག་པ་གཞན་ཁ་མེད།། དཀར་ནག་ཁྲ་གསུམ་སྲིན་ནད་ཁྱུང་པ་ཡིན།། མེ་དཔལ་ཡན་[གཡན]པ་གག་པ་འབྲུམ་བུ་ནད།། དེ་སོགས་འབྲུམ་གྲང་སྲིན་བུ་གྲོང་ཁྱེར་བཞིག། སེ་འབྲུ་༡ཤིང་ཚ་༣སུག་སྨེལ་༣ཕི་ཕི་ལིང་༣སྨ་༡རྡྷ་ཧི་༣ཕོ་བ་རི་༡ག་གོལ་༣གུར་གུམ་༣ལི་ཤི་༣ཤིང་ཀུན་༣ཁ་རུ་ཚ་༤ཨུཏྤལ་༣བྲག་ཞུན་༤གསེར་གྱི་མེ་༣རྒྱ་ཚ་༡རྒྱ་མཚ་[རྒྱམ་ཚ]༣ཕྱིག་སྲིན་༣ཨ་འབྲས་༣ས་འབྲས་༣འཇམ་འབྲས་༣ཨར་ནག་༣ཙནྡན་དཀར་༣ཙནྡན་དམར་༢ཏིག་ཏ་༤ཅོང་ཞི་༢བུལ་ཏོག་༣སླ་རྩེ་༤གུལ་ནག་༢གི་ཝཾ་༣ཙུ་གང་༣སྤྲ་ལོ་༣ཨ་བྲུག་གཟེར་༣ཚེར་སྔོན་༢ཨུ་སུ་༢ནྭ་ག་གེ་སེར་[སར]༥རྩོད་[བཙོད]༥ཞུན་མཁན་༣ཚོས་༣མ་ནུ་༢ཀཎྜ་ཀ་རི་༢སླེ་ཏྲེ་[ཏྲེས]༣ཨ་རུ་༢བ་རུ་༢སྐྱུ་རུ་༢སྤོས་དཀར་༣ཐལ་ཀ་རྡོ་རྗེ་༣སོ་མ་ར་ཛ་༣སླིང་ཞོ་ཤ་༥མཁལ་མ་ཞོ་ཤ་༣སྣ་[སླ]གོར་ཞོ་ཤ་༣ཚ་ལ་༣བྱ་ཐལ་༥གོ་སྙོད་༣ཏ་ཧ་༣ཤྲུ་དག་ནག་༥ཐར་ནུ་༥དུར་བྱེད་[བྱིད]༥རེ་ལྷུག་༥ཆུ་མ་རྩི་༥འབུ་སྐྱོགས་༥སྦྱོར་[སྦྱོར]གཅིག་ལ་བོང་ནག་བུར་དཀར་ཀ་ར་ཧ་ལ་སྦྱོར། སྤྱི་འཇོམས་མཇུར་ཀུན་འདུས་སྣ་དགས་[དྭགས]སོ།། གྲང་ན་བཟང་ཆང་ཁུ་བ་ཞུལ་ལ་བཏང་།། ཚ་ལ་གངས་ཆུ་བསྙེན་ན་ཞིས།། གང་ལ་གང་འཚམ་ཧ་ཡིས་བསྐྱུར་[བསྒྱུར]བྱས་ནས།། བད་

མཁྲིས་རླུང་ཁྲག་བཞི་བརྒྱ་རྩ་བཞི་སེལ།། མ་ཞུ་གསར་རྙིང་ཕོ་བ་མེ་དྲོད་ཉམས།། རྩ་དཀར་རྩ་ནག་ཆུ་སེར་དྲེག་གྲུམ་དང་།། སྲོག་རླུང་གྱེན་རྒྱབ་དབུགས་མི་བདེ་བ་དང་།། སྲིག་ཅིང་སྐྱིགས་བུ་སྐྱུགས་པའི་ཀུན་སེལ་མཆོག། དོན་སྣོད་ཚ་གྲང་སྟོད་སྨད་ནད་ལ་སོགས།། ས་བདག་ཀླུ་གཉན་ཐོར་ནད་རྩ་ནས་འབྱིན།། ཤ་རུས་རྩ་ལྤགས་འགྲམས་རྒྱས་མ་ལུས་སེལ།། གཞན་ཡང་མང་རིགས་ནད་ལ་བརྟགས་པ་ཡིན།། གབ་ཚད་རྙིང་ཚད་སྐྱ་ཐབ་སླང་འཐབ་དང་།། སྙིང་རླུང་སྨུག་པོ་སྐྲན་དང་འདུས་ནད་དང་།། མཁྲིས་འགྱུར་ཆུ་སྲི་སྟོད་དུ་ནད་ཁྲག་དང་།། ཆུ་འགག་སྦོས་[སྦྲོས] ནད་གྲང་ཤུམ་ཀུན་ལ་སེལ།། ནད་ཀུན་འཇོམས་པའི་རྡོ་རྗེ་ཐོ་བ་ཡིན།། ཞི་བྱེད་བརྒྱད་པ་ནི། མ་ནུ་༣སྒ་༣ཨ་རུ་༣ཅོང་ཞི་༣བྲུལ་ཧོག་༣ལྕུམ་རྩ་༣སྙིང་ཏུ་སྐྱར་བུ་རྒྱ་ཚྭ་བསྣན།། ཕན་ཡོན་མ་ཞུ་གསར་རྙིང་དང་།། མཁལ་རླུང་ཕོ་རླུང་ཡོང་རླུང་དང་།། རྩ་འགགས་སྨད་རླུང་སེལ་བར་བྱེད།། ན་བཟའ་སྨན་ནག་ཆེན་མོ་ལ།། ཕག་རིལ་༨མ་ནུ་༣ཧི་ག་ཏ་༢ཧོང་ལེན་༢འབྲས་གསུམ་༢རེ་སླ་ཆེ་༡ཙུ་གང་༡གུར་གུམ་༡གི་ཝཾ་༡རྣམས་ག་ར་སྦྱར།། མ་ཞུ་བད་ཀན་སྐྱ་སྨུག་སེར་པོ་དང་།། མཁྲིས་པ་ཚ་གྲང་ཤ་སེར་མིག་སེར།། རྒྱ་ནད་མིག་སེར་བལ་གཟེར་རིམས་འཇོམས།། ཁྱད་པར་ཕོ་བར་རིམས་བབས་འདུད་[བདུད]རྩི་ཡིན།། ལྷན་འདུས་ནད་ཀུན་ལ་ཕན།། ཆང་ངམ་ཕལ་ཆེར་ཆུ་སྐོལ་འཕུལ་ན་ཞིས་པ་ཡིན།། པདྨ་བཅུ་གཅིག་ནི། ལྕུམ་རྩ་༡སྒ་སྐྱུ་༡རྒྱ་མཚོ་༣མ་ནུ་༡ཅོང་ཞི་༡ཨ་རུ་༥བྱང་བྱལ་༡ཨུག་ཆོས་རྩ་ཐལ་༣སྨན་སྒ་༣ལ་ཕུག་གཞོན་ནུ་༣སྤང་སྤོས་༡། ཕན་ཡོན་རླུང་ཐུར་སེལ་གྱེན་ལོག་དང་། མཁྲིས་པའི་སྨུག་པོ་ནད། སྐྱིགས་མ་མ་ཞུ་བ་ཟས་དུག་དང་། ས་ཧྲངས་དུག བཤང་བཀག་དང་། འབམ་དཀར་དང་བད་ཀན་གྱི་ནད་རྣམས་སེལ། སྨན་འདི་རྒྱུན་དུ་བསྟེན་ན་ཚེ་

རིང་བའི་བཅུད་ལེན་ནོ།། ཛཱ་ཏི་བཅོ་བརྒྱད་ནི། ཛཱ་ཏི་༣ལི་ཤི་༥ཙུ་གང་༡གུར་གུམ་༣སྟར་བུ་༥རུ་རྟ་༣ཤིང་མངར་༣མ་ནུ་༣སྲོ་ལོ་༣རྡོང་ལེན་༡ཨ་གར་༡ཙན་དན་དཀར་༡ཨ་རུ་༡ན་ག་གེ་སེར་[སར]༡ རྣམས་སྦྱར་པའི་[བའི]སྙིང་ཏུ་གུ་གུལ་༥སྙིང་ཚོ་ཤ་༣ག་ཏུར་༡བོང་དཀར་༡བསྡེབས་ན་སྨྱོ་སྙིང་ཆམ་པ་ནད་རྣམས་རིམས་འབྲུགས་པ་རྒྱས་པ་དང་། སྨྱོ་འགོག་དཀའ་དང་རླུང་ཆམ་འཁྲམས་པ་དང་། སྨྱོ་བ་ལུད་པ་སྐྱུར་སྔོན་ལུ་བ། དབུགས་མི་བདེ། སྙིང་གི་རླུང་ཚད་ཁྲག་དང་སྐྱུ་ལྷུགས་ནུ་མཆིན་བསྐྱེབས་[སྐྱེབ]ཡོགས་གཟེར་བ་ལུད་དམར་གཉན་ཚད་སྟོང་ཚད་མིད་འཁྲམས་སྐྲན་འགགས་སོགས་ཀུན་ལ་འཇོམས་པའི་ནུས་པ་རབ་ཏུ་ལྡན། སྨྱོ་སྙིང་ཉེ་འཁོར་གནས་པའི་ཚ་ནད་རིགས་འདི་ཡིས་མ་ལུས་སེལ། དྲགས་[དྭགས]པོའི་སྨན་ནག་བཅོ་ལྔ། ཅོང་ཞི་བཟང་པོ་ཁྱུར་གང་ལན་ཚ་ནི།། དེ་མཉམ་སླ་ངའི་ནང་དུ་ནུས་ལྡན་བསྲེག། དེ་སྟེང་དབྱི་མོང་དཀར་པོ་བ་ལི་ཡི།། འདབ་མ་གཉིས་པོ་ནུས་བསྲེག་ཁྱུར་གང་བསྣན།། ཁ་ཚར་སྨན་ནི་ཛཱ་ཏི་ཨུ་སུ་དང་།། བཙའ་སྣ་ཕོ་བ་རི་དང་པི་པི་ལིང་།། བོང་ང་དཀར་པོ་དཔའ་པོ་དཀར་པོ་ལ་ཕུག་རྣམས།། ཐུན་རེ་རྒྱ་མཚ་[རྒྱམ་ཚ]ཁ་ཏྲ་ཚྭ་གཉིས་པོ།། སྲན་མ་ཙམ་རེ་ཟེ་ཚྭ་ཐུར་མགོ་གང་།། མ་ནུ་ལུག་རིལ་འབྲིང་པོའི་ཚད་རྣམས་ནི།། ཞིབ་པར་བཏགས་པས་ནམ་མཁའི་མདོག་འདྲར་འགྱུར།། དེ་ཉིད་དགོང་དང་ཐོ་རངས་ཆུ་སྐོལ་ཕུལ།། ཕན་ཡོན་རྒྱུ་ནད་རྟག་ཏུ་འབྲུ་བ་དང་།། སྐྲིག་མང་ཕོ་བ་སྟོད་སྐེབ་ཟས་མི་འཇུ།། ཕོ་ལོག་ཕོ་བར་སྦུ་འཕྱིངས་[འཕྱིལ]ལྷུགས་དྲེག་ཆགས།། ཕོ་བ་དུག་ཐབས་ཕོ་ནད་མཆིན་པ་སྐྱེ།། མཆིན་ཚུ་རྒྱུ་གཟེར་[གཟེར]སྐྲིལ་མ་སྣང་ཐབས་རིགས།། སྲིན་བུ་གོང་བུར་འདྲིལ་བ་ལ་སོགས་

པ།། མངོར་ན་སྟོད་ནད་ཀུན་ལ་བདུད་རྩིར་མཚུངས།། སྲོག་འཛིན་དགུ་བ་ནི། ཨ་རུ་ཤ་ཆེན་བཞི་ཡི་ཚོག་[ཚོ]གུ་སྦྱངས།། དེ་དང་ལྟིད་[ལྡིད]མཉམ་ཤུ་དག་ཕི་ཕི་ལིང་།། ལི་ཤི་རུ་རྟ་ཁ་རུ་ཚྭ་དང་བཅས།། དེ་དག་དང་མཉམ་བི་ཁྲའི་རྩ་བ་དང་།། དེ་ཀུན་དང་མཉམ་ཛཱ་ཏི་ཕ་ལ་དང་།། ཀུན་དང་མཉམ་པའི་དར་མའི་གྲི་སྙིང་སྦྱར།། ལོ་བརྒྱད་དྲི་ཆུར་འདམས་བཏགས་བྱུར་སྨུག་གིས།། རིལ་བུར་དྲིལ་ལ་དགོངས་དང་ཐོ་རངས་དུས།། བསྟེན་ན་སྙིང་སྲོག་ནད་རིགས་ཐམས་ཅད་དང་།། ཁྱད་པར་སྨྱོ་འབོག་ནད་ལ་བསྟགས་པ་ཡིན།། དྲག་པོ་སྨན་ནག་ཞེས་[ཅེས]གྲགས་ནི།། མ་ནུ་༣འབྲས་བུ་གསུམ་༣རེ་རུ་གང་༡ཁ་ཆེ་གུར་གུམ་༤ཕག་རིལ་༦བོང་དཀར་༣གཡའ་སྐྱེ་[ཀྱེ]མ་༣གུར་གུམ་༡རྒྱ་ཏིག་༣ཟངས་ཏིག་༣སུམ་ཏིག་༣ཧོང་ལེན་༣གི་ཝཾ་༣ཚ་གྲང་མཁྲིས་རིམས་རིགས།། མིག་སེར་རྒྱ་ནད་བལ་ནད་གཟེར་རིམས་རྣམས།། སྟོད་བབས་ལྷན་འདུས་ནད་ཀུན་མ་ལུས་སེལ།། གསེར་མདོག་བཅུ་གཅིག་①སྦྱོར་[སྦྱོར]བ་ནི།། ཕག་བྲུན་༡ཨ་རུ་༥སེ་འབྲུ་༣བྲག་ཞུན་༣དང་།། སླ་རྩི་༥བོང་དཀར་༡༡གསེར་མེ་༥པར་པ་ཏ༣།། ཅི་ཏང་༡འཛིན་པ་༡སེ་བའི་མེ་ཏོག་༨སྦྱར།། ཀ་ར་ཁ་བླངས་ཆུ་བསྐོལ་ཤུལ་ལ་བཏང་།། གསེར་མདོག་བཅུ་གཅིག་སྦྱོར་པ་[སྦྱོར་བ]ཞེས་བྱ་འདིས།། ཕོ་བ་རྒྱ་མར་ཁྲག་མཁྲིས་ལྷུང་པ་དང་།། སྟོད་ཀྱི་མཁྲིས་སྐྲན་མ་ཞུ་མིག་སེར་སེལ།། མཁྲིས་སྲིན་དུག་འཐབ་བད་མཁྲིས་མགོ་ནད་དང་།། ཁྱད་པར་ཡ་མ་ཚད་གསར་འཛོམས་པའི་མཆོག། ཤ་སེར་མིག་སེར་གླ་ཡ་གསུམ་ག་ལ།། ཤིན་ཏུ་ཕན་པ་རྫོང་གྲུབ་གདམས་པ་ཡིན།། ཁོང་སྲིན་ཡ་མ་ནག་པོའི་རིགས་རྣམས་ལ།། ག་ར་མི་བཏང་གུལ་ནག་ཤུར་ཁ་ཏྲ་བསྡེབས།། གྲིས་གྲུགས་[དཀྲུག]ལྡ་བུའི་རྒྱུ་འདྲིལ་སྣང་ཐབས་འཛོམས།། རང་གི་སྦྱོས་[སྦྱོང]

གྲུབ་གཞན་ལ་ཕན་ཕྱིར་བཀོད།། ཨ་གྲོང་བདུན་པའི་སྦྱོར་[སྦྱོར]བ་ལ།། གུར་གུམ་ཙུ་གང་སུག་སྨེལ་གསུམ།། ཚད་པ་འཇོམས་པའི་སྨན་མཆོག་ཡིན།། ཕྱི་ཞང་རྒྱུན་འབྲུམ་སེ་འབྲུ་གསུམ།། ཕོ་བའི་ཁ་ནི་སྟོན་པར་བྱེད།། ཨ་གྲོང་དཀར་དང་སྨན་སྣ་བདུན།། ག་ར་དཀར་པོ་དྲུག་འགྱུར་བཏང་།། གློ་ཡི་ནད་ལ་ཤིན་ཏུ་ཕན།། སྟར་བུ་པཉྩ་①ནི།། སྟར་བུ་ཏ་ཏྲ་ཤིང་མངར་པི་པི་ལིང་སྐྱུ་རུ་ར་ལུད་པ་གྲེན་དུ་དྲང་།། ཡང་སྟར་བུ་སྐྱུ་རུ་ཤིང་ཚ་པི་ལིང་ཏ་ཏྲ་པཉྩ་ལུད་པ་འདྲེན།། ཡང་སྟར་བུ་ཤིང་མངར་རྒྱུན་འབྲུམ་སྐྱུ་རུ་ར།། ཏ་ཏྲ་ག་ར་སྦྱར་སྟར་བུ་པཉྩ་②འདིས།། གློ་ཚད་རྙིང་ཞིང་ཚ་བ་གབ་འབྲུགས་སེལ།། གློ་ཡི་རྣག་ཁྲག་འདྲེན་ཞིང་མགྲིན་པ་སེལ།། གྲང་ཤས་ཆེ་ན་པི་ལིང་ལྡེམ་ཆོས་བསྣན།། དཔུལ་ཚུ་ནུ་རོ་བཞི་སྦྱོར[སྦྱོར]། དཔུལ་ཚུ་༣སུ་ཟེ་སེར་པོ་༣དང་།། སྐྱུ་རུ་ར་༨དང་འཛིན་པ་༥བཞི།། ཞིབ་པར་བཏགས་པའི་ཕན་ཡོན་ནི།། གག་ལྷོག་གཟེར་རིགས་ཆེ་ཆུང་དང་།། ཚད་པ་གསར་རྙིང་མཛེ་ནད་སོགས།། མདོར་ན་གཉན་རིགས་ཀུན་ལ་ཐུགས།། འཇུ་བྱེད་ཉི་མའི་དཀྱིལ་འཁོར་སྦྱོར་[སྦྱོར]བ་འདི།། ཨ་གར་གོ་སྙོད་༣སྙིང་ཞོ་ཤ་༣ལི་ཤི་༧ཛ་ཏི་༣ཙི་ཏྲ་དབང་ལག་༢ག་གོལ་༢ཅོང་ཞི་༧སེ་འབྲུ་༨ཤ་པོ་ཏ་ཏྲ་༧སུག་སྨེལ་༧པི་པི་ལིང་༢ལྕ་བ་༧ར་མཉེ་༨ཉེ་ཤིང་༨བ་སྤྲུ་པ་༣ལྕུམ་པ་༣གཟེ་མ་༧ཤིང་ཚ་༧གུར་གུམ་༣བྲག་ཞུན་༢རྒྱུན་འབྲུམ་༧སྤྲང་[སྤྲང]གི་སྦྱོར་པ་[སྦྱོར་བ]འདི།། ལུས་ཀྱིའི་འདུ་བ་སྙོམས་པར་བྱེད་པ་ཡིན།། སྲོག་རླུང་གྲེན་རྒྱུ་མེ་མཉམ་ཐུར་སེལ་འགག། ཐོར་བུའི་རླུང་རྣམས་མ་ལུས་སེལ་བར་བྱེད།། སྟོད་ཚངས་བད་རླུང་མགོ་འཁོར་མ་ཞུ་དང་།། གློ་ལུ་སྐད་འཛེར་ལུས་སྐྲངས་ཕོ་བ་སྦོས[སྦོས]།། སྐྲན་དང་སྐྱ་རབ་འོར་དང་དམུ་ཆུ་སོགས།། མཁལ་མའི་དྲོད་ཤོར་

ཚ་སྲི་མཁལ་ལྷང་ཟུག། རྐུབ་ཚད་རླུང་ཚབས་ཕོ་བའི་མེ་དྲོད་བསྐྱེད།། གཟི་མདངས་དྲན་པ་ཡིད་གཞུངས་ཉམས་སྟོབས་འཕེལ།། ལུས་ཟུངས་བརྟས་སོགས་བཅུད་ལེན་མཆོག་ཡིན་ནོ།། སུག་སྨེལ་གཟེ་མ་ར་མཉེ་པི་པི་ལིང་།། ལྡུམ་པ་ཉེ་ཤིང་དབང་ལག་སྦྱར་བ་ནི།། དྲག་པོ་མེ་བདུན་སྦྱོར་[སྦྱོར]བ་ཞེས་བྱ་སྟེ།། ནས་བཅུད་གིས་ཕུལ་གྲང་ནད་རིགས་ཀུན་དང་།། ཁྱད་པར་གྲང་བས་སྐྱད་ཙུས་ན་བ་སེལ།། པི་ལིང་རྒྱ་མཚོ་[རྒྱམ་ཚ]ཤིང་ཀུན་སྣ་སྐྱུ་རྣམས།། ཐུན་གསུམ་རེ་རེར་བུལ་ཏོག་ཐུན་བཞི་སྦྱར[སྦྱར]།། མར་རྙིང་སྦྱུས[སྦྱུས]པའི་རིལ་བུ་སྲན་ཕོས་ཙམ།། དགོངས་དུས་བཤང་ལམ་སྣུམ་བྱུག་རིལ་བུ་གསུམ།། གཅིག་ཤུལ་གཅིག་གིས་ནོན་པར་བཏང་བ་ཡིས།། མཁལ་མ་རྒྱུ་ལོང་རླུང་སོགས་གྲང་བ་དང་།། རྩ་ཆུ་བསྡམས་པ་ལ་སོགས་ཀུན་ལ་ཕན།། སྨན་ནད་གྲང་བ་སེལ་བའི་མེ་ཆེན་ཡིན།། ཨ་ཙ་སྨན་ཆེན་༢རེ་ཙ་ཏ་༡ཤུ་དག་༤སླ་རྩི་༣མཉམ་སྦྱར་[སྦྱར]ཁྲུང་རྐོད་དྲག་པོའི་སྟེང་།། གི་ཝང་གུར་གུམ་གུ་གུལ་བསྣན།། དཔའ་པོ་བརྒྱད་ཀྱིས་རྐང་འབམ་ལ།། ཐེངས་བའི་[པའི]མཆོག་གིས་ཁོ་བོས་མཐོང་།། ལག་ལེན་སྦྱོང་གྲུབ་ངོ་མཚར་ཆེ།།

དགུ་ཆུའི་ནད་ལ་སྨེར་གདོན་བསལ་བའི་ཕྱིར།། དང་པོར་ར་མ་སྡོན་མོའི་ཨག་ཚོམ་དང་།། ར་གཞོབ་དུད་པ་ནད་པའི་སྣ་ལ་བདུག། འདི་ཡིས་གདོན་རྣམས་བྱེར་བར་ལུང་ལས་གསུངས།། གསེར་མདོག་བཅུ་གཅིག གསེར་མདོག་སེ་འབྲུ་སྐྱུ་ཙ་དུག་མོ་ཉུང་།། ཧྲཱ་ཧི་གསེར་མེ་བྲག་ཞུན་ཟེ་ར་དཀར།། གུར་གུམ་ཙ་ཏ་སེ་བའི་མེ་ཏོག་རྣམས།། ཀ་ར་སྦྱར་བའི་གསེར་མདོག་བཅུ་གཅིག་②འདི།། མཁྲིས་སྨན་མིག་སེར་སེལ་བའི་སྨན་མཆོག་ཡིན།། བིག་པན་བདུན་པ་ནི།། སྨན་ནི་སླེ་ཏྲེས་ཀཎྜ་ཀཱ་རི་དང་།། བོ་སྟོད་ཙ་ཏ་གུ་གུལ་ཨ་ག་ཙ།། སྐྱོལ་[སྐྱོག]ཐལ་སྦྱར་བ་བིག་པན

བདུན་པ་ཞེས།། བསྐོལ་གྲང་ཆུས་ཕུལ་རླུང་ཚད་འཕྱིད་དཀའ་འཛོམས།། བ་ཤ་ཀ་བདུན་པ། བ་ཤ་ཀ་དང་སྟོང་རི་ཟིལ་བ་དང་།། ཕུ་མོ་མདེའུ་འཕྱིན་ལྕགས་ཏིག་རེ་ལྕུག་པ།། སྨ་ཤོ་གཅིག་སྐྱེ་པར་པ་ཏ་བཅས་པ།། སྦྱར་བཏང་ཚད་པའི་ནད་རྣམས་ཀུན་ལ་ཕན།། ཨ་གར་བཅུ་བདུན་པ་ནི། ཨ་ག་རུ་དང་སླེ་ཏྲེས་འབྲས་བུ་གསུམ།། གཟེར་སྨན་གཉིས་དང་རུ་རྟ་ཉེ་ཤ་གསུམ་འགའ་ཞིག་ལ་མཁལ་མ་སླ་གོར་གཉིས་ཀྱི་ཚབ་ལ་གོ་ཐྱིལ་དང་གོང་གི་གཟེར་སྨན་གཉིས་ལ་གསུམ་དུ་བཤད་པ་ཡོད།། ཛཱ་ཏི་ལི་ཤི་གུ་གུལ་སྨན་ཆེན་དང་།། ལ་ཕུག་རི་བོང་སྙིང་དང་བུ་རམ་སྦྱར།། ཁྲག་རླུང་འཐབ་དང་སྙིང་འཕྱོ་མགོ་གཟེར་དང་།། ངན་ཁྲག་མཁལ་མར་བབས་པའི་འགྲམས་བྱེར་དང་།། མཁལ་ནད་སྟོད་དུ་བྱེར་བའི་མཇིང་རེངས་དང་།། སྲོག་རླུང་གྱེན་རྒྱུན་[རྒྱུ]ནད་ལ་སླེབ་པས་ཆོག། ཨ་བྲུག་ཆེར་སྔོན་ཐུར་འགོ་གསུམ་གྱི་ཚད།། ཆུ་རྩ་ཐུན་གཅིག་ཐར་ནུ་ཐུན་ཕྱེད་དང་།། ཨ་རུ་བཞི་འགྱུར་ཤ་ཆེན་ཐུན་གཅིག་བཅས།། ཞིབ་བཏགས་ཆང་རམ་རུས་ཐང་དག་གིས་ཕུལ།། ནད་རྣམས་འདི་ཡི་[ཡིས]ཐུར་དུ་འབྲུ་བར་བྱེད།། བདེ་བྱེད་ཆུ་བསྐྱུར། ཅུ་གང་གུར་གུམ་ལི་ཤི་ཨུཏྤལ་སྔོན་པོ་དང་།། སེ་འབྲུ་པི་ལིང་ཤིང་ཚ་སྟིག་སྲིན་དང་།། ལྕགས་ཕྱེ་ཤིང་མངར་གསེར་བྱེ་རྒྱུན་འབྲུམ་སྐྱུར།། པྲི་ཡང་ཀུ་དཀའ་འབུ་སྐྱོགས་ཞིབ་བཏགས་ཕྱེ།། ཚ་གྲང་རྟས་བསྐྱུར་[བསྒྱུར]ཆུ་ནད་གང་ཡིན་ཀྱང་།། རིམ་པར་གསང་བའི་ལམ་ནས་འདྲོངས་པར་ངེས།། སེ་འབྲུ་ཆུ་བསྐྱུར[བསྒྱུར]། སེ་འབྲུ་ཤིང་ཚ་སུག་སྨེལ་པི་པི་ལིང་།། གུར་གུམ་ཙུ་སྟུ་ཀུ་དཀའ་སྟིག་སྲིན་དང་།། གསེར་བྱེ་འབུ་སྐྱོགས་ལྕགས་ཀྱི་ཕྱེ་མ་རྣམས།། ཞིབ་བཏགས་ཚ་གྲང་ཆུ་རིགས་མ་ལུས་དང་།། ཁྱད་པར་གྲང་ཆུ་གསོ་བའི་སྨན་མཆོག་ཡིན།།

ཀླུ་ཡའི་བཙོས་པའི་སྐོར། དང་པོ་ཚ་ལ་ལན་ཚྭ་དུག་མོ་ཉུང་།། གསེར་མདོག་འོམ་བུ་གསེར་མེ་བོང་ང་དཀར།། སེང་ཁཎྜ་སྐྱེར་ཁཎྜ་ཆུ་སེར་སྨན་

གསུམ་དང་།། སྐྱི་ཤང་སླ་སྟི་ཆ་མཉམ་ཕྱི་མ་ནི།། མཛོ་འོས་ཕུལ་བཏང་གུང་གཉིས་ཞག་བདུན་བྱེར་པ་མ་ལུས་བསྡུད།། འདུས་རྟགས་མགོ་བོ་ན་ལ་ཚ་བ་ལྡེམ།། དང་ག་མི་བདེ་སྐོམ་དད་ཆེ་བ་འོང་།། དེ་མ་ཐག་ཏུ་དངུལ་ཆུ་དུག་ཐལ་དང་།། བཙུན་མོ་གཉིས་པོ་ཞོ་རེ་དན་རོག་བདུན།། ཨ་རུའི་མཆུ་ལྷ་དུར་བྱེད་[བྱིད]མཐེབ་ཚོག་[ཚོགས]ཙམ།། བྱང་ཁྲ་ཉེར་གསུམ་རྒྱ་ཚྭ་ཚ་ལ་དང་།། མཚལ་དཀར་སྲན་མ་ཙམ་རེ་གོ་བྲིལ་གཅིག། བཟང་པོ་དྲུག་པོ་ནས་འབྲུ་རེ་ཡི་ཚོད།། ཏིག་ཏ་རིགས་གསུམ་གསེར་མེ་དུག་མོ་ཞུང་།། ཆུ་སེར་སྨན་གསུམ་སྐྱེར་ཁན་པོང་ང་དཀར།། སླ་སྟི་གི་ཤང་གསེར་མདོག་འཛིན་པ་རྣམས།། མ་བརྗེད་ཙམ་རེ་མ་ནུ་རུ་ཧ་དང་།། བྲག་ཞུན་ཁནྡ་རྣམས་ནི་ཐུན་རེ་སྦྱར།། ཆུ་སྐོལ་གྱིས་ཕུལ་ནད་དེ་སྤྱང་[སྦྱང]བའི་མཆོག། དེ་ནས་ཟླ་གཅིག་ཁྲོན་བུ་ཉེར་ལྔ་དང་།། གུར་གུམ་བསྟན་པའི་སེ་འབྲུ་ལྔ་པ་གཉིས།། ལྕག་སྦྲོད་བསྐྱེན་མཁྲིས་རྩ་རྣམས་ལ་རྣངས་ཐོན་ཙམ་གཏར་ཞིང་དེའི་རྗེས་གོང་གི་སྦྱོར་[སྦྱོར]བ་དེ།། བ་ཆུའི་ལྕུགས་བྲབས་སྣར་ཡང་དག་པར་སྦྱང་[སྦྱང་]།། རབ་བསིལ་ལྡན་པའི་ཏིག་ཏའི་སྨན་མར་ནི།། ཟླ་བ་གཅིག་བསྟེན་གནོད་ཟས་ཡུན་རིང་བསྲུངས།། དེས་ནི་ངེས་པར་ནད་ལས་གྲོལ་བར་འགྱུར།། ལྕུགས་ཕྱེ་བཅུ་གསུམ་པ། ཨ་བར་གཉིས་དང་དེ་མཉམ་ལྕུགས་ཕྱེ་དང་།། སླེ་ཏྲེས་ག་དུར་ཏིག་ཏ་དུག་མོ་ཞུང་།། ཙ་སུ་པི་པི་ལིང་དང་སྒྲི་ཏང་ག། གུར་གུམ་པོང་དཀར་ཅི་ཏྲ་ཀ་རྣམས་ཀྱིས།། ཕྱེ་མ་བུར་དཀར་གྱིས་དབུལ་མཁྲིས་པའི་ནད།། ཀླུ་ཡ་ནག་པོའི་གཉེན་པོ་ཁྱད་པར་འཕགས།། སྤྲང་ཏི་མཁས་པའི་མན་ངག་ཟབ་མོ་ཡིན།། ཁྲོན་བུ་ཉེར་ལྔ་པ། ཁྲོན་བུ་གུར་གུམ་སྐྱི་ཤང་དོམ་མཁྲིས་དང་།། མཁྲིས་སྔ་ཚོགས་ཚད་སླ་སྟི་ཙནྡན་དཀར།། ཏིག་ཏ་རིགས་གསུམ་གསེར་མེ་དུག་མོ་ཞུང་།། པོང་ང་དཀར་དམར་ཆུ་སེར་སྨན་གསུམ་དང་།། གང་ཆུང་གཡའ་གྱི་[ཀྱི]བ་ཤ་

སྐྱེར་པའི་ཞུན།། བྲག་ཞུན་ཁཎྜ་ར་གསུམ་བཅས་པ་རྣམས།། གཙོ་བོ་ཐུན་གསུམ་གཞན་རྣམས་ཐུན་རེ་སྦྱར[སྦྱར]།། ཡུན་རིང་ལོན་ན་དངུལ་ཆུ་སྨུ་ཟེ་བསྣན།། གྲང་བ་དང་ལྡན་ཕག་རིལ་ཐལ་བ་དང་།། པི་ཝིང་རྒྱམ་ཚྭ་སུག་སྨེལ་ག་རཱུ།། བུར་དཀར་སྦྱར་པའི་ཁྲོན་བུ་ཉེར་ལྔ་འདིས།། ཤ་སེར་མིག་སེར་ཀླ་ཡ་ལ་སོགས་སེལ།། གཡའ་ཀྱི་བདུན་པ་གཡའ་གྱི་[ཀྱི]གསེར་མདོག་དང་།། རྒྱ་མཚྭ་[རྒྱམ་ཚ]གུར་གུམ་པི་ཝིང་ག། པ་ཧོ་ལ་སྦྱར་མཁྲིས་ནད་ཞི་བདུན་འཛོམས།། ཁྱད་པར་མཁྲིས་པ་ཀླ་ཡ་ནག་པོ་སེལ།། མཁྲིས་པ་སྟོད་ལྷུང་སྟོན་པོ་ཁྲོན་བུ་དང་།། ཐར་ནུ་བསྣན་པའི་བཤལ་གྱིས་སྦྱང་བ་མཆོག། གཉན་དང་བསྲོང་ན་སླ་རྩི་གུ་གུལ་བསྣན།། གྲང་ཤས་ཆེ་ན་དོ་ཞུན་སེ་འབྲུ་དང་།། ཟ་འཕྲུག་བྱུང་ན་སྤོས་དཀར་ཐལ་རྡོ་བསྣན།། སྨི་བ་ཤར་ན་དངུལ་ཆུ་སྨུ་ཟེ་བསྣན།།

སུག་པ་དང་ནི་སྤང་སྤོས་གཉིས།། ཛ་ཏི་གསུམ་པོ་ཞིབ་བཏགས་ལ།། མར་ལ་སྦྱར་[སྦྱར]ལ་ཆན་[མཆན]ཁུང་བྱུག། ཁྱད་པར་རྟུལ་བྱུང་རྟུས་བཀྲུའོ།། དེ་ནས་དྲི་ཆུ་དག་པར་བཀྲུ།། བཻ་རོ་ཙ་ནའི་གདམས་པ་འདི།། བསེ་དྲི་འདོན་བྱེད་བྱུག་པའི་མཆོག།

དར་མོ་སྨན་རམས་པའི་གདམས་ངག་བཀའ་རྒྱ་མ་ལས། ཐོར་བུའི་ནད་བཅོས་ཐབས་ལ། ལྷ་མོ་དབྱངས་ཅན་མ་ལ་ཕྱག་འཚལ་ལོ།། ཨ་རུ་གསེར་མདོག་ཤིང་མངར་དུག་མོ་ཉུང་།། སྐྱུ་རུ་སྒྲོན་ཤིང་གོ་སྙོད་པི་པི་ལིང་།། ཆ་མཉམ་ཞིབ་བཏགས་སྤྲང་[སྦྲང]རྩི་རིལ་བུ་ནི།། ཐོ་རངས་བསྐྱེན་ན་ཡོན་ཏན་བསམ་མི་ཁྱབ།། ལྐོ་དང་མགྲིན་བདེ་དབྱངས་སྙན་དྲན་པ་གསལ།། བཅུད་ལེན་བྱེད་ན་སྨན་དེ་སྤྲང་རེ་ཟ།། བཀྲུགས་[བཀྲུག]མདངས་ཆེ་ཞིང་སྡིག་འདག་དབང་པོ་རྣོ།། སྙིང་ཆེན་སྟོབས་ལྡན་ལུས་ལ་ཅཱནྡན་གྱི།། དྲི་བཟང་མནམ་ཞིང་མི་བརྗེད་བཟུང་ཐོབ་འགྱུར།། ཐས་དྲག་སྒྲ་[སྐྲ]དཀར་མེད་

ཅིང་ལོ་བརྒྱ་འཚོ།། སྨན་ནི་དྲང་སྲོང་ཕུར་བུ་ཤར་དུས་སྤྱར[སྦྱར]།། ཟབ་ཁྲིད་གནད་ཀྱི་མན་ངག་སྙིང་ལ་འཚོངས།། ཙི་ཏྲ་ཅེ་ཏང་སྒ་སྐྱུ་དབྱི་མོང་རྣམས།། རིམ་བཞིན་ཕྱེད་ཕྱེད་བྲི་བའི་ཕྱེ་མ་ནི།། འཆི་བདག་ཞགས་འགྲོལ་སྦྱོར་[སྦྱོར]བ་ཞེས་བྱ་སྟེ།། མཛོ་ཞོར་བཏབ་བཏང་གཞང་འབྲུམ་མཐའ་དག་སེལ།། འབམ་པོའི་ཡུང་བ་བཙའ་སྒ་ལྕེ་མྱང་ཚྭ།། བུ་རམ་ཆ་མཉམ་སྦྱར་བསྒྲུས་[བསྐྲུས]གཞང་འབྲུམ་སེལ།། ཡང་ན་ད་ཏྲིག་ཙི་ཏྲ་རྒྱ་མཚྭ་[རྒྱམ་ཚ]རྣམས།། ཆ་མཉམ་བསྲེག་པའི་ཐལ་བ་མར་སྦྱར་བསྐྱུ།། གཞང་འབྲུམ་བསྲེག་པའི་ཐལ་སྨན་སྦྱོར་བ་ནི།། རྒྱ་བོད་གཞུང་ལས་མང་དུ་བཤད་ན་ཡང་།། ལག་ཏུ་ལེན་པར་དཀའ་བས་དེ་ཡི་ཕྱིར།། འདི་ཙ་ལག་ཏུ་ལེན་བདེ་ཟུར་ཙམ་ཞིག། བཀོད་ན་འདི་ལྟར་རྡོ་ཞོ་གསུམ་ཆ་ལ།། དུང་དང་འགྲོན་བུ་དུར་བྱེད་[བྱིད]ཁ་ཙ་ཚྭ།། མཛོ་ཚྭ་བྱ་རྐོད་གོ་བོ་ཕུག་རོན་བྲུན།། སོ་ནས་བུབ་མ་དང་བཅས་བསྲེག་པའི་ཐལ།། ཆ་རེ་དེ་སྙེང་གོ་ཅེ་དྲ་རྩ་དང་།། སོ་ཡི་ཚ་བ་གསུམ་བཅས་སྦྱར་བར་ཡིས།། ཐལ་བའི་སྨན་གྱིས་བསྐྲུས་ན་གཞན་འབྲུམ་[གཞང་འབྲུམ]གཅོད།། གཞང་ཁ་སྐྲངས་ནས་ཁྲག་རྣག་མི་འཛག་ན།། ཁབ་དང་གཙག་བུའི་[བུས]ཁྲག་དབྱུང་མན་(ངག་)གནད།། ཤིང་མངར་[༤]ཡུང་བ་[༤]ཕོ་བ་རི[༣]།། པི་ལིང་[༣]སྤོས་དཀར་[༣]སྐྱུ་ཙ་[༣]སུག[༣]། སྦྱར་བ་སེར་པོ་བདུན་སྦྱོར་[སྦྱོར]ནི།། ཕོ་མཚན་ན་ཞིང་ས་བོན་འཛག། ཆུ་གཏོང་དཀའ་ཞིང་ཟུག་གཟེར་ཆེ།། མཁལ་ནད་རྩར་བབས་ཁྲག་བྱུང་ལ།། འདི་ལས་ཟབ་པ་མ་ཐོང་གསུངས།། རྡཱ་ཧི་ཙ་ཧ་མ་ནུ་པི་པི་ལིང་།། ཤིང་ཚ་སྙིང་ཀླུང་སེལ་པའི་[བའི]བདུད་རྩི་ཡིན།། འབྲི་མོག་[༣]བཞི་ཆ་ཅོང་ཞི་[༤]དེ་ཡི་ཕྱེད།། གཟེར་ལ་མ་ནུ་[༣]ཁྲག་ལ་བ་ཤ་ཀ་[༣]། སྐྱུ་ཙ་[༤]ལྡེ་སྤྱར་[སྦྱར]རྐ་[ཀ]ལོ་སྨན་མར་ནི།། གཏར་དགོས་གཏར་མི་ཀུན་ལ་བརྟགས་པ་ཡིན།། བྲེ་ག་སྨད

འབྲས་གསུམ་དང་དམར་པོ་གསུམ།། ཤུག་ཚེར་ཨ་རུ་གསེར་མདོག་གསེར་མེ་ཏོག། སུག་སྨེལ་མཁལ་མ་ཞོ་ཤ་བ་ཤ་ཀ།། བུར་དཀར་སྦྱར་བའི་བྲེ་ག་བཅུ་གསུམ་པ།། སྨད་ནད་མཁལ་རྩ་འགྲམས་དང་མཁལ་རླུང་དང་།། ཚ་གྲང་གང་གིས་འབྲས་བུ་སྐྲངས་པའི་ནད།། མ་ལུས་སེལ་པ་ཁོ་བོ་སྦྱོང་པས་གྲུབ།། རྡོ་རྗེ་སྦྲུལ་སྒོམ་ཞེས་བྱ་བ།། སྐྱུ་རུ་ཡུང་བ་སྐྱེར་ཤུན་དང་།། ཐེ་ཁ་གཟེ་མ་སྤྲང་སྤྱོར་[སྤྲང་སྦྱར]ཆང་གིས་འཕུལ།། གཅིན་སྙི་སྤྱི་སྨན་ངོ་མཚར་ཆེ།། ཐིག་ལེ་འཛག་པའང་གཅོད་པར་བྱེད།། རིག་བྱེད་སྨྲ་བ་ཕྱུག་རྫོར་མགོན་པོའི་ལུགས།། སེ་འབྲུ་གི་ཕྃ་གུར་གུམ་ཙུ་གང་དང་།། ལི་ཤི་སུག་སྨེལ་ཀ་ཀོལ་གསེར་མདོག་ད་ལི་དང་།། ཚ་ལ་ཚ་བ་གསུམ་དང་གངས་ཐིག་དང་།། ལ་ཕུག་མ་ནུ་ཙོང་ཞི་དེ་དང་མཉམ།། ཐོ་རངས་ཆུ་བསྐོལ་ཚན་མོ་[མོས]ཕུལ་བྱ་[བྱས]ན།། སྨུག་པོ་རྣམ་འགྱུར་བཅུ་གསུམ་ལ་སོགས་པ།། ཤ་ཡི་ཟིག་སེར་ལ་སོགས་མཁྲིས་པའི་རིགས།། མ་ཞུ་ལ་སོགས་ཕོང་ནད་གསར་རྙིང་རིགས།། ལྷགས་ནད་ཟ་འཕྲུག་ལ་སོགས་སེལ་པར་བྱེད།། བ་ཤ་ཀ་དང་ཏིང་ལེན་ཁ་ཆར་གདབ།། སྨུག་པོ་མཆེན་ཁྲག་རྒྱས་པའི་ཚད་རྙིང་སེལ།། ཤིང་ཚ་བསྣན་པ་མ་ཞུའི་ནད་རྣམས་འཛོམས།། རྐོད་འདུལ་གོ་ཐལ་རྗེ་ཐལ་དེ་དང་མཉམ།། སྨུ་[སྨུག]པོ་གྲང་རྒྱེན་སྐྱ་བོ་རིགས་དྲུག་སེལ།། སྐ་སྐྱ་ག་དུར་སྨར་བུ་རུ་ཧ་ཀྲ་དོར་སྤྱར་[སྦྱར]ན་སྐ་སྐྱ་ལྔ་པ་ཞེས།། མཁལ་མ་གླྀ་བབས་མོ་ནད་བསམ་སེའུ་མངལ་ནད་སེལ་པར་བྱེད།། གག་གཅོད་འཆི་མེད་དགུ་སྤྱོར་[སྦྱོར]ནི།། རྒྱ་ཚ་༣མཚུར་སེར་༣མཚུར་ནག་༣ཤུ་དག་༣སྨན་ཆེན་༣བ་བླ་༡ཕོང་རོས་༡བཙོད་༡ཡུང་བ་༡རྣམས་འདམ་བཏགས་ལ་སྨུག་མའི་གྲེ་བར་ཕུས་བཏབ་པས་གྲེ་བར་གཉན་ཚད་ལས་བྱུང་བའི་གཉན་གག་གླྀ་གཟེར་ལས་བྱུང་པའི་སྐད་གག་དང་གྲེ་བར་གཉན་འབྲུམ་འཐོར་ཁྱབ་པ་

དང་། གཉན་ལས་གྲི་བར་ཁྲག་འཁྲུགས་གཟེར་ལས་རྩེའུ་གྲིང་གཉན་ཁྲག་གིས་མགུལ་སྐྲངས་བྱུང་བ་རྣམས་ལ་སླེབ་བར་ཕན་ནོ།། ཨ་གར་ཉེར་བཞི་༥ སླེ་ཏྲེས་༥ མི་ཐོད་༢ འབྲུག་ཅུས་༣ ཏིག་ཏ་༢ འབྲས་སྣ་གསུམ་༢ རེ་ཛྙ་ཧི་༡ ལི་ཤི་༡ གུ་གུལ་༡ གཟེར་སྨན་གསུམ་༢ རེ་ཤིང་ཀུན་༡ ཏང་ཀུན་༢ ཁ་རུ་ཚ་༡ སུག་སྨེལ་༢ མཁལ་མ་ཞོ་༢ སྨན་ཆེན་༡༥ རི་བོང་སྙིང་༡ སྙིང་ཞོ་ཤ་༡ ལ་ཕུག་༡ རུ་རྟ་༡ རྣམས་སྦྱར། མགོ་རླུང་མགོ་ཁྲག་མགོ་ནད་ཐམས་ཅད་ཡ་མ་དཀར་ནག་སེལ།། མཁལ་ནད་གྲམས་འཁྲུགས་མཁལ་རླུང་སྒྲོག་རླུང་གྲེན་རྒྱུ་ཀུན་ལ་བསྟགས།། རྩ་དཀར་གཟའ་དང་ཚ་ཆུ་བྱེར་རྒྱས་དང་ཞལ་མཐུན་ཤིན་ཏུ་བསྟགས་པ།། མགོ་སྨད་མཁལ་སྟོད་ཀུན་ལ་སྨན་མཆོག་ཡིན།། ཁ་རུ་ཚ་བཅུ་བཞི་༥ པི་པི་ལིང་༢ ཕོ་བ་རི་༣ རྒྱ་ཚ་༥ ཡ་བཀྲར་༡ ཚ་ལ་༢ ཕྱུ་ཤེལ་རྩེ་༡ བ་ལེ་ཀ་༡ སྟར་བུ་༢ རུ་རྟ་༢ སེ་འབྲུ་༣ ཤིང་ཚ་༢ སུག་སྨེལ་༣ ལྕེ་མྱང་ཚ་༥ སྦྱོར་བ་ནི། ཡོང་རླུང་སྒྲོས་[སྦྲོས]པ་དང་།། རྒྱུ་ཡོང་ཁྲག་རླུང་འཁྲུགས་པ་དང་།། ཐུར་སེལ་གྲེན་ལོག་མ་ལུས་སེལ།། གོ་བྲེལ་བདུན་པ་༡ ཤ་ཕོ་རུ་རྟ་༥ ཨ་གར་ནག་༢། ཅུ་གང་༢ གུར་གུམ་༢ ཨ་རུ་༤ གསེར་དོག་[མདོག]དང་།། སྤོས་དཀར་༢ སྦྱར་བས་ཆང་འབམ་ཁྲག་སྐྱུར་དང་།། མཁྲིས་སྐྱུར་ཚུ་སྲི་སྟོད་དུ་ངན་ཁྲག་རྒྱས།། ནད་ཅན་རྩ་རྒྱས་ཟུག་གཟེར་ཆེ་ལ་བསྟགས།། ཐུར་སེལ་བདུན་པ་ལྷུམ་རྩ་༢ ཨ་རུ་ར་༡༥།། མ་ནུ་༥ ཚ་ལ་༤ བྱུལ་ཏོག་༡༢ སྟར་བུ་༣ སྐྱ་༥།། འབའ་སམ་ལྷ་ཡི་ལུང་བསྟན་གྱི་རྒྱུད་ཨ་རུ་བཅུ་བའི་སྙིང་།། རྩ་ལྷ་འབྲས་སྣ་འབྲུ་བ་རུ་སྦྱར།། གོ་ཡུ་བྲེ་ག་ཤྲ་རྩི་རྣམས་བུར་དཀར་ཧ་སྦྱར་ཚུ་བསྐོལ་ཕུལ།། མཆིན་མཆེར་འགྲམས་

འབྲུགས་སྨད་ལྷུང་དང་མཁལ་གྲུམ་ད་ཀན་ཚིག་[ཚིགས]བསྒྱུར་དང་མཁལ་འགྲམ་བྱེར་རྒྱས་ལྷུང་གསུམ་མཁལ་གཅོང་མཁལ་མའི་ནད་རིགས་ཀུན་འདི་ཡིས་མི་སེལ་གང་ཡང་མེད། གྲང་སེལ་ཉི་མའི་དཀྱིལ་འཁོར་ནི། སེ་འབྲུ་༣ སུག་སྨེལ་༥ པི་པི་ལིང་༧ ཕོ་བ་རིས་༧ གུར་གུམ་༧ འབྲས་སྣ་གསུམ་༧ རེ་སྐམ་༧ མཁལ་ཞོ་ཤ་༣ ལྕུམ་པ་ཚ་༧ ལི་ཤི་༧ གཟེ་མ་༧ བ་སྤྲུ་བ་༧ བྲི་ག་༧ འདི་རྣམས་ཞིབ་བཏགས་ཕྱེ། བུ་རམ་ཆུ་[ཆུས]ཞུལ་ལ་བཏང་། གྲང་རླུང་མཁལ་མ་ནད་རིགས་བརྒྱད་དུ་ཕན། མཁལ་མ་རླུང་ལ་གཟེ་མ་ཐང་། མཁལ་གཅོང་ལ་དམར་པོ་གསུམ་ཐང་། ཆུ་ཨོར་ལ་སྐྱུ་རུ་ཐང་། ཆུ་འགག་ལ་རྒྱ་ཚྭ་ལྕུམ་པའི་ཐང་གིས་ཞུལ་བཏང་། ལན་ཚ་བཞི་བ་རྡོ་ཏི་༢ བཙའ་སྣ་༥ དང་།། གཡེར་མ་༣ ཚྭ་སྟོན་མེར་སྲིག་༧ སྦྱར་བ་ཡིས།། སློ་ཡུ་དཀར་པོར་རླུང་བཞུགས་[ཞུགས]གྲང་རླུང་གིས།། ལུ་ན་ཕན་ནོ་འདི་ནི་ཉམས་མྱོང་ཡིན།། སྟར་བུ་༧ ཏུ་ཧ་༥ མཛེ་ཚ་༥ དང་།། སྣ་སྐྱུ་༥ བཞི་པོ་ཆུ་སྐོལ་འཕྲུལ།། ཁྲག་ཚབས་ནད་ལ་བདུད་རྩི་འདྲ།། འབྲུགས་ཁྲག་ཀུན་སེལ་②སྦྱོར་བ་ནི།། ཅོང་ཞི་ཆ་བཞི་འབྲི་མོག་གཅིག། ཧོང་ལེན་བ་ཤ་ཀ་དང་ནི།། གི་ཝཾ་ཙུ་གང་ཙུད་ཟད་བསྣན།། དེ་ཀུན་མཉམ་པའི་སྐྱུ་ར་ལ།། སྦྱར་བས་ཁྲག་ནད་འབྲུགས་པ་སེལ།། གཏར་དགོས་གཏར་མི་རུང་བ་ལ།། འདི་ལས་ལྷག་པ་མེད་ཅེས་གསུངས།། རྗེ་ཡི་རྒྱལ་པོ་ཅོང་ཞི་དང་།། སྨན་གྱི་རྒྱལ་པོ་ཨ་རུ་ར།། ནུས་པ་ཁྱད་འཕགས་མ་ཉུ་གསུམ།། བདུད་རྩི་གསུམ་སྦྱོར་[སྦྱོར]ཞེས་བྱ་པས།། ནད་རྣམས་ཀུན་དང་ཁྱད་པར་དུ།། སྨད་དུ་པད་[བད]ཁྲག་ལྷུང་བ་དང་།། སྟོད་དུ་པད་[བད]ཁྲག་རྒྱས་པ་དང་།། ཁོང་དུ་པད་[བད]གན་ཚ་གྲང་འཐབ།། མ་ལུས་སེལ་

བར་བྱེད་པ་ཡིན།། སེ་འབྲུ་ཤིང་ཚ་སུག་སྨེལ་པི་པི་ལིང་།། རུ་རྟ་སྐྱུ་རུ་ལྕུམ་རྩ་ཏེ་ཤིང་དང་།། ལྕ་བ་བ་སྲུ་བུ་[བུལ]ཏོག་ཨ་རུ་ར།། སྟར་བུ་སྦྱར་བའི་ཁྲག་རྫོལ་བཅུ་གཉིས་འདི།། སྨུག་པོ་གབ་དྲིལ་ཕོ་མཆིན་རྒྱུ་ལོང་བཞིའི།། ཚབས་སྐྲན་ཆུ་འགག་གྲང་ནད་མཁལ་རྐེད་ན།། གྲངས་ཀྱིས་ཁྲག་ཐུར་རྫོལ་ན་ཤིན་ཏུ་ཕན།། སེ་འབྲུ་ཧྲི་ཏི་སུག་སྨེལ་ག་གོ་ལ།། ཤིང་ཚ་སྣ་དང་པི་ལིང་ཟེ་ར་ནག། ཨ་རུ་རྒྱ་མཚོ་གུར་གུམ་ཁ་རུ་ཚྭ།། བུ་རམ་སྦྱར་བའི་སེ་འབྲུ་བཅུ་གཉིས་འདི།། ཆུ་ཚན་འཕུལ་པས་སྤོ་[སྤྲོ]འཁྲིག་ལོང་རླུང་འཇོམས།། ལྷ་མོ་བདུན་སྦྱོར་③བོང་ནག་ཨ་རུ་ར།། མ་ནུ་སླ་རྩི་སྤོག་སྐྱུ་དངུལ་ཆུ་དང་།། སུ་ཟེ་སྦྱུར་[སྦྱར]བ་སྲིན་ཁྲག་ཡ་མའི་རིགས།། སྐྲངས་ལྷོག་གཟེར་གསུམ་ཚ་བ་གསར་རྙིང་གབ།། ཆུ་སེར་དྲེག་གྲུམ་རྐང་བམ་[འབམ]གཟའ་ནད་སོགས།། མིག་སེར་སྲིན་བུའི་གྲོང་ཁྱེར་འབྲུམ་ཚོགས་འཇིག། སྤྱི་སྨུག་གསོ་བའི་རྒྱུན་[རྒྱུན]འབུམ་བདུན་པ་ནི།། ཨ་རུ་པུ་ཤེལ་རྩེ་དང་ལི་ག་དུར།། ཀྱི་ལྕེ་དཀར་པོ་སླེ་ཏྲེས་ཨ་པི་ཤ།། རྒྱུན་[རྒྱུན]འབྲུམ་སྦྱུར་[སྦྱར]བ་སྤྱི་བའི་སྨན་གྱི་མཆོག། པཉྩ་ཆེན་ནུ་རེ་གསུམ་སྦྱོར་ནི།། གསེར་མདོག་བོང་ནག་པི་པི་ལིང་།། ནད་རྣམས་ཀུན་འཇོམས་ཁྱད་པར་ཏུ།། ཆུ་སེར་གྲང་ནད་བད་རླུང་འཇོམས།། གསེར་མདོག་ཤུ་དག་སླ་རྩི་གསུམ།། གག་ལྷོག་ནད་ལ་བདུད་རྩི་འདྲ།། གསེར་མདོག་བྱི་ཏང་དྲེས་མའི་འབྲུ།། སྲིན་ནད་ཙམ་ལ་བདུད་རྩི་འདྲ།། ཅོང་ཞི་སྲད་གང་སུ་ཟེ་ཞོ་ལྔ་དང་།། པི་པི་ལིང་ནི་ཞོ་གསུམ་གོང་བུའི་ནང་།། དམ་བཅིངས་ཞག་གསུམ་རྒྱུན་མི་ཆད་དུ་བསྲེག། ཅོང་ཞི་འབྲུལ་ཐལ་ཁྱད་འཕགས་ལུགས་གཅིག་

ཡིན།། གང་འོས་སྨན་སྙིང་བསྟན་ཏེ་ཀ་རས་ཕུལ།། བད་ཀན་སྨུག་པོ་འགྲུལ་[མགྲུལ]འགག་ལ་སོགས་སེལ།། དེ་སྙིང་ཤ་མ་དང་པོ་བསྟན་ན་ནི།། འགྲུལ་[མགྲུལ]འགག་ལ་སོགས་པད་[བད]ཀན་སེལ་པའོ།། སླར་ཡང་བསེ་ཡབ་སྐྱུར་བུ་ཨུ་སུ་དང་།། མ་ནུ་ཆ་མཉམ་ནུས་བསྲེག་ཐལ་བསྟན་ན།། གོང་འདྲར་སྨུག་པོ་གཡུལ་རྒྱལ་མན་ངག་ཡིན།།

དམུ་ཆུའི་ནད་ལ་དང་པོ་སྐྱུ་རུ་ར།། ལྷམ་པ་ཐིག་སྲིན་གཟེ་(མ་)ཆ་མཉམ་ཐང་།། ཉིན་ནི་གཉིས་གསུམ་ཙམ་དུ་ཇ་ལྟར་འཐུང་།། མཚན་མོར་གསེར་བྱེ་བརྒྱད་པ་གཅིག་ཙམ་བླུད།། དེ་རྗེས་བྱེ་མ་བརྒྱད་པ་རྒྱུན་བླུད་ན།། གཅིན་བཤལ་ཆུ་ཡི་མཁར་བརྒྱད་མ་ཚད་[ཆད]ན།། དམུ་ཆུ་ནད་ལ་ནད་བརྒྱ་སྨན་གཅིག་ཡིན།། མ་ནུ་བཞི་ཐང་ཐུན་གཅིག་ཕྱི་ཡང་ཀུའི།། ཐང་ནི་ཐུན་གསུམ་བསྟན་བསྐུས་ཇ་མས་བཙགས།། ཁུ་བ་གྲངས་པས་[པར]སེ་བའི་འབྲས་བུའི་ཕྱེ།། ཐུན་གསུམ་ལྟོར་བཏང་འབམ་ལ་མཆོག་ཏུ་ཕན།། ཚར་བོང་བརྒྱད་པ་༤ ཙུ་གང་༣ འཛིན་པ་༣ སྤང་རྒྱན་དཀར་༦།། བོང་དཀར་༣ ཤིང་མངར་༤ སྦྲུ་ལོ་༧ བ་ཤ་ཀ་༥། གྲི་ནད་འགག་སྐྱི་ནད་ཚད་སྦྲ་གག་ཕན།། ཨུ་[ཨ]རུ་མ་ནུ་གུར་གུམ་གསུམ།། སྟོད་འཚངས་ནད་ལ་མཆོག་ཏུ་ཕན།། ཨ་རུ་མ་ནུ་སྐྱུར་བུ་གསུམ།། སྐྱི་རླུང་ནད་ལ་མཆོག་ཏུ་ཕན།། གོ་སྙོད་ས་སྐྱུ་ཁ་རུ་ཚ།། ཨུ་སུ་ཤིང་ཀུན་དྷ་ཏི་དང་།། ལྷགས་ཕྱེ་ཨ་རུ་གསེར་མདོག་སྦྱར།། གོ་སྙོད་བརྒྱད་པ་ཞེས་བྱ་སྟེ།། རླུང་ནད་སྐྱུ་ཐབ་དབུགས་གཏོད་ཅིང་།། སྙིང་འཕར་སྙིང་འདེགས་གཉིད་མི་འོང་།། རླུང་མཁྲིས་ཡ་མ་ཕོ་རླུང་ཚབས།། རླུང་གྲིབ་སྤོ་རིབ་མིག་ཆུ་འཛག། དེ་སོགས་རླུང་ལས་གྱུར་པ་ཡིས[ཡི]།། རླུང་ནད་སྟོང་གི་གཉེན་པོ་མཆོག། དྷ་ཏི་ལི་ཤི་གོ་སྙོད་གསུམ།། གཉིད་མེད་ནད་ལ་མཆོག་ཏུ་ཕན།། སྒོག་འཛིན་བརྒྱད་ཀྱི་སྦྱོར་བ་

ལས།། ཨ་གར་ནག་པོ་སྙིང་ཞོ་ཤ། ཙནྡན་དཀར་དམར་ཙུ་ཏ་དང་།། ཙུ་གང་གུར་གུམ་སྲོ་ལོ་དཀར།། ཀ་ར་སྦྱར་བས་ཁྲག་རླུང་འཐབ།། མདུན་རྒྱབ་གཟེར་དང་སྒྲོ་ལུ་སེལ།། སྲོག་འཛིན་བརྒྱད་པའི་སྙིང་ཉིད་དུ།། མ་ནུ་བཞི་ཐང་འབྲས་བུ་གསུམ།། མནན་[བསྣན]པའི་ཨ་གར་བཅོ་ལྔ་པ།། སྦྱར་བས་ཁྲག་རླུང་རེངས་པ་དང་།། སྟོད་འཁྲུགས་སྦུབ་སོབ་ལུ་བ་དང་།། སྙིང་ཚད་རླུང་ལྷན་མཐའ་དག་སེལ།། གཞན་ཡང་ཡོན་ཏན་བསམ་མི་ཁྱབ།། སྤྱིར་གྱི་མོ་ནད་ཕལ་ཆེར་ལ།། ཟས་སྤྱོད་གསར་འཇམ་བརྟེན་པ་དང་།། མ་ནུ་བཞི་སྙིང་སྨུག་རྩི་སྔོན་པོ་དང་།། བཅོད་ཀྱི་ཐང་ནི་ལན་འགའ་བཏང་།། ཕལ་ཆེར་འདི་ཡིས་ཞི་བར་ནུས།། མཆིན་མཁྲིས་མན་ཆད་རྒྱང་སྐམ་དང་།། སྤྱི་སྐྱོམས་ལུས་པོ་ཙུང་ཟད་གཡོ།། འབྲུམ་ཕྲན་ངེས་མེད་འབྱུང་བ་ལ།། བདུན་ཐང་ཕྱེ་མའི་སྙིང་དུ་ནི།། ཤིང་ཚ་སྨུག་རྩི་སྔོན་པོ་ལི་ཤི་བསྣན།། ཕུལ་བྱེད་འདི་རྣམས་ཐུན་མོངས་སུ[མོང་དུ]།། ཁྲག་ཚབས་དུས་སུ་བསྐོལ་གྲང་དབུལ།། ཁྲག་རླུང་འཐབ་དུས་རླང་[རླངས]ཡལ་ཕུལ།། རླུང་དུས་ཙུས་ཁུས་ཕུལ་ལ་བཏང་།། བླ་མའི་ཞལ་གདམས་འཁྲུལ་མེད་དོ།། སྨན་གྱི་སྡེ་ཚན་གྱི་ལེའུ་སྟེ་བརྒྱ་ལྔ་བཅུ་པའོ།། །།

ལེའུ་བརྒྱ་དང་ང་གཅིག་པ། པགས་འབྲུམ་སོགས་བཅོས་པ།

ལྷགས་[ལྷགས]ནད་ཐོར་འབྲུམ་སོགས་ལ་ནི། ཐེམ་པོ་དྲུང་ཞེས་འབྲུམ་དམར་ཟ་འཕྲུག་སྐྲད་འགག་སྐམ། ཆུ་བུར་ཆ་འོང་མཆན་འོག་ཟ་འཕྲུག་ཆེ་རྣོན་ཆེ། མགོ་ཤ་ཟ་ན་མགོ་ལ་མཆེད། བསེ་རྫོག་རིགས་ལས་[ལ]གཏོགས་(པའི་)ཐྲ། ཐོག་མ་[མར]མཚན་མ་མཐར་ཕྱིས་ལུས་ཀུན་ཁྱབ། ལུས་ཉམས་སྐད་འཛེར་སྐྲ་ཕྱི་ཙུས་པ་ལྷུང་། ཕོང་སྨན་ལ་རྡོ་ཛ་སྤོས་ཤེལ་མཛོ་ཚྭ་མཚལ་ཕྱི་[ཕྱུ]ཙ་མུ་ཏིག་སྤོས་དཀར་ཤེལ་ཏ་སྣར་ཀ་མུ་ཟི་ཁ་སར་པ་ཧི་རྣམས་༡ཾ་རེ་སྦྱར[སྦྱར]། རིལ་ཚོ་རེ་གཡེར་ཆུ་[ཆུས]ཕུལ་ལན་བདུན་བཏང་། ཡང་ན་དངུལ་ཆུ་ཟེ་ཚ་ལི་ཤི་པ་ཏ་ཚ་རྣ་ཏུར་[དར]ཚུར་མུ་ཏིག་རྒྱ་ཚྭ་སྤང་ཆེན་སོ་ནུས་ལྡན་བསྲེག ལྷགས་སྟོད་ཁ་བཅད་བར་ཚྭ་བུལ་ཏོག་འཛིམ་པ་[པས]བཅད། དྲུད་པ་ཤོར་མ་ལེན་པ་ཁ་བཟང་ཆུ་བཤལ། ཁ་ར་ཤིང་འཛོན། ཕུན་རེ་འབྲ་གོ་དང་སྦྱར་བཏང་། ཟས་བཞལ་ཡང་གསང་བར་རམ་མི་སྨྲ་རྒྱ་ཚྭ་འབྲ་གོ་དྲིག་སྨམ་དམར་གཏམ་བསྲེ་ཐུ་བྱུགས་པར་བྱ། ཤ་སོགས་སྤངས། ཡང་སྔོ་དང་སྐྱུར་ཙལ་འབྲུ་སོགས་སྤང་བྱ་ཤིན་ཏུ་ཆེ་དགོས་སོ།།

ལྷགས་[ལྷགས]ནད་ཞེས་[ཅེས]བྱའི་ནད་འདི་ལ།། ཤ་མདོག་སྐྱ་བ་ཐལ་པའི་[བའི]མདོག ཟ་ཞིང་ཚ་ན་འཕྲུགས་ན་བདེ།། ཕྱུགས་ཀྱི་རྫོ་དང་འདྲ་བ་ཡིན།། དེ་ལ་ཕན་པའི་མན་ངག་ནི།། དྲུད་པ་བུལ་ཏོག་ཆུ་རྩ་དང་།། ར་[རྭ]གཞོབ་རི་བོང་རིལ་མ་རྣམས།། མར་ཁུ་སྦྱར་ནས་བསྐུ་བྱས་ཏེ།། མེ་འམ་ཉི་མ་དག་ལ་བདུགས།། ཉིན་གཅིག་གིས་འགྲུག་[དྲག]མན་ངག་ཡིན།། ཟ་ཁོང་བྱུང་བ་བཅོས་པའི་ཐབས་ནི། ར་ཙ་ལུག་ཙ་གྲད་ཉིང་གསུམ་བསྲེགས་

པའི་གཞོབ།། ཚ་ལ་བྱུལ་ཧོག་ཨུ་ཛི་ཆུ་རྩ་དུད་བ་ཚྭ་དམར་ཞིབ་བར་[པར]བཏགས་ནས། མར་ལ་སྦྱུར་[སྦྱར]ཏེ་ལུས་ལ་དབྱུགས་ཅིང་། ཉི་མ་འམ་མེར་བསྲེག་ན་ཟ་ཕྲོང་ལ་ཕན། སླུང་[སླང]ཤུ་ལ་ཡང་ཕན་ནོ།།

བསེ་དུག་གམ་རྒྱ་ནག་གི་རྨ་ཟེར་ཞིང་སོག་སྐད་དུ་ཐེམ་བུ་ཟེར་བ། ཕོ་མོའི་མཚན་མ་ལ་འབྱུང་ཞིང་། དེ་ལས་མགོ་ལུས་ལའང་བྱུད་པ། སྐྲ་ཁྲི་བ་ཐལ་ཆེས་ན་ཕོ་མཚན་བཤིག་ཅིང་། ཁ་སྣ་རལ་བ་སོགས་ཀྱང་འོང་བའི་རྨ་དེའི་སྨན་ནི་ཆླིང་ཧྲང་ཆེང་ཕུང་སྐར་མ་ལྔ། ཧྭང་ཧྲང་ཧོང་ཕུང་སྐར་ལྔ། ལུགས་གཅིག་ཆེང་ཧྲིང་ནི་མཚལ་དཀར་ཏིང་ཕུང་ནི་སྤོང་རྩིས། ཏིང་ཧྲང་དཀར་ཆོན། ཀྱུ་ཤ་མཚལ་རྐོད་སྐར་ལྔ།། པླིང་ཧྲིང་ཤེལ་ག་བུར་སྐར་མ་གང་སྦྱུར་བྱའི་[སྦྱར་བའི]ཕྱེ་མ་ཧྭ་ཤང་ལུགས་ཀྱི་ཧྭང་ཕླིང་ལྔ་སྦྱོར་རྨ་ལ་བདབ། དེ་ཡང་རྨ་ལ་རྣག་ཆུ་ཡོད་ན་སྐམ་འདེབས་བྱ། རྣག་ཧྲོན་མེད་ན་རྒྱ་ཤུག་དམར་པོ་བདུན་ཚུར་བཙོས་ནས་ཕྱིའི་ཤུན་པ་དམར་པོ་གྲིས་བཞར། ནང་གི་ཤ་ལ་དཏུལ་ཆུ་ཞོ་གང་བཅས། གོང་གི་སྨན་རྣམས་མཆིལ་མ་[མས]བརླན་པར་བྱས་ཏེ་འདམ་བཏགས་བྱས་ནས་རྨའི་སྟེང་དུ་འདག་པར་བྱའོ།། རྒྱ་རྨ་ལ་ངེས་པར་ཕམ་པ་མྱོང་གྲུབ་པོ[བོ]།། འདི་བསིལ་ཆེ་བས་མཁལ་མའི་གྲང་ནད་ས་བོན་འཛག་སོགས་ལ་གནོད་པ་འབྱུང་ན་དེའི་སྨན་འཕུང་བར་བྱའོ།།

ཤུ་ཐོར་རམ་གཡན་པ་འམ་ཟ་ཕྲོང་ལ། སྤོང་རྩིས་༧ ཨུ་ཛི་༡ མཚུར་དཀར་༣ མར་ཉིང་ལ་སྦྱར་ནས་ལག་པ་གཉིས་ཀྱི་མཐིལ་དུ་ལེགས་པར་བྱུག་ཏེ། མེ་ལ་བསྲོས་ནས་དྲི་སྣར་སྣུམ་ནུས། དེའི་རྗེས་སུ་རྟུལ་འདོན་ན་གསོ་བར་ཐེ་ཚོམ་མེད། ལི་ཁྲི་གངས་ཐིག་ཞོ་ལྔ་རེ། བིག་བན་[པན]ཞོ་གསུམ་ག་བུར་སྨྲ་རྩི་ཞིབ་བཏགས་བཏབ་ན་གཞང་འབྲུམ་ནད་ལ་ཕན་ནོ།། ལི་ཁྲི་༣ སྤོང་རྩིས་༧ བིག་བན་[པན]༧ སྨྲ་རྩི་༥ ཤིང་ཀུན་༥ བྱུག་སྨན།། སྨན་མཆོག

ནག་པོ་བཅུ་གསུམ་ལ། སྨན་ཆེན་ཉོ་དོ། ཨ་རུ་ཉོ་བཞི། སྤོ་སྐྱག་ཤ་ཉོ་དོ། ཤ་ཆེན་ཉོ་གང་། སླ་རྩི་ཧུན་ལྔ། རེ་ལྐུག་ཉོ་གང་། རུ་རྟ་ཉོ་དོ། ཤིང་ཀུན་ཧུན་ལྔ། ཚུ་དཀ་ཉོ་དོ། གུ་གུལ་ཧུན་ལྔ། མུ་ཟི་ཧུན་གསུམ། རྒྱ་ཚ་ཧུན་བཞི། པི་པི་ལིང་ཧུན་བཞི། སྨན་དེ་རྣམས་ཚད་དང་ལྡན་པར་བྱ་ལ། ཆང་བཟང་པོའམ་ཁྱིས་པ་ལོ་བརྒྱད་པའི་ཆུའམ་དགེ་སློང་གཙང་མའི་ཆུས་བརྫིས་ལ་འདམ་འཐག་བྱས། རིལ་བུ་[བུའི]ཚད་ནི་ཨ་རིལ་ཙམ་བྱས་ལ་སྨན་ཐུན་རེ་ལ་རིལ་བུ་བདུན་ཆུ་ཀོད་དང་སྤྲད་ལ་འཕུང་། བདུན་གཉིས་ལ་བརྟེན་[བསྟེན]ན། མི་ཐུབ་པ་ནི་གང་ཡང་མེད། གྲང་གཉན་དང་གྲུམ་བུ་དང་། ས་གཉན་བཀོས་པ་དང་། ཤིང་གཉན་བཅད་པ་དང་། ཆུ་མཉན་[གཉན]བཀྲུགས་བ་[དཀྲུགས་པ]དང་། ས་བདག་གླུ་གཉན་ཁྲིས་པའི་ནད་རིགས་ཀུན་ལ་ཕན། ལུས་ལ་རྨ་འབུར་བ་དང་། ཕུང་པོ་ལ་ཟ་འཕྲུག་ཡོང་བ་དང་། ཕུང་པོ་རྩ་གུམས་[འཁུམ]ནས་འགྲོ་མི་ཐུབ་པ་དང་། རྐང་པ་དང་ལག་པའི་རྩ་འགུམ་[འཁུམ]པ་དང་། དེ་རྣམས་ལ་ཁོག་ལ་ཡང་འཕུང་ངོ་།། ཕུང་པོའི་ཕྱི་ལ་ཡང་མར་སྙིང་པ་དང་སྦེབ་ལ་སྐུས། ཤ་དང་སྔོག་པ་ཆང་སོགས་ལ་འཛེམ་བར་[པར]བྱ།

གག་ལྷོག་རྨ་རིགས་སྨན་ཀུན་ལ།། ཤུག་འབྲུམ་ནས་རྫེན་མཁན་སྐྱི་ཕུག་རོན་བྲུན།། སྐྱག་ཤ་བྲག་ཞུན་འདི་དྲུག་ཞིབ་ཕྱེ་སྦྱོར།། ཉོ་མར་བཙོས་ནས་ཐུག་ན་མྱུར་དུ་འཚོ།། ནུ་མ་ནད་ལ་སྔོག་ལ་བབ་ཀྱང་དང་།། ངེས་པར་འཚོ་བ་ཐེ་ཚོམ་མེད།།

རྒྱ་ནག་ལུགས་ཀྱི་ལྷོག་པ་ཆིག་བསོད་ཀྱི་སྨན་ནི། དངུལ་ཆུ་མུ་ཟི་པི་ཤི་དང་།། འབྲུག་རུས་ད་ཚུར་པིག་[བིག]པན་དྲུག། རླུང་ཁ་སྦོམ་ཕྱིར་ཧྲིལ་གོ་བཀབ།། སྤྱིན་ཆུས་བསྡོམ་ལ་མ་འབྲུག་བཞག། ལྷོག་པ་རང་སར་གསོད་པའི་མཆོག། པགས་འབྲུམ་སོགས་ཀྱི་ལེའུ་སྟེ་བརྒྱ་ང་གཅིག་པའོ།། །།

ལེའུ་བརྒྱ་དང་དང་གཉིས་པ། ཉེ་བར་མཁོ་བ།

གསོ་ཐབས་བསྡུས་པ་ཉེ་བར་མཁོ་བ་ནི།། གསོ་རིགས་འདི་ལ་བཀའ་དང་བསྟན་བཅོས་གཉིས།། བཀའ་ལའང་གསུམ་སྟེ་ཞལ་ནས་གསུངས་པ་དང་།། རྗེས་སུ་གནང་བ་བྱིན་གྱིས་རླབས་པའི་བཀའ།། སྨན་གྱི་ལུང་དང་ཅེར་མཐོང་རིག་པའི་རྒྱུད།། ཤེལ་གྱི་མེ་ལོང་ལ་སོགས་ཞལ་གསུངས་བཀའ།། རིགས་གསུམ་མགོན་པོས་མཛད་པ་རྗེས་གནང་བཀའ།། གསོ་དཔྱད་འབུམ་པ་རྒྱུད་བཞི་བྱིན་རླབས་བཀའ།། བསྟན་བཅོས་བྱང་ཆུབ་སེམས་དཔས་མཛད་པ་དང་།། ལྷ་དང་དྲང་སྲོང་འཕགས་པས་མཛད་པ་དང་།། ལྔ་རིགས་སོ་སོ་མུ་སྟེགས་བོད་དང་བདུན།། ནད་རྣམས་ཀུན་ལ་ཨ་རུ་ར་ཉིད་མཆོག། རླུང་ལ་རུས་ཁུ་བུར་ཉིང་སྒོག་སྐྱ་དང་།། སེ་འབྲུ་སྦྱོར་བ་བསྐུ་མཉེ་འཇམ་རྩི་མཆོག། སྙིང་རླུང་ནད་ལ་བཙན་དུག་སྨན་མར་མཆོག། མཁྲིས་པར་ཏིག་ཏ་གསེར་གྱི་མེ་ཏོག་མཆོག། གྲང་མཁྲིས་ཅན་གྱི་སྨན་ལ་ནི།། ད་ལིས་དཀར་པོའི་མེ་ཏོག་དང་།། ཤིང་ཚ་སུག་སྨེལ་པི་པི་ལིང་།། ན་ལེ་ཤམ་དང་ཐྲི་ར་དཀར།། རྒྱ་མཚྭ་[རྒྱམ་ཚ]སྦྱུར་[སྦྱུར]བས་ད་ལི་བདུན།། འདི་ལས་ལྷག་པའི་མན་ངག་ནི།། ཚངས་པ་ལ་ཡང་ཡོད་རེ་ཀན།། འདི་ནི་ཞག་གྲངས་རིམ་གྱིས་བསྟན།། འདི་ཉིད་རང་གི་[གིས]ངེས་པར་འཚོ།། པད་[བད]ཀན་ན་ལེ་ཤམ་དང་སྲྲང་རྩི་མཆོག། བད་ཀན་མགུལ་འགགས་ནད་ལ་ནི།། ཛ་ཡེ་ཕ་ལ་ཉེས་འགྱུར་གྱི།། ཅོང་ཞི་བཟང་པོ་དེའི་ཉེས་འགྱུར།། ག་ར་དེ་གསུམ་ཞིབ་ཏུ་བཏགས།། སྦུ་[སྦུ]གུས་དྲངས་ཤིང་གྲི་བ་ཙ།། ཡུན་རིང་གནས་ན་དགའ་པ་ཡིན།། སྤ་དྲྭ་ཁྲིམ་བུ་རེ་རེ་བཏང་།། སློ་བྱུང་སློ་སྨན་ཁ་ཚར་འདེབས།། ཞག་པོ་བཅུ་ནས་ངེས་པར་སོས།། འགགས་

སམ་ནན་ལྷར་མ་བདེ་ན།། ཐུལ་ཧོག་བྱ་བལ་ཉིས་འགྱུར་གྱི།། ཚང་ཞི་དེ་ཡི་ཉིས་འགྱུར་གྱི།། ཀ་ར་ཞིབ་ཏུ་བརྡུངས་པ་ལ།། ཟས་ཟོས་རྗེས་ལ་གྲེ་བ་ཏ།། སྲོ་ཡི་རྩེ་མོས་བསྐྱུར་བར་བྱ།། དེ་ནི་སིངས་པོས་ཕུལ་ལ་བཏང་།། སློ་སྨན་གོང་བཞིན་བྱས་པ་ཡིས།། མྱུར་དུ་ནད་ལས་ཐར་བར་འགྱུར།།

ཚང་ཞིའི་སྤྱུར་[སྦྱོར]བ་བཅུད་བཞི་ལྡན་ཞེས་བྱ་བ་རྡོའི་བཅུད་ཚང་ཞི་དོ།། རྩིའི་བཅུད་མར། ཤིང་གི་སྙིང་པོའི་བཅུད་བུ་རམ། བྱེ་བྲག་རིལ་བུའི་བཅུད་བཞིའོ།། དེ་ལ་སྦྱོར་བའི་དུས་རྡོའི་སྙིང་པོ་ཞིབ་པར་བཏགས། ཤིང་གི་སྙིང་པོ་ཁྲམ་ཁྲུམ་གྱིས་ཆོག བྱེ་བྲག་རིལ་ཞེས་བྱར་སྦྱར། རྡོའི་སྙིང་པོ་བྲེ་གང་རྩིགས་ཞུར་ལ་ཞོ། དེ་ནས་བསྐུར་ལ་ཡང་སྐོལ། སྐོལ་དུས་པི་པི་ལིང་བདུན་བདུན་ཞིབ་ཏུ་བྱས་བཏབ། རྡོ་དུག་འབྱིན། ཚང་ཞི་འདུ། དངས་[དྭངས]མ་ཞུར་[བཞུར]ལ་བསགས། ཟད་ཟད་དེ་ལྟར་བྱ། དེ་རྗེས་ལུག་ཉོ་ཙམ་ཆུ་བཅད། བ་ཡར་མའི་འོ་མ་བྲེ་དོ་(དེ་)བྲེ་གང་བསྐྱུ། མར་བཟང་པོ་སྲང་བཅུ་གཉིས་རྩིག་[ཙག]བཅད། སྲང་[སྲང]སྲང་དྲུག བུ་རམ་སྲང་དྲུག་ལུག་ཉོ་ཙམ་དུ་བྱ། བུ་རམ་སྐམ་པ་ཡིན་ན་ཆུ་དང་སྦྱར[སྦྱར]། དེ་རྣམས་ལྷན་ཅིག་བསྲེས་ལ་ཆུ་བཅད། ངད་ཡལ་བ་དང་། ཁ་ཚར་བཏབ། ཏིང་ཁྲོལ་བྱ། འདུ་སྟོབས་དང་བསྟུན་ནས་ཟ། སྐོལ་ཐེངས་གསུམ་བཞི་དག་པའི་དང་པོ་རྡོའི་སྙིང་པོ་སྐོལ། སྐོལ་ཐེངས་གསུམ་བཞི་དག་པའི་ཐེངས་ཅིག་སྙིགས་མ་དེ་ཡང་ཞུར[བཞུར]། ཡང་སྙིགས་མ་དེ་སྐོལ་ལ་ཞུར[བཞུ]། དངས་[དྭངས]མ་རྣམས་དང་སྙིང་པོ་གཉིས་ཚང་ཞི་བུ་རམ་དཀྲུགས་ཅིང་གར་སླ་ཉོ་ཙམ་དུ་སོང་སོང་བསྐྱུ། དེ་ལ་བྱེ་བྲག་རིལ་བུའི་ཁ་ཚར་ཕྱེ་མ་བཏབ། ཚང་ཞིའི་སྦྱོར་བ་འདི་ནི་བུད་མེད་དང་མ་འཁྲིད་པར་ཟླ་བ་གསུམ་གྱི་བར་དུ་མ་ཆད་པར་ཟོས་ན། ཤ་ཆེར་རྒྱས་ཤིང་ཤ་མདོག་དཀར་ལ་སྣུམ་པ་འོང་། རྒས་ཁ་བསྲུ[སྲུ]། ཚང་ཞི་བཟང་པོ་ཞིབ་ཏུ་བྱས་

ཏེ། ཆུ་ནང་བསྐོལ་ལ་དངས་[དྭངས]མ་ཕོ། ཡང་བརྡུངས་སྐོལ་དགོ། ལན་གསུམ་སོང་ནས་ལྷག་མ་བརྡུངས་སྐོལ། དངས་[དྭངས]མ་ཞུར་[བཞུར]ལ་བསགས། ཐམས་ཅད་དང་[དྭངས]མར་གྱུར་པ་དང་། འོག་མ་སྦྱོར་[སྦྱོར]བ་བྱའོ།། འདི་ཁམས་འཚོ་བྱེད་ཡིན་ནོ།། གཞན་ཚད་པ་སེལ་བྱེད་ལ་སོགས་པ་བཞུང་[གཞུང]བཞིན་བྱའོ།། ཏུས་འཁྲིགས་[མཁྲིགས]སོ།། སྦྱོར་བ་འདིའི་སྟེང་དུ་གསེར་གྱི་མེ་ཏོག་དང་ཨ་རུ་གསེར་མདོག་དང་པར་པ་ཏ་དང་། ཏོང་ལེན་དང་ཤུག་པའི་འབྲུ་དང་འདི་རྣམས་ཞིབ་པར་བྱས་ཏེ་ཁ་ཚར་བཏབ་ནས་བཏང་ན་མཁྲིས་པ་ལས་གྱུར་པའི་ནད་ཀུན་གསོས་པར་འགྱུར་རོ།། བ་ཤ་ཀ་ཨུཏྤལ་སྔོན་པོ་ཤུག་པའི་འབྲས་བུ་སེ་འབྲུ་ཨ་རུ་ར་འདི་རྣམས་ཞིབ་པར་བརྡུངས་ནས་ཁ་ཚར་བཏབ་ནས་བཏང་ན་བད་ཀན་ལ་སོགས་པའི་ནད་གསོས་པར་གྱུར་རོ།། ལོ་མར་དང་། ཨ་རུ་རའི་སྙིང་པོ་དང་ར་མོ་ཤ་དང་གཟེ་མ་རྣམས་ཞིབ་པར་བྱས་ཁ་ཚར་བཏབ་ན་རླུང་ལ་སོགས་པའི་ནད་གསོས་པར་གྱུར་རོ།། རྒྱ་ཚྭ་རྒྱ་མཚྭ[རྒྱམ་ཚ]། ཀླེ་ཚ། ཤིང་ཚ་རྣམས་ཁ་ཚར་བཏབ་ན་གྲང་བའི་ནད་ལས་ཐར་པར་འགྱུར་རོ།། ཨ་གྲོང་སྲོ་ལོ་དཀར་པོ་ལི་ག་དུར་དུག་མོ་ཉུང་རྣམས་བཏབ་ན་གློ་བའི་ནད་གསོས་པར་གྱུར་རོ།། ཙ་ཏྲ་ཅི་ཊ་ག་པིག་པན། ཤིང་ཚ་རྒྱ་ཚྭ་ཁ་རུ་ཚྭ། ཀླེ་ཞུར་སེ་འབྲུ་རྣམས་བཏབ་ན་སྐྲན་ལ་སོགས་པའི་ནད་རྣམས་ལས་ཐར་བར་གྱུར་རོ།། ཚྭ་སྣ་ཚོགས་ཚད་དང་སྒང་རྩི་དོ་བོ། འབྲས་བུ་གསུམ་རྣམས་བཏབ་ན་བད་ཀན་ཚ་བཞིའི་སྐྱོན་གྱིས་སྐྲངས་པ་སེལ། དམུ་ཆུ་གདོང་ཁ་གཡོས་པ་ཡང་སེལ་བར་གྱུར་རོ།། ཏིག་ཏ་ཏོང་ལེན། ག་ར་དཀར་པོ་རྣམས་བཏབ་ན་ཁྲག་ནད་སེལ། ཨ་ཤ་ལྡུགས་པྲེ་ཟྀ་ར་དཀར་གོ་སྙོད་རྣམས་བཏབ་ན་རབ་རིབ་གསལ་བར་འགྱུར་རོ།། མ་ཏུ་ཅེ་བྱི་ཏང་ག་སྣ་བ་སྐོག་སྐྱུ་རྣམས་བཏབ་ན་སྲིན་ནད་གསོས་སོ།། བཟང་དྲུག་སྐྱི་ཕང་ཙནྡན་དཀར་དམར་སེ་འབྲུ་ཨ་

རུ་ར་སྐྱེར་པའི་བར་ཤུན་རུ་རྟ་ག་ར་རྣམས་བཏབ་ན་ཚད་རྙིང་ནད་གསོས་པར་འགྱུར་རོ།། རྒྱ་ཚྭ་ཟ་ཚྭ་ཤིང་ཚྭ་ཐིག་སྲིན་ལི་ག་དུར་སུག་སྨེལ། རྒྱ་མཚོ་གསེར་གྱི་བྱེ་མ་རྣམས་བཏབ་ན་རྗོ་ནད་ཀྱི་རིགས་གསོས་སོ།། སྐྱེར་བའི་བར་ཤུན་ཨ་རུ་ར་བཟང་དྲུག་ཐྲི་ཕང་སེ་འབྲུ་རྣམས་བཏབ་ན་མཁྲིས་པ་ཁ་ལུད་པའི་སེར་ཆོལ་སྐྱུག་པ། མགོ་ནད། དཔྲལ་བ་ནད་སྟུས་ཉམས་བྱེད་པ། གཟུགས་པོ་ཚད་པ་སྐྱེ། སྐོམ་དད་ཆེ། འདི་ནི་མཁྲིས་པ་ཁ་ཤོར་གྱི་ནད་ཅེས་བྱ་སྟེ།། སྦྱོར་བྱ་[བ]འདི་མི་ཤེས་པ་ནི་འཆི་བའི་ཉེན་ཆེ་བ་ཡིན་ནོ།། སྦྱོར་པ་[སྦྱོར་བ]འདིས་གསོས་པ་ཡིན་ནོ།། བཙོད་ཀྱི་ཁྲག བྱ་རྐང་པའི་མེ་ཏོག་ཏི་གུ་ལང་ཀར་སྐྱེས་འདི་རྣམས་བཏབ་ན་འབྲུ་ནད་རིགས་གཙོད་བར་འགྱུར་རོ།། མཁལ་འབྲས། པི་པི་ལིང་། ཕོ་བ་རི། སེ་འབྲུ། ར་མོ་ཤ་འདི་རྣམས་བཏབ་ན་མཁལ་མ་གྲང་བ་རྒྱས་པས་ནད་པ་དང་སྟོད་དུ་རླུང་རྒྱས་པས་ན་པ་[བ]དང་། རྐེད་པ་འཁོར་བས་ན་པ་[བ]རྣམས་གསོས་བར་འགྱུར་རོ།། བད་ཀན་གྱི་རླངས་པས་སྐྱེ་མི་བདེ་ཞིང་། སྐད་འཛེར་སྒྲིད་པ་འགག་ཉམས་བྱེད། ལུད་པ་སྐམ་པོ་གྲེ་བའི་གཏིང་ནས་ཡོང་། དེ་འདྲ་ལྡན་ན་བད་ཀན་གྱི་རླངས་གྲེ་བའི་ནང་དུ་སོང་བས་སྐད་མི་བདེ་ཡིན། སྦྱོར་[སྦྱོར]བ་དེའི་སྟེང་དུ་ཕ་ཚྭ། ད་ཚྭ། ལུག་དང་གླང་ལ་སོགས་མིད་པ་སྒྲིབ་[གྲིབ]སྐམ་བྱས་པ་ཞིབ་མོ་དང་ག་ར་བ་ཤ་ག་རྣམས་བཏབ་པས་ཚངས་བའི་གསུང་བཞིན་དུ་འགྱུར་རོ།། མཁྲིས་པ་དང་ཁྲག་གཉིས་ཀྱི་རླངས་པ་གྲེ་བར་སོང་སྟེ། དེའི་སྐྱོན་གྱིས་གྲེ་བ་འཛེར་བ་དང་། སྐད་འགགས་པ་དང་། གྲེ་བ་དམར་ཁྲིམ་སྟེ་སྐྲངས་པ་དང་། མིད་པ་དོགས་པ་ལ་སོགས་པའི་ནད་ནི། ཁྲག་དང་མཁྲིས་པ་གཉིས་ཀྱི་སྐྱོན་ཡིན། ཙ་བའི་སྦྱོར་བ་དེ་ལ་ཏིག་ཏ་གསེར་གྱི་མེ་ཏོག་རུ་རྟ་རྣམས་བཏབ་ན་བདེ་བར་འགྱུར་རོ།། རླུང་དང་བད་ཀན་ལས་གྱུར་བའི་ནད་ཀྱི་རླངས་པས་གྲེ་བ་ན་ཞིང་སྐད་འགག་ན། གཏིང་

ན་ཚ་འཛེར་བ་ལྷོ་ལ་སོགས་པ་སྔུག་ཉམས་བྱེད་ན་བད་ཀན་སྐྱ་བོ་ཏྲུང་ལ་[ལས]གྱུར་པའི་ནད་ཡིན་པས། སྦྱོར་བ་དེ་ལ་ཨ་རུ་རའི་སྙིང་པོ། ཤིང་ཀུན་ལོ་མར་དང་གསུམ་བཏབ་པས་གསོས་བར་འགྱུར་རོ།། འབྲས་བྱུང་སྐྱེ་རྣག་ཁོངས་སུ་ཆུ་སེར་དང་ཁྲག་ནག་པོ་ལ་སོགས་པ་རུས་པ་མ་རུལ་འབྲས་བུ་བྱེད། མོ་དང་རྫིས་ལ་སོགས་པ་ཀླུ་དང་ས་བདག་དུ་[ཏུ]བྱེད། དེ་ལ་སྦྱོར་པ་[སྦྱོར་བ]དེའི་སྟེང་དུ་དོམ་མཁྲིས་དང་བ་གླང་ར་ལུག་གི་མཁྲིས་པ་བཏབ་པས་གསོས་སོ་འཁྲོང་རྩེ་བེའུ་འབུམ་[བུམ]དུ་རྒྱས་པ་ཡོད་པས་དེ་ལ་བལྟ།།

བད་ཀན་སྨུག་པོའི་ནད་ལ་ཅོང་ཞི་དང་།། སྦྱར་བའི་སྨན་ལ་གཉེན་པོ་བདུན་སྦྱོར་[སྦྱོར]ནི་འབྲུ་བཞི་ཡབ་སྤར་བུ་ཨུ་སུ་དང་། མ་ནུ་ཨུཏྤལ་པི་པི་ལིང་དང་བདུན། བད་ཀན་ཚ་བ་འཛོམས་པའི་གཉེན་པོ་ཡིན་མཆོག། བད་ཀན་སྨུག་པོ་གནས་གཞན་དུ།། རྒྱས་ན་རྣམ་འགྱུར་བཅུ་གསུམ་ཏེ།། ཡར་ལ་འཕྱུར་བ་མགོ་ནད་མེ་ཉེ་མ་[མས]གྲོས་[དྲོས]ན་འདྲ།། ཁ་ཡན་སྙིང་ཏྲུང་འདྲ་བ་སྙིང་མི་དགའ་ཤུས་འདེབས་བྱེར་བ་དུག་འདྲ་བ་ཕོ་མཆིན་རྩ་ཀུན་ན། རྒྱས་པ་འགྲམས་པ་རོ་སྟོད་རྩིབ་ལོགས་གཟེར་བས་འདྲ་པ་སྟེ།། ཞུད་པ་ཚ་གྲང་གཉིས་ཀ་ཚ་ཆེས་གྲང་ཆེ་གཉིས་ག་གནོད་འདྲ།། གབ་པ་གྲང་བ་འདྲ། དྲོས་[དྲོས]ན་བདེ། གྲང་ན་སྐྱུགས་ཚུལ་སྟོན་སྐྱུག་ལ་ནི།། མ་ཞུ་བ་དང་ཆུ་ཚན་སྐྱུག་གྲང་ན་ན་འདྲ་བ་ཡིན།། འབྲུགས་པ་གླང་ཐབས་ཕོ་བར་གཟེར་འོང་དག་དང་འདྲ།། འཁྱམས་པ་སྐྱ་རིམས་ཁྲག་དང་དུད་ཁ་སྨུག་འབྲུ་འདྲ་བ་སྟེ།། འཁྲིལ་པ་སྨུག་པོ་ཟུག་ཆེ་ལ་རྗོ་སྐྲན་འཁྲིངས་པ་ཆང་རྐན་གནོད་ལུས་རྩ་བཀྲ་ནི།། དམུ་ཆུ་འགྲམས་སྦོ་[སྦོ]སྒྲིག་གྲང་ན་ན་ཆུ་སོགས་ཚུལ་སྟོན་པ་མཁལ་ནད་འདྲ།། རལ་པ་སྐྱ་ཐབ་བོལ་གོང་མིག་ལྤིབས་གཡོ། ཤ་སེར་ལྤེ་མཆུ་དཀར་འདྲ་བ་སྟེ།། དེ་རྣམས་སྨུག་པོའི་མཚན་ཉིད་ཡིན།། རང་གནས་ཕོ་མཆིན་རྒྱུ་ལོང་རྣམས།། རེ་མོས་འཕོ་བར་ཤེས་པར་བྱ།། དེ་རྣམས་གཉེན་པོ་གསང་བའི་སྨན།། དར་ཡ་ཀན་དང་

ཁྱུར་རྩ་བ།། ར་མཉེ་སེ་རྒོད་ཡུང་བ་དང་།། ད་ལི་སུག་སྨེལ་སླེ་ཏྲེ་[ཏྲེས] དང་།། ཤིང་ཚ་དེ་རྣམས་ཞིབ་བཏགས་སམ།། ཡང་ན་གོང་གི་ཁྱུར་རྩ་དགུ།། གབ་ཙུང་ཚ་གྲང་རྟ་ཡི་[ཡིས]སྐྱུར[བསྐྱུར]།། རྣམ་འགྱུར་བཅུ་གསུམ་ནད་ཀུན་འཇོམས།། བྱི་བྲག་མགོ་ལ་འཕྱུར་བ་བསེངས་ཆུ་ལྕུག་རྗེག།། ཁ་ཡན་བསྲོ་ཚིགས་པ་དྲུག་བདུན་ཞིང་བྱེར་བ་སྤྲུད་སྤར་བུ་ཕག་ཁྲག།། རྒྱས་པར་ཙ་ཁྲུང་སྟོད་ཀ་གང་རྒྱས་གཏར་དང་ཞུད་པ་མཉམ་ཟས་སྨན་ཁྲིའུར་བྱ།། གབ་པ་བཤུ་སེ་འབྲུ་ད་ལིས་ཞིང་སྐྱུགས་པ་བཅད་འབྲས་ཡོས་སྦྲང་རྩིས།། འཁྲུགས་ལ་མི་ཨན་སྟོང་བསྲེག་གཏར་ཙ་ཁྲུང་གཏར་བསྒྲགས་པ་དང་།། འབྱམས་པ་སྨུག་གཙོད་ཁྲག་དུག་ཉུང་བཅད་ཅིང་འགྲིལ་བ་བཤིག་ཙོང་ཞི་ཚ་བསྲེགས་གིས། འགྲིངས་པ་སྐམ་ལ་ཤ་ཙ་ཐལ་པ་དྲི་ཆེན་གྱིས་འགྲིམ་པ་བཏུལ་སྲིན་ཞུགས་བསད།། རལ་བ་གསོ་བ་ཤ་གསར་མར་གསར་ཆང་གསར་སོགས་ཀུན་ལ་གཅེས།། ཟས་དང་སྤྱོད་ལམ་སྤྱི་དང་འདྲ་བཅུ་གསུམ་མོ།། སྨུག་པོའི་ནད་ལ་ཕན་བྱེད་ཟ་བ།། ཁུ་ཅིག་[རྩིག]བྱི་དང་བཙོས་པ་དང་།། གྲང་དང་ཆགས་སུ་མི་འདོད་ན།། དོན་ལ་ཁྲག་ནད་རྒྱས་པ་ཡིན།། དེ་ལ་གཏར་བའི་མན་ངག་གཅེས།། ཁྲག་ལ་བ་ཤ་ག་དང་ཧོང་ལེན་མཆོག། མ་ཞུ་བ་ལ་ཁ་ཙ་ཚ་ཉིད་མཆོག། སྐྲན་གྱི་ནད་ལ་རྡོ་ཐལ་བསྲེག་ཁུ་དང་།། སྐྱུར་སྨན་ལ་ནི་འཕྲུལ་གྱི་ཐལ་སྨན་མཆོག། དམུ་རྫོངས་[རྫིང]ནད་ལ་དར་ཡ་ཀན་ཉིད་མཆོག། སྐྱ་རབ་ནད་ལ་ད་ལིས་ལྕུགས་ཁུ་མཆོག། འོར་གྱི་ནད་ལ་སྲད་དཀར་བ་ཆུ་མཆོག། གཅོང་ཆེན་ནད་ལ་ཤ་ཆང་འོ་མ་མཆོག། རྒྱས་ཚད་ནད་ལ་ག་བུར་རྒྱལ་བློན་མཆོག། རིམས་ལ་པར་པ་ཏ་དང་སླ་སྒང་མཆོག། སྐྱུར་པའི་[སྐྱུར་བའི] སྨན་ལ་དེ་བ་ལྡེ་སྦྱོར་[སྦྱོར]མཆོག། འཁྲུགས་ལ་ཙན་དན་དཀར་པོ་ཧོང་ལེན་དང་།། སྐྱུར་བའི་སྨན་ནི་ག་བུར་བདུན་པ་མཆོག། རྙིངས་ཚད་ཀུན་ལ་ཉེ་ཤུ་རྩ་ལྔ་མཆོག། ཚད་ཀུན་གཙོ་བོ་བརྒྱད་དང་གི་ཤံ་མཆོག། ཚ་གྲང་

འདྲེས་ལ་ཙུ་གང་བདེ་བྱེད་མཆོག། ལྷན་ཚད་འབྱེད་ལ་མ་ནུ་བཞི་ཐང་མཆོག། ཁྲག་ངན་འབྱེད་ལ་འབྲས་བུ་གསུམ་ཐང་མཆོག། དུག་ལ་ཨ་རུ་ར་དང་ཉུང་མ་མཆོག། ཤ་ཡི་དུག་ལ་བྱི་ཙ་ལ་ཕུག་མཆོག། གཉན་ནད་ཀུན་ལ་གུ་གུལ་སླ་རྩི་མཆོག། རྒྱུད་ཆེན་ཚ་བ་སྤྱི་བཅོས་ལས།། བསིལ་དྲོད་གཉིས་ཀའི་གཉེན་པོ་ནི།། མི་ལེན་ཕྱིང་འདྲིལ་བཅོས་པའམ།། ལྷག་སྤྱོད་བྱ་ཞེས་དེ་ཡི་དོན།། བསིལ་དྲོད་གང་ཡང་མི་ལེན་ན།། ཟས་སྨན་གཉིས་ཀ་བསིལ་དྲོད་བསྙེན།། ཕྱིང་འདྲིལ་བཅོས་ཀྱང་མི་ལེན་ན།། ཟས་བསིལ་སྨན་དྲོད་ཡང་ན་ནི།། ཟས་དྲོད་སྨན་བསིལ་ལྷག་སྤྱོད་བྱ།། ཡང་ན་བསིལ་སྨན་གུང་གཉིས་དང་།། དྲོད་སྨན་སྤྱོད་ཐོར་ལྷག་སྤྱོད་བྱ།། ཇི་ལྟར་བཅོས་ཀྱང་མི་ཕན་ན།། སྔོན་ལས་ཡིན་པས་འཆི་བསླུ་བྱ།། མ་གཅིག་གྲུབ་པའི་རྒྱལ་མོའི་ཞལ་ནས།། བུ་རས་ཆུང་བ་རྐྱེན་སྒྲི་བུར་འདི་ནི་ཡ་ཆེ་མེད་པས་སེམས་ཅན་རྣམས་ཚེ་ཐུང་བ་ཡིན། དེ་ཡང་ནད་ཆགས་སྒོ་འགག་པ་གཅེས། དཔེར་ན་ཁྱིམ་དུ་འགྲོ་བའི་ཚེ། སྒོ་ཕྱེ་བ་དང་འདྲ་བ་བཞིན། ནད་ཐམས་ཅད་འཇུག་པའི་སྣ་བུག་གཉིས་ཡིན་རྒྱུ་བ་[བར]བྱེད། དེ་ནས་ཐམས་ཅད་འཇུག ལུས་ལ་ན་ཚ་མང་པོ་ཡོད་པ་ནི། སྣ་བུག་གཉིས་ལས་འཇུག་པའི་སྣ་སྒོ་རྫས་ཀྱིས་འགག་པ་གལ་ཆེ་པས། དེ་ཡང་རིམས་ནད་ལྡོག་པའི་དུས་དུག་འདྲེ་གདོན་སོགས་རྐྱེན་གང་གིས་ཀྱང་མི་ཚུགས་པའི་ཐབས་ལ། རྫས་བཅུ་བདུན་ལ། ཛ་ཏི་སུག་སྨེལ། ཀ་ཀོ་ལ། ཙུ་གང་། གུར་གུམ། ལི་ཤི། མུ་ཟི། སླ་རྩི། ག་བུར། ཤིང་ཀུན། གུ་གུལ། ཤུ་དག ཧ་བོན། སྤྲུ་ནག སྤང་། བོང་ང་ནག་པོ། སྒོག་གཅིག་སྐྱེས་བཅས་བཅུ་བདུན་འདི་རྣམས་ཆ་སྙོམས་ཞིབ་བར་བཏགས་ནས་མགུལ་དུ་བཅིངས་ཞིང་། ལག་མཐིལ་དུ་དུམ་རེ་དང་ཆུ་ཐིག་རེ་བསྲེས་ཏེ་ཞག་གསུམ་ནང་དུ་རེ་བཞིན་སྣ་བུག་ལ་བྱུག དེས་གདོན་ཐམས་ཅད་སྒོ་ཁེགས་ཏེ་སྤྱོར་[སྦྱོར]བས་ཚེ་སྲིངས་པའི་གདམས་པ་འདི་

ཆོས་བྱེད་རྣམས་ཀྱི་སྙན་དུ་ཕུལ། སྡིག་ཅན་རྣམས་ལ་གསང་བར་བྱ། ཆོ་སྒྲུབ་རིམ་པ་མང་པོ་ནའང་། འདི་ལས་ལྷག་པར་ཡོད་རེ་དགོན། ཛས་འདི་བཅང་བ་ཙམ་གྱིས་ནི། ལོ་བརྒྱ་མི་ཐུབ་མི་སྲིད་དོ།།

མིའི་མཆེ་བ་ཤུ་དག་གཉིས་སྤྲགས་[སྦྲགས]ནས་མགུལ་དུ་བཏགས་ན་རིམས་ནད་ཐུབ། དང་ག་འབྱེད་ལ་སེ་འབྲུ་བཞི་པ་མཆོག མེ་དྲོད་སྐྱེད་ལ་རྒོད་མ་ཁ་ཕྱེ་མཆོག གྲང་ནད་ཀུན་ལ་སེ་འབྲུ་བརྒྱད་པ་མཆོག མིག་ལ་སྐྱེར་བའི་ཁནྟ་འབྲས་གསུམ་མཆོག ལུ་ཀྲན་ཤི་གངས་ཐིག་༣ ཕིད་ཕི་ཡན་ཤེལ་ག་བུར་༣ ཏིང་ཚུ་སུ་ཏིག་སེར་༥ ཕྱུང་ཏང་ཕྱོང་རོས་༣ གིན་སྤང་ཐེལ་༥ ཕྱི་ཤེའི་ཀོ་ཅོང་ཞི་༧ འདི་རྣམས་ཚད་ལྡན་སྦྱར་ནས་རྫི་བཞིན་བཏགས། ཞིབ་ཕྲ་ཕྱེ་མ་མིག་ལ་སྐམ་འདེབས་ན།། མིག་ནད་ཤ་ལྷག་ཤ་འཛེར་རྣ་ལིང་དང་།། རྩ་འདྲ་[དྲ]ལིང་རོ་སྒྲོད་ལོང་ཆུ་འཁྲུགས་དང་།། ཕྱི་གྲིབ་ནང་གྲིབ་རྒྱལ་མོ་མདངས་ཉམས་སོགས།། མདོར་ན་མིག་ནད་སུམ་ཅུ་རྩ་གསུམ་ནད།། ལས་དབང་མ་གཏོགས་སེལ་བར་ཐེ་ཚོམ་མེད།། དེ་ཕྱིར་ཙིནྟ་མ་ཎིའི་མིང་དུ་གདགས།། པི་པི་ལིང་དང་སུག་སྨེལ་ཅི་ཏྲང་ག། ག་དུར་ཤིང་མངར་ཅུ་ཏ་རྣམས་སྦྱར་པའི།། རིལ་བུ་སུར་ན་ཁའི་དྲི་ང་བ་འཇོམས།། ཁ་ཡི་ནད་ལ་མངར་གྱི་ཁུར་བཀང་མཆོག། སྙིང་གི་ནད་ལ་ཛཱ་ཏི་ཕ་ལ་མཆོག། སློ་བའི་ནད་ལ་ཅུ་གང་མཆོག་ཏུ་བཤད།། མཆིན་པའི་ནད་ལ་གུར་གུམ་བྲག་ཞུན་མཆོག། མཆེར་ནད་ག་གོལ་ལ་དང་དྲོད་སྨན་མཆོག། མཁལ་མའི་ནད་ལ་སུག་སྨེལ་མཆོག་ཏུ་བཤད།། མཁལ་གྲུམ་སྨན་གྱི་སྦྱོར་བ་ལ།། དངུལ་ཆུ་༥ བྱང་ཁྲ་༡༥ རྒྱ་ཚ་༡༥ གསུམ།། སྨན་ཆེན་༥ ཤུ་དག་༡ ཤིང་ཀུན་༥ གསུམ།། གི་ཝང་༣ སྦྲ་རྩི་༢ གུ་གུལ་༣

གསུམ།། རྒྱ་མཚོ་༣ ཧྣ་ཏི་༥ སུག་སྨེལ་༣ གསུམ།། ཨ་རུ་༡ རུ་ཏ་༥ ཐིག་སྲིན་༥ གསུམ།། སེ་འབྲུ་༡ ཉི་དགའ་༥ མཁལ་ཝ་༣ གསུམ།། ཤུག་ཚེར་༣ སྤང་སྤོས་༣ རེ་རལ་༦ གསུམ།། འབྲས་སྣ་གསུམ་རྣམས་ཞིབ་བཏགས་ལ།། ཨེ་ཏ་[ཧོས]དམ་[འདམ]བཏགས་ཡུན་རིང་བྱ།། རིལ་བུ་ཚད་ནི་སྲན་ཆུང་ཙམ།། སྨན་ཧ་ཚ་གྲང་རིགས་པ་[པས]དཔག། ལྔ་བདུན་དགུ་སོགས་རིམ་གྱིས་བཏང་།། རྩ་སྦྱོང་[སྦྱོང]ཞར་ལ་འབྱུང་བ་བཟང་།། ཟས་སྤྱོད་གཞན་ལས་ལྷད་[ལྷོད]པས་མཆོག། ཕན་ཡོན་མཁལ་གྲུམ་མཁལ་འབྲས་དང་།། མཁལ་རྩ་གྲང་རླུང་བབས་པ་དང་།། མཁལ་རྨེད་སྨད་ཀྱི་ཆུ་སེར་དང་།། མཁལ་རྩ་འགྲམས་དང་བྱེར་བ་དང་།། མདོར་ན་མཁལ་ནད་ཀུན་ལ་འགྲོ།། ཆ་གའི་མགོ་དང་གྲོག་མ་དང་།། བུར་[འབུ]སྐྱོགས་ཆ་མཉམ་བཏང་བར་བྱ།། སེ་འབྲུ་༥ ཤིང་ཚ་༥ སུག་སྨེལ་༣ པི་པི་ལིང་༣།། ཙ་བ་༣ ར་མཉེ་༣ ལྕམ་པ་༣ བ་སྦྲུ་བ༣།། ཐིག་སྲིན་༣ གསེར་གྱི་བྱེ་མ་༣ འབྲས་སྣ་གསུམ༣ ༣ ༣།། རྒྱ་ཚ་༣ སྲམ་ཤ་༣ མཁལ་མ་གོ་ཡུ་༣ དང་།། ཁབ་ལེན་རྡོ་༢ གཟི་མའི་ཁཎྜ་༣ སྦྱར་པས་[བས]ནི།། གསེར་ཞུན་བཙོ་བརྒྱད་མཁལ་མའི་རྡོད་ཉམས་ས་བོན་ཉམས་འཛག་དང་།། ཆུ་སྲི་མཁའ་[མཁལ]རྨེད་རྐང་པ་ཆུ་བོར་རྡུག། ཟ་འཕྲུག་ཤུ་ཐོར་རླན་གྲངས་སྤོས[སྤྲོས]།། གྲང་སྐོམས་གྲང་སྲིན་གྲང་བའི་གྲུམ་པ་སོགས།། གྲང་ནད་ཀུན་ལ་དུས་མཐའི་མེ་ལྷ་བུ།། ཁྱད་པར་ཕོ་བའི་མེ་གསོ་ཆུ་ལམ་འབྱེད།། དངས་[དྭངས]མ་གནས་འཛོག་ཆུ་སེར་རང་སར་སྐེམ།། ལུས་བརྟན་བྱེད་ཅིང་ཚེ་རིང་བཅུད་ལེན་གྱུར།། དེ་སྐད་གཞན་ཕན་སློ་གྲོས་ཁང་བཟང་ནས།། གསེར་ཞུན་ལྷ་བུ་བརྗིད་འཕོར་འཕྲི

བའི་དགེ།། འགྲོ་ཀུན་ཚ་གྲང་དུཿཁ་ཞི་གྱུར་རོ།། ཕོ་བའི་ནད་ལ་སེ་འབྲུ་མཆོག་ཡིན་ནོ།། སེར་པོ་དགུའི་སྦྱོར་བ་ལ།། རྒྱལ་པོ་ཐར་ནུ་མཐེབ་ཚོགས་ཙམ།། རྩོང་ལེན་དེའི་ཕྱེད། རེ་ལྕུགས་[ལྕུག]ཤུ་དག་དེའི་ཕྱེད། སླ་བ་གུ་གུལ་སྒྲེ་ཕང་ཐུན་གཅིག སྐྱག་ཤ་ཐུན་གཉིས་སྨན་ཆེན་ཐུན་གཅིག ཨ་རུ་ར་གསེར་མདོག་རྣམས་ཀྱི་རིལ་བུ་ནི་ཆེ་ཆུང་བྲ་རིལ་ཙམ་དུ་དྲིལ། སྟོད་དུ་བབས་པའི་སྒྲོ་གཟེར་དང་། བར་དུ་བབས་པའི་གཟེར་ཐུང་། སྨད་དུ་བབས་(པའི་)རྒྱུ་གཟེར། གག་ལྷོག་ལ་སོགས་གཉན་རིམས་ལ་གནམ་ལྕགས་རྡོ་རྗེའི་ཐོག་དང་འདྲ། ཁོང་དུ་བཏང་ན་སྲུང་བའི་མཆོག འཆམ་པའི་ནད་ལ་བདུད་རྩི་འདྲ།། ལྷུམ་རྩ་བཙོ་ལྷཿ མ་នུ་༡ ཨ་རུ་༡ ཙོང་ཞི་༡ དང་།། སུལ་ཧོག་༡༥ མཚལ་༡ དང་ལྷ་བ་༡ ཚ་ལ་ཿ༥ དང་།། ཤ་སྐྱུ་ཿ༥ གུར་གུམ་ཿ༥ ལི་ཤི་ཿ༥ ཙུ་གང་ཿ༥ དང་།། སུག་སྨེལ་ཿ༥ ཀ་ཀོལ་ཿ༥ ཛཱ་ཏི་ཿ༥ སྦྱར་བ་ནི།། རླུང་དང་བད་ཀན་མཁྲིས་པ་མ་ཞུ་བ།། ཁྱད་པར་མོ་ནད་ཟླ་མཚན་ཆད་པ་དང་།། བུ་འཙས་[བཙས]རྗེས་ལ་སྤྱི་ཆགས་ནད་ཀུན་ལ།། དོན་ཆེན་བསྟགས་པ་སྨན་མཆོག་ཡིན་ལགས་སོ།། དབང་ལག་བ་དམར་མོའི་འོ་མ་བྲེ་ཕྱེད་དམ། རའི་འོ་མ་བྲེ་ཕྱེད་དུ་བཏབ་ལ། དུ་བ་མེད་པའི་མེ་ལ་བསྐོལ་དེ་གར་སླ་ཞོ་ཙམ་དུ་བྱ། ག་རའི་ཁ་ཚར་བཏབ། ཐོ་རངས་ཐུན་མ་རེ་རེ་ཟ། ཡིད་གཞུང་དྲན་པ་གསལ་པ་དང་། ཁ་དོག་ལེགས་ཤིང་ཤ་བགྲགས་[བགྲག]དཀར། བསྐུས་བསྐུས་པ་ཀུན་ཀྱང་ཆེན་པོར་འགྱུར།། ཁྱད་པར་བུད་མེད་དག་ལ་སྦྱོད་པར་རིམ།། བུད་མེད་བཙས་པ་དག་གི་གསོས་པར་འགྱུར།། གཞན་ཡང་བཙོས་རྟགས་རྒྱུ་འགགས་ལ།། ཐུར་མའི་བཙའ་གཞི་གཞུང་བཞིན་བྱས།། ནད་པ་ཁ་སྤུབ་[སྦུབ]དབུང་གཉིས་བཙུགས།། སྨན་པས་ཕོ་མོའི་མཚན་མ་ལ།། མ་གནད་[བསྣད]དལ་བུས་ཕུལ་བ་དེ།། མཛུབ་མོ་འཕོངས་གི་[ཀྱི]ནང་དུ་གཙུག། ཆུ་ཐུར་འགོ་མནན་གཡོན་གྱིས་

ཕུལ།། འབྲུམ་གྱིས་འགྲོ་ན་ལྷང་པར་ཕེབས།། དེ་ནས་རྒྱུས་མདའ་ཕྱིར་བསྟན་པས།། ཚུ་ནི་ཐིམ་ཁ་བཏོང་ལྟར་འབྱུང་།། ཞང་སྟོན་བོན་པོ་མཁས་པ་ཡི།། ལག་ལེན་ཚིག་བརྒྱུད་ཁོ་ན་ཡིན།། ཉེ་བར་མཁོ་བའི་ལེའུ་སྟེ་བརྒྱ་དང་ང་གཉིས་པའོ།། །།

ལེའུ་བརྒྱ་དང་ང་གསུམ་པ། དམུ་ཆུ་བཅོས་པ།

དམུ་ཆུ་གསོ་བའི་ལག་ལེན་ནི།། ཚ་ཆུ་གྲང་ཆུར་བསྒྱུར་[བསྒྱུར]བ་དང་།། གྲང་ཆུ་བསྣན་[གཏན]ལ་འབེབས་པ་དང་།། འོར་ཁྲུང་སྲུགས་སུ་འདྲེན་པ་དང་།། མཚོ་མོ་ཡུར་དུ་འདྲེན་པ་དང་།། རྒྱ་མཚོ་གནས་སུ་སྐེམས་པ་དང་།། ཕྱིས་ནས་མི་ཟློག་རྣ་[སྣ]འགགས་དང་།། རྣམ་པ་དྲུག་ཏུ་ཤེས་པར་བྱ།།

ཚ་ཆུ་གྲང་ཆུར་བསྒྱུར་[བསྒྱུར]བ་ལ།། སྨན་ལ་དང་པོ་འབྲས་བུ་གསུམ།། སེང་ལྡེང་སྦྲུར་བ་ཐང་དུ་བཏང་།། ཨཾ་ཧྲཱ་ཁ་སྲུ་ཏུ་ར་ཏུས་བ་དོར་བ་ཞེས་བྱ་བ་ལ།། ན་བཟའ་རས་དཀར་དྲི་མེད་དྲིལ།། ཕོང་ལ་སྐུ་ཁྲུས་གསོལ་པའི་ཆབ།། ཕྱིན་རླབས་ཚུལ་དུ་ཞག་དགའ་[འགའ]བརྟེན[བསྟེན]ཡུན་རིང་།། དེ་ནས་ལུགས་གཅིག་ལ་འབོལ་སྨན་གསུམ་ལྷ་རྗེས་ལ་རྩ་ཁ་ཕྱི་ཙམ་གཏར་ཏུ་ཐུང་གཏར་བར་བྱ།། དེ་ཡང་ནད་ཀྱི་མན་ངག་ཡིན།། དེ་རྗེས་ཨ་ཧྲི་དྲུག་སྦྱོར་བཏོང་།། དེའི་[དེས]ཚ་ཆུ་གྲང་ཆུར་བསྒྱུར་[བསྒྱུར]བར་བྱེད།།

གྲང་ཆུ་གཏན་ལ་འབེབས་པ་ལ།། དངོས་གཞི་སྨན་ནི་འདི་ལྟ་སྟེ།། ནད་འདི་མཆིན་ཚད་ལས་སྐྱེ་པ།། དང་པོ་མཆིན་པའི་ཚ་བ་ཞུག[བཅག]། མཆིན་སྨན་གཏོང་བ་གནད་ཆེ་བས།། འབོལ་སྨན་བདུན་པ་②ནི། ཁ་ཆེ་ཆ་གཅིག་བོང་དཀར་ཆ་གཅིག་པྲི་ཡང་ཆ་གཉིས་བ་ཤ་ཀ་ཆ་གཅིག་གསེར་མེ་ཆ་གཅིག་སྲུར་[སྐྱུ]རུ་ཆ་གཅིག་ཨུཏྤ་སྔོན་ཆ་གཅིག། གཅེས་བསྡུས་རིན་ཆེན་འཕྲེང་བ་ལ་བོང་དཀར་ཚབ་ལ་བ་ལེ་ག་བཏོང་། འབོལ་སྨན་བདུན་པའི་སྐབས་དུ་ནི།། གང་དགོས་བསྣན་པ་སློ་དང་སྔོང་ནས་གཡོ་བ་ལ་ཤེང་མངར། སློ་རྣག་ཟགས་པ་ལ་བོང་དཀར་བ་ལེ་བཞག་ནས། མཆེར་ཟགས་

ལ་ལི་ཤི་བ་ཤ་བཞག མཆིན་པར་སྨིང་། མཁལ་མའི་ཟགས་ཆུར་ཨ་རུ་ར་གསེར་མེ་བཞག་ནས་དང་། སྟོད་ཟགས་རྣམས་ལ་རང་སྦྱུར་ལ་དུག་ཅུང་ཁུ་བས་ཕུལ། མིག་ལྤགས་སེར་ན་སྐྱེར་ཁུས་ཕུལ། ག་བུར་ལ་སོགས་རིགས་པས་སྤྱད[དཔྱད]ཆུ་བསིལ་ཕུལ།། ཚ་བའི་སྐྱིགས་མ་བེ་སྣབས་ཀྱིས།། རྒྱུན་ཆུ་ཆད་ནས་འཐོལ་སྨན་ཤིས།། འོར་ཁྲུང་སྦུབས་ནས་གསལ་[བསལ]དགོས་ན།། སྨན་ནི་ལྩམ་པ་ཅུ་སུ་གཉིས།། འཐོལ་སྨན་ཐོང་སྐམ་[ཐོངས་མཉམ]སྦྱར་བྱས་ལ།། སྐྱུ་རུ་ཁུ་བ་ཕུལ་ལ་བཏང་།། འཕྲད་སྒོ་སྒྲོལ་བའི་ལམ་སྣ་ནི།། ཨ་ཧིས་བྱེད་ལ་སྨུག་པོ་ཡོད།། དེའི་སྨན་སྤེལ་པ་དགོས་པ་ཆེ།།

ཆུ་བོ་འོལ་ཁ་བསྐྱུར་བ་ལ།། ཞུན་མར་བསྣན་པའི་སེ་འབྲུ་ལྔ།། དེ་སྙིང་ཅུག་སྒྲོ་ཐལ་པ་བསྣན།། མཚོ་མོ་ཡུར་དུ་འདྲེན་པ་དང་།། རྒྱ་མཚོ་གནས་སུ་སྐེམས་བྱེད་ལ།། ལྩགས་ཕྱེ་བཅོ་ལྔའི་སྦྱོར་[སྦྱོར]བ་བསྡུགས།། ལྩགས་ཕྱེ་ད་ལི་གསེར་མདོག་དང་།། སེ་འབྲུ་ཤིང་ཚ་པི་པི་ལིང་།། ན་ཤམ་སྣ་སྐྱུ་སྒྲོན་ཤིང་དང་།། རྒྱ་ཚ་རྒྱ་མཚ་[རྒྱམ་ཚ]ཁ་རུ་ཚ།། གུར་གུམ་ཛོ་ཏ་ཏྲིཥུ་ཕྲི་ཡང་ཀུ་དང་།། གསང་བའི་སྨན་གསུམ་སྣ་ཏིག་ལུག་མིག་སྲད་དཀར་ཞལ་ལས་ཤིས།། ཀ་ར་བུ་རམ་སྦྲང་[སྦྲང]དང་གསུམ།། མཁྲིས་པ་རླུང་དང་བད་ཀན་གསུམ།། གང་ལ་གང་མཆམས་རྗ་ཡིས་བསྐྱུར[བསྒྱུར]།། སྐྱ་རྦབ་འོར་དང་དམུ་ཆུ་སོགས།། གང་ལ་བཏང་ཀྱང་འདི་མཚུངས་མེད།། ཚ་ཆུ་སྲི་ན་འགྲོལ་བྱེད་ཐང་།། འོ་[ཞུ]སྐྱུར་ལྩམ་པ་ སྡིག་སྲིན་གྱི།། ཐང་མང་བསྐོལ་གྲངས་ཡང་ཡང་བཏང་།། ཚ་ཆུ་སྲི་བའི་ཆུ་ལམ་འབྱེད།། འདི་ནི་སྟོན་འགྲོའི་གདམས་པའོ།། གཉིས་པ་དངོས་གཞིའི་གདམས་པ་ལ།། འོར་ཁྲུང་སྦུགས་[སྦུབས]འདྲེན་ཞེས་བྱའི་སྨན།། སྟོན་འགྲོ་དངོས་གཞི་གཉིས་ཡོད་དེ།། ཡང་ཟབ་སྟོན་འགྲོ་གཉིས་པའི་སྨན།། ཆབ་འདྲེན་ཁཎྜ་འཐེབ་ཆོགས་ཅམ།། ཚད་གཡེར་བུལ་ཏོག་ཟེར་[ཟེ]ཚ་གསུམ།། ཐུན་བཟང་ཆ་གཉིས་

འབུ་སྐྱོགས་བཙུ།། རྒྱ་ཚ་སྡིག་སྲིན་ཉི་དགའ་གསུམ།། ཐུན་བཟང་ཆ་གཉིས་ཕྱེ་མ་རིལ་བུ་གང་ཙུང་བྱ།། ལོང་ཡོད་ཞག་གཅིག་ཞག་གསུམ་གོང་།། སློང་ཐབ་ཁྲུས་སོགས་གཞུང་བཞིན་བྱེད།། ལོང་མེད་སྔོན་འགྲོ་དངོས་གཞི་སྦྱོལ།། དངོས་གཞིའི་སྨན་ནི་འདི་ལྟ་སྟེ།། ཆབ་འདྲེན་ཁཎྜ་འཐེབ་ཚོགས་ཅམ།། ཏུར་བྱེད་[བྱིད]བཟང་པོ་འཐེབ་ཚོགས་ཅམ།། ཐར་ནུའི་ཁཎྜ་འཐེབ་ཚོགས་ཅམ།། བྱང་བུལ་བཟང་པོ་ཐུར་མགོ་གང་།། རྒྱ་ཚ་བཟང་པོ་འདུག་[ལུག]རིལ་ཅམ།། སྲད་དཀར་ཉི་དགའ་སྡིག་སྲིན་གསུམ།། དེ་རྣམས་ཐུན་ཚད་རེ་རེ་ཚད།། དན་རོག་བཟང་པོ་གསུམ་མམ་ལྔ།། ཚ་ལ་བཟང་པོ་ཐུན་བཟང་གཅིག། ཚ་བའི་ཆུ་ལ་ག་བུར་དང་།། གྲང་བའི་ཆུ་ལ་པི་པི་ལིང་།། ཁ་བསྒྱུར་རྔ་ཡིས་བསྒྱུར།། བ་ཆུའི་ཁཎྜ་རིལ་བུ་དྲིལ།། རིལ་བུ་སྲན་ཚད་ཆུང་བ་ཅམ།། བདུན་དགུ་བཅུ་གཅིག་ལུས་སྟོབས་སྦྱར།། གར་ཆང་ཏུབ་རེས་ཕུལ་ལ་བཏང་།། རྒྱ་མཚོ་ཅམ་ཡང་འདྲོངས་པར་འགྱུར།། འདི་ལ་ལྷུག་འདེད་ལས་སོགས་མི་དགོས་པས།། གཙོད་ཁར་རྒྱ་མཚའི་[རྒྱམ་ཚའི]ཐང་ཡང་བཏང་།། ཞག་འགའ་སྐོམ་ལ་འཛེམ་པར་བྱ།། རླུང་ཟློན་ཤིན་ཏུ་ཆེ་བས་ཟབ།། རྗེས་བཙོད་[གཙོད]བཞུགས་[གཞུག]གཙོད་འདི་ལྟར་བྱ།། གོང་བཞིན་འོར་ཁུང་གྲང་རྗེས་སུ།། ལུས་ཟུངས་ངན་ན་འདི་ལྟར་སྦྱར།། འདྲེན་སྐེམ་དང་ནས་མ་བཅད་པར།། རྩན་[བཙན]འདོན་བྱས་ན་སླར་ཟློག་ཉེན།། ལྷུག་པར་བཏང་ན་ལུས་ཟུངས་གཉིས།། ནད་དང་མཉམ་ཟད་སྲོག་འཕྲོག་བྱེད།། ཅིའི་ཕྱིར་ན་ཆུ་དེའི་སྲོག་གཟུངས་ཞེས།། ཆུ་དེ་རྩན་[བཙན]འདོན་བྱས་ཚེ་སྲོག་ལ་རྩན་[བཙན]འཕྲོག་བྱེད།། དེ་ཕྱིར་ཆུ་ལྟག་དང་གྱིས་[གིས]སྐེམས་པ་ཟབ་གནད་ཡིན།། ཟབ་གནད་མན་ངག་འདི་ལྟར་བྱེད།། གུར་གུམ་བསྟན་པའི་སེ་འབྲུ་ལྔ།། འདི་ལྔས་ཆ་གཅིག་ཐུབ་པ་ཡིན།། རྒྱ་ཚ་གསེར་ཕྱེ་སྡིག་སྲིན་དང་།། ཙ་སུ་ལྷུམ་པ་རྣམ་པ་ལྔ།། འདི་ལྔས་

ཆ་གཅིག་ཐུབ་པ་ཡིན།། སྨད་འབྲས་གསུམ་དང་གཟེ་སྐྱུར་གཉིས།། དེ་ལྔས་ཆ་གཅིག་ཐུབ་པ་ཡིན།། འདི་ལ་མཉམ་སྦྱོར་བཙྭོ་[བཙོ]ལྔ་སྦྱོར་[སྦྱོར]གཅིག་ལ་ཆ་དོགས་སྲིད་ན་དྲོད་སྨན་རྒྱ་ཚོ་བཞག་ལ་སྲད་དཀར་བུ་[འབུ]སྐྱོགས་བཏང་པ་ཡོད་ཟེར།། སྟོབས་ཆུང་མཉམ་སྦྱོར་ལྔ་པ་སྦྱར[སྦྱར]།། སྟོབས་འབྲིང་མཉམ་སྦྱོར་བཅུ་བ་སྦྱར།། སྟོབས་ཆེན་མཉམ་སྦྱོར་[སྦྱོར]བཅོ་ལྔ་སྦྱོར།། འདིས་ནི་འདྲེན་སྙེམས་ལུས་ཟུངས་གསོ།། དང་ག་འབྱེད་ཅིང་ཙུ་ལྷག་སྙེམས།། ལྷུགས་ཕྱེ་བཅོ་ལྔ་ལྷག་སྤྱོད་དགོས།། ཚད་བཞུགས་[གཞུག]ལུས་ན་འཕོལ་སྨན་སྤེལ།། འདི་ལས་ལྷག་པའི་འདྲེན་སྙེམས་མེད།། དགེ་བཤེས་བསྟན་འཛིན་ཕུན་ཚོགས་གི[ཀྱི]།། ལག་ལེན་དམར་ཁྲིད་ལས་བྲིས་ཡིན།། དམུ་ཆུ་གསོ་པའི་ལག་ལེན་གྱི་ལེའུ་སྟེ་བརྒྱ་ང་གསུམ་པའོ།། །།

ལེའུ་བརྒྱ་དང་ང་བཞི་པ། གཉན་ཁ་ཡོད་མེད་བརྟག་ཐབས།

ཚད་པ་གསར་དུ་ན་བའི་ཚེ།། གཉན་ཁ་ཡོད་མེད་བརྟག་ཐབས་ནི།། སྲི་ཞོང་ཐང་བཏང་གནོད་ན་གཉན།། ཕན་ན་རླུང་ཡིན་ཕན་གནོད་མེད།། ཁྲག་ཚད་ཡིན་པ་ཤེས་པར་བྱ།། གཉན་ཁྲག་རླུང་གསུམ་གང་ཡིན་ཡང་།། དང་པོ་སྨིན་པར་བྱེད་པའི་ཐང་།། གོང་གི་སྤྱང་རྩི་རྩ་ལོ་བཅས།། ཀནྟ་ཀཱ་རི་ཆ་མཉམ་མམ།། མ་ནུ་བཞི་ཐང་ལན་འགའ་གཏོང་།། སྨིན་ཞོང་མེད་པས་[པའི]རྒྱུག་འགྲིལ་[འགྲིལ]དང་།། གཉན་སྨྱང་རྒྱ་གཟེར་སོགས་ལ་མིན།། བདུན་དྲུག་རྩ་རྒྱུག་མིག་སེར་དང་།། ཟླད་གཟེར་སོགས་ལ་སྨིན་བྱེད་དང་།། གཉེན་པོ་རེ་མོའི་[མོས]གཏོང་བ་གནད།། དཔྱིད་དུས་བྱུང་བས་རིམས་ཀྱིས་[ཀྱི]ནད།། བད་ཀན་བེ་གེའི་ནད་དང་སྔོངས།། དབྱར་དུས་རླུང་ནད་གྲང་པར་སྔོངས།། སྟོན་དུས་མིག་སེར་མཁྲིས་པར་སྔོངས།། དགུན་དུས་ཁྲག་གམ་འདུས་པར་སྔོངས།། འདི་དག་དུས་ཀྱིས་འབྱུང་ཚུལ་ཡིན།། ཚ་གྲང་ལྷན་གཤེར་མི་སྙོམ་པས།། ཡུལ་དུས་ངེས་མེད་འབྱུང་པའམ་སྲིད།། བོད་ཡུལ་ལ་སོགས་ཚ་གྲང་དང་།། ལྷན་གཤེར་སྙོམ་སར་འདུས་རིམས་མང་།། དེའི་ཕྱིར་རིག་པ་[པས]དཔྱད་ལ་བརྟག། བད་རླུང་ལྡན་ལ་མ་ནུ་བཞི།། མཁྲིས་པས་[པའི]ཚད་པར་ཏིག་ཏ་གསུམ།། ཁྲག་ཚད་ནད་ལ་འབྲས་བུ་གསུམ།། འདུས་བའི་[པའི]ཚ་བར་ནོར་བུ་བདུན།། ཀུན་ལ་མ་ནུ་བཞི་བ་བསྟུགས།། ཚ་བ་སྤྱི་ཡི་སྐབས་ལ་ལྟོས།། གཉན་ཁ་ཡོད་མེད་བརྟག་པའི་ལེའུ་སྟེ་བརྒྱ་ང་བཞི་པའོ།། །།

ལེའུ་བརྒྱ་དང་ང་ལྔ་པ། སྨན་རྟ་བཏང་ཚུལ།

སྨན་རྟ་བུ་རམ་གྲང་རླུང་སེལ་བའི་རྟ།། ག་ར་ཁྲག་མཁྲིས་ཚ་བ་གཉན་སྲིན་མ་འདྲེས་སེལ་པའི་རྟ།། སྲང་[སྦྲང]རྩི་ཆུ་སེར་བད་ཀན་སེལ་བའི་རྟ།། སྐྱི་ལ་ཚ་བར་ཆུ་གྲང་གྲང་བ་ལ།། ཆུ་དྲོན་ཆང་དང་ལྡན་འདུས་ཆུ་དྲོ་འཛམ།། རླུང་ལ་ཏུས་ཁུ་མཁྲིས་པར་ཏིག་ཏ་དང་།། བད་ཀན་ལ་ནི་ཨུ་ཤུའི་ཐང་གིས་གཏོང་།། དུས་ནི་གུང་གཉིས་མ་ཡོན་ཙམ་ལ་ནི།། སྨན་བཏང་མཁྲིས་པའི་ཚ་བ་གསོད་པའོ།། སྲོད་དང་སྔ་དྲོ་མི་གསོ་བད་གྲང་གཞིལ།། དགོང་མོ་ཐོ་རངས་རླུང་སྟོབས་གནོན་པའོ།། ཁ་ཟས་རྣམས་ཀྱང་དེ་ལྟར་མཐུན་ན་ལེགས།། སྨན་ནི་ནད་དང་སྦྱར་ཏེ་བཏང་ཚུལ་བཅུ།། བད་ཀན་རྒྱས་པ་ནད་པ་ལས་འདས་པའི་སྟོབས་ལྡན་ལ།། ཕན་པའི་སྨན་ཟས་མ་ཟོས་སྔ་དྲོ་དང་།། སྐྱ་རེངས་འཆར་དུས་ཁྱིའུ་སུས་ལ་བཏང་།། ཐུར་སེལ་ལ་སོགས་ནད་ལ་ཕན་པའི་སྨན།། ཉེ་ཕྱེད་ཟས་ཀྱི་སྔོན་ལ་བཏང་བ་ནས།། དེ་མ་ཐག་ཏུ་ཟས་ནི་ཟ་བ་དང་།། མེ་མཉམ་རླུང་གི་ནད་སོགས་ཕན་པའི་སྨན།། ཉེ་ཕྱེད་ཟས་ཕྱེད་ཟོས་པའི་རྗེས་སུ་བཏང་།། སྣར་ཟས་ཕྱེད་ནི་ཟོས་པར་བྱ་བའོ།། ཁྱབ་བྱེད་ལས་གྱུར་ནད་ལ་ཕན་པའི་སྨན།། དགོངས་མོ་འམ་ཉེ་ཕྱེད་ཟས་ཟོས་མ་ཐག་གཏང་།། སྲོག་འཛིན་ལས་གྱུར་ནད་ལ་ཕན་པའི་སྨན།། ཟས་ཁམ་རེ་དང་ཐུན་ཆུང་ཆུང་རེ་སྤེལ།། གྱེན་རྒྱུའི་རླུང་སོགས་ཕལ་ཆེར་ཟས་ཀྱི་མཚམས།། ཟས་ཞུ་སྨན་ཞུ་ཞེས་བྱའི་ཚུལ་དུ་བཏང་།། དུག་འཐུངས་སྐྱུགས་ལུད་དབུགས་མི་བདེ་བ་དང་།། སྐོམ་དད་ནད་ལ་དུས་མེད་ཅི་གྱུར་བཏང་།། ཡི་ག་འཆུས་པ་ལ་སོགས་ནད་འགའ་ཞིག། ཕན་པའི་ཁ་ཟས་དང་བཅས་བསྲེས་ནས་བཏང་།། སྐྱིགས་བུ་ལུས་འདར་ཟས་ཅུང་

ཟ་བ་དང་།། ཟས་ཀྱི་སྔོམ་[སྔོན]དང་ཕྱིས་ནས་སྨན་བཏང་ལ།། ཁ་ཟས་སྨན་གྱི་དབུས་སུ་མནན་ཚུལ་བཏང་།། ནམ་ཆོད་ཡན་ཆད་ནད་ལ་དགོངས་ཟས་ནི།། མ་ཟོས་ཟོས་ཀྱང་ཞུ་ནས་ཉལ་ཁར་ནི།། མཚན་མོ་བཏང་ཚུལ་དང་བཅུའི་ཤེས་པར་དགོས།། སྐྱོ་བུར་ནད་ལྔ་གག་པ་ཕོ་ལོག་དང་།། ཉ་ལོག་ལྟོག་པ་སྣ་ཁྲག་སྐྱིལ་མ་བརྟེན།། སྨན་རྟ་བཏང་ཚུལ་གྱི་ལེའུ་སྟེ་བརྒྱ་ང་ལྔ་པའོ།། །།

སྨྲས་པ། གསོ་རིག་གཞུང་ལས་གཅེས་བཏུས་མན་ངག་འདི།། བཞི་བརྒྱ་རྩ་གཞིའི་ཟུག་རྔུ་ལས་འབྱུང་ཞིང་།། ནད་མེད་ཡུན་གནས་ལང་ཚོའི་དཔལ་སྟེར་བས།། རིག་པ་འདི་ནི་གཞན་ལས་ངོ་མཚར་ཆེ།། རྣམ་དཀར་དགེ་བས་གསོ་བྱ་གསོ་བ་པོ།། སྔོན་བསགས་ལེགས་སྨོན་འབྲེལ་བས་རབ་འཇལ་སྟེ།། དུག་གསུམ་ནད་ཀྱི་དུ་ཁཿལས་བསྒྲལ་ནས།། རྒྱལ་པའི་[བའི]གོ་འཕང་མྱུར་དུ་ཐོབ་ཕྱིར་བསྔོ།། ཅེས་[ཞེས]སྨན་གཞུང་རྣམས་ལས་སྨན་སྦྱོར་[སྦྱོར]འགའ་ཞིག་ཕྱོགས་གཅིག་བསྡུས་པ་གཞན་ཕན་གཅེས་བཏུས་ཞེས་བྱ་བ་འདི་ཡང་། དཔལ་ལྡན་རྒྱུད་བཞི་དང་། དེའི་འབྲུ་འགྲེལ་བཻཌཱུརྻ་སྔོན་པོ་དང་། མན་ངག་ལྷན་ཐབས་མཆན་རྒྱབ་[བརྒྱབ]དང་བཅས་པ། དེའི་ཟུར་རྒྱན་སྙིང་ནོར། སོ་མ་རཱ་ཛ། བཀའ་འགྲེལ་ལེགས་བཤད་གསེར་རྒྱན། བཀའ་ཕྲེང་མུན་སེལ་སྒྲོན་མེ། གདམས་ངག་བཀའ་རྒྱ་མ། མེས་པོ་ཞལ་ལུང་། མན་ངག་རིན་ཆེན་འབྱུང་གནས། བྱེ་བ་རིང་བསྲེལ། སྨན་ངོ་གསལ་བྱེད། མགོ་སྐྲོན་ཀུན་སེལ། ཉམས་ཡིག་བརྒྱ་རྩ། འབུམ་ཁུ་ཚུར། ཤེལ་དཀར་མེ་ལོང་། ཤེལ་གོང་། ཤེལ་ཕྲེང་། ན་བཟའ་བེ་བུམ། འབོམ་[འབྲོང]རྩེའུ་བེ་བུམ། གཅེས་བསྡུས། གཅེས་བསྡུས་སྙིང་ནོར། ལག་ལེན་གཅེས་བསྡུས། ལག་ལེན་ཟླ་བའི་འོད་ཟེར། ལག་ལེན་རིན་ཆེན་སྤུངས་པ། ལག་ལེན་དམར་ཁྲིད། སྨན་སྦྱོར་བདུད་རྩིའི་ཉིང་ཁུ། བདུད་རྩིའི་ཐིགས་པ། བདུད་རྩིའི་ཟེགས་མ། སྤས་[སྦས]གབ་བཅོ་བརྒྱད། ཉེར་ལྔ་སྡེ་ཚན། རྒྱ

ནག་མཁས་པའི་སྨན་སྦྱོར་[སྦྱོར]སོགས་འགའ་རེ་དང་། རང་གི་ཡང་སྦྱོང་བས་གྲུབ་པ་རྣམས་ཕྱོགས་གཅིག་ཏུ་བསྡུས་པའི་དགོས་པ་སྨན་རྣམས་རྙེད་པར་སླ་ཞིང་ལག་ལེན་བདེ་བ་དང་། ནད་ཀྱི་མགོ་མཇུག་ཟོགས་པར་བཅོས་པའི་རིམ་པ་ཆ་ཚང་བ་གཅིག་[ཞིག]ནི། རང་གཞན་ལ་ཕན་སྙམ་པའི་བསམ་པས་ཀུན་ནས་སློང་སྟེ། དགེ་སློང་སྨན་པ་བསམ་བསྟན་རྒྱ་མཚོས་སྦྱར་པའོ།། །།

༄༅། །གསོ་རིག་གཞུང་མང་བསྡུས་པའི་བདུད་རྩིའི་སྙིང་པོ་ཆ་གྲང་ཟླུག་ཧྲུ་སེལ་བའི་ངོ་མཚར་དགའ་སྟོན་གཏེར་མཛོད་ཅེས་བྱ་བ་བཞུགས་སོ།།

དགེ་སློང་ཆོས་རྒྱ་མཚོ།

ན་མོ་གུ་རུ་ཛྙཻ་ཁཿ་ཧཱུྃ། སྲིད་པ་གསུམ་གྱི་འགྲོ་པའི་[བའི]གཉེན་གཅིག་བུ།། ཉོན་མོངས་དུག་གསུམ་ཚ་གྲང་ཞི་བྱེད་བ[པ]།། བཞི་བརྒྱ་རྩ་བཞི་ནད་སེལ་སྨན་གྱི་བླ།། བཻདྷུརྱའི་[བཻཌཱུརྱའི]འོད་ལ་ཕྱག་འཚལ་ལོ།། བསྟན་པའི་མིག་གཅིག་ཐུབ་དབང་བཅོམ་ལྡན་འདས།། ཐུགས་སྤྲུལ་བརྒྱུད་གཅིག་བདེ་གཤེགས་དྲང་སྲོང་སོགས།། གང་གི་མཚན་ཙམ་ཐོས་པ་ངན་སོང་གྲོལ།། སྡུག་བསྔལ་སེལ་བའི་སྨན་གཞུང་རྣམས་ལ་འདུད།། མཁས་མང་ལེགས་བཤད་སྨན་གཞུང་རྒྱ་མཚོ་ལས།། ཀུ་ཤའི་རྩེར་བླང་ཆུ་ཐིག་ཙམ་ཞིག་ལེན།། ཕྲལ་དུ་དཔེ་མང་བལྟ་བའི་ལོང་མེད་སྐབས།། ཉེར་མཁོ་མདོར་བསྡུས་ཟབ་གནད་ལྡན་པ་ཡིས།། སྦྱོར་སྡེ་རབ་མང་ཕྱོགས་བསྒྲིགས་འབྲི་བ་འདིར།། ཟབ་ཟབ་གསང་སྔགས་ལ་སོགས་མ་སྤྲས་པར།། གསལ་གསལ་གནད་རྣམས་རྗེན་བར་[པར]བསྟན་བ་[པ]ཡིས།། མང་མང་གཞུང་ལ་ངལ་བ་མ་བྱས་བར[པར]།། ནུས་ནུས་ཐོན་པའི་རྗས་སྡུགས་སྦྱོང་འགྲུབ་ལེན།། མྱུར་མྱུར་འགྲོ་ཕན་དོན་འགྱུར་སླམ་པས་བཀོད།། རྩ་དང་ཆུའི་རྟགས་ཁམས་ཀྱི་རང་བཞིན་དང་།། ནད་བཅོས་སྨན་གྱི་ནུས་པ་འདུལ་ཚུལ་དང་།། སྨན་གྱི་སྦྱོར་སྒྲི་བོ་ནས་རྐང་མཐིལ་གྱི་བར་དུ་གནད་[ནད]རྣམས་གང་འབྱུང་རང་རང་ཐད་དུ་གཉེན་པོ་ངོ་སྤྲོད་ཚུལ་དུ་བཀོད་པར་འབྲིས་[བྲིས]པ་ནི།

ལེའུ་དང་པོ། རྩ་བསྟན་པ།

དང་པོ་རྩ་རྟགས་ཙུང་ཟད་འབྲི།། ཕོ་གཡོན་མོ་གཡས་ལག་རྩ་མནན།། ཕོ་གཡས་མོ་གཡོན་ལག་རྩ་རྟགས།། ཚོན་གྱི་འོག་ཏུ་སྙིང་རྒྱུ་རྩ།། ཀན་གྱི་འོག་ཏུ་མཆེར་པོ་རྩ།། ཆག་འོག་མཁལ་གཡོན་བསམ་སེའི་རྩ།། ཚོན་འོག་གློ་ཕོང་ཀན་མཆིན་མཁྲིས།། ཆག་མཁལ་གཡས་དང་ལྒང་བའི་རྩ།། བསམ་སེའི་བུ་སྣོད་རྩ་མི་འདྲ།། སྐྱེས་པ་ཐབས་ཀྱི་རང་བཞིན་ཡིན།། བུད་མེད་ཤེས་རབ་རང་བཞིན་ཡིན།། ཚོན་རྩ་མ་གཏོགས་ཁྱད་མེད་དོ།། ཐ་མལ་ཕོ་མོ་བྱང་སེམས་རྩ།། མྱུར་ཚ་དལ་གྲང་འཇམ་འཆི་འཁྲུལ།། མ་ནོར་འདི་ལྟར་ཤེས་པར་བྱ།། ཚོན་ལྤགས་ཀན་ཤ་ཆག་རུས་མནོན།། ནད་མེད་རྩ་ནི་སྙོམས་པར་འཕར།། རྒན་རིང་དར་མའི་སྦོམ་[སྦོམ]རྩ་བཟང་།། བུད་མེད་ཕྲ་རྩ་བྱིས་དྲག་བཟང་།། སྙོམས་འཕར་རྩ་བཟང་སྣོད་འཛིན་ངན།། སྦོམ་[སྦོམ]ཚད་ཕོ་གདོན་ཕྲ་མོ་གདོན།། དྲག་དལ་འཕར་ན་སླུ་བཙན་གནོད།། ཕྲ་རྩ་ཚུ་རྒྱུས་གསེབ་ཏུ་བརྟག། ཕྲ་རྩ་གནས་མེད་ཕལ་ཆེར་འཆི།། གདོན་གྱི་གནོད་ཀྱིས་འཁྲིས་པ་ཡོད།། སྟོད་གསུམ་འདྲེ་ནད་འཆི་སྟོད་ནི།། ལྤགས་འདྲེ་ཤ་ནད་རུས་འཚོ་སྟོད།། གཅིག་གཉིས་འཕར་སྟོད་ངེས་པར་འཆི།། གློ་སྙིང་སྟོད་ན་ནད་སྟོད་ཡིན།། ཕོ་བ་མཆིན་པ་མཆེར་བ་དང་།། ནད་སྟོད་འདྲེ་སྟོད་གཉིས་ཀ་ཡིན།། མཁལ་མའི་རྩ་ལ་སྟོད་འབྱུང་འཆི།། བསམ་སེའི་ལྒང་སྟོད་གྲང་ནད་ཤེས།། ཐུང་སྟོད་མྱུ་ངན་འབྱུང་བ་ཡིན།། གཞན་ཡང་སྟོད་པའི་རྐྱེན་དྲུག་ཡོད།། ནད་ཡུན་སྐྱུགས་ལྷོག་ཟུངས་ཟད་ན།། རྩ་འགག་ཚུ་འགག་སྟོད་དྲུག་ཡོད།། མ་ནོར་འདི་ལྟར་ཤེས་པར་བྱ།། དུས་དང་རང་བཞིན་འབྱུང་ཁམས་གྲངས།། ལུས་ལ་བར་དུ་

གཅོད་པའི་ནད།། ཆེ་ལ་བར་དུ་གཅོད་པའི་གདོན།། སྙིང་རྩ་ཐེང་ཐད་སྐྱོན་འབྱུང་ན།། བཙན་དང་རྒྱལ་པོའི་གནོད་པ་ཡིན།། རྟ་མཆོག་རོལ་པའི་[བའི]རྫས་གནང་དགོས།། མཆེར་རྩ་སྐྱོན་འབྱུང་དུར་སྲི་གནོད།། གཤེད་འདུལ་སྲི་ཅན་ཕུབས་ཤིག་བྱ།། མཆིན་རྩ་སྐྱོན་འབྱུང་ཀླུ་བཙན་གནོད།། ཀླུ་བཙན་གདོན་གྲོལ་ཞགས་འགྲོལ་བྱ།། གློ་རྩ་སྐྱོན་འབྱུང་བྱད་ཕུར་གནོད།། སྦྱིན་བསྲེག་གཏད་ཧྲུལ་ཅི་རིགས་བྱ།། མཁལ་འབྱུང་མོ་གདོན་ཀླུ་ཡི་གདོན།། ནཱ་ག་རཀྵའི་གདོན་གྲོལ་བྱ།། སྟོད་དྲུག་འདི་ཁམས་དོན་ཁམས་འདྲ།། གོང་གི་རིགས་པས་ཁ་བསྒྱུར་དང་།། དོན་བཅོས་ཇི་ལྟ་བ་བཞིན་བྱ།། དོན་གྱི་ནད་རྣམས་རྩ་ལ་གསལ།། སྟོད་ཀྱི་ནད་རྣམས་ཆུ་ལ་གསལ།། རྒྱས་བར་[པར]རྩ་འགྲེལ་ཞུ་དུམ་ལྟ་རར་ཤེས།། ཡ་བྱུར་དོན་ལྔ་ཕྱིར་རྒྱུ་གདགས་ཀྱི་རྩ།། མ་བྱུར་སྟོད་དྲུག་ནང་རྒྱུ་སྲིབས་ཀྱི་རྩ།། དོན་སྟོད་ཡན་ལག་ཕྱི་ནང་བར་ཀུན་ནད་མཁྲིས་[མཁྲིག]མའི་རྩ་ལ་ཤེས་བ་[པ]བསྡུ་བར་བྱའོ།། རྒྱུ་བའི་དཔེར་ན། རྒྱ་སེར་ལྕགས་སྐུད་སྒྲ་བའི་རྒྱུ་བ་འདྲ།། རྩ་ཡི་རྣམ་པ་དཔེ་རིས་འདི་འདྲ།

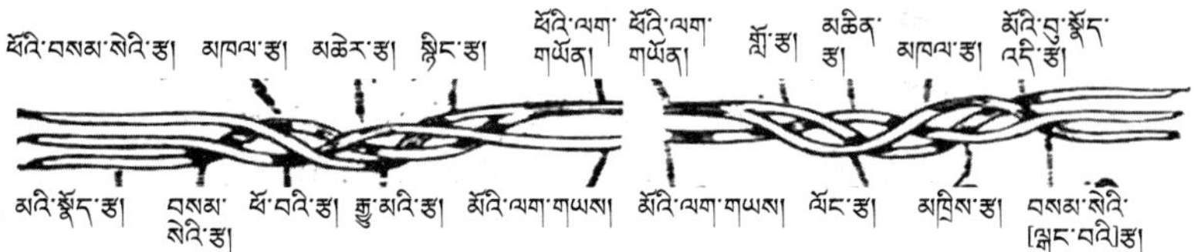

རྩ་འདི་མདོའི་དཀའ་འགྲེལ་དང་། མཐོང་བ་དོན་གསལ་སོགས་གཞུང་རྣམས་ཀྱི་དཔེ་རིས་ལྟར་བཀོད་བར་[པར]བྱ། ཐ་མལ་རྩ་ནི་སྨན་པའི་ཕྱི་ནང་དབུགས་ལ་ལྟེ་འཕར་ཡིན། དེ་ལས་མང་འཕར་ཚ་བ། ཉུང་འཕར་གྲང་བ། རྩ་ནི་རླུང་སྟོངས་ཕྲ་མཁྲིས་བད་འཛམ་འཕར། ཁྲག་གི་རྩ་ནི་འབུར་ལ་འདྲིལ་བར་འཕར། ཆུ་སེར་རྩ་ནི་འདར་ལ་རྒྱུ་བ་དཀའ། སྲིན་རྩ་འཁྲིག་[འཁྲིག]ཅིང་ཞིང་[ཞིང]དུ་ལེབ་མོར་འཕར།། ཞར་ཅིང་འདར་

བ་འཁྲིག་པ་མཛེ་ཡི་རྩ།། རིམས་ཚད་རྩ་ནི་ཕྲ་ལ་མགྱོགས་བར་[པར]འཕར།། སྤྱུར་[སྦྱུར]དུག་རྩུབ་སྲུན་འཚོལ་བ་མངོན་མི་བཏུབ།། རྨ་ཚད་རྩ་ནི་སྦོམ་མཁྲང་མགྱོགས་པར་འཕར།། ནག་[རྣག]རྩ་འདར་རམ་ཡང་ན་ཚ་ལ་སྲུན།། སྲན་[སྐྲན]གྱི་རྩ་ནི་ཞན་ཅིང་ཞར་བར་འཕར།། དམུ་འོར་སྐྱ་ཐབ་ཕྲ་ཁྱིང་གཏིང་ན་དམ།། སྐྱུམ་མའི་རྩ་ཡང་ཚ་བར་འབྲུལ་ཉེན་འབྱུང་།། མདོར་ན་ཚོན་གཉིས་གློ་སྙིང་སྟོད་ཀྱི་ནད་བརྟག། ཀན་རྩ་གཉིས་ཕོ་མཆིན་པར་གྱི་ནད་བརྟག། ཆག་རྩ་གཉིས་མཁལ་སྐེད་སྨད་ཀྱི་ནད་བརྟག།

དོན་སོ་སོའི་རྩ་མ་ཚང་བརྟག་ནི། སྙིང་ནི་ལྷེ་གཞུང་ནག་མིག་འབུར་ཚུགས་སུ་ཡིན། གློ་ནི་སྣ་ཞོམ་ནང་གི་སྲུ་གྲེན་དུ་བཟློག མཆིན་ནི་མིག་འབྲས་གྲེན་དུ་བཟློག་སྨིན་མཚོན་[ཚོམ]བུར་འཁྱིལ། མཆེར་ནི་མཆུ་ཐུར་འཕྱུངས་ལྗེན་སྣ་ནང་དུ་རྡིབ། མཁལ་རྣ་བའི་ཤུར་སྦྲ་ཆད་རྣམས་འཆི་བར་གསུངས། ཪོ་མཚར་དགའ་སྟོན་གཏེར་མཛོད་ལས་རྩ་བསྟན་པའི་ལེའུ་སྟེ་དང་པོའོ།། །།

ལེའུ་གཉིས་པ། ཆུ་བསྟན་པ།

ཆུའི་རྟགས་ཅུང་ཟད་འབྲི་བ་ནི། ཡོལ་དཀར་ནང་དུ་བརྟགས་པར་བྱ། བུངས་བ་ལྦུ་བ་ལྡངས་པ་དང་། ཁ་དོག་དྲི་རོ་ལྟོག་ལུགས་པ། གར་སྣང་ཀུ་ཡ་སྤྲིས་རྣམས་བརྟགས། ལྦུ་བ་ཆེ་སྦོ་རླུང་གི་རྟགས། ཕྲ་སེར་སངས་པ་སྐྱིན་ན་མཁྲིས། མཆིལ་འདྲ་དཀར་སྐྱོག་བད་ཀན་ནད། བསྡུས་ན་ཚ་གྲང་གཉིས་སུ་གསུངས། བུངས་བ་ཆུང་ཚ་ཆེན་གྲང་ནད། ལྡངས་དྲི་ཆེན་ཚ་ཆུང་གྲང་ནད། ཀུ་ཡ་སྟེང་འོག་བར་གང་ནི། སྟོད་སྨད་བར་གང་ནད་ནས[གནས]བརྟགས། ཁྲག་ཅུལ་འདྲ་ན་ཚ་བ་འཆི། དྲི་ལྡང་[ལྡངས]མེད་སྦོ་གྲང་ནད་འཆི། སོ་མ་རཱ་ཛའམ་ཟླ་བའི་རྒྱལ་པོ་ལས། ཁོང་ནད་སྣ་ཚོགས་འོང་ཡོད་པའོ།། ཆུ་མདོག་དེ་ལས་གསུམ་བཅུ་དྲུག། དེ་ལས་ཕྱེ་བས་བཅོ་བརྒྱད་བསྡུས། ཡང་ན་ཚ་གྲང་གཉིས་སུ་གསུངས།

ཞིང་ཚེ་བརྟགས་པར་བྱ་བ་ནི།། སྨན་བསྲུང་རྣམས་ལ་གསོལ་བ་འདེབས།། ནང་བའི་ཆུ་ནང་མཆིལ་པོར་དེ།། སྟེང་དུ་འཇག་མའི་ཞིང་ཚེ་བཏབ།།

བྱང་ཤར	ཤར་ཤིང	ཤར་ལྷོ
བྱང་ཆུ	དབུས	ལྷོ་མེ
ནུབ་བྱང	ནུབ་ལྕགས	ལྷོ་ནུབ

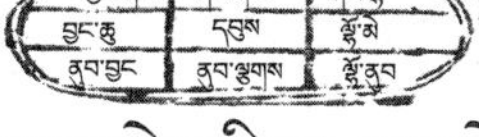

གང་ནས་གཏང་བ་ཤར་གྱི་ཕྱོགས།། སྐྱེས་པའི་ཁ་ཕྱོགས་ཤར་ཟེར་ཡིན།། བུད་མེད་ནུབ་ཀྱི་ཕྱོགས་སུ་བརྟག། ཤར་འབབས་ཐབ་གཡོན་དུར་སའི་སྐྱོན།། བཀྲ་ཤིས་གསོ་སྦྱོང་དུར་ཁ་བཅོས།། ཤར་ལྷོར་བསྲུང་མའི་བཀའ་ཆད་ཕོབ།། ལྷ་བསྲུང་གསར་རྙིང་མཆོད་བར་[པར]བྱ།། ལྷོར་འབབས་རྒྱལ་པོའི་བཙན་གི་[གྱིས]གནོད།། རྟ་མཆོག་རོལ་བའི་དབང་ཞུས་བྱ།། ལྷོ་ནུབ་གློ་བུར་འཚུབ་ཆེ་ངོ་།། གྲྭ་ཏོག་གསེར་གསུམ་འཆི་བསླུ་བྱ།། ནུབ་ངོས་ཐེའུ་རང་འབྱུང་གདོན་གནོད།། ཆ་

གསུམ་གདུགས་དཀར་ཐེའུ་རང་བཅོས།། ནུབ་བྱང་ཡུལ་བདག་གོད་ཁ་འོང་།། ཆབ་གཏོར་དགྲ་ལྷ་དབང་བསྟོད་བྱ།། བྱང་ངོས་གནོད་སྦྱིན་འདྲེ་ཕོའི་གནོད།། ཤར་སླིང་བདུད་བཟློག་གྲིབ་སེལ་བྱ།། བྱང་ཤར་རྒྱལ་འགོང་ཐེའུ་རང་གནོད།། གདུགས་ཤར་སྒྲོལ་གསུམ་བཟློག་བསྒྱུར་བྱ།། དབུས་འབབས་ཚེ་སྲོག་སྐྲུན་ཉེས་ངོ་།། སྟོང་མཆོད་བརྒྱ་མཆོད་ལུས་བསྒྱུར་བྱ།། དཔག་བསམ་ཤིང་གི་རྩེ་མོ་དེ།། ལྕགས་ནས་མེ་ཊུ་སོང་ན་ངན།། མེ་ནས་ཆུ་ཊུ་ཟུག་ན་ངན།། ས་ནས་ཤིང་དུ་སོང་ན་ངན།། ཆུ་ནས་ས་ཊུ་སོང་ན་ངན།། གཞན་དུ་ཕྱོགས་སོང་བཟང་བར་བཤད།། ངོ་མཚར་དགའ་སྟོན་གཏེར་མཛོད་ལས་ཆུ་བསྟན་པའི་ལེའུ་སྟེ་གཉིས་པའོ།། །།

ལེའུ་གསུམ་པ། མངོན་ཤེས་སྒྲུབ་པའི་མན་ངག

མངོན་ཤེས་སྒྲུབ་པའི་མན་ངག་ནི། ཡིད་དུ་འོང་བའི་གནས་ཁངས་[ཁང]གདན་དཀར་སྟེང་དུ། པདྨ་འདབ་བརྒྱད་འབྲི་བའི་སྟེང་དུ། དབུས་སུ་སྟག་པའི་བུ་ཆུང་། ཤར་གྱི་འདབ་མ་ལ། ཨ་རུ་ར་གསེར་མདོག ལྷོར་ཤ་ཆེན། ནུབ་ཏུ་མཚུ་སྨྲུང་། བྱང་དུ་བྱ་རྒོད་མདའ་དར་མེ་ལོང་དང་། གཞན་ཡང་། སྨྱུག་མའི་གླིང་བུ། བཟང་དྲུག ག་ར་བུ་རམ་སྦྲང་རྩི་གསུམ། རྒྱ་ཚྭ་གུར་གུམ་གི་ཞང་གསུམ། ག་བུར་སླ་རྩི་ཨ་རུ་གསུམ། སྟག་རས་གཟིགས་རས་སྨྱུག་རྒོད་ཚོགས་གསུམ། མདའ། མ་ཀུ་ར། བེ་ཤ ལྕོག་གའི་སྙིང་། མར་གྱི་གཡག་ལུག་འཕྲེང་བ། འབྲུ་སྣ་སྨན་སྣ། ནམ་མཁའ་དཀར་པོ། མཆོད་གཏོར་བཤམས་ལ། ཤ་ཆང་སྒོག་བཙོང་སྤང་བར་བྱ། སྐྱབས་སེམས་སྔོན་དུ་བཏང་ནས། ཨོཾསྭབྷཱ་ཝས་སྟོང་པར་སྦྱངས། སྟོང་པའི་ངང་ལས་པད་ཟླའི་གདན་ལ་རང་ཉིད་སྐད་ཅིག་གིས་སངས་རྒྱས་སྨན་པའི་རྒྱལ་པོ་སྐུ་མདོག་སྔོན་པོ་སྲུན་མའི་མེ་ཏོག་ལྟ་བུ་ཞལ་གཅིག་ཕྱག་གཉིས་གཡས་རིན་པོ་ཆེ་ལས་གྲུབ་པའི་གླིང་བུ་དང་། གཡོན་དུ་བདུད་རྩིའི་[རྩིས]གང་བའི་ལྷུང་བཟེད་བསྣམས་པ། རིན་པོ་ཆེའི་རྒྱན་དང་དར་སྣ་ཚོགས་ཀྱི་[ཀྱིས]བརྒྱན་པ[པ]། ཞབས་རྡོ་རྗེ་སྐྱིལ་བཀྲུང་གིས་བཞུགས་པར་བསམ་ལ། ཨོཾ་ཧྲཻ་ཙ་ཧྲཱུྃ་ནས་འབུམ་ཕྲག་གཅིག་བཟླས། ཡང་ན། གུ་རུ་བཻཌཱུརྻ་ནས་སམུདྲ་ཏེ་སྭཱཧཱ། ཨ་ཤྲི་ཏ་སི་དྡྷི་ཧཱུྃ་ཛཿ ཧྲི་པ་ཙ་ག་སྭཱཧཱ། ཁྲི་གྲངས་བཟླས་ལ། ཨོཾ་ཧི་མ་ཧི་ཧི་དུ་མཾ་ས་མ་ལ་སྟྲཾ་མང་དུ་བཟླ། ཡི་གེ་བརྒྱ་བཟླས་ལ། མཆོད་བསྟོད་མདོར་བསྡུས་བྱ། ཐུགས་རྗེ་ཀུན་ལ་སྙོམས་པའི་ཞེས་སོགས་བསྟོད་པ་བྱ། མདུན་གྱི་སྒྲུབ་རྫས་རྣམས་ལ་མི་དམིགས་པའི་ངང་ནས། ཨོཾ་སྭ་བྷཱ་ཝས་སྟོང་པར་སྦྱངས། སྟོང་

བའི་ངང་ལས་པཾ་ལས་པདྨ་འདབ་མ་བརྒྱད་པའི་དབུས་སུ་སྡིག་པའི་བུ་ཆུང་ཉིས་མཚན་པ་ལས། སྐུ་མདོག་དཀར་མོ་ཞལ་གཅིག་ཕྱག་གཉིས་གཡས་སྣང་སྲིད་ཀྱི་སྐྱོན་དང་ཡོན་ཏན་འཆར་བའི་མེ་ལོང་དང་། གཡོན་སྲིད་གསུམ་ཐམས་ཅད་དབང་དུ་སྡུད་པར་བྱེད་པའི་གླིང་བུ་བསྣམས་པ། མཛེས་ཤིང་སྒེག་ལ་རིན་པོ་ཆེའི་བརྒྱན་[རྒྱན]ཐམས་ཅད་གྱི་[གྱིས]བརྒྱན་པ། དབུ་སྐྲ་རལ་པའི་གཡུའི་ཟུར་ཕུད་ཅན། ལོ་བཅུ་དྲུག་དང་ལྡན་པ། སྐུ་ལ་དར་དཀར་གྱི་རལ་ག་གསོལ་ཞིང་། ཞབས་གཉིས་དཀྱིལ་ཀྲུང་གི་[གྱིས]བཞུགས་པ། དྭངས་གསལ་འོད་ཀྱི་རང་བཞིན་ཅན་དུ་བཞུགས་པར་གྱུར། ཤར་གྱི་འདབ་མ་ལ་ཨ་ཏུ་ར་ཨས་མཚན་པ་གྲངས་མཁན་གྱི་ལྷ་མོའི་[མོ]དཀར་མོ་དུས་གསུམ་སྲིད་གསུམ་ཐམས་ཅད་སྒྲ་བར་བྱེད་པ། ལྷོའི་འདབ་མ་ལ་ཨ་ཏུ་ར་ཨས་མཚན་པ་སྒྲ་བྱེད་ཀྱི་ལྷ་མོ་སེར་མོ་ནད་གང་སྨན་དང་རིམ་འགྲོ་ཐམས་ཅད་ལྷང་ལྷང་སྒྲ་བར་བྱེད་པ། ནུབ་ཀྱི་འདབ་མ་ལ་ཨ་ཏུ་ར་ཨས་མཚན་པ་མནོལ་བྱེད་ཀྱི་ལྷ་མོ་རང་བཞིན་གྱི་དར་རྒྱུད་ཚེ་ཚད་རིང་ཐུང་རྣམས་བཅས་ཏེ་སྒྲ་བར་བྱེད་པ། ལྷ་མོ་གསུམ་ཀའང་གཡས་མདའ་དར་དང་གཡོན་གླིང་བུ་བསྣམས་པ། རང་རང་གི་ཁ་མདོག་དང་མཐུན་པའི་ན་བཟའ་གསོལ་བ། བརྐྱངས་བསྐུམས་ཀྱི་ཚུལ་དུ་བཞུགས་པའི་སྤྱི་བོར་ཨོཾ། མགྲིན་པར་ཨཱཿ ཐུགས་ཀར་ཧཱུྃ། ཐུགས་ཀའི་ཧཱུྃ་ལས་འོད་ཟེར་འཕྲོས། རང་བཞིན་གྱི་གནས་ནས་ཁྲིའུ་ལྷ་མོ་གསུམ་དང་བཅས་བ་[པ]མདུན་གྱི་ནམ་མཁར་སྤྱན་དྲངས། བཛྲ་ས་མ་ཛཿ ཛཿ ཧཱུྃ་བཾ་ཧོཿ དམ་ཚིག་པ་དང་གཉིས་སུ་མེད་པར་གྱུར། ཨོཾ་དེ་བ་དེ་ཥ་ས་པྲ་རི་ཥ་ར་ཨརྒྷཾ་ནས་ཤབྡའི་བར་གྱི་མཆོད། སྣང་སྲིད་འཆར་བའི་དྭངས་གསལ་མ་ཀུ་ར།། སྤྲུལ་པ་པོ་སྤྱུར་དངོས་གྲུབ་སྒྲས་བའི་[པའི]གླིང་།། གསོ་འཚི་རྒྱུ་རྐྱེན་མ་ནོར་མངོན་ཤེས་སྟོལ།། མངོན་ཤེས་བདག་པོ་སྨན་གྱི་ལྷ་བཞི་བསྟོད།། དེ་རྣམས་

ཀྱི་ཐུགས་ཀའི་ཧཱུྃའི་ལས་འོད་ཟེར་འཕྲོས། ལྷ་མོའི་བཞིའི་ཐུགས་བསྐྱེད་བསྐུལ། བསྒྲུབ་པ་པོ་ལ་དུས་གསུམ་གྱི་མངོན་ཤེས་གསལ་བར་གསུངས་དབྱངས་ལྷང་ལྷང་སྒྲོགས་པར་གྱུར་བར་བསམ་ལ། སེམས་གཞན་དུ་མ་གཡེངས་བར་སྔགས་བཟླས་ནི། ཨོཾ་ཙ་མུན་ཧི་ཧིད་ཡ་ས་མ་ཡ་དུ་ཧཱུྃཿ ཨ་མ་ཛིར། དུ་མ་ཛིར་ཧྲིལ་ཕོབ་ཕོབ། སྲིད་པ་ཤོད། སྲིད་པ་སྟོན། མ་མ་ཧི་ཧི་ཛཿཛཿམ་མ་ཤ་ཤ མ་མ་ཧྲིང་ཧྲིང་། མ་མ་ཧིཨུ་ཧིཨུ་ཛ་ཛ། སྲིད་པ་སྟོན། སྲིད་པ་ཤོད། ཅེས་བཟླས་བྱས་ནི། མདུན་གྱི་ནམ་མཁའི་ལ་ཅི་བྱེད་ཟེར་བའི་སྒྲ་འབྱུང་ངོ་།། ཡང་ན། ཨོཾ་སིདྡྷི་ཀུ་རུ་སིག་མ་མ་ཧི་ཧི་ཙ། དངོས་གྲུབ་བླངས་པའི་སྔགས། མ་མ་ཙ་ཧི་ཧིཨུ་ཛཿ སྨྲིན་ཡོན་ཤེས་པའི་སྔགས། ཨོཾ་ཙཎྜུ་ཙཎྜུ་ཧྲཱི་ན་ཙཎྜུ་ཡེ་སྭཱ་ཧཱ། མིག་རྣམ་པར་མཐོང་བའི་སྔགས། ཨོཾ་ནི་ཏི་ལེ་ཏིག་ཏ་ལེ་བ་ག་ཤ་ན་སྭཱ་ཧཱ། རྣ་བ་རྣམ་པར་དག་པ་སྙན་པའི་སྔགས། ཨོཾ་ཙི་ནི་ཙི་ནི་མཧཱ་ཙི་ནི་སྭཱ་ཧཱ། སྙིང་པོ་རྣམ་དག་ཐུབ་སྔགས། ཨོཾ་ཛི་ནི་ཛི་ནི་ཛ་ཡེ་ཨཱཝེ་སྭཱ་ཧཱ། ཡིད་རྣམ་པར་དག་པ་གསལ་བར་ཤེས་པའོ།། སྔགས་རེ་རེ་ལ་ཞག་གསུམ་བཟླས་པའོ།། ཐུན་འཛོག་ཚེ། ཡིག་བརྒྱ་བརྗོད་ལ། ཐུན་མཚམས་སུ་མཆོད་བསྟོད་བྱ། དཀར་གཏོར་གཉིས་བཤམས། བྱ་སྤྱོད་ལྟར་བྱིན་བརླབས་བྱ། གཅིག་བྱེའུ་དང་། གཅིག་ལྷ་མོ་གསུམ་ལ། ཨ་ཀ་རོའི་སྔགས་ཀྱི་འབུལ། འདོད་དོན་ལ། རང་གཞན་གྱི་སྨྲིན་ཡོན་གསལ་བར་ཐོགས་མེད་དུ་སྨྲ་བར་མཛད་དུ་གསོལ། ཞེས་གསོལ་བ་བཏབ་པའོ།། ཨོཾ་ཨ་མ་མ་ཧི་ཧི་དུན་ཛ་ཛ་ཕོབ་ཕོབ། ཉེར་གཅིག་བཟླའོ།། ནས་ཟན་བསྲུར་བཏང་ལ། བསངས་སྦྱངས། སྟོང་པའི་ངང་ལས་ཨོཾ་ལས་རིན་པོ་ཆེའི་སྣོད་ཡངས་ཤིང་རྒྱ་ཆེ་བའི་ནང་དུ་ཨོཾ་འོད་དུ་ཞུ་བ་ལས་བྱུང་བའི་བསྲུར་རྫས་རྣམས་འདོད་ཡོན་ལྔ་ལྡན་གྱི་མཆོད་པའི་[པའི]ཚོགས་སྤྲོས་པའི་དུད་སྤྲིན་གྱིས་ས་དང་བར་སྣང་གི་ཁྱོན་ཐམས་ཅད་གང་བར་གྱུར་བར་བསམ་ལ། ན་མ་སརྦ×སཾ་རྒྱ་ར་ཧཱུྃ། ཞེས་ལན་

བདུན་བཟློད་ལ། ཨོཾ་ཧྲཱི་ཁ་ཧྲེ་ཧེ་ཕྲིས་པ་རི་ཕ་ར་ཨཀྲཾ་ནས་ཤཱུཏའི་བར་གྱིས་མཚོད། སྣང་སྲིད་འཆར་པའི་×××× ཅེས་བསྟོད་བྱ། བསྒྲུབ་པའི་དུས་སུ་གྲིབ་སོགས་འཛེམ་བྱ། སྐད་འདྲི་སོགས་མིག་མཐོང་ནས་རང་འདོད་བའི་[པའི] ལྷ་ཡིན་ཟེར་པས་གསོལ་བ་བཏབ་བྱ་ལེགས་སོ།།

བུ་ཆུང་བཟོ་བའི་ཚུལ་ནི། སྐར་མ་རྒྱལ་གྱི་དུས་སུ་རི་ཞོལ་དུ་ཆུ་མིག་ལ་ཁ་ཤར་དུ་བལྟས་ནས་འབབས་པའི་མགོའི་ཐད་གའི་ཉིན་སྲིབས་མཚམས་ཀྱི་རི་སྐད་མཐོན་པོ་གཅིག་བུར་སྐྱེས་ཤིང་སོ་བ་མཚོན་ཆེ་བའི་ཤིང་སྟག་པ་ལ་ཤར་ནུབ་མགོ་རྫིང་མ་ནོར་བའི་རྟགས་བྱས་ན་གཅོད་ཅིང་། སྐྱེས་བུ་ལག་པ་བདེ་ཞིང་བཟོ་མཁས་པ་གཅིག་གི་[གིས]སྟག་པའི་ཤིང་ལ་བུ་ཆུང་གི་གཟུགས་ཚོན་གང་ཡོད་པའི་རྫིང་བ་བང་། གདན་དང་ཤིང་གི་རྩེ་མོ་ལ་མགོ་བོ་བྱས་ཤིང་། ཉི་མ་དང་པོ་ཤོག་པའི་ཤར་ཕྱོགས་ལ་ཞལ་གཏོར་བ། ལག་ཏུ་དངུལ་དཀར་གྱི་མེ་ལོང་བཟུང་བ་མཛེས་ཤིང་སྙིག་པ་ཡིད་དུ་འོང་བ་གཅིག་བཟོའོ།། ཇོ་ཕ་ཕྱང་ལོང་བུ་གཅིག་ལ་དྲུག་ཏི་བྲིས། རྫས་བཟང་དྲུག་དང་རིན་པོ་ཆེའི་སོགས། དར་དཀར་པོ་གཙང་མ་ལ་བུ་ཆུང་གཅིག་སྐྱེས་པའི་མའི་ནུ་ཞོ་མཚལ་སྦྲུངས་ལ། ཏི་དང་རྩ་སྔགས་འབྲིས་[བྲིས]ཕ་ཕྱང་ལོང་བུ་བཏུམས་ཤིང་། བུ་ཆུང་གི་རྒྱབ་ཏུ་ཕྲུག་པ་ཟབ་མོ་བྲུས་པའི་ནང་དུ་སྙིང་བར་འོང་བ་བྱས་ལ། ཏི་མགོ་མཇུག་མ་ལོག་བར་[པར]བཙུག ཁ་ལ་སྟག་པའི་ལྷན་པ་ལེགས་པར་གླན་ནས་མི་མངོན་བར་བྱའོ།། འདི་ཡིས་དགེ་ལེགས་དཀྱིལ་འཁོར་ལས་གསལ་བར་ཤེས། ཇོ་མཚར་དགའ་སྟོན་གཏེར་མཛོད་ལས་མངོན་ཤེས་བསྒྲུབ་པའི་ལེའུ་སྟེ་གསུམ་པའོ།། །།

ལེའུ་བཞི་པ། ནད་བརྟེས་བསྟན་པ།

ནད་པའི་འཚོ་འཆི་རྟགས་རྟེས་ཚུལ་ནི། ལོ་གྲངས། གཟུགས་ཕྱིན་ན་པའི་[བའི]ཚོས་གྲངས་བསྲེས། མེ་ཡིས་བསྒྱུར་ལ། བུག་གི་མགོ། ལྷག་མ་མེ་དུས་ཐིག་ཤར་ངེས། མེ་ཤར་ནད་དྲག་སྲོག་ཉེས་མེད། ཐིག་ཤར་ན་ངེས་པར་འཆི། དུས་ནི་མ་བཙོས་རང་གར་གསོ།

ཡང་ན་ནད་རྟེས་ནི། ཕོ་ཉ་བརྗོད་བའི་[པའི]དབྱངས་ཀྱི་སྒྲ་ཁ་ནས་གྲངས་སྡོམ་བ་[པ]ལ། འདི་ལ་གྲོགས་བརྒྱན། ཕྱོགས་བསྒྱུར། ཉི་མ་བསྲེས། རི་བགོ། ལྷག་གཟའ་བདུན་ཤར། ཉི་མ་ཉིད་ལ་ངན་བར་[པར]བཤད། མཚན་བརྗོད་འདོན་དང་སྨྲ་རྩྭ་འདེབས། ཟླ་བ་ཉིད་ལ་བཟང་པོར་[བར]བཤད། སྨན་བསྟེན་སྲོག་ལ་སྐྱོན་མེད་བཟང་། མིག་དམར་ཉིད་ལ་ངན་བར་[པར]བཤད། འགྲོ་བ་སྲོག་སྐྱབས་བསླེན་བཀུར་བྱ། ལྷག་བ་[པ]ཉིད་ལ་བཟང་པོར་[བར]བཤད། ཀླུ་གདོན་ཆུ་གཏོར་རྟེན་མཆོད་འབུལ། ཕུར་བུ་སླེད་[ཉིད]ལ་དྲག་པོར་བཤད། རིམ་འགྲོ་[གྲོ]ཆེ་ན་མི་ཁ་བཟློག པ་བསངས་[སངས]ཉིད་ལ་བཟང་པོར་བཤད། ལྷ་མཆོད་ཀླུང་བསྐྱེད་ཙོད་པཏ་འཛུགས། སྤེན་པ་ཉིད་ལ་ངན་པར་བཤད། སྐང་བརྒྱད་གསེར་འོད་གཡང་འགུགས་བྱ།

སྤུར་ཁ་བརྒྱད་ཀྱི་གཤེད་བཞི་གཉན།། བསྐོར་རྩེལ་ལི་ལ་འབབས་[བབས]པའི་མི།། ཁྱད་པར་བྱ་སྤྲེལ་གདན་ལ་ནི།། བག་མེའི་ཐབ་གཞོབ་མེ་བཙའ་སྤུངས།། བཙན་དང་མ་མོའི་གནོད་པ་ཡིན།། མགོ་ནད་སྟོད་ནད་ཚད་རིམས་ལྡང་།། བཙན་དང་འཐབ་འདྲེ་མ་མོའི་བཙོས།། གཏན་དུས་སྤུང་པོ་ཁ་སེར་ཡིན།། བསྐོར་རྩེལ་ཕོན་ལ་བབས་ཀྱུར་ན།། ཁྱད་པར་

བྱི་ཕག་བྱ་སྤྲེལ་ཁྱི།། ས་གཉན་འཕྲུ་སློག་མཁར་ལས་སྤྱངས།། ས་བདག་ཀླུ་སྲིན་ཡུལ་འདྲེ་གདོན།། དྲེག་གྲུམ་མ་ཞུ་ཡན་ལག་བསྐམ།། ཀླུ་བཙོས་ས་སྙིང་སྦ་ཐཱ་བཏབ།། གཉན་དུས་རོལ་པ་ཁ་ནག་ཡིན།། བསྐོར་རྗེལ་དྭ་ལ་བབས་གྱུར་ན།། ཁྱད་པར་བྱི་ཕག་སྟག་ཡོས་ལོ།། སྤྱང་ཁྱིར་ར་ཤ་ལྕགས་འདུལ་སྤྱངས།། བཙན་བདུད་འདྲེ་མོ་ཐེའུ་རང་གདོན།། རྨ་སླང་གཟེར་ནད་གློ་སྙིང་དགའ།། མཆན་བརྗོད་སྔང་བརྒྱད་ཤ་བརྒྱ་ཟན།། གཉན་དུས་མཚོལ་དར་ཆགས་པའི་དུས།། བསྐོར་རྗེལ་ཁེན་ལ་བབས་གྱུར་ན།། གང་གི་སྐྱེས་འདི་གདན་ལ་ནི།། ཁྱི་གསར་ཉོག་དང་ཐོག་ཤ་སྤྱངས།། ཕུང་གྱི་རྒྱལ་འགོང་ཐེའུ་རང་གདོན།། བརྒྱལ་ནད་ཡན་ལག་དྲེག་གྲུམ་ནད།། ནམ་སྙིང་གསེར་འོད་གནམ་སྒོ་སྟོམ།། རི་རླུང་སྤོ་ཆགས་གཉན་པའི་དུས།། བསྐོར་རྗེལ་ཁམ་ལ་བབས་གྱུར་ན།། ཁྱད་པར་རྟ་སྤྲུལ་[སྦྲུལ]ལོ་གདན་ནི།། ཕག་ཤ་སྦྲ་ནག་བཤལ་གཏང་སྤྱངས།། མཚོ་སྨན་ཀླུ་དང་དམ་སྲི་གདོན།། སྐྲན་དང་དམུ་ཆུ་མཁལ་རྨེད་ན།། ཀླུ་འབུམ་སྤྱང་བཀོང་གནམ་ལྕགས་མཆུ།། གཉན་དུས་ཆར་དང་ཆུ་རྒྱས་དུས།། བསྐོར་རྗེལ་གིན་ལ་བབས་གྱུར་ན།། གང་བྱིས་འདི་ལོ་གདན་ལ་ནི།། སླང་ཤ་སེར་རྫས་རི་རྩེ་སྤྱངས།། ཙད་འདྲེ་ཀླུ་གདོན་རྒྱལ་པོ་གདོན།། ནད་དུ་ཤུ་ཐོར་བྱིང་འཐེབས་འོང་།། སླང་ཏུ་ལུང་བསྟན་སྦ་ཐཱ་འདེབས།། རི་འབྲུགས་ཀླུང་འབྲུགས་གཉན་པའི་དུས།། བསྐོར་རྗེལ་ཤིང་ལ་བབས་གྱུར་ན།། ཁྱད་པར་སྟག་ཡོས་རྟ་སྤྲུལ་[སྦྲུལ]ལོ།། བུ་མོ་མི་ལེན་ཤིན་གཅོད་སྤྱངས།། ས་བདག་གདོན་ཆེན་བཙོ་ལྔ་གདོན།། མཆིན་མཆེར་རྩ་དང་སྙེ་མགུལ་ན།། རྨ་བྱ་སྔོང་བརྒྱན་ཆུ་གཏོར་འདོན།། ཤིང་རྩེ་ཁ་འབུས་གཉན་པའི་དུས།། བསྐོར་རྗེལ་ཟོན་ལ་བབས་གྱུར་ན།། གང་གི་སྐྱེའི་འདི་གདན་ལ་ནི།། སྨྱོན་པའི་ནོར་དང་བན་བོན་ནོར།། གཙུག་གཏོར་རྒྱལ་བསེན་བསེ་

རགས་[རག]བཙོས།། གཉན་དུས་ཤིང་པོ་འབབ་རྒྱལ་ཡིན།། རྒྱས་བར་[པར]བཻཌཱུཪྱ་དཀར་པོ་ཞེས།།

སྐྱེ་བ་དགུས་བཞུགས་པ་ནི།

༡	༡༠	༡༩	༢༨	༣༧	༤༦	༥༥	༦༤	༧༣	༨༢

སྐྱེ་བ་ཕན་གནོད་ལྷ་འདྲེ་ནི།། གཅིག་དཀར་ཡི་དམ་ཕྱག་རྡོར་ཡིན།། ཆོས་སྐྱོང་ཚངས་བ་[པ]ཡི་བྱིན་ཏར།། ནོར་ལྷ་ཚེ་རིང་མཆེད་ལྔ་དང་།། གནོད་བྱེད་རྒྱལ་པོ་ཐེའུ་རང་གནོད།། གཉིས་ནག་ཡི་དམ་འཇིགས་བྱེད་བསྙེན།། ཆོས་སྐྱོང་མགོན་པོ་ཞལ་བཞི་དང་།། ནོར་ལྷ་དགྲ་ལྷ་བཅུ་གསུམ་ཡིན།། གནོད་བྱེད་ཀླུ་བདུད་ས་བདག་གནོད།། གསུམ་མཐིང་ཡི་དམ་འཇམ་དཔལ་ནག། ཆོས་སྐྱོང་ སྡེ་བརྒྱད་མདྨ་ཀཱ་ལ།། ནོར་ལྷ་ཀླུ་རྒྱལ་ཙ་ཏྲ་ཧ།། གནོད་བྱེད་ཁང་ཞིང་ས་བདག་སྲིན།། བཞི་ལྗང་ནཱ་ག་རཀྵ་འམ།། ཆོས་སྐྱོང་རྒྱལ་ཆེན་རྣམ་ཐོས་སྲས།། ནོར་ལྷ་ཆུ་མིག་དཀར་བའི་ཀླུ།། གནོད་བྱེད་བཙན་དང་མ་མོའི་གདོན།། ལྔ་སེར་ཡི་དམ་གདུགས་དཀར་ཡིན།། ཆོས་སྐྱོང་ཕ་མེ་བསྲུང་མའི་ཡིན། ནོར་ལྷ་ས་བདག་ཡུལ་བདག་ལྷ།། གནོད་བྱེད་མ་མོའི་དམ་སྲིའི་གནོད།། དྲུག་དཀར་ཡི་དམ་འཇམ་དཔལ་ནག། ཆོས་སྐྱོང་ཕོ་ལྷ་དགྲ་ལྷ་དང་།། ནོར་ལྷ་ཛམྦྷལ་ནོར་རྒྱུན་མ།། གནོད་བྱེད་མི་གཙང་ཕུར་ཁ་གནོད།། བདུན་དམར་ཡི་དམ་ཧ་མགྲིན་ལྷ།། ཆོས་སྐྱོང་……〈མ་ཡིག་གི་ཡིག་འབྲུ་གཉིས་མི་གསལ།〉 ལྷམ་སྲིང་དང་།། ནོར་ལྷ་ཚོགས་བདག་དམར་ཆེན་དང་།། གནོད་བྱེད་བཙན་དང་གྱི་འདྲེ་གནོད།། བརྒྱད་དཀར་ཡི་དམ་ཧ་མགྲིན་ལྷ།། ཆོས་སྐྱོང་རྒྱལ་པོ་སྐུ་ལྔ་ཡིན།། ནོར་ལྷ་གོང་རྩེ་དགྲ་ལྷ་དང་།། གནོད་བྱེད་བསྲུང་མའི་བཀའ་ཆད་ཕོག། དགུ་དམར་ཡི་དམ་འཇིགས་བྱེད་ཡིན།། ཆོས་སྐྱོང་ལྷ་མོ་ཆོས་རྒྱལ་

དང་།། ནོར་ལྷ་དམ་ཅན་ཇོར་ཞིགས་ཡིན།། གནོད་བྱེད་མ་མོའི་བཙན་འདྲེ་གནོད།། ཇོ་མཚར་དགའ་སྟོན་གཉེར་མཛོད་ལས་ནད་བཅོས་བསྟན་པའི་[པའི]ལེའུ་སྟེ་བཞི་བའོ།། །།

ལེའུ་ལྔ་པ། སྨན་གྱི་ནུས་སྟོབས་ཡོན་ཏན་བསྟན་པ།

སྨན་གྱི་ནུས་སྟོབས་ཡོན་ཏན་བསྟན་པ་ནི། ས་སྟེང་གང་ཡང་སྨན་ནི་མ་གཏོགས་མེད།། ཉེ་བར་མཁོ་བའི་སྨན་ཤུང་བྲིས་པ་ནི།། དང་པོ་ཆར་ཆུ་སྙིང་ཚད་སྐྲ་རྣབ་སེལ།། རྒྱ་མཚོའི་ཆུ་ནི་བད་མཁྲིས་ཏུས་ཚད་ཕན།། འབབ་ཆུ་རླུང་བསྐྱེད་མ་ཞུ་སྐྱང་ཐབས་སེལ།། རྫིང་བུའི་ཆུ་ནི་རླུང་དང་བད་ཀན་སེལ།། ཆུ་མིག་ཆུ་ནི་ཁྲག་སེལ་མེའི་དྲོད་སྐྱེད།། ཁྲོན་པའི་ཆུ་ནི་མཁྲིས་ཁྲག་མིག་ལ་ཕན།། ཆུ་བསིལ་མགོ་འཁོར་སྐྱུག་སྐོམ་ཁྲག་མཁྲིས་སེལ།། ཆུ་སྐོལ་རིམས་དང་དབུགས་མི་བདེ་བ་སེལ།།

རྡོ་རྗེ་ཕ་ལམ་སྨྱོན་གདོན་ཐོག་བཟློག་བྱེད།། མུ་ཏིག་རྩ་ནད་ཀླད་པ་འཛག་པ་གཅོད།། བཻཌཱུརྻ་ནུས་ཆེ་ལེན་ནད་ཀུན་སེལ།། པདྨ་རཱ་གས་ནད་དང་གདོན་ཀུན་འཇོམས།། མ་རྒད་འཛིག་ཞིས་[ཅིས]སྙིང་ནད་སེལ་བའི་མཆོག། ཨིནྡྲ་ནཱི་ལས་ནད་ཀུན་མ་ལུས་སེལ།། ཁྱུང་སྐྱུགས་དུག་རིགས་ཚད་པ་སེལ་བའི་མཆོག། གཡུ་ནི་མཆིན་ཚད་ལྷ་འབྲོས་དུག་ན་ཕན།། མུ་མེན་ཆུ་སེར་མཛེ་ནད་རྨེན་བུ་སེལ།། བྱུ་རུའི་[རུས]མཆིན་ནད་རྩ་ཚད་དུག་ཚད་སེལ།། ཁྲ་མེན་གཟའ་ནད་འབྱུང་པོའི་གདོན་ཀུན་ཐུབ།། མེ་ཤེལ་གཟའ་ནད་གྲང་བའི་ནད་ལ་ཕན།། ཆུ་ཤེལ་ཚ་ནད་ཀླུ་ཡི་གདོན་ནི་ཐུབ།། སྤུར་ལེན་རབ་རིབ་བསམ་སེའི་ནད་ལ་ཕན།། དུང་ནི་རྣག་སྐེམ་འཁྲིང་འབིགས་རུས་ཚད་སེལ།། འཕྲོན་བུ་སྐྲན་བཤིག་ཁྲག་གཅོད་རྣག་ཆུ་སྐེམ།།

དངུལ་ཆུ་དངུལ་གཉིས་རྣག་ཁྲག་སྐེམས་པར་བྱེད།། གསེར་ནི་ཚེ་རིང་རྒས་སྲ་དབྱིག་དུག་སེལ།། ཟངས་ནི་དམུ་ཆུ་སྐེམ་དང་གློ་ནད་སེལ།། ལི་ནི་མིག་གི་སྐམ་ཚག་རྗེ་འབྲས་འདུལ།། ལྕགས་ནི་མཆིན་དུག

མིག་ནད་སྐྱ་ཐབ་སེལ།། འཁར་ནི་ཐོགས་[ཐོག]ལྷུགས་རྩ་དཀར་ཆུ་སེར་ཕན།། ར་གན་རྨ་ཤུ་རིག་དུག་མིག་ལ་ཕན།། ཞ་ཉེ་གཤའ་དཀར་རྨ་དུག་རྨེན་བུ་འཇོམས།། ཁྲོ་ནག་གདོན་གཟེར་སྲིན་དང་མིག་ལ་ཕན།། ཏི་ཚ་སེར་པོ་རྨ་འདྲུབ་མིག་ལ་ཕན།།

སྤྱལ་[སྤྲལ]རྒྱབ་མདུང་རྩེ་ཆུ་སེར་འཕྱུལ་འདྲེན་སྐེམ།། ལྕ་བ་འཛིན་ཞིང་རུས་ཆག་ཀླད་རུལ་ཕན།། གངས་ཐིག་མཆིན་མིག་འབྲུམ་བའི་[པའི]ཆུ་སེར་སེལ།། ཙོང་ཞི་ཕོ་ནི་ཁྲག་མཁྲིས་སྨུག་པོ་འཇོམས།། མོ་ནི་འབྲུ་གཅོད་བད་ཀན་ཚ་བ་སེལ།། བུ་ནི་བད་ཀན་སྐྱ་ཐབ་སྨུག་སེར་སེལ།། བུ་མོས་བཅུད་ལེན་མཁལ་སྨད་ཚ་བ་སེལ།། མ་ནིང་ཙོང་ཞི་བསིལ་དྲོད་སྙོམས་ལས་ཕན།། མཉྫུ་ར་ཡིས་སྐྲངས་ནད་རུས་ཚད་ཕན།། ཕག་མགོ་ཀླུ་ནད་ཆུ་སེར་འདྲེན་པར་བྱེད།། བྱེའུ་མགོ་ནི་མགོ་ནད་སྨྱོན་གདོན་ཕན།། སྣངས་ཟིལ་རུས་མདོག་འཁྱིན་ལ་བད་ཀན་སེལ།། གསེར་རྡོ་དངུལ་རྡོ་རྩ་སྦྱོང་ཆུ་སེར་འདྲེན།། ཕ་ཡང་རྩ་ཚད་རུས་སྦྱོར་དུག་ནི་འཇོམས།། གྲུ་བཞི་མིག་ནད་ཁྲི་དུག་སྙིང་གདོན་བསྲུང་།། ལྷུགས་རྡོ་མིག་ནད་ཚེ་འཕེལ་བཅུད་ལེན་ཕན།། རག་རྡོ་མིག་ནད་རབ་རིབ་སེལ་བར་བྱེད།། ཟངས་རྡོ་བ་ནི་གློ་རྣག་འདྲེན་པར་བྱེད།། ཕོང་རོས་སྐྲ་སྐྱེས་འགག་པ་རྨ་རྣག་སེལ།། བ་གླ་རྨེན་ངན་རུལ་གཅོད་གདོན་རིགས་བསྲུང་།། ལྕོག་[ཅོག]ལམ་རྩ་ནད་རེག་དུག་མོ་ནད་ཕན།། རྡོ་མཁྲིས་རྩ་ཁ་སྦོམ་པ་མཁྲིས་བ་[པ]སེལ།། རྡོ་སོལ་ཆུ་སེར་སྐེམ་ཞིང་རྩ་ཁ་སྡོམ།། བ་ཏུ་རྡོ་རྒྱུས་རྩ་སྦྱོང་ཆུ་འགག་སེལ།། མཐིང་རྒྱུས་སྐྲ་རྨ་རུས་ཆག་རྒྱུས་ནད་སེལ།། ལྕང་ཚེར་ཀླད་ནད་རྨ་སེལ་ཤའུ་བསྐྱེད།། གི་ཡང་རིམས་ཚད་དོན་སྣོད་ཚ་བ་སེལ།། རྡོ་དྲེག་མགོ་ཀླད་རྙིངས་བའི་[པའི]ཚ་བ་དང་།། འབྲུ་སྐྱུགས་ཡིག་ཆུས་མིག་ནད་འཛག་པ་གཅོད།། ཁབ་ལེན་ལུས་ལ་ཟུར་པའི་[བའི]མདེའུ་འཁྱིན་བྱེད།། རྡོ་ཀླད་རུས་པ་རྩ་དཀར་རྒྱུས་

ནད་སེལ།། བཙག་ནི་མིག་ནད་ཐུས་ཚད་ཆུ་སེར་སྐེམ།། སྤང་མ་རྨ་ཐུལ་སྐེམ་ཞིང་ལིང་ཏོག་སེལ།།

གསེར་གྱི་བྱི་མ་མཁལ་ནད་ཆུ་འགགས་སེལ།། སིནྡྷུ་ར་རྣག་ཁྲག་སྐེམ་ཞིང་རྩ་ཚད་དང་།། དོན་སྙོད་མེས་ཆོག་མགྲིན་ནད་རྨ་ཤུ་སེལ།། ཐབས་སྲིན་ནད་སྣང་ཐབས་མ་ཞུ་སེལ།། རྗེ་ཐལ་བད་ཀན་འདྲིལ་གཅོད་སྐྲན་ནད་བཤིག། མཚལ་གྱི་[གྱིས]རྨ་འདྲུབ་གློ་མཆིན་རྩ་ཚད་སེལ།། མཚལ་དཀར་འབྲུམ་ཚད་རྨ་ནད་རྩ་དཀར་སེལ།། ལི་ཁྲི་ཐུས་གཅོད་ཤ་ཚད་རྩ་ཚད་སེལ།། ཅུ་གང་གློ་ནད་རྨ་ཚད་མིག་སེར་འཇོམས།། དཀར་རྩིས་ཤ་ཐུས་ཞེན་པའི་ནད་འགོག་བྱེད། སོ་ཕག་གྲི་སྐམ་རླུང་གསང་དུག་[དུགས]ན་ཕན།

རྒྱམ་ཚྭ་བད་རླུང་མ་ཞུ་འགག་ནད་སེལ།། ཁ་རུ་བད་རླུང་དྲོད་བསྐྱེད་སྤྱོས་[སྤྲོས]པ་འཇོམས།། ཅབ་རུ་ཚྭ་བད་ཀན་ཀུན་ལ་ཕན།། ལན་ཚྭ་[ཚྭས]འགགས་པ་མ་ཞུ་སྐྲན་བ་འཇོམས།། མཛེ་ཚྭ་ཁྲག་འདུ་རྨ་ཡི་ཆུ་སེར་འདྲེན།། ར་ཚ་སྙོད་ཀྱི་གྲང་བ་དྲི་འགགས་སེལ།། ཚ་ལ་རྨ་ཁྲག་ཆུ་སེར་མོ་ནད་ཕན།། ཐལ་ཚྭ་གྲང་སེལ་ཕོ་བ་སྤྱོས་[སྤྲོས]པ་འཇོམས།། ཡ་བཀྲ་རས་དྲོད་སྐྱེད་སྐྲན་ནད་སྦྱོང་[སྦྱོང་]།། བུལ་ཏོག་ཐུལ་གཅོད་རྩམ་མྱུགས་དུག་ནད་སེལ།། མུ་ཟེ་[ཟེས]རྣག་ཁྲག་ཆུ་སེར་རྨ་ཤུ་འཇོམས།། ཕག་བན་འབྲས་གཅོད་སྐྲན་བཤིག་ལིང་ཐོག་སེལ།། ཚུར་རིགས་ཤ་ཐུལ་སྐྲན་བཀོ་སྐྲ་བྱི་ཕན།།

ཀུ་ཀུལ་གཉན་གཟེར་གདོན་རིགས་རླུང་ནད་འཇོམས།། ཤེལ་ཏས་ཆུ་སེར་ལྷོག་འཇོམས་ཐུས་ཅན་ཕན།། ལ་ཆ་གློ་ནད་མཁལ་འགྲམ་ཁྲག་ཚབས་སེལ།། བུ་རམ་གྲང་རླུང་ཕོ་བ་འོག་རླུང་རྟ།། ག་ར་ཁྲག་མཁྲིས་ཚ་བ་སེལ་བའི་རྟ།། སྤྲང་[སྦྲང]རྩི་བད་ཀན་ཆུ་སེར་སེལ་པའི་[བའི]རྟ།། སྦྲ་ཚིལ་རྫེན་བུ་ལྷུགས་ནད་དབུགས་མི་སེལ།། ག་བུར་རིགས་ནི་ཚ་བའི་ནད་ཀུན་འཇོམས།། བྲག་ཞུན་ཚ་ནད་ཕོ་མཆིན་མཁལ་ཚད་སེལ།

དབང་རིལ་དུག་ནད་ཀུན་འཇོམས་ནོར་བུ་ཡིན།། དོམ་མཁྲིས་རྩྭ་སྤོམ་ཏུལ་གཅོད་མཁྲིས་མིག་ཕན།། སླ་རྩེ་མཆིན་མིག་གླུ་གདོན་གཉན་འགགས་ཐུབ།།

ཨ་རུ་ནད་ཀུན་སེལ་བའི་སྨན་རྒྱལ་ཡིན།། སྐྱུ་རུ་ཁྲག་མཁྲིས་བད་ཀླུང་གཅིན་སྙི་སེལ།། བ་རུ་ཆུ་སེར་རིམས་ཚད་བད་མཁྲིས་འཇོམས།། ཛྙ་ཧིས་རླུང་འཇོམས་སྙིང་གི་ནད་རྣམས་སེལ།། ལི་ཤི་སྦྲོག་རྩ་སྐད་འགག་གྲང་རླུང་སེལ།། སུག་སྨེལ་མཁལ་གྲང་ཕོ་རླུང་ཆུ་འགག་སེལ།། ཚོ་ཤ་རིགས་ནི་རང་རང་ནད་ཚད་སེལ།། འབྲས་སྣ་གསུམ་ནི་མཁལ་མའི་ནད་ཀུན་སེལ།། སེ་འབྲུ་གྲང་མཁྲིས་བད་ཀན་ཕོ་ནད་སེལ།། གོ་བྱིལ་རྩེན་བུ་སྟོད་འཚངས་སྨུག་སྲིན་འཇོམས།། མ་རུ་རྩེ་ནི་སྲིན་ནད་བད་གྲུམ་སེལ།། བྱི་ཏངྒ་ནི་སྐྲ་ཐབ་མེ་དྲོད་སྐྱེད།། བསེ་ཡབ་བད་ཀན་འབྲུ་གཅོད་ཚ་བ་སེལ།། སྟར་བུས་གློ་བཙོ་ཁྲག་འཇུ་བད་ཀན་གཅོད།། ཀར་ལྷ་ཡིས་ཕོ་བའི་མེ་དྲོད་སྐྱེད།། རྒྱ་ཤུག་འབྲས་བུ་འགག་འཁྱིན་ཚད་ནད་སེལ།། རྒུན་འབྲུམ་གློ་ནད་སེལ་ཞིང་ཚད་པ་སྦྱོང་།། ལྕུང་ཐང་བསམ་སེའི་ནད་དང་འགྲུལ་[མགྲུལ]འགགས་སེལ།། འཕང་མའི་འབྲས་བུས་སྙིང་ཚད་མོ་ནད་སེལ།། ཁམ་འབྲས་འབྲུམ་སེལ་སྲུ་[སྲུ]སྐྱེ་ཆུ་སེར་སྐེམ།། གཡེར་མ་སྲིན་གསོད་ཁ་ནད་གྲང་རྨ་འཇོམས།། སྟར་ག་རྨ་དང་རླུང་ནད་གཡན་པ་སེལ།། ད་ཏྲིག་[ཏྲིག]སྐྱུགས་དང་ཡི་ག་འཁྲུ་བ་གཅོད།། ཕོ་བ་རིགས་གཉིས་བད་ཀན་གྲང་རླུང་སེལ།། པི་ལིང་གྲང་རླུང་མཆེར་ནད་གློ་དབུགས་སེལ།། དོང་གྲུས་[གས]མཆིན་ནད་སེལ་ཞིང་འཇམ་པོར་འཁྲུ།། འབྲ་གོ་བད་ཀན་སྨུག་སེར་ཕོ་ནད་སེལ།། ཙ་སུ་བད་སྨུག་སྐོམ་རླུང་སྐྱུགས་བ་[པ]གཅོད།། དན་རོག་ནད་ཀུན་དྲག་པོར་སྦྱོང་[སྦྱོང]བར་བྱེད།། ནེར་མ་ལི་ནི་མིག་ནད་ཨ་སྨྲི་ཏ།། པིལ་པ་ཚ་གྲང་འཁྲུ་ནད་སེལ་བའི་མཆོག། མདའ་རྒྱུས་རྩ་འབྱེད་བུ་འཁྱིན་མོ་ནད་ཕན།། ཀ་བེད་དུག་ཅུང་འབྲུ་ནད་རྒྱུ་ལོང་ཕན།། གསེར་གྱི་མེ་ཏོག་སྣོད་

ཚད་མཁྲིས་པ་སེལ།། གེ་སར་རིགས་ནི་གློ་མཆིན་སྙིང་ཚད་སེལ།། ཐལ་ཀ་སོ་མ་ར་ཛ་ཆུ་སེར་ཕན།། ཕོ་རོག་མིག་ནི་འབྲས་རྨུལ་ཁྲག་ཆུ་སྐེམ།། འོལ་མོ་སེ་ཡིས་རྩ་ནད་མདངལ་སྐྱོན་སེལ།། ཟེར་ནག་མཆིན་གྲང་ཟེར་དཀར་སྲོག་རླུང་འཇོམས།། ལ་ལ་ཕུད་ནི་ཕོ་ནད་གྲང་བ་སེལ།། གོ་སྙོད་རླུང་ཚད་དུག་དང་མིག་ནད་སེལ།། རྒྱ་སྤྲན་བད་རླུང་དབུགས་མི་བདེ་བ་དང་།། ཛེའུ་རླུང་འཇོམས་གཞང་འབྲུམ་འབྲས་ནད་སེལ།། ཏིལ་ནི་ཕོ་ནད་རླུང་འཇོམས་ལུས་སྟོབས་འཕེལ།།

ཙནྡན་དཀར་བོ་[པོ]གློ་སྙིང་འཁྲུགས་ཚད་སེལ།། ཙནྡན་དམར་བོ་[པོ]ཁྲག་ཚད་སྟོད་འཚངས་འཇོམས།། ཨ་ཀར་སྲོག་རྩ་སྙིང་གི་ཚད་རླུང་སེལ།། ཨར་སྐྱ་སྙིང་སྲོག་རླུང་ནད་ཚ་བ་སེལ།། ཨར་ནག་སྲོག་རྩ་གྲེན་རྒྱུ་རླུང་ནད་འཇོམས།། མཇོམ་[མཇོ]ཤིང་ཁྲག་ནད་མོ་ནད་སྨད་གྲང་སེལ།། སེང་ལྡེང་ཁྲག་ནད་རྨེན་བུ་ཆུ་སེར་སྐེམ།། སྲོན་ཤིང་ཐང་ཤིང་གཉིས་ཀ་བད་རླུང་དང་།། ཆུ་སེར་གཞང་འབྲུམ་རྩ་འབྲས་མོ་ནད་སེལ།། སོ་མ་ཐང་ཤིང་འབྲུ་གཙོད་རིམ་དུག་སེལ།། སྐྱེར་ཤིང་མིག་ནད་གཅིན་སྙི་འཛག་པ་གཅོད།། ཡོ་འབོག་རྨ་ནད་སེལ་ཞིང་ཆུ་སེར་སྐེམ།། ལྩང་མ་དམུ་ཆུ་ཚ་གྲང་སྐྲངས་པ་སེལ།། སླང་མ་མོ་ནད་ཤུ་བ་གློ་ཚད་སེལ།། སྟག་པ་རྣ་བའི་ནད་ལ་ཕན་པ་ཡིན།། སྨྱུག་ནི་མོ་ནད་ཚད་བ་ཉིང་བ་སེལ།། མ་གལ་གློ་བའི་ནད་དང་འབྲུམ་བུ་སེལ།། གནྡྷ་ཀ་རི་རིམས་དང་གློ་ནད་སེལ།། ཤུག་བ་[པ]གློ་མཆིན་མཁྲིས་བ་[པ]མཁལ་ཚད་སེལ།།

ཨུཏྤལ་གློ་མཆིན་མཁྲིས་པའི་ཚ་བ་སེལ།། ལུག་མིག་རྣག་ཁྲག་སྐེམས་དུག་རིམས་ནད་སེལ།། ལུག་ཆུང་རིམས་དུག་སྨུག་པོ་རྩ་ཚད་སེལ།། ཨ་བྲུག་ཆེར་སྔོན་རྡུས་ཆག་ལྷ་བ་འདེགས།། ཨ་བྲུག་སེར་པོ་སྟོད་འཚངས་གཟེར་རིགས་འཇོམས།། མིང་ཅན་གཉན་ལྷོག་སྐྲངས་པ་གཟེར་ནད་

འཇོམས།། སྤང་རྒྱན་སྔོ་ཚད་མགྲིན་ནད་དུག་ཚད་སེལ།། ཀྱི་ལྡེས་སྟོད་ཚད་མཁྲིས་ཚད་སེལ་བར་བྱེད།། སྤོ་དེ་གཉན་ཐུབ་རིམས་ནད་ཚ་བ་སེལ།། བྱི་ཤིང་དཀར་པོ་སྔོ་ཚད་ཕྱི་སྐྲན་སེལ།། སྟེའུ་རིགས་ནི་རྩུལ་འདྲེན་ཆམ་ནད་སེལ།། བྱི་ཏུག་རྨ་ཡི་འབུ་སྲུང་ཞོལ་མིག་སེལ།། བྱི་བཟུང་རྡོ་ལི་སྐྲན་བཤིག་རྩ་ནད་སྦྱོང་[སྦྱོང་]།། ཐ་རམ་ན་རམས་[རམ]བྱ་རྐང་འབྲུ་བ་གཙོད།། སྤྲི་མ་ནག་པོ་བཙུད་ལྷན་ལུས་སྟོབས་བསྐྱེད།། ལུག་ལ་[མིག]དུག་སེལ་ཡན་ལག་སྐྲངས་པ་འཇོམས།། ལྕམ་པ་ཆུ་འགགས་སྐམ་དང་འབྲུ་བ་སེལ།། ཟླ་ནི་རླུང་ཚད་དམུ་ཆུ་རྨ་ལ་ཕན།། ཟིན་ཏིག་དཀར་པོ་གཉན་ལྷོག་གཟའ་ནད་སེལ།། མཚན་གྱི་རིགས་ནི་སྔོ་སྙིང་ཚད་པ་སེལ།། མེ་ཏོག་སེར་ཆེན་རྨ་འབྲུབ་རྩ་ཏུལ་གཙོད།། སྲུབ་ག་ཏུལ་གཙོད་རྡོད་སྐྱེད་ཆུ་སེར་འདྲེན།། དར་ཡ་ཀན་གྱི་[གྱིས]བྱང་ཁོག་ཆུ་སེར་སྐེམ།། ཕུ་མོ་མདེའུ་འབྱིན་བུ་རོ་ཟུག་རྫུ་འབྱིན།། བྱ་ཕོ་ཅི་ཅིས་བུད་མེད་ཟླ་མཚན་གཙོད།། སྤང་རྩི་དོ་བོས་རིམས་དུག་སྙིང་ཚད་སེལ།། འབྲུ་ཧ་ས་འཛིན་རྣག་ཁྲག་སྔོ་ལུད་འདྲེན།། སྤྲད་དཀར་མཆེར་ཚད་དམུ་ཆུ་ཆུ་སེར་སྐེམ།། ཧིག་ཏ་མཁྲིས་ཚད་ཕོ་མཆིན་ཚ་བ་སེལ།། བ་ཤ་ག་ཡིས་རིམས་དུག་ཁྲག་ཚད་སེལ།། གཡའ་ཀྱི་མ་ནི་མཁྲིས་རིམས་མགོ་ནད་སེལ།། གཏྲ་ཆུང་ནི་དུག་དང་ཚ་འབྲུ་གཙོད།། ཐྲི་[ཕྲི]ཡཧྲུ་ནི་ཕོ་མཆིན་ཚ་བ་སེལ།། ཨ་ཤ་བྱང་ཁོག་རྨ་དང་མིག་ནད་སེལ།། ཆུ་མ་རྩེ་ཡིས་ཆུ་སེར་དམུ་ཆུ་སྦྱོང་།། ལུག་མུར་བྲང་ཚ་གྲེ་སྐམ་ཆམ་པ་སེལ།། ཉ་དུག་པ་ནི་མོ་ནད་མངལ་སྲིན་གཙོད།། གྲེ་ལ་རལ་ནི་གཉན་སྲིན་ཐམས་ཅད་སེལ།། ཁྲི་ལྡེ་ནག་པོ་[པོས]སྐྲངས་འཇོམས་ཆུ་སེར་སྐེམ།། བྲག་སྐྱུ་ཏ་པོ་བསམ་མཁལ་རྨ་འབྲུ་གཙོད།། འཛིན་པ་གྲེ་ནད་གཉན་ལྷོག་ནད་གདོན་འཇོམས།། སྨྱང་རྩི་ཐྲུས་ཀྱིས་རིམས་ཚད་གཉན་ནད་འཇོམས།། པར་པ་ཏ་ཡིས་རིམ་[རིམས]དང་དུག་ཚད་སེལ།། ཨ་གྲོང་ཚར་བོང་སྔོ་ཚད་མགྲིན

ནད་འཇོམས།། ཕུར་མོང་གཉན་སྲིན་སྨྲན་ནད་ཤུ་བ་སྐེམས།། མཁན་པ་ཁྲག་གཅོད་ཡན་ལག་སྐྲངས་པ་སེལ།། བྱི་ཚེར་རིམས་དང་མཁལ་ཚད་ཁ་ནད་སེལ།། ཞུན་མཁན་ཁྲག་དང་མཁལ་ནད་གློ་རྣག་སེལ།། འབམ་པོ་སྐྲངས་དང་ལྷོག་པ་ཁོང་འབྲས་འཇོམས།། སྨུག་ཆུང་མདན་ཡོན་ཆེར་སྟོན་ནུས་པ་འདྲ།། དྲེས་མའི་གེ་སར་སྲིན་གསོད་སྣང་ཐབས་འཇོམས།། ས་རྫི་ཀ་ཡིས་ཕོ་བའི་མེ་དྲོད་བསྐྱེད།།

མ་ནུ་རླུང་ཁྲག་བད་མཁྲིས་ཚ་བ་སེལ།། ཙུ་ཏྲ་ཁྲག་རླུང་གློ་འགག་བད་སྨྲན་བཤིག། ཤ་སྐྱུས་བད་རླུང་སེལ་ཞིང་ཁྲག་འཁྲུགས་འཇུ།། སླེ་ཏྲེས་རིམས་ཚད་མ་སྨིན་ཁྲག་རླུང་སེལ།། ཤུ་དག་མ་ཞུ་དྲོད་སྐྱེད་འགག་ལྷོག་སེལ།། ཤིང་མངར་གློ་ནད་ཛ་འགག་སེལ་བའི་མཆོག། པུ་ཤེལ་སྐྱུགས་གཅོད་གཞང་འབྲུམ་ཆུ་འགག་སེལ།། ཡུང་བས་སྐྱུ་གཉན་ཙུལ་མ་གཅིན་སྙི་ཕན།། ག་དུར་རིམས་དང་གློ་ཚད་ཛ་ཚད་སེལ།། ལྕུམ་བུ་རེ་རལ་མཁལ་ནད་རྨ་ལ་ཕན།། ར་མཉེ་སྐྱ་ཐབ་རླུང་སེལ་བཅུད་ལེན་མཆོག། མཉེ་ཤིང་མོ་མཚན་ལྷེན་ནད་ཆུ་སེར་འཇོམས།། ལྕ་བ་མཁལ་རྐེད་པོ་གྲང་སྐྱ་ཐབ་སེལ།། བ་སྤྲུ་སྨད་གྲང་སྐྱ་ཐབ་རྗོ་སྨྲན་བཤིག། དབང་ལག་བཅུད་ལེན་ལུས་སྟོབས་ཁུ་བ་བསྐྱེད།། ལ་ཕུག་དཀར་པོ་མ་ཞུ་རྐང་འབམ་སེལ།། ཧོང་ལེན་ཁྲག་སྐེམ་འཁྲུགས་ཚད་མིག་ནད་སེལ།། བོང་ནག་གཉན་ཀུན་སྙིང་རླུང་གདོན་ནད་འཇོམས།། སྟག་ཤ་རྨ་འདུབ་གཉན་གསོད་འབྲུ་སྐྲངས་སེལ།། སྣ་ཤང་སྐད་འགག་གློ་ནད་དབུགས་མི་སེལ།། འབྲི་མོག་གློ་ནད་སུཙྪ་ཁྲག་ཚབས་གཅོད།། བཙོད་ནི་གློ་ཚད་ཁྲག་རླུང་མཁལ་ནད་སེལ།། སྲོ་ལོ་གློ་ཡི་ཚ་བ་སྙིང་ཚད་སེལ།། ལྕུམ་ཙ་རྨ་ནད་སྟོད་ཚད་བད་ཀན་སྦྱོང་།། ཆུ་ཙ་གཉན་སྦྱོང་རྨ་ཡི་སྐམ་རྩི་བྱེད།། དུར་བྱེད་[བྱིད]ཐར་ནུས་ཚ་གྲང་ནད་ཀུན་སྦྱོང་།། རེ་ལྕག་པ་ཡིས་འབྲས་འདུལ་གཉན་ནད་སྦྱོང་།། དཀར་པོ་ཅིག་ཐུབ

ནད་ཀུན་སེལ་བའི་མཆོག།
ཤ་སྨན་རྣམས་ཀྱི་ཡོན་ཏན་བསྟན་པ་ནི། བྱ་ཁྲུང་ཀྲུ་ཡོག་ཁུ་བྱུག་གྲེ་འགག་སེལ།། རྨ་བྱའི་དུག་སེལ་ནེ་ཙོ་གདོན་སྨྱོན་འཇོམས།། བྱ་རྒོད་ཕ་བ་གོ་བོ་ཕོ་སྲན་བཞིག། འོལ་བ་ཟས་འཇུ་བྱ་ཁྲ་འཛག་ནད་སེལ།། ཁུག་རྟ་གྲོ་ནད་ཁྲིམ་བྱ་ལུས་སྟོབས་བསྐྱེད།། བུ་[ཕུ]ཤུད་རྨ་ནད་ཟེར་མོ་ཁྲག་ཤོར་གཅོད།། མཆིལ་བ་ནས་ཟན་ལུས་སྟོབས་ཁུ་བ་བསྐྱེད།། ངུར་པ་ལྷོག་སེལ་ཞིང་རྟ་ལུས་སྟོབས་བསྐྱེད།། འཇོལ་མོ་སྐད་འགགས་སོ་བྱ་ཆུ་འགག་སེལ།། སྐྱུང་ཀ་དུག་ནད་གོང་མོ་བད་སྐྲངས་འཇོམས།། སྲེག་བ་[པ]དུག་ནད་ཕུ་རིག་རྩལ་བ་བསྐྱེད།། ཐ་བྱ་ཤ་དུག་ཁྭ་ཏ་སྙེང་གདོན་སྲུང་།། རི་བྱ་འབྲུང་གདོན་སྲུང་མའི་བད་ཀན་སེལ།། བྱ་ཕང་སྐྱུགས་གཅོད་སྐྱུར་མོ་སྦྱུར་དུག་སེལ།། ཁྲུང་ཁྲུང་ཆུ་འགགས་ངང་བ་ཤ་དུག་སེལ།། འབྲི་སྣན་ཤ་ནི་སྨྱོན་བ་[པ]རིམས་ནད་སེལ།། གནའ་བ་ཤ་ནི་བྱང་ཕོག་ཆུ་སེར་སྐེམ།། དགོ་བ་ཤ་ནི་བད་ཀན་ཚ་བ་སེལ།། བཙོད་ཀྱི་ཤ་ཡིས་ཁྲག་གགས་འབྲུ་གཅོད་པན།། ར་རྒོད་ཁྲག་ནི་ཉུས་ཆག་རྨ་ལ་ཕན།། རྐྱང་གི་ཤ་ཁྲག་ རླུང་གྲང་གློ་ནད་སེལ།། ཐླ་བ་ཆུ་འགགས་བྱང་ཕོག་རྨ་ལ་ཕན།། ཤ་བ་ཤ་ནི་སྲིན་སེལ་མངལ་ཁྲག་གཅོད།། རི་བོང་ཤ་ནི་བད་ཀན་མཁྲིས་ནད་སེལ།། ཕག་རྒོད་མདེའུ་འབྱིན་གཡག་རྒོད་འབྲུ་སྐྱུགས་གཅོད།། དེའུ་མགྲིན་ནད་བོང་བུ་ཆུ་འགགས་སེལ།། རྟ་ཤ་སྐྱུག་གཅོད་ཛ་མོང་ཆུ་སེར་འདྲེན།། བ་གླང་སྐྲ་ཐབ་མཛེ་ཤ་ཆུ་སེར་སེལ།། ཕག་ཤ་གཉན་རིམས་ལུག་ཤ་རླུང་ནད་འཇོམས།། ར་ཤ་འབྲུམ་ནག་ཁྱི་ཤ་སྐྲངས་ནད་སེལ།། ཉི་ལོ་གཟའ་ནད་འཕྱི་བ་མཁལ་ནད་སེལ།། སྤྱང་ཤ་ཆུ་འགག་ཕ་ཤ་རྒྱུས་ནད་སེལ།། གཡི་ཤ་རྒྱ་གཟེར་སྲི་མོང་སྦྱུར་དུག་འཇོམས།། ཪོ་མཚར་དགའ་སྟོན་གཏེར་མཛོད་ལས་སྨན་གྱི་ནུས་སྟོབས་ཡོན་ཏན་བསྟན་པའི་[པའི]ལེའུ་སྟེ་ལྔ་པའོ།། །།

ལེའུ་དྲུག་པ། སྨན་གྱི་ཚ་གྲང་འདུལ་ཚུལ།

དང་པོ། རིན་པོ་ཆེའི་སྨན་གྱི་འདུལ་ཚུལ།

རིན་ཆེན་སྨན་གྱི་འདུལ་ཚུལ་ནི། གསེར་དངུལ་ཟངས་ལྕགས་དེ་རྣམས་སྲང་ཤོག་ཙམ་དུ་བརྡུངས་ལ་དུམ་བུར་གཏུགས་[གཏུབ]ལ་ཞིག་དཀའི་གོང་བུར་བླུག དེའི་སྟེང་དུ་དངུལ་ཆུ་སྨུ་ཟེ་ཚ་ལ་རྣམས་བླུག དེ་ཁ་འཛེམ་ཐལ་གཉིས་ཀྱིས་བསྣམ། དེའི་སྟེང་དུ་འདག་པས་ཁ་བཅད་སོལ་མེ་ལ་བསྲེག ཐལ་བར་སོང་དུས་ལེན། བ་ཚ་འདུལ་ལག་ལེན་ཡིན་ནོ།།

སུ་ཧིག་གཡུ་ཉ་ཕྱི་དུང་བྱུ་རུ་མུ་མེན་དེ་ལྟ་བུའི་མི་ཞུ་བའི་རིན་པོ་ཆེ་ཕ་ལམ་བཻཌཱུརྻ་ལ་སོགས་བའི་[པའི]རིན་པོ་ཆེ་འདི་དག་གི་འདུལ་ཚུལ་ནི། ཟེ་ཚྭ་ལྤུམ་པོ་[བུ]རེ་རལ་ཚ་ལ་གནྡྷ་ཆུང་སླ་རྩི་ཨ་རུ་ར་མགྲོན་ཐལ་སྐར་བུ་རྣམས་ལོ་བརྒྱད་དྲི་ཆུར་རིན་ཆེན་དེ་རྣམས་ཁྲམ་ཁྲུམ་བརྡུང་ལ་ཉིན་གཅིག་བཙོས། དེ་རྗེས་སུ་ཆུར་བཙོས། དེ་རྗེས་སུ་ཆང་ལ་བཙོས། ཡང་ཆུར་བཙོས། དེའི་[དེ]ཡིས་དུག་འབྱུང་[དབྱུང་]། ནུས་བ་[པ]ཐུལ་དུ་བྱུང་ངོ་།། དན་རོག་ལྕེ་དག་ཕྱི་ཤུན་འཕྲལ་ལ་འོ་མ་བསྐོལ་མདོག་འགྱུར་ཙམ་བཙོས་པས་འགྲུབ་ལ། དུར་བྱིད་ནི་ཀང་ཤུན་ཕྲལ་རྫ་ལ་བཙོས་བ་[པ]དུག་དང་འཕྲལ་བ་ཡིན། ཐར་ནུ་བ་དམར་ཟལ་གྱི་ཆུ་ནང་དུ་བསྐོལ་བས་བ་ཆུ་ཐར་ནུ་ལ་ཐིམ་བའི་[པའི]བར་བརྩུས་བའོ[པའོ]།།

གཉིས་པ། ཕའི་སྨན་གྱི་འདུལ་ཚུལ།

བྱ་ཕ་གངས་སྤྲལ་རྨིགས་པ་རྩངས་པ་སྤྲུལ་སོགས་ཀྱི་དུག་འབྱུང་[དབྱུང]བ་ནི་ཚག་ཕའི་ནང་དུ་བཙུག་ནས་མེ་ཉོར་ལ་སེར་ཙམ་བསྲེགས་ཀྱང་རུང་ངོ༎ ཡང་ན་བག་ཟན་གྱི་ནང་དུ་བཙུག་ལ་མེ་ཉོར་གྱི་དཀྱིལ་དུ་བཞུག་བས་[པས]བག་ཟན་གྱི་སེར་ཙམ་ཚོག་ན་དུག་དང་བྲལ་བ་ཡིན་ནོ༎

གསུམ་པ། ཙོང་ཞིའི་འདུལ་ཚུལ།

ཙོང་ཞི་གསོད་བཏུལ་བྱེད་པ་ནི། ཕོ་ཙོང་ཞི་བཟང་པོ་མཐེབ་ཙམ་རེ་ལས་མི་ཆེ་བ་ཅི་ཙམ་བསྲེག་ཚད་རེ་ལྕགས་[ལྕག]སྤོམ་མཐེབ་ཙམ་ལྷན་དུ་ལྕགས་སྣོད་དམ་ཀོང་བུའི་ནང་ལ་ཞུགས་ནས་མེ་འོབས་ལ་ཞག་བཅུའི་བར་དུ་བསྲེག་ནས་སྟེང་ལ་ཆང་བླུག་ རླངས་བ་[པ]མ་ཤོར་བར་གབ་ལ་བཞག་ན་ངད་ཡལ་བའི་ཚེ་བླངས་ནས་སྐམས། སླར་ཡང་སྲེག་ནས་དར་ལ་ཕབས་བས་[ཕབ་པས]ཞོ་ལྟར་འཇུ་བ་ཆང་ལ་དཀྲུགས་ནས་དར་རས་ལ་བཙག་ནས་སིག་མ་དོར་བ་དེ་གྲིབ་སྐམ་བྱས་ནས་བདེ་སྐྱིད་སྐྱོམས་ལྡན་སོགས་ལ་སྦྱར། ཡང་ན་གོང་ལྟར་ཚོས་བར་བསྲེག་ལ་བླུག་ནས་ཞག་བདུན་བར་དུ་ཡང་ཡང་བསྐོལ་ནས་ཡང་ཡང་སྐམས་ཞིབ་བཏགས་བྱས་ཏེ་བ་དམར་མོའི་འོ་མར་སྦྲུས་[སྦྲུས]པ་གྲིབ་སྐམ་བྱས་ནས་ཀ་ལོ་སྨན་མར་སོགས་བསིལ་སྦྱོར་ལ་བཏང་། རྗོ་ཞུན་ཡང་ཙོང་ཞི་ལྟར་འདུལ་བ་གནད་ཡིན། ཡང་གསོད་འདུལ་དེ་མ་ཕབས་[ཕབ]པར་གྲང་དུ་བཙུག་པ་ཤིན་ཏུ་ཚ་བའི་སྦྱོར་བ་འབིགས་ཤིང་རུལ་གཙོད་གྲང་སྨན་བཤིག་ལ་གཏོང་།

ཙོང་ཞི་གྲང་འདུལ་ཟེར་བ། ཕོ་མོ་ཙོང་ཞི་བསྲེས་པ་ཁྲམ་ཁྲུམ་བརྡུངས་ལ་ནས་ཆུར་བཙུག་ཉིན་ཞག་རེ་ལ་ཆུ་རེ་སྦྱོས་ལན་རེ་བསྐོལ་ནས་ལན་རེ་སྐམ་དེ་ལྟར་དུ་ཉིན་ཞག་བདུན་སོང་ཚེ་ཞིབ་ཏུ་བཏགས་ལ་བའི་འོ་མར་སྦྲུས་ནས་གྲིབ་སྐམ་བྱས་པ་འདི་ལ་ཁྲག་འཁྲུགས་ཀུན་སེལ་སོགས་ཚད་པ་སེལ་བའི་སྦྱོར་བ་ལ་གཏོང་ངོ་།།

ཙོང་ཞི་འཕྲུལ་ཐལ་གྱི་ལག་ལེན་ནི། ཨ་རུ་རྒྱམ་ཚྭ་བོང་དཀར་ཚ་ལ་ཕེ་ཝིང་ཞོ་རེ་རེ་ཨུ་ཟི་འདུལ་མ་ཞོ་ཕྱེད་ཞིབ་བཏགས་དེ་དང་མཉམ་པ་གཉིས་ཀྱུར་གྱི་ཕོ་ཙོང་ཞི་བཟང་པོ་རྐོད་འདུལ་མ་གོང་བུའི་གསུམ་ཆ་བགང་[དགང་]ལ་གསུམ་གཉིས་སྟོང་བ་འཛེམ་བས་[པས]ཁ་བཙད། དུ་བ་མ་ཤོར་བར་བསྲེག ཚོས་ཚད་ཐལ་བ་འཕེལ་ནས་ཁིངས་ཤིང་དུང་ཕྱེ་ལྟར་དཀར་ལ་ཆུ་འཕྲད་ཚེ་ཁོལ་ན་ལེགས་བར་[པར]ཚོས་པའི་རྟགས་ཡིན། མ་ཚོས་མདོག་ནག་སྨོ་བྱུང་ན་སླར་ཡང་ཚོས་བར་[པར]བསྲེག་ན་བཟང་ངོ་།། ངོ་མཚར་དགའ་སྟོན་གཏེར་མཛད་[མཛོད]ལས་རིན་ཆེན་སྨན་གྱི་ཚ་གྲང་འདུལ་ཚུལ་བསྟན་པའི་ལེའུ་སྟེ་དྲུག་པའོ།། །།

ཁྱིམ་བཅུ་གཉིས་ནི།

<table>
<tr><td>བུམ།</td><td>ཉ།</td><td>ལུག</td><td>གླང་།</td><td>འཁྲིག</td><td>ཀརྐ་ཊ།</td><td>སེངྒེ།</td><td>བུ་མོ།</td><td>སྲང་།</td><td>སྡིག</td><td>གཞུ།</td><td>ཆུ་སྲིན།</td></tr>
<tr><td colspan="13">བཻཌཱུརྻ་སོགས་དང་རྩིས་གཞུང་རྣམས་ལ་སྨན་སྦྱོར་ཉིན་བཤད་པ་ཤིན་ཏུ་མང་བའི་ཕྱིར་མདོར་བསྡུས་བྲིས་པ་ནི།</td></tr>
<tr><td>ལྷའི་སྨན་འབབས་ཉིན།</td><td>གླང་།</td><td>སྟག</td><td>ཡོས།</td><td>འབྲུག</td><td>སྦྲུལ།</td><td>རྟ།</td><td>ལུག</td><td>སྤྲེའུ།</td><td>བྱ།</td><td>ཁྱི།</td><td>ཕག</td><td>བྱི།</td></tr>
</table>

སྨན་སྦྱོར་བའི་གཟའ་ནི།	༡༥ ༢ ༦ བཟང་།												
སྐར་མ་ནི་བཟང་།	༣ ༤ ༧ ༡༢ ༡༣ ༡༦ ༡༥ ༢༠ ༢༡ ༢༢ ༢༣ ༢༦ ༢༥ བཟང་།												
མིང་གཟུགས་ཀྱི་རྟེན་འབྲེལ་སོགས་ལ་བཟང་།													
ཁྲིམ་བཅུ་གཉིས།	བུམ།	ཉ།	ལུག	སྐྱང་།	འབྲིག	ཀཀྵ་ཊ།	སེང་།	བུ་མོ།	སྲང་།	སྡིག	གཞུ།	ཆུ་སྲིན།	
བདུད་དུག་འབེབས་པའི་ཉིན།	སྦྲུལ།	བྱ།	སྐྱང་།	སྤྲེའུ།	བྱི།	འབྲུག	ཕག	ཡོས།	ལུག	སྟག	རྟ།	ཁྱི།	སྨན་སྦྱོར་བས་ཕུང་།

ལེའུ་བདུན་པ། རྟེན་འབྲེལ་སྦྱོར་བ།

སྨན་པས་འགྲོ་ཚེ་ལམ་དུ་ཆད་ཚིག་ཆག་པ་དང༌།། ངུ་བསང་སྨྲ་བ་ཐོས་དང་མཐོང་བ་དང༌།། རིང་ནས་འབོད་ཅིང་སྡིག་བའི་[པའི]ལས་ལ་སྤྱོད།། བཀྲ་མི་ཤིས་པའི་རྒྱན་དང་སྨྲ་བརྗོད་བྱེད།། དེ་དག་ལྟས་ངན་བཟློག་པའི་སྔགས་ནི།། སོད་ཤུ་ཙུ་ནན། ཏི་ནི་སྲ་མ་ནི། ཞི་ཞི་ཙུ་ཙུ་ཁུ་ར་ནན། བརྒྱ་རྩ་བརྒྱད་བཟླས་ན་ལྟས་ངན་བ་[པ]ཐམས་ཅད་ཐུབ་བར་[པར]འགྱུར་རོ།།

བཟང་ནི་དགེ་བའི་ལས་དང་སྦྱོར་མཚུངས་ཆོས་སྤྱོད་དང༌།། ཡིད་དུ་འོང་བའི་རྟ་ལུག་ཕྱུག་གུར་བཅས།། རྟེན་འབྲེལ་བཟང་པོ་སྣོད་གང་འོ་ཞོ་ཟས།། དགེ་ལྟས་ནད་པ་གསོས་པའི་མཚན་ཉིད་ཡིན།། ངོ་མཚར་དགའ་སྟོན་གཏེར་མཛོད་ལས་རྟེན་འབྲེལ་སྦྱོར་བའི་ལེའུ་སྟེ་བདུན་པའོ།།

ལེའུ་བརྒྱད་པ། ནད་སྨན་སྦྱོད་ཚུལ།

ནད་ཀྱི་རྟགས་བཅོས་བསྟན་པ་ནི། སྤྱི་བོ་ནས་རྐང་མཐིལ་གྱི་བར་ལ་ནད་གང་འབྱུང་རང་རང་ཐད་དུ་གཉེན་པོ་ངོ་སྦྱོད་ཀྱི་ཚུལ་དུ་མཛུབ་ཚུགས་སུ་གསལ་བར་བསྟན་བ་[པ]ནི།

དང་པོ། མགོ་བོའི་ནད་བཅོས་པ།

ལུས་ཀྱི་ཐོག་མར་མགོ་བའི་[བོའི]ནད་ལ། མགོ་རླུང་མགོ་འཁོར་ཐེ་ཐོམ་རྣ་འུར་ལ་སྐྱུགས་ཅིང་ལངས་ན་འགྱེལ་བུབ་ཕྱི་ཡུལ་འཁྲོམས་སོགས། མཁྲིས་བ་[པ]ཞུགས་ལ་སྐྱད་པ་ན། ཉི་མ་ཕོག་དང་ཚ་འཕྲུང་ལྡང་། བད་ཀན་ཞུགས་ན་མགོ་བོ་ལྕི། གཉིད་ཆེ། དང་ག་མི་བདེ་ཡི་ག་འགག སྨན་ནི། རླུང་ལ་གཙུག་གི་ནོར་བུ་བདེ་སྐྱིད། མཁྲིས་ལ་མཁྲིས་རླུང་སེལ་སྦྱོར། བད་ཀན་ལ་ཚྭ་སྔོན་བཞི་པ། ཁྲག་ལ་རྡོ་རྗེ་ཁྲག་འཇོམས། གཉན་ལ་གནམ་ལྕགས་ཐོག་མདའ། རྒྱུན་དུ་ན་བ་ལ་མི་ཐོད་དཀྱིལ་འཁོར་མན་ངག་གུར་གུམ་བཅུ་གསུམ་ཞི་བྱེད་དྲུག་པ་སོགས་བཏང་། སྤྱི་གཙུག་ལྕག་རྩ་སོགས་བསྲེག དཔྲལ་རྩ་གསེར་མདུང་སོགས་གཏར་བཅོས། མགོ་ནད་ལ་སྡིགས་ནི། ལ་མས་ལ་ལ་ཕཏ། སྡིགས་འདི་སྐུད་པ་གསུམ་དམར་པོ་གསུམ་སྒྲིལ་ལ་བཏབ་སྟེ་མགོ་ལ་བཅིངས་ན་མགོ་ནད་སེལ།

མགོ་རྨ་ཆུ་སེར་ཅན་ལ་དྲག་པོ་ཚྭ་སྦྱོར་གྱིས་ཁྲུས་སྐམས་བྱ། ཡ་མ་སྲིན་ནད་ལ་རིན་ཆེན་གཙུག་བཤལ་ཀྱིས་ཕྱུམས་བྱ། ལང་ཐང་རྩེ་བཅུ་གསུམ་སོགས་བཏང་།

གཉིས་པ། མིག་གི་ནད་བཅོས་པ།

མིག་གི་ནད་ལ། རླུང་མཁྲིས་བད་ཀན་ཁྲག་ལས་འབྱུང་ནད་མང་། རླུང་ཞུགས་ན་རྩ་དམར་འབུར་སྐྲམ། བསེར་བུ་གནོད། མཁྲིས་ཞུགས་ན་མདོག་སེར། ཚ་ཞིང་མཆི་མ་མང་། བད་ཀན་ཞུགས་ན་སྐྲངས་ཤིང་མཆི་མ་འཛག བད་རླུང་ལས་གྱུར་ལ་མི་ལྟར་ཚ་བ་སྐྲམ་རྨུབ་ཅིང་། ཁྲག་མཁྲིས་ལས་གྱུར་ཤ་སྦྲིན་མཐུག་པ།

ལིང་ཐོག་བཏབ་པ་ནི། ཀ་ལ་རང་གི་བསྲུང་མ་གཟའ་དང་རྒྱུ་སྐར་གྱི་གནོད་པ་[པ]ཡིན། ཁ་ལ་རྒྱལ་གདོན་གྱི་གནོད་པ་ཡིན། ག་ལ་ས་བདག་ཀླུ་གཉན་གྱི་གནོད། ང་ལ་བྱང་ཁ་ཕུར་ཁ་ཀླུའི་གནོད་པ་ཡིན། ཅ་ལ་བཙན་བདུད་མ་མོའི་གནོད་པ་ཡིན། ཆ་ལ་མི་ལྷ་དང་ཡུལ་ལྷའི་གནོད་པ་ཡིན། ཇ་ལ་མི་གཙང་ཐོག་པ་དང་ལྷ་བསྲུང་ཁྲིས་པའི་གནོད། ཉ་ལ་ཕུང་སྲི་ཐེའུ་རང་གི་གནོད།

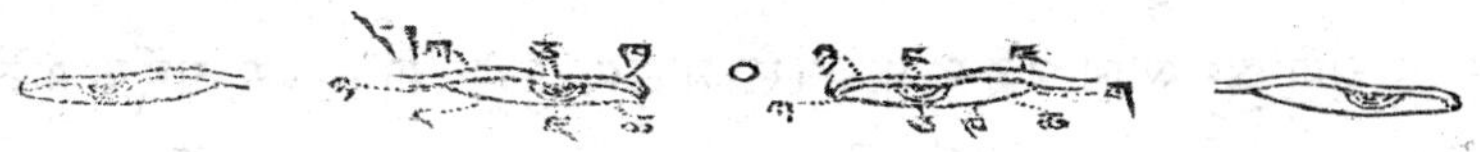

མིག་གི་ནད་སྤྱི་རྟགས་བརྒྱད་ཅུ་རྩ་བཞི་བཤད་པ་ནི། དབྱེ་བ་མིག་ཆུ་ནད་བདུན་དང་ཚག་རིགས་གཉིས། གདུང་གྱུར་ལས་བྱུང་བཞི། ལིང་ཐོག་རབ་རིབ་གཉིས་ལའང་ནད་ཀྱི་དབྱེ་བ་བཞི་བཞི། ཕྱི་འགྲིབ་ལྡེ་བར་འགྲིབ་བཞི་ནང་འགྲིབ་གཉིས་སྦྱོད་ལོང་དང་རྒྱས་བར་[པར]ན་སུམ་ཅུ་རྩ་གསུམ། དབྱེ་བར་དཀའ་བ་ཉི་ཤུ་རྩ་བཞི་མིག་འབྲས་དཀར་ནག་གི་ནད་བཅུ་བདུན། རབ་རིབ་ཉེར་བདུན། ཚག་རིགས་བཅུ་དྲུག་སོགས་མིག

ནད་བརྒྱད་ཅུ་རྩ་བཞིར་བཤད། བསྡུ་ན་མིག་ཆུ་ནད་དང་མིག་ཚག་ཡིང་ཐོག་རབ་རིབ་འགྲིབ་དང་ལྷ་འདུ་ནས་འོན་ཀྱང་གསོ་ཚུལ་མ་ནོར་ནད་རིགས་མ་འཕྲུལ་བར་སོ་སོར་ཤེས་དགོས་སོ།། རྟགས་ལ་བཤད་བར་[པར]མི་དགོས། བྱེ་བྲག་ཏུ། འདི་ལ་འབྱེད་དཀའ་ཞེས་གཉིད་ལ་མིག་གཉིས་འབྱེད་མི་འདོད་ན་ཟུག་མེད་སྐམ་རྩུབ་མི་བདེ་བ་མཆི་མ་ཟག་པ་ཕྱིས་ན་ཕན་སྐམ་བྱེད། རླུང་གི་མིག་ཆུ་འབྱེད་འཛུམ་ན་ཟུག་མེད། མིག་རྩ་ཉམས་པ་ལ་མིག་གི་བསྐྱུལ་རྩ་ཉམས་བས་[པས]འབྱེད་འཛུམ་མི་ཤེས། མིག་མཆུ་འོག་རྟག་ཏུ་ཕྱི་སློག་ཅིང་ཐུར་དུ་འཕྱང་འདི་གསུམ་རླུང་ལས་གྱུར་བའི་མིག་ནད་ཡིན། མཁྲིས་ལས་གྱུར་ལ་མིག་ཆུ་ཚ་འཛག་མདོག་དམར་ལ་མིག་མི་བཟོད་ན། བད་ཀན་ལ་ཤ་སྐྲིས་ཞེས་མིག་ནང་དུ་འབྲུམ་ཡུངས་འབྲུ་ཙམ་སྐྲངས་ཤིང་གཡའ་ལ་མཆི་མ་འཛག་ནས་སློང་བ་ཞེས་འབྱེད་འཛུམ་མི་ཤེས་རྟུལ་གྱིས་ཁྱབ་འདུག་བའོ[པའོ]།། ལག་སྔ་ན་ཞེས་མིག་ནད་ལ་ཀྲུ་ཤུག་འབྲུ་ཙམ་འམ་ཆུང་ན་མདོག་དཀར་གཡའ་ཞིང་སྲ། ཁྲག་ལས་གྱུར་བའི་མིག་ཆུས་ཁྱབ། སྲ་རྩུབ་སྐམ། མིག་མཆུ་ནང་དུ་འབྲུམ་བུ་ཤ་ཆེ་བ་ཁྲག་མདོག་བྱུང་། ཐི་མ་ཞེས་སོགས་མཆེར་[ཆེར]མ་ལྟ་བུ་རྡོ་བ་མིག་གི་ཕྱི་ཏུ་ཟུག་སྐྲངས་ལ་འཐོར་སྲ་བ་འབྲུམ་བྱུང་ཆུ་འཛག་དམར་མདོག་གཙོ་བོ་ངེས་པ་མེད་འཇམ་གནོད་ཆེ་བ་རྩུབ་གནོད་ཆུང་བ་སྨན་བཅོས་མཐུན་ན་གསོ་སླའོ།། བད་ཀན་བཞིན་སྐྲངས་ཤིང་མིག་ཆུ་ལན་ཚྭ་ཅན་འཛག་ཆུ་འདྲ་བ་མདོག་དཀར་ལ་འཇམ། ཞུ་བ་ན་ཏ་ཞེས་དམར་པོ་འཛག་མིག་ཤིན་ཏུ་ཚ་བ་ཟངས་མདོག་ལྟར་དྲག་པོ་ནད། པྲ་རན་ཞེས་མིག་འབྲས་དཀར་སྒྲ་འཚམས་[མཚམས]ཀྱི་བར་འབྲུམ་སྲན་ཙམ་ཟངས་མདོག་ལྟར་ཟུག་ཐུ་གདུང་ཆེ་ཐོལ་ན་ཁྲག་འཛག་མིག་གི་སྣ་ཕྱོགས་མཐའ་ལ་མཆི་མ་ཇག་བཅས་འཛག སྲིན་ནད་ལས་གྱུར་བའི་མིག་ནད་དགུ་ལ་མིག་འབྲས་

དཀར་པོར་གྱུར་ན་གསོ་དཀའ། ཉ་ཕྱི་ལྷ་བུ་ནད་བཅུ་གསུམ་ཞེས་མཁྲིས་ལས་གྱུར་བ་སྐམ་ཆེ་ཟུག་མེད། འབྲས་སྟེང་དུ་ཤ་ཆུང་བ་དཀར་པོ་ཡིན་ན་ཤ་འཛོར་རམ་ཐིག་ལ་མཐོ་བ་བྱུར་མིག་ཕྱི་ནང་དམར་ཤར་ཤར་ཚ་ཙུར་མཆི་མ་དང་བཅས་སྐྲངས་ཙུར་མེད། མིག་རྩ་འཁྱུག་པ་འདི་རྣམས་མ་གསོ་ཡལ་པར་[བར]བོར་ན་ཁྲག་ཆེར་སྐྱེས། འབྲས་སྟེང་དུ་ཁྲག་རྩ་འཛིངས་བ་མཐའ་ནས་ཤ་དམར་ཐུག་པ་ཡིན། དེ་མ་གསོ་ཡལ་བོར་ན་ལིང་ཐོག་བྱུང་བའི་དུས་ལ་རླུང་མཁྲིས་བད་ཁྲག་འདུས་པ་རྣམས་ཚང་བ་ཡིན་པས། མིག་འབྲས་དཀར་ནག་གི་སྟེང་དུ་དང་པོ་འཇམ་མདོག་ལྷར་རིམ་པ་བཞིན་དུ་འཕེལ། ཉིང་ནས་མཐོ་དང་ལེབ་སྐྱེ་བྱ་ལྡེ་གྱུ་རྩེ་སོགས་མདོག་གསལ་མདོག་མེད། ཚ་ཆུང་རབ་རིབ་མིག་མཐོང་སྣ་ཚོགས་ཤེས་མེད་འཁྲུགས་ཆེ་ཆེར་འཕེལ་ནས་མཐར་ཐུག་འབྲས་ནག་གི་སྟེང་དུ་སྤྲིན་དཀར་ཁྱབ། ཙོག་བུར་བྱུང་ནས་ཤ་འཛོར་ན་མིག་རྩ་དམར་ཞིང་སྐྲངས་འཁྱུག་གཉིད་མ་ལོག ཤིན་ཏུ་ཚ་ནད་མཆི་མ་འཛག་པའམ་མེད་པར་གྱུར་ནས་རྩུབ་སྐམས་ན་ལིང་ཐོག་ཚོག་བ་ཞེས་ཤིན་ཏུ་གསོ་དཀའ་ཡིན་པས་མྱུར་བ་ཉིད་དུ་བཅོས་པར་གཞུང་ལས་གསུངས། མིག་ནད་གསར་པ་ལ་ལིང་ཐོག་མདོག་མེད་སྲིབ་ལ་ཟུག་ཏུ་ཆུང་བའི་དུས་ཕལ་ཆེར་གསོའོ།། དེང་སང་ཕལ་ཆེར་བུད་མེད་མང་དང་གཉིད་ཆུང་བ་དྲག་པོའི་རྐྱེན་གྱིས་ཁྲག་མཁྲིས་རླུང་འཁྲུགས་པའི་གྱེན་དུ་ལངས་ནས་མཆིན་ལ་ཕོག་ནས་རྩ་[རྩར]རྒྱུག་མིག་ལ་ཟུག མིག་ནད་བསྐྱེད་པའི་རྒྱུ་ཡིན་པ་དེའི་དུས་ལ་མ་བཅོས་ཡལ་བར་བོར་ན་གང་ཕྱོགས་ནས་ངེས་པ་མེད། མདོག་དམར་པ་སྲིབ་འཇམ་ཟུག་ཏུ་ཆུང་བ་ལིང་ཐོག་འབྱུང་ནས་ཡུན་རིང་པོར་གནས་ལ་མདོག་སྔོན་པོ་དཀར་སེར་མཐོང་བ་སོགས་ངེས་པ་མེད་དེ་རེ་འགའ་ནི་མངོན་དུ་མཐོང་ཞིང་ཐག་རིང་གནས་བའི་[པའི]ཟླ་གཟུགས་མི་མཐོང་། ཀླུམ་པོ་དང་འོད་འཚེར་བ་སོགས་རབ་

རིབ་སྣ་ཚོགས་ཀྱི་དུས་ལ་ཡལ་བར་བོར་ན་རླུང་བསྐྱེད་ནས་སྔོན་པོ་རྨ་བྱའི་སྒྲོ་ཐལ་མདོག་དང་ཉི་ཟླ་མར་མེ་འདི་འདྲ་སྣང་བ་ལྟར་དེ་ནས་མཁྲིས་བ[པ]ལས་བྱུང་ཀུན་སེར་མདོག་ནས་བད་ཀན་ནི་རབ་རིབ་ཤིན་ཏུ་ཆེ་དཀར་སྣང་བ་ལས་ཁྲག་ལ་ཕྱིན་ན་རབ་རིབ་མིག་དམར་ཚ་ཞིང་གཟུགས་ཀུན་མུན་བར་[པར]བཞུགས་[ཞུགས]པ་ལྟར་མཐོང་ནས་སྔོན་པོ་དམར་ནག་པོ་སྣང་བ་འབྱུང་ནས་ལྷན་པ་བྱུང་ན་གབ་དང་ལྷན་པའི་རྟགས་ཡིན། དེ་ནས་འདུས་གྱུར་ལ་རབ་རིབ་སྔོན་འདྲ་ནས་གློ་བུར་གསལ་དང་འཐིབས་གབ་སོགས་ཉིན་མཐོང་མཚན་ལ་མི་མཐོང་། ཉིན་ཉུབ་ལ་ནག་སྣང་དང་ཉི་ཤར་ལ་གསལ་བར་མཐོང་། འདི་རྣམས་ལ་མི་གསོ་བ་ཡལ་བར་དོར་ན་མཐར་ཐུག་ཡིན། སླར་ཡང་མིག་ནད་ནི་ཉི་ཚ་བས་གདུང་བ་གྲང་ལྷགས་དྲོད་གྲང་འདྲེས་ན་ནད་གཞི་ཀུན་འབྲུགས་ལ་མིག་ནད་གཞི་བསྐྱེད་ནས་གྱུར་བའམ་མྱུ་ངན་དང་མགོ་ནད་རིམས་ནད་གློ་བུར་ནད་སོགས་འགྱུར་བ་དང་། ཁྱད་པར་ལུས་སེམས་མི་བདེ་བ་ཤིན་ཏུ་མི་སྡུག་བ་[པ]དང་མི་གཙང་བའི་རིགས་གཟུགས་སུ་སྣང་བ་གློ་བུར་ངོ་ཚ་བ་ཉི་ཚེ་འཚེར་བ་ཤིན་ཏུ་རྡོ་གསལ་སྨྲ་བ་འོང་རྒྱུ་བ་ཕོག ཉི་གྲིབ་ཟླ་གྲིབ་ཀྱི་དུས་སུ་གཟུགས་བལྟ་བ་སོགས་བྱས་ན་མིག་གི་གཟི་བརྗིད་གདངས་[མདངས]ཉམས་གྲིབ་ཕོབ་བ་དང་མིག་གི་ནད་དངོས་སུ་གྱུར། གསར་བའི་དུས་ལ་མ་བཅོས་ཡལ་བར་དོར་ན་འཚེར་བའི་ཤ་དང་འདྲ་བ་ཡིན། ཟུག་བ་[པ]དང་མཆི་མ་འཛག་ཚུང་བ་སྐྲངས་བ་[པ]མེད། མིག་ཆུ་ཚ་གྲང་རབ་རིབ་དང་ལིང་ཐོག་སོགས། འདི་རྣམས་ལ་བྱ་རྒོད་མིག་ལྟ་བུ་གཟི་བརྗིད་བཀྲག་ལ་བསྒྱུར་ནས་གསོ་བའི་སྨན་ནི། མུན་སེལ་ཉི་མའི་དཀྱིལ་འཁོར། རླུང་ལ་ཨ་གར་མཆོག་བདུན། མཁྲིས་ལ་གསལ་བྱེད་བཅུ་གསུམ། བད་ཀན་ལ་རིང་བསྲེལ་ཕན་བྱེད། ཁྲག་ལ་རྡོ་རྗེ་ཁྲག་འཇོམས་ཐང་། སྤྱི་སྨན་ལ་ཨ་ཤ་བཅོ་ལྔ། གུར་གུམ་དགུ་པ། བདུད་རྩི་ཟླ་

ཤེལ། གུར་གུམ་དྲུག་པ། ལིང་ཐོག་ལ་རྒྱ་མིག་བཅུད་བསྐྱེད། མིག་དབང་བཅུད་བྱེད། བདུད་རྩིའི་ཀུན་འབྱུང་། རྒྱ་སྨན་དཀར་པོ་སྒྲོ་བུག་ཅན་དང་དཀར་ཡོལ་བུམ་པ་ཅན་གང་ཡིན་ཀྱང་མཆོག

སྨན་གྱིས་འབྱེད་ན་དོམ་མཁྲིས་བཙོད་རྒྱ་སྐྱེགས་ཚ་ལ་བཏུལ་མ་བྱང་བུལ་ཁ་ཆེ་གུར་གུམ་ཨ་རུ་གསེར་མདོག་སླ་རྩི་ཞིབ་བཏགས་ལ། དར་དུ་དྲིལ་ཏེ་ལི་ཁོར་ནང་དུ་ནི། ཞག་བདུན་སྦུངས་ཁུའི་དྭངས་མ་མིག་ཏུ་བླུགས། རྒྱ་[རྒྱལ]མོ་གསལ་བྱེད་ཅེས་བྱ་ལོང་ཀུན་འབྱེད། དེས་ན་ཐུར་མ་མི་དགོས་ཞེས་པའང་བཤད།

མིག་ཚ་ནད་ལ་སྔགས་ནི། ཨོཾ་ལང་སོང་། ལིང་ལོང་། ཅེས་[ཞེས]བཟླས་ལ། མིག་གི་ཐྱི་ལ་བྱ་མོའི་སྒོ་ང་ཉིན་ཞག་གཅིག་ཡུན་དུ་མིག་ལ་མ་བྲལ་བར་འཛིན་ན་སྔགས་དེ་གང་མང་བཟློད། མིག་ནད་ཚ་རིགས་སེལ་བའི་མཆོག

མིག་གི་རིམས་བསྲུང་ནི། ཨོཾ་ཧྲིན་ཧྲི་ཧྲིན་ཧྲི་སད་སད་ལྷེ་བ་ཡེ་སྭཱཧཱ། འཆང་བ་པོ་ལ་མིག་གི་རིམས་སྲུངས་ཤིག་རཀྵཿ མིག་ནད་ཐོང་སྲུངས་ཤིག་རཀྵཿ ཅེས་བཟླས་ཐྲིས་ལ་རབ་གནས་བྱའོ།།

རྒྱ་ནག་མཁས་པའི་མན་ངག་མིག་ལོང་སེལ་བའི་སྨན་ནི། དང་པོའི་སྦྱར་བའི་ཚུལ་ཟླ་བ་ཚེས་ནི།

སྦྱོར་བའི་ཟླ་བ་བཅུ་གཉིས་མིང་ནི།	སྟག	ཡོས	འབྲུག	སྦྲུལ	རྟ	ལུག	སྤྲེའུ	བྱ	ཁྱི	ཕག	བྱི	གླང	ཟླ་བ
སྦྱོར་བའི་ཚེས་ནི།	༢	༥	༩	༨	༡༠	༢༠	༡༥	༢༧	༢༥	༢༨	༡	༡	ཉིན

བཤོལ་ཟླ་བ་སོགས་འདི་སྟོན་ཟླ་འགྲུས། སྨན་ནི། ཏན་ཀུན་རྒྱ་མཚོའི་ལྷེ་བ་རྫོང་ལེན་སེར་པོ་པས་བུ་ཐུན་ལི་རྣམས་ཆ་མཉམ་སྦྱར་བས[བ]། ཁྲམ་ཁྲུམ་

བརྟུང་ཏེ། ཟངས་སྣོད་དུ་བླུག་བསྐོལ་ནས། གསུམ་ཆའི་[ཆ]དེ་[དེའི]གཉིས་ཆ་ཙམ་བསྐམ་བྱ། གཅིག་ཆ་ལ། རྫ་བུམ་པའི་ནང་དུ་བླུག་བྱ། ས་འོག་ཏུ་སྦས་[སྦས]བྱ། ཞག་ཉེར་གཅིག་ཞག་འདས་ལ། ཡར་བླང་ཐུབ་ཚད་ཚང་བ་ཡོང་བ་[བའི]མིག་དུ་[ཏུ]བྲུས་བྱ། ངེས་བར་[པར]སེལ་བ་ཡིན་ནོ།། ལོ་བཅོ་ལྔ་ལ་མིག་ཡོང་གཅིག་མིག་གིས། ལྔ་བཅུ་རྩ་གསུམ་ལོའི། འདི་སྨན་བྱུགས་ན། མིག་ཡོང་ནད་ལས་སེལ་ཟེར་སྨྲས་པའོ།། གོར་མ་ཆག་པའི་མན་ངག་ཡིན།

སྤྲུལ་[སྦྲུལ]གྱི་རོ་གཅིག་སྡིག་བའི་[པའི]རོ་བཞི་བཅས།། ཉིན་ཞག་ཉེར་གཅིག་འོ་མའི་བསྲུལ་བའི་མར།། དེ་ཉིད་བསྲུབས་པའི་མར་ནི་ཁྲིམ་བྱ་ལ།། སྦྱིན་ཏེ་བསོས་ཤིང་ཁྲིམ་བྱ་དེ་ཡི་བྱུན།། མིག་ཡོང་བ་བྱུག་བྱས་ན་ཕན་ནོ་ཞེས།།

བྱ་རྐོད་མགོ་རུས་བ་སླང་ལྩི་བའི་ཐལ། ལིག་བུ་མིག་རྣམས་ཆ་མཉམ་ཞིབ་བར་[པར]བཏགས་ལ་བཏབ།

ཙིནྟ་མ་ཎི། གངས་ཐིག༔ ཤེལ་ག་བུར༔། ཀྲུ་ཧིག༔ སྦོང་རོམ[སྤོང་རོས]༔། ཙོང་ཞི༔། འདི་རྣམས་སྦྱར་ནས་ཞིབ་བཏགས་ཕྲ་ཕྱེ་མ་མིག་ལ་སྐམ་འདེབས་ན། ཤ་མཛེར་ར་[ར]ལིང་། རྩ་དྲ་ལིང་རོ་སྦྲིད་ཡོང་རྒྱུ་འབྲུགས་དང་། ཕྱི་གྲིབ་ནང་གྲིབ་རྒྱལ་མོ་མདངས་མཉམ་སོགས། འདོར་[མདོར]ན་མིག་ནད་སུམ་ཅུ་རྩ་གསུམ་(ནད་)ལས་དབང་མ་གཏོགས་སེལ་བར་ཐེ་ཚོམ་མེད། འདི་རྣམས་སྨན་བཅོས་ལྷོ་རྗེ་མ་ནོར་གསོ་བ་མུན་ཡོང་གི་སྟུག་བསྔལ་ལས་གྲོལ། དགའ་བའི་ཉི་མ་ཤར་བ་ཡིན།

གསུམ་པ། རྣ་ནད་བཅོས་པ།

རྣ་ནད་ལ། རླུང་གསུམ་ཁྲག་ལས་བྱུང་བའི་ནད་མང་ནི། རླུང་ནད་

རྟགས་ཐ་སྐྱུག་སྐྱུ། སེང་ཙུར་སྤྲ་ཅན་རླུང་ཡིན། བྲེ་ག་བཅུ་བཞི། ཛ་ཏི་ལྡེ་བ། མཁྲིས་ལ་གུར་གུམ་སེལ་སྦྱོར། བད་ལ་ཞུག་ཆོས་ལྡེ་བ། ཁྲག་ལ་མཁལ་རླུང་གི་ངན་ཁྲག་ཡར་སྦུང་བས་དེ་འབྱུང་རྣག་ཁྲག་འཛག་པ་ལ། དམར་ཐང་བཅུ་གཉིས་ཀྱི་སྙིང་དུ་ཤུག་ཚེར་བསྣན་གཏོང་། གཞན་ལ་གཟེར་སོགས་ནད་ལ་རྟོང་ལེན་བཅུ་གསུམ་དངུལ་ཆུ་བཅུ་བཞི་གཏོང་། འོན་པ་རྣག་བྱུང་ན་ཤིང་ཀུན་ཚ་ལ་མར་སྦྱར་ནས་ལྷུག་ལ་བཟང་། ཡང་ན་ལ་ཕུག་གི་ཁུ་བ་སྐོག་སྐྱ་སྐ་སྐྱུ་[སྐྱུ]རྣམས་ཁྱི་ལའི་གཅིན་ནམ་མར་སྦྱོར་ཁྲི་ཕྱུས་ལྷུགས། འགག་ན་འོན་པ་སེལ། སྦྱིས་[སྦྱི]སྨན་ནི་མཁལ་ཚད་ཀུན་ཐུབ། ལ་ཕུག བ་གུ་ཡུ་བ་སོགས་གཏོང་། འདི་རྣམས་མ་འདྲིས་བཅོས་ན་འོན་པ་ལས་གྲོལ།

རྣ་རྩ་ཕུས་འདེབས་ཟེར་བ་རྣ་རྒྱབ་ནས་སྐྲ་བ་འཁྲུག་ཅིང་ཟེར་[གཟེར]། རླུང་ཕོག་ཚེ་ཤིན་ཏུ་ཚ་ཞིང་། གཉན་ཚད་སྤྱིའི་རྟགས་སྡོམ་པ་ལ། གཟེར་ཐང་། གཉན་བཤལ་ཐིག་མདའ། འཆི་བདག་གཡུལ་རྒྱལ། བཀྲ་ཤིས་གཡས་འཁྱིལ་སོགས་བཏང་བཅོས།

བཞི་པ། སྣ་ནད་བཅོས་པ།

སྣ་ནད་ལ། སྣ་བསུབས་པ། འབྲུམ་ཤོར་བྱུང་བ། ཤ་ལུ་བ། རྣག་འཛག་བ་དང་ལྔ། སྣ་གགས་དང་ཡ་མ་ནད་ལ་སོགས་པའི་སྨན་ནི། དྲི་བཟང་བཅུ་གཉིས་སྣར་འཐེན། སྐྱེར་བ་བརྒྱད་བ[པ]། སྣ་སྨན་དགུ་བ། དྲྭ་ཕེང་དགུ་བ། རྡོ་རྗེ་ཁྲག་འཛོམས་ཐང་། ལྡེ་རྩ་རྩེ་ཆུང་སྐང་[སྐྱང]རྩ་སོགས་གཏར་བྱ།

ཁྲག་འཛག་ལ་མཐའ་བཞིའི་ཐང་། ཁྲག་ཆེན་འཛོམས་སྨན། ཁྲག་གཅོད་གུར་གུམ་བརྒྱད་བ[པ]། བྲེ་རྒྱུག་བཞི་བ་སོགས་བཅོས།

སྔགས་ནི། ཐེབ་ཐེབ་ཁྲིབ་ཁྲིབ་ཚོད་ཚོད། ཨོཾ་རུ་རུ། ཙ་ཧི་ཙ་ཧི། སིདྡྷི་སིདྡྷི་ཧཱུཾ་ཕཊ། མང་དུ་བཟླས་ཚུལ་བཏབ་པ་གཏོང་། སྣ་ཁྲག་ཆད་ངེས་མང་ལ་ཁྲག་སོགས་བཅད་ཐུབ། ནུ་རྟོག་[རྟོག]དམ་བར་[པར]བཅིང་བྱ་བཟང་།

ལྔ་པ། ཁ་ནད་བཅོས་པ།

ཁ་ནད་ལ་ནི། གྲེ་མཆུ་བ། ཤོར་རེ། བད་ཀན་གཅིན་ཁྲག་རྒྱས་ཁ་ཤ་སྐྱེ་མཆུ་ནད་སོགས་སུམ་བཅུ་[ཅུ]ཐམས་[ཐམ]པ་ཡོད། ཁ་རིམས་ཟེར་བ་ཕལ་ཆེར་བྱིས་བ་[པ]ལ་བྱུང་ཡང་མི་ཆེ་བ་ལ་ཤིན་ཏུ་ཉི་བས་འདི་ཚབས་ཆུང་བ་ལ་ཞང་མིའི་ཧ་དཀར་པོ་གཞོན་ནས་མགྱོགས་པར་བྱེད་འོང་སྐྱེ་ཧའི་སྲབ་ཀྱི་ཁ་ལྕུགས་ཆ་མོ་ཁར་བཙུག་པས་སེལ། རྒྱ་ནག་སྨ་ཐལ་ཚུར་དཀར་ཆ་ལ་སྤྲང་[སྦྲང]དཀར་ལ་སྦྱར་ནས་བྱུགས། བྱེ་ཚེར་བརྒྱད་པ། ལྕེ་ཆུང་བབས་ཆུ་བུར་ཊས་ཐལ་སོགས་ལ། སྤྱང་ལྕེ་བརྒྱད་པ། འཛིན་པ་གསུམ། ལྟོག་[ཅོག]ལ་མ་དགུ་སྦྱོར། ནམ་རྒྱལ་བདུད་རྩི་བཏང་[གཏོང་]། བྱ་ཕོའི་ཟེ་ཁྲག སླ་རྩི་སྐྱུ་བའི་[གའི]སྔོ་[སྔོ]གཞོབ་གི་ཡང་ཙ་ཧ་ཕྱི་གཞུར་སྲལ་[སྲལ]བའི་ཤ་རྣམས་ཞིབ་པར་བཏགས་ལ། ཆུས་ཁོང་དུ་ཞུལ་བ་ཟབ། སྐྱུ་གའི་སྔོ་གཞོབ་ར་འོས་སྦྱངས་ནས་ཁར་བྱུག

སོ་ནད་ལ། རླུང་མཁྲིས་ཁྲག་སྐྲན་འབྲས་བམ་རྣམས་གདོན་ལས་བྱུང་བའི་ནད་མང་དེ་ལ། སོ་ནད་རིལ་བུ། ལང་ཐང་རྩེ་བཅུ་གསུམ། རྡོ་རྗེ་ཁྲག་འཇོམས་སོགས་བཏང་། སོ་རྩ་གཏར། སྔགས་ནི། ནད་པའི་མིང་ཤོག་བུར་བྲིས། དེ་ཀ་བའི་གདུང་གི་ལོགས་སུ་སྦྱར། ལྕགས་གཟེར་སོར་གསུམ་ཞིག་མིང་ཡིག་གི་སྟེང་དུ་བཙུང་ལ། ཨོཾ་ན་མོ་ཨཱ་ཧི་ཤ་གུ་ཙ་ཀུཾ། ཏ་ཏེ། ཀུ་ཏྲི་

ཏེ། ལ་ག་གི་ཏ། ཨ་སིནྡྷ་ཀ། ནོ་རྫུ་སི་ཏ། གི་ཏ་ཛ་རི། པི་ཏ་མཱ་རི། ས་མ་ཡ་ལ། ཛ་གི་གི། པཱ་ཙ། ཕུ་རེ་མེ་རི་ཧྲ་ཀྲཱ། ཀུ་ཏུ་གི་ཤ་ཧྲི། ཕུ་རོ་མནྟྲ། ཨོཾ་ན་མོ་ཨཱ་དེ་ཤ ཞེས་བའི་[པའི]སྔགས་འདི་ཚར་རེ་བཟླས་ལ་ལྕུགས་གཟེར་ལ་ཐོ་བ་ཙུང་ཟད་རེ་བརྡེག

ཡང་ན་སོ་སྲུང་མང་[མན]ངག་ནི། ཞུཾ་ཕབ་ལྡོད་ཚོད་སྭཱཧཱ༔ སྔགས་འདི་མགོ་འཇུག་མ་ལྡོག་པར། བྲིས་ལ་རང་སྔགས་བརྒྱ་རྩའི་རབ་གནས་བྱ། བལ་ཚོན་ལྔས་བཅིངས་གང་ནར་དར་དམར་པོ་བཅིངས་དེ་མགུལ་དུ་བཏགས་པར་བྱ།

ལི་ག་ཛ་ནི། འཛིན་པཿ། ག་རཿ། སློ་ཏེཿམགུར་བཀང་བྱ་ན་མཆིལ་མ་དོར། ཁ་བོའི་སྙིང་ནོར་ཡིན།

ཤིང་ཀུན་ནག་ཚུར་སྨན་ཆེན་པོ་བརྒྱད་དྲི་ཆུར་སྦྱར། ཤིང་བལ་ནང་གཏུམ། སོར་འཛིན་མཆིལ་མ་དོར།

ལྕེ་ནད་ལ་ཀླུང་མ་སྲུ་ལྕེ་ལྷག་ལྕེ་སྐྲངས་པ། ལྕེ་ཆུང་བབས་ཆུ་བུར་ཐུས་སྦལ་སོགས་ལ། ཁྲག་བམ་གཉན་བྱུང་པ་རི་ནད་དེ་ལ་སྨན་ནི། སྤྲུང་ལྕེ་བརྒྱད་བ[པ]། ཚོར་དཀར་ཀྱི་ལྕེ་སྤྲང་རྩེ་[སྤྲང་རྩེ]ནག་ཆང་གིས་མགུར་བཀང་ལ་ཁ་ལྕེ་ནད་ཀུན་སེལ། དྲང་ཕེན་དགུ་པ། ཏིག་ཏ་བརྒྱད་ཐང་སོགས་པར་ཐེ་ཚོམ་མེད།

དྲུག་པ། སྐྲའི་ནད་བཅོས་པ།

གཉན་རིམས་ངམ་ཏུ་འབྲུམ་མང་བྱུང་བའི་ཚ་ནད་ཡིན་ལ། གང་དུ་གཟེར་བ་འབྲུམ་སྤྲིང་མེ་ཏུམ་རྒྱབ། ཆུ་སེར་མང་འཛག གཟེར་སེལ་ཕོང་སྨན་ནི། ཨར་ནག་འོག་ཙུ་གང་ཛ་ཧི་དང་། ལི་ཤི་གོ་སྙེད་[སྙོད]སུག་སྨེལ་

སྦྱར་ཆང་ཞུལ་ལོ།། ག་བུར་དྲག་པོ་ཉེར་གསུམ། ཤ་གསར་མར་བཙུད་ཅན་གྱི་ཐྲས་སྙེན[བསྙེན]།

མཁྲིས་པའི་ནད་ནི་སྨན་དུག་རླུང་ཁྲག་གཉན་འཐབ་ལས་བྱུང་བའི་ནད་ཡོད[ཡིན]། རླུང་ལ་ལི་ཤི་སོ་ལྔ། ཁྲག་ལ་རྡོ་རྗེ་ཁྲག་འཇོམས་དུག་དང་གྲི་རྩ་སྐྲངས་ཤིང་དམར་པོ་སོགས་ལ། ནྭ་རོ་གསུམ་སྦྱོར་ཨ་ག་ལིག་གི་ཐང་གིས་ཞུལ། རྒྱ་སེར་གྱི་མ་ནུ་ཀན་ཚོ་བའི་མཁུར་བཀང་བྱ། དྭ་ཕེན་དགུ་པ་འཐེན་བྱ།

གཉན་གྱིས་གྲི་བ་འགག་པ་ཚ་རིམས་དེ་ལ་ནི། རིམས་ཐང་བཅུ་གཅིག སྤང་རྩི་བཅུ་གཉིས། ཚར་བོང་ལྔ་ཐང་། མཁྲིས་སྨན་བཅུ་གཉིས། མགུལ་སྒྲོང་སེལ་སྦྱོར། མཐར་བྱེད་རྡོ་རྗེ་ཕ་ལམ། ཕྱི་ནས་ལོ་བརྒྱད་དྲི་ཚུ་སོ་ཕག་སྲོས་[སྲོས]ཐལ་རླུམས་བྱ། སྡོད་ག་སྐང་རྩ་གཏར་བྱ། དེ་ནི་བཙན་དང་སྲེ་བརྒྱད་འབྲུགས་པའི་གནོད། འདི་འདྲའི་སྨན་བཅོས་རྣམས་རིམ་པ་བཞིན་དུ་བཏང་པས་ནད་མི་གསོ་[སེལ]བ་མི་བྱུང་[འབྱུང]བའི་སྒྲོང་གྲུབ་ཅན་ཡིན་ནོ།།

རྨེན་བུ་ནད་ཞེས་[ཅེས]པ་སྐྲེ་མགུལ་སྐོར་ནས་བྱུང་། རྒྱུ་ནི་མཁལ་གྲང་རླུང་ལས་འབྱུང་བ་མང་། འགའ་ཞིག་མཚན་མར་རླུང་ཕོག་ཁུ་ལྷག་མ། ཚུ་སེར་སྙིང་སོང་རྨེན་བུར་འགྱུར་བའང་སྲིད། དེ་ལ་སྤྱི་སྨན་དངུལ་ཆུ་བཅུ་གསུམ། སེང་ལྡིང་[ལྡིང]བཙོ་[བཙོ]ལྔ། ཕྱི་ནས་བྲག་ཞུན་ལུག་གི་རྨེན་དྲིར་ཚུར་སྦྱར་བྱུགས། རྡོ་དུག་དྲུག་པ། གླད་ཙུལ་ཙྭ་འཛིན་པ་སྟག་ཤ་སྦྱར་བྱུག ཁོང་སྨན་བཅུ་གཉིས་བཏང་། ཨ་ཏར་འིང་ཨེ་སེ་གེའི་མཚུར་དཀར་མནན། གང་རྩ་གཏར་བྱ།

གཉན་འབྲུམ་པོ་ཉག་གཅིག་མཁྲིས་པའི་ཕྱི་ནང་གང་ངོས་ལ། སྐྲང་འདྲ་བའི་སྐྲངས་བྱུང་ཟུག་གཟེར་ཆེ། བྱ་ཁྱུང་སེར་པོ། ཁྱུང་ནག་དགུ་པ། ཕྱི་

ནས་ཟླད་ཙུལ་ཚྭ་ག་དུར་བོང་ནག་བྱུག བྱང་ཁྲ་གསུམ་སྦྱོར།

ཕ་བ་ནད་ཞེས་བ་[ཅེས་པ]མགོ་སྐེ་མདུན་རྒྱབ་དུ། དང་པོར་ཆུང་སྐྱེས་རིམ་བར་[པར]ཆེར་སོང་བ། དེ་ནི་གླུ་དང་ས་བདག་འབྲུགས་པ་ཡིས། ཤ་ལྷག་བྱུང་ཞིང་ཁྲག་གིས་འཕེལ་བར་བྱེད། ཆུབ་[ཆུང]དུས་ཐུར་མ་རལ་གྲི་ཁ་འབྱུང་སྟེ། སྒོག་མ་ལྷ་བུ་ལྤགས་ཅན་བཤུས་ཏེ་བླང་། རྨ་ཁར་བག་ཟན་གྱིས་འགག་ཕྱིས་མ་སྐྱེད། ཆེར་སོང་བ་ལ་ཁབ་ཀྱིས་མེ་ཐུར་བསྲེག ནང་ནས་སྨན་བསྟེན་མི་དགོས་སྐྱོན་སེལ་ལོ།།

སྲི་ཐེར་ལ་ནི་སླང་ནག་གཅིན་བླང་ལ། ཡུངས་ཀར་ཕྱེ་མ་སྦྱངས་ལ་བྱུགས་རྨ་གསོ། མཇུག་ཏུ་ཕག་པའི་[གི]མཆེ་ཐལ་ཁམ་བུའི་ཚིག སླ་རྩི་སྦྱར་བའི་མར་དཀར་བྱུགས་སྐྲ་སྐྱེ། མི་སྐྱེས་འདོད་ན། ཕ་ཕང་གི་ཁྲག་ཞིག་ཤ་གང་ཡང་ཙང་ཅི་བྱུན་མར་ནག་ནང་དུ་བཙོས་ནས་བྱུག་ན་མི་སྐྱེས་བར་[པར]འགྱུར་རོ།།

སླ་ཐིག་མིང་ཟེར་བའི་རྨ་སར་བྱུང་ན་སྦྲིད་དུས་སུ་ཐལ་བ་བྱུགས་བྱ་ན་ཀླུང་གི་ཕྱོགས་སུ་ཐལ་བ་མདུན་བཏབ་སྐྱུལ་ལོ།། དང་པོ་བྱུང་བའི་དུས་ན་འདི་ལྟར་བྱའོ།།

ངོ་དམར་ལ་ཤ་ལྤགས་འཚམས་[མཚམས]སུ་གཉན་སྲིན་ཁྲག་ཆུ་སེར་སྟོད་འཚངས་དུད་ལས་འབྱུང་བའི་ནད་དོག་དམར་འབྲུམ་འཐིབས། དེ་ལ་ལང་ཐང་རྩེ་བཙུ་གསུམ། རྡོ་རྗེ་ཁྲག་འཇོམས། བ་སླང་ནག་པོའི་གཅིན་ཟངས་སྣོད་དུ་བསྐོལ་ནས་བསྐ་[སྐ]རུ་སོང་ཚེ་ཡུངས་ཚྭ་སྔོན་བསྲེས་ནས་བྱུག་བཙོས་སོ།། བཙོད་བཞི་བ།

རྒྱ་སེར་གྱི་སྨན་ཨ་སོད་པོར་རྫུམ་ཟེར་བའི་ཁོང་སྨན་༔ སྲང་ཚུ་༔ བཙོས་པའི་སྟོང་[སྟེང]དུ། ཨ་སོད་བར་རྫུམ་སྲེས་ནས་ཐུང་[འཐུང་]། མཇུག་ཏུ་ཕོར་འོ་མ་ཐུང་[འཐུང་]། ཞག་གསུམ་རེ་རེ་གཅིག་ཐུང་[འཐུང་]།

སོགས་བཅོས་སོ།།

སྙེ་རྨ་ཞེས་བ་[པ]ཤ་ཏུས་རྩ་དང་ཆུ་རྒྱུས་སོགས་འདུས་བའི་[པའི]སྙེ་ཚིགས་འཚམས་[མཚམས]སུ་འབྱུང་བའི་[བ]འདི་ལ་ཐོག་མར་ཙུང་ཟད་ཙམ་གྱི་རྨ་བྱུང་སྐྱེ་བུ་ག་འབྱུང་ནས་རྣག་ཁྲག་ཆུ་སེར་འཛག་ཆེར་ཆེས་ཆེར་རྙིང་བས་ཁ་འདྲ་བ་འབྱུང་སྐྱེ་ལྷག་ཏུས་ངོས་ཀྱི་མཁར་མཚམས་ལ་འབྱུང་། ཆུ་རྒྱུས་ལ་ཐེར་ནས་བསྐམས་པ་ལྟར་མགུལ་མི་ནུས་ལ་བརྒྱལ་བ་དང་དབང་པོ་ཉམས་ནས་ཕལ་ཆེར་འཆི་བར་འགྱུར་ཟེར། འདི་ཡིས་[ཡི]སྨན་ནི། ཧོང་ལེན་བཅུ་གསུམ། ཛྙ་རྒྱལ་ཀུན་བྱེད། གནམ་ལྕགས་ཐོག་མདའ། གྲུངས་ཐང་སླེབས་བས་དཔལ་འབྱོར་སོགས་བཅོས།

རྩ་དཀར་ནད་ལ་རོ་སྟོད་གཟེར་འབྲུགས་བ་[པ]ལ། ངོ་ཚ་བ་དང་རྣ་བ་ཞུར་ཞིང་སྣ་འགགས། མིག་ལ་རབ་རིབ་བྱུང་ན་བཅོས་སྨན་ནི། མཚལ་དཀར་ཉེར་ལྔ། རྩ་དཀར་ཁྲུང་ལྔ། ད་ལི་བདུན་པ། ཐོག་འཁར་དགུ་བ། དམར་ཆེན་བཅུ་གསུམ། དྲི་བཟང་བཅུ་གཉིས་སྨར་འཛིན། འཁོར་ལོ་འདི་གཟའ་ཉི་མ་ཉིན་ལ་སྣག་ཚས་ཤོག་བུར་བྲིས་ལ། སྐུད་བས་[པས]བཅིངས་ཏེ་མགུལ་དུ་བཏགས་ན་རྩ་དཀར་གྱི་ནད་ལ་ཕན་ནོ།། ཁྲིད་བར་[པར]ཡན་ལག་སྙེ་རེངས་བ་[པ]དང་། འདར་པ་[བ]དང་། སྐམས་བ་[པ]རྣམས་ངེས་བར་[པར]ཕན་ནོ།། 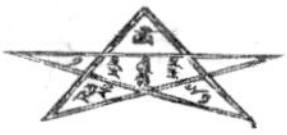 སེང་ལྡེང་[སེང་ལྡེང]གཉིས་ཐང་། མེ་བུམ་ཁྲིད་འཁོར་བྱ།

སྟོད་འཚངས་ནད་མགོ་འཁོར་ཟེ་ཐོམས་དབུགས་འབྲུགས་ཤེས་འབྲུལ་རྣམས་ལ། ཨ་གར་སོ་ལྔ། ཁྲག་འབྲུག་ཀུན་སེལ། གོ་བྱེལ་བཅུ་ཐང་། དམར་ཆེན་བཅུ་གསུམ་ཐང་། མ་ནུ་བཞི་ཐང་གི་སྟེང་དུ་གོ་བྱེལ་བསྣན། རྟེན་འབྲེལ་མེ་བཙའ་འདེབས་བྱ།

བདུན་པ། རླུང་གི་ནད་བཅོས་པ།

དེ་ལ་རླུང་ནི་ནད་ཀུན་འབྲུགས་བའི་[པའི]རྒྱུ་སྣ་འདྲེན་མཛུག་སྦུད་འཁོར་དང་ཁྱབ་བར་[པར]བྱེད། རྒྱུ་ནི་མ་རིག་ལས་འདོད་ཆགས་རྐྱེན། ཡང་ཞིང་གཡོ་བ་རླུང་གི་མཚན་ཉིད་དང་། རླུང་ནད་ཀྱི་དབྱེ་བ་ནི་ཨ་ཤ་ཏྲ། འབུན་ཞིང་དྲན་མེད་མིག་ཧར་དབུགས་འཕྱིན་དགའ། དར་[ད]ཀན་ཕྱིར་དགྱེ་བྲང་འབུར་ལྷག་དགྱེ་ལ། སོ་འཆའ་ལྤྲ་སྐྱུགས་མགོ་འགྲམ་རྒྱབ་ན་གཡས། སྐད་ཕྱིར་མི་ཕྱིན་མིག་ཧར་རྡེབ་ལོགས་ཟུག ད་ཀན་ནང་གུག་ན་ཚུལ་གོང་འདྲ་ལ། སྒེ་[སྐེ]གུག་བྲང་དུ་བསྐུས་ཏེ་རོ་སྟོད་འབུར། འགྲམ་བ་[པ]ཉམས་བ་[པ]འཐམས་འཕྱུང་འགྱེད་[འབྱེད]འཛུམ་ཉམས། ལྷེ་ལྷིབ་བཟའ་བཏུང་སྨྲ་དཀའ་ལྷུགས་ལྷིབ་ཐེན། གཞོགས་གཅིག་གུག་པ་ཁ་ཡོ་མགོ་བོ་འདར། ཚིག་ཐོགས་མིག་རིངས་དྲན་ཉམས་གཉིད་ན་དངངས། རྩ་འཛིན་རླུང་ཁྲག་སྤྱི་བོའི་རྩར་ཞུགས་ཏེ། ནད་ཚབས་དྲག་ལ་སྤྱི་གཙུག་ཤ་མདོག་ནག གཞོགས་ཕྱེད་སྐམས་པ་ཚོར་མེད་བྱ་བ་ཉམས། ལུས་ཀུན་སྐམས་པ་ཐམས་ཅད་དེ་དང་འདྲ། ཤིང་རིངས་དགྱེ་གུག་མི་ཤེས་ཤིང་ལྷར་རེངས། དཔུང་འཇའ་ཕྲག་པ་འདེགས་སོགས་བྱ་བ་ཉམས། པི་ཤ་ཙི་ནི་ལག་སོར་བྱ་བ་ཉམས། སྲ་འཐེང་བརླ་ནང་ཆུ་བ་ལ་བཞུགས་བས[ཞུགས་པས]། འགྲོ་འདར་ཚིགས་ལྡོད་འཐེང་ཞིང་རྐང་བ་འཁྱོ། བརླ་རེངས་བད་ཀན་ཚིལ་འཕེལ་བརླ་རུས་ཞེན། གྲང་ཞིང་ཚོར་མེད་འདེགས་དཀའ་ལྡེ་བའོ།། ཙེ་སྤྱང་མགོ་ན་རླུང་ཁྲག་བུས་[པུས]མོར་སྤྲངས། ཚེར་མ་ཅན་ནི་རླུང་ནད་ལོང་མོར་ཞུགས། བྱིན་རིངས་[རིངས]གཟུགས་འབུམས་རླུང་ནད་རྫིང་ཆུར་ཞུགས། གཟུགས་འབུམས་པི་ཤ་རྩི་[ཙི]འདོམ་ཁ་ཡིར་བཤད། རྐང་

བ་བརྗེ་བ་བད་ཀན་རླུང་འདྲེས་ཡིན། རྐང་བ་ཚ་བ་ཁྲག་མཁྲིས་རླུང་དང་འདྲེས་བ་[པ]ཉི་ཤུའོ།།

གནས་དང་སྦྱར་ན་ལྤགས་ལ་རླུང་གྲམས་བ[པ]།། གནས་སྐམ་རེག་བ་[པ]རྩུབ་ལ་བརྗེ་བ་ཡིན།། ཤར་ཞུགས་སྐྲངས་རྩུབ་མདོག་སྒྱུར་འབྲུམ་པ་འབྱུང་།། ཚིལ་ཞུགས་ཡིད་འཆུས་ལུས་སྐྲངས་རྨེན་བུ་བསྐྱེད།། རྩར་ཞུགས་རྩ་དེ་སྟོང་བ་སྦོམ་པོར་སྐྲངས།། ཁྲག་ཞུགས་གཉིད་ཆེ་རྩ་དམར་མདོག་མི་སྡུག། ཆུ་བར་ཞུགས་བ་ཞ་རེངས་འཐེང་བར་བྱེད།། རུས་ཞུགས་ཟུག་ཆེ་ཤ་སྐམས་ཉམ་སྟོབས་འཛད།། ཚིགས་ཞུགས་སྟོང་སྦོས་[སྦོམ]སྐྲངས་ནས་ད་ཀན་འགྱུར།། རྐང་ཞུགས་གཉིད་མེད་དགྲིས་སེམས་བཙིར་ན་པན།། ཁུ་བར་ཞུགས་སྐམ་མདོག་འགྱུར་ཁུ་བ་ལུག། དོན་སྣོད་རླུང་ནི་རང་རང་ཐང་དུ་བཤད།།

དེ་ལ་སྨན་དང་བཅོས་ཐབས་ནི། ཤིང་ཀུན་གཙོད་བསྐྱེད་ཉེར་ལྔ། འབར་མི་འཁོར་ལོ། རླུང་འཇོམས་ནོར་བུ། རླུང་ནད་ཀུན་ཐུབ། ཨ་གར་ལྔ་པ། ཛ་ཏི་བདུན་པ། སྡེ་[ལྡེ]གུ་སྨན་མར་སྲེག་དང་དུག་[དུགས]སོགས་བྱ།

ནད་བའི་[པའི]གཉིད་བསྲུང་ནི། ལ་ཆ་ཡོང་བ་ལ་སྦྲལ་བའི་གཟུགས་འཇིགས་སུ་རུང་བ་གཅིག་བཟློག་ལ། སྟག་ཕོ་མོའི་སྲིན་ལག་གི་སེན་མོ་དང་སྔགས་འདི་ཤོག་བུ་ལ་བྲིས་བཅུག དགུགས་གཞུག་རབ་གནས་བྱ། སྔགས་ནི། ཨོཾ་པད་ལ་གུ་གུལ་སྦྲིངས་པེད་དཀར་པོ་ཚོ་ཚོ། ཞེས་སྔགས་འདི་བཅུག་ལ་མགོར་སྟེགས་ཀྱི་ཁར་ལ་ཚུར་བསྟན་ཏེ་བཞག་བས་[པས]གཉིད་ཡོ་མི་སྲིད།

རླུང་ནད་ཀྱི་ཟས་ནི། བཙོང་སྒོག་ཤ་རུས་ཁུ་དང་བུ་རམ་འོ་མ་ཆང་མར་སོགས་དྲོ་བཅུད་ཟས་བསྟེན་བྱའོ།།

བརྒྱད་པ། མཁྲིས་པའི་ནད་བཅོས་པ།

མཁྲིས་བའི་[པའི]ནད་ལ། ཞེ་སྡང་ལས་བསྐྱེད་བའི་[པའི]མཁྲིས་པའི་ནད་ནི། ཐང་ལ་ལྷགས་བ[ལྷག་པ]། གནས་ཟུར་པ། ཁ་ལུད་པ། ཁ་ཤོར་བ། རྩ་རྒྱུག་པ། ཤ་སེར། མིག་སེར། གླ་ཡ་དང་བརྒྱད་དོ།། རྒྱས་བར་[པར]བཞི་བཅུ་བདུན་ཞེས་གསུངས་སོ།། འདུས་ན་ཚ་གྲང་གཉིས།

མཁྲིས་བ་[པ] སྤྱི་རྟགས་མགོ་ན་ཁ་ཁ་བ་མཁྲིས་པས་འཁྲུ་སྐྱུགས། མིག་དང་ལུས་སེར་ཤེད་ཆུང་། རྩ་གྲིམས་ཆུ་ཡིས་[ཡི]ཆྭངས་ཆེ་ཀུ་ཡ་མཐུག

ཁྲག་གི་གནས་ཟུར་[ཟུར]སྨུག་པའི་[པོའི]རྒྱུ་དྲི་མ་ནག་སྐམ་ཤ་རིལ་འདྲ། ལྤགས་ལ་གྲམ་བ་[པ]ཟ་འཕྲུག་བྱེད། རྩ་ཏྲ་རྒྱུ་བ་ཚོགས་གཞི་ཉ་བཞི་དང་། དྲོ་སར་ཟ་ཞིང་རྒྱས་ན་ལུས་ཀུན་ཟ། རྩ་མིག་མཁྲིས་པས་གང་ཕྱིར་ལྤགས་མིག་སེར། གཏར་ན་ཁྲག་མེད་དོ།། ཏུས་ལ་ཞེན་བ་[པ]ཚོགས་ཐམས་ཅད་ན། དོན་སྣོད་ལ་མཁྲིས་བས་[པས]སོགས་ན་རྟགས་བཅོས་ཐབས་རང་རང་ལེའུ་ཤེས།

ཚ་མཁྲིས་ལ། ཟླ་འོད་ལྔ་བ། སྨན་ནག་ཆེན་མོ། མཁྲིས་ལས་རྣམ་རྒྱལ། རིན་ཆེན་སྤུངས་སྦྱོར། བསིལ་སྦྱོར་གུར་གུམ་ཆེན་མོ། གཙོ་བོ་བརྒྱད་པ། མཁྲིས་བཤལ་བདེ་བྱེད་སོགས་བཏང་། ཏྲ་ཐང་[ཐུང]གཤའ་རིངས་སྣོད་ཀ་གང་ལ་བབས་རྩ་གཏར།

གྲང་མཁྲིས་ལ། སེ་འབྲུ་པདྨ་འདབ་བརྒྱད། གསེར་མདོག་ལྔ་བ། ཏུས་ཐལ་གསུམ་སྦྱོར། སྨན་ནག་བཙོ་ལྔ། ཞི་བྱེད་དྲུག་པ། དྭ་ཐའི་གསེར་མདོག མཁྲིས་འཇོམས་བཅུ་བཞི་སོགས་བཏང་། རྟལ་དབྱུང་གཏར། ཆུའི་འཕྲུལ་འཁོར་དེ་གསུམ་བྱ།

ཀླུ་ཡ་ནག་བོར་[པོར]གྱུར་ནས་ཟ་འཕྲུག་བྱེད། ལྷགས་མདོག་སྔོ་ནག་སྐྲ་དང་སྨིན་མ་འཁྱི། ཤེད་མེད་ཤ་སྐམ་སེན་མོ་ནག་ཐིག་ཆགས། མཁྲིས་བ་[པ]ཤ་རུས་ཀུན་ལ་ཁྱབ་བའི་[པའི]དུས་ཏེ། མཁྲིས་རིགས་གང་ཡིན་ཅན་ཚ་གྲང་གཉིས་ཀྱི་བཅོས་ཐབས་ཀྱིས་གསོ་བ་ཡིན་ནོ།། ཤ་ཆང་མར་རྙིང་བུ་རམ་རུལ་ཟས་གནོད།

བ་ཡི་འོ་མར་ཤ་ཁུར་ཚོང་བསྐོལ་ཆུ་གྲང་ཆུ་སོགས་ཕན་བའི་[པའི]ཟས་ཡིན་ནོ།།

དགུ་པ། བད་ཀན་གྱི་ནད་བཅོས་པ།

བད་ཀན་ནི་གཏི་མུག་དང་སེར་སྣ་ལ་སོགས་བའི་[པའི]དབང་གིས་ལས་རྣམ་སྨིན་བྱུང་བའི་བད་ཀན་མགུལ་འགག་རང་རྒྱུད་ཅན་གཉིས་ལས། རང་རྒྱུད་ཅན་ལ་བཞི་བཅུ་རྩ་གཅིག་དང་། གཞན་རྒྱུད་ཅན་ལ་སྨུག་སེར་རྒྱལ་བ་[རྒྱས་པ]འཁྲིངས་བ་[པ]རྫོལ་བ་སོགས་འོག་ཏུ་འབྱུང་། བསྡུས་ན་བད་ཀན་རིགས་དྲུག

བད་ཀན་རང་རྒྱུད་ཀྱིའི་རྟགས་ནི། མགོ་འཁོར་ལུས་ལྕི་དང་ཁ་མངལ་ལྕེ་སྐྱ་དང་། དྲན་བ་[པ]མི་གསལ་གཉིད་ཆེ་སྐྱིད་བ་སྐྱུར[སྐྱིད་པ་སྐྱུར]། ལྕེན་ནི་བེ་སྣབས་ལྕེན་འོག་ཚོགས་ཞིང་འདྲིལ་སྐམ་བྱེད། དང་ག་མི་བདེ་ཁ་ཟས་འཇུ་བ་དགའ། ལྕགས་དྲིག་ནི་ཕོ་བའི་ནང་སུལ་ལ། དྲིག་ཆགས་པས་མེ་དྲོད་ཉམས། སྐྲིག་འཚོང་ཕོ་བ་ཧྲེམ་སེན་ཟོས་ཚད་སྐྱུགས། མེ་ཉམས་ནི་གྲང་རླུང་ཆེ་ཁ་ཟས་མ་སྨིན་འཁྲུ་བ་དང་། སྟོབས་ཆུང་ཤ་སྐམ[སྐམ]། མགུལ་འགགས་ནི་འཁྲུགས་བའི་[པའི]རྐྱེན་གྱིས་ཕོ་བ་བྲང་རྣམས་ལ། བད་ཀན་རྒྱས་བའི་[པའི]རླངས་མགུལ་བར་ཆགས། སྙེ་སྟོང་

གྲེ་བ་མེད་བ་[པ]ཚ་སྐམ་དང་ཐོག་སླམ་མེད་དཀའ། ཕོ་ཏུབ་ནི་ཕྱུར་སེལ་ཀླུང་ཡོག ཧྲལ་སྐམ་འགག་སྟེ་ཕོ་ཚ་ཀླུང་ཡར་སྐྱུག མེད་ཀྱུས་ནི་ཕལ་ཆེར་གདོན་གནོད་དོ་ཟེར། གྲུམ་བུ་དཀར་ནི་ཕོ་བ་མཆིན་པ་གང་ཡིན་ཆ་མེད་ན། ཉ་གཞི་དང་ཡན་ལག་ན། འཇུ་སྐེམས་ནི་ཕོ་བའི་མེ་ཆེར་རྒྱས་བད་སྤྲིན་འཕེལ་ཏེ་ཟས་ཟོས་ཀྱང་། འགྲངས་ངོམས་མེད། གསུས་པ་ཆེ་ཤ་སྐམ། བད་ཀན་མགུལ་འགགས་སམ་གྲེ་ཐོག་གི་རྟགས། བྲང་རྒྱབ་དང་མྲག་མིག་གཟེར། བྲང་ཚྭ[ཚ]། སྐབས་སུ་གྲེ་བ་དང་ལྩེ་ཐོག་ཏུ་སྨུ་[སྨྱུ]ཡོད་པ་འདྲ་བ་དང་། ཕྲེང་རྫོག་ལྷ་བུ་ཡར་འགྲོ་ཕྱིར་འགྲོ་བྱེད་པ་འབྱུང་། རྒྱུད་དུ་དབྱེ་བ་བཅོ་བརྒྱད་ཙམ་གསུངས་ཀྱང་བསྡུ་ན་ཚ་འགགས་གྲང་འགགས་གཉིས་སུ་འདུ་བ་ལས། ཚ་འགགས་ཟུག་ཤིན་ཏུ་ཆེ། རྩ་ཙུང་ཟད་གྲིམ། ཆུ་མདོག་སེར། གྲང་འགགས་ཟུག་གཟེར་ཆུང་། རྩ་སྟོང་ཞིང་ལྟོད། ཆུ་མདོག་སྔོ། དེ་གཉིས་ཀ་ལ་ཐོག་མར་བསིལ་སྦྱོར་གུར་གུམ་ཆེན་མོ། དྭངས་འོད་བཅོ་ལྔ།

མར་བབས་ནས་ལྕེན་དང་ཕོ་བར་འདྲིལ་ན་ཕོ་ཐོག་བཅོས་བྱ། ཡར་བབས་ནས་ལྩེ་ལ་འབྲུམ་བུ་བྱུང་ན་གྲི་ལྕགས་ཀྱི་[ཀྱིས]དལ་བས་[བར]བསྲེག ལྩེ་རྒྱས། སྐད་འགགས་པ་སོགས་བྱུང་ན་ལྩེ་རྩ་གཏར། ཟས་རྩམ་ཡིབ་ཤ་ཐུད་ཏུལ་བ། རྒྱ་མ་ཁྲག མ་སྨིན་བའི་[པའི]རིགས་ཐམས་ཅད་ཤིན་ཏུ་གནོད་ཅིང་ཁྲུད་བར་[པར]ལུག་ཤ་རྙིང་བ་སྤང་།

གྲེ་ཐོག་ཕོ་ཐོག་གཉིས་ཀར་ཆོག་རྫོག་གི་རིགས། ཛ་སྨུམ་[སྨྱུམ]ཆོག་སོང་བ། ཕྱུང་བའི་རིགས་རྣམས་དང་། ཕོར་གྲིབ་གོས་གྲིབ་སོགས་གྲིབ་རིགས་ཤིན་ཏུ་འཛེམ་བ་[པ]གལ་ཆེའོ།། སྨེ་བ་རྩེགས་པའམ་བོ་ཧྲི་སུ་ཏྭའི་གྲིབ་སེལ་གང་མང་བྱ། སུ་དྲྭ་ཟ་འཕྲུང་ཉུང་ཙམ་བྱེད། ཕྱི་དྲྭ་ལྷོ་ཆས་ཤིན་ཏུ་འཛིན།

བད་ཀན་ཕོ་ཐོག་ཟས་སྐོམ་ཁར་སོང་ཚད་ཡར་སྐྱུགས་ནས་ལུས་ཧེ་སྐམ་དུ་འགྲོ་བ་ཐམས་ཅད་ཀྱིས་ཤེས་སླ་ཞིང་ལས་ནད་ཡིན་པས་བཅོས་

དགའ་ཡང་། འཇམ་དཔལ་ནག་པོའི་སྔགས་ཀྱི་[ཅི]མང་དུ་བཟླས། སངས་རྒྱས་ཀྱི་སྐུ་འགྲུབ་བསྙེན་བཀུར་བྱའོ།། སྐྱིད་དཀྲུམས་ནད་ཐུར་དུ་བབས་ནས་ཕོ་བར་འདྲིལ་བ་ལ། རྗེ་ཐལ་ཉེར་ལྔ་སོགས་ཀྱིས་བཞིགས། གྲང་ཤས་མ་ཞུའི་རྒྱུར་བྱས་པའི་[པའི]ཕོ་ཐོག་ལ། བདེ་བྱེད་སྙོམས་ལྡན། རྩ་སྨན་གསུམ་[སུམ]ཅུ། བདུད་རྩི་ཐིག་བ་[པ]ལས། བྱེ་བྲག་བད་ཀན་ནག་པོ་མིག་ལྟེ་ལྷགས། སེར་པོར་འགྲོ་བས་མཁྲིས་བར་[པར]ནོར་སྲིད་ཀྱང་། གཡོན་མཆེན་[མཆེར]ཐད་ན་ཕོ་སྦོས་ཟས་འཇུ་དཀའ་སོགས་ཀྱིས་ཤེས་བྱ། གསོ་དཀའ་ཐབས་མཁས་འཚོས། གཟུངས་སོ།། རྗེ་ཞུན་ལྔ་བ་སོགས་བཏང་།

བད་ཀན་ཐོག་སྣ་ཚོགས་ཀྱི་ཟ་ཡིག་མན་ངག་ནི།

སྐྲུསྨྲསྨྲསྐྲ	སྨྲུསྨྭསྨྭ	ཧླ ཧླ ཧླ	སྐྲསྨྲསྨྲསྐྭ	སྨྲསྨྲསྨྲསྨྲ	སྐྭསྐྲྀསྭསྨ	ཧྨྲཧྨྲཧྨྲཧྨྲ	སྨྲསྨྲསྐྭ
ཁྲག་ཐོག	སྐྱིད་དཀྲུས	སྐྱིད་འགག	རླུང་ཐོག	འཕོ་ཐོག	གྲི་ཐོག	གདོན་ཐོག	འདི་རྣམས་ཟ་ཡིག

བད་ཀན་ལ་རིགས་དུ་མ་སྨོས་ཀྱང་། སྐྱ་བོ་སྨུག་འདུས་ཏེ། བད་ཀན་སྨུག་པོ་མ་གཏོགས་པ་ཐམས་ཅད་གྲང་བར་གཏོགས་ཏེ། བད་ཀན་དོན་སྣོད་ལ་བབ་ན་རང་རང་ལེའུར་ཤེས། བད་ཀན་ལྷགས་ལ་གྲམ་གཡའ། ཤ་ལ་རྒྱས་གཉིད་ཆེ་སྒྲོ་གསོབ་དྲེགས་བ་[པ]ཆགས། རུས་ལ་ཞེན་ན་རུས་པ་ལྷུ་ཚིགས་གྲང་ཆེ། གཞན་རྒྱུད་ཅན་གྱི་འཆི་མེད་གཡུལ་རྒྱལ་གྱི་སྟོང་[སྟེང]དུ་རང་རང་གི་ཁ་ཚར་བཏབ། རང་གི་རྩ་ལ་གཏར་བྱའོ།།

བད་ཀན་ནད་སེལ་བའི་སྔགས་ནི། ཨོཾ་ཤན་ཏི་ཤན་ཏི་སརྦ་བི་ཏི་ནུ་ལ་ཉག་སྭཱཧཱ། མང་དུ་བཟླས་ན་བད་ཀན་མ་ཞུ་སྐྲན་ནད་དམུ་ཆུ་ཁྲག་སྨུག་སོགས་སེལ། སྨན་ནི། རྒྱམ་ཚྭ་གསུམ་ཐང་། བདེ་བྱེད་སེར་པོ། རྩ་སྨན་སུམ་ཅུ། ཞ་ཉེ་སྦྱོར་བ། ཤུ་ཅོང་སྦྱོར་བ། ཅོང་ཞི་དྲུག་པ། ཐལ་བ་ལྔ་བ། ཛ་ཡི་ཕ་

ལའི་མན་ངག སྨན་ནག་བཅོ་ལྔ། གསལ་བྱེད་ཉི་མའི་དཀྱིལ་འཁོར་སོགས་བཏང་། འདི་རྣམས་སྨན་བཅོས་མ་ནོར་བློ་རྗེ་གསོ་ན་བད་ཀན་ནད་ཀྱི་སྡུག་བསྔལ་ལས་གྲོལ། དགའ་བའི་ཉི་མ་འཆར་བ་ཡིན་ནོ།།

ནད་གྲོལ་པའི་[བའི]རྟགས་སུ་དབང་པོའི་སྒོ་རྣམས་ནས་རྣག་ཁྲག་ཆུ་སེར་སྦྲིག་ཆགས་སོགས་དངོས་སུ་འདོན་བའམ། རྨི་ལམ་དུ་བྱུང་ན་ཕན་ངེས་བར་ལག་ལྷངས་ཅན་ནོ།།

བཅུ་པ། འདུས་ནད་སྨུག་པོ་བཅོས་པ།

འདུས་ནད་སྨུག་པོ་བད་ཀན་ཁྲག་མཁྲིས་དང་འདྲེས་བ་[པ]སྨུག་པོ་ཡིན་ཅིང་། ནད་རྟགས་ཕོ་མཆིན་དང་རོ་རྒྱབ་གཟེར། སྐབས་སུ་མགོ་བོ་སོགས་ངེས་མེད་ན། ཐང་ཚ་ཆུ་སྐྱུར་སྐྱུགས། ཁྲག་ཅུལ་དུད་ཁུ་འབྲུ་སྐྱུགས་བྱེད། རྩ་སྦོམ་ལ་གུང་མོའི་འོག་གི་རྩ་གཉིས་ཞན། ཆུ་སྨུག་ལ་ཉོག་པ་འབྱུང་། རྒྱུད་ལས་རྣམ་འགྱུར་བཅུ་གསུམ་དུ་གསུངས་ཀྱང་མདོར་བསྡུ་ན་དང་པོ་ཆུ་སྐྱུར་སྐྱུགས་བའི་[པའི]སོ་མ་ཤར་ཆེ་སྨུག་པོ་ཚ་བའི་དུས་ཡིན་བས་[པས]དྲོད་བཏང་མི་ཉན། ཐང་ཆེན་ཉེར་ལྔ་བཏང་། ཕྱིར་སྨུག་པོ་གྲང་རྒྱེན་མ་གཏོགས་སྟོད་སྨད་བར་གསུམ་ཐམས་ཅད་དུ། ཐང་ཆེན་ཉེར་ལྔ་པོ་ན་ཟབ་ཆེ་བས་རྒྱུན་དུ་བཏང་དགོས། སྨུག་པོ་གཡུལ་རྒྱལ་ལམ། དྲངས་འོད་བཅོ་ལྔ། བདུད་རྩི་གསུམ་སྦྱོར། ཙོང་ཞི་དྲུག བསིལ་སྦྱོར་གུར་གུམ་ཆེན་མོ་རྣམས། སྐབས་སུ་མ་ནུ་བཞི་ཐང་དྲོ་འཇམ་བསྙེན། ཁྲག་སྟོབས་ཆེ་ན། གི་ཝང་དགུ་བ། མན་ངག་བསིལ་སྦྱོར། རྡོ་རྗེ་ཁྲག་འཇོམས་རྣམས་བཏབ། དེས་ཆུ་མདོག་དམར་སྨུག་དྭངས། ཟས་མི་ཞུ་ཞིང་སྦྲན་[སྦྲན]དུག་ལྟར་ན། བར་དུ་རྒྱ་བཤལ་སྐྱུགས་པའི་ལོ་མ་ཤར་ཆེ་ཚ་གྲང་འཐབ་པའི་དུས་ཡིན་པས་སྨན་རྡོ་མ་རྣམས

དང་། ཁྱད་པར་སྨུག་པོའི་གཉེན་པོ་བདུན་པ། བདེ་བྱེད་སྙོམས་ལྡན། བདུད་རྩི་ཟླ་ཤེལ་རྣམས་བཏང་། མདོར་ན་བསིལ་དྲོད་སྙོམས་པའི་ལྷག་སྤྱོད་བསྟེན་དགོས། འདི་རྣམས་ཀྱི་འགྲོའི་སྨན་ཡིན་ཅིང་སྨུག་པོ་གཞིར་བཞག་གི་ནད་ལ་ཕོ་བ་མི་བདེ་བར་ཤས་ཆེར་བད་ཀན་བཅོས། མཆིན་པ་ལ་ཁྲག་བཅོས། རྒྱུ་མ་ལ་མཁྲིས་བཅོས། ལོང་ལ་རླུང་བཅོས་ཤས་ཆེར་དགོས་པ་སོགས་རིག་པས་འཕྲུལ། དབྱུང་སེར་བཤལ་དང་མཁྲིས་བཤལ་སོགས་བཏང་། སྐབས་འདི་འམ་གཞན་དུ་མ་ཞུ་དུག་ཐབས་སོགས་ཀྱིས་ཉི་དྲོས་ནས་གཟེར་ཞིང་གཡས་ངོས་མཆིན་པ་ལ་ཟུག་ཡོད་ན། ནྭངས་འོད་བཅོ་ལྔ། འཆི་མེད་གཡུལ་རྒྱལ། སྐྱུགས་གཅོད་ཐང་རྣམས་ཀྱིས་སེལ་ཞིང་། འདུས་ནད་སོགས་ཀྱི་གཞུག་ཏུ་མཆིན་པོ་ལུ་བ་ལའང་ཆེས་ཕན། ཐ་མ་དུད་ཁུ་སྐྱུགས་པའི་ལོ་མ་ཤར་ཚེ་ཐོག་མར་ཁྲག་ལམ་ཆོད་མ་ཆོད་ཕྱེད་པ་གནད་ཆེ་བས། ལོ་ཉུང་ཟུངས་བཟང་རིགས་ལ་གོང་གསལ་སྨན་རྣམས་བཏང་བས་རང་བཞིན་ཆོས་པའང་ཡོད་པས་དེ་ལ་ལག་ཉེས་མེད་ཕྱིར་དེ་རིགས་རྒྱུན་སྨན་དུ་བྱ། ཟས་སྤྱོད་རྒྱུན་རིང་གཟབ་པ་གནད་ཆེ། མདུན་རྒྱབ་སྟོད་སྨད་བར་གྱི་རང་སྲུང་བསྡམས། ཟུངས་ཟད་རྒས་པ་ཁྲག་ལམ་མ་ཆོད་ན། ཁྲག་གཅོད་གུར་གུམ་བརྒྱད་པ། ཁྲག་གཅོད་སྨན་སྦྱོར་ཆེན་མོ། ཁྲིས་ཤུག མདོར་ན་ཁྲག་གཅོད་རིགས་དང་ཁྱད་པར་ཐང་ཆེན་ཉེར་ལྔ་ཁ་ཆེ་གུར་གུམ་ལྡབ་ལོག་བསྣན་པས་བཅད། སྨུག་པོ་བརྗོལ་པ་སོགས་ལ་སྐྱུགས་གཅོད་ཐང་བཏང་། རྒན་པོ་དང་ཟུངས་ཟད་རིགས་ཁྲག་ལམ་མ་ཆོད་ན་བཅོས་དཀའ་བས་སྨན་གོང་གསལ་བཏང་། ཞུས་ཟུངས་གསོ།

རླུང་གསང་མནན་ཅིང་རླུང་སྨན་བཏང་བ་སོགས་རླུང་ལ་བྱ་ར་གལ་ཆེ། ཚོད་ནའང་རླུང་གིས་ཁྲིད་ནས་སྐྱ་ཐབ་དང་ཚ་གཞིར་འགྱུར་ཉེན་ཆེ་བས་དགོངས་མོར་ད་ལི་བཅུ་དྲུག ད་ལི་བདུན་པ། ཀ་ཙར་ཙ་གང་བརྒྱད་པ། འབར་མེ་འཁོར་ལོ་སོགས་བཏང་། ཟས་སྟོ་ཚོད། ལ་ཕུག ཛ་ཁྲིབ། འོ་

ཧྥོན། ཉུལ་སྒྱུར[སྒྱུར]། ཞོ་ཆང་མ་ལངས་པ། ཤིང་ཐོག་མ་སྨིན་པ། ཤ་མ་ཚོས་བ་[པ]དང་ཆོག་པ་ཁེངས་པོའི་རིགས་སོགས་ཡུན་རིང་བར་ཤིན་ཏུ་འཛེམ། གསར་བཙུད་རིགས་ཀྱིས་ལུས་ཟུངས་གསོ།

སྤྱོད་ལམ་མེ་ཉི་བསེར་བུ་སོགས་སྤངས་ནས་བསིལ་དྲོད་སྙོམས། རྩོལ་པས་[བས]གཅག་[བཅག]རླུང་སྲང་[གསང]སྤྱོད་སྨད་དང་བད་ཀན་རང་གསང་བསྡམ། འདི་ལ་གཏར་བཤལ་ལག་ཉེས་ཆེ་བས་གཏན་ནས་མི་ཉུང་ངོ་།། མཐར་གྲང་བ་ལ་བབས་ནས་མཁལ་སྐྱེད་ན། ཁམས་ཟག ཁ་ཟས་གཏན་ནས་མི་ཞུ་བ་སོགས་ལ་འོག་གི་གྲང་རྒྱུན་ལྟར་བཅོས།

བྱེ་བྲག་སྨུག་པོ་ཚ་རྒྱུན་ནམ་ཁྲག་རྒྱུན་ཞེས་པ། ཕོ་མཆིན་རོ་སྟོད་དུས་རྒྱུན་གཟེར། སྐབས་སུ་མགོ་ན། ལུས་ཁམས་ཉོ་བ། ཞེ་ལྷོག ཟས་མི་འཇུ་བ་སོགས་སྟོད་ནས་སྨད་དུ་བབས་པའི་རིགས་ལ། མ་ནུ་བཞི་ཐང་། ཐང་ཆེན་ཉེར་ལྔ། ནངས་སྨན་དྲངས་[དྭངས]མ་གནས་འཛོག་སོགས་སེ་འབྲུ་བཞི་བའི་ཁ་བསྒྱུར་རིགས། མན་ངག་བསིལ་སྦྱོར། ཙོང་ཞི་དྲུག་པ། བསིལ་སྦྱོར་གུར་གུམ་ཆེན་མོ། སྨན་ནག་བཅོ་ལྔ། རྩིས་སྦྱོར་བཅུ་གཅིག་སོགས་བཏང་། ཟས་སྤྱོད་གཟབ། རྫས་གཙོད་མ་གཏོགས་དཔྱད་གཞན་མི་ཉུང་ཡང་། ཉ་ཐུང་། རྒྱབ་རྩ་གཏར། དྲུག་འདུས་ཐེབས་ན་སྟོད་ཀ་དང་མཆིན་མཁྲིས་འདོམས་རྩ་སོགས་གཏར། གཟེར་ཚབས་ཆེ་ན་ཆུ་རྡོའི་དུགས་བྱ། མཆིན་པར་ཁྲག་རྒྱས་ཆེ་ན་གླང་ཆེན་རིགས་བཏང་། ཉ་ཐུང་གཡས་པ་སོགས་གཏར་ཁ་ཤིན་ཏུ་འཕྲོད་ཆེ། རྫས་གཙོད་རིན་ཆེན་རིལ་བུ་བཏང་བ་ལེགས།

སྨུག་མོ་[པོ]གྲང་རྒྱུན་མ་ཞུ་བའི་རྒྱུ་ལས་བྱུང་བ་ཟས་མི་ཞུ། སྐྲིག་བ་[པ]བྱེད། བེ་སྣབས་སྐྱུགས། འཕོ་[ཕོ]བ་འཆིང་ཞིང་གཟེར། ལུས་ཁམས་ཉོབ་བ་སོགས་ཀྱི་མཐར་གཅོང་སྐྱེ་དྲུག་ཏུ་འགྱུར་ཉེན་ཆེ་བས། རྒྱམ་ཚྭ་བཞི་ཐང་། མན་རྒྱུད་སེ་འབྲུ་པདྨ་འདབ་བརྒྱད། ཀར་ཞུ་བརྒྱད་པ། ད་ལི་བདུན

པ་རྣམས་བཏང་། གསར་བཅུད་ཀྱིས་ལུས་ཟུངས་གསོ་བ་ཙམ་ལས་ཟས་འཛོམ་ཤིན་ཏུ་ཆེ་དགོས། ལྷོ་སྨུར་ཞིང་ཞོགས་པ་སོགས་ལ་ཆུ་བསྐོལ་ཡང་ཡང་འཐུང་། མཐར་རྣམ་བཤལ་བདེ་བྱེད། རིན་ཆེན་སྤུངས་སྦྱོར་སོགས་བཏང་། སྨུག་པོ་ཚ་གྲང་ཐོག་མ་ནས་འཐབ་པའི་རིགས་ཀྱང་ཡོང་བས་སྨན་བསིལ་དྲོད་སྙོམས་པས་གཉིས་ཀ་ཟུང་འབྲེལ་དུ་བཅོས་པ་སོགས་རིགས་བས་[པས]འཕྲུལ་ཤེས་བར་[པར]བྱའོ།།

བཅུ་གཅིག་པ། མ་ཞུ་བ་བཅོས་པ།

མ་ཞུ་ཕོལ་ནད་ཀུན་གྱི་རྩ་བ་ནི། གྲང་། རྣབ། སྐྱུམ་མ་ཞུ་བ་སྐྱེ་རྫས་ཀྱི་དབྱེ་བ་གསུམ། དྭངས་མ། སྙིགས་མ་མ་ཞུ་བ་བེ་སྐྲབས། གསུད་ནད། མ་ཞུ་ཤིང་འདྲ། དུག་འདྲ་སྐྱེ་རིགས་ཀྱིས་[ཀྱི]སྤྱིའི་རྟགས་ནི། ཁ་མངལ་འཕོ་[ཕོ]བ་འཚིང་ན་ཟས་ཟོས་གནོད། དང་ག་མི་བདེ་ཕོལ་འབྲུག་པ་དང་སྐྲིག་མང་དྲི་བཅས་འཕྲུ་སྐྱུགས། ཕོལ་སྒོ་ཐེར་ཐུ་ཟུག་ན་ལ་འོག་རླུང་སྟོམ། སྙིང་ག་རྩིབ་ལོགས་ན། མེ་མཉམ་བེ་སྐྲབས་འཕེལ་བ་ཡིན། རླུང་ལྡན་མགོ་འཁོར་འདར་དང་ཡན་ལག་རིངས[རེངས]། མཁྲིས་ལྡན་ཕོལ་ཚ་དྲི་ཆེ་འཕྲུ་སྐྱུགས་སེར་བ་སྐོམ་དད་ཆེ། བད་ཀན་ལྡན་པ་མཆིལ་མ་འབྱུར་བག་མང་། ཕོལ་མང་[སྨན]རྒྱམ་ཚྭ་བཞི་ཐང་། ཞི་བྱེད་དྲུག་པ། སྨན་ནག་བཅོ་ལྔ། ཟས་སྨན་བཞི་བ། ཉུས་ཐལ་གསུམ་སྦྱོར། ཉེས་གསུམ་ལྡན་ན་རང་རང་ཁ་འཛིན་བཏང་བཅོས།

བཅུ་གཉིས་པ། སྐྲན་ནད་བཅོས་པ།

གཅོང་ཆེན་སྐྲན་ནད་ནི། ཟས་སྐྲན། ལྷེན་སྐྲན། རྗོ་སྐྲན། རླུང་གི་ལྷིང་

སྨན། ཁྲག་སྨན། མཁྲིས་སྨན། རྩ་སྨན། སྒུ་སྨན། སྲིན་སྨན། ཆུ་སྨན། རྣག་སྨན་སོགས་མང་། བསྡུ་ན། ཕྱི་ནང་བར་གསུམ་གྱི་སྨན།

སྤྱི་རྟགས། རྩ་ཞན་ཞར་ཆུ་ཐིགས་ཉ་མིག་འབྱུང་། སྨན་གང་ཡོད་བའི་[པའི]སྙིང་དུ་དྲིག་པ་ཆགས། ཚ་གྲང་ཕྱི་ན་ཚ། གྲང་[ནང]ན་གྲང་། ཤ་སྐམ་ཤེད་ཆུང་འགྲངས་དང་གྲངས་རྗེས་ན། སྐྲིག་དང་ཤ་རིད་སེངས་སྐྱུག་སྲིད། སྙིགས་ཟས་སྨན་ཕོ་ལོང་གནས། ཕོ་འཚིང་སྣང་ཐབས་འདྲ། ཟས་གང་ཡང་གནོད། རྐང་བོལ་གཡོ་བ་ཡིན། ལྕེན་སྨན་ཟོས་རྗེས་ན་སྐྱུག་ལྡོགས་བདེ། སྐྲིག་མི་ཐོན་ཤིན་ཏུ་སྲ། ཕོ་བ་གནས་མཆིན་པའི་ཁྲག་སྨན། གཡས་སུ་ཆགས་ཤ་སྤོ་སྐམས་མིག་སེར། མཆེར་བའི་ཁྲག་སྨན་གཡོན་དུ་ཆགས་འབྱུང་། སྤོ་[སྤྲོ]སྐྲིག་ལྷུ་བ་སྐྱུགས་གདོང་བ་སྤོད་གཡོ། ཕོ་ལོང་སླུག་པོའི་ཁྲག་སྨན་ཚ་ཞིང་གཟེར། ཟས་གང་གནོད། རླུང་གི་ལྕེན་སྨན་སྤོ་[སྤྲོ]འཁྲོག་སྐྲིག་མང་ཤ་སྐམ་ཁྲག་འཛག་སྲིད། སྟོད་ཀྱི་མཁྲིས་སྨན་ཤ་སྐམ་སྦོ། ཐར་ལུས་ཀུན་ཟ་འཕྲུག་བྱེད། རྒྱུ་མའི་མཁྲིས་སྨན་ལུས་ལྕི་དང་ག་མི་བདེ་ཟུག་ཆེ། ལོང་གི་རླུང་སྨན་སྤོ་[སྤྲོ]འཁྲོག་ལྷུ་བ་འཁྲུ། འགྱུར་འཕེལ་འགྲིབ་མི་བརྟན། མངལ་གྱི་ཁྲག་སྨན་ཚིག་པ་རྒྱུ་ཞབས་གཟེར། ཁྲག་འཛག་འམ་[གམ]སྟོམ། ལྷང་པའི་རྗེ་སྨན་ཆུ་འགག་ཟུག་ཆེ་འཁྲོལ་གཟེར་ན། སྙིང་གི་ཆུ་སྨན་བྲང་ལ་སྲིན་ཐོར་འོང་། སྨྱོན་ཚུལ་སྟོན། མཆིན་དྲིའི་རྩ་སྨན་ཚོགས་པ་བརྒྱད་པ་ལ་ན། དཀྲེ་[དཀྲེ]དགུ་མི་བདེ་ཅིང་། གློ་བའི་རྩ་སྨན་གློ་མང་སྐད་འཛེར་དང་ག་མི་བདེ་སྲིད། མཁལ་མའི་རྩ་སྨན་ཐོག་མ་ནས་ཟུག་ཆུང་། སྨིན་ཐར་དགྲེ་དགུ་འགའ་[དཀའ]ཟུག་ན་ཆེ། ཆུ་སྨན་པལ་ཆེར་མིག་ལྤིབས་སྐང་[རྐང]བོལ་གཡོ། རྣག་སྨན་རྣག་འབྱུང་ཤེས་གསལ་སྲིད།

བཅོས་ཐབས་ནི་ཚ་གྲང་ཕྱི་ནང་བར་གསུམ་ལ། ཕོ་ལོང་མཁྲིས་ལྕེན་ལྕེད་[ལྕིད]རྣམས་ཀྱི་སྨན་ལ་སྨན་ནི། མགྲོན་ཐལ་བཅུ་པ། བྲུན་ཐལ་བཅུ་

གཅིག ཪོག་རླུང་བཅུ་བཞི། སྨན་ནག་བཅོ་ལྔ། བོང་དཀར་ལྔ་བ། རང་རང་གི་ཁ་ཚར་བཏབ་བྱར་བྱ།

ཆུ་ཁྲག་རྩ་མངལ་གྱི་སྨན་རྣམས་ལ། ཏུས་ཐལ་བཅུ་བ། ཀར་ལྷ་བརྒྱད་པ། འཆི་བདག་ཞགས་འགྲོལ་རྣམས་བཏང་། སྙིང་སྲིན་སྒོ་རྣག་མཆིན་གྲུ་མཁལ་མཆེར་རྣམས་ཀྱི་སྨན་ལ། སྲོག་འཛིན་ལྔ་བའི་སྟེང་དུ། མགྲིན་ཐལ་ཀ་ཀོལ་བསྣན། འཇམ་སྦྱོང་བཤལ་སྨན་རྣམ་རྒྱལ་བཅུ་གཅིག ཙོང་ཞི་འཕྲུལ་ཐལ་ཆེ་ཆུང་། ཙྪ་སྲིག་ཆེན་མོའི་སྦྱོར། ཙྪ་སྦྱོར་རིལ་བུ་སོགས་བཏང་། གང་ཉེའི་རྩ་ལ་གཏར། མེ་བུམ་ཁྱུད་འཁོར། ཐུར་མ་རྣམས་བྱ།

བཅུ་གསུམ་པ། གཉན་མེ་དབལ་སོགས་བཅོས་པ།

མེ་དཔལ་[དབལ]ནི། རིགས་གཉིས་ཆུ་སེར་ཁྲག་ཚ་བ་རླུང་གིས་རྐྱེན། ལུས་ལྟེ་ཁ་སྐམ་ཕལ་ཆེར་རྐེད་རྩེ་བ་འབྱུང་མང་གཡའ་འབྲུམ་དམར་འབྱུང་། མེ་སྐྲུས་[སྐྱེས]འདྲ་དམུགས་པ་འབྲུམ་ཆུ་བུར་ཟུག་ཆེ་རྨ་སྲིད་ལ། རིམས་ཐང་བཅུ་གཅིག ཡོང་སྨན་བཅུ་གཉིས། དཔའ་བོ་དགུ་པ། ཆུ་ཤེལ་བདུད་རྩི། ག་བུར་ཉེར་ལྔ། ཁྲོད་ནི་ལུས་ལ་རིས་[རི]མོ་དམར་པོ་ཁྱབ་ནས་མེ་ཆོག་གི་རྨ་འདྲ་སྨུར་འགྲོ་ལ་ཧོང་ལེན་བཅུ་གསུམ། ནྲ་རོ་བཞི་བ། འདོད་དགུའི་ཀུན་འབྱུང་བསམ་འཕེལ་ནོར་བུ་ལས། སླ་རྩི་བྲག་ཞུན་རྒྱ་ནག་ཏུ་ཧ་རྣམས་སྦྱར་པས་[བས]བྱུག་ན་སེལ་བའི་མཆོག་ཟེར། སྟེང་དུ་ཙྪ་བཙག་བྱུག་ན་ཟབ།

འབར་འབུར་ནི། གཉན་རིམས་སྐྱི་འདྲ་འབར་འབུར་ཟེར་ལུས་ཀྱི་སྟོད་སྨད་གང་ལ་ངེས་མེད། སྐྲངས་སྲ་ཟུག་གཟེར་སྐྲངས་བ་ནི། ལུས་ཚ་དེ་ལ་འབར་འབུར་ཡིན། མེ་ལྕེ་འཁོར་ལོ། ནོར་བུ་བཅུ་གཅིག མེ་རྟོའ་དེ་

སྣ་ཧྲན། ཀུན་ཐུབ་ཐང་། རིན་ཆེན་གཏེར་མཛོད་ལས། ཨོཾ་བྲ་སོད། མེ་སོད། ཆུ་སྲོད[སོད]། དུག་ཊི་སོད། གཉན་མགོ་ཆོད། ཁ་ལ་ཛ་ཛ། ཤག་ཤག ཐད་ཐད། ཐུད་ཐུད་སྭཱཧཱ། མི་བླད་ཤ་ཆེན་ཐྲལ་[སྲལ]རྒྱབ་མཚལ་དཀར་རེ་ལྕགས་[ལྕག]ཆུ་རྩ་བ་སྤྲུ་ཕུར་ནག་ཁཎྜ་ཉ་ཤ་ཐང་ཆུ། མི་བླད་བཅུ་བ། མི་ཝེ་འམ་ལོ་བརྒྱད་དྲི་ཆུ་སྦྱར་ནས་བྱུག་ན་ཟབ་ཡིན། འབྲས་དང་གཞང་འབྲུམ་མེ་དཔལ་[དབལ]དང་། སུར་ཡ་རྨེན་བུ་ཧྲིག་ཧྲུགས་ཁང་འབམ་མཚན་བར་རྫོལ་བ་དང་ལྷན་སྐྱེས་རྨ་གསོ་བཅོས་ཟབ།

ལྷོག་པ་ལ། ས་ཆུ་མེ་རླུང་། དཀར་ནག་ཁྲ་བོ། རྔོད་ཡང་རྔོད་ཡམ་བུ་ཡུ་མོ་དང་། སྤྱི་རྟགས་དང་པོ་འབྲུམ་དམར་རེག་བྱ་ཚོར་མེད། ཨན་སྟོང་འགྲམ་དང་། སྨིན་ན་ཐུག་ཆེ་སྲ་སྐྲངས་དམར་ཐིག་ཏིམ་ཤིང་ཏུ་ཚ་སྲིད། བྱེ་བྲག་ནི། ས་ལྷོག་སྐྲངས་ཐོར་མགོ་ནག་ཐུག་ཆེ། ཆུ་ལྷོག་འཇམ་བསིལ་ཆུ་བུར་བྱུང་། ཆུ་སེར་འཛག མེ་ལྷོག་མདོག་དམར་སྐྲངས་ཚ་ཆེ། མེས་འཚིག་འདྲ། རླུང་ལྷོག་སྐྱ་གསོབ་དང་གཉིད་ཆུང་མྱུར་དུ་འགྱུར། དཀར་པོ་ཐུག་ཆུང་གྲང་རྟགས་བྱུང་། ནག་པོ་ཐུག་ཆེ་ཚ་རྟགས་བྱུང་། ཁྲ་བོ་རྟགས་འདྲེས་ཐུག་གཟེར་ལྡང་དུབ་བྱེད། རྔོད་ནི་འཕྲོ་སྐྱོན་ནད་དྲག་སྐྲངས་པ་སྐྱེན། ཡང་རྔོད་ཁོང་དུ་འཆོར་སྐྱེན་འཁོར་ལོ་འཕྲོ། ཡམ་བུ་སྐྲངས་པ་འབར་འབུར་ཡམ་ཐབས་འོང་། ཡུ་མོ་སྲ་བརྟན་ནད་ཐུག་ཆུང་བའམ། རིམས་ཐང་བཅུ་གཅིག ཧོང་ལེན་བཅུ་གསུམ། ཁྱུང་ནག་དགུ་པ། དར་ཡ་ཀན་ལྔ་བ། རླུང་དང་མེ་ལྷོག་པ་ལ་མེ་བཙའ་དང་མེ་མྱུར་སོགས་བཅོས། ཆུ་ལྷོག་པ་ལ། སོར་བཞི་སྤགས་མང་དུ་བཟླས་ནས་མཆིལ་མ་བྱུག་ཟབ། ས་ལྷོག་སོགས་པ་ལ་ཁོང་སྨན་བཏང་། སྨན་གང་གི་སྟེང་དུ་སླང་ཆེན་ཁཎྜ་བསྣན་ཟབ།

ནང་ལྷོག་ལ། གཉན་ནད་དོན་སྣོད་ལ་བབས་ནང་ལྷོག་ཅེས། སྲོག་རྩ་ལ་བབས་ན་ཁ་ལྕུགས་མཆུ་མི་འཛུམ། ལུས་དགྱེ་ལྤག་པ་རེངས་དང་

ཧྲུལ་ཆུར་འཛག ཁྲག་འབྲུ་སྐྱུག་ན་འཆི། མཆིན་བབས་མིག་དམར་འཁྱུན་དྲག མཆིན་དྲི་གྲིས་གཏུབས་སེམས། སྣ་ཁྲག་བབས། ཤེད་ཉམས་འཆི། མཁལ་བབས་གླང་ཐབས་རྐང་ན་བརྐྱངས་བསྐུམས་དཀའ། ཐོར་ཐྲན་ལུས་ཁྱབ་ཚ་སྲི། སྐྲིགས་དུ་ཡང་། གཟེར་དང་ཁྲག་འཛག་ན་འཆི། སྟོད་བབས་ལྟེ་འོག་འཁྱུག ཊུས་ཚིགས་རིངས[རིངས]། འབྲུ་ཞིང་སྐད་འཐམས། ཆུ་བསྡམས་ཁྲག་འབྲུ་འཆི། གང་དུ་བབས་ཀྱང་གྱི་བ་འགགས་པ་མང་། སྨན་ནི། དར་ཡ་ཀན་ལྡེ་བ། གཉན་སེལ་བདུན་པ། རྡོ་རྗེ་ཁྲག་འཇོམས་ཐང་། གཉན་བཤལ་ཐོག་མདའ། ཧོང་ལེན་བཅུ་གསུམ། ཕུར་ནག་བཅུ་དགུ། འཆི་བདག་ཞགས་འགྲོལ་བཅུ་གསུམ་སོགས་སྨན་བཏང་། རང་རང་གི་ཁ་ཚར་བསྟན་བཏང་ནི། སྲོག་རྩར་བབ་ན་ཨར་ནག་གླ་རྩི། མཆིན་ལ་ཁ་ཆེ། དོམ་མཁྲིས། མཁལ་མ་ལ་སྣ་སྐྱ་པི་པི་ལིང་། སྟོད་ལ་ཕུར་མོ་དུག་ཉུང་། སྤགས་རྒྱ་ཤོག་ག་བུར་གི་ཕང་གི་ཆུ་ལ་བྲིས། ཛྫྫྫླ ཡིག་འབྲུ་ཁྱུང་ལྡེས་གཏུམས་ལ་ནང་མ་རེར་ལྡ་ལྡ་བཏང་བས་ཁོང་ལྟོག་འཇོམས་པ་ཡིན། སྨན་བཅོས་མ་ནོར་ཕྲོ་རྗེ་མྱུར་དུ་འཇོམས།

བཅུ་བཞི་པ། གཟའ་ནད་བཅོས་པ།

གཟའ་ནད་བཅོས་པའི་ཡིག་ཆུང་བཤད།། དེ་ལ་རྟགས་དང་བཅོས་ཐབས་མང་།། གཟའ་རྟགས་ཡིན་ཚུལ་(ཡིག་)ཆུང་བཤད། ལུས་གཡས་ལ་འབྲུམ་པའམ། དམར་ཐིག་བྱུང་ན་མེ་གཟའ་ཡིན། མིག་སྐྲངས་སྦོ་ལ་སེན་མོ་སྐྱ།། ཆུ་ཡི་གཟའ་རུ་ཤེས་པར་[པར]བྱ།། ལྟེ་ལ་ཐོར་བ་རྩ་ཆུ་ནི།། མི་ཐུབ་ས་ཡི་གཟའ་ཡིན་ནོ།། ལྷ་བཅོལ་སྟོང་སྐྱུགས་བ་སྤུ་ལོགས།། རླུང་གི་གཟའ་རུ་ཤེས་པར་[པར]བྱ།

གཟའ་བདུན་བཏག་པ་ཐུན་མོངས་མ་ཡིན་པ། སླ་རྩི་གུ་གུལ་དཀར་ནག་ཨུ་ཟེ་[ཟི]ནག་ཤུ་དག་ཕྱིང་རོས་དྲུག་པོ་ཞིབ་བཏགས་ལ་གཡའ་ཐྲལ་མེ་ལོང་དྭངས་བའི་[པའི]རྒྱབ་ཏུ་བྱུགས། ཨོཾ་ཙུ་དུ་ཨ་ཤམ་ཊ་ཡེ་སྭཱཧཱ། ཡང་ན། ཨོཾ་ཙ་ཏུར་ལ་ཡ་ཤ་ཡ་ཊཱ་སྭཱཧཱ། ཞེས་བ་[པ]གསུམ་བདུན་རྫས་དང་མེ་ལོང་བཏབ། དུད་པས་བདུག་ཅིང་ནད་པས་མེ་ལོང་བལྟ། དམར་པོར་མཐོང་ན་མེ་ཡིན། སྔོན་པོ་ཆུ། སེར་ས། དཀར་ལྕགས། ལྗང་མདོག་ཤིང་གཟའ་ཡིན།། མདོར་ན་གཟའ་རིགས་གང་ལའང་།། མིག་ཕྱིན་དཀར་པོ་ནག་ཐིག་དང་།། ལྟེ་འདྲེ་ར་ལུག་གཉིས་འདྲ།། མིག་རྩ་རྒྱ་མ་བྲུས་གས་འདྲ།། མི་འགྱུར་གཟའ་ཡི་རྟགས་ཡིན་ནོ།།

མི་ཐུབ་སྤུང་བར་བྱ་བ་ནི།། གོང་དུ་ལྷུན་པོས་ལོག་བྱས་པ།། ཆུ་གཟའ་ཆུ་ཡིས་བཅོས་པ་སོགས།། མི་ཐུབ་བཅོས་ཀྱང་ཤིན་ཏུ་དཀའ།། སྨན་ལོག་དྲོད་ལ་བཅོས་པ་དང་།། ཟས་ལོག་དམར་དང་མི་གཙང་སྦྱིན།། མི་ཟས་གསོས་ཀྱང་རྗེང་འཐོན་དཀའ།། སྐྱུག་སེབ་[གསེབ]འོག་བསྐོར་[སྐོར]ཁྲག་འབྱུང་དང་།། སྐྱི་པོའི་[བོའི]ཆུ་བུད་སྐྱི་སྐྲ་བྱི།། ལྟེ་གས་སྙིང་ཁའི་སྤུ་ལོག་དང་།། མཁྲིས་བ་[པ]འཁྲུ་ཞིང་སྲིན་ལག་བསྐམ།། ལོ་མང་ལོན་པ་གསོས་མི་ཙུང་།། གཟའ་རྟགས་ཆུང་བ་དངོས་འཛིན་ཤེས།།

གཟའ་ཐབས་སྦྱིའི་ཀུན་སྨན་དངོས་འཛིན། འདི་སྨན་མིང་གི་ཏྲ་ཇོ་ཛེ་ཉེར་ལྔ་ཞེས་གྲགས་སོ།། སྦྱོས་དཀར་བཞི་ཐང་། ས་ཆུ་མེ་རླུང་ལྔའི་སྨན་ཟླ་འོད་ནོར་ཁྱུང་བདུག་སྨན་བདུན་སྦྱོར་དུག་གི་བཤལ་སྨན་བཅོས་ཐབས་མང་།

རྒྱུ་དུས་ཉི་ཟླ་འཛིན་དུས་ནི་ཚེས་བཞི་ནས་བདུན་གྱི་བར་འདོད་ཆགས་ཀྱི་གཟའ་ལྡང་སྟོན་ཆེན་པོ་སྟོངས་ཟླ་མ་སོ་དང་སྤྱལ་བ་དགྲ་ལྷ། ཚེས་བརྒྱད་ནས་བཅུའི་བར་གཏི་མུག་གི་གཟའ་དྲང་སྲོང་དཀར་སེར་སྟོངས་ཟླ་བདུད་དང་དགྲ་ལྷ་དང་སྤྱལ་བ་སོ་དུང་ཅན། ཚེས་བཅུ་གཅིག

ནས་བཅུ་བཞི་བར་ལ་ཕྲག་དོག་གི་གཟའ་ཙ་ར་ཀ་སྟོངས་ཟླ་བདུད་དང་སྒྲུལ་པ་སྲིན་བོ[པོ]། ཆོས་བཅོ་ལྔ་ནས་བཅུ་བདུན་གྱི་བར་ལ་མཐོང་དུག་གི་གཟའ་བིཥྚ་སྟོངས་ཟླ་བཙན་དང་སྲིན་པོ་དང་སྒྲུལ་པ་འཐམ། བཅོ་བརྒྱད་ནས་ཉེར་གཅིག་གི་བར་ལ་ཞེ་སྡང་གི་གཟའ་བིཥྣུ་ར་ཛ་སྟོངས་ཟླ་གཤིན་རྗེ་དང་སྒྲུལ་པ་གཤིན་རྗེ། ཉེར་གཉིས་ནས་ཉེར་བཞིའི་བར་ལ་བལྟས་དུག་གི་གཟའ་དུ་བ་མཇུག་རིང་སྟོངས་ཟླ་སྤྲུལ་[སྒྲུལ]པ་གཉིས་གཤིན་རྗེ། ཉེར་ལྔ་ནས་ཉེར་བརྒྱད་ཀྱི་བར་ལ་ང་རྒྱལ་གྱི་གཟའ་ཁྱབ་འཇུག་ཆེན་པོའི་སྟོངས་ཟླ་ཀླུ་དང་སྒྲུལ་པ་བཙན། ཉེར་དགུ་ནས་ཆོས་གསུམ་གྱི་བར་ལ་ཁས་བླངས་ཀྱི་གཟའ་སྒྲ་གཅན་སྟོངས་ཟླ་བགེགས་དང་སྒྲུལ་པ་གཟའ་བདུན་སྟེ་གཟའ་ཆེན་བརྒྱད་ཀྱི་དུག་གི་ས་རྒྱ་མི་རླུང་གི་གཟའ་ཞེས་རིམ་པ་བཞིན་དུ་རང་རང་མཐུན་པའི་བཅོས་དགོས་སོ།།

དུག་དབྱུང་ནི། ཉ་ནག་གཟུགས་རང་པོར་བཞག་ལ། ཨོཾ་གླི་མ་ཏྲ་ཨ་སུ་སུ་སྭཱ་ཧཱ། སྔགས་བཟླས་བྱའོ།། རྒྱབ་ནས་ཕུས་བརྡབ་ལ། སྐྱུད་པ་འདོམ་གང་ནད་པའི་ལྟེ། གང་ཡང་གཡོ་ཐོགས་ནས། ཁ་ནས་འཐེན་ཅིང་མཆིལ་མ་བཅས་ཕོར་ནང་བཅུག་ཁྲུང་ཁིབས་སྐྱུད་ནག་བགྲིས་ཆུར་བོར་བྱ། དམིགས་བརྟེ་མའི་ཟ་ཡིག་བྱ་བས་ཁྲུས་སོགས་བཅོས་སོ།།

བཅོ་ལྔ་པ། གཉན་ཚད་བཅོས་པ།

འཛུམ་ལྤག་ནི་སྦྱི་[སྤྱི]གཉན་ཚད་རྟགས་སྟེང་དུ་མངོན་ཚུལ། སྟེང་མི་དགའ་འཕྲལ་དུ་ལུས་སྟོབས་འཚེར། ཆུ་མདོག་ཁྲག་འདྲ། ལུས་ཤེད་ཆུ་ཞུག་རྐོད་ཡོ་མི་ཐུབ་ལྤག་པ་འཕྱེད་འགྲོ། དུག་བདུན་ཞག་ན་འཛུམ་བཅས་འཆི་བ་མང་། བཅོས་ སྨན་ནི། ཆོགས་དུག་སོགས་བསྲེས་[བསྲེག་པར]བྱ། ཕུར་

ནག་བདུན་ཐང་། བཙོད་བཞི་ཐང་། ཁྱུང་ནག་དགུ་པ། ནོར་བུ་བཅུ་གཅིག་སྙིང་དུ་ཕོ་རོག་ཤ་བསྣན། ག་བུར་ཉེར་ལྔ་སོགས་བཏང་།

མཁྲིས་བ་[པ]རྩར་རྒྱུག་ནི། གཞན་དུ་རྒྱ་ནད་མིག་སེར་ཅེས་བྱ་བ། ནག་པོ་གསུམ་འཁྲིས་ལ་སོགས་དོན་གཅིག་མིང་། ངོ་བོ་གཉན་ཚད་མཁྲིས་བར་[པར]བབས་པའི་རིམས། དོན་ལ་སྙོ་དང་སྙིང་ལ་རླུང་ཡུལ་འཁྱོག ཕོ་ལོང་རྒྱུ་མ་སྟོད་དུ་མཁྲིས་ཡུལ་འཁྱོག ཡར་ལ་མགོ་དང་གླད་པར་བད་ཡུལ་འཁྱོག མར་ལ་མཁལ་མ་བརྒྱུད་བར་ཆུ་ཡུལ་འཁྱོག དོན་སྣོད་སོ་སོར་བབས་པའི་ཁ་འཛིན་བཏབ།། ཕྱི་ནང་བར་གསུམ་རྩ་མིག་ཀུན་ཏུ་རྒྱུག། མདོར་ན་རྟགས་ནི་རྩ་མྱུར་ཆུ་མདོག་མར་ནག་འདྲ།། ལུས་མིག་སེར་ལྕེ་འོག་མུར་གོང་ཤ་སེར། གླད་གཟེར་སྣ་ཁྲག་འཛག བཅོས་སྨན་ནི། སླི་ཏིས་བདུན་ཐང་། ཀུན་ཐུབ་ཐང་། གཙོ་བོ་བརྒྱད་པ། སྨན་ནག་ཆེན་མོ། རིན་ཆེན་སྤུངས་སྦྱོར། ག་བུར་དྲག་པོའི་ཉེར་གསུམ། གཉན་བཤལ་ཐོག་མདའ།

ཉྭ་ཡོག་ནི། སྤྱི་རྟགས་གཉན་ཚད་ཀུན་དང་ཐུབ་བ་[མཐུན་པ]ལ། རྩ་ཕྲ་ཆུ་མར་ནག་འདྲ། མགོ་ན། ཐུམ་སེར་ཁྱེར་ཞིང་ཚིགས་གཞི་ན། ཡར་ལ་སྐྱུགས་ཅིང་མར་ལ་བཤལ་བ་དང་། ཉ་[ཉྭ]རྣམས་འགྱུར་ཞིང་རྩ་རྣམས་འཁྲོས་པ་འབྱུང་། སྐད་མདངས་འཚེར་ཞིང་གདོང་པའི་བཀྲག་མདངས་ཉམས། གདོན་གྱིས་བཏབ་ལྟར་བླ་ཚོལ་སྣ་ཚོགས་བྱེད། བཅོས་སྨན་ནི། ཉྭ་མཛུག་ཚིགས་པ་རྡུག་པ་དང་། སྐྱུགས་ན་སྤྱི་བོ་དང་། འབྲུ་ན་ལྟེ་འོག་སོགས་བསྲེགས་བྱ། འབྲུ་ན་རིན་ཆེན་གཏེར་མཛོད་ཀྱིའི་[ཀྱི]ཧ་བོ་བཞི་སྦྱོར་ཀྱིའི་[ཀྱི]སྙིང་དུ་བྱ་རྒོད་ཤ་ཐལ་ཕྱེ་ལེབ་བསྣན། བིལ་བ་བཅུ་གཅིག གར་ནག་བཞི་ཐང་། གཉན་བཤལ་ཐོག་མདའ་སོགས་བཏང་བཅོས།

འགོ་བའི་ནད་རིམས་བསྲུང་བ་ནི། ཤོག་བུ་གཙང་ལ་བྲིས། ཏཱ

ཐ྄། ཨ་ལི་མུ་ཏྲ་ལི་མུ་ཏྲ་ལི་མ་ཧྣ་ཏ་ཆེ་གེ་མོ་ཛ་རན་ཙཀྐན་ཨ་ཀ་དེ་ཀན་ཏི་དེ་ཀན་ཙ་ཏུ་ག་ཙ་མུ་ནི་ཨཏྲ་སྭཱཧཱ། ཞེས་བ་[པ]དང་རྒྱབ་ཏུ། ཨོཾ་ཨཱཿཧཱུྃ་ཡིག་འཕྲེང་དུ་འབྲིས་[བྲིས]པའི་སྔགས་གོང་མ་མགོ་ཐུར་དུ་བསྟན་དང་། འབྲུ་གསུམ་གྱེན་བསྟན་དུ་བྲིས་བར[པར]། རྒྱ་ནག་སླ་རྩི་ཤུ་དག་བཙན་དུག་རྣམས་ཀྱིས་བྱུགས། མཇུག་ནས་དྲིལ་དེ་ཐུམས་ཀྱིས་བཏུམས། རབ་གནས་བྱས་ཏེ་གོང་པ་[བ]གཡས་ལ་བཏགས། འདིའི་དམ་ཚིག་ཏུ་བསྲུང་བ་ཙམ་འདྲ་ཡང་མགོ་བཙུགས་ནས་མ་ཟིན་གྱི་བར་དུ་ལྷུས་ནས། སྔགས་བློ་འཛོམ། བྲིས་ཟིན་ནས་མི་ཀློག དྲིལ་ཟིན་བ་[པ]ཁ་མི་དབྱེར[འབྱེད]། བསྲུང་བ་ལུས་ལ་བཏགས། ནས་ཀྱི་བར་དུ་མནན། ཟླ་བ་གསུམ་ངེས་པར་ཐུབ་པོ[བོ]།།

ཡང་ན། ཨོཾ་བིས་ཁྲི་ལི་མི་ལི་ཧལ་བ་དགའ་ཆང་བ་པོ་ལ་འགོ་བའི་རིམས་ནད་ཐམས་ཅད་བསྲུང་ཅིག་རཀྵ་རཀྵཿ ཨོཾབིསཁྲིསལིཧལསམབཏརྒྱནདརཀྵརཀྵསྭཱཧཱ། ཨོཾགི་ཛར་བར་བུར་ནད་སོད་རིམས་སོད་ཁམ་སོད་ཡ་མ་ལ་ཏི་སང་ཡ་སོད་ཏི་སྭཱཧཱ། འདི་བརྒྱད་བྱུགས་ན་བྱས། རྟེན་འབྲེལ་སྙིང་པོའི་རབ་གནས་བྱ། མཇུག་ནས་དྲིལ་ཏེ་གོས་དཀར་བཏུམས། ཕོའི་དཔུང་བ་གཡས་ལ་བཏགས། མོའི་དཔུང་བ་གཡོན་ལ་བཏགས་ན་ཐུབ།

བཅུ་དྲུག་པ། ཚ་བའི་ནད་བཅོས་པ།

ཚ་བ་སྤྱི་ཡི་ངོས་འཛིན་ནི། ཚ་བའི་ནད་དར་སྣ་མང་འཕྲུལ་སོ་ཆེ།། ངོས་བཟུང་བཅོས་དཀའ་རྒྱས་སླ་འགྲོ་བ་ཡི།། མྱུར་དུ་སྲོག་ལེན་ཕལ་ཆེར་ཚ་བ་བཏང་།། འདི་ཤེས་གྲང་ནད་ཞར་ལ་ཤེས་འགྱུར་བས།། ཚ་བའི་རྩ་མགྱོགས་ཆུ་དམར་རླངས་བ་[པ]ཆེ།། མགོ་ན་ཤ་ཚ་ཁ་རོ་སྐྱུར་[སྐྱུར]ལ་ཁ།། ལྟེ་སྟེང་བད་ཀན་ཆེ་ལ་སྣ་སྒོ་སྐམ།། མིག་སྤྲིན་དམར་སེར་གཟེར་བ་

བཅིག་[གཅིག]ཏུ་འདྲིལ།། ལུད་པ་དམར་སེར་ཚ་བྲོ་སྐོམ་དད་ཆེ།། ཁྲག་མཁྲིས་འབྲུ་སྐྱུག་རྟུལ་ཆེ་དྲི་མ་མནན།། ཉུབ་གཉིད་ཆུང་ལ་ཉིན་པར་གཉིད་མི་ཐུབ།། ཉིན་གུང་མཚན་དགུང་ཞུ་བའི་དུས་ན་ལྡང་།། དེ་རྣམས་ཚ་བའི་ནད་ཀྱི་རྟགས་ཡིན།།

ཟུངས་འཁྲིང་ཕྱིས་པའི་ཚ་བ་གཉེན་ལྟར་བསྙེན།། ཟུངས་བཟང་དར་མའི་ཚ་བ་དགྲ་ལྟར་བསད།། ཟུངས་ངན་རྒས་པའི་ཚ་བ་བུ་ལྟར་གསོ།། སྟོབས་ལྡན་གསར་བའི་ཚ་བ་ཐོག་བབས་བསད།། རླུང་གི་ཚ་བ་འཐོར་འདེད་ཚུལ་དུ་བཅོས།། མཁྲིས་པའི་ཚ་བ་ཟགས་བཅད་ཚུལ་དུ་བཅོས།། བད་ཀན་ཚ་བ་མགོ་ཕུར་ཚུལ་དུ་བཅོས།། གདོན་གྱི་ཚ་བ་ཕྱེ་མ་གཏར་གྱིས་བཅོས།། སྣོད་ཀྱི་ཚ་བ་སྦྱོངས་ཀྱིས་བཅོས་བར་[པར]བྱ།། མ་སྨིན་ཚ་བ་སྨིན་བྱས་ལམ་དུ་གཞུག། རྒྱས་བའི་[པའི]ཚ་བ་འབར་བའི་མེ་དཔུང་བསད།། སྟོངས་བའི་[པའི]ཚ་བ་རླུང་འབུད་བཙུད་ཀྱི་[ཀྱིས]གསོ།། གབ་ཚད་མགོ་ཕུར་བཤུས་ལ་སྨན་ནད་སྦྲད།། རྙིངས་བའི་[པའི]ཚ་བ་ཞེན་པའི་རྩ་དང་འབྲལ།། རྙོགས་བའི་[པའི]ཚ་བ་ཆུ་སེར་རང་སར་སྐམ།། འགྲམས་ཀྱི་ཚ་བ་ལུས་ཟུངས་རང་སར་གཞུག། འཁྲུགས་ཀྱི་ཚ་བ་དབྱེ་བསད་དཔྱུང་བས་མཉམ།། རིམས་ཀྱི་ཚ་བ་བྱ་ལྟར་ཕུར་བ་གནོན།། དུག་ཚད་འདུ་བ་ཆ་མཉམ་གཉེན་པོས་བསད།། ཚ་གྲང་འདྲེས་བ་[པ]རང་རང་ལེའུ་[ལེའུར]བཤད།།

གཉན་དང་པོ་ཞག་གསུམ་ལ་མ་སྨིན་པའི་དུས་ཡིན་བས[པས]། ཐོར་བུ་བདུན་ཐང་། སླེ་ཏྲེ་བདུན་ཐང་། ཏིག་ཏ་བཞི་ཐང་གཅིག་གཉིས་ཙམ། དེ་ནས་ཞག་གསུམ་ཚ་བ་རྒྱས་པའི་དུས་ལ་གཙོ་བོ་བརྒྱད་པ། སྨན་སེར་ཆེན་[ཆེ]ཆུང་། སྤང་རྩི་བཅུ་གཉིས། དེ་ནས་ཞག་གསུམ་ལ་དོན་སྣོད་ལ་ཞེན་བའི་[པའི]དུས་ལ་འཆི་བདག་གཡུལ་རྒྱལ། ག་བུར་ཉི་ཤུ་རྩ་

ལྡེ། སྟོད་ཚད་ཀུན་སེལ། དེ་ནས་ཞག་གསུམ་ལ་རི་ཐང་མཚམས་ཀྱི་དུས་ལ། རླུང་ཞུ་འགྲུགས་པ་ལ་སྲོག་འཛིན་བཅུ་གཅིག་གཉིས་གསུམ་ཙམ། ཨ་གར་སོ་ལྔ་འདི་འདྲ། མཁྲིས་པ་ཞུ་འགྲུགས་ལ་བྲག་ཞུན་དགུ་བ་གཉིས་གསུམ་ཙམ། བད་ཀན་ཞུ་འགྲུགས་ལ་བདེ་བསྐྱེད་སྨོམས་ལྡན། བད་མཁྲིས་འཐབ་ལ་མན་ངག་བསིལ་སྦྱོར་གཅིག་གཉིས་ཙམ། མཁྲིས་པ་སྤྱངས་ན་གཞུན། བད་ཀན་ཞུ་འགྲུགས་བའི་[པའི]རླུང་ཆེན་སེ་འབྲུ་བཞི། ཞི་བྱེད་དྲུག་གཉིས་གསུམ་ཙམ། སྲོག་འཛིན་བཅུ་གཅིག་ཆང་གིས་ཕུལ། ཨ་གར་སོ་ལྔ་རུས་བཅུད་ཀྱི་ཁུ་བས་ཕུལ། ཟས་སྦྱོང་[སྤྱོད]སྨན་གསུམ་ཆ་མཉམ་བའི་[པའི]སྒོ་ནས་བཅོས་པར་བྱའོ།། གཉན་རིམས་ཀྱི་ཚ་བ་བཅོས་བར་[པར]ཞག་གྲངས་ཇོགས་ཟིན་ཞག་ཉིན་བདུན་ནས་ཞག་བརྒྱའི་བར་དུ་འཚོ་འཆི་ལ་ཁ་དམར་གདགས་མི་སྲིད་པས་དེའི་བར་ལ་སྨན་བཅོས་ཤིན་ཏུ་འབད་དགོས་སོ།།

ཚ་གྲང་འཁྲུལ་གཞི་འགལ་འགག་རྣམ་པ་བཞི་སྟེ། རྟགས་དང་ངོ་བོ་གཉིས་ཀ་ཚ་བ་དང༌།། རྟགས་དང་ངོ་བོ་གཉིས་ཀ་གྲང་བ་དང༌།། ཕྱི་རྟགས་ཚ་ཡང་ངོ་བོ་གྲང་བ་དང༌།། ངོ་བོ་ཚ་ཡང་ཕྱི་རྟགས་གྲང་བ་ཡིན།། ནད་གཞི་ལྟར་སྣང་འཁྲུལ་སོ་རྟགས་ཀྱི་[ཀྱིས]གསལ།། རྟགས་ཀྱི་ལྟར་སྣང་འཁྲུལ་སོ་བཅོས་ཀྱིས་གསལ།། བཅོས་ཀྱི་ལྟར་སྣང་འཁྲུལ་སོ་གོམས་པའི་[པས]གསལ།། གོམས་པའི་ལྟར་སྣང་འཁྲུལ་སོ་བསྐྱེད་ཀྱིས་གསལ།། བཅོས་བསྐྱེད་ལྟར་སྣང་འཁྲུལ་སོ་ཆུ་ཡིས་གསལ།། ཆུ་མདོག་ལྟར་སྣང་འཁྲུལ་སོ་ཀུ་ཡས་གསལ།། དེ་དག་ལྟར་སྣང་ལྔ་ཕྲུགས་ཞེས་བྱ་སྟེ།། རྐས་དང་བྱིས་པ་བད་རླུང་ཤས་ཆེའི་མི།། བད་རླུང་གྲང་བ་འཕེལ་བའི་རྐྱེན་བྱས་ཏེ།། གྲང་བ་ཚད་པའི་འོག་འགྲིམས་སྐྱེ་བ་སྟེ།། མི་ཤེས་བསིལ་བསྟེན་ཕོ་བའི་མེ་ཉྲད་འཆི།། དེའི་རྐྱེན་གྱིས་སྐྲན་དང་དམུ་ཆུར་འགྱུར།། དར་མ་མཁྲིས་པ་

ཤས་ཆེ་བའི་མི་ལ།། ཪྡོད་བཅུད་ཡུལ་[ཡུན]བསྟེན་མི་ལ་མཁྲིས་འཕེལ་བའི།། མ་ཤེས་ཪྡོད་བསྟེན་མེ་འབར་ཤིང་བསྣན་འདྲ།། བཅོས་བའི་[པའི]ལྷར་སྣང་གནོད་ཀྱང་ཕན་ནམ་[སྙམ]ཕན་ཀྱང་གནོད་སྙམ་པའི་ལྷར་སྣང་ངེས་མེད་ཡོད་ན། སྨན་བས་[པས]རིག་པས་མཐོང་ན་འགལ་ཆེ་[གལ]སྟེ་རྩ་ཆུ་བཅོས་གོམས་པ་སྐྱིད་ལྷར་སྣང་ལྔ་ཡོད་དོ།། ལྷར་སྣང་རྟགས་ཀྱིས་མགོ་མནན། ཟས་ཀྱི་ངོ་སོ་འཕྲོད། ནད་ཀྱི་གདེང་འདོན་རྒྱུན་དུ་འབད་བར་[པར]བྱའོ།། འོན་ཀྱང་ཚ་གྲང་འགལ་[གལ]མདོའི་རྣམ་བཞག་བཤད་པ་ལ། མན་ངག་རྒྱུད་ཀྱི་ལེའུ་བཅུ་གསུམ་ལས། ཚ་གྲང་གཉིས་སུ་མ་འདུས་ནད་མེད་ཀྱང་ཞེས་སོགས་ཀྱི་གཞུང་འདི་གང་ལས་འཕྲོས་ན། རྩ་རྒྱུད་ལས། སྐབས་བཅོ་ལྔ་ལ་བསྟུན་བར་[པར]བྱའོ།། ཞེས་བའི་[པའི]གཞུང་འདི་ལས་འཕྲོས་པ་ཡིན་སྟེ[ཏེ]།། འཕྲོས་ཚུལ་གཞུང་དེའི་སྐབས་སུ་ནད་ཀྱི་ངོ་བོ་ཤེས་བ་[པ]ལ་ལྷར་སྣང་ལྔའི་སྒོ་ནས་འབྲུལ་སོ་བསལ་བ་ལ། རྒྱུ་རྐྱེན་སོགས་རྟགས་ཡང་དག་བཅུའི་སྒོ་ནས་འཁྲུལ་སོ་གསལ་[བསལ]བ་དང་། རྒྱུ་རྐྱེན་སོགས་རྟགས་ཡང་དག་བཅུའི་སྒོ་ནས་འཁྲུལ་མེད་ངོ་[ངོས]བཟུང་ནས་འགྲོ་བའི་སྲོག་སྐྱོབ་བར་[པར]བྱའོ།། ཞེས་བཤད་པ་ལ་དྭངས་[དེ]མ་ཐག་པའི་གཞུང་འདི་བྱུང་བ་ཡིན་པའི་ཕྱིར། དེ་ལ་འགལ་[གལ]འགག་བཞི་ཡོད་ཀྱང་དང་པོ་གཉིས་གོ་སླའོ།། ཕྱི་མ་གཉིས་ཅུང་ཟད་བཤད་ན་ཕྱི་རྟགས་ཆེ་ཡང་ངོ་བོ་གྲང་བ། ངོ་བོ་ཚ་ཡང་ཕྱི་རྟགས་གྲང་བའོ།། དང་པོ་ལ་མ་ངེས་པའི་རྟགས་བྱུང་ཚུལ་ཡོད་དེ། དཔེར་ན། སྐྱེས་བུ་འདིའི་མགོ་ནད་ཆོས་ཅན། ཚ་བའི་ནད་ཡིན་ཏེ། མགོ་ཚ་ཞིང་ན་བའི་ནད་ཡིན་བའི་[པའི]ཕྱིར། ཞེས་བ་[པ]ལྟ་བུ་མ་ངེས་བའི་[པའི]རྟགས་སུ་སོང་ཏེ[སྟེ]། མཁྲིས་བ་[པ]རླུང་གིས་བུས་པའི་མགོ་ནད་ཡོད་པའི་ཕྱིར། གཉིས་པ་ལ་ཡང་མ་ངེས་བའི་[པའི]རྟགས་སོགས་ཡོད། དཔེར་ན། ནད་པ་ཅན་འདིའི་ཕོ་བ་རྱིང་བ་བྱེར་བ་

སོགས་ཀྱི་ནད་ཆོས་ཅན། གྲང་བའི་ནད་ཡིན་དེ་རླུང་ནད་ཀྱི་རྟགས་བྱུང་བའི་ཕྱིར། ཞེས་བ་[པ]ལྟ་བུ་མ་ངེས་པའི་རྟགས་སུ་སོང་ཏེ་ཕོ་བར་ཚ་བ་གབ་བའི་[པའི]ནད་ཡོད་པའི་ཕྱིར། འདི་ཉིད་ལས། ཕོ་མཁལ་སྙིང་གི་ཚ་བ་གྲང་རླུང་འདྲ་ཞེས་གསུངས་པའི་ཕྱིར། མིང་ལ་བརྟེན་ནས་ལྟར་སྣང་བྱུང་བ་ཡོད་དེ། དཔེར་ན། གང་ཟག་འདི་ཡི་ཆུ་འགག་བའི་[པའི]ནད་ཆོས་ཅན། གྲང་བའི་ནད་ཡིན་ཏེ། ཆུ་འགག་ཞེས་[ཅེས]པའི་མིང་འཇུག་པའི་གཞིར་གྱུར་བའི་ནད་ཡིན་པའི་ཕྱིར། ཞེས་པ་ལྟ་བུ་ཡིན་སྟེ་[ཏེ]འདི་ཉིད་ལས། ཆུ་འགག་[ཅེས]ཞེས་པའི་མིང་ལ་རྟེན་བྱས་ནས། ཐྲོད་ཀྱིས་བཅོས་བས་[པས]དེ་སྲོག་འདོར། ཞེས་གསུངས་བའི་[པའི]ཕྱིར། སྨན་གཏོང་བའི་སྐབས་ལ། སྦྱོར་བ་དམན་ན་དམན་བའི་[པའི]སྐྱོན་འབྱུང་བས་ཁྱབ་པ་དང་། ལྷག་ན་ལྷག་བའི་[པའི]སྐྱོན་འབྱུང་བས་ཁྱབ་པ་དང་། ལོག་ན་ལོག་པའི་སྐྱོན་འབྱུང་བའི་ཁྱབ་པ་གསུམ་ཁ་ཡོད་དམ་སྙམ་སྟེ་དཔྱད་པར་བྱའོ།། ཚ་བ་གྲང་བའི་འོག་འགྲིམས་རྐྱེན་བུར་སྐྱེས་པ་དང་། གྲང་བ་ཚ་བའི་འོག་འགྲིམས་རྐྱེན་བུར་སྐྱེས་བ་[པ]ཡོད་དོ།། གྲང་བའི་ནད་ལ་ཚ་སྦྱོར་བསྟེན་དྲགས་བའི་[པའི]ནད་ཆོས་ཅན། ཚ་བའི་ནད་ཡིན་པར་ཐལ། ཚ་བ་གྲང་བའི་འོག་འགྲིམས་རྐྱེན་བུར་སྐྱེས་པའི་ནད་ཡིན་པའི་ཕྱིར། འདོད་ན། མ་ཡིན་པར་ཐལ། དེ་ལ་ཡིན་མིན་གཉིས་ཡོད་བའི་[པའི]ཕྱིར། གནས་དུས་རང་བཞིན་ཚ་བའི་རྐྱེན་མ་ཐྲད་བ་ཡོད་བའི་[པའི]ཕྱིར། ཞེས་སོགས་འཕེན་ནོ།།

མ་སྨིན་ཚ་བའི་རྒྱུ་ནི་བད་རླུང་ཡིན།། རྩ་ནི་ཕྲ་མགྱོགས་ཆུ་སེར་རྙོག་མ་ཅན།། ལུས་འདར་མགོ་དང་ཚིགས་ན་གྲང་ཤུལ་བྱེད།། ལྕེ་སྐྱ་འབྲུམ་འབྱུང་ཁ་ཁ་མགོ་དང་བྱིན།། ལུས་པོ་རྩེ་ཞིང་འཁྲུགས་ལ་བ་སྤུ་ལྡང་།། དེ་འབྱུང་མ་སྨིན་ཚ་བའི་རྟགས་ཡིན།། བཅོས་སྨན་ཟས་སྤྱོད་བཞི་ལ་བཤད་

པར་བྱ། ཐོག་མར་སྐོལ་ཆུ། སླེ་ཏྲེས་བདུན་ཐང་། སླེ་ཏྲེས་ལྔ་ཐང་། བཀྲ་ཤིས་དགའ་འཁྱིལ་ནོར་བུ། ཤ་ཆང་ཙྪ་བ་བཅུད་ཟས་རྣམས་སྤང་། ཟས་བཅུད་མེད་ཙྪ་འཇམ་བསྙེན་བྱ།

རྒྱས་ཚད་སྨིན་ཤུགས་ཇོགས་རྐྱང་ཚ་བ་ཡིན།། རྩ་མྱུར་འབུར་འདྲིལ་ཆུ་དམར་དྲི་ རླངས་ཆེ།། ལུས་ཟུངས་སྲིག་པར་བྱེད་ཕྱིར་རྒྱས་ཞེས་བྱ།། སྤྱི་རྟགས་དབུགས་ཐུང་གཟེར་དྲག་སོ་དྲིག་ཆགས།། བྱེ་བྲག་སྙིང་ལ་ཚ་བ་རྒྱས་བ་[པ]ནི།། ལུས་ལྷི་དང་ག་མི་བདེ་སྨོམ་དད་ཆེ།། ལྕེ་སྐམ་གཞུང་ནག་ནུ་མའི་སྟེང་དུ་གཟེར།། སྲོག་རྩར་བབས་པས་ཕུས་འདེབས་ཤེས་པ་འཁྲུལ།། གློར་བབས་དབུགས་ཐུང་མཚན་མོ་གློ་མང་གཟེར།། མཆིན་བབས་མིག་དམར་ལུད་སེར་གཡས་སྟེང་གཟེར།། མཆེར་བབས་ཁོང་སྦོ་[སྦྲོ]གཡོན་གཟེར་བུས་པོ་སྐྲངས།། མཆུ་ནག་དབུགས་རྒོད་རྐང་ལག་སྲིད་[སྲིད]རྐེད་ན།། མཁལ་རྒྱས་ཆུ་སྲི་རྐང་བཤལ་མཁལ་རྐེད་གཟེར།། ཆུ་དམར་ཚ་རླངས་མགོ་འཁོམ་རྣ་བ་འོན།། ཕོ་བར་རྒྱས་ན་སྐྲངས་ཐབས་ན་ཞིང་སྐྱུག། མཁྲིས་རྒྱས་ཁ་ཁ་མིག་སེར་མཁྲིས་བ་[པ]སྐྱུག། བཅོས་ཐབས་གང་རྒྱས་གར་བབས་རྩ་ལ་གཏར།། གཙོ་བོ་བརྒྱད་བ[པ]། དོན་སྣོད་ཁ་འཛིན་བསྟན། སྨན་སེར་ཆེ་ཆུང་། སྤང་རྩི་བཅུ་གཉིས། ག་བུར་ཉི་ཤུ་རྩ་ལྔ་རྣམས་བཏང་།

བསྔོངས་[སྔོངས]ཚད་ཚ་གཞུག་རླུང་གིས་འབུད་བ་[པ]སྟེ། རྩ་རྒྱུད་སྟོང་རྒྱུག་ཆུ་དྭངས་ལྷུ་[ལྷུ]བ་ཆེ།། དབུགས་ཐུང་ཧམ་བ་[པ]རྒོད་ལ་ཕྱི་ཚད་ཆེ།། མིག་སྲིན་[སྲིན]དམར་ཞིང་ལྕེ་ནི་དམར་སྐམ་རྩུབ།། གཟེར་འཕོ་སྨོམ་དད་ཆེ་ལ་མིག་རྩ་གྲུང་།། སྣ་ཕུག་ཏར་ལ་གཉིད་ཆུང་སྐབས་སུ་དངངས།། བ་སྤུ་ལངས་ལ་རླུང་གསང་མནན་ན་ན།། སྐབས་སུ་གཏམ་ལ་ཅོ་འཁྲུལ་བག་རེ་འོང་།། བཅོས་སྨན་ནི། སྔོག་ཐལ་བཅུ་གཉིས། བསམ་འཕེལ་སྲོག་འཛིན། ཨ་གར་བརྒྱད་པ། ག་བུར་དྲག་པོ་ཉེར་གསུམ། སྲོག་འཛིན་ལྔ་

བ་སོགས་བཏང་། ཨན་སྟོང་བསྲེག གཏར་སྤང་བ། ཁ་ཟས་རི་དྭགས་གི་གསར་ཤ་བསྟེན།

གཔ་ཚད་རྒྱུ་ནི་གྲང་རླུང་ཡིན།། མ་སྨིན་བཙོས་སྦྱས་རི་ཐང་མཚམས།། རྩ་གྲིམས་ཆུ་དམར་ཀུ་ཡ་འདྲིལ།། ཁ་ལྡེ་སྐམ་དང་སྐབས་སུ་ཧྲུལ།། ལུས་ལྡི་མིག་དམར་སྣ་ཁྲག་འཛག། ཉུབ་གཉིད་ཆུང་ལ་ཉིན་གཉིད་ཆེ།། ཕྱི་ཐྲག་སྙིང་གབ་སེན་མོ་དཀར།། བྲང་གདོང་སྲིན་ཐོར་རྒྱུན་མི་ཆད།། ཕོ་གབ་ཚ་གྲང་གཉིས་ཀ་གནོད།། ཁྲིད་པར་ཏྲོར་དྲག་ཤིང་[ཤིན]དུ་ན།། མཁལ་གབ་འགྲོ་འདུག་ཐང་པ་ལྡི།། མཁལ་རྩ་གང་ཁྲིད་ས་ནས་གཟེར།། བཙོས་སྨན་སེ་འབྲུ་བཞི་སྙིང་དུ། སྙིང་ལ་ཛ་ཏི། ཕོ་བར་ཁ་རུ་ཙྭ། མཁལ་མར་སུགྨེལ་བསྣན། གབ་འབྱུང་དྲུག་ཐང་། ཀྱིན་[ཀྱིང]རློན་ཐང་། མན་ངག་བསེལ་སྦྱོར་སོགས་བཏང་། སྙིང་ལ་རུ་ཐུང་། མཁལ་མར་ཕྱི་[ཕྱིན]གཞུག་གཏར། ཕོ་བར་འཇམ་སྦྱོང་རྣམ་རྒྱལ་བཙོས།

ཉིངས་ཚད་རྒྱུ་ནི་ཡོ་བླ་ཡོན།། རྩ་རྒྱུད་ཕྲ་གྲིམས་ཆུ་དམར་སྙོག [རྙོག]། མིག་དམར་འགྲུལ་ན་སྙོ་སྙིང་འཕར།། ཤ་མདོག་སྐྱ་སྐམ་ཡན་ལག་ཁྲིད[ཁྲིད]།། རོ་སྟོད་ཚ་ཞིང་སྨད་ལྡི་ན།། ཉིན་དགུང་སྲོད་ན་ལུས་ཤེད་ཆུང་།། དོན་མེད་ཧྲུལ་འོང་བ་སྤུ་བརྗེ།། ཤ་ལ་རྒྱས་ན་ཁོལ་བུར་སྐྲངས།། ལྤགས་ན་[ལ]གྲམ་ན་བརྗེ་ཚ་ཕྱིད།། རྩར་རྒྱུ་ནག་པོར་གསལ་རྩ་ཐོག། རུས་ཞེན་ཁོལ་བུར་སོ་མདངས་ཉམས།། བཙོས་སྨན་ཐང་ཆེན་ཉེར་ལྔ་དང་། ག་བུར་ཉེ་ཤུ་རྩ་ལྔ། ཚ་གྲང་ཧྲུལ་ཐང་། གཉན་བསེལ་[སེལ]བདུན་པ། ལྤགས་ལ་རུས་ལ་བདུད་རྩི་ལུམས། རྩ་ལ་རུ་ཐུང་ལ་སོགས་གཏར།

རྙོགས་ཚད་རྒྱུ་རྐྱེན་ཆུ་སེར་ཡིན།། རྩ་ཕྲ་མགྱོགས་འཕར་ཆུ་དམར་ཆུང་།། འགྲུལ་ན་ཪམ་རྒོད་སྙོ་སྙིང་འཕར།། ཤེད་ཆུང་ཧྲུལ་འོང་ཁ་ལྡེ་སྐམ།། གཉིད་ཆེ་སྙོ་མང་ཐང་བོལ་གཡོ།། ལུས་པོ་བརྗེ་ཞིང་རོ་སྟོད

གཟེར།། ནད་སྟོབས་དོན་ལ་རྣག་ཆུ་སོགས།། ཁྱད་པར་ཧྲུལ་བརྩེ་སྣ་ཁྲག་གསོ།། གྲང་རྙོགས་ངར་གདོང་གང་[རྐང]བོལ་གསོ།། ཕལ་ཆེར་དམུ་ཆུའི་[ཆུར]འགྱུར་བའི་རྟགས།། ལྷགས་གྲམ་ཟ་འཕྲུག་ཤུ་ཐོར་ཡོང་།། ཤ་རྒྱས་ཁོལ་བུར་འབར་འབུར་སྐྲངས།། རྩར་རྒྱུས་[རྒྱུ]རྩ་འབྲུག་གསལ་བ་ནག། ཏུས་ཞེན་ཤ་སྦོ་སོ་སེན་ཉམས།། དོན་ལྔ་སྣོད་དྲུག་བབས་ཡོད། བཅོས་སྨན་དངུལ་ཆུ་བཅོ་བརྒྱད་དང་། གོང་གི་རང་རང་གཉེན་པོ་བསྟན། བསིལ་བའི་མྱུ་གུ་བཅུ་གསུམ་དང་། སིང་ལྡིང་[སེང་ལྡེང]གཉིས་ཐང་། ཏུ་ཐུང་སྣོད་ཀ་གཏར་བཅོས།

འགྲམས་ཚད་རྒྱུ་ནི་ལུས་ཟུངས་རྐྱེན།། རྩ་ནི་ཕྲ་གྲིམས་ཆུ་དམར་དུགས།། དོན་སྣོད་སོ་སོར་འགྲམས་པའི་རྟགས།། རང་རང་སྙིང་དུ་ན་ཞིང་གཟེར།། བྱང་ཁོག་ཡན་ལག་ཆུ་རྒྱུས་ན།། བཅོས་སྨན། འབྲུགས་སྤྲོ་ཀུན་སེལ། ཀུན་ཐུབ་ཐང་། ཁྲག་འབྲུགས་ཀུན་སེལ། མན་ངག་བསིལ་སྦྱོར། རང་རང་གང་རྒྱས་རྩ་ལ་གཏར། རང་བྱུང་ཆུ་ཚན། བདུད་རྩི་ལྔ་སོགས་བཅོས་སོ།།

འཁྲུགས་ཚད་རྒྱུ་ནི་མཁྲིས་ཚ་རྐྱེན།། རྩ་རྒྱུད་སྤྱོམ་[སྦོམ]གྲིམས་ཆུ་དམར་སྙོགས[རྙོགས]།། གཟེར་ལ་དབུགས་རྔོད་ལུད་དམར་སེར།། ཀླད་གིས་བུས་ན་ལྩེ་སྐམ་ཚ།། སྐོམ་དད་ཟ་ཟེ་ཆལ་ཆོལ་འོང་།། བཅོས་སྨན་བདུད་རྩི་བཅུ་ཐང་། གཙོ་བོ་བརྒྱད་པ། སྤྲོག་འཛིན་ལྔ་བ། སྨན་ནག་ཆེན་མོ། གཉན་སེལ་བདུན་པ། ཙནྡན་བརྒྱད་པ། གཉན་བཤལ་ཐིག་མདལ། སྐབ་རྩ་ཐོང་རྩ་ཏུ་ཐུང་གཏར།

རིམས་འགོས་བའི་[པའི]ནད་ཀྱི་རྒྱུ། ལྔ་བརྒྱ་དུས་ཀྱི་ཐ་མ་ལ།། མི་རྣམས་ཁ་ཞོར་དམ་ཚིག་ཉམས།། ལྷ་སྲིན་སྡེ་བརྒྱད་མཁའ་འགྲོ་འཁྲུགས།། རིམས་ཚད་ནི། འབྲུམ་བུ་རྒྱུ་གཟེར་གག་ལྷོག་ཆམ་རིམས་ལྔ། ཀླད་རིམས་ནི་འདར་བུ་ཡེར་བུ་གཉིས། མཁྲིས་རིམས་ནི་ལེབ་རྣན་ཀླད་གཟེར་

གཉིས། བད་རིམས་ནི་རྫོངས་བུ་སྐྱུགས་[སྐྱུགས]གཉིས། སྤྱི་རྟགས་ཚ་བ་སྤྱི་དང་མཐུན་པ་ཡིན།། བྱེ་བྲག་ཀླུང་རིམས་བརྣ་དང་ཁེད་པ་ནི།། མགོ་ལུས་ཡན་ལག་ལུས་ཀུན་བརྟུངས་སྐམ་བྱེད།། གཡལ་མང་མགོ་འཁོར་རྣ་བ་སྲ་དང་བཅས།། གཉིད་ཡེར་མུ་འགྲམ་མགོ་བོ་ཟུག་ཅིང་གཟེར།། སྲུ་ལྷང་པགས་པ་བརྩེ་ལ་རྟུལ་མི་འབྱུང་།། ཁང་ལག་མགོ་བོ་འདར་ཞིང་གླ་འཚོལ་སྨྲ།། ཁ་ཟས་མི་འཇུ་བཤང་གཅི་སྲི་བ་ཡིན།། མཁྲིས་རིམས་བསིལ་འདོད་མགོ་ན་ཁ་ཁ་ཞིང་།། ལུས་ཚ་འབྲུ་ཞིང་བཤང་གཅི་ལྤགས་མིག་སེར།། རྟུལ་འབྱུང་དྲི་མནན་སྨྱོས་ཤིང་སྐོམ་སྣ་ཁྲག། ལུད་པ་ཁྲག་བཅས་ཁ་ལ་ཐོར་བ་འོང་།། བད་རིམས་སྨྱོས་ཤིང་ཚ་བ་དལ་བུས་སྐྱེ།། སྐྱུག་ཅིང་མཆིལ་མ་ལུད་བ་[པ]མང་པ་[བ]དང་།། ལུས་སྐོམས་ལྩི་ཤིང་གཉིད་ཆེ་དང་ག་འགག། གཤང་[བཤང]གཅི་ལྩེ་དང་སེན་མོ་ལྤགས་མདོག་དཀར།། ཟ་ཟེ་སྐྱུགས་དང་གཤང་[བཤང]གཅི་འཚོར་བ་དང་།། ཤེས་པ་འཐིབས་དང་ཚུ་སྲི་རྣ་བ་འོན།། འདུས་རིམས་མདངས་[དྭངས]མར་བབས་ཕྱིར་བད་མཁྲིས་གནས།། བད་ཀན་ཤས་ཆེ་མ་སྨིན་རྟགས་མི་གསལ།། མཁྲིས་ཤས་ཆེ་པ་མ་སྨིན་རྟགས་འགའ་གསལ།། ནད་རྟགས་མི་འདྲ་སྣ་ཚོགས་ཅིར་ཡང་སྲིད།། བཙོས་སྨན་སྨིན་བྱེད་རིམས་ཐང་བཅུ་གཅིག སླེ་ཏྲེས་བདུན་ཐང་། སྤང་རྩི་བཅུ་གཉིས། འཆི་བདག་གཡུལ་རྒྱལ། ཀླུང་ལ་ཨ་གར་བཅོ་ལྔ། བཀྲ་ཤིས་དགའ་འཁྱིལ། མཁྲིས་ལ་བསིལ་སྦྱོར་གུར་གུམ་ཆེན་མོ། སྨན་ནག་ཆེན་མོ། བད་ལ་བདེ་སྐྱིད་སྐོམས་ལྡན། ཙོང་ཞི་ལྔ་བ། འདུས་ནད་ལ་སྤོད་ཀ་ཙ་ཐང་གཏར།

སྣ་ཆམ་ཟེར་བའི་རྒྱུ་ནི་མི་གཙང་ཟས་ཟོས་དང་།། རྟུལ་དྲི་ཕོག་བས་[པས]ཁ་བསྲེ་ས་ཀླངས་ཕོག་སོགས་ལས་འགོ་པས་[བས]ཁྲིད་པ་མང་། སྣ་ཚུ་འཛག གྲེ་བ་ཚ་ཞིང་སྐྱོ་མང་ཆམ་ནད་ཡིན་ནོ།། ནོར་བུ་བདུན་

ཐང་། ཆམ་འཇོམས་དཔའ་བོ་བཅུ་བཞི། གུར་གུམ་བདུན་པ་སོགས་བཏང་།

བཅུ་བདུན་པ། འབྲུམ་བུའི་ནད་བཅོས་པ།

འབྲུམ་བུའི་རྒྱུ་ནི་རིམས་སྐྱི་འདྲ། ངོ་བོ་ཆུ་སེར་ཚ་བ་ཡིན། རུས་ནས་ཕྱི་རུ་ཐོན་པ་བདེ། མགོ་ན་ཚ་ཆེ་ཤ་མཐུག་དམར། ལུས་ལྦི་ལྩུ་ཚིགས་རུས་ཙང་ན། མཁྲིས་སྐྱུགས་ཁ་ཁ་ཟ་ཟྀ་འོང་། སྦྱིད་[སྐྱིད]པ་སྐྱུར་དང་སྒྲོ་སྙིང་བརྟུལ[བརྟུང་]། མཁལ་སྙེད་ཁོལ་ན་ལུས་ཀུན་བརྩེ། ཐོན་སྐབས་སྲིད་[སྲིད]མང་ཐོན་ནས་འབྱུང་། རུས་ཙང་ཕྱིར་ཐོན་བདེ་སླམ་བྱེད། རྒྱས་བར་[པར]བདུན་བཅུ་ཙ་གཉིས་བཤད། བསྡུ་ན་གཉིས། ཁྲག་མཁྲིས་ལས་གྱུར་སྐྲངས་ཤིང་འབྲུམ་མི་ཐོན།། བད་ཁྲག་དམར་ཐིག་འབྲུམ་བར་[པར]མི་འགྲོ་བ།། རླུང་མཁྲིས་ནག་ལེབ་རྣག་ཏུ་མི་འགྲོ་གསུམ།། ཉིན་ཆེ་བཞི་ནི་འབྲུམ་སྦྱོར་གདོན་ཅན་དང་།། ཁྲག་རྐྱང་སྣ་ཁྲག་འཛག་པའི་འབྲུམ་དམར་ཕྱུངས།། མཁྲིས་རྐྱང་ནག་ལ་མགོ་ལེབ་འདུས་པ་ལས།། གྱུར་བ་ཐོར་ལེབ་འདབ་འབྲིལ་བ་དང་བཞི།། བཟང་པོ་གསུམ་ནི་རླུང་གྱུར་ཐོར་ཅམ་འབྱུང་།། བད་གྱུར་དཀར་ལ་སབ་[སྲབ]མཐུག་ཅི་རིགས་པ།། བད་རླུང་ལས་གྱུར་གྱི་ཚུབ་ཡོད།། འདི་ལ་བཅོས་ལེགས་མ་ནོར་བྱ། སྨིན་བྱེད་སློ་ཊིས་བདུན་ཐང་། ཁ་སར་པ་ཊི་ལྡེ་ཐང་བཏང་། ཞག་གཉིས་གསུམ་ཅམ་རྟུལ་མི་འབྱུང་ལ་ལུག་རིལ་ཆང་དུ་བཙོས་པའི་ལུམས། དངུལ་ཆུ་བཞི་བ་བཏང་། མ་སྲིད་[སྲིད]ན་བཀྲ་ཤིས་ཀུན་འབྱུང་སྣ་ཐེང་[འཐེན]བྱ། ཞག་ལྡེ་ཅམ་ལ་ཇོ་རྩིས་འདྲེས་བ[པ]། ཇོ་སྦྱོར་བདུན་པ་སོགས་བཏང་། ཞག་དྲུག་གཞན་ཚད་རུས་ལ། རྩེ་སྦྱོར་བཅུ་བ། འཛིན་པ་བཞི་པ་སོགས་བཏང་། ཨོཾ་ཤེ་ཏ་ལ་ཧི་ཡམ་ཙུང་ཟད་བཟླས་ནས་སྨན་ལ་

བཏབ། ཅེ་བྲག་སྙིང་ལ་བབས་ན་ཤེས་འཁྲུལ་སྨྲ་འཆལ་ཨར་ནག་ག་བུར་ཧྲྀ་ཏི་བསྣན། གློ་བུར་[བར]བབས་ན་གློར་[གློ]མང་ན་སྲོ་ལོ་རྒྱུན་འབྲུམ་ཤིང་མངར་བསྣན། མཆིན་པར་བབས་ན་མིག་དམར་མཆིན་གཟེར་དོམ་མཁྲིས་བྲག་ཞུན་ཁ་ཆེ་གུར་གུམ་བསྣན། རྒྱུ་མར་བབས་ན་མཁྲིས་པ་འཁྲུ་སྐྱུག་བྱེད། བཙོད་སྐལ་[སྐ]ལོ་དུག་ཉུང་སྨན་གྱི་སྙིང་དུ་བསྣན། མིག་ལ་བྱུག་ན་སྐྱུ་རུ་གསུམ་བྱུག གྲི་བར་བྱུང་ན་ཚར་བོང་ལྡེ་ཐང་བཏང་། གུ་གུལ་དང་ཚལ་ཚུང་ཚུང་ཟློས་བྱ། ཁྲག་ཤོར་ན་ཁྲག་གཙོད་གུར་གུམ་བརྒྱད་པ་དམར་པོ་གསུམ་ཐང་གིས་ཕུལ། ཞག་བརྒྱད་དགུ་ནས་མྱུར་དུ་སྨེམས་ཐབས། སྤོས་དཀར་ཡོས་བྲུན་བལ་ཀན་སྦྱར་བའི་བདུག་ཅིང་སྨེམ་སེལ་ལོ།། ཟ་ཟློས་སྐབས་སུ་ར་ཤ་དཀར་ཕྱིས་ནས་ཆོད་བསྙེན། མཇུག་ཏུ་ཆེར་སྟོན་ར་ཁྲག་ཆིལ་འབྲི་རྩོག་ཙནྡན་དམར་གུར་གུམ་མར་སར་སྦྱར་ནས་ཡང་ཡང་བྱུག་བྱ། འབྲུམ་ནག་ལ་ཕྱི་རུ་མི་ཐོན་ལུས་ཀུན་སྐྲངས་པ་སླང་གཉའ་འདྲ། འབྲུམ་ཚུང་ནག་སྨུག་མཐུག་པོས་ལུས་ལ་ཁྱབ། ཁྲག་སྐམ་རྩེལ་[རྩེ]ཏེ། རྒྱས་བར་[པར]འབྲུམ་བ་[པ]སོགས་རྒྱ་བོད་ཀྱི་སྨན་བཅོས་སྔ་ཚོགས་ཕན་བདེའི་འབྱུང་གནས་སོགས་ལས་ཤེས་བར་[པར]བྱའོ།། ཀླུ་ལ་བདུན་ཐང་། སླེ་ཧྲིས་བཙོར་[གཙོར]བསྐྱེད་ཐང་། དངུལ་ཆུ་བཞི་བ་བཏང་། སྤྱི་སྨན་སྙིང་དུ་རང་ཤི་ཐོད་པ་རྐང་མར་བསྣན། རྒྱས་བར་[པར]གཞུང་ལས་ཤེས་བར་[པར]བྱའོ།།

འབྲུམ་བསྲུང་། བཀྲ་ཤིས་བསྲུང་བའི་གོ་ཆ་ནི་འབྲུམ་ནད་གཏོང་བའི་ནད་བདག་ཕ་མ་བུ་བུ་མོ་སོགས་བདུན་གྱིས་སྨོན་ལམ་མཚམས་སྦྱོར་ངན་པ་བཏབ་པས། འབྲུམ་པའི་ནད་བདག་ཏུ་སྐྱེས། བསྲུང་བའི་སྒྲིབ་ཤིན་ཏུ་ཟབ། སྔོན་དུས་རྒྱ་གར་ཡུལ་དུ་མ་ཧཱ་ཧཱས། སྐྱེས་པ་གཞན་གཅིག་དང་ཉལ་པོ་སྤྱད། བུ་ནི་དགའ་དབང་ཞེས་བྱ་སྐྱེས། རང་གི་ཁྱོ་འོང་བ་ན། མས་བུ་བྱད་ཆགས་ཤིག་ཏུ་སྤུས[སྤུས]། བུ་ཡིས་སྨོན་ལམ་ལོག་པ་

[པ]བཏབ། མ་ཡིས་བྱིད་ཆགས་སྔས་པ་ཡིས། མ་ཤི་འབྲུམ་ལ་ནག་པོར་གྱུར། ཁྱད་པར་མི་ཡི་བྱིད་དང་ལྷགས་པ་ལ་གནོད་བར་[པ]བྱེད་བར་[པར]གྱུར་ཅིག ཅེས་སྔོན་ལམ་བཏབ། བསྲུང་བ་ནི། མ་བུ་གཉིས་ཀྱི་མིང་འདོན་གསུངས། གཞན་ནི་ཐུབ་བར་[པར]མི་འགྱུར་ཏེ།། པཊ་ཤ་པ་རིའི་བསྲུང་བ་མཛད།། དབུ་ཆེན་འཕྲེང་གཅིག་ཚོག་མེད་བྲི།། བྱུགས་ཐལ་གུ་གུལ་སླ་རྩེ་དང་།། ཐོང་ནག་སྤྲུ་ནག་ཤུ་དག་ནག། སྤག་ཤ་སྒོག་སྐྲུ་ཞིབ་བཏགས་ཏེ།། བྱུགས་ལ་སྨུར་མར་[བར]མས་ནས་དྲིལ།། སྐུད་དམར་གྱིས་བཅིངས་ལ་ཆས་དྲིལ།། དྲིལ་སིང་[སེང]དམར་པོའི་ཐུམ་གྱིས་གཏུམས།། མགོ་མཇུག་མ་ལོག་ཞབས་ནས་དྲིལ།། ཡེ་ཧྲཀྵ་ཆིག་སྟོང་དང་བརྒྱད་རབ་གནས་འཕོར་པོ་ནི།། མི་ཟད་བར་དུ་འབྲུམ་ནད་བསྲུང་།། བསྲུང་བ་ནི། ས་ཧྲཱ་ཧྲཱ་ཧྲཱ། བ་ཤ་ཧྲཱ་ཧྲཱ་ཧྲཱ། མ་ཤ་ཧྲཱ་ཧྲཱ་ཧྲཱ། ཤ་ཧྲཱ་ཧྲཱ་ཧྲཱ་སད། རི་ཧྲཱ་ཧྲཱ་ཧྲཱ་སད། མ་ཧྲཱ་ཧྲཱ་ཧྲཱ་སད། བུ་ཧྲཱ་ཧྲཱ་ཧྲཱ་སད། འཆང་བ་པོ་ལ་འབྲུམ་བུའི་ནད་ཐམས་ཅད་སྲུངས་ཤིག རཀྵ་རཀྵ་རཀྵ། འདོགས་དུས་སུ་མ་བུའི་གཏམ་རྒྱུད་བརྗོད། ཐོག་བས་མཆོག་བའི་[པའི]སྲུང་བ་ཡིན།། རབ་ཏུ་བཀའ་གྲོལ་འགྲོ་དོན་རྒྱ༔ ཡང་བ། ཨོཾ་བིག་བིག་ཏོག་རི་ཡེ་སྭཱཧཱ། ཞེས་ཐང་སྨན་བཟའ་བཏུང་རྣམས་ལ་བཟླས་བཏབ་ན་[ནས]བཏང་ངོ་།།

བེག་གེའི་ནད་ལ། ཕལ་ཆེར་རིམས་ཆམ་འདྲ། འབྲུམ་པའི་མངོན་ཚུལ་འདྲ་བ་ལ་མིག་དམར་ཤིང་སྣ་ཁྲག་འཛག འཁོར་བ་ཞག་གཅིག་ལོན་བ་[པ]ནས་སྐམས་ཤིང་ཡང་ན་འབྲུམ་ཆུང་དམར་པོ་ལུས་ལ་བབས་ན་མི་འགྱུར་བའི་རྟགས་ཡིན་པས་འདི་ལ། བ་ལི་ཀ་བཞི་ཐང་། གུ་གུལ་བཞི་ཐང་། དཔའ་བོ་བདུན་སྦྱོར། ཁྲག་གཅོད་གུར་གུམ་བརྒྱད་པ། དངུལ་ཆུ་བཞི་བ་སོགས་བཏང་། མཇུག་གི་སྦྱོང་[སྦྱོད]ལམ་ཚ་བ་སྤྱི་དང་འདྲ་བཅོས།

བཅོ་བརྒྱད་པ། སྐྱ་རྦབ་སོགས་བཅོས་པ།

སྐྱ་རྦབ་རྒྱུ་ནི་ཆུ་སེར་ཟག སློ་བ་མཆིན་པ་མཆེར་བ་ཆུ་སེར་རླུང་གི་སྐྱ་རྦབ་ལྔ། སྤྱི་རྟགས་རྩ་ཕྱིང་ཆུ་སེར་དང་། རྐང་འབོལ་སྐྲངས། སྟོབས་ཆུང་ཟས་མི་འཇུ་ལྷེ་མཆུ་བཀྲག་འཚེར། སྨན་ནི། བྱུངས་ཡོག་ཅན་སྐྱུར་རའི་གཅིག་ཐང་རྒྱུན་དུ་བསྟེན། འབོལ་སྨན་བདུན་པ། ད་ལི་བཅུ་དྲུག་རྣམས་བཏང་།

འོར་ནད་རྒྱུ་ནི་དྭངས་སྙིགས་འདྲེས། རླུང་མཁྲིས་ཁྲག་བད་ཀན་གཉན་དུག་གི་འོར་ཏེ་ལྔ། བསྡུ་ན་ཚ་འོར་གྲང་འོར་གཉིས། ཚ་འོར་མིག་སེར་དབུགས་རྔོད་རྩ་ཕྱིང་ཆུ་སེར་ཆུང་། ཡན་ལག་ཤ་སྐེམ་ཕྲ། གསུས་སྤོམ་[སྦོམ]སྦིད། སྨན་ནི། སྤོད་ལ་འབོལ་སྨན་བདུན་པ། གུར་གུམ་ཆུ་སྐྱུར[བསྐྱུར]། སྐབས་འདིར་རྒྱ་ཚྭ་སྦྱར་བའི་སྨན་ཤིན་ཏུ་མི་རུང་། གྲང་འོར་ནི་ལུས་བརྩེ་སྐྲངས་གསོབ། མཚན་གཉིད་ཆུང་ཉིན་ཆེ། སྐྲངས་རྩུབ། གྲངས་ན་མི་བདེ་བ། སྨན་ནི། གསལ་བྱེད་ཉི་མའི་དཀྱིལ་འཁོར། དྭངས་མའི་གནས་འཛོག ཛ་ཐུང་ན་སྤྲང་ཡོག་ལས་སྐྱུར་ཡིན། སྐྱུར་རའི་ཐང་གིས་སྐོམ་བསེལ་པའོ།།

དམུ་ཆུའི་རྒྱུ་ནི་བད་མཁྲིས་རྦད། ཆུ་སེར་ཁྲག་དང་སྨུག་གི་རྐྱེན། བྱེར་ཆུ་ཟག་ཆུ་འཁྲིམས་ཆུ་རྒྱུ་མའི་རྫོལ་ཆུ། གདོན་ལས་གྱུར་བ། དུག་ལས་གྱུར་བ་སྟེ་དྲུག་གོ། དམུ་ཆུའི་རྟགས་ནི། དང་པོ་འཇུག བར་དུ་སྨིན། ཐ་མ་རྒྱས། དང་པོ་འཇུག་དུས་ཤེད་ཆུང་། ཕོ་བ་ལྟེམ། དབུགས་རྔོད། སྙིང་འདེགས། ཟས་ཀྱི་འཇུ་སྟོབས་ཆུང་། ལྷེ་མཆུ་རྣིལ་དཀར། འགྲོ་འདུག་གསུས་བ་[པ]ལྗིག ཐོལ་གོང་ངར་གདོང་ཆུ་སོ་བཅུ་དྲུག་མདོ་ཕོ་བ་བྲང་ཞོལ་ཁ་གདོང་མིག་ལྤིབས་ཆུ་ཡི་མཁར་བརྒྱད་གཡོ་ཞིང་སྐྲངས་པ་ཡིན། བར་དུ

བེམ་ཧོལ་རྒྱབ་ན་ཐོལ་ཐོལ་ཕྲིག་ཕྲིག་འོང་། ཐ་མ་འཚོ་བརྟགས་འབུགས་[དབུགས]དལ། དང་ག་བདེ་ལ་སྐོམ་དད་ཆུང་། མིག་དཀར། ཆུ་སྔོ། རྩ་རྒྱས་འཚོ་འགྱུར་ཡིན། འཆི་རྟགས་སྤྱི་མང་མིག་སེར། དབུགས་ཐུང་། སྐོམ་ཆེ། རྩ་འདར་རྒྱུ། ཆུ་དམར་ཙུང་འདི་ལ་འཆི་རྟགས་ཡིན། རླུང་གྱུར་འཁྲིག་ཙུར་འཕེལ་འབྲི་བྱེད།། མཁྲིས་བ་[པ]མིག་སེར་ཤ་སྔོ། བད་ཀན་འཇུ་སྟོབས་ཆུང་། མཁྲིས་པ་ལས་གྱུར་བའི་ཚ་ཆུ་འཚོ་དཀའ་གསུངས། བད་རླུང་ལས་གྱུར་གྲང་ཆུ་གསོ་སླ་གསུངས། བཅོས་སྨན་ནི། སྤྱོད་བའི་སྨན་བརྒྱད། སྐེམ་གྱི་སྨན་དྲུག ཟུང་འཇུག་བཞི་ཏུ་བཤད། སྐྱུར་[སྐྱུ]ཏུ་བཞི་ཐང་ཉིན་ཛ་ལྟར་ཐུང་[འཐུང་]། དབུ་སྐྱོགས་བརྒྱད་པ་མཚན་གུང་ཆུ་བསྐོལ་འཕུལ་བཏང་། རྗེན་ཞེས་བྱ་བ་ཆམ་བ་[པ]རྙོག་ཟབ་འབམ་སྨུག་གཞུག་སོགས་ལས་གྱུར་བའི་ཆུ་འཚོ་བ་དཀའ། སེ་རྒོད་དྲུག་པ་ཙ་མོང་འོ་མ་[མས]ཞུལ། ཀར་ལྔའི་བརྒྱད་པ། དམུ་ཆུའི་ནད་གྱི་[ཀྱི]འབྲུལ་འཁོར། ར་མོ་ཤའི་གདམས་ངག་བཅུ་གསུམ། ཆུ་སྤྱོངས་[སྦྱོངས]འཆི་བདག་ཞགས་འགྲོལ། སྟོད་འཚངས་ཆེ་ན་མ་ནུ་བཞི་ཐང་། ནཱ་རོ་གསུམ་སྦྱོར་བཏང་། སྤྱི་མང་རྩམ་རྒོད་ཆེ་(ན་)རྒྱུན་འབྲུམ་བདུན་པ། རྗེན་འབྲེལ་བཅུ་གཅིག་བཏང་། ཚ་ཆུ་ལ་འབོལ་སྨན་བདུན་པ། བདེ་བྱེད་ཚ་[ཆུ]བསྐུར། ཏུ་ཐུང་ཡོང་རྩ་གཏར། གྲང་ཆུ་ལ་འབར་མེ་འཁོར་ལོ། བདེ་བྱེད་གྲང་བསྐུར། ཙ་མོང་འོ་མ་[མས]ལུས་ཀུན་འབྲུས་བྱ། ཕལ་ཆེར་དམུའི་གདོན་ཡོད་ན་ཀླུ་བདུད་ནག་པོའི་མདོས་དང་གདོན་འགྲོལ་བྱ། ར་ཐུག་སྟོན་པའི་ཨག་ཚོམ་ར་བསྲེག་བདུག་བྱ། འཕྲུལ་སྦྱོང་ཀེ་ཏུའི་མན་ངག ནད་གྲོལ་བའི་མཇུག་ཏུ་སེང་ལྡིང་[ལྡེང]བདུན་ཐང་ཞག་རེ་རེ་ནས་གཅིག་གཉིས་ཙམ་བཏང་། ཟས་ནི་ནས་ཚོད་ཙ་མོང་འོ་མ་སྣང་ཤ་བསྐྱེན། ཞོ་ཆང་དར་ལ་སོགས་སྤང་བྱ།

བཅུ་དགུ་པ། ཧོན་སྣོད་ཀྱི་ནད་བཅོས་པ།

ཧོན་ལྷའི་རྒྱལ་པོ་སྙིང་གི་ནད་ནི། སྙིང་འཁྲུས་སྙིང་གཟེར་སྙིང་ཚད་སྙིང་ཆུ་སྙིང་འཕྱིབས། སྙིང་སྲིན། སྙིང་ནད་ཁ་ལེ་ནག་པོ་བདུན་གསུངས། བསྡུས་ན་ཚ་གྲང་གཉིས་ལས། ཚ་བ་ནི་སྨྱོས་ཤིང་འཕྱིབས་ཏེ་རོ་སྟོད་གཟེར། ཐང་རྒྱབ་ཏུ་མེ་ལྟར་ཚ་ཞིང་འབར་བ་ལ། སྙིང་ཚད་སེལ་བའི་གུར་གུམ་བདུན་པ། གྲང་བ་ནི་ཁ་སྐམས་དབུགས་འཚངས། སྙིང་འཕྲུགས་ཅིང་སྟོང་སྐྱུགས་བྱེད་པ་ལ། གོ་བྱིལ་བཅུ་ཐང་། སྲོག་འཛིན་ནོར་བུ། རླུང་ལུས་འདར་སྟོད་རྒྱངས་ཤེས་འཁྲུལ། སྨྲ་འཆལ། མགོ་འཁོར། གཉིད་ཆུང་། ཤུ་འདེབས་པ་ལ། སྲོག་འཛིན་ལྔ་བ། སྲོག་འཛིན་བཅུ་གཅིག ཨར་ནག་དྲུག་པ། སེམས་ཀྱི་བདེ་བསྐྱེད་སོགས་བཏང་། མཁྲིས་བཞུགས་ན་ཀྲོ་སྙིང་སྟོད་མི་བདེ་བ་ལྡེ་སེར་གཉིད་ཆུང་སྙིང་ལ་གྲང་མོ་གདོང་ལ་རིན་ཆེན་ཐུངས་སྦྱར། བད་ཀན་སྙིང་བབས་ན་དྲན་པ་[པ]རྨོངས་བར་[པར]བྱེད། དང་ག་མི་བདེ་སྟོད་རྒྱངས་ལུས་སེམས་ལྕི། ད་ལི་བདུན་པ། ཙ་ཐུང་སྨོད་ཀ་གཏར།

བཙུན་མོ་ལྷ་བུའི་མཆིན་ནད་ནི། ལིབ་རྐན་རྒྱས་བ[པ]། ལྗེམ་བུ། དྲུག་ཐབས། ཆུ་ཐོར། རྐན་བུ། འོར་ལྷུང་། ཁ་ལུད། གཞུང་རེངས། མཆིན་གྲུམ་ནག་པོ། མཆིན་ནད་ཏལ་སྐེམས། མཆིན་དྲི་དཀར་ནག་གཉིས། གནད་མཆིན་རྩ་བྱེར། མཆིན་རླུང་། མཆིན་རྒྱུད། རྨན་གྲངས། སྨྱང་དགུར། གྲང་སྦྱོས་[སྦྱོས]ཏེ་བཅོ་བརྒྱད་ལས་[ལ]གསུངས། བསྡུས་ན་ཚ་གྲང་གཉིས་ལས། ཚ་བ་ནི་མཆིན་སྐྲང་གཟེར་ལ་མཆིན་བ་[པ]རྒྱས་བྱེད་སྐྲམ། མིག་དམར་ཞིང་སྣ་ཁྲག་འཛག་ལ། ག་བུར་ཉི་ཤུ་རྩ་ལྔ། གུར་གུམ་མཆོག་

བདུན། གི་ཝང་དགུ་བ། ཁྲག་གཙོད་གུར་གུམ་བརྒྱད་པ་བཏང་། རུ་ཐུང་གཏར་བྱ། གྲང་ནི་མ་ཞུ་བད་རླུང་སྐྱིགས་བུ་སྦོ་[སྦོ]སྒྲིགས་མཆི་མ་འཛག་པའི་ནད་ལ། དྭངས་མ་གནས་འཛོག མཆིན་རྐྱང་[རྐྱད]སེལ་བའི་གུར་གུམ་བཅུ་པ། མཆིན་རླུང་སྒྲིག་ཅིང་སྙིང་གཟེར། བཤུལ་ཤ་ན། ཁ་ཟས་ཡི་གར་མི་འོང་། མིག་མི་གསལ། དགོངས་དང་ཐོ་རངས་མཆིན་པ་འཁྱོང་ཐག་ཆད། ཨ་གར་མཆོག་བདུན། མཁྲིས་ཞུགས་ན་ཤ་སྐྱ། མཆིན་སྙིང་ན། མགོ་ན། མིག་ཚ། མཆིལ་མ་སྐྱལ་འདྲིལ་ན། བསིལ་སྦྱོར་གུར་གུམ་ཆེན་མོ། བད་ཀན་བབས་ན་ཟློས་རྫེས་མཆིན་པ་ན། སྲིན་བུ་ལྡོག་ཅིང་ཁ་ནས་ཆུ་སྟོན་འཛག གསལ་བྱེད་ཉི་མའི་དཀྱིལ་འཁོར་སོགས་བཏང་།

སྙོན་པོ་[པོ]ལྷ་བུ་སྙོ་ནད་ནི། ཐང་པོ། སྐྱུ་རབ། ཚ་བ། ཆུ་ཤོར། ཐེས་པོ[པོ]། སྙོ་གཙོང་། སྙོ་རྒྱས། བུང་ཚང་ཅན་དང་བརྒྱད་ལས་[ལ] གསུངས། བརྟུས་ན་ཚ་གྲང་གཉིས་ལས། སྙོ་ཚད་ལུད་པ་དམར་སེར་དྲི་མ་ཅན། ལུད་འགོག་དགའ། ཕྱི་དྲོ་ཚ་བ་སྐྱེས་པ་ལ། རུ་གང་ཉེར་ལྔ། རུ་གང་བདེ་བྱེད། ཙནྡན་བརྒྱད་པ། སྙོའི་གྲང་བ་ཐོ་རངས་དུས་སུ་སྙོ་ལུ་མང་ཞིང་དབུགས་ཐུང་། བྱ་ཉམས་ལུད་པ་ཤིན་ཏུ་གྲང་བ་ལ། སེ་འབྲུ་དགུ་ཐང་། རིན་ཆེན་དབུགས་ཐོབ། སྙོ་སྨན་བརྒྱད་པ། སྙོ་རླུང་གཉིད་ཆུང་འགོག་དགའ་ལྷུ་[ལྷུ]གསོབ། ལུས་བརྒྱངས། སྐྱུག་དང་མིག་སྒྲངས། ནུབ་སྙོ་མང་ལ། ལི་ཤི……〈མ་ཡིག་གི་ཡིག་འབྲུ་གཅིག་མི་གསལ〉 རྟེན་འབྲེལ་བཅུ་གཅིག འབྲས་དམར་བརྒྱད་ཐང་། བད་ཀན་བབས་ན་སྟོད་རྒྱངས། མགོ་འཁོར། ཟས་མི་འདོད། བེ་སྣབས་སྟོ་ལྡོབ་བ་ལ། ད་ལི་བདུན་པ་སོགས་བཏང་། རྒྱན་འབུམ་བདུན་པ།

གཟེར་ཐུང་ལ། ཁྲག་གཟེར་གཡས། གཉན་གཟེར་གཡོན། རླུང་གཟེར་ཀུན་ལ་ཟེར[གཟེར]། སྤྱིའི་རྟགས་གཉན་ཚད་ཀྱི་ལྟར་དབུགས་ཐུང་ཟམ་

ཧྲོད་ལུད་བ་[པ]མེད། གང་ལ་བབས་ན་དེའི་སྟེང་དུ་གཟེར། ཁྲིད་བར་[པར]གློར་བབས་ན་སློ་མང་། དབུགས་ཧྲོད་ཇམ། ལུད་རྣག་ཁྲག་གི་མདོག་འབྱུང་བ་ལ། བཙོད་དང་ཐང་། གཟེར་ཐུང་ཐང་། གཉེན་པོ་ལྷ་སྦྱོར་ཁ་ཚར་ཅན། གཉན་སེལ་བདུན་པ། རྡོ་རྗེ་ཁྲག་འཇོམས། གཉན་བཤལ་ཐོག་མདའ། གཟེར་མཇུག་ཏུ་གློ་ན་ཡུན་རིང་བཙོས་དགོས།

མཆེར་ནད་ནི། ཚད་བ[པ]། ཁྲག་སྐྱོས[སྐྲོས]། མཆེར་རླུང་། བད་ཀན། རླུགས་པ། གྲེངས། སྐམས་ན་བདུན་པའོ།། སྤྱིའི་རྟགས་རྩ་ལྡང་ལྩེ་[ལྕེ]རོ་ཤེས་མེད། ལྕེ་ཁྲ། དབུགས་ཧྲོད། མཆུ་སྐྱུག ཁང་ལག་སྦྲིད་ཅིང་གཡོན་གྱི་རྩིབས་[རྩིབ]ཐུང་གཟེར། ཁོང་ལྕེ། འཁུན་བྱེད་མཆུ་འཕྱུར་། ཚ་ནི་ཁོང་བ་གཡོན་པ་སྤོ་[སྤྲོ]འཁྲིག་བྱེད་ཅིང་རྩིབས་[རྩིབ]ཐུང་གི་ཐད་ལ་གཟེར་ཞིང་ཕྱི་ལ་རི་མོ་སྔོ་ནག་འབྱུང་བ་མཆེར་གདོང་ལ་ངོ་ཤིག་ཁ་ཤ་ལྡོད་པས་མཆེར་ཚད་ཡིན། འདི་ལ་མཆེར་ཚད་སེལ་བའི་གུར་གུམ་བདུན་པ་སོགས་བཏང་། ཏ་མཐུར་སྲིན་ལག་རྒྱབ་རྩ་ཏུ་ཐུང་གཏར། གྲང་བ་ཞུར་འཁྲིག་བྱེད་ཅིང་འཇུ་སྟོབས་ཆུང་། ལུས་སྐྲངས། སྲིག་པའམ་འོག་རླུང་ཐོན་ན་བདེ་སླམ་བྱེད་བ་[པ]ལ། ཀ་ཀོ་ལ་བཅུ་དགུ། ད་ལི་དགུ་བ། ཕྱུང་སྟེང་དུ་ཀ་ཀོ་ལ་བསྣན་བཏང་།

མཁལ་ནད་ནི། རླུང་། གཅོང་། འོར་ལྷུང་། ཚད་བ[པ]། ཆུ་སེར། འགྲམས། གྲུམ། ད་རྐན། རྐེད་ཆུ། འདི་ལ་ཚ་གྲངས་བསྡུས་ན། ཚ་བ་ནི་ཆང་འཐུང་བ་དང་ཉི་མ་དང་མེ་ཆེ་བ་དང་སྤྱོད་ལམ་དྲག་པོ་ལས་བྱུས་ཚེ་ཤིན་ཏུ་ན་བ། ཤ་རུས་ཀྱི་བར་དུ་ཚ་འཁྱུག་བྱེད། ཁང་བ་མན་ཆད་ཐམས་ཅད་ན་ཞིང་དབྱི་[དབྱི]མིག་གཟེར། སྟོད་མི་བདེ། ནམ་སྨད་མི་བདེ་བ་ལ། ཨར་བཅུ་པ། ཤུག་ཆེར་བརྒྱད་པ། མཁལ་གྲུམ་རྩ་སྨན། གཞོན་ནུ་བ་ལ་གཏར་དགོས། གྲང་བ་ནི་སྨད་གྲང་ཞིང་ཆུ་སྲི། ས་བོན་འཛག་ཅིང་

གཤང་[བཤང]ཆུའི་ལམ་ནས་ཁྲག་འཛག གཞུ་ལྷར་གུར་[སྨུར]བོར་འགྲོ་བ་ལ། འཐེངས་ཆོག་བྱོན་[གྱོང]རྣོན། གོ་ཡུ་བརྒྱད་པ། གོ་ཡུ་བདུན་པ། ཨཾ་ཧྲི་བདུན་ཐང་། གཡེར་མ་དགུ་བ། ཚེ་རུས་པ་ལ་ཚིགས་པ་བཅུ་གསུམ་དང་བཅུ་བཞི་བསྲེག་བྱ། རླུང་མཁལ་བཞུགས་[ཞུགས]ན་མཁལ་རྐེད་ན་ཞིང་རྣ་བ་འོན་ལ། བྲེ་ག་བཅུ་བཞི། མཁྲིས་བཞུགས་[ཞུགས]ན་རྐང་བ་ལྤི་ལ་སྦྲིད[སྦྲིད]། མཁལ་རྐེད་ན་ཞིང་རྣ་རྒྱབ་སེར་བོར་འགྲོ་བ་ལ། ངོ་མཚོར་[མཚར]གུན་ཐུབ། མཁལ་བད་ཀན་རྐེད་ན་རྣ་བ་འཐིབ་ཅིང་ཆྭན་གྲང་ཁྱད་བར་[པར]གནོད། ཨག་ལེབ་བཞི་ཐང་། ཨར་བཅུ་ཐང་། དམར་ཐང་བཅུ་གཉིས། ཅྱིན་གཞུག་གཏར། བདུད་རྩི་ལྔའི་ལུམས་དང་བཅོས་སོ།།

སུཏྲའི་ནད་ལ་དོན་སྣོད་གང་ན་ལ་རང་རང་གི་སྟེང་དུ་སྐྲངས་འབྱུང་བ། གློའི་སུཏྲའི་[སུཏྲས]མཆན་འོག་གམ་ནུ་མའི་ཐད་རྩོལ་སྐྲངས། གློ་མང་སྐོད་བཟེར[གཟེར]། མཆིན་པའི་སུཏྲའི་[སུཏྲས]མཆིན་སྟེང་དུ་སྐྲངས་པ། ཉལ་མི་ཤེས་པ་དང་། མཁལ་མའི་སུཏྲའི་[སུཏྲས]མཁལ་སྟེང་དུ་སྐྲངས་ནས་དྲི་ཆུ་སྲི་བ། ཕོ་ལོང་སྒོ་[སྒོ]འཁྲིག་རང་རང་གི་སྟེང་དུ་སྐྲངས་པ་ཀུན་ཀྱང་སྨིན་ནས་རྣག་ཁྲག་ཤེ་ཏུལ་འཛག་བར་[པར]བྱེད་པ་ལ། དོན་སྣོད་རང་རང་གི་རྩ་གཏར་བཅོས། གློ་ལ་ཙུ་གང་ཉེར་ལྔ། ཙཱནྡན་བརྒྱད་པ། མཆིན་ལ་ཁྲག་གཅོད་གུར་གུམ་བརྒྱད་པ། གུར་གུམ་མཆོག་བདུན། མཁལ་ན་བ་ལ་ཤུག་ཆེར་བཅུ་གཅིག ཟླ་འོད་ནོར་ཁྱུང་། སེ་རྒྱེན་གཉིས་ཐང་། ཕོ་ལོང་ལ་བྲག་ཞུན་དགུ་བ། སྤྱི་སྨན་ནི་སུཏྲའི་གང་ལ་དངུལ་ཆུ་བཅོ་བརྒྱད། སེ་རྒྱེན་བརྒྱད་ཐང་། ཧོས་རིང་བདུན་ཐང་འམ་ཐུ་ཕུ་ལིང་ཆུ་ཚན་སོགས་བཅོས་སོ།།

ཕོ་བའི་ནད་བཅུ་དྲུག་གསུངས། འདི་ལ་ཚ་གྲང་གཉིས། ཕོ་བའི་ཚ་དྲུག་འགྲམས་འབབས། འཁྲུགས་འབབས། དུག་ཐབས། གཉན་

སླང་། ཕོ་བའི་སུཏྲ། མཁྲིས་བ་[པ]ལུད་པ། མཆིན་ཁྲག་ལུད་བ[པ]། ཕོ་གྲང་དགུ། རླུང་། མ་ཞུ། ལྷུགས་དྲེག ལྷེན། མེ་ཉམས། རྡོ་སྐྲན། དམུ་རྫིང་། ཕོ་སྲིན། འབྲས་ཏེ། ཚ་བ་ལ་ཕོ་བའི་ཕྱི་ནང་ལ་ཚ་བ་སྐྱེས་ཤིང་གྲང་ཚ་ལ་ཟས་ཚ་གྲང་གང་ཡིན་ཀྱང་། ཐལ་ཆེ་ན་གནོད་ལ་འཁྲུ་སྐྱུག་པ་ལ། བྲག་ཞུན་དགུ་པ། ཨུཏྤལ་བདུན་པ། སྟོད་ཚད་ཀུན་སེལ། རྡོ་ཞུན་དྲུག་པ། གྲང་པ་ལ་ཁ་ཟས་མི་འཇུ་བར་ཕོ་བ་འཚིང་ཞིང་ཟས་མདོག་མ་ལོག་པར་སྐྲ་བཅས་འཁྲུ་བ་དང་དང་ག་འགགས་བ་[པ]ལ། དྭངས་མ་གནས་འཇོག སེ་འབྲུ་དགུ་བ། དྭགས་བོ་[པོ]སྨན་ནག་བཅོ་ལྔ། བདེ་བྱེད་སྐོམས་ལྡན། གྲིབ་བཤལ་སོགས་བྱ། ཕོ་རླུང་གི་དབུགས་རྒོད་སྤོ་[སྤོ]ལ་སྤོང་སྒྲིག་བྱེད། ཕོ་བ་འབྲབ་སྐམ་ཐོས་རྗེས་བདེ་བར་མདོན། སྨན་ནག་བཅོ་[བཅོ]ལྔའམ། ཟས་སྨན་བཞི་བ། ཕོ་བར་མཁྲིས་བཞུགས་[ཞུགས]ན་མཁྲིས་བ་[པ]འཁྲུ་སྐྱུག་བྱེད། དྭངས་འོད་བཅོ་ལྔ། ད་ལི་བདུན་སྦྱོར། ཕོ་བར་བད་ལྷུང་ན་ཟས་ཐོས་པ་ཕོ་བ་མི་བདེ་ལྡི། གྲང་ཚ་ཆུ་ཚན་འབྱུང་ཞིང་ཟས་མི་འཇུ། རྡོ་ཞུན་བཅུ་བཞི། རྒྱལ་བ་གསུམ་སྦྱོར་སོགས་ཐེ་ལྟ་བ་བཞིན་བཅོས་སོ།།

རྒྱུ་མའི་ནད་ལ། རྒྱུ་འཁྲོལ། འཁྲིལ་འཁྱིངས། འགགས་གཟེར། འདི་ལ་བསྡུ་ན་ཚ་གྲང་གཉིས། ཚད་ནི་འདྲིལ་ཞིང་གཟེར། དྲི་མ་འགག་ནས་ཤ་རིལ་འདྲ་བའམ་ཚ་འཁྲུ་བྱེད། གྱུ་བུར་བསྐྱིལ་ནས་རྡོ་ལྟ་བུ་འཕར་ཞིང་ན་པ་[བ]ལ། ཨིནྡྲ་བཞི་ཐང་། སྟོད་ཚད་ཀུན་སེལ། སྨན་ནག་ཆེན་མོ། སྟོད་ཚད་སེལ་བའི་གུར་གུམ་བདུན་པ། གསལ་བྱེད་ཉི་མའི་དཀྱིལ་འཁོར། གྲང་བ་ལ་རྒྱུ་མར་རླུང་བཞུགས་[ཞུགས]ཏེ་ཐུག་ཐུག་ཟེར་པ་འོག་རླུང་མི་ཐོན་པ་འམ་བེ་སྣབས་དང་ཆུ་བུར་འཁྲུ་ཞིང་འཁྱིངས་པ་ལ། སྨན་ནག་བཅོ་ལྔ། ཐལ་སྨན་བཞི་བ། འབར་མེ་འཁོར་ལོ། རྒྱུ་མར་རླུང་བཞུགས་[ཞུགས]སྤོ་[སྤོ]དང་སླང་ལྟར་འཁྲུ། འབྲུག་ཙས་ལྔ་བ། མཁྲིས་སྟོད་གང་ལའང་བཤལ་ལས་ལྷག

པ་མེད། འཇམ་བཤལ་བཅུ་གཅིག རྒྱ་མར་བད་ལྷུང་ན་བེ་སྣབས་འབྲུ་ཞིང་ཀྱི། ཞི་བྱེད་དྲུག་པ། ད་ཐིག་ལྡེ་བ་སོགས་ཇི་ལྟ་བ་བཞིན་བཅོས་སོ།། རྒྱ་གཟེར་ནད་ལ། དོན་འབྲུ་སྡོད་འབྲུ། རྒྱ་འཕོར་རྒྱ་འཁྲིལ་རྒྱ་ལྷུགས།

གཉན་ཚད་མཆིན་པར་འབབས་ནས་མཆིན་ཁྲག་བཪོལ་ནས་རྒྱ་མ་གཟེར་ཞིང་འབྲུ་སྐྱུགས་བྱེད། དོན་ལྡེ་ནས་འབྲུ་ན་ཟུག་ཆེ། ཁྲག་ཆུ་འདྲེས་པ་[པ]ལྟ་བུར་འབྲུ། སྡོད་དྲུག་ནས་འབྲུ་ན་ཟུག་ཆུང་ལ་འབྲུ་བའི་མདོག་དམར་སེར་བེ་སྣབས་འབྲུ་ལ་གཉན་ཚད་སྤྱིའི་རྟགས་སྟོན་པ་[པ]ལ། གུར་ཀུར་ཕྲི་ལྕན། བྲག་ཞུན་དགུ་པ། ཕ་ཡྙ་དབ། སྨན་ནག་བཅོ་ལྔ། སྙིང་དུ་སྤུང་ཟི་བཅུ་གཉིས་བསྣན། གཉན་བཤལ་ཐོག་ཨིནྡྲ་བཅུ་བཞི། གསེར་མདོག་བཅུ་གཅིག་སོགས་བཅོས་སོ།།

རྒྱ་རྒན་ཞེས་བྱ་ཚ་བ་སྡོད་ལྷུང་ངམ།། གྲང་བའི་[བས]མ་ཞུ་བ་སོགས་ཉེས་གསུམ་དང་།། ཉིན་འདུས་ལ་སོགས་སྟོང་ཟླ་བདུན་དུ་འདོད།། ཟས་སྐོམ་གང་ཡང་འབྲུ་ཞིང་ལུས་ཟུངས་འཆག་ལ། དྭགས་པོ་[པོ]སྨན་ནག་བཅོ་ལྔ། འབྲུ་གཅོད་སེ་འབྲུ་བརྒྱད་པ། ཟས་སྨན་བཞི་པ། རྗེ་ཞུན་དྲུག་པ། བཅུ་དྲུག་བསྲེག་དང་ལོང་རྩ་གཏར་བཅོས།

ལོང་ནད་ལ་ལྡེ། གྲང་སྦོས། གྲང་འཁྲིལ། ཚ་རྙིགས། འཇུ་སྐེམ། རླངས་པ་ཅན། སྤྱི་ལ་སྨུག་[རྒུག]སྐམ་དག་ལ་རྣམ་པ་བཞི། རླུང་ལ་སྦོ་[སྦོ]འཁྲིག་རྒུག་སྐམ་མི་ཕྱིན་ཞིང་། མདོག་དཀར་བུབ་དུ་འོང་། བད་ཀན་རྒུག་སྐམ་མདོག་དཀར་ཞིང་བེ་སྣབས་བདག་[དག]གིས་རྒུབས་ནས་འོང་། མཁྲིས་པ་[པ]རྒུག་སྐམ་མདོག་ནག་ཕག་གིའི་[གི]རིལ་མ་འདྲ། ཚ་གྲང་གཉིས་ལས། ཚ་ནི་ཁ་སྐམ་སྐོམ་དད་ཆེ། སྦོས་[སྦོས]ཤིང་རྒྱལ་ཕྱིར་དྲི་མ་འགག་ན། སྡོད་ཚད་ཀུན་སེལ་གྱི་སྙིང་དུ་ཁྲ་ཙ་ཚ་བསྣན་བཏང་། ཐལ་སྨན་བཞི་པ། སྨན་ནག་བཅོ་ལྔའི་སྙིང་དུ་གི་ཝང་བསྣན་པ་བཏང་། གྲང་ན་

ཞུར་འཁྲིག ལྡེ་བྲུར་ན་ཞིང་ཡོང་ལྷེ་ལ་སྐྱ་བ་ཟས་མདོག་ལྟ་བུ་འཁྲུ་འམ་འོག་རླུང་འགག་པར་བྱེད་པ་ལ། ཡོང་རླུང་སེ་འབྲུ་བཅུ་གསུམ། ཞི་བྱེད་དྲུག་བ་[པའི]སྙིང་དུ་ཁ྄་ཙ་ཚྭ། འོག་རླུང་བཅུ་བཞི། བདུད་རྩི་བདུན་པ་སོགས་བཅོས་སོ།།

གླང་ཐབས་ནི། རྒྱ་རྐྱེན་མི་འཕྲོད་ཟས་རྟུལ་གྲངས་སྲིན་འབྲུགས་གདོན་ལས་འབྱུང་། དོན་གླང་གཉིས་མཆིན་མཆེར་གླང་། སྣོད་གླང་གསུམ་ཕོ་རྒྱུ་ཡོང་གླང་། རྩ་གླང་གཉིས་ཕྱི་ནང་རྩ་གླང་། ཚ་གྲང་གཉན་སྲིན་མང་ཡོད་ཀྱང་ཕལ་ཆེར་ཕོ་ཡོང་རྒྱུ་མའི་གནས་སུ་འབྱུང་བས། གང་ཡང་ལྕེ་སྣའི་འོག་ན་བ་ཕོ་བའི་གླང་ཐབས། ལྟེ་འོག་ན་བ་རྒྱུ་མའི་གླང་། ལྟེ་སྐོར་ན་བ་ཡོང་གླང་ལྟེ་གཡས་ངོས་ཁྲག་གླང་། གཡོན་ངོས་སྲིན་གླང་། དབུས་རྩམ་གླང་ཟེར། ཚ་གླང་ལུས་རྟུལ་ལྷང་དུབ་མྱུར་བ་ཚ་གླང་། གྲང་གླང་གྲང་འཁྱག་ལས་བྱུང་། ལྷང་དུབ་མེད་པ་གྲང་གླང་། ཐུར་དུ་ལྕེན་ན་རླུང་གླང་། སྐྱུག་ཅིང་མངར་འདོད་མཁྲིས་གླང་། འགྲིལ་ནས་ཟུག་ཆེ་སྐད་འདོན་ལུས་རྟུལ་བྱུང་ན་སྨུག་གླང་། གང་ཡང་གླང་གི་སྨན་ནི། ཕན་པ་ཀུན་ལྡན། ཙ་ཧ་དྲུག་པ། ཇོ་ཞུན་དྲུག་པ། ཞི་བྱེད་དྲུག་པ། གཡུ་རིལ་བཅུ་གསུམ་སོགས་བཅོས།

སྲིན་གླང་། མཁྲིས་རླུང་ཁྲག་འཁྲུགས་དང་སྲིན་རིགས་དབྱེ་བ་ཡོད་ན་ཚ་གྲང་འཐབ་ན་སྣོད་ལ་སྲིན་ཡ་མ་དཀར་ནག་གཉན་གླང་ཐབས་ཀྱི་ནད་ཟེར་ཡིན། ཟུག་ཆེ་སྐད་འདོན་ན་ཐུར་དུ་བཀུགས་གཟེར་ཞིང་ན་སྐྱུག་ཅིང་སྲིན་བྱུང་ན་པ་[བ]ལ། ཕན་པ་ཀུན་ལྡན། རྩི་བྱེ་མ་ཁ྄། སེལ་ནག་ཆེན་མོ། ལང་ཐང་རྩི་བཅུ་གསུམ། གར་ནག་བཞི་ཐང་། གསེར་མདོག་བཅུ་གཅིག ཕོ་སེལ་ནག་པོ། གཉན་གླང་ཁྱུང་བ། འདི་རྣམས་སྨན་བཏང་མྱུར་དུ་འཇོམས་པའི་མཆོག་ཡིན་ནོ།།

སྐྱུགས་ནད་རྐྱེན་མ་ཞུ་ལྷེན་དང་ཞྭགས་དྲེག ཁོང་འབྲས། བད་སྨུག་པོ་དང་། སྙིང་རླུང་འཁྲུགས་པ། མི་སྡུག་ཡུལ་མཐོང་རྣམས་ཀྱི་[ཀྱིས]རྐྱེན་དུ་སྐྱུག་བ་[པ]དང་། དྭངས་མ་མ་ཞུ་ཁོང་སྙོམ་ཡིག་འགག་དང་གང་ཟྭོས་དེ་ཉིད་སྐྱུག སྲིན་རླུང་འཁྲུགས་སྟོང་སྐྱུགས་བྱེད་པ་ལ། ཤིང་མངར་དྲུག་པ། སྐྱུགས་གཙོད་ཐང་། བདུད་རྩི་རིལ་དཀར། འདི་རྣམས་(ཀྱིས་)བཅོས་སོ།།

ལྷང་རྩ་ནི་དཔའ་བོ་ཁ་ཅིག་ཟེར་བའི་རྩ་ལྟེ་བའི་འོག་ནས་སོར་བཞི་ཐད་ལྷང་བའི་སྙིང་དུ་ཉ་མིག་ལྟ་བུ་རྩ་འབྱུང་། སྐྲངས་ཚ་བ་ཟུག་ཆེ་བ་གཟེར་སྙིང་དུ་བུ་ག་འབྱུང་ནས་རྣག་ཁྲག་ཆུ་སེར་འཛག་པ་གཉན་ཆེ་བ་དཀའ། འདི་ཡི་སྨན་ནི། ཟླ་འོད་ནོར་ཁྱུང་། ཧོང་ལེན་བཅུ་གསུམ། སྐར་མེའི་སྦྱོར་བ། སླིབ་བས་[པས]དཔལ་སྦྱོར[འབྱོར]། ཆིན་ཤུན་གསུམ་སྦྱོར་སོགས་(ཀྱིས་)བཅོས་སོ།།

ལྷང་བའི་ནད་ལ་རླུང་མཁྲིས་བད་ཀན་ལས་བྱུང་བའི་ཚ་གྲང་འཁྲུགས་པའི་ནད་བསམ་བསེ་དང་བཅིན་[གཅིན]འགག་བཅིན་[གཅིན]སྙི་ཟ་ཁུ་འཛག ཕོ་མཚན་མོ་མཚན་སོགས་ལྷང་བའི་ནད་པ་ཚུན་[ཚུད]པ་ཡིན། འདི་ལ་ནད་མང་ཡོད་དོ།། རེ་མིག་ལྔ་བ། ལྷང་རླུང་བཞི་ཐང་། འབྲས་རྩ་བཅོ་ལྔ། གསལ་བྱེད་ཉི་མའི་དཀྱིལ་འཁོར་སོགས་བཅོས་སོ།།

བསམ་བསེ་[སེའུ]ནད་ལྷང་བའི་གཡས་གཡོན་དུ་བྱུང་སེམས་དཀར་དམར་བབས་ནས་བསགས་པའི་སྣོད་ཡིན་པས་འདི་ལ་ཁྲག་ཤོར་ན་མཚན་མ་ནས་ཁྲག་འཛག རླུང་བཞུགས་[ཞུགས]ན། ཕོ་ལོང་གི་གནས་སུ་རྒྱུད་དེ་སློ་སྙིང་གི་དཀྱིལ་དུ་ཡར་འཕར་རླུང་བཞུགས[ཞུགས]། དྲག་པོ་བསྐྱེད་བའི་ཡུ་བ་སོགས་དང་སྙིང་ནས་ཁ་སྦུབས་ལྟ་བུའི་རླུང་དང་འོག་ནས་མདའ་འཕངས་ལྟ་བུའི་རླུང་དང་གཉན་མཁྲིས་ཁྲག་སོགས་འཐབ་ནས་ནད་བཅོས་ལེན་དཀའ། གཏར་མི་རུང་ཟེར་བའི་ཕྱིར། ཡང་ན། སོ་མ་ར་

ཛའི་རྒྱུད་ལས། དེ་ནས་བསམ་བསེ་[སེའུ]ནད་ཀྱི་མཚན་ཉིད་ནི། སྐྱེས་བའི་[པའི]མངལ་ནས་[ནི]རྐྱང་བ་སྟེ།། བུད་མེད་མངལ་ནས་[ནི]ཁྲུག་བའོ[པའོ]།། མཁལ་མ་གཡོན་ནས་ལྟེ་བར་འཁོར།། རྒྱུ་ནི་རླུང་མཁྲིས་བད་ཀན་སྟེ།། རྐྱེན་ནི་ས་བོན་ཁྲག་གི་ནད།། དབྱེ་ན་ཐུན་མོང་ཁྱད་པར་རོ།། རླུང་འཁྱོ་དང་ནི་ཚ་ཚན་དང་།། ཚ་སེར་གུད་བ་[རྒུད་པ]ཚད་ནད་དོ།། རླུང་འཁྱོ་རླུང་མི་ཐོན་ཅིང་སངས། འདར་ལ་མི་དད་ཆུང་བའོ།། ཚ་ཚན་ཞེས་བྱ་[ཤེད་ནི]ཆུང་བ་དང་།། ཁ་ནས་ཚ་ཚན་སྐྱུག་བའོ[པའོ]།། ཚ་སེར་ཁོང་སྐམས་ཤ་ཡང་བྲོས།། རྐང་འདྲུལ་སྨད་དབྱེས་[འཕྱེས]རྗེས་[རྗེ]ངར་རྩ།། གྲང་སྐྱུར་[རྒུད]ཁོང་ལྟོ་ཟས་མི་འདོད།། ཁོང་ནས་སྒྲིག་ཅིང་ཟས་མི་འཇུ།། ཤ་ཆུང་མདོག་ནི་ནག་བའོ[ནག་པའོ]།། བུད་མེད་བསམ་རྩ་སོ་དྲུག་གྲས།། སྟོད་དང་སྨད་ཀྱི་ནད་དག་གོ། སྟོད་ཁྲག་དང་རླུང་འདྲེས་བ[པ]དང་། སྟོད་དུ་ཁྲག་དང་ཚ་སེར་བབས།། སྨད་དུ་གྲང་ཞབས་ལུས་པ་དང་།། སྐྱེས་བའི་[པའི]མངལ་ཁྲག་ཆགས་པ་དང་།། སྨད་ཀྱི་ཁྲག་དག་མི་ཐུབ་དང་།། མངལ་དུ་རླུང་བཞུགས་[ཞུགས]བུ་མི་ཆགས།། བུ་སྟོད་ལུག་དང་ཤ་མས་[མ]ཐོགས།། བུ་དག་མངལ་དུ་ལུས་བ་[པ]དང་།། ཁྲག་སྐྲན་སྐྱེ་བ་མི་ཕྱིན་བའོ[པའོ]།། ཁྲག་དང་རླུང་འདྲེས་མཚན་ཉིད་ནི།། ཟ་ཞིང་ཐོར་བ་སེ་[རྩེ]རུ་འོང་།། ཡང་ན་སྐྲ་ཐབ་དག་ཏུ་འགྲོ།། སྙིན་མ་དབྱེ་[འབྱེ]ཞིང་ཡན་ལག་འབྲུམ[འབུམས]།། ཡང་ན་འབོག་དང་སྙིང་རླུང་དང་།། སྐྱོ་འབོག་དག་ཏུ་འགྱུར་བའོ།། སྨད་དུ་ཁྲག་ཞབས་ལུས་པ་ནི།། ཤ་སྐམ་རྐེད་པ་འཁྱོར་བ་[འཁྱོག་པ]བཏང་།། མངལ་ནས་ཚ་སེར་འཛག་པ་དང་།། རོ་སྨད་འཕྱེས་དང་རྐང་པ་ཤལ[བཤལ]།། སྐྱེས་བའི་[པའི]མངལ་ཁྲག་ཆགས་བ་[པ]དང་།། ཤ་སྐམ་མདོག་སྔོ་བཀྲག་ཆགས་སོ།། དེ་ནི་བུས་བ་[བྱིས་པ]མ་སྐྱིན་བ[པ]།། ཁོང་དུ་ཤི་བ་དག་དང་སྟེ།། མངལ་ཁྲག་མི་ཐུབ་འཛག

པ་དང་།། མདངས་ཤོར་ཁ་ལྩེ་དཀར་བའོ།། མངལ་དུ་རླུང་ཞུགས་བུ་མི་ཆགས།། ས་བོན་ཉུས་བ་[པ]མི་འོང་ཞིང་།། ས་བོན་ཉུས་བ་[པ]ཕྱིར་ལུག་པའོ།། ཡང་ན་ཙོ་[སྩོ]ཞིང་འཁྲིག་པའོ།། བུ་སྡོད་བྱུང་ན་རྒྱ་སེར་འཇོག། ཤ་མ་ནག་[ནང]ལུས་རྣག་ཏུ་འཇོག། བུས་[བྱིས]པ་ཤི་ནས་མངལ་དུ་ལུས།། གདོང་སྐྲུམ་དང་ཀ་[ག]མི་བདེ་དང་།། ཁྲག་སྲན་[སྐྲན]ལྟེ་བར་འཁྲང་བ་དང་།། ཤ་གཟེར་གཟུག་[ཟུག]པ་ཆེ་བའོ།། བུས་བ་[བྱིས་པ]མ་ཕྱིན་ཐོགས་པ་ནི།། མགོ་ཞབས་ལོག་དང་ཡན་ལག་ཐོགས།། རླ་བ་ལྷག་པ་ཐོགས་པ་དང་།། ཁོང་དུ་ཐོགས་བས་[པས]ཤི་བའོ།། སྟོད་ཚབས་རླུང་དང་རྒྱ་སེར་གྱིས།། མཛེ་ནད་དག་ཏུ་འགྱུར་བའོ།། བར་ཚབས་བད་ཀན་སྐྲན་དུ་འོང་།། སྨད་འཚམས་[ཚབས]མཁྲིས་རླུང་བུ་ཆད་དོ།། སྐྱེས་པའི་ས་བོན་ཁྲག་དུ་[ཏུ]སྐྱེ།། ཕྱུགས་དྲེགས་ཐུན་མོངས་[མོང]དག་བའོ[པའོ]།། མི་དྲེགས་ས་བོན་དག་དང་ནི། ཐྲིད་[སྲིད]ཅིང་ལུས་ཤ་བབས་བ་[པ]དང་།། ཕྱུགས་དེགས་[དྲེགས]ཤིན་ཏུ་ན་བའོ།། དགར་[དཀར]དང་རི་དགས་[དྭགས]སྦུ་དག་དང་།། དྲེགས་ནི་ཀུན་ཏུ་སྲེད་བའོ[བྲིད]།། འདི་རྣམས་བསམ་བསེ་[སེའུ]ནད་ཀྱི་མཚན་ཉིད་ཡིན།། ཡང་ན། འོག་ནས་བུ་ཆགས་བའི་[པའི]སྐབས་སུ་ཤེས།

ད་ནི་བསམ་བསེ་[སེའུ]བཅོས་བ་[པ]ནི། རླུང་གིས་ཤེས་བ་[པ]འཚོལ་ལ་བཅོས། ཧེ་[ཧིས]སམ་ཕྱེ་མ་བྲག་ཞུན་དང་།། ཆང་དང་ལུག་ཤ་རྒྱུན་དུ་[ཏུ]གཏང་།། སྦོ་དང་སྦྲོད་དང་ཤི་ཤ་སྤང་།། ལྟེ་བ་དག་ནས་ཚོན་གང་ནི།། གྲེན་ལ་གཅལ་བར་བསྒྲེག་པར་བྱ།། སླུམ་ཉེ་བུ་རམ་བཏབ་པ་དང་།། ཤུ་མོ་ཟ་དང་བུ་རམ་དང་།། འབྲས་བུ་གསུམ་དང་བཙུད་ཅན་དང་།། རྒྱ་ཚན་ཅན་ལ་བུ་རམ་དང་།། ཁྱི་རུ་ཚ་དང་ཐང་གཏང་སྐྱེ།། ཡང་ན་ཚའི་ཕྱེ་མ་དང་།། བུ་རམ་སྣ་དང་ཁྱི་རུ་ཚྭ།། ཆ་མཉམ་དག་ནི་གཏང་བར་བྱ།། རྒྱ་སེར་དག་ལ་གུ་གུལ་བཤལ།། སེང་ལྡེང་གི་ནི་ཕྱེ

མ་དང་།། ཡང་ན་བུ་རམ་ཆང་དང་ནི།། གྲུ་མོ་སྣེབས་བའི་[པའི]འོར་སྒོ་བསྲེག། བྲེ་གའི་སྨན་མར་གཏང་བར་བྱ།། ཚད་བ་[པ]དག་ལ་ག་སུར་[བུར]ནི།། ཏི་ཤུ་རྩ་ལྡེའི་ཕྱེ་མར་གཏང་།། ཀྱི་ལྷེ་བ་དཔའི་ཐང་དག་དང་།། དར་ཡ་ཀན་ནི་ཕྱེ་མ་དང་།། ཡང་ན་གྲི་ཧ་དག་དང་གཏང་།། གཏར་བ་དག་ནི་བག་རེ་སྟེ།། བསྲེག་པ་དག་ནི་སྤང་བར་[པར]བྱ།། ཚད་ནད་བུད་མེད་དག་ལས་སྟེ།། སྟོད་ཀྱི་ཚད་བ་[པ]རླུང་འགྲེས་[འདྲེས]ལ།། གཏར་ཞིང་རླུང་བཙས་དག་བྱ་སྟེ།། ཐྲག་ཞུན་བཏུལ་བ་དག་དང་ནི།། པི་པི་ལིང་དང་ཁླ་ཙ་ཙྪ།། རྒྱམ་ཙྪ་ཕ་ལ་གུར་གུམ་དང་།། བུ་རམ་དག་དང་སྦྱར་ལ་གཏང་། ཁྲག་དང་ཆུ་སེར་འཐབ་བ་[པ]ལ།། རྩ་བཤལ་དག་ནི་ཤིན་ཏུ་ཤིས།། ནེ་[ན]ག་ཆུང་དང་བ་ག་དང་།། སླ་སྐང་དག་དང་ཐྲག་ཞུན་དང་།། སྤྲང་རྩི་དག་དང་སྦྱར་ལ་གཏང་། བྲེ་གའི་ལོ་མ་རྩ་བ་ནི།། གྲིབ་མ་དག་ལ་སྐམས་ནས་ནི།། སྨན་མར་དག་ཏུ་བྱས་ལ་གཏང་།། ཁ་སྦོད་[སྦོད]ཚ་བ་གསུམ་དང་ནི།། ཁླ་ཙ་ཙྪ་ནི་བཏབ་པ་ནི།། ཟླ་བ་མཇོག་[འཇོག]པ་འཁྲིལ་བ་ནི།། ཚོགས་བཞིན་བཞི་བར་རོ།། བ་སླུ་བ་ནི་དཀར་མོའི་ཕྱེ།། ཞོ་དང་གཏང་ན་ཕན་པར་གྱུར།། ཤུ་མོ་ཟ་དང་ཟེ་ར་དང་།། ལུག་ཐུག་ཐོང་བའི་འབྲས་བུ་དང་།། རིལ་བུ་བུ་རམ་དག་ལ་སྦྱར།། སྨད་དུ་ཁྲག་ཞབས་ལུས་པ་དང་།། དུགས་ནི་མཆོག་ཏུ་བསྔགས་པའོ།། ཁ་ཙ་ཙྪ་དང་གཟེ་མ་དང་།། ཞྰ་བ་དག་ནི་ཁ་རྣར་[ཁནྡར]གཏང་།། མངལ་དུ་ཁྲག་ནི་ཆགས་པ་ལས།། རྩ་བཤལ་དག་ནི་མཆོག་ཏུ་ཏེ།། དེ་རྗེས་རྩ་ལྡེའི་སྨན་མར་ནི།། བཏང་བས་མཆོག་ཏུ་བསྔགས་བའོ[པའོ]།། སྨད་ཀྱི་ཁྲག་དག་མི་ཐུབ་ནི།། རྒྱ་སྤོས་[སྤོས]དག་དང་ཐྲག་ཞུན་དང་།། བཏང་བས་འཇོག་བ་[པ]ཆད་བར་[པར]འོང་།། འབྲི་རྫོག་[མོག]ཅོད་[བཅོད]དང་དོམ་མཁྲིས་གསུམ།། སྤྲང་དང་ལྡེ་གུ་བྱས་བས་[པས]ནི།། ཤིང་མངར་འབྲས་བུའི་ཕྱེད་

དག་དང་།། སྤྲང་རྩིའི་འདེ་གུ་བྱས་བས་[པས]གཙད[བཙད]།། སྐྱེས་བ་[པ]ཉུས་པ་ཟད་པ་དང་།། ས་བོན་རྒྱུན་དུ་འཛག་པ་དང་།། ནས་ཟན་ཤ་དང་བུ་རམ་སྦྱར།། ཡང་ན་ནས་ཟན་ད་བྱིད་ཀྱི་ཤ། བུ་རམ་དག་ལ་སྦྱར་བ་གཏང་།། མངལ་དུ་རླུང་ནད་བཞུགས་བ་[ཞུགས་པ]ལ།། ཏུས་མར་འབྲས་བུ་གསུམ་དང་ནི།། རྩ་བ་ལྔའི་སྨན་མར་གཏང་།། ཡང་ན་སྣག་བའི་[པའི]མར་དག་གཏར[གཏང་]།། རི་བོང་ཁྲག་དང་མར་སླེང་[སྙིང་]སྦྱར།། སྔ་ཏུ་ཐིག་པ་རེ་རེ་བླུག། ཕོང་དུ་བུས་[བྱིས]པ་ལུས་བ་[པ]ལ།། རྫགས་མ་[རྫ་གསར]ཆུ་ནི་བསྐོལ་སུ།། ལྕགས་དག་སོལ་བར་བསྲེག་ནས་ནི།། སོ་གཏང་ཆུ་བསྐོལ་ཡང་ཡང་གཏང་།། བྱི་བ་ཟེ་དང་བསྐུས་[སྦྲུལ]ཤ་དང་།། ཡང་ན་ཨ་ཤ་ཨ་ཧྣ་དང་།། རྒྱ་ཚྭ་ཐིག་བ་[པ]སྲིན་བུ་གཏང་།། འདོན་[མདོར]ན་མགོ་བོ་ཐུར་ལ་བསྟན།། རྐང་བ་དག་ནས་ཁུར་ལ་བསྒུག། ཤི་བ་དག་ཀྱང་བལྟ་བ་སྟེ།། དྲང་[གྲང]བ་ཤི་བ་བདག་[དག]ཡིན་ནོ།། མཚོན་གྱིས་གཏུབས་ལ་དབྱུང་བར་བྱ།། ཤ་མ་ཐོགས་བ་[པ]དག་ལ་ནི།། ཐིག་པ་སྲིན་བུ་རྒྱ་ཚྭ་དང་།། རྒྱ་ཏུ་བསེ་ཏུ་ག་དོར་དང་།། བུ་རམ་སྦྱར་ལ་གཏང་བར་བྱ།། ཚ་བ་ཆེ་ན་གཏར་བར་བྱ།། ཁྲག་སྲིན་[སྐྲན]དག་ལ་རྩ་བཤལ་གཏང་།། ཤེད་ཆུང་ཁླ་ཏུ་ཚྭ་གཏང་དགོས།། འདི་རྣམས་བཙོས་བྱ་ཞེས་གསུངས་སོ།།

ཉེ་ཤུ་པ། གཅིན་འགག་དང་གཅིན་སྙིའི་ནད་བཅོས་པ།

ཟ་ཁུ་ནད། ཟ་ཁུ་གཉན་ཐ་མ་ལ་གྲང་འཐབ་དང་དྲག་བོ་[པོ]སྦྱོད་ལམ་བྱ། ལུས་སྟོབས་ཉོར་བ་དང་། བྱང་སེམས་བསགས་པའི་སྟོད་ལ་རླུང་བཞུགས་[ཞུགས]ན་ཟ་ཁུ་སྐྱོན་བྱུང་བ་ལ། རེ་[རི]མིག་ལྔ་བ། འབྲས་རྩ་བཅོ་ལྔ། ཙུང་[བཙུད]ལེན་འཆི་མེད་རིང་སྲེལ། དར་ལ་འབབ་བྱེད་སོ་ལྔ་སོགས་

བཅོས་སོ།། རྒྱས་བ་[པ]ནི་འཇམ་ཤོར་ནོར་བུའི་དབང་མཛད་[མཛོད]ལས་ཞེས་བར་[པར]བྱའོ།།

གཅིན་འགག་ནི། གཅིན་སྲིན[སྲི]། ཁ་འཆུས། རླུང་འཁྱིལ། ཁྲག སྲུ་འགགས་སྐྲངས་བ[པ]། ཁུ་བས་འགགས་པ། བཤང་བ་འགག རྗེའུ་འགག རྒྱུ་རྐྱེན་ལྷང་བའི་ཁ་ཉིད་ཐུར་བལྟས་པའི་ངོས་གཉིས་ཆུ་རྒྱུའི་རྩ་ཡོད། རྒྱུ་མར་འབྲེལ། དེ་ལ་ཟས་སྤྱོང་[སྤྱོད]གདོན་གྱིས་འདུ་བ་འཁྲུགས། ལྷང་བའི་རྩར་བཞུགས་[ཞུགས]གཅིན་ནད་སྐྱེད་པ་[པར]བྱེད། རླུང་གྱུར་ཆུ་སྔོ་ལྷང་བ་ཕོ་མཚན་གཟེར། མཁྲིས་གྱུར་དམར་སེར་ཚ་བ་ཆེ་ལ་ན། བད་ཀན་སེལ་ཞིང་སྣ་འབྱར་ཡུན་དུ་ཐོགས། འདུས་བ་[པ]ཀུན་གྱི་རྟགས་དང་ལྡན་བ་[པ]ཡིན། འགགས་ངོས་ཁ་འཆུས་གཉུས་སླམ་བཅོར་ན་འབྱུང་། ཐུར་སེལ་རླུང་འཁྱིལ་ཆུ་སེར་ཟུག་ཆེ་དང་། ཉུང་ཤས་བཤང་གཅི་གནོད་བའི་[པའི]དུས་སུ་འབྱུང་། མཁལ་མ་བསམ་བསེའི་[སེའུའི]རྩ་འགྲམས་ཁྲག་འཁྲུགས་པས། ཆུ་དམར་ཁྲག་རོ་བཅས་འབྱུང་། རྒྱུ་ཞབས་ན། ཁ་ཟས་སྦྱར་འདྲེས་ལྷང་བའི་རྩར་འགྲིམས་བས[པས]། ཟུག་ཆུང་སྙི་ལ་ཆུ་འཛིན་སྲུ་[སྲུ]ཉག་འབྱུང་། སྐྲངས་ནི་ལྷང་བའི་ཁའམ་བཤང་[གཞང]བར་སྐྲངས། སྲི་ཞིང་ན་ལ་བཤང་གཅི་འོག་རླུང་སྟོམ། ཁུ་བས་འགག་བ་[པ]དགེ་སློང་ཚངས་སྤྱོད་བ[པ]། བྱིས་བ་[པ]ལྟ་བུ་མིན་ན་གཅིན་བྲོ་དུས། ཆགས་སྤྱོད་ཁུ་བ་བཅིན་[གཅིན]འདྲེས་ཐལ་ཁུ་འདྲ་འབྱུང་། བཤང་བས་འགག་ན་རྟག་[རྟུག]པ་གཅིན་བསྣམས་སམ། བཤང་གཅི་འདྲེས་པ་འགག་ན་བཤང་དྲི་མནམ། རྗེའུ་གགས་བད་མཁྲིས་ཁུ་ཆུ་ཁྲག་ཅན་འཛག སྲུ་[སྲུ]དེ་བད་བརྟེན་ཚུས་བཙོས་རླུང་གི་[གིས]སྒྲིལ། རྗེའུར་འགྱུར་ཞིང་འགགས་ནས་ནད་རྒྱས་དུས། སོ་འཆའ་འདར་དང་ཚབས་ཆེ་ཁྲག་ཅན་འཛག བཅོས་ཐབས་ནི། རླུང་ལ་འབར་མེ་འཁོར་ལོ་མར་གྱིས་ཕུལ་བཏང་། མཁྲིས་ལ་ཞི

བྱེད་དྲུག་གསང་སྨན་དང་རྒྱས་བ[པ]། བད་ཀན་ལ་ཨཾ་ཧྲི་བདུན་ཐང་། སྤྱི་སྨན། འབུ་སྐྱོགས་བརྒྱད་པ། ལྷ་ཡི་བདེ་བྱེད། ཙྪ་སྦྱོར་ཆེན་མོ། ཤིང་མངར་དགུ་བ། གསེར་གྱི་བཅུ་གསུམ། རྒྱ་ནག་བྱ་སྔོང་བཞི་བ། ཆུ་སྦྱོངས་འཆི་བདག་ཞགས་གྲོལ་སོགས་བཅོས་སོ།། རྒྱས་བར་[པར]ན་ཨི་[ཨེ]ཕཾ་སྨན་བསྡུས་ཆེན་མོ་ལས་ཤེས་བར་[པར]བྱའོ།།

གཅིན་སྙི་ནད་ལ། གཅིན་ཟགས་དང་ཟ་ཁྲུ་སོགས་ཉེ་ཤུ་བཤད་ཀྱང་མདོར་བསྡུས་ན་གཅིན་མང་བོ་འཕེལ་ཏེ་དབང་ཚོར་མེད་པར་འཚོར་བ་ནི། གཅིན་ཟགས་ཡིན་བས་[པས]འདི་ལ། ཡུང་བ་བཞི་ཐང་། འབྲས་རྩ་བཅོ་ལྔ། གཉིད་དང་འགྲོ་འདུག་སོགས་ལ་ཆུ་འཛག་ཅིང་དྲི་མ་མནན། གཅིན་མདོག་དཀར་སེར་རྙོག་ཅན། གཅིན་ཤུལ་ལ་དཀར་པོར་ཆགས་པ་དང་། ཟྲང་བུ་འདུ། གསར་དུས་གསོ་སླ་ཞིང་སྙིང་[རྙིང]ན་འཐོར་བ་བཅུ་རུ་འགྱུག་པས་གསོ་དཀའ་འདི་ལ། དར་ལ་འབབ་བྱེད་སོ་ལྔ། ཨ་རུ་ཉེ་[ཉེར]གཉིས། ས་ཡི་བཅུད་ལེན། ལྷང་ནད་ཧཱི་ལྷ་བ་བཞིན་བཅོས་སོ།།

ས་བོན་འཛག་བ་[པ]ལ། དབྱེ་བ་ཚ་བ་གྲང་བ་བྱུར་བ་གདོན་བཞི། ཚ་འཛག་རྩ་ཆུ་ཚ་ལ་ཕོ་མཚན་གྱི།། རྩ་ཐག་ནས་བཟུང་གྱེན་བསྣང་བཟོད་ཐབས་མེད།། ཆུ་འཛག་ས་བོན་འཛག་དུས་ཆུ་ཁ་ཚ།། ས་བོན་གར་ལ་ཁྲག་ཏུ་འཛག་ཀྱང་འབྱུང་།། གྲང་འཛག་རྩ་བྱིང་དལ་ལ་ལྡོད་བར་[པར]འཕར།། ཆུ་དང་ས་བོན་འདྲེས་པ་ཉོག་ཅན་འབྱུང་།། ཟུག་མེད་ཡུལ་[ཡུན]རིང་བཅོས་ཀྱང་ཕན་བསྐྱེད་ཆུང་།། ཡང་ན་ཧྲིག་རྩ་མི་བདེ་ཆུ་ཁ་སྙི།། བྱུར་འཛག་ངེས་མེད་རྟགས་འབྱུང་བཅོས་ལེན་དཀའ།། གདོན་འཛག་རྨི་ལམ་བུད་མེད་ཆགས་སྤྱོད་དང་།། དགོངས་སོགས་དུས་ལ་ས་བོན་ཟུག་བཅས་འཛག། བཅོས་སྨན་ནི། གོ་ယུ་བརྒྱད་པ། འཛག་སྡོམ་ཁྲུང་བ། ཚ་བ་ལ་སྐྱེར་

ཞུན་བརྒྱད་པ། གྲང་ལ་གཡེར་མ་དགུ་བ། བྱུར་ལ་གསེར་[སེར]བོ་དགུ་སྦྱོར། གདོན་ལ་བདེ་བ་དབང་མཛོད། སྤྱི་སྨན་ནི། འཇོག་གཅོད་གསུམ། བྱ་ནག་བྱ་སྔོང་བཞི་བ། ནད་འདི་ལ་ཇི་ལྟ་བ་བཞིན་བཅོས་སོ།།

ཉེར་གཅིག་པ། མཚན་མའི་ནད་བཅོས་པ།

ཕོ་མཚན་གྱི་ནད་ལ་སོས་ཟིན། འབྲུམ་ཙན། མདུད་འདྲ། གྲ་མ་ཙན། ཕོ་མཚན་རྟག་ཏུ་འགྲེང་ཤིང་བགས་[པགས]པ་འགས་བ་[པ]སོས་ཟིན་དང་། སྐྲངས་མདོག་དམར་ལ་འབྲུམ་ནག་ཡུངས་ནག་ཡུངས་དཀར་འདྲ་བས་ཁྱབ་པ་འབྲུམ་བུ་ཙན་དང་། པགས་པ་ཕྱི་ནང་གང་ལ་མདུད་བ་[པ]ལྷུར་སྐྲངས་ལ་ཤུ་བ་བྱུང་མདུད་འདྲ། ཆུ་ལ་[ཁ]ཟུམ་བར་[པར]སྐྲངས་ཤིང་ཆུ་འབྱུང་ཚ། ན་ལ་འཆུ་ཞིང་བགག་པ་སྤུབས་[སྦུབས]འབྱར་དང་། ཕོ་མཚན་ནང་གྲ་མ་ཟུག་སྙམ་བྱེད། ཚ་ཞིང་ན་བ་གྲ་མ་ཙན་ཏེ་ལྔ་བཤད་ཀྱང་། རླུང་མཁྲིས་བད་ཀན་འདུས་བ་[པ]ཁྲག་གྱུར་ལྔ་ཏེ་བཅུ་སོགས་དབྱེ་བ་མང་ཡོད། གོ་ཡུ་བརྒྱད་པ། མཆེ་ལྷུམ་བཅུ་གཅིག ཧོ་རིང་བདུན་ཐང་། བདེ་བ་དབང་མཛོད། རྒྱ་ལ་དཔའ་བོ་སངས། མཇུག་ཏུ་ཐུ་ཐུ་ལིང་ཞག་གྲངས་བཅིས་ནས་འཐུང་བ་དང་། རང་བྱུང་ཆུ་ཚན་བསྟེན་ན་ཤིན་ཏུ་འཕྲོད།

མོ་མཚན་ནད་ལ། བུད་མེད་གཞོན་ནུའི་དུས་ཉལ་པོ་མང་དུ་སྤྱོད་ལམ་[སྤྱོད་པ]དང་ཁྲག་འཛག་པ་དང་འགགས་བ་[པ]སོགས་ཀྱིས་མངལ་ནད་བསྐྱེད། ནང་ལ་སེམས་ཙན་ཡོད་སྙམ་བྱེད་ཅིང་། མཁྲིས་གྱུར་ཟླ་མཚན་དྲི་ཆེ་བ་དང་རྟག་ཏུ་འཛག་ཅིང་ཤ་དཀར་རླུག་པ་དང་། ཕྱི་ལ་རྨ་དང་ཤུ་བ་འབྱུང་ཡང་སྲིད་བ་[པ]འདི་ལ། རླུང་མཁྲིས་བད་ཀན་འདུས་པ་

ཁྲག་སྐྱུར་ལྤ་དེ་[སྐེ]བཙུ་སོགས་དབྱེ་བ་མང་ཡོད། ཞིམ་ཤིང་དྲུག་པ། ཙོང་ཞི་དྲུག་པ། ཆུ་སྲིན་སྲེར་མོའི་[མོ]དགུ་པ། ར་ཁྲག་བདུན་པ། ནོར་བུའི་དབང་མཛོད། མེ་ཏོག་ཙི་ཙི་བཞི་བ། ཡུམ་[ཡུ]མོ་མདེའུ་བྱིང་[འབྱིན]ཉེར་བརྒྱད། བདེ་བ་བདུན་ཐང་། བྱི་ཁུང་ཤར་བལྟས་བྱི་ས་[སས]བདུག་བྱ། བཅོས་སྨན་རྣམས་ལ་རྒྱས་བར་[པར]ན་ཨེ་ཝཾ་ནོར་བུའི་དགའ་འཁྱིལ་ལས་ཤེས་བར་[པར]བྱའོ།།

མཚན་བར་རྫོལ་པའི་[བའི]ནད། མཚན་མའི་ཕྱིའམ་ནང་དུ་འབྲུམ་པ་འབྱུང་ནས་ཆུ་སེར་རྣག་ཁྲག་འཛག་ཅིང་རྨ་རུ་བརྫོལ་ལ། གཉན་ཡོད་ན་མདོག་དམར། ཟུག་ཆེ། རྩ་ཆུ་ཚ་ཞིང་རྨ་རུ་བརྫོལ་བ། གཉན་མེད་ཟུག་ཆུང་ནད་ལན་རེ་ཞི་ཞིང་སླར་ལྡོག་ནས་ཁུ་ཁྲག་འཛག་ཅིང་མི་མཆེད། སྐྲངས་ཆེ་པགས་པ་ཐམས་ཅད་འགས་བར་[པར]སྐྱུར་བ་ལ། ཤིང་ཚྭ་ལྤ་ཐང་བསྐོལ་ནས་ཡང་ཡང་བླུག སེ་རྡེན་བརྒྱད་ཐང་། དངུལ་ཆུ་བཅོ་བརྒྱད། ཆིང་ཞུང་གསུམ་སྦྱོར། ལག་ལེན་ཟླ་བའི་འོད་ཟེར་ལས་གསར་དུས་ལོང་རྩ་གཏར་ལ་ཕན་ནོ་ཟེར། ཆུ་ཚན་ཐུ་ཕུ་ལིང་རྣམས་བསྙེན་ན་ཕན་ནོ།།

ཀླིག་ཀླུག་ནི། རྒྱུ་རྐྱེན་ཟས་སྤྱོད་གདོན་དང་ཐུར་སེལ་འཁྲུག། ཕལ་ཆེར་ཚད་བ་[པ]སྨད་དུ་ལྷུངས་ལས་བྱུང་།། དབྱེ་བ་རྒྱུད་ནས་རྣམ་པ་དྲུག་གསུངས་ཀྱང་།། སྐབས་འདིར་ཚ་རྐྱེན་གྲང་རྐྱེན་རྣམ་པ་གཉིས།། ཚ་རྐྱེན་ཚད་བ་[པ]སྨད་ལྷུངས་བར་ཧར་འབོད།། གྲང་རྐྱེན་གྲང་བ་སྨད་ལྷུངས་གྲང་ཞིང་།། དེ་རྟགས་ཚ་རྐྱེན་ཟྲོད་ཆེ་སྐྲངས་བ་[པ]དམར།། འཁྲུག་ཟུག་ཆེ་ཞིང་ཐུམ་རྣག་ཏུ་འགྱུར།། འདི་ལ་ཕལ་ཆེར་གཉན་ཚད་མཁྲིས་པ་མང་།། གྲང་རྐྱེན་ཟུག་ཆུང་གྲང་ཞིང་ཀླི་ལ་སྲ།། རྩ་དལ་ཆུ་སྔོ་རྣག་ཏུ་འགྲོ་མི་འགྱུར།། བཅོས་སྨན་ནི། ཁྱུང་ལྔའི་སྙིང་དུ་སེ་རྡེན་དངུལ་ཆུ་བསྣན། མཚོ་ལྷུམ་དྲུག་ཐང་། མཁལ་ཚད་ཀུན་ཐུབ། སུ་ཟེ་[ཟེ]བྱུང་བའི་ཆུ་ཚན་

འཕྲོད། ཐུ་ཕུ་ལིང་བསྐྱེན་ནས་མཇུག་ཏུ་ཡོང་རྩ་གཏར། སྤྲོས་[སྤྲོས]ཁྱུང་དགུ་པ། སྐྲངས་སེལ་བདེ་བྱེད་ལ་སོགས་འདི་ལྟར་བཅོས།

པར་[བར]རྟའི་སྐྲངས་ནི། རླུང་གྱུར་ན་སྤོ་[སྤྲོ]ཞིང་གཟེར། མཁྲིས་གྱུར་ན་དམར་བ། ཆིལ་གྱུར་ན་འཇམ། ཁྲག་ཀྱུར་[གྱུར]ན་སྐྲངས་རྐྱོད་ཟུག་ཆེ་བ། དེ་ལ་གསོ་ཐབས་བསྙེན་པ་ནི། སྤྱི་ལ་སྨན་ནི། སྐྲངས་སེལ་བདེ་བྱེད། འབྲས་སྐྲངས་སེལ་སྦྱོར། ཕབས་བཞི་སྦྱོར། ཚ་བ་ལ། ཤུག་ཆེར་བཅུ་གཅིག མཁལ་ཚད་ཀུན་ཐུབ། བྲེ་ག་བཅུ་གསུམ་གྱི་སྟེང་དུ་གི་ཝང་བསྣན་བཏང་། གྲང་བ་ལ། གཡེར་མ་དགུ་བ། བྲེ་ག་བཅུ་བཞི། རྟུལ་འབྱུང་འཁྲུལ་འཁོར། ཚ་གྲང་གང་ལ། ཧྲིག་པ་སྐྲངས་ན། ལྕུམ་རྩ་སྔོང་[སྔོ]ངའི་སེར་པོ་ཞིང་རྩྭ་དྲི་ཆུ་དང་སྦྱར་ནས་བྱུག་ན་ཕན། ཧྲིག་འབྲས་སྐྲངས་ནད། ཟེ་[ཟྲེ]ར་རྐྱམ་རྩྭ་ཞིང་ཀུན་གསུམ་ཆ་མཉམ་སྦྱར་ནས་ཧིལ་དམར་པོའི་མར་ལ་མེས་བསྲོས་པ་བྱུག་ན་བཟང་ངོ་།། རྒྱ་ནག་མཁས་བའི་[པའི]ལུགས། སྐྱེས་པའི་ཧྲིག་པ་སྐྲངས་པ་ལ། སུ་ཏུ་ས་ཏུམ་ཀུ་ཏུ་ལི་ཡ་ཕཏ་སྭཱཧཱ། ཞེས་བ་[པ]བུད་མེད་ཀྱི་ཆུ་ངན་ལ་བཏབ་སྟེ་བྱུག་ན་ཟབ་ཡིན་ནོ།།

གྲང་རྨ་བསམ་བསེ་[སེའུ]གྲང་རླུང་ནས་གྲང་ཟེར་རྨ་འཕེལ་[ཕལ]ཆེར་མཚན་ལ་འབྱུང་། ལྷགས་དེ་[དེར]མིང་མེད་ཀྱི་རྨ་བྱུང་། སྐྲངས་བ་[སྐྲངས་པ]ཆེ་ཞིང་ཟུག་ཆེ་བའི་རྨ་ལ། བདེ་བ་དབང་མཛོད། རྒྱ་ནག་བྱ་སྔོང་བཞི་བ། ནྲངས་མ་གནས་འཛོག ཐང་ཆེན་བཅོ་བརྒྱད། བྱུག་དམར་ལྔ་སྦྱོར། འདི་རྣམས་བཅོས་སོ།།

རྒྱ་རྨ་རེག་དུག་ལ། ཕོ་མོ་མཚན་མའི་རླངས་པ་ཕོག་བའམ་[པའམ]རེག་ནས་སྐྲངས་ཤིང་འབྲུམ་སྐྱ་སིབ། འབྲུག་[འཕྲུག]སྙིང་འདོད། ཤ་མདངས་དམར་ལ་ནག་རྐྱོད། རྨ་རྣག་ཆུ་འབྱུང་ཞིང་གཟེར་འཁྲུག་བྱེད། ལུས་ལྡི་དང་ཐ་མ་སྐྲ་སྐྱིན་འཐྱི་བ། ངོ་མདོག་དཀར་ཞིང་མིག་བསྐོར་

ཆུ་འབྱུང་། ཡུན་རིང་ཡོན་ནས་ལུས་ཀུན་ལ་ཁྱབ། ཐང་ཆེན་ཉེར་ལྔ། ཧོས་རིང་བདུན་ཐང་། ཡང་ན། ཨོཾ་ཨུ་སེམ་སོད་སྭཧཱ། ཨོཾ་ཧི་ཧི་ཕྲུ་གུལ་སྲིད་ཏ་སིང་ནི་ར་དྲང་སྭཧཱ། ཞེས་པ་གང་མང་བཟླས་པས་ཕན་ནོ།། རྒྱ་ནག་བྱ་སྐོང་བཞི་བ། ཧོང་ལེན་བཅུ་གསུམ། སྐར་མེའི་སྦྱོར་བ། ཆིང་ཕུང་གསུམ་སྦྱོར། ཤ་ཟེད་སྦྱོར་བ། བྱུག་ནག་ལྔ་བ། མཇུག་ཏུ་དུག་སེལ་ཐང་། རྩ་བ་ཡ་དྲུག་ཐང་དང་ཐྲུ་ཕུ་ལིང་སོགས་བཏང་བཅོས་སོ།། ཏུ་ཐུང་ཡོང་རྩ་གཏར་བར་བྱའོ།།

གཞན་འབྲུམ་ཐུར་སེལ་གྱི་རླུང་འཁྲུགས་ལས་རྟགས་ནི་བཤང་ལམ་འབྲུམ་བས་[པས]གང་ཞིང་གཟེར་བས་བད་ཀྲུར་འབྲུམ་བ[པ]། མདོག་དཀར་རླུང་ཀྲུར། ནག་ཁྲག་ཀྲུར། དམར་ལ་མཁྲིས་ཀྲུར། དམར་སེར་ཕྱི་ནང་གཉིས་ལ་ཁྲག་དང་ཆུ་སེར་འཛག ཕྱིར་བྱུང་གསོ་སླ་ནང་བྱུང་གསོ་བ་ཅམ། བར་དུ་བྱུང་བ་ཡོ་འདས་གསོ་བ་དཀའ། ཁྲག་དང་ཆུ་སེར་ཚ་གྲང་འཁྲུགས་ནས་གཞང་སྲིན་ལས་བྱུང་བའི་གཞང་འབྲུམ་ལ། ཐང་ཤིང་དྲུག་པ། སོན་ཆ་ར་ལྔ་བ། རྩི་[ཙི]ཏྲ་ཀ་དྲུག་པ། ཀ་རཀྵ་ལྔ་བ། ཡང་ན། བྱུལ་ཏོག་དཀར་པོ་ཚུར་བསྐོལ་ནས་ཁྲུས་བྱ།

ཉེར་གཉིས་པ། དྲི་མ་འགག་འབྲིའི་ནད་བཅོས་པ།

དྲི་མ་འགག་པ། ཐུར་སེལ་གྱེན་དུ་ལོག་བས་[པས]རླུང་སྣ་རླུང་གིས་དྲང་། འོག་རླུང་སློད་སྟེང་རླུང་མནན། འཕོངས་རླུང་ཕྱོགས་སུ་བཟེད་པས་འདིའི་བར་དུ་དྲི་མ་སྐམས་བགགས་[འགག]པར་བྱེད་བ་[པ]ལ། དྲི་འགགས་ཐང་། རྣ་བཞི་སྦྱོར་བ། བདུད་རྩི་ཆུ་རྟ། ཛོ་ཞུན་དྲུག་པ། ནད་[ནང]དུ་རྨ་ཡོད་ན་གཉན་གྲོལ་བཤལ་སྨན། འཕོངས་སྟེང་ལ་ཛ་འཕོར་ཁ་ཚུང་རླུང་

ཕྱིར་མི་ཐོན་པ་ཞིག་བཀབ་ལ་དབྱུག་འམ་[གམ]ཐོ་བས་ཇ་འཐོར་ཞབས་ནས་བརྡུང་ན་ཐོན་པར་འགྱུར་རོ།།

འབྲུ་ནད་ལ། ཕོ་བའི་མེ་དྲོད་ཉམས་ནས་མཆིན་མཁྲིས་ཁྲག་སྟོད་དུ་ལྡང་བས་གྲང་། དྭངས་མ་ཞུ་པས་[བས]གྲང་འབྲུ་ཟེར་ལ། འབྲུ་གཅོད་སེ་འབྲུ་བརྒྱད་པ། ག་རཀྟ་ཞྭ་པ། ཏ་པོ་[བོ]བཞི་སྦྱོར།

འབྲུ་རྒྱུགས་གཅོད་པའི་མན་ངག་ལ། ནག་ཐང༔ ཤག་ཐང༔ རིང་སེང་ཡེར་ཐང༔ ཨ་སྨྲི་ར་ཏི་ཐང་ཚད༔ ཅེས་བརྒྱ་རྩ་བརྒྱད་བཟླས་ལ། ཁྲི་ཤུག་ར་ཡི་སྦུ་གསུམ་ལན་གསུམ་བསྒྲིལ་སྐུད་པ་རྐེད་འཁོར་པ། རྒྱུག་ན་སྐེ། འབྲུ་ན་རྐེད་པ། རྫོ་རྗེའི་མདུད་པ་གསུམ་བཏབ་ལ། མདུད་པ་རེ་ལ་སྔགས་བརྒྱ་བཏབ། ཤིན་ཏུ་ཕན་བའི་[པའི]མན་ངག་གོ། ཡང་ན་རྒྱ་ཤོག་རྒྱ་ནག་ཡིག་བྲིས། ས་ཧི་མ་ར་ལ་ཕཊ༔ གཤམ་དྲིལ་ལྕོར་བཏང་འབྲུ་བ་གཅོད།

ཉེར་གསུམ་པ། རྒྱ་སེར་གྱི་ནད་བཅོས་པ།

རྒྱ་སེར་ནད་ནི། རྒྱ་སེར་ནད་གྱུར་ཚུལ་ནི་ཟས་དྭངས་ཁྲག་མཁྲིས་འགྱུར་བའི་དངས་[དྭངས]སྙིགས་བསགས་ཤིང་ཤ་རུས་དོན་སྣོད་འགྱུར་བའི་ནད་ཡན་ལག་ཕྱི་ནང་བར་གསུམ་དང་པགས་པ་ཚོགས་མཚམས་འགྲམས་པར་གྱུར་བས། རླུང་དང་བད་ཀན་ལས་གྱུར་བའི་རྒྱ་སེར་དཀར་པོ་གྲང་པ་[བ]དང་། ཁྲག་མཁྲིས་ལས་གྱུར་བའི་རྒྱ་སེར་ནག་པོ་ཚ་བ་ཟེར། འདི་ལ་དཀར་པོ་ལ། སྤོས་[སྤོས]རྐྱང་བཅོ་ལྔ། མཚལ་དཀར་དགུ་པ། ནག་པོ་ལ། དངུལ་ཆུ་བཅོ་བརྒྱད། བོང་ཁྲག་ཉེར་ལྔ། གང་ལ། སེ་དྲིན་གཉིས་ཐང་། སེ་ཛྲིན་བརྒྱད་ཐང་།

པུས་མོ་གྲུ་མོ་དབུང་[དཔུང]མིག་སོགས།། རྒྱ་སེར་རྩ་དཀར་རླུང་

སོགས་ཀྱི།། རྐྱེན་གྱིས་རྒྱུན་བར་[པར]ན་བ་ལ།། ཉ་གྲང་ཁུ་རྫེས་མང་ག་བུར།། ཚང་དང་སྦྱར་ལ་ཡང་ཡང་བྱུག། ངེས་བར་[པར]ཕན་ནོ།། ཁྲུང་དམར་པ། མུ་ཏིག་དྲུག་སྦྱོར་སོགས་བཙོས་སོ།།

ལྷགས་ནད་ནི། དབྱེ་བ་སུམ་ཅུ་རྩ་དྲུག་འགྱུར།། བསྡུས་ན་ཟ་འཕྲུག་ཟ་འོང་སྲིན་ཐོར་དང་།། ཤུ་བ་སྐང་ཤུ་བས་ལྷགས་དང་།། གཡན་བ་[པ]ཁྱི་མ་ཁབས་དང་ནི།། ངོ་ཤིག་དང་ནི་བཅུ་རུ་བཤད།། ཤ་བཀྲ་མདོག་འགྱུར་གོར་ལེ་ཅན།། བས་ལྷགས་བལ་སྤུ་ལོང་བུར་འབྱེ།། ཁྱི་མ་ཟ་འཕྲུག་བྱེད་ཅིང་འཕྲུལ།། སྲིན་ཐོར་གདོང་བ་སྐྲངས་ཤིང་ནག། ཤུ་བ་ཟ་འཕྲུག་ཆུ་སེར་འཛག། སྐང་ཤུ་མདོག་སེར་ལྷགས་ལ་[པ]བརྟོལ[བརྡོལ]།། སྐང་གི་གཉའ་བ་འདྲ་ཞིང་ཟ།། ངོ་ཤིག་འཛེར་ཚུང་གཏོང་བ་ཁྱབ།། ཁབས་ནི་འབྲུམ་ཕྲམ་[ཕྲན]མང་པོས་ཁྱབ།། ཟ་རྐོང་འཕྲུག་ན་སྤྱི་ཐལ་གཡལ།། དེ་རྣམས་ལྷགས་ནད་ཡིན་པ་ལ།། རྣམ་རྒྱལ་ཐང་། དངུལ་ཆུ་གསུམ། སྲིན་བཞིག་བདུན་པ། ཐོ་སེལ་ནག་པོ། ལང་ཐང་རྩེ་[ཙེ]བཅུ་གསུམ། ཕུར་ནག་བཅུ་དགུ། གཡན་བ་[པ]བྱུག་སྨན་དང་ལོང་བཏང་སྨན། གཡན་པ་བདུག་སྨན། ལྷགས་འགྲམས་བའི་[པའི]སྨན་རྣམས་དགོས་སོ།།

མཛེར་བ་ལ་རིགས་གཉིས། མདོག་དཀར་འཇམ་ཆུང་བ་ལུག་མཛེར་ཟེར། མདོག་ནག་པོ་ཆེ་བ་ར་མཛེར་ཟེར། འབྲས་བུ་ནི་འདྲ། ལུག་མཛེར་བཟང་། ར་མཛེར་ངན་པ་ཟེར། རྒྱ་ནག་གིས་རྒྱ་སྨུག་ཡིག་འབྲུ་འདྲི[འབྲི]། ཧྥོ་སྟོང་མེད་པས་མཛེར་ནད་ཞི་བར་གསུངས། ཡང་ན། ཨོཾ་ཨག་སྭཱཧཱ། ཨིག་སྭཱཧཱ། ལད་སྭཱཧཱ། ལྕས་ངན་འཛེར་པ་ཅོད་[གཅོད]སྭཱཧཱ། བཟླས་ན་[ནས]བཏབ། དེ་རྣམས་བཙོས་སོ།།

མཛེ་ཤྲུག་རྩ་ནི། ཀླུ་ཡི་མཛེ་ནད་ཟེར་པའི་རྩ་ཟུག་ཆེ། སྐྲངས་རྒོད་བ[པ]། སྤོ་[སྤྲོ]ཞིང་གཟེར། ས་ཆུ་མེ་རླུང་རིགས་བཞི་འབྱུང་(བ་)ཡིན་

པ་ལ། རྟོང་ལིང་བཅུ་གསུམ། ཕུར་ནག་བཅུ་དགུ། ཕལ་ཆེར་མགོ་བྱུང་མང་། ཤ་མོ་འདྲ་རྨ་འབྱུང་། རྡོ་རྗེ་ཁྲག་འཛོམས་ཐང་། སྐར་མེའི་སྦྱོར་བ་སོགས་བཅོས། དེའི་མཇུག་ཏུ། བདུད་རྩི་འོད་སྣང་གྲིས་ཚུལ་དུ་མུ་ཟེ་[ཟི]རིགས་ལྔའི་རང་འབྱུང་ཚ་ཚན་བསྙེན་བྱ། སླུ་གཉན་བྱད་གྲོལ་དང་ནྲ་ག་རཀྟའི་[རཀྟ]སོགས་ཀྱི་སྒོ་ནས་རིམ་འགྲོ་བྱའོ།།

ཉེར་བཞི་པ། དུག་ནད་བཅོས་པ།

སྦྱར་དུག་ནི། རྒྱ་སེར་རྒྱ་ནག་གིའི་[གི]ལུགས་སྣ་ཚོགས་སྦྱར་དུག་ཡོད་ཀྱང་། འདིར་བོང་ང་ཐང་ཕྲམ་རྐྱང་རྐྱང་བ་ཁར་སོང་བ་དུག་དུ་[ཏུ]གྱུར་པ་ལྟ་བུ་དྲི་ཆུ་སླུག་[སླུག]སྟེ། དབྱིག་དུག་ཟུངས་དང་ལུས་ཀུན་ཁྱབ་ལ། རྡོ་སྦྱོར་ཕོ་བར་འབབས་བས་[པས]ཕོ་བ་གང་ཞིག་[ཞིང]སྐེམས། ཤ་སྦྱོར་ཕོ་མཆིན་ལ་འབབས་ན་ཁྲག་འཁྲུ་དང་རྩི་སྦྱོར་བ་དང་གཞོགས་ཕྱེད་ན། སྲོ་སྦྱོར་ཚོགས་མཚམས་ཆུ་རྒྱུས་ལ་འབབས་པས་རེངས་འཕྲུམས་སོགས་བྱེད་དོ།། བཅོས་སྨན་ནི། གཅན་གཟན་གྱི་ཕྱུ་རྨ་བྱའི་སྒྲོ་རི་བོང་མཁྲིས་པ་སྤྱལ་[སྤྲལ]ནག་སླད་པ་བྱང་ཁྲ་སོགས་སྦྱར་བཏང་དུག་ལ་བཏྲགས་སོ།། རྩབ་ཡ་དྲུག་ཐང་། འོ་ཞོ་བསྐོལ་ནས་ཐུང་[འཐུང་]། ཨག་ལེག་བཞི་ཐང་། བ་ལི་འོ་མ་བཏང་། ཡང་ན། བཻཌཱུཪྻ་སྔོན་ལས། ཉ་ཤ་ཁྱིམ་བྱའི་ཤ་ལྷན་ཅིག་ཟོས་ན་སྐྲན་དུ་འགྱུར། དུག་ཏུ་འགྱུར་བའི་མི་འཕྲོད་ཟས་གསུངས་སོ།།

ཡང་ན་ས་དུག་ནི། མཐོ་བའི་ལ་སོགས་དུག་རྩའི་དྲི་དང་སླིག་རྒྱུ་ཐོག་ནས་ཁྲག་རླུང་སྟོད་འཚངས་འདྲ་རབ་[བར]དབུགས་ཐུང་བ་ལ། སྲོག་འཛིན་ལྔ་པ་ཆང་གིས་ཕུལ་ལོ།། འདོམ་རྩ་སོགས་གང་ལ་འབབས་པའི་རྩ་གཏར་བྱའོ།། ཡང་ན་མི་འཕྲོད་པའི་[པ]ས་ཡི་དུག་ལ་ད་ལི་བཅུ་དྲུག་ གོ་

བྲེལ་བཙུ་ཐང་སོགས་བཏང་།

སྲོག་ཆགས་ཀྱི་དུག་ནི། སྤྲུལ་[སྦྲུལ]སྡིག་དུག་ཁྲག་ལ་བརྟེན་ནས་ཏིལ་མར་གྱི་ཐིག་བ་[པ]བཞིན་མཆེད་པ་འདྲ། སྲིན་བུའི་རིགས་ཀྱི་དུག་ཟ་འཕྲུག་བྱེད་ཅིང་སྐྲངས་བ་[པ]དང་ཤུ་བ་བྱུང་བ་ཚ་བ་སྐྱེས་སོ།། འདི་སྨན་ནི། རྒྱ་སྤོས་དྲུག་པ། ཆུ་མ་ཐུང་། གླ་རྩི་བཟང་པོ་གུ་གུལ་བྱ་རྐོད་སྤོས་སྦྱར་བས་གཏོང་། ཨ་རུ་ར་ཐང་། དུག་གི་སྨན་སྦྱོར་ཆེན་མོ་འོ་མས་འཕྲུལ་ལོ།། སྔགས་ནི། ཨོཾ་ཀྲུག་མོ་ཧྲི། ཨོཾ་ཧྲིང་ཧྲིང་སོད། ཨོཾ་ས་ཧྲིང་སྭཱ་ཧཱ། གང་མང་བཟླས་ནས་བཏང་། སླེབ་པས་དཔལ་འབྱོར། མིང་རྟོན་ཏི་ཏྲ་དང་སོགས་བྱུགས། ཛ་མོང་གི་འབྲུ་བྱུག་པར་བྱའོ།།

གདོན་གྱི་འཚེ་བས་སྨྱོས་ནི། ལུས་ངག་གི་སྤྱོད་པ་བསྒྱུར་[བསྒྱུར]ཞིང་སེམས་མི་བདེ་བ་དྲན་པ་ཉམས་བ་[པ]དང་། ཤེས་བ་[པ]འཁྲུགས། ཁྱད་པར་སྨྱོ་གདོན་ནི་སྲིན་ལག་གི་རྩ་ནང་ནས་སྙིང་རྩར་བཞུགས་[ཞུགས]ནས་སྨྱོན་པ་ཡིན་ནོ།། མིག་ནི་ནམ་མཁའ་ལ་འཁྱོངས་ནས་བལྟ་ཞིང་འབོད་ན་རྣ་ཛ་ཞེས་ན། མ་མོ་སྲིན་མོ་སྐད་ངན་འདོན་(ན་)འགོང་། ཐལ་མོ་སྦྱར་ཏེ་འཇུམ་ན་བྱད་སྟེམས་ཡིན། དངས་[དངངས]ན་ཐེའུ་རང་གདོན་གནོད་ཟེར། གྲི་ཤུགས་སོར་གདུབ་སྔགས་ཅན་སྲིན་ལག་བསྡམས། བཙོས་སྨན་ནི། སྲོག་འཛིན་ལྔ་པ། ཧ་རི་དམར་པོ། ཐལ་སྨན་བཞི་པ། སེམས་ཀྱི་བདེ་བྱེད། གཉན་བཤལ་ཐིག་མདའ། ཁྱུང་ཅིང་ལུས་ཕན་ནི། ལྷོག་ལམ་སྲིན་བུའི་ཤ་གུ་གུལ་བྱིའུ་མགོ་རྫ་ནེ་ཙོ་སྙིང་སྦྱར་བཏང་གདོན་སྨྱོ་གང་ཡང་འཇོམས།

སྟོབས་ཆེན་དྲག་བོ་[པོ]རྡོ་རྗེ་གྲགས་ཟས། མེ་ལ་བསྲེགས་བདུག་པའི་དུས་ལ་སྔགས་འདི་ཉེར་གཅིག་འཐུས། ཨོཾ་ཨཱཿཧཱུྃ་བཛྲ་གུ་རུ་པདྨ་སིདྡྷི་ཧཱུྃ། ཟས་ནི་ཤུ་ཟེ་[ཟེ]ནག་པོ་ཤ་ཆེན་སྦྲུལ་ཤ་ཕ་ཤ་ཤིང་ཀུན་གྱི་གུལ་ནག་གླ་རྩི་སྤོག་སྐྱུའི་[སྐྱུ]འདི་རྣམས་ཆ་མཉམ་སྦྱར། འདི་ཡི་ཕན་ཡོན་སྙིང་འོག་

བར་གསུམ་གྱི་གདོན་དང་། ཁྱད་པར་རྒྱལ་པོའི་སྨྱོ་འབོག་ མ་མོའི་གདོན་དང་བྱིས་བའི་[པའི]གདོན་ཆེན་བཅོ་ལྔ། ཀློ་བུར་ནད་ཕོ་མོ་གདོན་འདྲེ་ཀུན་འཇོམས། གང་ལ། ཧ་མགྲིན་གྱི་སྔོ་ནས་རིམ་འགྲོ་ལས་བྱས་དང་། ཤེར་སྙིང་བདུད་བཟློག་འདོན་བར་[པར]བྱའོ།། ཡང་ན་སྟགས་ཀྱི་ནུས་པ་ཐོབ་བའི་[པའི]རྣལ་འབྱོར་བ་གིས་[བས]ལས་བྱང་མེ་མདའ་འཕེན་བྱ་བ་དང་། མེ་གཏོར་མ་སོགས་བཅོས་ཐབས་ལས་འཇོམས་བར་[པར]བྱའོ།།

ཁྲི་སྨྱོན་གི་[གྱི]དུག་ལ། ཁྲི་མདོག་དུས་དང་སྦྱོངས་ཟླ་ལྔང་དུས་སོ་སོར་བརྟགས་(པ་)ནི། ཁྲི་ཁྲ་བོ་ཉི་དྲོས་ཕྱི་དགུང་ཁ་ལ་བདུད་སྦྱོངས་ནས་ཟིན་ན། ཞག་བཅུ་དྲུག་(ལ་)ལྔང་། ནག་པོ་དང་དམར་པོ་ཉི་ཤར་ཕྱེད་གཉིས། བཙན་བདུད་དང་སྦྱོངས་ནས་ཟིན་ན་ནག་པོ་ཟླ་གཅིག དམར་པོ་ཟླ་ཕྱེད་ནས་ལྔང་། རྒྱ་བོ་ཐོ་རངས་དྲོས་ཁར་ས་བདག་དང་སྦྱོངས་ནས་ཟིན་ན། ལོ་གཅིག་ནས་ལྔང་། སྦྱོན་པོ་དགོངས་དང་ཐོ་རངས་བཙན་དང་སྦྱོངས་ན་ཟིན་ན། ཞག་ཉེར་དྲུག་ལ་ལྔང་། སེར་དྲོས་ཆེན་དང་ནམ་ལངས་དུས་སུ་ཤ་ཟ་དང་སྦྱོངས་ནས་ཟིན་ན། ཟླ་བ་གསུམ་གང་ནས་ལྔང་། སྨུག་འདྲས་སྲོད་ལ་རྒྱལ་བོ་དང་སྦྱོངས་ནས་ཟིན་ན། ལོ་གཅིག་ཟླ་བ་བརྒྱད་ནས་ལྔང་། དཀར་པོ་སྣ་དམར་ནམ་གྱི་དུས་ལ་ཡང་ལྷ་དང་སྦྱོངས་ནས་ཟིན་ན། ཞག་བདུན་ནས་ལྔང་བས། དུས་དང་མདོག་མི་མཚུངས་ན་དུག་མེད། དུས་མཚམས་སུ་འཕྲད་ན་དུག་ཡོད་པས་འདི་ལ། རྨུགས་པའི་མཆེ་ཤུལ་གྱི་རྨ་དེ་ཚུས་བཀྲུས་ནས་འོ་མ་བླུག་པས་མི་ཆགས་ན་དུག་ཡིན་པས། ཐོག་མར་ཧ་གསེབ་སྦོན་པོའི་སྤྲངས་[སྦྲངས]སར་མ་ལྷུང་བར་བླངས་ལ་བཙིར་ནས་མར་དཀར་དང་ལྷན་དུ་བསྐོལ་ནས་རྣ་བུག་གཡས་བཀག་ནས་གཡོན་ལ་བླུག་པས་དུག་མི་ལྔང་། དུག་ཕོག་ན། དང་བོ་མགོ་ན། ཁ་གདོང་དམར། ལུས་ཀུན་བརྗེ། གྲང་ཤུམ་བྱེད་ཅིང་མི་ལ་རྒྱབ་

འོང་། བར་དུ་རྒྱུས་རྟགས་ཁྲོ་ཆོག་རིག་མི་ཐུབ། ཚ་ནང་དུ་བབས་དང་རྫིང་འདྲ་སྣང་། ལྕེ་མཚུལ་རིང་སོང་སྣང་བ་སྐྱེས། ཐ་མར་སྙིང་མི་བདེ་བ། མིག་རྩ་ནག་འམ་[གམ]སྲིན་མཛུབ་སེན་རྩ་སྔོ་ནས་སྨྱོ་ཞིང་འབོག་ལ་མེ་ཡོང་དང་ཚུ་མི་མཐོང་། ལུད་བ་[པ]དཀར་འཁྲོན་བུ་འདྲ། སྨུག་ནག་སྐྱུག མིག་མི་འཛུམ། སོ་སེར་ལྕེ་རིང་ནག་པོ། ཚ་མདོག་དམར་ལ་མི་བསྒྱུར་དྲི་ཆེན་ནག ཁྱི་སྐད་དུ་འཁྱིན་ལ་རྒྱུགས་སྟངས་སམ་ཁྱི་འཁོར་ལ་བལྟ་སྟོད་ལུགས་སོགས་ཁྱི་སྤྲང་[སྤྱང]ཇི་ལྟ་བ་བཞིན་དུ་བྱེད་པ་དང་སྨྱོན་བའི་[པའི]དུག་གང་རྣམས་ལ་མུན་ཁང་གནས་དང་གྲོགས་མཐུན་ལ་བརྟེན་ནས། དུག་གི་སྨན་སྦྱོར་ཆེན་མོ། ཁྱི་དུག་གི་བཞལ། སྨྱོན་བཞལ་རྩ་སྦྱོར་། གི་ཝང་དགུ་བ། སེམས་ཀྱི་བདེ་བསྐྱེད། སྲོག་འཛིན་ལྔ་བ་སོགས་བཏང་། དེ་ནས་ཨོཾ་ཨཱཿཐི་མི་གོ་མ་ཁྲི་ནི་ནི་སྭཱཧཱ། ཞེས་རྒྱ་ཤོག་ལ་རྒྱ་སྣག་གི་[གིས]བྲིས་བའི་[པའི]ཟ་ཡིག་མང་དུ་ཟ། གཙྪ་བའི་ནག་རིལ་བཏང་དགོས་སོ།། ཇི་ལྟ་བ་བཞིན་དུ་བཅོས་སོ།།

འཕྱི་བའི་ནད་ནི། རྩིབས་ཐུང་ལྷ་མོ་ཟེར་བའི་ཤིན་ཏུ་འགོས་[འགོ]བའི་ནད་ཡིན། འཕྱི་བ་དེའི་ངན་གྲོས་དང་འཕྱི་སྦྲ་ཐོས་སོགས་འགོས། བརྟགས་ནི། མགོ་འཐིབ། དབུགས་རྒོད། མཆན་འོག་ཚ་བ་ཆེན། སྨུག་སྐྱུགས་ཤེད་ཆུང་སྒོ་སྙིང་འཕར། རྩིབས་[རྩིབ]པའི་སྟེང་དུ་ཚ་སྐྲངས་རྒོད་འབྱུང་། ཉེ་གྲུབ་གཉན་ནད་ཤིན་ཏུ་ཡིན། འདི་ལ་བཅོས་སྨན་ནི། གོ་རོ་ཙན་བརྒྱད་པ། གཉན་བཤལ་ཐོག་མདའ་དེའི་སྟེང་དུ་ཏི་ལོའི་ཤ་ཀུན་ཚང་བསྲེག་བའི་[པའི]ཐལ་བ་བསྟན་བཏང་། དོན་སྟོད་གང་ལ་བབས་ན་རང་རང་གི་ཁ་ཚར། ཐལ་སྨན་བཞི་བའི་སྟེང་དུ་གཉན་པོ་ལྔ་སྦྱར་ལྟར་ཁ་ཚར་བཏབ། སྟོད་ཀ་དཔྱང་རྩ་གཏར་བྱ། རྨེན་བུ་དང་ལྒྲགས་སོགས་ལ་བབ་ན་ཕུར་ནག་བཅུ་དགུ་བཏང་། ཙུ་ཤ་ཨུ་ཐོ་ཡང་སོགས་བཏང་། ཡང་

ན། མི་ཏུང་། ཕྱི་ཁྲག་ཆང་ནག་ཉ་ཤའི་ཁུ་ཞོང་དུ་བཏང་། ནད་པ་ཅན་གྱི་མགོ་འབྱུང་བྱ་ལུས་ཀུན་ས་འོག་ཏུ་སྦྱས་[སྦས]ན་བསྡགས་སོ།། དེའི་མཇུག་ཏུ་བསྲེགས་ཐལ་བརྒྱད་བ་[པ]ཞོང་དུ་བཏང་ན་[ནས]རྫུལ་འབྱུང་བྱ། སྔོག་སྐྱ་མར་ཛ་མོང་གི་འོ་མ་བསྐོལ་ནས་ཚ་མོར་འཐུང་། ཡང་ན། བྲུག་ཤིང་འམ་[ངམ]ཅག་ཟེར་ཤིང་། ཤིན་ཏུ་བསྲུང་བ་ཡིན་ཟེར་ཐོས་ནས་རང་ངོས་ན་མི་ཤེས་པ། འདི་རྣམས་བཅོས་སོ།།

ཉེར་ལྔ་པ། མོ་ནད་བཅོས་པ།

མོ་ནད་ཀྱི་རིགས་ལ་རྣམ་གྲངས་མང་ཡོད་ལ། གཙོ་བོ་གསུམ་[སུམ]བཅུ་རྩ་བཞི་ནས། རྩ་ནད་བཅུ་དྲུག སྐྲན་ནད་དགུ། སྲིན་ནད་གཉིས། མངལ་ནད་ལྔ། ཕལ་བའི་ནད་བརྒྱད། བཞི་བཅུ་གཉིས་སུ་གྱུར། ཁྲག་ཚབས་རླུང་ཚབས་སྐྲན་དུ་འདྲིལ་བ། སྲིན་ལངས་ཁྲིས་བ་[པ]གཉིས་དང་མོ་ནད་ཕལ་བ། ཙུ་མ་སྐྲངས་པ་བདུན་པ་ལས། གསར་པ་[བ]ལ་ཁྲག་ཚབས་ནི། ལུས་ལྕི་ན་ཁེད་བ་[པ]མན་ཆད་ཁོལ་བ་ལྟར་ན། རྐྱུ་ཞབས་ཚ་འཕྲབ་བྱེད། རོ་རྒྱབ་དང་མཆིན་ཏེ་[དྲི]གཟེར། རྩ་རྣམས་ཚ་འཕྲུག་བྱེད། མགོ་རྒྱུན་དུ་ན་ཞིང་སྐོམ་དད་ཆེ་དང་ལུས་ཀུན་བརྫུལ་[རྫུལ]འབྱུང་། ཤ་སྐམས་པའི་བེམ་པོར་འགྲོ་ཞིང་མངལ་ནད་དང་འཛག་སྐམས་འགགས་ནས་ཤ་མདངས་སྔོན་པོར་འགྲོ་བས་འདི་ལ། སྐར་བུ་བཞི་བ། གཡེར་མ་བདུན་ཐང་། མཚལ་རྐོད་དགུ་བ། ལྕུམ་རྩ་ལྔ་ཐང་། བྱང་ཁྲ་དྲུག་བ[པ]།

རྙིང་བ་རླུང་ཚབས་སུ་འགྱུར་བ་སེམས་མི་བདེ་ཞིང་སྨྱོ་འབོག་བརྗེད་ངས་ཅན་དུ་འགྱུར། ལུས་གྲང་ཏུས་ཁོལ། ཤ་ལྷགས་བར་དུ་ཐྲིད་པ་དང་ཡོས། མགོ་འཁོར། ཚུ་སོ་རྐྱུ་ཞབས་བསྣམས། རྣ་འོན་སོ་འཁྲམ་ན་ཞིང་རླུང་

འཕོར་སྨད་གྲང་བ་རྐེད་པ་འཕོར་ནས། ཕོ་བ་དང་རྒྱུ་ཞབས་སྦོ་ཞིང་འདྲིལ་ལ་ཟ་མི་འདོད་ལ་སྐྱུག་ཚུལ་སྟོན། ཟླ་མཚན་དུས་མིན་བབས་ཅིང་དཀར་པོ་སོགས་སུ་ཀྱང་སྲིད་པ་འདི་ལ། སུག་སྨེལ་གྱེན་[སྐྱེན]གོར། དྭངས་མ་གནས་འཇོམ། བཀྲ་ཤིས་རྣམ་རྒྱལ་བཏང་། འདི་ལ་དུས་མིན་རྒྱུན་དུ་བབས་ན། རྩང་རྩི་ཤི་སེ་ཕན། བྱ་ཕོ་ཙི་ལྦྲ། འབྲི་རྨོག་[མོག]བཞི་སྦྱོར། གདམས་ངག་བཞི་བ། ར་ཁྲག་དྲུག་པ། ནག་ཆུང་དགུ་བ། མར་དང་སྦྱར་བའི་ཁྲག་འབྲུགས་ཀུན་སེལ་སོགས་བཏང་།

མོ་ནད་ཁ་འཐོར་ཚ་རླུང་ལས་གྱུར་བ་སྲིན་ལངས་ཚ་བའི་ནད། ཤ་སྐེམས་གཉིད་མེད། སེམས་འཁྱོ་མཚང་ར་དང་ནུ་མ་གཡས་[གཡའ]ཕོལ་བྱེད། མོ་མཚན་(ལ་)དྲི་མ་མནམ། རྒྱུན་དུ་སྐྱེས་པ་འདོད། ལུས་སྟོབས་མེད་པར་གྱུར་པ་(ལ་)ཆུ་སྲིན་སེར་མོ་དགུ་པ། སྐྱེས་པའི་རྟུལ་ཕྱིས་བསྐོལ་པའི་[བའི]ཆུ་བཏང་། རླུང་གི་ཚུལ་སྟོན་ན། གྱེན་རྒྱུ་རླུང་དང་མགོ་ནད་སྟོང་འཚངས་དུ་གྱུར་བ་ལ། ནོར་བུའི་དབང་རྒྱལ་བཏང་།

ཆང་སྨན་བཙོས་པའི་ཚུལ་ནི། ཕོག་མའི་ནང་དུ་དར་རྒྱ་མ་སུམ་ཅུ། ཆང་བཟང་པོ་རྒྱ་མ་ཉི་ཤུ་ཆླུག་ནང་ཐོང་ཚེར་གྱི་ཏུས་ཕྱུང་སྟོད་སྨད་ཤ་རྣམས་རང་རང་གི་ཕྱོགས་སུ་བཏབ་ལ་དེའི་ནང་དུ་ཨ་རུ་སྙིང་ཞོ་ཤ་མཁལ་མ་ཞོ་ཤ་ཙོ་རི་ཤ་སྲང་རེ། ག་ར་བུ་རམ་རྒྱུན་འབྲུམ་ཞོ་ལྔ་རེ་གླུག་དང་སྣར་ཡང་སྐྱུ་རུ་གུར་གུམ་དང་ཛ་ཏི་ལི་ཤི་སུགྨེལ་ཀ་ཀོལ་ད་ལི་སེ་འབྲུ་ཤིང་ཚྭ་པི་པི་ལིང་སྟར་བུ་སྤང་སྤོས་བ་རུ་བོ་བ་རི་ལ་སོགས་ནད་གང་ཡང་གཉེན་པོས་ཁ་བསྒྱུར་ཏེ་ཁྲོན་པ་བདུན་གྱི་ཆུ་ཡིས་བཙོས་བའི་[པའི]ཆང་ཕུལ་གང་ལ་སོགས་གང་འཚམས་ཀྱི་[ཀྱིས]བླུད་ན་གྲང་ནད་རླུང་ལྷན་ནད་གང་སེལ་བར་བཤད། འདི་མིང་ཀུན་ལ་ཆང་སྨུག་ཞེས་[ཅེས]གྲགས་པའོ།། གོང་གི་ཁ་བསྒྱུར་སྨན་རྣམས་དར་བའི་སྟེང་ཕོག་སྟོང་ནང་དུ་ཐུམ་བུར་ཞུགས་བའམ་

[པའམ]གཙལ་དུ་བཀྲམ་པའི་ལག་ལེན་ཡང་ཡོད་ཐོས། དེའི་ལུགས་རྫོགས་པའི་ཆང་། ཉིན་རེ་རེ་ལ་འཐེབ་ཕོར་གཅིག་ལ་འཐུང་བྱ།

སྲིན་ཁྲིས་བ་[པ]ལ་མངལ་ཁ་སྐྲངས་ཤིང་ཆུ་སེར་འཛག་ནས་ཤིན་ཏུ་སྲ་ཞིང་ན་ལ་མཚན་མ་སྦྲོ་བ་ལ། ཡུམ་[ཡུ]མོ་མདེའུ་ཅན་ཉེར་བརྒྱད་ཐང་། སྲིན་བཤིག་བདུན་བ[པ]། དབང་བདུན་པ། མོ་ནད་བཅུ་དྲུག་ཐང་། ཆུ་སྲིན་སྲེར་མོང་[མོ]དགུ་པ་སོགས་བཏང་བཅོས།

ནུ་མ་སྐྲངས་བ་[པ]ནི། སྤྲུལ་[སྦྲུལ]འཁོར་ལོ་འདི་ནུ་མ་སྐྲངས་ཀྱི་སྟེང་དུ་བཏབ། ཨ་རུ་ར་གསུམ་ཐང་། མིང་ཅན་བདུན་པ། མཚལ་དཀར་བདེ་བྱེད་སོགས་བཅོས་བཏང་། ཡང་ན། ནུ་མ་གཡས་ལ། ཐ་གྲར་ བཏབ་བྱ། གཡོན་སྐྲང་ནི་ བཏབ་བྱ། དེའི་[དེ]རྣམས་ཇི་ལྟ་བ་བཞིན་བཅོས་སོ།།

བུ་མངལ་དུ་ཆགས་ནས་སྐྱེད་བ་སྒྱུར་[སྐྱིད་པ་སྒྱུར]ཤིང་ཚིག་བ་[པ]ཟ། མཆིལ་མ་མང་བ། དང་ག་མི་བདེ། སྟོང་སྐྱུགས་བྱེད་ཅིང་། ཟས་སྣོམ་སྣ་ཚོགས་འདོད་པ། སྟེར་གྱི་ནད་གང་ཡོད་ལྟང་ལ། ཟླ་མཚན་འགགས། གཉིད་ཆེ་ཞིང་བྱ་བ་མི་འདོད་བར་[པར]གྱུར་བ་ལ། རང་རང་གི་གཉེན་པོ་སྨན་འཇམ་བཏང་བྱ་ཞིང་ཚོགས་གསོགས་ལ་འབད་བར་[པར]བྱ། ཁོང་གི་བསམ་བསེ་[སེའུ]སྐབས་སུ་ཤེས་བར་[པར]བྱའོ།། འདི་ལ་བུ་ནི་ཕོ་མོ་རྩིས་ཤེས་བར་[པར]བྱ་ནི། ཕ་མ་གཉིས་ཀའི་ཚེ་གྲངས་བསྡོམས། རྒྱ་མཚོས་བསྒྱུར་བྱེད་མེ་ཡིས་བསྒོམས། ལྷག་མ་མིག་དང་ཐིག་བུ་ཕོ། གཟུགས་ལྷག་བུ་མོ་ཞེས་བྱ་སྟེ། ཆག་རྩ་ཉམས་ཆུང་འཕྲིལ་བ་ནི། སྐྱེས་བའི་[པའི]ས་བོན་ཤོར་བའོ།། བུད་མེད་དག་ལ་བུ་ཆགས་བའོ[པའོ]།།

བཙའ་མ་ཐུབ་བ་[པ]ལ་རྒྱ་ཏུ་བཞི་བ། གཞོལ་ཐལ་ལྔ་ཐང་། སྲོས་དཀར་བཞི་བ། ཟླུམ་རྩ་རྒྱ་ཏུ་སྦྱོར་བ་བཏང་། སྤང་[སྤྲང]མ་སྐམས་ཆང་

ཐྲན་བཅུ་དྲུག་མདོ་རུ་བདུག འཁོར་ལོ་འདི་བྲིས། ལྟེ་བ་ལ་བཏགས་ནས་[ན]སྐྱེས་པར་འགྱུར་རོ།། འཁོར་ལོ་ནི་ 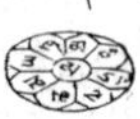 ཡང་ན་སྔགས་ནི་ཨོཾ་ཧྲི་རི་རི་སྭཱཧཱ། ཅེས་མར་གྱི་[གྱིས]ཞ་བཟོ་[བཟོས]ལ་སྔགས་གང་མང་བཏབ་ནས་སྦྱིན་ནོ།། ཡང་ན་ཨ་ཤེ་མི་ཤེ་དུ་ཤེ་སོད། སྔགས་འདི་སྟོང་བཟླས་ནས་མར་ཤོ་མིད་དུ་བཅུག དེ་ཡིས་མྱུར་དུ་སྐྱེ་བ་ཐེ་ཚོམ་མེད། སྨན་ནི། ཏང་ཀུན་ལྔ་བ། རྒྱ་ཙུ་བཞི་བ། སྤོས་དཀར་བཞི་བ། ལྷུམ་རྩ་ལྔ་ཐང་སོགས་བཏང་། བཻཌཱུར་གཡའ་སེལ་ལས། འདི་ལ་བྱིས་བའི་[པའི]སྤུར་ཁ་ནི། བྱིས་པའི་གདན་ནས་སྐྱེས་པ་ཡིན་ན་བོན་བསྐོར། བུ་མོ་ཡིན་ན་ཆོས་སྐོར། མའི་གདན་ལ་སྤུར་ཁ་རེ་རེའི་གསུམ་བཞག དེའི་རྗེས་སུ་མའི་གདན་ལ་དྲུག་བཞག དེའི་རྗེས་སུ་མའི་གདན་ལས་རྗེས་སུ་སྐྱེས་བ་ཡིན་ན་ཁམ་འདུག སྤྱིའི་ཟླ་བ་དགུའི་རྗེས་སུ་རང་གི་གདན་ཐོབ་བའོ[པའོ]།། ཁྱད་པར་བྱིས་ཚུང་གསང་སྐྱེག་རྐྱེན་མའི་སྤུར་ཁ་རྟགས་པར་དགོས་ཞེས་གསུངས་སོ།།

ལྷུང་དང་བགེགས་ཀྱིས་ཤ་མ་ཐོན་ན། མདའ་རྒྱུས་བཞི་བ། དུར་བྱེད་[བྱིད]གསུམ་སོགས་བཏང་ན་མྱུར་དུ་ལྷུག་ལེགས། དེ་ནས་བའི་མླ་ཅི་ཞེས་པ་བཞི་བཅུ་འམ་ཞི་[ཞེ]དགུ་ཞིབ་བཏགས་ཕྱེ་མ་ཆང་མཐེལ་གཉིས་ལ་སླན་པས་ཐོན་ནོ།། ཡང་ན། སྐྱེས་པའི་པུས་མོ་གཡས་པའི་འབྲུས་ཆུ་ཐུང་ན་གཟབ།

བུ་འཁྲས་ཆད་འདོད་ན། ཚ་ལ༡། སྣ་ཁྲིད༢། དོམ་མཁྲིས་༡ཚུ་ཐུལ་ཧེ་འཐུང་ན་ཆད། རྩ་ལམ་སྨན་ལེའུ་གཏད་རྒྱ༔ སྤང་རྒྱུ༔ ཡང་ན། ཕྲུ་མ་དེ་ཟླ་བ་གཉིས་ལ་[པ]དྲུག་པ་བཅུ་པ་ལ་བྱང་དུ་སྤ། བཅུ་གཅིག་པ་གསུམ་པ་གཅིག་པ་བདུན་པ་ནུབ་ཏུ་སྤ[སྦ]། ལྔ་པ་དགུ་པ་ཤར་ལ་སྤ། བཞི་བ་བརྒྱད་པ་བཅུ་གཉིས་པ་ལ་ལྷོ་ཕྱོགས་སུ་སྤ[སྦ]། འདི་ལ་གནམ་ཁྱི་ཕོ་མོ་ཁ་བབས་ན་ཕྱོགས་དན་དུ་སྦས་ན་ཚུང་སྲི་ལངས་སོ།། ཇི་ལྟ་བ་བཞིན་བཅོས།

བུ་སྣོད་ལྷུག་ན། ཁྲག་ཤོར་ན་སོགས་བྱི་ཁུང་ས་སྤང་[སྤྲང]སྐམས་ཀྱིས

བདུག་བྱ། སོ་བྱིལ་བདུན་པ། འབྲི་སྨྱུག་[སྨུག]བཞི་པ། དམར་པོ་གསུམ་ཐང་བཅུད་བཞི་ཁུ་བར་དྲོ་འཇམ་བཏང་།

བཙས་མའི་རྗེས་སུ་ཟོས་བ་[པ]དང་གཉིད་སོགས་ལོགས་ཀྱིས་[ལོག་པས]ཚད་ནད་ཀྱི་[ཀྱིས]ལུས་ཤེད་ཆུང་། སྙོམ་དད་ཆེ། ལུས་གཟེར་དང་རྒྱུ་ཞབས་ཚ་འཁྲབ་བྱེད། ཤ་སེར་མིག་སེར་དུ་གྱུར་བ་ལ། ཐང་ཆེན་ཉེར་ལྔ། གཙོ་བོ་བརྒྱད་པ། སྟོད་ཚད་ཀུན་སེལ། ཆུ་སྲིན་སྙེར་མོང་[མོ]དགུ་པ། བཀྲ་ཤིས་རྣམ་རྒྱལ་སོགས་བཏང་། བྱི་ཁྲུང་ཁ་བྱང་ཤར་བལྡུས་ཀྱི་ས་ལ་སྤྱང་[སྤྲང]སྐམས་ཆང་མར་ཁུ་བ་སྲེས། སླ་ངར་བསྲེས་ཏེ་ཚ་བར་གྱུར་ཚེ་ཆང་བྲན་གིས་[གྱིས]རྒྱུ་ཞབས་མཚང་ར་ལ་བདུག་བྱ།

ཉེར་དྲུག་པ། བྱིས་པའི་ནད་བཅོས་པ།

བྱིས་པའི་ནད་ནི། ལོ་དྲུག་བདུན་གྱི་བར་དུ་ རྣ་བའི་རྩ་རིས་ཀྱིས་ཤེས་བར་[པར]བྱ། སྤྱི་རྟགས་དུ་ལས་ཤེས་བར་[པར]བྱ། བྱིས་བའི་[པའི]གང་ངོས་ནག གདོང་ལ་ཁྲག་མེད། དབུགས་ཐུང་། རྒྱུན་དུ་མིག་ཟུམ། མི་གོད་[དགོད]རྩེད་མི་བྱེད་ན་ནད་ཡོད། གང་ནར་འཇུ་དང་དེར་མནན་ན། སྙིང་ནད་སྙིང་བརྟངས་ནས་སྐྱུག་མི་ཐུབ། སྙིང་ཁར་ཤ་བཀྲ་འབྱུང་ཞིང་། གློ་ནད་དབུགས་ཐུང་། གློ་ལུ་ཁ་མིག་བཙུམས། ལུད་འགོག་དགའ་ཞིང་སྲིང་བ་[སྲིད་པ]མི་ཐོན། མཆིན་ནད་ཚ་གྲང་གར་བབས་ཀྱང་མིག་ཧྥག་ཅིང་རི་བུའི་སྐད་འདོན། ཙམ་པ་རིང་ཐུང་ལྷང་དུབ་ཁུན[འཁུན]། སྤྲ་དྲོ་བདེ་ལ་དགོངས་ན། མཆེར་ནད་ཁོང་ལྟི་ལྷང་དུབ་བྱེད། ཉུ་མར་སོས་འདེབས། སྐབས་ཏུལ་ཆུ་ལ་ཐེག་ལེ་འབྱུང་། དེ་ལ་སྨན་ནི་གྲི་ག་ཏང་བཅུ་གཅིག སྐར་མའི་བདུད་རྩི་མདུན་[བདུན]ཐང་སོགས་བཏང་། ཡོང་ནད་ཁྲག

ཏུ་འཕྲུ་དང་སྐྱུགས་བར་[པར]བྱེད། ཕོ་ནད་ཤ་སྐམ་དྲེག་བ་[པ]ཆག་[ཆགས]པ། ཟས་འཇུ་དཀའ་ཞིང་ཕོ་བ་ལ། གར་ནག་བཞི་ཐང་། ཏ་པོ་བཞི་སྦྱོར། གར་ཌླཱ་ལྡཱ་བ། ཡང་ན་རྒྱ་ཤོག་གཙང་མར་གསེར་རམ་མཚལ། ཨོཾ་ཏ་རེ་ཏུ་རེ་ཏེ་རུ་ག་ཛ་ཏེ་ལིང་ཛ་ཏེ་ཧཱུྃ་ཕཊ་སྭཱཧཱ། ཞེས་འབྲིས་[བྲིས]རང་རྟགས་རྟེན་འབྲེལ་སྙིང་པོ་ཉེར་གཅིག་བཟླས། རབ་གནས་བྱས་ལ་མགུལ་དུ་བཏགས་པས་ཆད། ཡང་ན། ཚ་འཕྲུ་སྐར་ཆུ་ལ་རྟགས་འདི་གསུམ་བརྒྱ་འདེབས། ཨོཾ་ནིར་སིང་ཡེར་ཐད་སྭཱཧཱ། ཞེས་པ་ཕོང་བཏང་ཀླུང་གྱུར་ལྕུ་[ལྕྲུ]བཙས་ཆུ་སྙིང་ལྷིང་། ཕོ་བ་ལྕུ་[ལྕྲུ]སྐྱུག གཤང་གཅི་སྲི་བ་ལ། ཛ་ཏི་བཞི་བ། ཨ་གར་ལྡཱ་བ་སོགས་བཏང་། མཁྲིས་ནད་རྣ་རྒྱབ་སེར་དངས་[དྭངས]ལྡེ་ནི་སྐྱ་བ་དང་སེན་མོའི་མདོག་ནག་ལ་རིང་བ་དང་། ཟས་ནུ་སྤྲིན་མི་ཟ་འདོད་ཚུལ་བྱེད་པ་ལ། ཞི་བྱེད་དྲུག་པ། སྨན་ནག་ཆེན་མོ་སོགས་བཏང་། བད་ཀན་སྔོ་ལ་ཆུར་འཁྱིང་ཞིང་ནུ་བས་བསྐྱེད་ཆུ་སྙིང་དུ་དུམ་བུར་ཆད་ན་གདོན་ངོ་ཡིན། གདོན་གྱིས་གནོད་ན་ཡ་སོས་མ་མཆུ་སྔོམ། མ་ལ་འཕྲད། སྦྲིད་ཐོ་རངས་ན་ཞིང་མིག་ལྡོག གཉིད་གཡེར[ཡེར]། སླལ་མང་བ་ལ། གདོན་གནོད་བསྲུང་བའི་འཁོར་ལོ་ནི། [illegible] ཙཽ་ཤ་གྱི་[གྱིས]བྲིས་ཏེ་མགུལ་དུ་བཏགས་ན། དེ་ལྷན་གཅིག་ཨར་ནག་མུ་ཟེ་[ཟི]ཡུང་བ་སླ་རྩི་ཤིང་ཀུན་གུ་གུལ་ཤུ་དག་གི་ཕང་སྨན་ཆེན་སོགས་ལ་མགུལ་དུ་བཏགས་ནི་[ན]ས་བདག་ཀླུ་གཉན་དང་མགོ་བའི་ནད་གདོན་ཆེན་བཙོ་ལྔ་དང་འབྱུང་བའི་གདོན་ལྷ་འདྲེ་འབུམ་གྱི་གནོད་བསྲུང་ཐུབ། སྲིན་ནད་ནི་ལྟང་དུབ་ལག་སྐུམས་བྱེད། ཁྲི་སྐད་ཚོར་ན་ཟུག་ཆེ་བ་ལ། སྲིན་ཤིག་བདུན་པ། གར་ནག་བཞི་ཐང་། ཤ་ནད་ལྡེ་མུར་ལག་མགོར་འཛིབས། སེར་ཤའི་ཁུ་འདྲ་རྒྱུན་དུ་འཕྲུ་བ་ལ། གར་ཌླཱ་ལྡཱ་བ། ཕག་རིལ་བརྒྱད་པ་སོགས་བཏང་། མཆི་[འཆི]རྟགས་མཐིལ་བཞི་དཀར། ཧིད་ཀ་བ་སྨན་ཞིང་མགོ་ལ་འཕྱར། སྣ་བུག་སྐམ་བ་སྐྱ་ཆགས། ལྡེ་

སྐམ་ཐུང་ལ་དབུགས་ཐུང་། གྲི་ངར། ཁ་ནས་ནུ་མ་ཤོར་ན་ངན་བར་[པར]བཤད། འཚོའི་རྟགས་མིག་ལྟེ་སོགས་དབང་པོ་མདངས་བཟང་། དབུགས་བདེ་མཐིལ་བཞི་དམར། སེན་མོའི་[མོ]གདུག་[འདུག]པ་ནུ་ཞོ་བསྐུམ་ན་འཚོ་གསུངས་སོ།། མདོར་བསྡུས་ན་རྩ་ལ་བརྟག་བ་[པ]དང་། རྟེན་འབྲེལ་ལ་བརྟག་པ་གཉིས་ལས། དང་པོ་སྤྱིར་བརྟག་པ་ནི་རྣ་བ་ལག་པ་ཀུན་གྱི་རྩ་དམར་ལ་བཤད་ན་ནད་ཡོད་བརྟག སྤོམ་[སྦོམ]ཕྲ་མེད་པར་སྙོམས་ན་འཕྲལ་ཟུག་ཆེ་ཡང་ཕུགས་སྐྱོན་མེད། མདོག་དམར་ཞིང་སྙོམས་ལ་ཤིང་ལོ་རྒྱུས་ན་ནད་མེད། རྣ་བ་དང་ལག་པ་གཡས་གཡོན་གྱི་རྩ་དང་པོ་གཉིས་གྲུག་ན་འཆི། བར་ན་[མ]གཉིས་གྲུག་ན་གསོ་དཀའ། ཐ་མ་གཉིས་གྲུག་ན་ནད་གཞི་ཡོད། རྩ་ཆད་ན་འཆི། ཁྲིད་བར་[པར]སླེང་རྩ་ལ་ངེས་(པར་)འཆི། རྣ་བ་གཡོན་བར་[པར]སླིང་མཆེར་མཁལ་མའི་རྩ། གཡས་བར་[པར]གློ་མཆིན་མཁལ་གཡས་རྩ་ཡིན་པས་ཉི་མ་དངས་[དྭངས]ལ་བརྟག་པས། དམར་ནག་རྒྱུས་ན་ཚ་བ། སེར་སྐྱ་སྔོང་ན་གྲང་བ། འཛིང་ཞིང་སྦྲན་སྦྲུན་མང་ན་གདོན་རྩ། གཏན་ནས་མི་གསལ་ན་འཆི་བར་བཤད། གསང་བའི་ཉེ་བརྟག་པ་ནི། ཕུས་[བུས]མ་སྐམ་ནུས་པའི་སྟོན་དུ་ཕོར་པ་གཙང་མ་གཉིས་སུ་ཆུ་བླུག་པ་ལ་ནུ་ཞོ་ཉུང་ཏུ་རེ་སོ་སོར་བཞོས་པ། ཁ་ལ་ལིང་གིས་ལྡིང་བའམ་ཆུ་དང་འོ་མ་འདྲེས་པ་ན་འཚོ། མ་འདྲེས་བར་[པར]ཐྲོམ་ཐྲོམ་འདུག་ན་འཆི། གཏིང་དུ་རྫིལ་གྱིས་སོང་ནས་ན། ཁ་གཏིང་གི་བར་ཀ་བ་བཙུགས་ན་འདྲེ་གདོན་ཡིན་ཅིང་དེའང་ནུ་ཞོ་གཡས་པ་ཕོ་གདོན་དང་གཡོན་མོ་གདོན་དུ་ངོས་བཟུང་ལ་རིམ་འགྲོ་གཏོ་བཅོས་དེ་ལུགས་བྱ། གཉིས་ཀས་[ཀ]མ་འདྲེས་པར་གཏིང་དུ་སོང་ན་སྨྲང་[སྨྲང་]། གཅིག་འདྲེས་གཅིག་མ་འདྲེས་པའམ། གཅིག་ཁ་དང་གཅིག་ཞབས་སུ་སོང་ནའང་གསོ་དཀའོ།། གཞན་ཡང་ནུ་ཞོ་གཏིང་སོང་གྲང་བ། བར་དུ་ཚ་བ། ཁར་

ཀླུང་། མིག་མང་རིས་སུ་བྱུང་ན་ཤི་གསོན་ཕྱེད་མ། ཆུའི་མདོག་ཏུ་གྱུར་ན་མི་འཚོ། འདྲེས་ན་འཚོ་བའང་བཤད་དོ། སྤྱི་སྨན་ནི། གཅིག་ཤོས་ཀུན་གྲོལ་ཁ་བསྒྱུར་ཅན་ཟབ། སྔོན་པོ་གསུམ་སྦྱོར་སོགས་བཏང་།

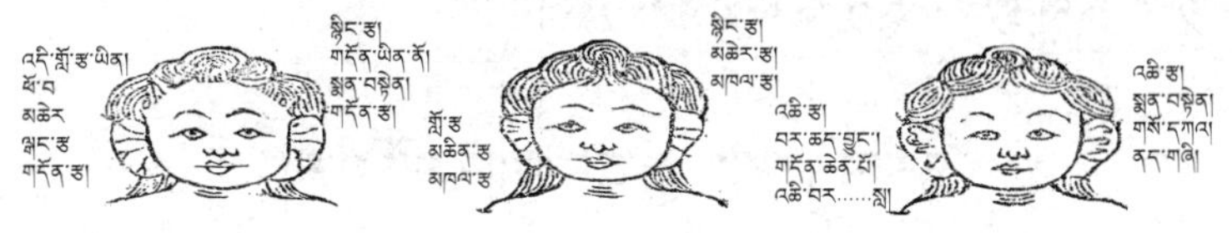

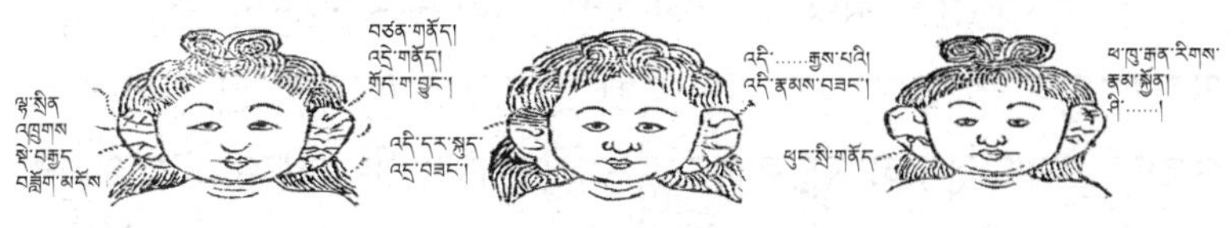

བྱིས་པ་མི་དྭ་བའི་འཁོར་ལོ་ནི། རྒྱ་ཤོག་གཙང་མར་མཚལ་གྱིས་འབྲིས

འདིས་བུ་ཆུང་མཚན་དུས་དུ་བ་ལ་བསྲུང་ཤིག་རླ་རླཿ
བཙ་བཙ ཏན་ཏན་ཏན ཏད་ཏད

[བྲིས]ཏེ། རྟེན་འབྲེལ་སྙིང་པོས་རབ་གནས་བྱས་དེ་མཚན་མོ་ལ་དྭ་བ་ཡིན་ན་དར་དམར་པོ་ལ་ཐུམས་ནས་སྤྱི་བོར་བཏགས་ན་བྱིས་པ་དེའི་ཕྱི་ནང་གསང་གསུམ་གྱི་གནོད་པ་ཞིར་འཚོ་ཀུན་ཐུབ་ངེས། སྨུར་མཛད་ཡེ་ཤེས་ཀྱི་མགོན་པོ་ལ་བརྟེན་པའི་ལས་བཞིའི་མན་ངག་ལས་བྲིས་པའོ།།

བྱིས་པའི་ཁ་ནད་ལ། ཙ་ཧ་ཕླ་རྩེ་ཨ་ཙ་གུ་གུལ་ཤུ་དག་སྦྱར་བ་བཏང་། ངེས་མ་འཚོ་ན། བྱ་ཕོའི་ཟེ་ཁྲག ཕླ་རྩེ་སྐྱ་གའི་སྦྲོ་གཞོབ་གི་ལྷང་ཙ་ཧ་སྤྱི་གཞུར་[ཞུར]སྦྱལ་བའི་ཤ་རྣམས་ཞིབ་བར་[པར]བཏགས་ལ་ཆུས་ཕོང་དུ་བྱུལ་པ་ཟབ་འདི་རྣམས་བཙོས་སོ།།

ཕྱི་ལིབ་ཟེར་བའི་ནད་ནི། ཕལ་ཆེར་བྱིས་པའི་ནད་འགོ་རིམས་མགྲིན་བར་[པར]འབྱུང་ན་འགགས་རིམས་འདྲ། གཉན་གྱི་མཐར་ཐུག

ཡིན། བརྟག་ནི་ནད་པ་ཅན་གྱི་མཇུབ་མོའི་རྩ་ལ་གཏར་ནས་ཁྲག་དེ་ཕོར་ནང་ཆུས་[ཆུའི]སྟེང་དུ་འབབ་ཚེ་ཕྱེ་ལེབ་ཀྱི་དབྱིབས་འདྲ་ན་འདིའི་རྟགས་ཡིན་པ་ལ། རིམས་ཐང་བཅུ་གཅིག ཨ་རུ་ལྔ་ཐང་། ཕྱེ་ལེབ་སྤྱང་རྩི་བཅུ་གཉིས། རྣམ་རྒྱལ་བདུད་རྩི་སོགས་བཏང་།

ཉེར་བདུན་པ། རྒྱ་ནད་འགའ་བཅོས་པ།

རྒྱ་ཐོར་ཞེས་བྱ་བསེ་དུག་རིགས།། འབྲུམ་པ་བེ་གེ་དང་འདྲ།། ཕུང་ཁམས་ཀུན་ལ་ཁྱབ་པར་འགྱུར་།། མང་འཕྲུག་རྣག་ཁྲག་ཆུ་སེར་འཛག། ཐུགས་སྨན་མ་དབྱུག་ཁོང་དུ་བཟློག། ཁོང་ལོག་ཚབས་ཆེ་དམུ་ཆུར་འགྱུར།། ནད་དེ་ལྷམ་དང་གོས་སོགས་དང་།། ཁྱད་པར་ཤིག་ལས་འགོས་པ་མང་།། ཁོང་སྨན་དངུལ་ཆུ་བཙོ་བརྒྱད་དམ། རྡོང་ལེན་བཅུ་གསུམ། རྒྱ་སྨན་ཅིན་ཙུ་བླའ། ཀྱིན་ཤིའི་ལེའུ་ཕང་། བུལ་ཏོག བ་བླ་དུད་པ་ཡང་ཡང་བྱུག་སོགས་བཅོས་སོ།།

ཡང་མོ་དེན་ལ། རྒྱ་ནག་གི་ནད་ཡང་མོ་དེན་ཟེར་མགོ་དང་ལུས་ཀུན་ན་ལ་གཉན་རིམས་ཀྱི་བརྟག་འདྲ། ལུས་སྟོབས་མེད། ཚ། འགོ་ནད། གྲང་རྒྱབ་ན། འབྲུམ་དམར་འབྱུང་ན་སྐྲངས་ལ་བཀྲ་བ་ལ་སྤུ་འབྱུང་། གྲང་ལ་བརྒྱད་འབྱུང་། རྒྱབ་ལ་བདུན་འབྱུང་། གྲང་ལ་བདུན། རྒྱབ་ལ་བརྒྱད་འབྱུང་ཡིན། འདི་ཡི་སྤུ་ཞེས་བ་[པ]ནི་བ་སྤུའི་[སྤུ]ཡིན། སྨན་ནི། གོ་ར་ཙན་བརྒྱད་པ། སློ་ཏི་[ཏིས]བདུན་ཐང་། བསྲིག་ཐལ་བརྒྱད་པ། སྤྱང་རྩི་བཅུ་གཉིས། ཚ་སེལ་དགུ་པ་སོགས་བཅོས།

ཉིང་གྲུབ་ནད་ལ། རྒྱ་སེར་གྱི་ནད། འགོ། ཚ་བ་[བའི]ནད་ཡིན། རྟགས་ནི་ཚེ་ལེན་འདྲ། ཚ་བ་སྦྱོང་སྲིབ་བྲེལ་ལེའུ་[ཤུས]འདེབས་དགའ། སྣ་ཚེར་སྐྲ

བ། མི་སྟག་འདྲ་ཚ་བ་ཆེ་ན་ཞག་གསུམ་འདས་ནས་གཞིན་རྗེའི་ལག་ཏུ་འཁྲིད་པ་ལ། སྲོག་འཛིན་ལྷ་པ། བསྲེགས་ཐལ་བརྒྱད་པ། སླེ་ཏྲེས་ལྷ་ཐང་། གཉན་བཤལ་ཐོག་མདའ། རྒྱ་སེར་པོ་ཊ་མ། རྒྱ་སེར་གྱི། སེལ་ཕོར་སེ་ལེའ་ནན་སོགས་བཅོས། ཡང་ན། ཤི་ཙིསྣ་ཟེར་བའི་བྱད་ཁའི་སྨན་ནི། ཪ་མོང་སྦྱོན་བཤལ་ནི། ཨ་ཊ་ར་ཤིང་ཀུན་ཀུ་གུལ་ཅི་ཧ་ང་ག་ཪ་མོང་དཀར་བའི་ལག་གཡས་སྤུའི་ཐལ་བ། ཧ་ནག་ཟེ་བ་ཐལ་བ། འཕྱི་བའི་མགོ་པའི་[བོའི]ཐལ་བ། དན་རོག་སྦྱར་བས། རྒྱ་སེར་གྱི་ཤི་ཙིསྣ་ཟེར་བའི་བྱད་ཁ་གྲིབ་ནད་ལས་གྲོལ་བར་ཐུབ། བདུག་རྫས་ནི། ཪ་མོང་སྣ་དང་ཛྭ་ཝེ་འཛུག་[མཛུག]སྡེར་མོའི་སྙིང་སོགས་གི་[ཀྱི]རྫེ། ཐིལ་ཤ་སོ་དུམ་དགུ། རི་བོང་གིས་[གི]རིལ་མ་ཙམ། ཁྲི་སོ་བཞི་གྲུབ་པ་ཐོ་བའི་དྲི་ཆུ་སྦྱར་བས་བདུག་ན་ཤི་ཙིསྣ་ཟེར་བའི་བྱད་ཁ་བཟློག་ངེས་ཡིན་ནོ།།

རྒྱ་ནག་གི་ཕྭ་ཡོའ་སྭ་ཟེར་བ་ནི། བཙག་མལ་གྱིས་འདར་ནད་གཅིག་ཡོད། དེ་ཡང་དབྱར་སྟོན་ལྷ་བུ་ཚ་བའི་དུས་སུ་མང་། ཚེས་གཅིག་ལ་འདར། ཚེས་གསུམ་དང་ཚེས་ལྔ་ལྷ་བུ་ཞག་རྣམས་བརྒལ་ནས་འབར་[འདར]བ་ལ། བྱད་མདོག་ཉམས་ཞིང་ལུས་ཟུངས་ལ་གནོད་པ། འདར་བའི་སྟོན་དུ་འཁྲུག་བ་[པ]ལྟར་གྲང་ཞིང་། རྗེས་སུ་ཚ་བ་འོང་དང་ལ་ལར་འགོ། བཅོས་སྨན་ནི་ཕོ་བ་རི་བདུན་བརྒྱད་ཙམ་གྱི་ཕྱེ་མ་སྦྲང་[སྦྲ]ཚིལ་གྱི་[གྱིས]དྲིལ་ནས་རིལ་བུ་ལྷ་འམ་བདུན་བྱ། སྣ་ངའི་ཕྱིར་ཆགས་པའི་སྲི་[དྲིག]ནག་གིས་མདོག་ནག་བསྒྱུར[བསྒྱུར]། ཐོ་རངས་དུས་ལ་གྲང་ཆུ་[ཆུས]འཕུལ་(ལ་)འཐུང་། དེ་ལྟ་ལན་དགའ་[འགའ]བྱས་ན་ནད་དེ་སེལ་ལོ།། ལིང་བུ་ཡུང་དུན། འཆི་བདག་གཡུལ་རྒྱལ། སླེ་ཏྲེས་ལྷ་ཐང་སོགས་བཅོས་སོ།།

ཡང་ན་སྙིགས་དུས་བཤད་པ་ནི། འདིའི་དུས་ལ་བཅོས་ཐབས་མེད་པའི་ནད་སྣ་ཚོགས་འབྱུང་ངོ་།། མ་ཅིག་ལབ་སྒྲོན་མའི་རྣམ་ཐར་ལས། ཚེ་

ལོ་གསུམ་[སུམ]བཅུ་ཁ་རལ་གྱི་སློབས་དུས། མི་གོས་ལ་རེ་བ་ནག་པོ་སྐྱོན་པར་འོང་། མགོ་ལ་སྐྲ་འདོག་ཞར་རྒྱལ་ནག་ཁུར་བ་འོང་། རྐང་ལ་བདུད་ཀྱི་གོ་ལྷམ་ནག་པོར་སྐྱོན་པར་འོང་། སྐབས་འདིར་ནད་ཤིན་ཏུ་མང་ཞིང་ཁྱད་པར་གླུ་ནད་བཙན་གི་[ཀྱི]གནོད་(པ་)སྣ་ཚོགས་མང་འབྱུང་གསུངས་སོ།། ཁྱུ་རེ་ཆེན་མོའི་བར་མ་ཅིག་ལབ་སྒྲོན་གི་[ཀྱི]རྣམ་ཐར་ལས་ཤོག་གྲངས་བརྒྱ་གྱ་གསུམ་ཤོག་བུ་མདུན་དུ་ཡོད་པ་ལས་ཤེས་བར་[པར]བྱའོ།། ཡང་ན། གསང་བ་ཅིནྟ་ལས། མ་ཧེ་ཅི་རིགས་བྱ། ཕྱུག་རྫོར་ཧ་མགྲིན་གི་[ཀྱི]སྔགས་མང་དུ་བཟླས་ན། མི་ཤེས་པའི་ནད་མ་འགྲོ་གསུངས་སོ།། ཡང་ན། དུང་ཐོད་ཀྱི་གསུངས་ལས། སྐྱིགས་དུས་ཚེ་དང་ནི་མ་ཧེ་ཐེར་འབུམ་གཏོར་མ་བརྒྱ་རྩ་བྱེ་བ་དུང་ཕྱུར་ཐོངས།

ཉེར་བརྒྱད་པ། མཆོན་དང་གྲིབ་སོགས་བསྲུང་བ།

མཆོན་རྩ་ལ་སྤང་ཤ་བ་ཀླི་ཐལ་ཏ་ཤིག་སྐྱུང་ག་རི་ཀླེ་ཧ་དཀར་སྤུ་[སྤྲུ]གཞོབ་བྱུག་ན་ཟབ། ཡང་ན། སྤང་ཆེན་ཤ་ཙུ་གང་ཉ་ཕྱེ་[ཕྱིས]སྤྱལ་[སྤྲལ]བ་ཚྭ་ལ་སིནྡྷུ་ར་རྩ་ལ་ཁྲུས་སྨན་ཡིན། གཉན་སེལ་བདུན་ཐང་། བྱུག་དམར་ལྡེ་སྐྱུར། བྱ་རོག་ཤ་སྨན་དུག་པ། བླ་ལི་སྣང་། རྒྱ་སེར་གྱི་རེ་སིལ་སོགས་བཙོས་སོ།། རྒྱས་པར་ན[ནི]། བྱང་ཁོག་ཆོས་ཀྱི་འཁོར་ལོས་[ལོ་ལས]ཤེས་བར་[པར]བྱ། ཡང་ན། མཆོན་བསྲུང་ནི། 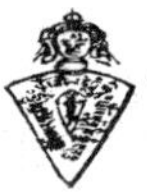 ཕུར་བུ་འཁོར་ལོ་འདི་[འདིའི]རྫས་ནི། གུར་གུམ་ལི་ཁྲི་སླ་རྩི་གུ་གུལ་སྦྱར་བའི་ཚུ་ཡིག་འབྲིས[བྲིས]། བྱུགས་རྫས་ནི་ཁྲ་ཡི་ཁྲག་དང་བྱ་རྐོད་ཤ་བྱུག མགུལ་དུ་བཏགས་ན་མཆོན་བསྲུང་བའི་མཆོག་ཡིན། མཆོན་ཀུན་ཐུབ།

ཐོག་བསྲུང་ནི། ནི་ན་ཕ་ཛ་ཤུན་ཏི་ཨ་ཨཱ། ཞེས་བ་[པ]བཟླས་ན་ཤིན་ཏུ་ཟབ་བོ།།

གྲིབ་གདོན་རྟགས་ནི། མཐོང་བ་དོན་གསལ་ལས། ལུས་ལ་གྲིབ་ཕོག་ན་ལུས་ལྕི་ཞིང་ཟུངས་སྟོབས་མེད་པ་དང་། མདངས་ཉམས། ལུས་ཀུན་བརྟུངས་སླམ་བྱེད་པ་འབྱུང་། ངག་ལ་གྲིབ་ཕོག་ན་ངག་མི་གསལ་ཤིང་སྒྲོ་བུར་སྐད་འགགས། ལྕེ་ལྤིབ་ཚིག་མི་གཙང་ཤིང་ལམ་དུ་འགྲོ་བ་འབྱུང་། དེ་ལ་ངག་བྱིན་རླབས་དང་འབྱུང་ལྔ་སྔགས་མང་དུ་བཟླས། སེམས་ལ་གྲིབ་ཕོག་ན་བརྗེད་ངེས་ཆེ་ལ་ཚིག་པ་ཟ་བ་དང་དོན་མེད་དུ་སེམས་མི་བདེ་བ་དང་གཉིད་འཐིབ། རྣམ་རྟོག་མང་པོ་འཆར་བ་དང་བྱ་བ་ཉམས་པ་འབྱུང་། དེ་ལ་ལུས་ངག་ཡིད་གསུམ་གྲིབ་སེལ་མནོལ་བསངས་སྤྱོད་དུས་སུ་མང་དུ་བདུག་བྱ།

མི་གཙང་བའི་མནོལ་སྒྲིབ་སེལ་བའི་རྫས་ནི། ཙནྡན་དཀར་དམར་ཨ་ག་རུ་ཤིང་ཀུན་ཛ་ཏི་གུ་གུལ་སྤོས་[སྤོས]དཀར་གུར་གུམ་སྣ་རྩི་སླེ་ཏྲེས་ཤུག་པ་མཁན་པ་ད་ལི་སྨན་ག་བུར་ཤེལ་ཏ་རུ་ཧ་སྣོག་སྐྱུ་ལི་ཤི་ཤིང་ཚྭ་བོང་ནག་མ་ནུ་ཡུངས་དཀར་ཏིལ་ནག་སུགྨེལ་ཤ་ཆེན་ཨ་རུ་རའི་ཤ་སེ་འབྲུ་གི་ཞང་ཙུ་གང་སྤང་སྤོས། འདི་རྣམས་བསྲེགས་པའི་ཕན་ཡོན་ནི། སྟེང་འོག་བར་གསུམ་གྱི་གནོད་པ་རྐྱེན་ངན་ནད་གདོན་སྡིག་སྒྲིབ་བཀྲ་མི་ཤིས་[ཤིས]པ་དང་། སྲོག་ལུས་དབང་ཐང་རླུང་རྟ་བསྐྱེད། མནོལ་གྲིབ་ཐམས་(ཅད་)སེལ་བར་འགྱུར་རོ།། ཡང་ན། མཐོང་བ་དོན་གསལ་ལས། གདོན་ཞེས་པ་མཆོད་རྫོངས་བགྱིས་ཏེ་དགྱེས་ན་གནོད་པ་མི་བྱེད་བར་[པར]མ་ཟད། གྲོགས་བྱེད་པ་ཡང་ཡོད། བགེགས་ཞེས་བ་[པ]མཆོད་གཏོར་གྱིས་དགའ་ཡང་སླར་ཡང་འཆད་རྫོམ་པའི་ངེས་བ་[པ]མེད་པས་གསོན་གཤིན་ལས་ཀུན་དང་འགྲོ་འདུག་བྱ་བ་འཛིག་རྟེན་དང་ཁྱད་པར་ཆོས་ལྡན་གྱི་བྱ་བ་བགེགས་འཇུག་

པ་ཤིན་དུ་སླ་བས་བྱ་གང་རྩོམ་པའི་ཐོག་མར་བགེགས་ལ་གཏོར་མ་བཏང་ནས་བསྐྲད་པ་ཤིན་ཏུ་གལ་ཆེ་བས། སྤྱིར་[སྤྱིར]ན་བགེགས་ལ་རྣམ་གྲངས་མཐའ་ཡས་པ་ཡོད་ཀྱང་སྐབས་དཔྱད་ཀྱི་སྐབས་འདིར། ལྷ་ཀླུ་སོགས་གདོན་ཆེན་ཉེར་གཅིག་རེ་རེའི་སྤྲུལ་པ་ཡང་སྤྲུལ་ཕོ་ཉ་སོགས་གསུམ་པོ་རེ་རེ་ལ་བཅུ་རེ་སྟེ་སྟོང་ཕྲག་ལྔ་བཅུ་དང་། ཕོ་མོ་མ་ནིང་གི་གདོན་གསུམ་ལ་དངོས་ཉམས་རྩི་ལམ་དུ་འོང་བ་གསུམ་གསུམ་སྟེ་དགུ་དང་སྤྲུལ་[སྤྲུལ]པ་གཞིའི་ཉེར་གཅིག་སྟེ་བགེགས་རིགས་སྟོང་ཕྲག་བརྒྱད་ཅུ་ཟེར། དེ་ལ་ཡང་བྱེ་བ་ཕྲག་བདུན་གྱི་བདག་བོ་[པོ]རྣམ་པར་འཇིག་བྱེད་དང་། བྱེ་བ་ཕྲག་བཅོ་བརྒྱད་ཀྱི་བདག་པོ་དབང་ཕྱུག་ཆེན་པོའི་འཁོར་གྱི་ཞའི་རིགས་དང་། བྱེ་བ་དྲུག་ཅུའི་བགེགས་ལ་དབང་བསྒྱུར་བའི་སྡེ་དཔོན་བཙུག་[གཙུག]འཕྲུང་དང་། ཁྲི་ཕྲག་བྱེ་བ་ཐེར་འབུམ་ཕྲག་སྟོང་གི་བདག་པོ་ནེའུ་ལེ་རིགས་ཟེར་བ་བགེགས་ཆེན་བཞི་བ་གསང་སྔགས་དང་རིགས་སྔགས་ལ་བགེགས་བྱེད་དོ།། བགེགས་གདོན་གློ་བུར་ཡེ་འབྲོག་སོགས་སོ་སོར་དབྱེ་བ་ཆེར་མེད་ཀྱང་སྐབས་དཔྱད་ཀྱི་སྐབས་འདིར་ཉོན་མོངས་དུག་གསུམ་ལས་རླུང་མཁྲིས་བད་ཀན་གསུམ་བྱུང་། དེ་ལས་སྦྱོས་པའི་ནད་རིགས་བཞི་བརྒྱ་རྩ་བཞི་འབྱུང་བས་དེ་ལ་དབང་བའི་གདོན་བཞི་བརྒྱ་རྩ་བཞི་ཡོད། ཡང་ན། འདྲེས་པའི་རྩ་ཕན་[ཕྲན]ཕྱི་ནང་བར་གསུམ་རེ་རེའི་ནས་བརྒྱ་ཉེ་ཤུ་རེ་ཕྱེ་བས་དེ་ལ་འཇུག་པའི་གདོན་རིགས་སམ་ཡེ་འབྲོག་སུམ་བརྒྱ་དྲུག་ཅུ་ཟེར་བ་དང་། རྒྱས་བར་[པར]ན་ཉོན་མོངས་བརྒྱད་ཁྲི་བཞི་སྟོང་རེ་རེའི་སྟོང་དུ་གདོན་རེ་རེའི་བཤད་ན་ཡོངས་གྲགས་ལྟར་གྱི་གདོན་ཆེན་ཉེར་བརྒྱད་རེ་རེའི་ལ་སྤྲུལ་[སྤྲུལ]བ་དང་དངོས་ཉམས་སོགས་སུ་འབྱུང་བའི་གདོན་སྟོང་སྟོང་རེ་བྱས་པས་གདོན་བརྒྱད་ཁྲི་བཞི་སྟོང་ཡོད་ཀྱང་། རྣམ་རྟོག་དང་རྐྱེན་དབང་གི་[གིས]བསྐྱེད་བའི་[པའི]གདོན་བགེགས་གློ་བུར་ཡེ་འབྲོག་ལྟས་

ངན་གྱིས་སྣ་འདྲེན་བྱེད་ནས་འབྱུང་བས་ལྟས་ངན་བརྒྱད་བཅུ་རྩ་གཅིག་ཟེར་བ་ཡུལ་དགོན་གྲོང་སོགས་ལ་བྱུང་པའི་ལྟས་ངན་སྔོན་ལས་འཕྲུལ་རྐྱེན་གྱིས་[གྱི]དབང་གི་[གིས]འབྱུང་བའི་[བ]སྨན་དཔྱད་ཀྱི་སྐབས་འདིར་མཁོ་བ་ཆེར་མེད་པས་མ་བྲིས། མདོར་ན་བགེགས་ཅི་ཙམ་ཡོད་ཀྱང་བགེགས་ཆེན་བཞི་ལས་མི་འདའ་བས་ཕྱོགས་བཞིའི་བགེགས་ལ་གཏོར་མ་བཏང་། གདོན་ཅི་ཙམ་ཡོད་ཀྱང་ལྷ་སྲིན་སྡེ་བརྒྱད་དམ་གདོན་ཆེན་བཅོ་བརྒྱད་དང་འཇིག་རྟེན་ན་གྲགས་ཆེ་བའི་བདུད་དགའ་རབ་དབང་ཕྱུག་གཙོར་གྱུར་བའི་ལྷ་འདྲེ་རིགས་པ་ཅན་དག་ལས་མི་འདའ་བས། དེ་དག་སོ་སོར་བརྟག་ནས་རང་རང་གིས་འདོད་པའི་ཡོན་ཏན་གཏོར་མ་ཟས་སྨན་གྱི་[གྱིས]བཅོས་ན་ཕན་ཆེ་བ་དང་། རྣམ་རྟོགས་སེལ་བ་ལ་མཆོག་ཏུ་བཟང་ངོ་།། དེ་ལ་སོ་སོའི་རྟགས་དང་བྱེད་ལས་སྟོན་པ་ནི།

ལྷའི་གདོན་ནི། ཚུལ་ཁྲིམས་དང་བྱ་སྤྱོད་གཙང་བའི་མི་ལ་གནོད་བས་[པས]སེམས་མི་བདེ་དང་ཟས་དང་སྨྲ་སྙིང་མི་འདོད། མིའི་ཡུལ་དུ་སྤྲ་མདོ་བཞི་ལ་སོགས་པའི་སྐད་མི་འདྲ་བ་སྨྲ་ཞིང་གཉིད་མེད་ཅིང་མདོག་ལེགས་པ་གཙང་སྦྲ་ལ་ཞེན་ཏུ་དགའ་བར་བྱེད་པའི་ལས་ཅན་ནོ།།

ལྷ་མ་ཡིན་གྱི་གདོན་ནི། མི་ཡོན་ཏན་དང་ལུས་གཟི་བརྗིད་ཅན་ལ་གནོད་པས་ཤ་ཆང་སྲིད་ཅིང་མིག་ཟུར་གྱིས་གཡོན་སོར་བལྟ་བ་དང་ཁྲོ་གཏུམ་དང་ང་རྒྱལ་ཆེ་ལ་བབས་ཅོལ་མང་དུ་སྨྲ་བ་དང་འཐབ་རྩོད་ལ་ཞེན་ཏུ་དགའ་བར་བྱེད་པའི་ལས་ཅན་ནོ།།

ཀླུའི་གདོན་ནི། བཙུན་པ་དང་བྲམ་ཟེ་ལ་གནོད་པས་ལུས་སྐེ། མགོ་འཁོར་ཞིང་འགྲེལ་བ་དང་ཁ་སྦུབ་[སྦུབ]ཏུ་ཉལ་ལ་ཁྲོ་སླ། སོ་ཐམ[འཐབ]། དབུགས་རྔོད། ལྕེ་འབྱིན། མིག་དམར་ཚུགས་སུ་བལྟ་བ་དང་ཤུ་བ་དང་སྐྲང་ཤུ་ཤ་བཀྲ་དང་མཛེ་རིགས་བཅོ་བརྒྱད་གཏོང་ཞིང་འོ་མ་

དང་མར་ལ་དགའ་བར་བྱེད་པར་[པའི]ལས་ཅན་ནོ།།

ནམ་མཁའ་ལྡིང་གི་རིས་[རིགས]སུ་གཏོགས་པ་ནམ་གྲུ་དང་སྐེམ་བྱེད་དང་གཞོན་ནུ་མའི་གདོན་སྟེ་བཞི་ཟེར་བ་ནི། རིམ་པ་རྒྱལ་པོ་དང་བྲམ་ཟེའི་རིགས་རྗེ་རིགས་དམངས་རིགས་བཞི་ལ་གནོད་པས་རིམ་པ་བཞིན་དུ་རིམས་ནད་དབུགས་རྫམས། སོ་འཆབ[འཆལ]། མིག་ཐུར་བལྟ་བ་དང་། རིམས་ནད་ལུད་སེར་དབུགས་མི་བདེ་བ་མགོ་འཁོར་ཞིང་མིག་གྱེན་དུ་ལྟ་བ་དང་། རིམས་ནད་ལུས་འདར་རྫམ་རྒོད་མགོ་འཕྱུར་བ་དང་། བྱིས་པའི་ལུས་ཚ། འབྲུམ་ཆུང་མང་དུ་འབྱུང་། འབྲུ་སྨུགས་ཁ་དྲི་ངན། ནུ་མ་སོ་འདེབས། མིག་དམར་མཆུ་སྐྱུར། ལས་བྱས་ཆེ་ཆོག་བཞིན་ཞིང་མགོ་འཁོར་བལྟ་བ་དང་མ་ཡ་བཙུམ། སྨིན་མ་གཡས་བརྟེག་གོ།

དྲི་ཟའི་གདོན་ནི། གླུ་དང་གར་མཁན་གཙང་སྦྲ་ཆེ་བ་ལ་གནོད་པས་དགེ་འདུན་སྡེའི་དཀོར་བརྐུ་བ་དང་འཕྲོག་པ་ལ་དགའ་བའི་གྲོགས་སུ་བཅུག གླུ་གར་དང་ཁ་ནས་རོལ་མོའི་སྒྲ་འབྱིན། ལྟོ་སྐོམ་དང་ཆེ་བ་ཆས་པ་དང་རིམས་ནད་གཏོང་ཞིང་གྲིབ་དང་མི་གཙང་དང་གཏམ་དང་རྒྱན་ལ་ཤིན་ཏུ་དགའ་བར་བྱེད་པའི་ལས་ཅན་ནོ།།

འབྱུང་པོའི་གདོན་ནི། གཙང་སྦྲ་ཆེ་ཞིང་གཟུགས་བཟང་བ་ལ་གནོད་པས་སེམས་རྒོད། ནམ་མཁར་བལྟ། སྐོམ་དད་ཆེ། ལྷ་སོགས་མཆོད་ལ་དགའ་བར་བྱེད་པའི་ལས་ཅན་ནོ།།

ཡི་དྭགས་ཀྱི་གདོན་ནི། སྦྱིན་པ་གཏོང་མཁན་གྱི་མི་ལ་གནོད་པས་ཟས་ནོར་སོགས་ཟད་པོར་རྩལ་བར་བྱེད། རང་གི་དངོས་ལ་སེར་སྣ་ཆེ་ཞིང་གཞན་གྱི་ཟས་ནོར་ལ་རྔམ་ལངས་དང་འདར་ལ་འཇིགས་ཤིང་ཟས་སྐོམ་ལ་གདུངས་པ་དང་ཡན་ལག་ཕྲ་ཞིང་ལྟོ་བ་ཆེ་བ། ལུས་སྐེམ་པར་བྱེད་པ། ཚོགས་བསགས་ལམ་དུ་འགྲོ་བར་མི་བྱེད། མི་ཐམས་ཅད་མི་དགའ་བར་

བྱེད་པའི་ལས་ཅན་ནོ།།

ཤ་ཟའི་གདོན་ནི། ང་རྒྱལ་ཆེ་ཞིང་མཛའ་གཉེས་དང་ཕྲ་མ་མཁན་ལ་གནོད་པས་ཤ་ཟ་ལ་ཁྲག་ཐྲོ་ཅན་སྤྲུལ་འདྲེ་གཟུ་ལུས་ཅན་གསུམ་རིམ་པ་བཞིན་གཞན་མཐོང་ན་དྲག་རྔོད་ཤ་མདོག་སྔོ་ལ་རྩུབ་པ་དྲི་ངན་བྲོ་བ། ཤ་ཆང་སྲེད་ཅིང་ལུས་འདར་རྒྱུག་ཤིང་ཐྲུ་ལེན། ཤ་ཆང་ལ་ངོམས་མེད་པ་ནམ་མཁའ་[མཁར]བལྟ། སྐབས་སུ་ངོ་གནོངས་ཤིང་སྐད་མདངས་[གདངས]དམའ་ལ་དོན་མེད་དུ་དུ་ཞིང་འབོགས་ཚུལ་སྟོན། འབྲེལ་མེད་ཀྱི་གཏམ་མང་དུ་སྨྲ། སེམས་ཅན་གྱི་ཚེ་མྱུར་དུ་ཟད་ཅིང་སྲོག་འཕྲོག་པ་ལ་དགའ་བར་བྱེད་པའི་ལས་ཅན་ནོ།།

སྲིན་པོའི་གདོན་ནི། ཁྲོ་བ། ཅི་བརྗོད་སྨྲ་ཞིང་ཚིག་རྩུབ་འཐབ་པ་ལ་དགའ་(བའི་)མི་ལ་གནོད་པས་རེས་དུ་ཤིང་རེས་དགའ། ཐྲུ་ལེན། བབས་ཆོལ་སྨྲ། ལག་པ་ས་ལ་ལྡེབ་ཞིང་སྟོབས་ཆེ། ཚིག་རྩུབ་སྨྲ་ཤིང་རོ་ལ་འཁོར་བ། སེམས་ཅན་གྱི་སྲོག་ལ་ཇམས་པ། ཤ་ཁྲག་ལ་རོལ་བར་བྱེད་པའི་ལས་ཅན་ནོ།།

གནོད་སྦྱིན་གྱི་གདོན་ནི། རྒྱལ་པོ་དང་བྲམ་ཟེའི་རིགས་གཟུགས་མཛེས་པ་ལ་གནོད་པས་གསང་གཏམ་ལྷ་བུ་ཤུབ་བུར་སྨྲ་ཤིང་ཉག་མ་གཅིག་བུར་ཟློས་ལ་སྲེད་པ། མིག་འཁྲུལ། ཚ་དུས་གྲང་ནད་གྲང་དུས་ཚད་ནད་བཏང་། ལུས་ལ་འབྲུམ་པ་དང་རྨ་རིགས་གཏོང་ཞིང་ལུས་རེངས་པ་དང་ཆས་སོགས་སྤེར་བ་དང་གཙང་སྦྲ་ལ་དགའ་བར་བྱེད་པའི་ལས་ཅན་ནོ།།

གྲུལ་འབྲུམ་གྱི་གདོན་ནི། སྨྲ་ཉུང་། བྱ་བ་དལ་བ་དང་གྲང་ནད་ཅན་གྱི་མི་ལ་གནོད་པས་ངོ་ནག་ཅིང་ཚིག་མི་སྨྲ། དལ་བུར་འགྲོ་བ་དང་རླིག་པ་ཧླུག་[རླུགས]པ་དང་སྐྲངས་པར་བྱེད་པ། མི་མང་པོ་ཚོགས་སར་གནས་པ་ལ་དགའ་བར་བྱེད་པའི་ལས་ཅན་ནོ།།

སྨྱོ་བྱེད་ཀྱི་གདོན་ནི། མི་གཟུགས་མཛེས་དཔའ་ཞིང་རྒྱན་དང་སྨྱུ་གར་

མཁན་ལ་གནོད་པས་གཉིད་མི་འབེབས། ཀུ་ཅོ་དང་སྨུ་གར་བྱེད་པ། སྨྱོ་ཞིང་སྟོབས་ཆེ། དབང་པོ་དང་དྲན་པ་སོར་སྡེ་སེམས་འཁྲུལ་ནས་འཐབ་པ་དང་འཁྲོས་པ་ལ་དགའ་བར་བྱེད་པའི་ལས་ཅན་ནོ།།

བརྗེད་བྱེད་ཀྱི་གདོན་ནི། མི་དྲག་ཕྲོ་གཏུམ་ཅན་ལ་གནོད་པས་སྙིང་འདར། མགོ་འཁོར་སོ་འཆའ། སྐྱིགས་ཅིང་རྐང་ལག་གཡོ་བ། མུན་ནག་ལ་བཞུགས་[ཞུགས]སྨམ་པའི་སེམས་སྐྱེས། གཅིག་བུ་པོ་ན་གཞན་ལ་འགྲོ་དགའ་བར་བྱེད་བའི་ལས་ཅན་ནོ།།

ཚངས་པའི་གདོན་ནི། ཁ་ཏོན་[བཏོན]དཀའ་ཐུབ་ཅན་ནས་དེ་ལས་ཉམས་པ་ལ་གནོད་པས་ཀྱི་ཞེས་འབོད་ཅིང་ཆོས་སྨྲ། རང་གི་[གིས]རང་ལ་མཆོད་སོགས་བཟེག་ཅིང་གཞན་ལ་འཇིགས་པ་སྟོན་ཅིང་སྐྲག་པ་མེད། སྡུགས་འཆང་ལ་སྤང་བ་དང་རྐོད་[དགོད]ལ་དགའ་བར་བྱེད་པའི་ལས་ཅན་ནོ།།

ལོག་འདྲེན་གྱི་གདོན་ནི། མི་དང་མི་མཐུན་པའི་མི་ལ་གནོད་པས་ལུས་ལ་དྲི་ངན་འབྱུང་། གོས་ངན་དང་ཟས་ལྷག་གམ་བུད་མེད་དང་ལྷན་ཅིག་གནས་སམ་གཅེར་བུ་[བུར]གཤང་གཅི་གཏང་བའི་དུས་སུ་འཇུག་པས་མིའི་ཡིད་དུ་མི་འོང་བའི་ཚོང་དང་གདོན་ཕམ། ལོ་ཏོག་མི་སྨིན། མཛའ་གྲོགས་མཐུན་པ་མི་རྙེད། རྙེད་ཀྱང་བསམ་པ་འགྱུར་ཞིང་འཁྱོག་བའི་ལས་ལ་དགའ་བར་བྱེད་པའི་ལས་ཅན་ནོ།།

མཚུན་ལྷ་[ལྷའི]གདོན་ནི། ཕ་མེས་གོང་མ་སོགས་ཤི་བའི་ལོ་དང་ཟླ་བ་ལ་ཉེ་འབྲེལ་ལ་གནོད་པས་ཤི་བ་དེའི་རྟགས་དང་ཆ་ལུགས་བཟུང་ནས་བསྐུ་བར་བྱེད་པའམ་ཡི་དྭགས་ལ་ལ་དེར་ཛུས། དུར་སར་གནས་སམ་ཕ་མ་སྤུན་གྲོགས་ཤིན་ཏུ་མཐུན་པ་རྣམས་ལ་དབྱེན་དང་གཏམ་ངན་མི་ཁ་བྲམ་མཆུ་ཟེར་སྙིང་འདོད་པའི་ལས་བྱེད་དུ་བཙུག་པ་ལ་དགའ་བར་བྱེད་པའི་

ལས་ཅན་ནོ།།

དྲང་སྲོང་གྱིས་[གྱི]གདོན་ནི། ལྷའི་བླ་མ་གཟའ་ཕུར་བུ་དང་ལྷའི་དྲང་སྲོང་དམོད་པ་འདོད་པ་དང་ཕན་འདོགས་ནུས་པ་རྣམས་དང་ལྷའི་རིགས་དང་ཐོས་པས་རྒན་པོ་སྐྱེ་དགུའི་བདག་པོར་རློམ་པ་རྣམས་དང་ལྷའི་རིགས་འཛིན་སྔགས་འཆང་འགྲུབ་པ་བཞི་བོ་རང་རང་གི་སྤྱོད་ལམ་དང་ཁ་ཟས་ཀྱང་གདོན་དེ་དང་མཐུན་པར་དམོད་པ། སྔགས་ཀྱི་མཐུ་ལས་དེ་མཐུན་པའི་ནད་གདོན་འབྱུང་བས་གསལ་ཆ་མི་འབྱུང་ངོ་།།

རོ་ལངས་ཀྱི་གདོན་ནི། བདེན་པར་སྨྲ་ཞིང་གཉིད་ཆེ། ལུས་འདར་ལ་ཆུ་འཛག ལྐེ་གདོན་ཐོད་དང་རྒྱན་ལ་དགའ་བར་བྱེད་པའི་ལས་ཅན་ནོ།། འདི་ལ་གདོན་ཆེན་བཅོ་བརྒྱད་ཞེས་[ཅེས]ཟེར། ཡང་དཔེ་ལ་ལར་ནམ་མཁའི་[མཁའ]ལྡིང་གི་གདོན་དང་འབྱུང་པོའི་གདོན་དང་སྨྱོ་བྱེད་བརྗེད་བྱེད་ལོག་འདྲེན་གྱི་གདོན་དྲང་སྲོང་གི་གདོན་ཞེས་མ་བགྲང་། དྲང་སྲོང་གྲངས་[བགྲང]བ་དང་གཡེང་བྱེད་བྱད་སྟེམས་གཉིས་སྟེ་[ཏེ]བཅོ་བརྒྱད་དུ་བགྲང་བ་ཡང་ཡོད། ཡང་ན་ནམ་མཁའི་[མཁའ]ལྡིང་གི་རེས་[རིགས]གཏོགས་བཞི་སོ་སོར་བགྲང་ནས་དྲང་སྲོང་བཞིའི་མ་གྲངས་བ་དང་ཤ་ཟ་གསུམ་དང་སྨྱོ་བྱེད་བརྗེད་བྱེད་ཞེས་སོ་སོར་བགྲང་ནས་རོ་ལངས་དང་མཚུན་ལྷ་དབྱེན་བྱེད་མ་གྲངས་[བགྲང]པའི་བཅོ་བརྒྱད་དུ་གྲངས་[བགྲང]པ་ལུགས་གཉིས་ཡོང་བས་དང་པོ་ལྟར་ན།

གཡེང་བྱེད་ཀྱི་གདོན་ནི། ཆུ་འདོད་ཅིང་དངངས་ཚིག་གདོན་ལ་ཟས་མི་འདོད་པའི་ལས་ཅན་ནོ།།

བྱད་སྟེམས་ཀྱི་གདོན་ནི། ཤིང་སོགས་འཛིན་ཅིང་གཅེར་བུར་རྒྱུག་པ་དང་གནས་སྟོང་དུ་འདུག་པར་བྱེད་པའི་ལས་ཅན་ནོ།།

བདུད་དགའ་རབ་དབང་ཕྱུག་བཙུན་མོ་བཅས་པ་ནི། འགྲོ་བ་སྤྱི་དང་

ཁྲུད་པར་དགེ་བ་དང་ཆོས་བྱེད་ལ་གནོད་པས་དྲེགས་པ་རྒོད་པ་ཀུན་ཏུ་རྒོད་ས། སེམས་མི་བདེ་བ་བསྐྱེད་པར་བྱེད་པའི་ལས་ལ་བརྩོན་པ་དང་དགེ་བ་བྱེད་པ་གཞོལ་བ་དང་སེམས་ལོག་པར་བྱེད་པའི་ལས་ཅན་ནོ།།

སློན་ཆེན་བདུད་བཞི་ནི། འཐབ་རྩོད་དང་སེམས་གཡེང་བྱེད་འདུ་ཤེས་ལོག་པ་དང་རྒྱུན་དུ་ཆགས་པའི་འདུ་ཤེས་བཞིས་རིམ་པ་བཞིན་སེམས་ཅན་ཐམས་ཅད་ཁྲུབ་པས་ཆོས་དང་ལེགས་པའི་བྱ་བ་ལ་བར་དུ་གཅོད་པར་བྱེད་པའི་ལས་ཅན་ནོ།།

རྒྱལ་པོ་དཀོར་བདག་གི་གདོན་ནི། ཟས་ནོར་རིན་པོ་ཆེའི་རིགས་མང་པོ་བསགས་པའི་རྒྱལ་པོ་སློན་ཆེན་དཔོན་ཆེན་ཕྱུག་པོ་སེར་སྣ་ཅན་གྱི་རྫས་ལ་འཁོར་པ་ལས་ལམ་དུ་འགྲོ་བར་མི་བྱེད། དྲེགས་པ་དཔའ་བ་ང་རྒྱལ་དང་སེར་སྣ་ཆེ། ཁེངས་པའི་སེམས་དང་ལྡན་ཤིང་སྙིང་འཁྲུགས་ཅིང་སྨྱོ་འབོགས་ནད་གཏོང་བ་དང་ཡོད་པ་ཟད་བར་བྱེད་པའི་ལས་ཅན་ནོ།།

མ་མོའི་གདོན་ནི། ཕོ་ལ་ཐྲག་དོག་བྱེད་ཅིང་མོ་ཡུགས་སུ་ཕོ་རངས་བྱེད། རིམས་ནད་ཚད་ནད་སྨད་ནད་གྲང་ནད་ཀྱི་སྣ་འདྲེན་པ་དང་། བཙུན་པའི་རིགས་སྡོམ་པ་ལྷུར་པར་ཆགས་པའི་སེམས་རྒྱུན་དུ་སྐྱེས་ཤིང་ཡུགས་ས་མའི་རྗེས་སུ་འབྲངས་ནས་གནོད་པར་བྱེད་པའི་ལས་ཅན་ནོ།།

གཤིན་རྗེའི་གདོན་ནི། ཁྲོ་ཞིང་གཏུམ་པར་གསོད་པའི་ལས་ལ་དགའ་བ་སྨན་དང་རིམ་འགྲོ་[གྲོ]བྱེད་མཁན་ལ་སྡང་བ་དང་། ཚེ་དང་སྲོག་མྱུར་དུ་འཕྲོག་པར་བྱེད་པའི་ལས་ཅན་ནོ།།

དམུའི་གདོན་ནི། ཤིང་རྐང་གཅིག་པའི་[པར]གནས་ཤིང་འོར་དང་དམུ་ཆུ་སྐྱ་རབ་སོགས་སྟོད་དུ་འཚངས་བའི་[པའི]ནད་གཏོང་ཞིང་ཤ་ཁྲག་དང་དྲི་ངན་ལ་འཁོར་བར་བྱེད་པའི་ལས་ཅན་ནོ།།

འགོང་འདྲེའི་གདོན་ནི། ཟས་ནོར་ཕྱུགས་གསུམ་མྱུར་དུ་ཟད་པར་

བྱེད་པ། འཕེལ་དུ་མི་འཇུག་ཅིང་ལྷག་མ་མེད་པར་སྤྲང་དུ་བཅུག ཟས་ལ་བཞུགས་[ཞུགས]ན་བཅུད་ཐོར། ལམ་དུ་མི་འགྲོ། སྨུགས་ལྷར་བཞུགས་[ཞུགས]ན་གོད་ཁ་གཏོང་ཞིང་སྨུགས་ཟད་པར་བྱེད་པའི་ལས་ཅན་ནོ།།

ཐེའུ་རང་གི་གདོན་ནི། ཕལ་ཆེར་འགོང་འདྲེ་དང་འདྲ་བ་ལས་མི་སྨུགས་ཀྱི་ཆུང་འཕྲུག་ལ་གནོད་པ་བྱེད་པ། ཕྲུ་གུ་མི་མཐུན་པ་སྐྱེས་པ་དང་མཚན་མོ་སྒོ་ཁྲི་པུ་བར་བྱེད་པ་དང་ཟས་ནོར་ཐམས་ཅད་ཕར་གཏོར་བ་མེད་ཀྱང་ཡོད་མེད་དུ་གྱུར་པ་བརྐུ་བའི་ལས་ལ་དགའ་བར་བྱེད་པའི་ལས་ཅན་ནོ།།

གྲི་འདྲེ་གདོན་ནི། རང་སྲོག་རང་གིས་བཅད་པའི་འདྲེ་རྣམ་ཤེས་ལ་བརྟེ་བའི་གྲི་དང་མཚོན་ཆ་དང་ཐག་པ་ལྟ་བུའི་རང་སྲོག་གཅོད་དུ་བཅུག འཐབ་མོ་འཁྲུག་ལོང་རྩོད་པ་ལ་དགའ་བར་བྱེད་པའི་ལས་ཅན་ནོ།།

ལན་ཆགས་ཀྱི་གདོན་ནི། བུ་ལོན་སླེགས་པ་དང་ཁེ་ཚོང་ལ་ཡིད་བསྐྱོད་པར་བྱེད་པ། ཁེ་ཐོར་དང་ཚོང་ལམ་དུ་འགྲོ་བར་མི་བྱེད། འདུས་ནད་བྲོ་ནད་མགུལ་འགགས་སོགས་གཏོང་ཞིང་ཡིད་འཁྲུགས་པའི་རྒྱུ་རྐྱེན་བསྐྱེད་པར་བྱེད་པའི་ལས་ཅན་ནོ།།

གཟའི་གདོན་ནི། ཕལ་ཆེར་གསོ་མི་ཐུང་བ་མང་པ་ཡང་རྟགས་བཙོས་སོགས་གོང་གི་གཟའ་ནད་ཀྱི་སྐབས་སུ་ལས་ཤེས་པར་བྱའོ།། གདོན་འདི་རྣམས་ལ་དགའ་བར་བྱེད་པའི་ཐབས། དང་པོ་ན[ནི]། བསངས་དང་བསུར་མཆོད་གཏོར་མའི་[མ]འབུལ་ན་ཞི་བའི་ལས་ལ་བཟང་ངོ་།། ཡང་ན། འདི་མི་ཐུང་སྟགས་ཀྱི་ནུས་པ་ཐོབ་པ་རྣམས་དང་མེ་མདའ་འཕེན་ཚུལ་དང་མེ་གཏོར་མའི་རྣམས། བཟློག་ཆེན་དང་བདུད་བཟློག་སོགས་སུ་རྒྱས་པར་བྱས་ན་བསྟུགས་སོ།། སྟོབས་ཆེན་རྡོ་རྗེའི་དྲག་རྔས་ལས་དུག་བར་[བདུག་པར]བྱའོ།།

ཉེར་དགུ་པ། ཐོར་བུའི་ནད་བཅོས་པ།

སྐད་འགག་ནི། རྟགས་ནི་རླུང་གྱུར་བ་སྐད་ལ་འཕེལ་གྲིབ་[འགྲིབ]ཆེ་བ། གྲེ་བ་གྲ་མས་གང་སྐམ་རྩུབ་ལ་ཚ། མཁྲིས་གྱུར་གྲེ་བ་ཚ་སྐམ་ཚིག་མི་ཐར། ཁྲག་གྱུར་དྲག་ཤུལ་བཅད། བད་ཀན་མགུལ་འགགས་སྐད་དམའ་འཛེར། ཚིལ་གྱུར་སྐད་འགགས་འཚོ་ཆེ་ལས་ཤེས་པར་བྱ་བ་ལ། ཁྱི་[ཁྱེ]རིང་པའི་འཛམ་གླིང་འབྲུག་སྒྲ་ལེགས། ལི་ཤི་བཅུ་བ། ལི་ཤི་སོ་ལྔ། སོ་ཕག་དགུ་བ། ཚར་བོང་ལྔ་ཐང་དེ་རྣམས་བཅས་སོ།། གཞུང་ཆེན་མོ་རྩུལ་འདྲ་འོག་འབྱུང་ན་ལ་གོང་གི་སྨན་ལྔ་བུ་[བུས]བཅོས་སོ།།

ཡིག་འཆུས་ནི། དེ་རྟགས་རླུང་གྱུར་རོ་བསྐ། མཁྲིས་པ་ལ[ཁ]། བད་ཀན་རོ་མངར། འདུས་པ་རོ་དང་བྲལ། མཁྲིས་ཚ་བད་ཀན་རླུང་གྲང་བཤད་པ་ལ། ཕོ་བ་རི་ལྔ་པ། ཕོ་བ་རི་སུགྨེལ་ཤིང་ཚྭ་སེར་མེ་ལང་ན་མེ་ཏོག་ག་ར་སྦྱར་བ་དང་། ག་ར་གསུམ་སྦྱོར་སོགས་བཅོས་སོ།།

སྐོམ་ནད་ལ། རླུང་ཁྲག་མཁྲིས་བད་ཀན་འཁྲུགས། ལྕེ་སྨྱུལ་སྐད་འགགས་ངོམས་པ་མེད་པར་སྐོམ། སྨན་ནི་སྐྱུ་རུ་ཙ་ཨུ་སུ་བ་ཤག་[ཤ]ཀ ག་ར་སྦྲང་རྩིའི་ཆུས་དབུལ། མཁྲིས་རླུང་སེལ་སྦྱོར། ད་ལི་བདུན་པ་སོགས་བཅོས་སོ།།

སྐྱིགས་བུ་ལ། རླུང་མཁྲིས་བད་ཀན་ཚ་གྲང་སོགས་འབྱུང་། གཉེན་རྒྱུའི་བུ་ག་འགགས་ལས་འབྱུང་བར་གསུངས། སྨན་ནི། ལམ་སེལ་བཅུ་གཅིག སྲ་[སྲུ]ཚིལ་བཅུ་གཉིས། ཤུ་དག་བཞི་བ། ལི་ཤི་ཆིག་ཐང་འོ་མའི་[མས]བསྐོལ་བཏང་། སྨུར་དུ་འཛུད་བྱ། བུལ་ཏོག་སྣར་ཐེན་སོགས་བཅོས། གདོན་ལས་འབྱུང་བའི་སྐྱིགས་བུ་རིམ་གྲོ་བྱ།

དབུགས་མི་བདེ་བ་ནི། རྟགས་སྙིང་རྩིབ་ལོགས་རྒྱངས་སམ་གཟེར།

ཧྱོ་སྒྱོ[སྒྲོ]། དབུགས་རྒོད་ཡང་ན་གཞའ་བར་འགྱུར། ཕྲན་ཚིགས་འགྲངས་ངོམས། འདུག་རྗེས་དྲག་ཤུལ་བྱུང་། ལུད་པ་མང་། གྲི་ངར་ཞིང་འཛེར། ཉལ་མི་བདེ་དབུགས་ཆད། གྱེན་འབྱུང་བད་ཀན་དབུགས་རྒྱུའི་ལམ་བཀག་པས། ཕྱིར་འཐེན་བདེ་ཞིང་ནང་དུ་དབུགས་རྔུབ་དཀའ་བ་ལ། ལམ་སེལ་བཅུ་གཅིག རྟེན་འབྲེལ་བཅུ་གཅིག ཤུ་དག་བཞི་པ། ཙུ་གང་བཞི་པ། ལི་ཤི་སོ་ལྔ། ཤིང་མངར་ཙུ་གང་ཟེར་[ཟེར]དཀར་ཕྱི་ཚེར་སྦྱར་བས་ར་ཡི་འོ་མ་འཐུང་། ཞུག་པའི་སྦྲི་རྐང་མཐིལ་གྱི་འོག་ཏུ་གདན་བྱ། རིན་ཆེན་དབུགས་ཐོག་ཨ་གྱོང་[གྲོང]སྙིང་ཐོག་སྐྱོ་ལོ་སྐྱུ་[སྐྲུ]རུ་སྦྱར་བས། མ་ནུ་བཞིའི་ཐང་གིས་ཕྱུལ་བཏང་དེ་རྣམས་བཅོས་སོ།།

ཚེར་ལྷོག་ཞེས་[ཅེས]པ་གདོན་རྐྱེན་གྱིས་ལྷག་[ལྷོག]ཐབས་སུ་སྐྲངས་ཤིང་རྩ་[ཚ]ཅག་མི་འདུན་གཏོར་འདྲའི་ཟུག་ཟེར་[གཟེར]སྐྱེས་ཏེ་སྨོས་ཀྱི་གཉེན་པོ་མ་སླེབས་ན་རྩ་ལ་ཤ་བཏབ་པ་ལྟར་འགྲོ། སྐར་མདའ་ལྟར་ཡལ། ཕྱི་ཁྲུང་ལྟར་འཁྲིད། མེ་ལྟར་འབར་ཏེ་ལུས་ཀུན་ལ་ཚ་འདུར་བྱེད་པས་འཆི་བར་འགྱུར་ཕྱེད་[བྱེད]པས་འདི་ལ། ཐོག་མར་སེམས་ཅན་གང་ཡང་རུང་བའི་མཁྲིས་པ་འདུལ། དེ་ནས་གོ་ཕྱིལ་བདུན་པ། ཧ་གཞོན་ཁྲུང་བ། སླེབ་པས་དཔལ་འབྱོར་སོགས་བཅོས་སོ།།

སེས་ཚིག་ལ། བ་སྦྲང་ཕྱི་རྣོན་རླན་སྐྱེ་དུག་བླངས། ཕྱི་རྒོད་འདི་སྦྲི་མར་དང་ཞུན་བྱུགས། ར་ཚིལ་སིཧླ་ར་དོམ་མཁྲིས་སྦྱར་བས་བྱུགས། མེ་ཡིས་མི་ཚིག་གདམས་པ་ནི། བུལ་ཏོག་ཆུ་ལ་སྦྱགས་འདི་བཏབ། ཨོཾ་ཧྲྀ་ན་ཙཀྲ་ཧཱུཾ་ཕཊ། གསུམ་བརྒྱ་བཟླས་ཏེ་ལུས་བྱུག་པས། མེ་ནང་མཆོངས་ཀྱང་ཉམ་ང་མེད། འདི་རྣམས་བཅས་སོ།། ཧ་སོགས་ཀྱི་[ཀྱིས]ལྷུང་ནས་རུས་པ་ཆག་དང་ནང་འཁྲིལ་[ཁྲིལ]ཆག་ལྷུང་བསྣད་པ་ལ། གླད་པ་ལྷུང་ཞིང་མགོ་འཁོར་ཞིང་མི་ཐིག་[ཐིག]སྟོང་སྐྱུག་བྱེད་པ་འདི་ལ། ཞད་པའི་སྨྲ་མཚམས་

གྱི་ཕྱོགས་བཞིར་མདུད་པ་བཞིར་བྱས་ནས་མ་ལྷོད་པར་བསྡམས་ནས་ཁྲུ་ཚུར་གཅིག་གིས་མདུད་པ་བཟུང་ནས་སྟེང་དུ་ཁྲུ་ཚུར་གཅིས་གི་[གཅིག་གིས]ལན་གསུམ་རེ་རེའི་བཞིན་དུ་བརྡེག་པར་བྱ།

རྐང་མགོ་ཚིགས་བུད་ན་དེའི་ཡན་གྱི་འོག་ཏུ་དབྱུག་པ་ཕྱིང་བ་སོགས་ཀྱི་འདྲིལ་བ་བཙུག་ལ་ལངས་སྟེ་[ཏེ]རྐང་བ་ལེབ་མོར་བཙུག་སྟེང་ཚིགས་གང་བུད་མི་གཅིག་གི་རྫིང་མནན་བྱས་ཚུད་དོ།། རྐང་ལག་གི་ཀུས་པ་ཐད་ཀར་ཆག་ན་ཤ་ཕྱིར་འཐེན་ཏེ་ཕུས་མོ་ནས་རྐང་མཐིལ་བར་རམ། གང་ཐད་དུ་ཆག་པའི་ཀུས་པ་དེའི་རིང་ཚད་དང་སྐྱོམ་[སྒོམ]སླངས་ནས་ཤིང་བཞིའམ་དྲུག་ཀུས་ཆག་པའི་ཡར་མར་གྱི་སྣེ་ལ་ལེགས་པར་བསྡམས། ལག་ངར་རྫེ་ངར་ཆག་ན་རས་ཀྱི་[ཀྱིས]གསུམ་རིམ་དུ་དཀྲིས་ནས་སྟེང་དུ་རྩི་ཐུར་བསྒྲིགས་ནས་ཕྱི་ནས་ཤིང་གི་[གིས]བསྡམས་པ་སོགས་བྱ། སྨན་ནི། མདོང་རྩེ་ལྔ་པ། གསང་སྨན་དགུ་སྦྱོར། གཉེན་པོ་གཡུང་དྲུང་དོང་རྩེ་ནི་འབྲིས་[བྲིས]རིས་འདི་ལྟར་འདྲ། ◎ གཡུང་དྲུང་ཚ་འདུལ་ནི། མེ་ལ་བསྲེག་ནས་བཞི་དགུ་རེ་རེ་བཞིན་དུ་ཚོའུ་ལ་བཙུག དེ་ནས་ཚ་ལ་མུ་ཟེ་[ཟི]བྱུག་ལ་ཀོང་བུར་བླུག་ལ་བསྲེག་ནས་ཐལ་བྱའོ།།

སྙི་དང་མཆིན་པ་ལྷུང་ན་མགོ་ཐོམ་ཞིང་འཁོར། སྨྲ་བ་ཞན། དབང་པོ་ཉོར། སྟོད་འཁེངས་བར་[པར]གྱུར་བ་ལ། དེ་མ་ཐག་ཏུ་མི་གཞན་གྱིས་མཆན་ནས་བཏེག་སྟེ་ལན་མང་སྦྲུག་[སྤྲུག]བརྡབ་བྱས་ནས་སྙི་མཆིན་སོགས་ནང་འཁྲོལ་[ཁྲོལ]རིགས་གང་ལྷུང་པ་ལ་གླང་ལུག་གི་སྙི་མཆིན་སོགས་དེ་དང་དེའི་སྟེང་དུ་བཞག་ནས་རྗེས་སུ་ལག་པས་མཉེ་ནས་གང་ལྷུང་ཕྱོགས་ལ་ཕྱིང་བས་གྲུ་གྲུ་བསྡེམས་[བསྡམས]ནས་འཇོག

མཁལ་མ་ལྷུང་ན་གར་ལྷུང་ཐད་དུ་དོང་བཀོ། རྐེད་པ་རས་ཀྱི་[ཀྱིས]

གསུམ་བསྐོར་དུ་དཀྲིས། ངོང་ལ་མཁལ་མ་བསྟན་ནས་ཐོ་བས་ཕྱོགས་གཉིས་ལ་སར་བརྡུང་ལན་གསུམ་གསུམ་རེ་བྱ། དེའི་དུས་སུ་རྐང་ལག་བཞི་ཡར་སྡིང་ལ་དང་[དྲང]བོར་འཐེན་ན་བཟང་ངོ་།། པྣ་ལེ་སྣན་ཕྱེ་ལི་སྣན་དང་གུར་གུམ་བདུན་པ་སོགས་ལཾ་རྟུའང་ཕང་།

ཤ་ཆག་ནས་བར་ལ་ཁྲག་དང་ཆུ་སེར་ཆགས་པ་དང་ཤ་མདོག་སྔོ་ཞིང་ཟུག་སྐྲིས་པ་ལ། ལ་ཕུག་རྣོན་པ་ལ་རྩྭ་ཕྱེ་བཏབ། དེ་ཉིད་རྩྭའུ་ནང་ལ་བཙུག སྡིང་ལ་གླན་ཡས་[ཡང]ཞི་བར་འགྱུར་རོ།།

རླུང་ལྡེ་སྦྱོང་[སྦྱུང]མགོ་ནི་ཕར་ཆེར་རྩ་ཆུ་རླུང་དང་། ཆུ་རྒྱུས་ནས་ཆུ་སེར་ནག་འབྱུང་བའི་སྐབས་ཤིང་ཟུག་ཆེ་བ་ལ། ཀྱིན་ཤིང་ལེའུ་ཕན། སྤོས་ཆང་བཙོ་ལྔ། མེ་ལྕེ་འཁོར་ལོ། ཧོང་ལེན་བཅུ་གསུམ། ཅུག་པ་བཙད་འཕྲོར་རི་ལོ་མ་རྩྭ་སྔོར་རྩྭའུ་ལ་སྦྱར་བས་སྡིང་དུ་བཏབ་པར་བྱ།

འབྲས་ནད་ལ། གང་ལ་འབྲས་འབྱུང་བའི་སྐབས་པ་སྲ་ཞིང་ཚ་བ་ལྷགས་གཟེར་བཏབ་འདྲ་ན་གཉན་ཚད་ཆེ་རྟགས་པ་ལ། ཧོང་ལེན་བཅུ་གསུམ། ཏུས་ཐལ་ལྡེ་བ་སོགས་བཏང་། རྟེན་འབྲེལ་མེ་བཙའ་ནི། ཤིང་སོམ་བའི་[པའི]བྱང་བུ་ལ་དཔེའུ་རིས་འདི་ལྟར་འབྲིས། རང་ཉིད་ལྷ་མོ་དཀར་མོ་གཡས་མིའི་ཞགས་པ་དང་གཡོན་མིའི་ཐོབ་ཐོགས་པར་བསྒོམ། 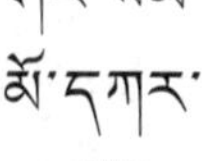 སྔགས་དུ་ཡང་ཨོཾ་ཤི་ག་མ་ལ་ཤི་ལ་ཧཱུཾ། ཞེས་བཟླས་ཤིང་། དར་གསར་དམར་པོ་གསུམ་ལྟབ་བྱས་བས་[པས]བཀབ། དེ་དཔེའུ་བཀབ། དེའི་དབུས་སུ་སྤྲ་བ་བཞག་ལ་ཕུས་འདེབས་བས་[པས]ཤིན་ཏུ་ཕན་ནོ།། ཐུ་ཕུ་ལིང་དང་བདུད་རྩི་ལྡེ་ཁ་ཚར་ཅན་ལ་འཇུག་སོགས་བཅོས་སོ།།

འབམ་ནི། ཕལ་ཆེར་ས་ཧྣན་གི་[གྱི]དུག་ཡིན། དཀར་ནག་ཁྲ་གསུམ་གསུངས་ཡོད། རླུང་ལས་གྱུར་པའི་དཀར་ནི་མགོ་ལུས་ལྡི་ལ་རྡོད་དང་ཟུག

གཟེར་ཆུང་། སྐྲངས་བ་[པ]གསོབ་ཅིང་རྗེས་ལེན། ཁྲག་མཁྲིས་ལས་གྱུར་བའི་[པའི]འབམ་ནག་གི་ཚ་བ་ཆེ་ཞིང་འབོལ་[བོལ]གོང་རྐང་པ་སོགས་སྐྲངས་མདོག་དམར་ནག གཟུག་གཟེར་ཆེ་ཞིང་སྲ་མཁྲིགས་ལ་གཟེར། འབམ་ཆུ་སེར་ཁྲག་ལས་གྱུར་བའི་འབམ་ནི་ཤ་མདོག་ཙུག་པའི་སྦྲོ་འདྲ་བ་ཁྲ་བོ་འབྱུང་ཡིན། སྤྱིས་[སྤྱིའི]རྟགས་ནི་མིག་དམར་སོ་རྙིལ་ལྤྱེ་སྐྲངས་སྣ་ཁྲག་འཛག་འབྱུང་། དམུ་ཆུ་[ཆུའི]ནད་ལ་འཁྲུལ་པ་[བ]ཡོད་ན་རང་གི་དྲི་ཆུ་ལ་ཁྲུས་ན་མདོག་ཐིབ་བྱུང་ན་འབམ་ཡིན། ཡང་ན་སྨ་སྐྱ་མར་རྙིང་བྱུག་ན་[ནས]ཉི་མ་བསྟེན་བས་[པས]གཟུག་ཆེ་ན་འབམ་ཡིན་ནོ།། མ་ནུ་བཞི་ཐང་། འབམ་སེལ་དགུ་ཐང་། ཟྭ་གསུམ་ཐང་། སྨན་མཆོག་རྡོ་རྗེ། མཆིན་བར་བཙོས་སྨན་སོགས་བཏང་། འཕྲིན་ལས་རྣམ་བར་[པར]རྒྱལ་བའི་སྡེར་[སྡེས]མཛད་བས[པས]། འབམ་དུས་ལ་འབབས་ན་གཏར་བྱ། དུས་མ་འབབས་ན་གཏར་སྲིག་བྱར་མི་རུང་ངོ་།། ཆུ་སེར་གདོང་རྩ་ལོང་རྩ་ཡོབ་གང་[གོང]གཏར་བྱ་གསུངས་སོ།།

དྲེག་ནད་ལ། དེ་རྟགས་བརྣ་རྐེད་ཚིགས་རྣམས་ལ་ན། འགྲུལ་ཚོར་བ་མེད། གཉན་ཁྲ་བོ་སྐྲངས་ཤིང་དམར། ཤིན་ཏུ་ན་ཞིང་གཟུག་ཆེ་སྐད་ངན་འཚེར། རླུང་གྱུར་གཟེར་འཕྲིག་འཕེལ་འགྲིབ་བྱེད། མཁྲིས་གྱུར་དྲོད་ཆེ་དམར་ལ་རེག་མི་བཟོད། ཁྲག་གྱུར་ཚ་འབྲད་མདོག་དམར་འདྲུལ་བར་བྱེད། བད་ཀན་ལས་གྱུར་གཡའ་ལྩེ་[ལྩི]ཚོར་བ་མེད། སྦྲོས་ཆུང་བཙོ་ལྡེ་ཁ་ཚར་ཅན། སེཧྲིན་གཉིས་ཐང་། སུ་ཏིག་དྲུག་སྦྱོར། སུ་ཟེ་[ཟི]ཆུ་ཚངས་རྣམས་(ཀྱི་)ལུམས་འཛྲིད།

གྲུམ་བུའི་ནད་ལ། ཆུ་སེར་རྩ་རྒྱུས་ཤ་རུས་ཞེན་ནས་གྲུམ་གྱུར། རྟགས་ནི་རྐེད་པ་དབྱི་[དཔྱི]མིག་ཟུག ཤེད་ཆུང་། རུས་ཚིག་ཕོལ་ཞིང་ཆུ་རྒྱུས་སྐྱོང་། འགྲུལ་ཚེ་ལྷག་བར་[པར]ན་ཞིང་སྐད་ངན་འཚེར། མཚན་མོ་གཟུག་ཆེ་

ལ་སླུའི་གདོན། རིམ་འགྲོ་[གྲོ]ཤས་ཆེ། དཀར་ཟླུག་ཆུང་ཆླུང་ཤས་ཆེ། ནག་ཟླུག་ཟེར་[གཟེར]ཆེ་མདོག་ནག་ཁྲག་ཤས་ཆེ། སེང་ལྡིང་[ལྡེང]བརྒྱད་ཐང་། ཀྱིན་ཤིའི་ལེའུ་ཕྱན། བོང་ཁྲག་ཉེར་ལྔ། མེ་ལྕེ་འཁོར་ལོ། སྨིབ་པས་དཔལ་འབྱོར། གྲུམ་བུའི་[བུ]གསར་བའི་དགེ་ལེགས་བཤད་པདྨ་དཀར་པོ་ལས་རྒྱས་བར་[པར]ཤེས་བྱའོ།།

ཡང་ན། རྐང་བའི་སོར་མོའི་བར་ལ་རྣ་ཆེ་འབྱུང་བ་ལ། མར་ནག་ཤུ་དག་སྦྱར་ནས་བྱུག་ན་མེད་བར་[པར]འགྱུར།

བ་སླང་མིག་ནི། རྐང་མཐིལ་གྱི་འོག་ཏུ་མིག་འདྲ་བའི་[བ]སྐྲངས་ཤིང་འབྲུམ་ནག་འབྱུང་བ་ལ། ནྲ་རོ་བཞི་བ། ཀྱིན་ཤིའི་ལེའུ་ཕྱན། སྨིབ་བས་[པས]དཔལ་འབྱོར། བཀྲ་ཤིས་འཁོར་ལོ་སོགས་བཏང་། འདི་རྣམས་བཅོས་སོ།། ཐོ་མཚར་དགའ་སྟོན་གཏེར་མཛོད་ཀྱི་ནང་བསྡུས་བའི་[པའི]སྨན་གཞུང་གཅིག་བརྒྱ་དྲུག་ཅུ་བདུན་པའི་ནང་ནས་ལེན་བའི་བཅོས་རྣམས་ནི། ནད་གང་ལ་སྨན་གང་གིས་ཅོ་སྦྱོད་དང་། ཁྱད་པར་དུས་ཁམས་དང་མཐུན་བའི་[པའི]སྨན་བཅོས་རྫས་སྟགས་ཐམས་ཅད་སྦྱོང་བ་འཐོན་པའི་ལག་ལེན་ཡིན་ནོ།།

ལེའུ་དགུ་པ། སྨན་སྦྱོར་སུམ་བརྒྱ་རེ་ལྔ།

གཙུག་གི་ནོར་བུ་ནས་བཀྲ་ཤིས་འཁོར་ལོའི་བར་དུ་སུམ་བརྒྱ་དྲུག་ཅུ་ལྔའི་སྦྱོར་རྣམས་རེ་རེ་ལ་སྦྱོང་བ་འདོན་པའི་མན་ངག་ཡིན་ནོ།།

དང་པོ། མགོ་ནད་སེལ་བའི་སྨན་སྦྱོར།

གཙུག་གི་ནོར་བུའི་བདེ་སྐྱེད། ཤིང་ཀུན་༣ ཛ་ཏི་༣ སྨ་༣ གུ་གུལ་༥ ཏིག་ཏ་༢ ལུག་གི་མགོ་ཏུས་བའི་[པའི]ཁུས་ཕུལ་ན་སྙིང་དུ་བཀྲ་ཤིས་ཅན་༢ མགོ་ནད་སོལ[སེལ]།

མི་ཐོད་དཀྱིལ་འཁོར་ནི། མི་ཐོད་འབྲུ་[འབྲུག]ཏུས་ཏིག་ཏ་གཡའ་གྱི་མ་ཕྱི་ཏང་ག་གུར་གུམ་སླ་རྩི་ཕླ་ཏུ་ཙྪ་བ་ཤ་ག་གོ་སྨྱོད་རྒྱམ་ཚྭ་ཤིང་ཀུན་གསེར་ གྱི་མེ་ཏོག་བཙོད་ཆོས་གུ་སེ་བའི་མེ་ཏོག མགོ་ནད་ཡ་མ་ཁྲག་མཁྲིས་རླུང་ཞོགས་ཕྱེད་སྐྲད་གཟེར་སོགས་འཇོམས།

རྡོ་རྗེ་མགོ་ཐང་། མི་ཐོད་ཐལ་པ[བ]༣། འབྲུག་ཏུས་༢། བཙོད་༢། རྒྱ་ཆོས་༥། ཞུ་མཁན་༥། ཏིག་ཏ་༣། བ་ཤ་ཀ་༥ ག་དུར་༢། སྨྱུ་ཏ་༢། ལུས་ཀྱི་སྤྱི་ཚ་གྲང་འཐབ་དང་མགོ་ནད་ཁྲག་མཁྲིས་ཚད་རིམས་ནད་ཀུན། མགོ་གཟེར་མཁལ་རྩ་དང་རྩ་དཀར་ནད་སོགས་ལ་བཟང་།

ཤིང་ཀུན་བདུན་པ་ནི། ཤིང་ཀུན་༥། ཨར་ནག་༢། ཛ་ཏི་༢། ཏ་ཧ་༢། ལི་ཤི་༢། ཨ་གར་གོ་སྨྱོད་༥། གུ་གུལ་༣། ལུག་གི་སྐྲད་པ་རྡིལ་བ་འབྲི་རྨོག་[སྨོག]གི་

མར་བཙོས། གར་ཚང་དབུལ་པའི་[བས]མགོ་ཀླུང་དང་། མགོ་འཁོར་ནད་རྣམས་ཀུན་ལ་སེལ།

རྡོ་རྗེ་ཁྲག་འཇོམས་ནི། ཚོས༧། བཙོད༧། འབྲི་རྟོག[མོག]༥ བ་ཤ་ག༥། གུ་གུལ༨། འཛིན་པ་༢སྦྱར་བས་ཁྲག་གི་སྤུག་བསྐལ་རྒྱ་མཚོས་[མཚོ]ལས་སྒྲོལ་པའི་ཐབས་ཡིན་ནོ།།

གནམ་ལྕགས་ཐོག་མདའ་ནི། དངུལ་ཆུ༥། ཟུ་ཟེ[ཟི]༥། སྨན་ཆེན༥། གླ་རྩི༧། ཐང་ཕྲོམ༣། ཅི་ཏང་ཀ༣ མ་ནུ་རྩི༣། གུ་གུལ༣། ཕུར་ནག་གི་ཐང་གི་[གིས]ཕུལ་ན་མགོ་ནད་གཞན་ཡ་མ་སོགས་ཀྱི་སྟེང་དུ་ཐོག་འབབས་འདྲ་འཇོམས།

མན་ངག་གུར་གུམ་བཅུ་གསུམ་ནི། མི་ཐོད་འབྲུག་རུས་ཏིག་ཏ་གུར་གུམ་གཡའ་ཀྱི་མ་ཨ་བྱུག་འཛིན་པ་བོང་དཀར་དོམ་མཁྲིས་གངས་ཐིག་གསེར་གྱི་མེ་ཏོག་ཅི་ཏང་ག་རྗོ་དྲེག་སྦྱར་བས་ཁྲག་མཁྲིས་མགོ་ནད་ཡ་མ་གླད་ནད་སེལ།

གཉིས་པ། མིག་ནད་སེལ་བའི་སྨན་སྦྱོར།

སྨུན་སེལ་ཉི་མའི་དཀྱིལ་འཁོར་ནི། ལྕགས་ཕྱེ་སྐྱེར་ཤུན་ཨ་རུ་བ་རུ་སྐྱུ་རུ་བ་ཤ་ག་གུར་གུམ། མིག་གི་ནད་ལས་སེལ་བའི་སྦྱོར་གྲུབ་ཡིན་ནོ།།

ཨ་གར་མཆོག་བདུན། ཨ་གར། ཛ་ཏི། རྗོ་དྲེག གུ་གུལ། གངས་ཐིག སྐྱུ་ར་[རུ]། ཁ་ཆེ་གུར་གུམ། མིག་ཀླུང་ཁྲག་མཁྲིས་མགོ་ནད་ཐམས་ཅད་སེལ།

གསལ་བྱེད་བཅུ་གསུམ་ནི། རག་རྗོ་གངས་ཐིག་སྐྱུར་[སྐྱུ་རུ]ལྕགས་ཕྱེ་འདུལ་མ་གི་ཞང་དོམ་མཁྲིས་སྐྱེར་ཤུན་པ་[བ]ཤ་ཀ་གུར་གུམ་གླ་རྩི་མཚལ་ལི་ཁྲི་བོང་ནག མིག་ནད་མ་ལུས་སེལ།

མིག་དབང་བཙུད་བྱེད་ནི། གུར་གུམ་རྩངས་བ་[པ]ཡུང་བ་གོ་སྙོད་གངས་ཐིག་མདུང་རྩེ་དམར་སྐྱེར་ཞུན་ཏུ་[ཙུ]གང་དོམ་མཁྲིས་ཤིང་མངར་བ་ཤ་ཀ་སྐྱུ་རུ་ལི་ཤི་དབང་ལག་རུ་རྟ་མཁལ་མ་གོ་ཡུ་བཟང་། དེ་རྣམས་ཆ་མཉམ་ཞིབ་བཏགས་ཕྱེ་མ་ནི། ཨ་རུ་རུས་དོར་སྲང་གང་བཏགས་པ་ཉེད།། ཕོར་གང་ཆུ་ལ་ལྷུགས་སྟོད་ནང་དུ་བསྐོལ།། བསྐོལ་ཆུ་སྟོད་བཅས་ཞག་གསུམ་བཏབ་པ་ལ།། ཨ་རུ་སྐོལ་ཆུ་དུད་ཁུ་ལྟར་ནག་གྱུར།། དེ་ལ་སྨན་ཕྱེ་ཀུན་བླུག་བཤེར་དམ་བརྟགས།། ནག་པོ་སོང་བར་སྦྲང་རྩི་རིལ་བུར་དྲིལ།། སླ་རྩི་ཆུ་སྲང་[སྲངས]ལྷུགས་སྦྱུལ་[སྦྲུལ]བསྣུན་ན་རབ།། མིག་ནད་གང་ལ་རང་བྱུང་བདུད་རྩི་ལྟ་བུར་ཕོ་བོས་མཐོང་།

གུར་གུམ་དགུ་བ། ཁ་ཆེ་བ་ཤ་ཀ་གུ་གུལ་སླ་རྩི་སྨན་ཆེན་རུ་རྟ་ཨ་རུ་ཛ་ཏི་རྒྱ་ཚ་རྣམས་ཁྲག་མཁྲིས་འཁྲུགས་རླུང་སླད་སྣ་མིག་རྣམས་ནད་སེལ།

ཆུ་མིག་བཙུད་བསྐྱེད་ནི། ཉི་མ་ཕྱོགས་མཚམས་དུ་འབྱུང་བ་མིང་བཟང་པོ་འབབས་ཆུ་དགུ་ཐོ་རངས་འདུས་[དུས]ཟངས་ཕོར་གྱི་ནང་དུ་བླུག ཤེལ་སྟོད་ཀྱི་ནང་དུ་ཆུ་བླུག ཛོ་ཁབ་ལེནཾ༡། སླ་རྩིཾ༢། ཤིག་པནཿ། རྒྱ་ཚཾ༡། མཚུར་དཀརཾ༡། ཧོང་ལེནཾ༡། ཁམ་བུའི་འབྲུ་ལྔ། གཡེར་མ་སྨར་བུ་རྡོག་གཉིས། རྒྱ་སེར་ཐེབ་རུབ་བཅས་ཚུལ་བཞིན་དུ་བསྐོལ་ནས་ཁ་ཆེ༢ཿ། དོམ་མཁྲིས༢ཿ། དེའི་ཕན་ཡོན་ནི་བསམ་གྱི་[གྱིས]མི་ཁྱབ། ལིང་ཏོག་(ལ་)ཕན་ནོ།།

བདུད་རྩི་ཟླ་ཤེལ། ཁ་ཆེ་དོམ་མཁྲིས་ཧོང་ལེན་སྦྱར་བས་[བའི]བསྐོལ་ཆུ་[ཆུའི]ལུམས། མིག་ལ་བྱུག་ཟབ།

གུར་གུམ་བདུན་པ། གསེར་མདོག་གུ་གུལ་རུ་རྟ་གུར་གུམ་བ་ཤ་ཀ་སླ་རྩི་ག་ར་སྦྱར་ན་ཡ་མ་དཀར་ནག་ཁྲ་གསུམ་མིག་ལ་ལིང་ཐོག་སྤུར་དུ་ཕན། ལག་ལེན་ཡིན། རྒྱལ་མོ་གསལ་བྱེད།

གསུམ་པ། རྣ་ནད་སེལ་བའི་སྨན་སྦྱོར།

རྣ་ནད་ལ། ཨུག་ཆོས་ལྔ་བ། ཨུག་ཆོས༡། ལ་ཕུག༡། ཙ་ཏྲ༡། སྟག་སྒྲོ༡། ཤུ་དྷི༡། གོ་ཡུ་རྣོ་བཏོན་ཁུ་པས་[བས]རྣ་བར་བཏིག་ན་ཟུག་ཟུ་རྣག་ཁྲག་སེལ་བར་བྱེད།

པི་ཕང་བརྒྱད་པ། ཙ་ཏྲ༡། ལ་ཕུག༡ ཨུག་ཆོས༡། འཛིན་པ༡། གུར་གུམ༡། གཟེར་སྨན་གསུམ་རེ་རེ༡། དམར་པོ་[པོ]གསུམ་པའི་ཐང་(གིས་)ཕུལ། རྣ་གཟེར་གྱི་མཆོག་སྨན་ཡིན།

བཀྲ་ཤིས་གཡས་འཁྱིལ་ནི། པི་ཕང་ཨ་གར་སླ་རྩེ་བ་ཤ་ཀ་སྨན་ཆེན། མགོ་གཉན་ཚད་ཚབ་པའི་རྣ་ནད་སེལ།

བཞི་པ། སྣ་ནད་སེལ་བའི་སྨན་སྦྱོར།

དྲི་བཟང་བཅུ་གསུམ་ནི། ཨ་རུ་གི་ཕང་ཛ་ཏི་གུར་གུམ་སུ་སྨེལ་ག་གོལ་ཙ་ཏྲ་བ་ཤ་ཀ་ཙནྡན་གཉིས་སླ་རྩེ་ཤེལ་ག་བུར་གུ་གུལ་སྦྱར་ནས་སྣ་[སྣར]འཐེན་ན་ལྷུང་མཁྲིས་བད་ཀན་ཁྲག་དང་ཆུ་སེར་སེལ། ཁྱད་པར་འགོ་པའི་[བའི]ནད་རིམས་ཐམས་ཅད་མི་འཚུགས་ཡ་མའི་རིགས་གསོ། བློ་རྣོ་ཤེས་རབ་འཕེལ། ཚེ་རིང་བཅུད་ལེན་དང་ལྡན་པར་གྱུར།

སྣ་སྨན་དགུ་པ་ནི། མགྲོན་བུ༡། པོང་དཀར༡། སུག་པ༡། སྒ་སྒྲོ༡། དེ་བཞི་བསྲེག་ཐལ་ཚད་བཞིན་སྦྱར། བྱང་བ༡། རྒྱ་ཚྭ༡། ཁྲི་ཏ་ས་འཛིན༡།

ཤུ་དག°༧ ཙ་ཏྲ°༧། ཆུ་[ཆུར]སྦྱར་བའི་སྣ་སྨན་ཐིགས་པ་དགུ་སྣར་བླུག་བས་[པས]མགོ་ནད་སྣ་ནད་ཆམ་རྐན་མཚལ་པར་[བར]ཞེན་བ་[པ]མགོ་ཆག་ཁྲག་དང་ཆུ་སེར་རྫ་ལ་བྱེར་བ་སོགས་སེལ།

ཉང་ཕེན་དགུ་བ། དངུལ་ཆུ་ཞ་ཉེ་ལྷོག་ལམ་[ཅོག་ལ་མ]མཚལ་དཀར་བྱི་ཏང་ག་སྨ་ཙ་རྩེ་[ཙེ]ལང་ཐང་རྩེ་[ཙེ]དྲེས་མའི་འབྲུ་ཉང་ཕེན་འཐེན་པར་བྱ་[བྱས]ན་མགྲིན་རྨ་ལ་[དང]རྩེ་རྨ་[ལྕེ་རྨའི]ནད་སེལ།

ལྔ་པ། ཁ་ནད་སེལ་བའི་སྨན་སྦྱོར།

ཁ་ནད་ལ། མཁུར་བགང་བྱི་ཚེར་བརྒྱད་པ་ནི། སྐྱུ་[སྐྱུ]སྐྱེགས°༣། ཞུན་ཁན°༣། ཀྱི་ལྕེ°༣། རྟང་ལེན°༧། སླ་རྩེ°༥། དོམ་མཁྲིས°༧། བྱི་ཚེར°༣། ག་ར°༣སྦྱར་བས་ཁ་ནད་རིགས་ཀུན་ལ་འགྲོ།

སོ་ནད་ལ། སོ་ནད་རིལ་བུ་ནི། ཤིང་ཀུན°༥། བྱི་ཏང་ག°༥ ཐམ་[ཐང]ཕྲོམ°༥། སླ་རྩེ°༣། མ་ཙ་རྩེ°༣། ཕུར་ནག་ཐལ་པ[བ]°ཿ། ཙ་ཏྲ°༣། ཨ་རུ°༣། འདྲེས་མའི་འབྲུ°ཿ། གུར་གུམ°༢། འཛིན་པ°༣། སྨན་ཆེན°ཿ། ཤ་ཆོལ°༥སྦྱར་བའི་རིལ་བུ་སོ་ཡི་ནང་བཏིགས། བར་དུ་བཙུག ཁུ་བ་ཕྱིར་འདོར།

ལང་ཐང་རྩེ་བཅུ་གསུམ་ནི། ལང་ཐང་རྩེ°༧། དྲེས་མའི་འབྲུ°༧། བོང་ནག°༧ སླ་རྩེ°༧། དངུལ་ཆུ°༧། བྱི་ཏང་ག°ཿ སྤོས་དཀར°༣། སོ་མ་ར་ཛ°༧། ཐལ་ཀ་རྡོ་རྗེ°༧། མ་ཙ་རྩེ°༧། གུ་གུལ°༣། ཕུར་ནག°༧ ཤིང་ཀུན°༧། སྲིན་ནད་ཐམས་ཅད་དང་

གཉན་ལྷགས་འཛོར་དང་ཤུ་བ། གཡན་པ། ཆུ་སེར་སྲིན་ནད་ལ་མཆོག་ཏུ་ཕན།

ལྐེ་ནད་ལ། སྤྲང་ལྕེ་བརྒྱད་པ་ནི། ཨ་རུ༣། སྨན་ཆེན༣། རུ་རྟ༢། ཤུ་དག༢ སླ་རྩི༢། གུ་གུལ༣། རྒྱ་ཚྭ༣། སྤྲང་གི་ལྕེ༥། འདི་ནི་[ཡི]སྦྱོར་པས་[བས]གཉན་ནད་ལྐེ་འབམ་དང་། འགག་སོགས་ནད་ལ་ཤིན་ཏུ་ཕན་པའི་མཆོག

རྒྱ་ཚྭ་རུ་རྟ་ཚ་ལ་ལྐེ་ཆུང་འབབས་བ་[པ]མ་ལུས་སེལ།

འཛིན་པ༡། ཨ་རུ༢། སྐྱུ་རུ༣། སླ་རྩི༤། འཛིན་པ་བཞི་སྦྱོར་ཞེས་གྲགས་འདིས། ལྐེ་ནད་རིགས་དྲུག་ལ་ཤིན་ཏུ་ཕན།

དྲུག་པ། སྐྱེའི་ནད་སེལ་བའི་སྨན་སྦྱོར།

གཉན་ངམ་རུ། ག་བུར་དྲུག་པོ་ཉེར་གསུམ་ནི། ག་བུར་ཕག་རིལ་གཡའ་གྱི་མ་སླ་རྩི་ཨ་གར་ཙུ་གང་གུར་གུམ་ལི་ཤི་པོང་དཀར་འབྲུག་རུས་མི་ཐོད་ཐལ་པ་ཏིག་ཏ་བ་ཤ་ག་སྤང་[སྤྲང]རྩི་དོ་ཧོན་[ཧོང]ལེན་ཨ་བྲག་ཚེར་སྔོན་སྨན་ཆེན་གུ་གུལ་འཛིན་པ་སེ་འབྲུ་སུག་སྨེལ་ཨ་རུ་ཨ་བྲག་གཟེར་འཇོམས་ག་ར་སྦྱར་པས་[བས]གཉན་ནག་པོ་གསུམ་བསྐྱིལ་སོགས་གཉན་ཚད་ཀླུང་གསུམ་འཐབ། སྟོད་སྨད་བར་གསུམ་ལ་གཉན་ལྷན་ཚ་བ་མ་ལུས་སེལ་བའི་བདུད་རྩི་ཡིན།

ཨ་གར་ཉེར་བཞི་སྦྱོར་བ་ནི། ཨ་གར༣། སླེ་ཏྲེ[ཏྲེས]༢། དུར་བྱིད་ཐལ་པ[བ]༡། འབྲུག་རུས༢། ཏིག་ཏ༢། འབྲས་བུ་གསུམ༢་རེ། ཛ་ཏི༣། ལི་ཤི༢། གུ་གུལ༢། གཟེར་སྨན་གསུམ་རེ༤། ཤིང་ཀུན༣། ང་ཀུན༣། ཀླ་རུ་ཚ༢། སུག་སྨེལ༢།

མཁལ་མ་ཞོ་ཤ༣ སྨན་ཆེན་༢། རི་བོང་སྙིང་༡། སྙིང་ཞོ་ཤ༣ ལ་ལ་ཕུད་༢། རུ་རྟ་༣ རྣམས་སྦྱོར་པ་[བ]ཡིས། མགོ་གཟེར་ཐུང་ཡ་མ་ནད་དང་མཁལ་འགྲམ་ཁྲག་སྤྲུག་ཐུང་གྲེན་རྒྱུའི་རྩ་དཀར་དབུགས་མི་བདེ་བ་བཅོས་མི་ཐུང་བ་གསོ་དཀའ་བའི་ནད་རྣམས་ལ་བསྔགས་པ་ཡིན།

མགྲིན་པའི་ནད། ལི་ཤི་སོ་ལྔ་ནི། ལི་ཤི་༡། གུར་གུམ་༥། ཕུང་བ་༦། སེ་འབྲུ་༣། ཤིང་ཚ་༣། རུན་[རྒུན]འབྲུམ་༡། ལན་ཚྭ་༣། ཤུ་དག་༣ བྱི་ཏང་ག་༣ ཧོང་ལེན་སེར་༡། རུ་རྟ་༥། ཤིང་མངར་༢། སྤོས་དཀར་༣། ཐལ་ཀ་རྡོ་རྗེར[རྗེ]༤། སོ་མ་རཱ་ཛ་༦། ཅུ་གང་༦། ཨུ་སུ་༦། དུག་ཅུང་༦། མ་རུ་རྩེ་༥། སྨན་ཆེན་༥། སྒོག་སྐྱ་༣། ཟླ་རྩི་༢། དྲེས་མའི་འབྲུ་༥། སྟག་ཤ༣ ཆུ་རྩ་༥། ཨ་རུ་༥། ཅོང་ཞི་༥། ཨ་གྲོང་༤། སོ་ཕག་༤ སྐྱུ་རུ་༥། སྤང་རྩི་དོ་༥། བ་རུ་༣། འབྲི་སྨུག་༤ བྲག་ཞུན་༥། སྤང་རྒྱན་དཀར་༤ སྦྱར་པས་[བས]༡ གྲེ་ནད་སྐད་འགགས། མགོ་ནད་ཡ་མ། ཤ་སྲིན་བུ་ཟ་རྐོང་འཛིངས་རིངས། སྙིལ་ནད་སོ་ནད་མགྲིན་སྐྲངས་ཀུན་ལ་འཕྲོད།། ཁོང་དུ་བཏང་ནས་[ན]ཆུ་བསྐོལ་ཕུལ། ཕྱུག་ལ་ལོ་བརྒྱད་དྲི་ཆུར་སྦྱར། གྲེ་ནད་ལ་སྨྱུག་གུ་[སྨྱུ་གུས]འབུད།

སོ་ཕག་བཅུ་གསུམ་ནི། སོ་ཕག་སྐྱུ་རུ་སྤང་རྩི་དོ་བ་རུ་འབྲི་སྨུག་བྲག་ཞུན་སྤང་བརྒྱན་[རྒྱན]དཀར་འཛིན་པ་ཚར་བོང་བ་ཤ་ཀ་སྟག་ཤ་བོང་དཀར་ཟླ་རྩི་བཅོད། མགྲིན་ནད་ཀུན་སེལ་བའི་མཆོག

ཀླ་རིལ་གསུམ་སྦྱོར། ཨ་རུ་༡། པི་པི་ལིང་༡། བོང་ནག་༡ སྦྱར་བའི་དཔའ་བོ་གག་ལྷོག་གཟེར་གསུམ། གཉན་ནད་རིགས་ཡ་མ་དཀར་ནག་སྲིན་བུའི་

རིགས་སེལ་པའི་མཆོག ལྕུག་གི་འོ་མ་སྦྱར་བས་ལྕུམས། ཨག་ཞིག་གིས་[གི] ཐང་གི་[གིས]ཞུལ་བས་ནུས་སྟོབས་ཡོན་ཏན་ལྡན།

ལྷོག་ལམ་[ཅོག་ལ་མ]དགུ་སྦྱོར་ནི། ལྷོག་ལམ་[ཅོག་ལ་མ]རྒྱ་ཚྭ་ཏི་ཚྭའི་ཐལ་བ་ཚ་ལ་འདུལ་མ་ག་བུར་སྣ་རྩེ་གི་ཤང་མཚུར་དཀར་འདུལ་ལ་དོམ་མཁྲིས་ག་ར་དཀར་པོ་སྦྱར། གྲི་འགགས་གྲི་རྨ་ལྕེ་སྲིན་འཛུ་སྲིན་ཁྲག་གཉན་ལ་སོགས་རྨ་ལ་བཏབ་ན་ཕན་ནོ།།

གྲི་འགགས་ལ། ཚར་བོང་ལྔ་ཐང་ནི། བཙོད[བཙོད]༣། ཚར་བོང་༢། བ་ཤ་ཀ་༧ ཏིག་ཏ་༣། ཡུང་བ་༣། མཁྲིས་ནད་ཀུན་ལ་སྦྱོང་གྲུབ་ཡིན།

མཁྲིན་སྨན་བཅུ་གཉིས་སྦྱོར་པ་[བ]ནི། སྤང་རྩི་༥། སྤང་རྒྱན་དཀར་༥། སྟག་ཤ་༦ ཤུ་དག་༢ འཛིན་པ་༡། ཨ་རུ་༥། ཚར་བོང་༥། བ་ཤ་ཀ་༣ ཙུ་གང་༣། སོ་ཕག་༢ ཙ་སུ་༣སྦྱར་བས་གྲི་ནད་གག་ཆམ། སྐད་འགགས། ཁྲག་ཚད་རྨ་བྱུང་རྣམས་ལ་སྦྱོང་གྲུབ་ཡིན།

མགུལ་སྦྱོངས་སེལ་སྦྱོར། ལྕེ་ཏྲི་[ཏྲི་ལྕེ]༢། ཙནྡན་དམར་༢། སྤང་རྒྱན་དཀར་༢། ཙུ་གང་༢། ཤིང་མངར་༡། སེར་[གསེར]མདོག་༢ དན་རོག་ཤུན་པ་བཞི། འབྲས་གསུམ་ཙམ། ལྡོང་རོས་༡དཔའ་བོ་སེར་པོ་རྗོག་གཅིག་སྦྱར་བས་མཁྲིན་ནད་ཡང་ཡང་མཁྲིན་སྐྲངས་ནད་(ལ་)ཕན་པ་སྦྱོང་གྲུབ་ལག་ཏུ་ལེན་ན་ཤིས།

ཚར་བོང་བཞི་སྦྱོར་ནི། ཚར་བོང་༣། སྟག་ཤ་༣༥ སྤང་རྩི་དོ་༣༥། བ་ཤ་ཀ་༣ གྲི་གག་གཉན་ཚད་ཐམས་ཅད་སེལ།

ཁ་ཆེ་དུག་སྒྲོར་ནི། ཡུང་བ༤། ཏིང་ལོ་ཅན༢། ལི་ཤི༣། ཚྭ༢། རྒུན་[རྒུན]འབྲུམ༣། ཁ་ཆེ༣། གྲོ་གགས་སེལ་སྨན་ཡིན། ཡང་ན་ཁ་ཆེ་ཚྭ་གཉིས་བཤལ་བྱ།

ཐར་བྱང་ཕ་ལམ་ནི། འཇོན་པ་སྨན་ཆེན་སླ་རྩི་ཨ་རུ་བཙོད་བོང་དཀར་ཐང་ཕྲོམ་སྤང་རྒྱན་དཀར་ཙུ་གང་ཤིང་མངར་ལི་ཤི་བ་ཤ་ཀ་སྦྱར་པ་[བ]གྲོ་ཚ་སྐམ། སྐད་འགགས། ཡ་མ་ཤུ་འབྲུམ་དམར་སེར་བྱུང་། གློ་སྲིན་ཡ་མ་ཟེར་བ། སྙིང་དུ་ཚར་བོང་སྐྱུ་རུ་ཕུར་ནག་སླེ་ཏྲེ་[ཏྲེས]ག་ར་དཀར་པོ་སྦྱར་པས་ཚར་བོང་བཙོ་བརྒྱད།

ཆིན་[ཆིན]བུ། སེཧྣེན་བཙོ་ལྔ་ནི། སེཧྣེན་སྐྱུ་རུ་སུ་ཟེ་[ཟེ]ནག་ཆུ་སེར་སྨན་གསུམ་དམར་པོ་གསུམ་མུ་ཏིག་ཇོ་ཧ་བོང་ཁྲག་གུ་གུལ་བོང་ནག་སྦྱར་བས་རྩ་དཀར་དྲིག་གྲུམ་མེ་དཔལ་[དབལ]ཆིན་[ཆིན]བུ་སྲིད་འགྲམས་བསྡུགས་སོ།།

ཁོང་སྨན་བཅུ་གཉིས། སེཧྣེན་ལྩེ་ཀྲི་[ཀྲི་ལྩེ]འབྲས་བུ་གསུམ་སྤོས་དཀར་ཐལ་ག་ཇོ་ཇེར་[ཇེ]སོ་མ་རཱ་ཛ་པི་པི་ལིང་[ལིང]གུ་གུལ་སྟག་ཤ་དངུལ་ཆུ་སྦྱར་ན་[ནས]སེངས་བོས་[པོས]འབྱུལ།

ཇོ་དུག་དྲུག་པ་ནི། ཇོ་དུག་བྱང་ཁྲ་འབྲུག་ཙུས་རྒྱ་ཚྭ་ལྤོང་རོས་སྤྲང་སྨྱོན་སྦྱར་བས་[བ]བྱུག་བས་[པས]འབྲས་བུ་ཆིན་བུ་ངེས་བར་[པར]འཇོམས།།

གཉན་འཁྲུམ་བོ་[པོ]ལ། མན་ངག་ཁྱུང་སེར་བོ། བོང་ནག༣ སླ་རྩི༥། ཏ་ཀ༢། ཤུ་དག༣ ཨ་རུ༣། ཡུང་བ༦། བིག་པན༧སྦྱར་ནས་[ན]ཕོ་ལོག་སྲིན་ནད་གཉན་གཟེར་གག་ལྷོག་ཆུ་ཟེར་[སེར]ཆིན་[ཆིན]བུ་འཁྲུམ་བུ་ཉག་གཅིག་མཛེར་ནད་འཇོམས།

ཁྱུང་ནག་དགུ་བ་ནི། མི་ཐོད་སྨན་ཆེན་འབྲུག་ཙུས་ཨ་རུ་གུ་གུལ་ཤུ་དག་ཏིང་ལོ་ཅན་སྟག་ཤ་སླ་རྩི་སྦྱར་བ་སླད་གཟེར་ཡ་མ་སྲིན་ཆིན་[ཆིན]བུ་

བར་ཕུར་[འབར་འཕུར]ཀུན་ཐུབ་ངེས།

བྱང་ཁྲ་གསུམ་སྦྱོར་ནི། བྱང་ཁྲ་རྒྱ་ཚྭ་ཤིང་ཚྭ་སྦྱར་བ་འབྲས་རྨིན་[རྨེན]བུ་སྐྲངས་རྐོད་[རྐྱོད]ཐུར་དུ་གྲོལ།

མགོ་ནད་དེའི་ཕྲན་བུའི་(ནད་)ལ། རིན་ཆེན་གཙུག་བཤལ་ནི། ཐར་ནུ༧། དུར་བྱིད[ཕྱིད]༧། དན་རོག༧ རྒྱ་ཚྭ༥། ཤིང་ཚྭ༣། བྱང་ཁྲ༧། མཆུ་སྐྱང་༥། ལྕེ་ཚྭ༥། དབྱེ་[དབྱི]མོང་༥། སྤུབ་ག༥ སིནྡྷིན་ཁན་ཏ༡། རྒྱ་ཚོས༣། སྤོས་དཀར༡། ཐལ་ཀ་རྗོ་རེ[རྗེ]༡། སོ་མ་ར་ཛ༡། ཙ་ཏྲ༡། སྒྲ་རྩི༤། སྤང་སྤོས་༡སྦྱར་ནས་ཀོ་ཙམ་བྱུག སྐྲ་བཞར་ནས་ལུམས་བྱ། ཆུ་བུར་འབྱུང་[འབྱུང]ཚེ་བག་ཕྱི་མར་སྦྱར་བྱུག མགོ་བོའི་གཡས་གཡོན་ཕྱིད་ནས་ན་བ་ལ། སུ་ཟེ་[ཟི]གཡེར་མ་མཆིལ་མའི་[མས]རིལ་བུ་བྱས་ནས་རས་ཤོག་གང་ཡང་རུང་བས་དེ་བཏུམ་མས་[ནས]གང་ནས་[ན]དེའི་ངོས་ནས་སྣ་བུག་ལ་བཙུག་ནས་ངོས་གཞན་དེ་ནས་ཆུ་མང་བྱུང་ན་གསོ།

དྲག་བོ་[པོ]ཀྵ་སྦྱོར་ནི། ཚ་སྨོན་དུད་པ་ར་ནའི་བསྲེག་གཞོག་[གཞོབ]ཉ་ཤ་ཐལ་བ་ལུག་གི་འོ་མ་སླང་ནག་གི་དྲི་ཆུས་སྦྱར་ནས་བྱུག ཕྱིས་མགོ་རྨ་ཤུ་སོགས་ཕན་ནོ།།

ཚ་སྨོན་བཞི་བ་ནི། པོང་དཀར༤། དྲིལ་དམར༤། ཚ་སྨོན་༤སྦྱར་བས་བུད་མེད་ཀྱི་མགོ་རྒྱུན་དུ་བ་ལ་གཏོང་ངོ་།། མགོ་བོའི་འབྲུམ་བུ་ཆུ་སེར་ཅན་བྱུང་ན་ཟབ།

ཙ་དཀར་ལ། ཙ་དཀར་ཁྲུང་བ་ནི། ཁྲུང་ལྷའི་སྙིང་། ཁྱུ་རུ༡། ཤུ་ཧྲིག༡ ལི་ཤི༤། ཛ་ཧི༤། ཨར་ནག༣ སིཧླར༤། ཁབ་ལེན༤། ཤིང་མངར༣། མཚལ༡།

རྩ་དཀར་གཟའ་གདོན་(བཅོས་)བརྟུགས་གཉེན་པོའི་མཆོག

ཐོག་འཁོར་དགུ་པ་ནི། ཐོག་ལྕགས༣། ཉ་ཕྱི༢། སེང་ལྡེང་[ལྡེང་]༣། ཨ་བྲག་ཚེར་སྔོན༤། ད་ལི༣། རུ་རྟ༣། གོ་ཕྱིལ༣། ཤིང་མངར༤། སྐྱུ་ར[རུ]༥། འདི་རྣམས་ཀྱིན་དུ་འཕར་བའི་རྩ་དཀར་ནག་ཁྲག་ཆུ་སེར་བམ་[རམ]དྲིག་གྲུམ་ལ་བསྟགས་སོ།།

བདུན་པ། རླུང་ནད་སེལ་བའི་སྨན་སྦྱོར།

སྟོད་འཚངས་ལ། ཨ་ཀར་སོ་ལྷ་ནི། ཨ་ཀར་གོ་སྙིད་[སྙོད]ཨར་ནག་ཨར་སྐྱ་ཙནྡན་དཀར་དམར་ཅུ་གང་གུར་གུམ་ལི་ཤི་སུགྨེལ་ཛ་ཏི་ག་གོལ་ཨ་རུ་བ་རུ་སྐྱུར་ཨ་བྲག་མཚེར་[ཚེར]སྔོན་མིང་ཅན་སེར་པོ་སྨན་ཆེན་སླ་རྩི་གུ་གུལ་ཤ་ཆེན་སྙིང་ཞོ་ཤ་སྤྲོས་[སྤོས]དཀར་ཐལ་ག་རྡོ་རྗེར་[རྗེ]སོ་མ་རཱ་ཛ་རུ་རྟ་སྲོ་ལོ་ནཱ་ག་གེ་སེར་[སར]གོ་ཕྱིལ་ཧོང་ལེན་སེ་འབྲུ་མ་ནུ་སླེ་ཏྲེས་གཎྜ་ཀ་རི་སྣ་སྐྱ་བ་ཤ་ག་སྦྱར་བས་གཉན་ཚད་རླུང་རི་ཐང་མཚམས་སོགས་འཐབ་འཁྲུགས་སྟོད་འཚངས་ཀུན་ལ་སེལ།

ཁྲག་འཁྱུག་ཀུན་སེལ་ནི། འབྲི་རྩོག་[མོག]མ་ནུ་བ་ཤ་ཀ་གི་ཕང་སྐྱུ་རུ་ཅུ་གང་ཤིང་མངར་ཅོང་ཞི་གྲང་འདུལ་སྦྱར་བས་ཁྲག་ནད་གཏར་མི་རུང་བ་ལ་གཏོང་དགོས་སོ།།

མཁྲིས་རླུང་སེལ་སྦྱོར་ནི། ཛ་ཏི༢། ཨ་རུ༣། བ་རུ༣། སྐྱུ་རུ༣། སྣ༣། འབྲི་རྩོག[མོག]༥ ཨར་ནག༢ སེ་འབྲུ༣། སེ་བའི་མེ་ཏོག་འབྲས༢། མགོ་ནད་སྙིང་རླུང་མགོ་ནད་རླུང་ཁྲག་གཟེར་རླུང་མ་སྨིན་དང་རླུང་ཚད། ཕོ་བའི་ནད། སྟོད་མཚངས་[འཚངས]མར་ཁུ་སྣ་མར་སྦྱར་བའི་བསྐོལ་ཐུལ་ལོ།།

དྲང་སྲོང་ཨ་གར་བརྒྱད་པ་ནི། ཨ་ག་རུ་སྙིང་ཞོ་ཤ་ཙནྡན་དཀར་དམར་ཛ་ཏི་ཙུ་གང་གུར་གུམ་སྲོ་ལོ་ཀ་ར་སྦྱར་བས་རླུང་ཁྲག་དང་མདུན་རྒྱབ་གཟེར་ཞིང་སྟོད་དུ་འཚངས། ལུད་བ་[པ]སྐྱ་སོབ་ལུད་པ་སེལ། དེའི་སྟེང་དུ་ནོར་བུའི་[བུ]བདུན་ཐང་བསྲེ་[བསྲེས]ན་ཨ་གར་བཅོ་ལྔ་ཡིན་ནོ།།

རླུང་ནད་ལ། ཤིང་ཀུན་གཙོར་བསྐྱེད་ཉེར་ལྔ་ནི། ཤིང་ཀུན་ཤ་ཆེན་ཛ་ཏི་ཤིང་ཚྭ་སྒ་ཕོ་བ་རི་གུ་གུལ་སྤོས་དཀར་སེ་འབྲུ་སྐྱོག་སྐྱ་ཐལ་བ་སུགྨེལ་ཨ་རུ་བི་ཌ་གོ་སྙིད་[སྙོད]ཨར་ནག་ཚོལ་ཆེན་རུ་རྟ་མ་ནུ་སྨེ་ཧེས་རྒྱ་སྐྱེགས་དྲི་ཆེན་ཤུ་དག་རྒྱམ་ཚྭ་ཤིང་ཀུན་ཤ་ཆེན་ཉེར་ལྔ་ཕྱི་ནང་གསང་གསུམ་རླུང་ཀུན་མ་ལུས་སེལ།

འབར་མེ་འཁོར་ལོ་ནི། སེ་འབྲུ༣། ཤིང་ཀུན༣། ཁྲ་རུ་ཚ༢། ཛ་ཏི༢། བཅའ་སྒ༣། ཀ་ཀོ་ལ༢། སུགྨེལ༢། དབྱི་མོང་དཀར༢། རྩི་[ཙི]ཏྲ་ཀ༢ ཕོ་བ་རི༢། གུར་གུམ༣། འུ་སུ༣། མར་ཁུ༣སྦྱར་ནས་སྟོད་སྨད་སྙིང་རླུང་སྲོག་རླུང་མགོ་རླུང་ཁྲག་རླུང་གྲང་རླུང་ཐམས་ཅད་སེལ།

རླུང་འཇོམས་ནོར་བུ་ནི། ཨར་ནག༥ ཙནྡན་དཀར༢། ཙུ་གང་༣། སྤོས་དཀར༣། གེ་སེར[སར]༣། ཤ་ཆེན༥། འཛིན་པཿ། ཨ་རུཿ། ལི་ཤི༥། གི་ཝང་༢། སྲོ་ལོ་དཀར༥། ཧོང་ལེན༢། གུ་གུལ༥། ཛ་ཏིཿ། གོ་བྱིལ༣། གཟེར་འཇོམས༣། ག་དུར༢། རུ་རྟཿཀ་ར་སྦྱར་བས་གཉན་ཚད་རླུང་གསུམ་འཐབས་དང་རི་ཐང་མཚམས། མ་སྨིན་སྟོང་ཚད་བད་མཁྲིས་རྒྱུན་བུར་[བུ]ནད། གཟེར་ནད་ཀུན་འཇོམས་རླུང་ཚད་དང་། ཁྱད་པར་སྲོག་རྩ་[རྩར]བཞུགས་[ཞུགས]པའི་རླུང་སྨྱོ་འབོག་ནད་ངོས་མ་ཟིན་རྩ་དཀར་སོགས་ལ་འཇོམས་པའི་མཆོག

ཛ་ཏི་ལི་ཤི་སྨག་སྐྱུ་རུ་ཟེ་[ཟེ]ཁྲ་ཙ་ཙྪ་ཤིང་ཀུན་གོ་བྱིལ་འབྲུ་མར་སྦྱར། འདི་རྣམས་སྣ་སྙོམས་བྱེད་ན་སྲོག་རླུང་དང་སྙིང་གི་ནད། རླུང་རིགས་ན་འཇོམས་འཐོན་བའི་[པའི]མན་ངག་གོ།

བརྒྱད་པ། མཁྲིས་པའི་ནད་སེལ་བའི་སྨན་སྦྱོར།

མཁྲིས་ནད་ལ། ཟླ་འོད་ལྔ་བ་ནི། ཏིག་ཏ༧། བྲག་ཞུན༣། གི་ཝང༤། དོམ་མཁྲིས༢། བོང་དཀར༢། ཚ་མཁྲིས་ནད་ཀྱི་སྨན། ཚ་མཁྲིས་རིགས་ཀུན་ཐུབ་ངེས།

མཁྲིས་ལས་རྣམ་རྒྱལ་ནི། གསེར་གྱི་མེ་ཏོག༧ ཨ་རུ༢། སེ་བའི་མེ་ཏོག༧ བྲག་ཞུན༢། སེ་འབྲུ༣། ཏིག་ཏ༣། ཕག་རིལ༧། ཚ་གྲང་རླུང་གསུམ་མཁྲིས་པ་[པར]ཤིན་ཏུ་ཕན་ནོ།།

སྨན་ནག་ཆེན་མོ་ནི། ཙུ་གང་གུར་གུམ་སླ་རྩི་ཏིག་ཏ་ཧོང་ལེན་གར་ནག་ཨ་རུ་བ་རུ་སྐྱུ་རུ་མ་ནུ་གི་ཝང་ག་ར་སྦྱར་བས་སྨུག་པོ་མ་ཞུ་ཚ་མཁྲིས་ཤ་སེར་འཇོམས།

རིན་ཆེན་སྤུངས་[སྤུངས]སྦྱོར་ནི། སྐྱེར་ཤུན་གསེར་གྱི་མེ་ཏོག་བྲག་ཞུན་ཏིག་ཏ་ཕག་རིལ་གུར་གུམ་དུག་ཙུང་པ་[བ]ལི་[ལི]ག་པ་[བ]ཤ་ག་བར་བ་ཏ་གི་ཝང་བྲི་[ཕྲི]ཡངྒུ། བདུད་རྩི་ལོ་མ་གཙོར་བྱེད་རྩ་མཁྲིས་སོགས་ཆ་མཉམ་སྦྱར་བས་[བ]ག་ར་སྦྲང་ཆུ་[ཆུས]ཕྱུལ་ན་ཤ་སེར་མིག་སེར་ཚ་མཁྲིས་ནད་ཀུན་ལ་ཤིན་ཏུ་ཟབ་དགོས་ཉེན་ཆེའོ།།

བསིལ་སྦྱོར་གུར་གུམ་ཆེན་མོ་ནི། གུར་གུམ་གི་ཝང་ཙནྡན་དཀར་དོམ་

མཁྲིས་ཚུ་སེར་སྨན་གསུམ་བྲག་ཞུན་གཡའ་ཀྱི་མ་བོང་དཀར་དུག་ཅུང་སྐྱེར་ཤུན་བ་ཤ་ཀ་བྲི་[ཁྲི]ཡང་ཀུ་སེ་འབྲུ་གསེར་མེ་ཏིག་ཏ་ཕག་རིལ་སྦྱར་བས་ཚ་མཁྲིས་ནད་ཤ་སེར་མིག་སེར་ཀླ་ཡའི་ནད་ལ་མཁྲིས་ནད་རིགས་ཀུན་ཐུབ་ངེས།

པདྨ་འདབ་བརྒྱད་ནི། སེ་འབྲུ་ཤིང་ཚ་སུ་གྨེལ་པི་པི་ལིང་ཕག་རིལ་གསེར་མེ་ཏོག་གསེར་མདོག་སེ་བའི་མེ་ཏོག་སྦྱར་བས་གྲང་མཁྲིས་ནད་རླུང་ལ་ཕན་ནོ།།

མདངས་བའི་གསེར་མདོག་ནི། ཨ་རུ་སེ་འབྲུ་གསེར་མེ་ཏོག་བྲག་ཞུན་ཕག་རིལ་དུག་ཅུང་བོང་དཀར་ཀ་དུར་བ་ཞིག་[ཞི་ག]བདུད་རྩི་ལོ་མ་ཙུང་ཟད་སྦྱར་བས་རྒྱ་གཟེར་ཚད་འབྲུ་ཚ་གྲང་མཁྲིས་པ་རིམས་ཚད་མིག་སེར་ཀུན་ལ་སེལ།

གསེར་མདོག་ལྔ་པ། སེ་འབྲུ°༤༣། གསེར་མདོག༧༣༢ བྲག་ཞུན°༢°། ཕག་རིལ°༣°། གསེར་མེ་ཏོག་°༡°སྦྱར་བའི་དུ་[སྐྱེང]བད་ཀན་ལ་ཅོང་ཞི་རྒྱ་མཚོ། ཚ་བ་ལ་ཏིག་ཏ་གི་ཤང་། རླུང་ལ་ཨ་རུ་ཚ་སེ་བའི་མེ་ཏོག་བསྣན་བས་[པས]བསྡུགས་སོ།།

མཁྲིས་བཤལ་བདེ་བྱེད། ཐར་ནུ་དན་རོག་དུར་བྱེད་[བྱིད]ལྕུམ་རྩ་ཏིག་ཏ་བག་[ཕག]རིལ་དུག་ཅུང་བ་ཤ་ཀ་གསེར་མེ་ཏོག་སེ་འབྲུ་སུགྨེལ་ཨ་རུ་སྐྱེར་ཞུན་རྒྱ་ཚ་པི་པི་ལིང་རྩོང་ལེན་སྔིག་སྙིན་གསེར་བྱེ་མ་སྦྱར་བས་[བ]ལ་ཕུག་གི་ཁུ་བས་ལྕུགས་[ལྕུག]བྱེད། མཁྲིས་ནད་གང་གིས་[གི]སྡུག་བསྔལ་ལས་འགྲོལ་བ་ཡིན་ནོ།།

དགུ་པ། བད་ཀན་གྱི་ནད་སེལ་བའི་སྨན་སྦྱོར།

བད་ཀན་ལ། རྒྱམ་ཚྭ་གསུམ་སྦྱོར་ནི། ཀ་ར་དཀར་ཅོང་ཞི་རྒྱམ་ཚྭ་ཆ་

མཉམ་སྦྱར་བས་[བ]ཚ་རྒྱ་[རྒྱས]ཕུལ་བས་[བ]ཡུན་དུ་སྡེང་[བཏང]ན་བད་ཀན་ནད་ཀྱི་ཞིག་བའི་འཁྲུལ་འཁོར་ཡིན།

བདེ་བྱེད་སྨོམས་ལྡན་ནི། ཙན་ཞི༣༠། ཅུ་གང་༢༠། གུར་གུམ༢༠། ལི་ཤི༡༠། ཛ་ཏི༧༠། སུགྨེལ༧༠། ཀ་ཀོ་ལ༥༠། སྣ༡༠། པི་པི་ལིང་༦༠། ཕོ་བ་རིས༧༠། ད་ལི༦༠། གངས་ཐིག༦༠། ཤིང་ཚ༢༠། ལ་ཕུག་ཐལ་པ[བ]༡༠། ཚ་ལ༢༠སྦྱར་བས་བད་ཀན་མ་ཞུ་ཧོང་ནད་ཀུན་ལ་ཟབ།

བདེ་བྱེད་སེར་པོ་ནི། ཨ་རུ་གསེར་མདོག་དོམ་མཁྲིས་བཟང་པོ་དྲུག་རྒྱ་ཚྭ་རུ་ཏ་ཤིང་ཀུན་ཚ་བ་གསུམ་གོ་པོ་[པོའི]ཕོ་བ་གྲོ་བ་གང་འཛོམས་ལ་དེ་ཀུན་པོངས་དང་མཉམ་བའི་[པའི]ཅི་ཊ་ཀ་[ཀའི]ཕྱེ་མའི་[མ]རྒྱ་བསྐོལ་ཚན་མོས་ཕུལ་བཏང་ན། གྲེ་ཐོག་ཁྲུང་ཐོག་ལ་སོགས་བད་ཀན་སྤྱིའི་ནད་བ་མོར་ཉི་ཤར་ལྷ་བུར་སྣང་། ལག་ལེན་འདི་ནི་ཕོ་བོས་མྱོང་གྲུབ་ཡིན།

རྩ་སྨན་གསུམ་བཙུ་[སུམ་ཅུ]ནི། ཨ་རུ་བ་རུ་སྐྱུ་རུ་སེ་འབྲུ་ཅུ་གང་གུར་གུམ་ལི་ཤི་སུགྨེལ་ཛ་ཏི་སྣ་པི་པི་ལིང་ཕོ་བ་རི་མ་ནུ་ཙ་ལུ་བསེ་ཡབ་ད་ལི་སྤང་རྒྱན་རེ་རལ་ཤུ་དག་དཀར་སྲོ་ལོ་གཡེར་མ་གུ་གུལ་སྤོས་དཀར་སྟར་བུ་ཨུཏྤལ་དོམ་མཁྲིས་བར་པ་ཏ་པྲག་[བྲག]ཞུན་སྤུ་ཤེལ་རྩེ་སྙིང་འོ་ཤ་མགྲོན་ཐལ་ཚྭ་བསྲེག་ལག་ལེན་ལྟར་བསྲེག་མ་ཙང་ཞི་ཆོད་བཏུལ་གོ་པོའམ་སྦྱར་གིའི་སྦྱིད་བ་[པ]ཆ་མཉམ་སྦྱར་བས་བད་ཀན་མགུལ་འགགས་གང་ལ་སྤྱི་སྨན་ཡིན།

ཞ་ཉེ་སྦྱོར་བ་ནི། ཞ་ཉེ་༡༠ཞུས་བའི་[བཞུས་པའི]སྟེང་དུ་མུ་ཟེ་[ཟི]༡༠ཆ་བདུན་ཚོད་ཆ་གཅིག་རེ་རེ་ཞ་ཉེ་[ཉེའི]སྟེང་དུ་བླུག་རེ་རེ་རྩྭའུ་ཕུས་བཏབ་བདུན་བྱ་ནི། ཞ་ཉེ་ཐལ་པ་[བ]ཡིན། ཐལ་བ་སྟེང་དུ། ཕོང་རོས་༣༠བསྣན། གཅིག་སྦྱར་བའི་སྨན་ནི་གཅིག་མིའི་བད་ཀན་གསོ་ཐུབ་གང་ལ་

ཐོག་མེད།

ཤུ་ཅོང་སྦྱོར་བ་ནི། ཤུ་དག་དཀར་པོ་ཅོང་ཞི་བཏུལ་མ་ཐུན་གསུམ་རེ། ལུག་དཀར་པོའི་བཅིན་[གཅིན] དྲོན་གྱིས་ཐུལ་ན་མགུལ་འགག་སེལ། སྦྱོང་གྲུབ་ལག་ཏུ་ལེན་ན་ཤེས།

ཅོང་ཞི་དྲུག་པ་ནི། ཅོང་ཞི་ཞྭ་སྐྱུ་མ་ནུ་ཚྭ་ལ་བུལ་ཏོག་སྐར་བུ་སྦྱར་བས་[བ]མགུལ་འགག་གསོ་བའི་སྙིང་ནོར་ཡིན།

ཐལ་བ་ལྔ་བ་ནི། འུག་པའི་མྱིད་པ་ཕོ་བ་གི་[བའི]ཐལ་བཿ། སྐར་བུཾཿ། ཇོ་སོལཾཿ། མཇོ་ཚྭཾཿ། སྦྲང་རྩི་སྦྱར་བའི་དྲིལ་[རིལ]བུ་བད་ཀན་མགུལ་འགགས་སྦྱོང་གྲུབ་སྦྱོར་བ་གཞན་ན་ཡོད་མ་ཡིན།

ཨཱི་ཕྃ་སྨན་བསྡུས་ཆེན་མོ་ལས་བད་ཀན་མགུལ་འགགས་དེ་ཞག་བཅུ་བར་མ་འདས་ན་གསོ་བ་སྨན་ཡོད་དོ།། ཛ་ཡེ་ཕ་ལའི་ཉེས་འགྱུར་ནི་ཅོང་ཞི་བཟང་པོ་བཏང་བར་བྱ། དེའི་ཉེས་འགྱུར་ག་ར་བཏང་། དེ་གསུམ་ཞིབ་ཏུ་བཏགས་པ་དེ། སྦ་དྲོ་གྲེ་བར་ཐུན་རེ་བཏང་། ཞག་བཅུ་འདས་ནས་གསོ་བ་ཡིན།

འཆི་མེད་གཡུལ་རྒྱལ། བུལ་ཏོག་ཞྭ་ཅོང་ཞི་ཡགྷར་ཟེ་ཚྭ་མ་ནུ་ས་ཛི་ག་སྦྱར་བས་[བ]ཆང་ངམ་ཆུ་བསྐོལ་(གྱིས་)ཐུལ་ན་མ་ཞུ་བད་ཀན་མགུལ་འགགས་ལྷེན་དང་ལྕུགས་དྲེག་མེ་ཉམས་ཕོང་ནད་འོར་སྐྱུ་དམུ་ཆུ་སྐྲན་རྣམས་ཕོང་ནད་ཀུན་ལ་[ལས]རྣམ་པར་རྒྱལ།

བད་ཀན་བཞིག་བའི་[པའི]འཁོར་ལོ་ནི། སྐར་ག་རྒྱ་ཤུག་ཛ་བུལ་ཏོག་བྲུ་སེར་པོ་གསུམ་གྱི་སླང་ཤ་རྣམས་སྦྱར་བས་[བ]དྲུབ་[དྲུ]བ་མ་ཕྱིར་བསྲེགས། ལྷེན་[སྙེང]དྲུ་ཀུན་ལྷང་སྐོམས་པའི་སེ་འབྲུ་བསྟན། ཞག་གསུམ་རེ་རེ་ལ་ཐུན་གཅིག་གདང་[བཏང་]། བད་ཀན་མགུལ་འགག་སོགས་གང་ལ་ཐོག་བ་[པ]མེད།

རྡོ་ཞུན་ལྔ་པ་ནི། རྡོ་ཞུན་འཕྲུལ་ཐལ་ཚ་ལ་མ་ནུ་ཅོང་ཞི་འཕྲུལ་ཐལ་ཨུ་སུ་ཆ་མཉམ་སྦྱར་བའི་ཕྱེ་མ་ནི་བད་ཀན་གྱི་ཐོག་འཕོ་ཐོག་རླུང་ཐོག་སྐྱེད་[མིད]འགག་པ་སོགས་གང་ལ་ཐོག་བ་[པ]མེད་དོ།།

བཅུ་པ། འདུས་ནད་སྨུག་པོ་སེལ་བའི་སྨན་སྦྱོར།

འདུས་ནད་སྨུག་པོ་ལ། ཐང་ཆེན་ཉེར་ལྔ། ཁ་ཆེ་གུར་གུམ་ཨ་རུ་བ་རུ་སྐྱུ་རུ་མ་ནུ་བྲུཥྐར་[བྲུཥྐར]སུ་ལ་ཏིག་ཏ་བ་ཤ་ཀ་ཧོང་ལེན་གྱི་ལྕེ་བོང་དཀར་ཨུ་སུ་བར་བ་ཏ་ལུག་མིག་དབྱེ་[དབྱི]མོང་གསེར་མེ་ཏོག་ལྷུམ་པོ་[ལྷུམ་བུ]རེ་རལ་ཕག་ཁྲག་གནྡ་ཆུང་ཨུཏྤལ་སྤྲི་ཡངྐུ་བྲག་ཞུན་སེ་འབྲུ་སུགྨེལ་སེ་ཡབ་ཆ་མཉམ་སྦྱར་བས་[བ]གུར་གུམ་གཙོར་བསྐྱེད་ལ་འདུག སྨུག་པོ་བསྡུད་པ་བད་ཀན་མཁྲིས་པ་རྒྱ་ཚད་དུག་སོགས་སེལ།

དངས་འོད་བཅོ་ལྔ་ནི། སེ་བའི་མེ་ཏོག༣ གི་ཝང་༣། སྤྲི་ཡངྐུ༡། ཁུར་མང་༧། ལུག་ཆུང་༡། རེ་སྐོམ༡། ཨུ་སུ༢། བྲག་ཞུན༧། བ་ཤ་ཀ༢ གུར་གུམ༣། ཙུ་གང་༣། ཨ་རུ༢། རུ་རྟ༡། ཏིག་ཏ༡། རྒྱམ་ཚྭ༣། སྨུག་པོ་རྒྱས་བ་[པ]ཁྲག་མཁྲིས་ཕོ་བར་ལྷུང་སོགས་བདུད་རྩིའི་[རྩི]འདྲ།

སྨུག་བོ་[པོ]རྗེས་སྦྱོར་བཅུ་གཅིག་ནི། ཨ་རུ་བྲག་ཞུན་ཙུ་གང་གུར་གུམ་སེ་འབྲུ་བསེ་ཡབ་སྤར་བུ་ཨུ་སུ་མ་ནུ་ཨུཏྤལ་པི་པི་ལིང་། སྨུག་པོའི་ནད་རྒྱས་གསུམ་སྟོད་གཟེར་དང་འཁྲུག་སོགས་ཀུན་ཐུབ་ངེས།

ཁྲག་གཅོད་གུར་གུམ་བརྒྱད་པ། ཁ་ཆེ་གུར་གུམ༡། དོམ་མཁྲིས༣། སྲམ་མེ་ཏོག༣ ཙནྡན་དམར༤། ཨ་རུ༣། བྲི་[འབྲི]ཏ་ས་འཛིན༣། མཚལ༣།

བུ་[པུ]ཤེལ་རྩི་༡༷ སྦྱར་བས་སྨུག་བོ་[པོ]གྱིན་ཐུར་གང་དུ་བཙོལ་བ་དང་མཆོན་ཁྲག་མངལ་ཁྲག་སྣ་ཁྲག་གཅོད་དུ་བསྔགས་སོ།།

སྨུག་བའི་[པོའི]གཉེན་བོ་[པོ]བདུན་པ་ནི། མ་ནུ༣༷། ཨུ་སུ༣༷། སྐར་བུ༣༷། ཙ་ཏི༣༷། ཐག་ཞུན༥༷། རྒྱམ་ཚྭ༥༷ རྣམས་དེ་སྟེང་དུ་ཕག་རིལ་༡༷ བསྣན་པ་འདི་སྦྱོར་བ་ཐུར་སེལ་ལིདྷ་གྱིན་དུ་ལྡོག། དབུགས་ངན་སྲི་ཞིང་དྲི་ཆུ་བསྐམས། འདི་འདྲའི་བྲུག་ནི་མི་བཟོད་བར[པར]། སྨུག་པའི་[པོའི]ནད་ལས་དུས་མིན་འཆི་བ་ཞགས་པ་གཅོད་བའི་[པའི]འཁྲུལ་འཁོར་ཡིན།

བཅུ་གཅིག་པ། མ་ཞུ་བ་སེལ་བའི་སྨན་སྦྱོར།

མ་ཞུ་ལ། ཞུ་བྱེད་དྲུག་པ་ནི། མ་ནུ་སྨ་ལྷུམ་རྩ་ཙོང་ཞི་བུལ་ཏོག་ཨ་རུ། མ་ཞུ་གསར་རྙིང་དང་མཁལ་རླུང་ཕོ་ལོང་ལྷང་རླུང་སེལ།

གསལ་བྱེད་ཉི་མའི་དཀྱིལ་འཁོར་ནི། ར་མཉེ༡༷། ཉེ་ཤིང་༡༷། ཙོང་ཞི༣༷། རྒྱམ་ཚྭ༥༷། བུལ་ཏོག༡༷ པི་པི་ལིང་༡༷། བྲི་ག༡༷ མ་ཞུ་གསར་རྙིང་ཚ་གྲང་འཐབ་པ་དང་བཅན་བ་[པ]ཡོན་ཏན་བསམ་གྱི་[གྱིས]མི་ཁྱབ།

དྲག་པོ་སྨན་ནག་གི་སྦྱོར་བ་ནི། ཙོང་ཞི༥༷། ལན་ཚྭ༦༷ ཞིབ་བཏགས་ལ། སྣང་[སྣ]ངའི་ནང་དུ་ལེགས་པར་བཙོལ་[བཙོས་ལ]ཚོས་ཚད་གསུམ་ནས་ནག་ཙམ་ནས་རེ་རེ་དང་འཛོག་ད་ལི་༡༷ དབྱི་མོང་༡༷ དེ་ནི་སྲེག་བའི་[པའི]དུ་བ་མ་ཤོར་བསྲེགས། ཆང་ཀན་ཉིང་ཁུས་ཁ་སྦྲ་གཏབ་པ་ལ། རླངས་བ་[པ]མི་ཚོར་བཀབ་བར་བྱ། དེ་སྟེང་དུ་ཛ་ཏི༡༷། མ་ནུ༥༷། ཨུ་སུ༥༷། སྨ༥༷།

ཕོ་བ་རི༥། ཤིང་དཀར༣། རྒྱ་སྤོས༢། རྒྱམ་ཚྭ༥། ཁ་རུ་ཚྭ༣། ཟེ་ཚྭ་སྲན་ཙམ་ཞིབ་བར་[པར]བཏགས་ལ་སྦྱར་བ་དེ། ལེགས་བར་[པའི]མདོག་ནི་ནམ་མཁའི་[མཁལ]འདྲ། འདི་ནི་གྲང་སྐྲན་གཅོང་རིགས་ལ། རྒྱུ་འབྲུ་དང་སྐྱིག་བ་[པ]མང་ཞིང་ཟས་མི་འཇུ། ཕོ་ལོང་ཕོ་བར་སྦུ་འཕྱིན་དང་། ཕོ་སྲུལ་ལྷུགས་དྲེག་ཆགས་པ་དང་། ཕོ་བར་དུག་ཐབས། མཆིན་པ་རྒྱས་དང་ཚ་བ་དང་། འདི་ལ་ནད་སྔོ་བུ་[མཆིན་ནད་ལྷེམ་བུ]དྲུ་བུར་དྲིལ། སྨན་སྦྱོར་འདི་ཉིད་བདུད་རྩིར་མཚུངས།

རྡོ་ཞུན་བདེ་བྱེད། རྡོ་ཞུན༣། ཁ་རུ་ཚ༢། རྒྱམ་ཚྭ༢། ཙོང་ཞི་གོང་བུར་བསྲེགས་ཐལ༢། དོང་ག༥ པི་པི་ལིང་༢། རྡོད་མ་ཁ༢། བ་སླང་ཤ་མི་ལ་འདུལ༥། སྦྱར་བས་དུག་དང་སྐྱུག་བོ་[པོ]ཚ་གྲང་འཐབ་བ་[པ]མ་ཞུ་ལྷེན་ལྷན་[སྐྲན]བད་ཀན་ལྷུགས་དྲེག་འགོམས[འགོགས]། རྒྱ་དེའི་ནང་དུ་རླུང་ཁྲག་ཞེར་པ་[བ]དང་། མགུལ་འགགས་གྲིབ་རིགས་ནད་རྣམས་ལ་གནམ་ལྷུགས་ཐོག་མདའ་འདྲ། གང་ལ་བཏང་ཀྱང་ཐོགས་པ་མེད་པའོ།། ཕྱག་ལེན་ས་འོག་གསང་ཆབ་བའི་ཐང་།

རྡོ་ཞུན་དྲུག་པ་ནི། ཙོང་ཞི་རྡོ་ཞུན་སྒ་སྐྱུ་ཁ་རུ་ཚ་སྟར་བུ་པི་པི་ལིང་། མ་ཞུ་འཇུ་ཞིང་ཕོ་བའི་མེ་དྲོད། མ་ཞུ་ལྷེན་དང་སྐྲན་བཤིག་བད་ཀན་ལྷུགས་དྲེག་འགོག སྐྱ་རྦབ་འཛིལ་ཞིང་འོད་དང་དམུ་ཆུ་སྐེམས། གླང་སྲིན་གླང་རིགས་ལ་ཀུན་སེལ།

རྡུལ་ཐལ་གསུམ་སྦྱོར། གསོ་བའི་ཐལ༧། ཙོང་ཞི༣། ག་ར་དཀར་པོ༧། མཁྲིས་པའི་རིགས་མ་ཞུ་ལྷེན་ནད་ལ་ཕན་ནོ།།

ཟས་སྨན་བཞི་བ། ཁ་རུ་ཚྭཿ། ཙོང་ཞིཿ། བྲག་ཞུནཿ། བུལ་ཏོགྂཿ འོ་མ་ཆུ་ཆང་གང་རུང་གིས་འབུལ། རླུང་མཁྲིས་བད་ཀན་མ་ཞུ་མགུལ་འགགས་ཕོ་ནད་མ་ཞུ་སྐྱང་ཐབས། ཕོང་ནད་ཀུན་སྟོད་རླུང་ལྷེན་དང་མེ་ཉམས་སྐྱུར་དུ་གྲོལ།

བཅུ་གཉིས་པ། སྐྲན་ནད་སེལ་བའི་སྨན་སྦྱོར།

སྐྲན་ནད་ལ། མགྲོན་ཐལ་བཅུ་བ། ཏིག་ཏ་གསེར་མེ་ཏོག་རུ་རྟ་བྲག་ཞུན་ཧོང་ལེན་ཨ་རུ་གུར་གུམ་སེ་འབྲུ་ཙོང་ཞི་རྒོད་བཏུལ་མགྲོན་ཐལ་སྦྱར་བས་སྐྲན་ནད་ཀུན་ལ་འཛོམས། དེའི་སྟེང་དུ་མཁྲིས་སྐྲན་ལ་ཕག་རིལ་བསྣན། ཁྲག་ལ་སྐྱར་བུ་མཛེ་ཚྭ། བྲང་ལ་པི་པི་ལིང་། འདྲིལ་པ་[བ]བཤིག་བ་[པ]ལ་སྦྲུལ་ཤ་བསྣན།

བོང་དཀར་ལྔ་པ། ད་ལིའི་ཐལ་བ་ཧོང་ལེན་ཐལ་བ་ཏིག་ཏ་རུ་རྟ་བོང་དཀར་སྟེང་དུ་མགྲོན་ཐལ་རྡོ་འདོན་བྱ། ཚ་གྲང་ཕྱི་ནང་བར་གསུམ་གྱི་སྐྲན་ནད་འཛོམས།

ཐལ་བ་ལྔ་བ། ཟྭ་ཚྭའི་ཐལ་བ་དབྱི་མོང་ཐལ་བ་སྲུབ་ཀ་ཐལ་བ་གོ་ཐལ་རྡོ་ཐལ་སྦྱར་བའི་སྟེང་དུ་ཟེ་ཚྭ་ཙུང་ཟད་བསྣན། ཚ་གྲང་སྐྲན་རིགས་མཐའ་དག་ཀུན།

སྦྲུན་ནག་བཅུ་གཅིག་ན[ནི]། མི་སྦྲུན་ཕག་སྦྲུན་ནུས་ལྡན་བསྲེག་ཐལ་བོང་དཀར་དུག་ཞུང་ག་དུར་བ་ལི་[ལེ]ག་དོམ་མཁྲིས་སྐྱར་བུ་ཧོང་ལེན་ཚ་ལ་བརྟུལ་[བཏུལ]མ་མགྲོན་ཐལ་སྦྱར་བར་ཆུ་ཆང་འབུལ[ཕུལ]། སྟོད་ཀྱི་སྐྲན་མངལ་སྐྲན་སོགས་མ་ལུས་ཞི་བར་བྱེད་དོ།།

ཚ་བསྲེག་ཆེན་མོ་[མོའི]སྟེང་དུ་སེ་འབྲུཾཿ། ཙོང་ཞི་རྒོད་འདུལཾཿ།

ཨི·ཨི·ལིང·༣། ཛ·ཏི༢། སུགྨེལ༢། ག·ཀོ·ལ༢། ཚྭ·ལ·འདུལ·མ༣། ཀླེ·ཚྭ༣། དབྱེ·[དབྱི]མོང·༣། སྤུབ·ཀ༣ དུར·བྱེད·[བྱིད]༢། གཡག·རྐོད·དམ·སྣང·རྣའི·གཞོབ·༣ཕྱེ·མ·ཆང·གི·[གིས]སྦྲུས·པ·ལྡུགས·སྣང·ནང·དུ·ནུས·བསྲེག·པའི·ཐལ·བ·བུ·རམ·དང·སྦྱར·བས·གྲང·སྐྲན·ཐལ·བར·རློག

ཐུན·གསུམ·རིལ·བུ། རྒྱ·ཚྭ༥། རྒྱམ·ཚྭ༡། ཁ·རུ·ཚྭ༥། ཀླེ·སྦྱང·ཚྭ༥། ཙབས·རུ·ཚྭ༥། ཤིང·ཚྭ༡། དྭ·ཚྭ༥། མཛེ·ཚྭ༡། ཐལ·ཚྭ༥། སྒ༢། ཨི·ཨི·ལིང·༢། ཕོ·བ·རི༢། ཨ·རུ༣། བ·རུ༢། སྐྱུ·རུ༢སྦྱར·བའི·རིལ·བུ·ལྷེན·སྐྲན·ཁྲག·སྐྲན·ཐལ·བར·རློག

བཅུ·གསུམ·པ། གཉན·མི·དབལ·སོགས·སེལ·བའི·སྨན·སྦྱོར།

མི·དཔལ·[དབལ]ལ། དཔའ·བོ·དགུ·བ། གི·ཝང·གུར·གུམ·ཧོང·ལེན·ཤིང·མངར·སི·ཧླན·སྤང·རྩི·དོ·བཙོད·ཆོས·འཛིན·པ·སྦྱར·བས·མི·དཔལ·[དབལ]འཇོམས།

ཆུ·ཞེལ·བདུད·རྩི·སྦྱོར·བ·ནི། ཆུ·ཤེལ·མུ·མེན·གྱི·[ཀྱི]ཀླུ·བཙག·རྒྱ·སྣག·སེ·བའི·མེ·ཏོག·སྲན·ཆུང·ཆོས·བཙོད·ཧོང·ལེན། མི·དཔལ·[དབལ]ཚ·ནད·སུཏྲ·སྨེན·[སྨིན]བུ·སོགས·འཇོམས།

ག·བུར·ཉེར·ལྔ། ག·བུར·ཙུ·གང·ཁ·ཆེ·ལི·ཤི·སུགྨེལ·ག·ཀོལ·ཨར·ནག·ཙནྡན·དཀར·དམར·ཨུཏྤལ·སྔོན·པོ·པདྨ·གེ·སེར·[སར]རུ·ཏ·ཛི·ར·དཀར·ཕོ·བ·ལེ·[ལི]ཀ·ཤིང·ཚ·ཆུ·སྲིན·སྙེར·མོ·བུ·[ཕུ]ཤེལ·རྩི·སྤང·སྤོས·རྗེ·དྲེག·

དམར་པོ་ཛ་ཏི་འབུ་སུ་ཧང་ཨ་རུ་བ་རུ་སྐྱུ་རུ་ཨ་གར་ག་ར་སྦྱར་བས་དོན་སྙོད་ཤ་ལྷགས་རྩ་རུས་ཚད་དང་འགྲམས་འཁྲུགས་རིམས་དུག་ཚད་གསར་ཉིང་། དྲེག་གྲུམ་མི་དཔལ་[དབལ]བྱང་ཁོག་ཚད་རྙིང་སེལ།

འབར་འབུར་ལ། མེ་ལྷེ་འཁོར་ལོ། ཡུང་བ་ལྗོང་རོས་རྡོ་བ་བླ་རྒྱ་སྐྱེགས་ཤིང་ཀུན་གྱི་[བྱི]ཏང་ག་ལྷུམ་པོ་རི་[ལྷུམ་བུ་རེ]རལ་བདུད་རྩི་ལོ་མ་སིནྡྷུ་རས་པི་པི་ལིང་སྨན་འདི་ཚ་ཆུ་གང་ཞུལ་བཏང་ན་ཡ་མ་དཀར་ནག་ཁྲ་གསུམ་ཀླུང་གཟེར་སྲིན་དང་མེས་ཚིག་སྨིན་ངན་སྣ་ཤུ་འབྲུམ་ནད་རྣམས་བཤིག་བར་[པར]བྱེད་བའི་[པའི]ཐོ་བ་ཡིན།

ནོར་བུ་བཅུ་གཅིག་ནི། མུ་ཏིག༡ ཕྱུ་རུ༡། དངུལ་ཆུ༡། མུ་ཟི༡། གླང་མཆེ༡། ཟེ་ཚྭ༡། ཞ་ཉེ་དཀར༢། རྒྱ་ཚྭ༢། མཚལ་རྒོད༡། ཕིག་པན༢། ལྗོང་རོས༡རང་རང་གི་འདུལ་མའི་[འདུལ]སྦྱར་བས་གཞན་འབར་འབུར་ཡ་མ་ཚ་གྲང་ནད་ལས་གྲོལ།

ལྷོག་པ་ལ། དར་ཡ་ཀན་ལྔ་བ། དངུལ་ཆུ་སྨན་ཆེན་གླ་རྩི་གུ་གུལ་དར་ཡ་ཀན་སྦྱར་བ་འདིས་གཞན་སྲིན་ཁྲག་འགག་དང་སྐྲངས་ནད་གཟེར་ལྷོག་པ་དང་། མ་ལུས་སེལ་བར་བྱེད་རྒྱ།

ནང་ལྷོག་ནི། ཤུར་ནག་བཅུ་དགུ་ནི། ཐང་ཕྲོམ་དཀར་པོའི་རྩ་བ་འམ་འབྲས། གླ་རྩི་དངུལ་ཆུ་མུ་ཟེ་[ཟི]སེར་འམ་ནག ཉྭ་བས་[ཉྭ་བ]རྒྱ་ཚྭ་སྨན་ཆེན་ལང་ཐང་རྩེ་བྱི་ཏང་ག་མ་རུ་རྩེ་སྔོག་སྐྱ་ཤིང་ཀུན་གཡེར་མ་དྲེས་མའི་འབྲུ་ཤུ་དག་འཛིན་བ་[པ]གུ་གུལ་སྦྲུ་[སྦྲུ]ནག་ཤུར་ནག་གི་ལོའམ་རྩ་བ། ཞིབ་བཏགས་རིལ་བུ་མར་དྲིལ་སྦྱོར་སྔོན་ཟླ་བ་བུ་དག ཤུར་ཐང་འབུལ[ཤུལ]། ཐུན་ཚད་ནད་སྟོབས་སྦྱར་བས་གཞན་སྲིན་གསོད། ས་སྟེང་འདི་ཡི་གཞན་ཐམས་ཅད་ཀུན། སྦྱོར་བ་འདི་ཡིས་མི་འཇོམས་མེད་ཡོད་མི་

སྲིད། འདི་ཡོད་ན་གཞུང་སོགས་གཞན་དུ་བཤད་པའི་གསང་སྨན་ལ་སོགས་བཟང་བཟང་མོ་མང་པོ་མི་དགོས། འདི་མེད་ཁོང་ལྡོག་གསོ་འདོད་སྨན་བ[པ]རྣམས། དཔའ་བོ་མཚོན་མེད་གཡུལ་ངོར་འཇུག་པ་འདྲ། དེས་ན་འདི་ནི་ཤིན་ཏུ་གཅེས་བར[པར]བཟུང་།

བཅུ་བཞི་པ། གཟའ་ནད་སེལ་བའི་སྨན་སྦྱོར།

གཟའ་ནད་ལ། སྤོས་དཀར་བཞི་ཐང་ནི། སྤོས་དཀར་ཤིང་མངར་སྤང་སྤོས་སྤང་རྒྱན་དཀར་སྦྱར་བའི་ཐང་། གཟའ་ནད་ཕན་ནོ།།

གེཌྷ་རྡོ་རྗེ་ཉེར་ལྔ། དངུལ་ཆུ༢། མུ་ཟེ་[ཟི]སེར༣། གུ་གུལ༣། ཤིང་ཀུན༣། སུག་སྨེལ༣། གུར་གུམ༣། ཤུ་དག་ནག༢ སྟག་སྐྱའི་ཐལ་བ༣། སྟག་ཤ༥ སླ་སྟེ༢། ཨ་རུ༢། རྫ་ཧི༢། ར་ཕོ་གསང་སྤུའི་གཞོབ༢། བཙན་དུག༢ སྒ་སྐྱེ༥། བཟང་ཚང་ཞི་ཐལ་བ༢། ཧ་ལོ་ཤ༢ ཨ་ཀར༢། ཙུ་ཏྲ༣། སྤང་རྒྱན་དཀར༣། ཏིག་ཏ༢། ཀ་ཀོ་ལ༣། ནེ་བར་གེལ་སྤོས་དཀར་ཟེར༢། ཀ་ར་དཀར་པོ་སྦྱར་བའི་[བ]ཞི་[ཞིབ]བཏགས་གཟའ་ཡི་གནོད་པ་འབྱུང་བ་ལྔའི་སོ་སོར་ཕོག་བའི་[པའི]སྐབས་སུ་འདི་ལྔ་ལྔའི་ཕན་བའི་[པའི]བསྐོལ་སྐྱེ་བ་དུ་མར་གནོད་བ་[པ]མི་བྱེད་བར་[པར]དམ་བཅའི་[བཅལ]བའོ།།

གཟའ་དུག་གི་བཤལ་སྨན་ནི། དུར་བྱེད[བྱིད]༣། དན་རོག༢ མུ་ཟེ་[ཟི]ནག༣ སུག་སྨེལ༣། ཧོ་ལོ་ཤ༢ ཟེ་[ཟི]ར་དཀར༣། ཨ་རུ་ར་མཆུ་རིང་༥། འདི་རྣམས་ཞིབ་བཏགས་སླ་སྟེའི་ཆུས་བྲན་རིལ་བུ་བྱས། སུམ་མ་ཙམ་བཞི་

གཅིག་སོགས་རིལ་བུའི་དལ་བུ་ནད་སྟོབས་བསྟུས་དུར་བྱེད་[བྱིད]གཏང་བར་བྱ། གཟའ་དུག་ནད་ལས་གྲོལ།

བེཙྫེ་ཙ་ཤན་ནི། སྲན་མ་དཀར་པོ༷། སྤོས་དཀར༷། སླ་རྩི་རྣམས་ཞིབ་བཏགས་ལ་སྦྲང་རྩི་[རྩིས]རིལ་བུ་བྱས་ན་[ནས]ཚུས་ཕུལ་ན་གཟའ་དུག་ཕོག་པར་གཟའ་རྒྱུ་ལ་བཟང་སྨན་ནོ།།

གཟའ་ཕོག་པར་བགྲུས་པའི་སྨན་ནི། བོང་ནག༵ གཡེར་མ༵། ཐམ་[ཐང]ཕྲོམ་འབྲུ༵། གུ་གུལ་ནག༵ གོ་ཡུ༵རྣམས་རྩི་བཞིན་ཞིབ་བཏགས་ལ་ཚང་གར་འམ་མཛོའི་མར་དང་སྦྱར་ལ་བྱུགས་ན་བཟང་ངོ།། རྒྱ་ནག་མཁས་བའི་[པའི]མན་ངག་ཡང་ཡང་བྱུག་བྱ།

བདུག་སྨན་བདུན་སྦྱོར་ནི། གུ་གུལ་ཤིང་གུན་[ཀུན]སྦྱིང་[སྦྱུང]བྲུན་ལ་ཚ་ལ་ཏི་ལོ་ཤ་མཆེར་ཤ་མུ་ཟེ་[ཟི]ནག་བོང་ནག་སྐྱེས་པོའི་[པའི]གཡས་སྣ་ནས་བདུག་ཡིན། བུད་མེད་ཀྱིས་[ཀྱི]གཡོན་སྣ་ནས་འདུག་ཡིན་ནོ།། ཉིན་ནས་གསུམ་བདུག ཞག་ནས་གསུམ་བདུག་བྱ། གཟའ་རིགས་སྡེ་བརྒྱད་གཟའ་སླུའི་གདོན་ས་བདག གནོད་བ་སྲུངས། ས་ཆུ་མི་ལྷུང་བཞི་དུག་གཟའ་གང་ཙང་གྲོལ་བར་ཐེ་ཚོམ་མེད།

བཅོ་ལྔ་པ། གཉན་ཚད་སེལ་བའི་སྨན་སྦྱོར།

འཇོམ་ལྷག་ལ། བདུད་རྩི་བཅུ་ཐང་ནི། འཇོན་པ་ཏིག་ཏ་བ་ཤ་ག་སྤང་རྩི་དོ་མ་ནུ་གནྡྷ་ཀ་རི་སློ་ཏེ་[ཏིས]སྨ་སྐྱུ་ཨ་རུ་ཤིང་མངར་འདི་རྣམས་ནི་གཉན་ཚད་ཐམས་ཅད་དང་ཁྱད་པར་དུ་རིམས་ཚད་ཀུན་ལ་བདུད་རྩི་ཡིན་ནོ།།

ཀུན་ཐུབ་ཐང་ནི། འབྲས་བུ་གསུམ༵རེ། ཆོས་བཙོད་བྲི་རྫོག་[འབྲི་མོག]༵

རེ། མ་ནུ་སླེ་ཏྲེ་[ཏྲེས]༣རེ། འཛིན་པ་ཞུན་ཁན་སྨ་སྐྱུ་༢རེ། ཀནྡ་ཀ་རེ་[རི]༤ སྦྱར་བའི་ཐང་། གཞན་ཚད་རླུང་འཐབ་སོགས་ལ་བདུད་རྩི་འདྲ།

ཁྱུང་ལྔའི་སྙིང་དུ་གུ་གུལ་ཕག་བྲུན་འཛིན་པ་སྔོག་ཐལ་སྦྱར་བས་གཞན་ནག་པོ་གསུམ་བསྒྲིལ་སོགས་མ་ལུས་སེལ།

རིམས་སྤྱི་ལ། **རིམས་ཐང་བཅུ་གཅིག་ནི།** མ་ནུ༢། ཀནྡ་ཀ་རི༣། སླེ་ཏྲེས༣། སྨ་སྐྱུ༤། གི་ཝང་༢། གུར་གུམ༢། བོང་དཀར༢། སླ་སྨང་༢། གུ་གུལ༢། བྲག་ཞུན༢། འཛིན་པ༥། གཞན་ཚད་མ་ལུས་སེལ་བའི་ཐང་ཡིན།

ཚ་སེལ་དགུ་སྦྱོར་ནི། ག་བུར༦། ཙནྡན༥། ཅུ་གང་༢། གུར་གུམ༥། དོམ་མཁྲིས༡། ཏིག་ཏ༥། ལི་ག་དུར༣། ཧོང་ལེན༥། རྒྱ་སྐྱེགས༥། ག་ར་སྦྱར་བས་འགྲམས་འཁྲུགས་ནད་སྟོད་གཟེར། ལུད་བ་[པ]དམར་སེར་དུད་ཁུ་འཛོམས་པར་ངེས།

བཅུ་དྲུག་པ། ཚ་བའི་ནད་སེལ་བའི་སྨན་སྦྱོར།

མ་སྨིན་ཚ་བ། སླེ་ཏྲེས་བདུན་ཐང་ནི། མ་ནུ༡། སླེ་ཏྲེས༡། འབྲས་བུ་གསུམ་རེ་རེ༢། ཧོང་ལེན༥། ཏིག་ཏ་༡སྦྱར་བས་མ་སྨིན་ཚ་བ་སྨིན་འགྱུར་བྱས་ན་སེལ།

འབྲས་བུ་གསུམ་ཐང་ནི། ཨ་རུ་བ་རུ་སྐྱུ་རུ་རིམ་[རིམས]ཚད་འཁྲུགས་ཚད་གསར་རྙིང་མ་ལུས་སེལ།

མ་ནུ་བཞི་ཐང་ནི། མ་ནུ་སླེ་ཏྲེས་ཀནྡ་ཀ་རི་སྨ་སྐྱུ་ཆ་མཉམ་སྦྱར་བའི་

སྙིང་དུ། ཀོ་ཐྲིལ་བསྟན་ན་སྟོད་འཚངས་སེལ་མཆོག

བཀྲ་ཤིས་དཀའ་འཁྲིལ་ནོར་བུ་ནི། ཡུན་དུ་སྨིན་དཀའ་[དཀའ]སྐོག་སྐྱེ་བསྐྱེགས་ཐལ་ཛྙ་ཏི་སུགྨེལ་ག་ཀོ་ལ་སླེ་ཏྲེས་པུ་ཤེལ་རྩེ་ད་ལི་ཕྱི་ཚེར་ཕྱི་[ཕྲེ]མ་རྡུས་ཁུས་འཕུལ། སྨིན་དཀའ་སྐོངས་ཚད་རྙིང་བ་ཀུན་ལ་ཕན་པ་ལག་བའི་[པའི]སྙིང་ནོར་ཡིན།

སླེ་ཏྲེས་ལྔ་ཐང་ནི། ཏིག་ཏ༧༠། ཧོང་ལེན༠༡། པོང་དཀར༢༠། གུ་གུལ༢༠། སླེ་ཏྲེས༢༠། ཚད་རིམས་ནད་རྣམས་ཀྱི་སྨིན་བྱེད་ཐབས་ཡིན་ནོ།།

རྒྱས་ཚད་ལ། གཙོ་བོ་བརྒྱད་པ་ནི། རུ་གང་གུར་གུམ་བ་ཤ་ག་ཏིག་ཏ་ཙནྡན་དཀར་གི་ཝང་ཧོང་ལེན་པོང་དཀར་སྟེ། ཆ་མཉམ་སྦྱར་བའི་སྙིང་དུ་ཁ་ཚར་བསྟན། ཚ་བ་ཆེ་ལ་ག་བུར། སྙིང་ལ་འབབས་ན་ཙནྡན་ཛ་ཏི་སྙིང་ཞོ་ཤ སྲོག་རྩར་ཤོར་ན་ཨ་ག་རུ་རུ་ཧ་གུ་གུལ་ག་ར་སྦྱར། ཁྲག་ལ་འབྲི་རྨིག[མོག]མཁྲིས་ནད་དོམ་མཁྲིས། བད་ཀན་ཅོང་ཞི། ཚ་བ་གསར་རྙིང་མ་ལུས་སེལ།

སྤང་རྩི་བཅུ་གཉིས་ནི། བི་[བེ]དོ་ལོ་མ༠༥། གུར་གུམ་བཟང་༠༥། པོང་དཀར༠༢། སྣག་ཤ་ནག༠། བར་བ་ཏ་དཀར༧༡། བདུད་རྩི་ལོ་མ༧༣། རུ་གང་བཟང་༠༣། གི་ཝང་༠༡། ཙནྡན་དཀར༠༦། བྲག་ཞུན་དམར༠༥། སྒྲ་རྩི་བཟང་༣༠། གུ་གུལ་༠༥སྦྱར་བས་གཉན་རིམས་ཚད་རྒྱས་བ་[པ]འཇོམས་པའི་མཆོག་ཡིན། གཅིག་ཐུན་གཏང་བས་ཐུབ།

སྨན་སེར་ཆེན་མོ། ཙནྡན་དཀར་སྤྲུ་[སྤྲུ]ནག་ཐར་ནུ་འཛིན་པ་སྦྱར་བས་གཉན་རིམས་འཇོམས།

གོ་ར་ཙན་བརྒྱད་པ་ནི། ས་གོས༧༠། ལོ་ཙན༠༥། མཆིན་སྨན་གཙོ་བོ༠༥།

འདྲེ་དེད། མ་གི་ཏ། བཀྲ་ཤིས་ཅན། བྲག་གི་བདུད་རྩི། ཟླ་བ། ཚད་བ་[པ]གསར་རྙིང་རིམས་ནད་དུག་ཀུན་ལ་སེལ།

གཉན་སེལ་བདུན་པ། འཛིན་པ། ཨ་རུ། སྟག་ཤ། བཙོད། གི་ཝང་། སླ་རྩི། གུ་གུལ། མཚལ་མདོག་གྱུར་ཅམ་ཕྱེ་མ་རིལ་བུ་གང་ཙུང་བྱའོ།། བལ་རིམས་འབྲུམ་པ་རྒྱ་གཟེར་སྟོད་གཟེར་འགགས་ལྷོག་གཉན་རིམས་ཐམས་ཅད་ཚད་པ་གསར་རྙིང་མ་ལུས་འཇོམས། རིམས་ནད་བཤིག་པའི་འཕྲུལ་འཁོར་ཡིན།

སྤོངས་ཚད། སྨུག་ཐལ་བཅུ་གཉིས་ནི། སྨུག་ཐལ། ཨ་ཀར་གོ་སྙོད། ཙ་ཧ། ཨ་རུ། ཛ་ཏི། ཕྱོས་དཀར། ཅུ་གང་། གུར་གུམ། སླེ་ཏྲེས། ཀཎྜ་ཀ་རེ[རི]། སྙིང་ཞོ་ཤ། མ་ནུ། ཕྱེ་མ་སེངས་པོས་དབུལ་ན་སྤོངས་ཚད་མ་ལུས་འཇོམས། སྦྱི་[སྤྱི]སྨན་སྟེང་དུ་གང་ཙུང་དོན་སྟོན་འདི་ཁ་ཚར་བསྟན་བཏང་། རླུང་ཚད་འདོམས་ལ། སླེ་ཏྲེས་གོ་སྙེད་[སྙོད]ཙ་ཧ་སྨུག་ཐལ་གུ་གུལ་ཀཎྜ་ག་རེ་[ཀ་རི]སྦྱར་བས་[བ]ཙུས་ཁུ་འམ་ཆུ་ཐུལ་གཏོང་།

ཐང་ཆེན་བཅུ་བ་ནི། ཏིག་ཏ། ཧོང་ལེན། སྤང་[སྤང]རྩི། འབྲས་བུ་གསུམ། མ་ནུ། ཀཎྜ་ཀ་རི། སླེ་ཏྲེ[ཏྲེས]། སྒ་སྐྱུ། མཁྲིས་ཚད་གསར་རྙིང་རྒྱས་ཚད་སྐྱོ་འཁྲུགས་གབ་ཚད་ཐམས་ཅད་གཉན་ཚད་ཆམ་རིམས་རི་ཐང་མཚམས་མ་སྨིན་སྟོད་འཚངས་བད་མཁྲིས་རྒྱུན་བུའི་ནད། གཟེར་ཐུང་སྨིན་སྟུད་སོགས་རྩ་དཀར་ནད་ཐམས་ཅད་འཇོམས་པའི་མཆོག

མ་ནུ་བཅོ་ལྔ་ནི། མ་ནུ། ཀཎྜ་ཀ་རི། སླེ་ཏྲེ[ཏྲེས]། སྒ་སྐྱུ། ཨ་

རུ༣། བ་རུ༣། སྐྱུ་རུ༣། ཨར་ནག༡ སྙིང་ཞོ་ཤ༥ ཙནྡན་གཉིས༥༥། སྤྲ་ལོ༥། གུ་གུལ༣། ཅུ་གང་༣། རུ་ཏ༣སྦྱར་བས་སྐྱོང་འཁྲུགས་ལྷུ་[ལྷུ]གསོབ་ལུ་བ་དང་། གཉན་ཚད་ཁྲུང་གསུམ་འཐབ་བ་[པ]དང་། རི་ཐང་མཚམས་ཀྱི་ཚ་བ་དང་། སྙིང་ཚད་སྙིང་ནད་ལ་བསྟགས།

ཨར་ནག་བརྒྱད་པ་ནི། ཨར་ནག་སྙིང་ཞོ་ཤ་ཙནྡན་དམར་ཅུ་གང་གུ་གུལ་ཛ་ཏི་ཀོ་ཁྱིལ་སྤྲ་ལོ་འདི་ལ་ཁྲག་ཁྲུང་འཐབས་ནས་སྐྱོད་འཚངས་ལུད་སྐྲ་སོབ་པ་མདུན་རྒྱབ་གཟེར་སོགས་ལ་བསྟགས་སོ།།

གབ་འབྱུང་དྲུག་ཐང་། སྤྲ་ལོ༡། ཚོས༥། ཨ་རུ༣། བར་བ་ཏ༦། གོ་ཁྱིལ༢། མ་ནུ༥སྦྱར་བའི་ཐང་གབ་ཚད་ཕྱིར་འབྱུང་སེལ་བའོ།།

བསྲེགས་ཐལ་བརྒྱད་པ་ནི། མ་ནུ་སླེ་ཏྲེས་སྒོག་སྐྱ་ག་དུར་སྤྲ་ལོ་བཙོད་སྣ་སྐྱ་པི་པི་ལིང་སྦྱར་བས་[བ]དུ་བ་མ་ཤོར་བསྲེགས། ཞིབ་བཏགས་སྨན་ཏ་ཆང་ལ་བྱ། སྟེང་འོག་གོས་སྣན་བཏུམས་བར་[པར]བྱ། རང་དབང་མེད་བར་རྨུལ་ནས་སོང་། མན་ངག་འདི་ལྷན་ཚད་པས་འཆི་རེ་ཀན། ཚད་པ་གཉིད་ལོག་སོགས་ལ་ཕན་ནོ།།

གང་[གབ]ཅིང་འགྲིངས་ལ་སེ་འབྲུ་བཞི་བའི་སྟེང་དུ་མ་ནུ་ཅ་སུ་བསེ་ཡབ་སྟར་སྤུ་བསྐྱན་བཏང་བྱ།

ལིང་བཞི་ཐང་། མཚེ་ལྕུམ༡། ཛག་[འཛག]མའི་རྩ་བ༡། ལི་དུལ༦། སླེ་ཏྲེས༡སྦྱར་བའི་ཕྲོ་ཆུ་ཉིན་གཅིག་ཐུན་རེ། གབ་ཚད་སེལ། རྒྱ་ནག་མཁས་བའི་[པའི]ལུགས་ཡིན། སྙིངས་ཚད་ལ། གྲོན་[གྲོང]སྔོན་ཐང་ནི། ཨ་རུ་བ་རུ་སྐྱུ་རུ་ཏིག་ཏ་སླེ་ཏྲེས་ཐང་གི་[གིས]སྙིང་ཚད་འཁྲུགས་ཚད་སེལ།

གུར་གུམ་བརྒྱད་པ་ནི། གུར་གུམ་སླ་རྩེ་ཅུ་གང་གི་ཤང་ཛ་ཏི་ཨར་ནག་སྙིང་ཞོ་ཤ་རུ་ར་སྙིང་ཚད་མ་ལུས་སེལ་བའི་སྨན།

རྙོགས་ཚད་ལ། སྣུ་གུ་བཅུ་གསུམ་ནི། ཙནྡན་དཀར་དམར་༣རེ། འབྲས་བུ་གསུམ་༣རེ་རེ། བྲག་ཞུན༣། སྤོས་དཀར༣། སོ་མ་རཱ་ཛ༣། ཅུ་གང་༣། གུར་གུམ༣། ལི་ཤི༣། པི་པི་ལིང་༣། དངུལ་ཆུ༧། སེང་ལྡེང་ཁུ་བ་[བས]འབུལ་ན་ཆུ་སེར་སྐེམས།

རྙོགས་ཚད་ཐང་། ཨ་རུ་བ་རུ་སྐྱུ་རུ་སེང་ལྡིང་[ལྡེང]སྤོས་དཀར་རྙོགས་ཚད་སེལ་བ་ཡིན།

འགྲམས་ཚད་ལ། ཧོང་ལེན་བརྒྱད་པ་ནི། ཏིག་ཏ་འབྲས་བུ་གསུམ་སྤང་རྩི་དོ་བདུད་རྩི་ལོ་མ་གི་ཤང་ཧོང་ལེན་སྦྱར་ན་འགྲམས་ཚད་རྙིང་ཚད་རོལ་ཏུ་གསོད་པའི་གདམས་ངག་བ་[པ]ཡིན།

མན་ངག་བསིལ་སྦྱོར་ནི། ཙནྡན་དཀར་དམར༣། གི་ཤང་༣། ཨ་ག་རུ༣། ཨུཏྤལ༢། གསེར་མེ་ཏོག༣ སུགྨེལ༥། ཅུ་གང་༣། ཀ་ཀོ་ལ༢། གུར་གུམ༣། ཛ་ཏི༢། གངས་ཐིག༧ སླ་རྩེ༥། ཏིག་ཏ༢། ཉུག་ཅུང་༢། པི་པི་ལིང་༡། རུ་རྟ༧། སྐྱུ་རུ༢། བོང་དཀར༢། སེ་འབྲུ༢། ཅོང་ཞི༥རྣམས་སྦྱར་པས་[བས]ཚ་བ་རིམས་སོགས་རྩ་ལ་ཞེན་པ་དང་མཆིན་མཆེར་ཁྲག་རྒྱས་བད་སྨུག་དེ་ཕྱིར་མཛུག་སྨན་གྱི་གཙོ་བོར་བཟུང་།

འཁྲུགས་ཚད་ལ། འཆི་བདག་གཡུལ་རྒྱལ་ནི། སྤྲུ་[སྤྱུ]ནག་སྨན་ཆེན་འཛིན་པ་བདུད་རྩི་ལོ་མ་ཕུར་ཁྲ་ནིམ་པ་ཏིག་ཏ་ཙནྡན་དཀར་གི་ཤང་ཅུ་གང་གུར་གུམ་ག་དུར་དེ་བ་བྲག་ཞུན་པར་བ་ཏ་བོང་དཀར་སྟག་ཤ་སླ་

རྩི་གར་ནག་གུ་གུལ་ཨ་ཀར་ཤ་ཆེན་ཤུ་དག་སྨུ་ཟེ་[ཟི]ཚེར་སྔོན་ཨིང་ཙན་ནག་ལི་ཤི་གསེར་མེ་ཏོག་རེ་ལྔགས་[ལྔག]མེ་ཏོག་སྤང་[སྤྲང]རྩི་དོ་ཨིང་ཙན་སེར། སྦྱར་བས་[བ]སླི་ཏྲིས་ཐང་འམ་[ངམ]ཆུ་ཚན་ཕུལ་པས་[བས]གཉན་ཚད་ཀླུང་གསུམ་འཐབ་པ་སོགས་གཉན་ནད་ཀུན་ལ་བསྟེགས།

གཉན་བཤལ་ཐོག་མདའ་ནི། ཨ་རུ[༣]། ཐར་ནུ[༢]། དུར་བྱེད[བྱིད][༢]། དངུལ་ཆུ[༣]། མ་ནུ[༢]། དན་རོག[༡]སྦྱར་བས་གཉན་རིམས་འབྲུམ་པ་རྒྱུ་གཟེར་གཉན་ནད་ཀུན་ལ་གྲོལ་བའི་མཆོག

འབྲུགས་ལོ་[གློ]ཀུན་སེལ་ནི། སྤང་རྩི་དོ་བ་ལི་[ལེ]ཀ་འབྲས་བུ་གསུམ་མ་ནུ་རུ་རྟ་ཙུ་གང་སྒྲ་ལོ་ག་དུར་ཧོང་ལེན་བཙོད་རྒྱ་སྐྱེགས་ཞུན་ཁན་བྲི་རྫོག་[འབྲི་མོག]སྦྱར་བས་འགྲམས་འབྲུགས་གསར་རྙིང་ཆམ་བཞུག་སོགས་ལ་བསྟེགས་སོ།།

རི་ཐང་མཚམས། ཐལ་སྨན་བཞི་སྦྱོར། ཡག་རིལ་ཐལ་བ[༡]། བཙན་དུག་ཐལ་བ[༡]། ཨ་རུ་ར་ཐལ་བ[༢]། སྒོག་སྐྱ་ཐལ་བ[༡]རྣམས་སྦྱར་བས་[བ]རིམ་ཆ་བསྐྱེད་ལ་ནུས་ལྡན་སོ་སོར་བསྲེག་ལ་ཞིབ་བཏགས་ཕྱེ་མ་ཆང་(གིས་)འཕུལ། ཕོ་རིམས་དང་། ཁྱད་པར་ཏྲེ་ཏྲེ་ཧོས་དང་གཟེར་ཐུང་དལ། འདུས་རིམས་རི་ཐང་ཀླུང་ཚད་གཉན་གསུམ་པོ་དུས་གཅིག་འཛོམས་པའི་སྨན་མཆོག་ཨེ་མ་ཧོ༔

ཨ་ཀར་བཅུ་དགུ་ནི། མ་ནུ་སླེ་ཏྲེ་[ཏྲེས]ཀཎྚ་ཀ་རེ་[རི]སྨ་སྐྱུ་ཨ་རུ་བ་རུ་སྐྱུ་རུ་ཨར་ནག་ཨར་ཁྲ་ཨ་གར་གོ་སྙེད་[སྙོད]གོ་བྱིལ་སྙིང་ཞོ་ཤ་ཛ་ཧི་ལི་ཤི་ཧོང་ལེན་ནྡ་ག་གེ་སེར་[སར]ཨ་བྱག་གཟེར་འཛོམས་ཨིང་ཙན་སེར་རུ་ཏ་སྦྱར་བས་ཀླུང་ཁྲག་འཐབ་ཚད་སྟོད་འཚངས་ཀྱི་ཀླུང་ཚད་སྲོག་ཀླུང་ལ་

མཆོག་ཏུ་བསྔགས་སོ།།

བཅུ་བདུན་པ། འབྲུམ་བུའི་ནད་སེལ་བའི་སྨན་སྦྱོར།

འབྲུམ་ནད་ལ། སླེ་ཏྲེ་[ཏྲེས]བདུན་ཐང་ནི། སླེ་ཏྲེ[ཏྲེས]༡། ཨ་རུཿ། སྐྱུ་རུ༢། ཏིག་ཏ༢། ལི་ག་དུར༥། བ་ཤ་ཀཿ བ་རུ༣། འབྲུམ་བུའི་རྩལ་འབྱུང་ཐང་།

ཁ་སར་པ་ཏི་ལྷ་ཐང་ནི། སླེ་ཏྲེ་[ཏྲེས]༡། སྲམ་ལྡང་༢། ཁ་སར་པ་ཏི༡། ཁམ་པའི་[བུའི]ཚོ་གུ༥། ཤིང་མངར་༥ཐང་གིས་འབྲུམ་བུའི་[བུ]སྨིན་ཅིང་ཕྱིར་ཕྱུལ་བར་བྱེད།

རྡོ་རྗེས་འདྲེས་བ་[པ]ནི། ཙུ་གང་༡། གུར་གུམ༡། སྨ་ཛི༢། གུ་གུལ༡། སྤལ་[སྦལ]རྒྱབ༡། མདོང་རྩེ༡། གངས་ཐིག༡ ཅོང་ཞི༡། ཧྲ་ཏི༡། ལི་ཤི༡། སུག་སྨེལ༥། ཀ་ཀོལ༡། མཚལ་དཀར༡། ཚ་ལ༡། འཛིན་བ[པ]༥། ཨ་རུ༣། དངུལ་ཆུ༣། ག་བུར༣། སྦྱར་བས་འབྲུམ་བུ་དཀར་ནག་ཕྱིར་ཕྱུལ་ཞིང་བསྡུ་གསོད་དུས་གཅིག་ཏུ་བྱེད་དོ།།

དངུལ་ཆུ་བཞི་པ། དངུལ་ཆུཿ། སུ་ཟེ[ཟི]༣། སྐྱུ་རུ༣། འཛིན་པཿ། འབྲུམ་བུ་[བུའི]ནད་ལ་ཕན་ནོ།།

བཀྲ་ཤིས་ཀུན་འབྱུང་ནི། འཛིན་པ་སྨ་ཛི་བོང་དཀར་ཨ་རུ་བུལ་ཏོག་སྣ་ཐེང་མང་སྦྱིད་ན་བཟང་།

ཙེ་སྦྱོར་བཅོ་ལྔ་ནི། གི་ཝང་ཙུ་གང་གུར་གུམ་བོང་དཀར་གུ་གུལ་སྨ་ཛི་བྲག་ཞུན་འཛིན་པ་ཙནྡན་དཀར་ཨར་ནག་ཨ་ཀར་དངུལ་ཆུ་སླེ་ཏྲེ་[ཏྲེས]

ཏིག་ཏ་ཀནྟ་ཀ་རེ་[རི]སྦྱར་བས་འབྲུམ་ནད་བསྲེགས། སྨན་གང་གི་སྟེང་དུ་གོང་གི་ཁ་ཚར་བསྣན་དགོས།

འཛིན་པ་བཞི་བ། འཛིན་པ༡། སྲ་[སྲན]མ༣། མཚལ༢། སླ་རྩི་༡སྦྱར་བས་[བ]ཆང་གིས་ཞུལ། འབྲུམ་བུ་དཀར་ནག་སེལ།

འབྲུམ་ནག་ནི། ཀླུ་ལ་བདུད་ཐང་། ཤུར་ནག་ཁནྟ༡། སྦྲུ་[སྦྲུ]ནག༡ སྟག་ཤ་ནག༡ གུ་གུལ་ནག༡ ཕག་ནག་བྱུན༡། ཁྱི་ནག་བྱུན༡། མི་བྱུན་གནམ་མ་མཐོང་བ༡། བསྲུས་ཐང་གིས་འབྲུམ་ནག་སེལ། བྱུན་གསུམ་རྣུས་ལྡན་བསྲེག་ཐལ་དགོས་སོ།།

བེབ་གེ་ནད་ལ། བ་ལེ་ཀ་བཞི་ཐང་ནི། སྐྱུ་རུ༣། ཧོང་ལེན༡། བ་ཤ་ཀ༡ བ་ལེ་[ལེ]ཀ་༡ཐང་གེ་[གིས]བེ་གེའི་(ནད་)འཇོམས། གུ་གུལ་བཞི་ཐང་། འབྲས་བུ་གསུམ་གྱི་སྟེང་དུ་གུ་གུལ། ཐང་གེ་[གིས]བེ་གེའི་[གེ]སྨིན་བྱེད་ཚ་བ་བཅོས།

ཆམ་ནད་ལ། ཆམ་འཇོམས་དཔའ་བོ་བཅུ་བཞི་ནི། འཛིན་པ༣། གུ་གུལ༢། བོང་དཀར༥། ཅུ་གང་༥། གུར་གུམ༣། བྲག་ཞུན༡། སྟག་ཤ༣ ལུག་མུར༡། སྤང་རྩི་དོ༣། ཙནྡན་དཀར༡། གི་ཝང་༡། སླེ་བའི་མེ་ཏོག༤ སྔོན་ཐོག་འབྲུ་འམ་ཚར་བོང་གི་འབྲུ༣། སླ་རྩི་༥སྦྱར་བས་ཆམ་རིམས་ལ་ཤིན་ཏུ་ཕན་ནོ།།

རིམས་ཚད་སེལ་བའི་གུར་གུམ་བདུན་པ། བསིལ་གསུམ་རེ་རེ༣། སྤོ་དེ་བ༡། གསེར་མེ་ཏོག༡ ལི་ག་དུར༡། བར་བ་ཏ་༡བསྐྱེབས་བས་[པས]ཁྱད་བར་[པར]རིམས་ཚད་སེལ།

བཅོ་བརྒྱད་པ། སྐྲ་ཐབ་སོགས་སེལ་བའི་སྨན་སྦྱོར།

འོར་ལ། སེ་རྒོད་དྲུག་ཐང་ནི། སྤོས་དཀར༣། ཐལ་ཀ་རྗེ་རྫེར[རྫེ]༣། སོ་མ་ར་ཛ༣། སེང་ལྡེང་༣། སྐྱེར་པ༣། སེ་རྒོད༡། འོར་སྐྲ་དམུ་ནད་ལ་བསྔགས་སོ།།

ད་ལི་བཅུ་དྲུག་ནི། སེ་འབྲུ་ཤིང་ཚ་པི་པི་ལིང་གུ་གུལ་གུར་གུམ་རུ་རྟ་ལི་ཤི་ཨར་ནག་ཛ་ཧི་སྙིང་ཞོ་ཤ་རྒྱུན་འབྲུམ་ཙུ་གང་ཤིང་མངར་ག་དུར་ད་ལི་ཤིག་སྲིན་སྲུང་རྩི་བུར་ཀར་རྟ་ལ་སྦྱོར། མ་ཞུ་སྐྱང་ཐབས་ཕོ་བ་སྤོས[སྦོས]། ཆ་ཟུག་འཐབ་པའི་ནད་དང་། སྟོད་འཚངས་བད་ཀླུང་མགོ་འཁོར་དང་། ས་ཆུ་མེ་དུག་སྐྲ་ཐབ་སོགས་ལ་ཕན།

སྐྲ་ཐབ་ལ། འབོལ་སྨན་བདུན་པ་ནི། གུར་གུམ་བྲི་[བྲི]ཡཧྲུ་ཀུཏྱལ་གསེར་མེ་ཏོག་བོང་དཀར་བ་ཤ་ཀ་སྐྱུ་རུ་སྦྱར་བས་ཚ་ཆུ་ལམ་ནས་བཞོག ཛ་སོང་འོ་མ་ཞུལ་བ་ན། ཚ་ཆུ་ནད་ལ་གྲང་དུ་བསྐུར།

ཤུ་ཁ་ཙགྲའི་སྦྱོར་ནི། སེ་འབྲུ་ཤིང་ཚ་གུ་གུལ་པི་པི་ལིང་གུར་གུམ་བྱང་ཁྲ་འུ་སུ་མཁན་ཤིང་མངར་པྲི་ཡཧྲུ་བྲག་ཞུན་ཨ་རུ་ལྕམ་པ་ཤིག་སྲིན་བུར་ཀར་སྦྱར་རྟ་སྐྱོན་དམུ་ཆུའི་རིགས་ཁྱད་པར་ཚ་ཆུ་རྒྱ་མཚོ་ཙམ་ཡང་འཇོམས།

དམུ་ཆུ་ལ། སྐྱུ་རུ༣། ལྕམ་པ༣། ཤིག་སྲིན༣། གཟེ་མ་༢སྦྱར་བའི་ཐང་། དམུ་ཆུའི་ནད་ལ་ཉིན་གཉིས་གསུམ་ཙམ་དུ་ཇ་ལྟར་འཐུང་།

འབུ་སྐྱོགས་བརྒྱད་པ་ནི། གཟེ་མ༣། ལྕམ་པ༤། སྲད་དཀར༣། ཆུ་མ་རྩི༣། རྒྱ་ཚྭ་འདུལ་མ༢། གསེར་བྱེ་མ༣། ཤིག་སྲིན༣། འབུ་སྐྱོགས་མཆོག༣ འོར་སྐྲ་དམུ་ཆུ་ནད་རྣམས་འཇོམས།

བདེ་བྱེད་ཚ་བསྐུར་ནི། ཙུ་གང་གུར་གུམ་ལི་ཤི་ཨུཏྤལ་སེ་འབྲུ་པི་པི་ལིང་ཤིང་ཚྭ་ཧིག་སྲིན་ལྕུགས་ཕྱེ་ཤིང་མངར་གསེར་བྱེ་མ་རྒྱམ་འབྲུམ་སྐྱུ་རུ་ཕྲི་ཡངྐུ་ཉི་དཀའ་འབུ་སྐྱོགས་སྦྱར་བས་ཚ་གྲང་ཏྲ་བསྐྱུར་རྒྱུ་ནད་གང་ཡིན་ཀྱང་། རིམ་པར་གསང་བའི་ལམ་ནས་འཇོངས་བར་[པར]ངེས།

འཕྲུལ་སྦྱོང་[སྦྱོང]ཀེ་ཏུའི་མན་ངག་ཟེར་ནི། ཨ་རུ༣། ནག་རོག༣ ག་བུར༢། ཛ་ཏི༡། ཁ་ཆེ་གུར་གུམ༣། ཝ་ནི་ཡོན་ཏན་དེ་རྣམས་ཞིབ་ཏུ་བརྟུངས། སྐྱོག་སྐྱུ༡ ཆུས་བཙོས་འོ་མ་མར་བསྐྱིམས། སྨན་གཞན་བསྲེས་ལ་རིལ་བུ་སྲན་ཙམ། ཉེར་གསུམ་བདུན་ལྔ་སོགས་རིག་པས་དཔྱད་ལ་ལུག་གི་ཤ་ཁུས་འབུལ[ཕུལ]། བཤལ་འདི་ཞག་གསུམ་ལས་ལྷག་ཆག་བཏང་མི་དགོས། ཚྭ་རིགས་ཟོས་[ཟས]འཛེམ། སྐབས་བ་སྙིང་ཁར་སླེབ་ཚེ་སྨན་བཏང་ན། སྨུར་དུ་འཕྲོད་རྟགས་འབྱུང་ངོ་མན་ངག་ཡིན། འོར་དང་དམུ་ཆུ་སྐྲ་ཐབ་སོགས་པའི་ལག་བའི་[པའི]སྙིང་ནོར་ཡིན་ནོ།།

ཨ་རུ་བདུན་ཐང་ནི། ཨ་རུ༧། སྐྱུ་རུ༡། བ་རུ༢། མ་ནུ༡། གནྡྷ་ཀ་རེ[རི]༢། སླེ་ཏྲེ[ཏྲེས]༢། ཤ་སྐྱུ༣། འདི་བདུན་ལ་སྐྱུ་རུ་སྨན་ཕོར་གསུམ་ཆའི་གཅིག་ཙམ་བསྣན་པས་[པ]འབྱུང་། སྐྲ་ཐབ་ཆེ་ལ། ཉིན་གཅིག་ལ་བཅུའམ་དགུ། ཆུང་ལ་བདུན་བརྒྱད། འབོལ་སྨན་བདུན་པ་ཉིན་གཅིག་ལ་གཅིག་གཉིས་འཐུང་། བར་བར་དུ་ཚིལ་མེད་པའི་ཤ་ནག་ཟོས། རྗེས་སུ་སྐྲ་ཐབ་ཤ་ཚད་དུམ་བུ་ཡོད་པའི་དུས་སུ། སུགྨེལ་བཅུ་གཉན་ཡོད་ན་སྤང་སྤོས་བསྣན་འཐུང་རྒྱུ་ནད་(ལ་)ཕན་ནོ་ཟེར་ཟེར་འབྲིས[བྲིས]།

ར་མོ་ཤེའི་གདམས་ངག་བཅུ་གསུམ་ནི། སེ་འབྲུ་སྤོ་དེ་བ་ཕྲི་ཡངྐུ་པི་པི་ལིང་སྲད་ནག་ཤིང་ཚ་ཙི་ཏྲ་ཀ་སུགྨེལ་ལྕུགས་བྱེ་སྐྱུ་རུ་ཧིག་སྲིན་ཤིང་མངར་

ལྟེམ་པ་སྦྱར་བའི་སྨན་ནི་དམུ་ཆུའི་ནད་ལ་བརྟགས་སོ།།

དམུ་ཆུའི་ནད་ཀྱི་འབྲུལ་འཁོར་ནི། སེ་འབྲུ༧ ཤིང་ཚ༣ སུག་སྨེལ༢ པི་པི་ལིང་༢ གུར་གུམ༧ གསང་སྨན་ནི་ཨུག་པའི་སྒྲོ་ཀུན་ནུས་ལྡན་བསྲེག་ཐལ༥ ཨུ་སུ༥ སྤྲི་ཡཀྲུ༥མནན་[བསྣན]པ་ཡིས་དམུ་ཆུ་མ་ལུས་ལམ་ནས་སྐྱོད་བ་[འདྲེན་པར]ཐེ་ཚོམ་མེད།

གུར་གུམ་བཅུ་གཉིས། གུར་གུམ་བསྣན་བའི་[པའི]སེ་འབྲུ་ལྔ་བའི་སྟེང་དུ་ཉེ་[ཉི]དགའ་འབུ་སྐྱུགས་ཨུ་སུ་གསེར་བྱེ་མ་ཤིག་སྲིན་གཟེ་མ་རྒྱ་ཚྭ་ཚ་གྲང་ཆུ་སྐོམས་བར་[པར]བྱེད།

ཆུ་སྒྲོངས་འཆི་བདག་ཞགས་འགྲོལ་ནི། སྣ་དྲིག་ནག་དབྱེ་[དབྱི]མོང་དཀར་སྲད་དཀར་དམར་སྟོན་གསུམ་བྱི་ཟུང་[བཟུང]དར་ཡ་ཀན་སྨུགས་མའི་བར་ཤུན་སེ་ཧོག་ལྷེ་ཚྭ་ཆུར་གདུས་བའི་[པའི]ཁ་ཚྭ་ནི། སྨན་གཞན་ཀུན་གྱི་གསུམ་གཉིས་བྱ། འོར་སྐྱ་དམུ་ཆུ་སྐམས་བའི་[པའི]མན་ངག་ཡིན་ནོ།།

བཅུ་དགུ་པ། དོན་སྣོད་ཀྱི་ནད་སེལ་བའི་སྨན་སྦྱོར།

སྙིང་གི་ནད་ལ། ཙནྡན་གསུམ་ཐང་ནི། ཙནྡན་དམར་ཛྙ་ཏི་སྙིང་ཞོ་ཤ་སྦྱར་བའི་སྙིང་ནད་སེལ།

སྲོག་འཛིན་ལྔ་བ། འབྲོག་[འབྲོང]སྙིང་ཛྙ་ཏི་སྙིང་ཞོ་ཤ་ལི་ཤི་ཙནྡན་དམར་བུ་རམ་སྦྱར་བས་སྙིང་ནད་སྨྱོ་འབོག་དང་སེམས་འཁྲུགས་སྙིང་འདར་བ་མི་བདེ་བ་འཇོམས།

གོ་ཐྲེལ་བཅུ་ཐང། གོ་ཐྲེལ༢ ཛ་ཏི༢ ཨ་རུ༢ བ་རུ༣ སྐྱུ་རུ༣ བཙོད༣

ཞུན་ཁན༣། འབྲི་སྨུག་སྣ་དང་ལྔན་ཅིག་ཏུ་བཙོས་ནས་འདྲིས༧། བསེ་[སེ]བའི་མེ་ཏོག་འབྲས་བཅས༥ཨ་རག༢དང་བཅས་ཚད་བཞིན་དུ་སྦྱར་བ་འདི་ཉིད་ཟླ་མ་དམ་པའི་མན་ངག ལུག་གི་རུས་ཁུར་བསྐོལ་ནས་འཐུང་ན། སེམས་གཡོ་བ་སྙིང་རླུང་ནད། གྲུས་འདེབས། གཉིད་ལོག་སོགས། ཁྱད་པར་དུ་ནད་ས་རྩའི་རྐྱེན་གྱིས་བསྐྱེད་པའི་[པ]རྣམས། མོ་ནད་མ་ལུས་སེལ་བའི་ཐབས་ཡིན་ཏེ།

བསམ་འཕེལ་སྲོག་འཛིན་ནོར་བུ། གོ་བྱིལ༢། སྙིང་ཞོ་ཤ༣ ཨ་རུ༣། ཨར་ནག༢ ཛ་ཏི༣། ཅུ་གང་༣། གུར་གུམ༥། ལུ་ཤི༣། ཏིག་ཏ༣། སྐྱུ་རུ༣། མ་ནུ༣། གུ་གུལ༣། ཕག་རིལ༥། ནུས་ལྡན་སྦྱར་བའི་ཕན་ཡོན་ནི་གཉན་ཚད་རླུང་ཚད་གསུམ་འཐབ་དང་རི་ཐང་མཚམས་སྟོད་འཚངས་གཟེར་ནད། སྲོག་རྩ་[རྩར]རླུང་ཞུགས་སྨྱོ་འཐོག་དང་རྩ་དཀར་ཀུན་ལ་བསྔགས་སོ།།

མཆིན་ནད་ལ། གུར་གུམ་མཆོག་བདུན། གུར་གུམ༥། ཅུ་གང་༣། ཨུཏྤལ༣། བ་ལི[ལེ]ག༣ ཏིག་ཏ༧། ཨ་རུ༣། མཆོ་ལྷམ་༣སྦྱར་བས་མཆིན་ནད་གསར་རྙིང་ཀུན་ལ་སེལ།

གི་ཝང་དགུ་བ། གི་ཝང་༥། ཨུཏྤལ༣། གུར་གུམ༣། བ་ལི་[ལེ]ག༣ ཏིག་ཏ༣། བྲག་ཞུན༣། རུ་རྟ༣། བ་ཤ་ཀ༣ གསེར་མེ་ཏོག་༣ཀ་ར་སྦྱར་བར་[བས]མཆིན་ཚད་སྨུག་པོ་མཆིན་ཁྲག་རྒྱས་པ་སེལ།

མཆིན་རྒུད་[རྒྱུད]སེལ་བའི་གུར་གུམ་དྲུག་པ། ཁ་ཆེ༥། ལི་ཤི༤ གི་ཝང་༤། བསེ་རུ་དཀར༤། མཚལ༤། ཙནྡན་དམར༢། མཆིན་རྒུད་གློ་སྙིང་འབྲུགས་

ཚད་སེལ་བའི་མཆོག

གློ་ནད་ལ། གློ་སྨན་བརྒྱད་བ[པ]། སེ་འབྲུ༣། ད་ལི༣། ཤུ་དག༢ ཡུང་བ༤། པི་པི་ལིང་༢། ཕོ་བ་རིས༤། ཤིང་མངར༣། ཛ་ཏི༣། གློ་རླུང་གློ་ཚབས་བབས་གློ་ནད་གྲང་བའི་མཆོག

གློ་སྨན་རྒྱལ་བོ་[པོའི]སྦྱོར་བ་ནི། ཅུ་གང་༤། ཨ་གྲོང་དཀར༤། སྲོ་ལོ༤། ཤིང་མངར༣། པ་ཡག་རྩ་བ༣། ག་དུར་ཿ། འབྲི་རྟོག[མོག]༤ ཚོས་ཿ། བཙོད༢། སྟར་བུ༤། འཇོན་པ༤། རུ་རྟ༣། ཨ་རུ༣། བསེ་རུ༣། རྒྱ་རུ༣། སྤང་རྒྱན་དཀར་ཿ། ན་ག་གེ་སེར[སར]༣། གཉྫ་ཀ་རི་[རིའི]ལོ་མ་ཿ། ཚེར་སྔོན་ཿ། ཙནྡན་དཀར་༣ཞེས་སྦྱར་བས་གློ་བའི་གཉན་ཚད་རླུང་གསུམ་གློ་རྣག་ཁྲག་སོགས་གློ་ཡི་ནད་ཐམས་ཅད་སེལ་བར་བྱེད།

རྒུན་[རྒུན]འབྲུམ་བདུན་པ། རྒུན་འབྲུམ༣། ཅུ་གང་༤། གུར་གུམ༢། ཤིང་མངར༢། བླ་སྒང་༣། ཤིང་ཚ༢། སེ་འབྲུ༣ཀ་ར་སྦྱར་བས་གློ་ནད་དབུགས་མི་བདེ་བ་སེལ།

རྟེན་འབྲེལ་བཅུ་གཅིག་ནི། གུ་གུལ༤། སྤོས་དཀར༣། སྤང་སྤོས༤། བླ་སྒང་༣། ཤིང་ཚ༣། རྒུན་འབྲུམ༣། སྲོ་ལོ༤། ཤིང་མངར་ཿ། ཅུ་གང་༣། སྟར་བུ༤། རུ་རྟ་༤སྦྱར་བས་དབུགས་མི་བདེ་བ་གློ་ཡི་ནད་(ལ་)རྡོ་མཚར་ཆེ།

སེ་འབྲུ་དགུ་ཐང་། སེ་འབྲུ༧། ཤིང་ཚ༣། སུག་སྨེལ༣། པི་པི་ལིང་ཿ། སྣ༤། ཨ་རུ༦། མ་ནུ༧། ཙ་སུ༨། ཤིང་མངར༡། ལུད་པ་འགོག་དཀའ་སྐྱུ་གསོབ་ལུ་

བ་དང་། བད་ཀན་རླུང་སོགས་གྲང་ཐང་གློ་གྲང་ནད་སེལ།

སྟར་བུ་བཅུ། ཙ་ནྡ༡°། ཤིང་མངར༡°། སྤྲུ་ཏྲ༡°། པི་པི་ལིང་༤°། སྟར་བུ༣°། ག་ར༧°སྦྱར་བས་[བ]ཚུ་བསྐོལ་ནས་ཕོར་བ་གང་གིས་ཕུལ་ན་གློ་ནད་གློ་རྣག་སོགས་ཀུན་ལ་ཕན་ནོ།།

གློ་རྣག་ཡས་འདྲེན་རིགས་པའི་ལུགས་ཀྱུ་ནི། ཨུ་ཟེ་[ཟི]སེར་ཨུ་ཟེ་[ཟི]ལྗང་ཨུ་ཟེ་[ཟི]ནག་པོ་བ་བླ་ལྷོང་རོས་བིག་བན་ནག་མཚུར་དམར་མཚུར་སིནྡྷུ་ར་ཤུ་དག་སླུག་ཡུངས་དཀར་རེ་ཤོ་བ་བྱ་བྲུན་པ་འདི་རྣམས་ཞིབ་པར་བཏགས་ནས་སྤྲང་རྩོད་[རྩོད]དང་སྦྱར་ནས་རིལ་བུ་སྒྲ་བའི་རིལ་ཙམ་དྲུག་བདུན་ཐུན་རེ་ལ་ཟོས་བས་[པས]གློ་རྣག་མ་ལུས་སྐྱུགས།

ཟངས་ཀྱི་འཁོར་ལོ། ཟངས་ཐལ་བསེ་ཙ་གུ་དོར་ཙུ་གང་དོམ་མཁྲིས་ཟ་འོག་ཐལ་འགྲོན་ཐལ་སྦྱར་བས་གློ་རྣག་སྐེམ་པའི་[པར]ངོ་མཚར་ཆེའོ།།

ཟེར[གཟེར]་ཐུང་ལ། གུ་གུལ་བཞི་ཐང་།② སླེ་ཏྲེས་ཨ་རུ་ར་བཙོད་གུ་གུལ་ཐང་གི་[གིས]སྨིན་སྐྱུད་འབྱེད་བར་བྱེད།

མ་ནུ་དྲུག་ཐང་། མ་ནུ་སླེ་ཏྲེ་[ཏྲེས]ཀཎྜ་ཀ་རེ་[རི]གུ་གུལ་སྨ་སྐྱུ་ཧོང་ལེན་སྦྱར་བས་གཟེར་ནད་ལ་ཕན་ནོ།།

གཉེན་པོ་ལྔ་སྦྱོར་ནི། ཨ་བྲུག་གཟེར་འཇོམས༣°། ཤ་ཆེན་ཨ་རུ༧°། ཚ་ཚ༣°། བོང་ནག༢° ཐར་ནུ༣°། ཚ་བ་ཚ་ལ་གི་ཕང་སླ་རྩི་བསྣན། གུ་གུལ་ཐང་གི་[གིས]འཕུལ་བཏང་། རླུང་ལ། ཛ་ཏི་ཞོལ་ཆེན། མཁྲིས་ལ། ཏིག་ཏ་དུག་ཅུང་། བད་ཀན་ལ། མ་ནུ་ཅོང་ཞི་སྦྱར་བས་གཟེར་ཐུང་ཀུན་ལ་བརྟགས་སོ།། སྙིང་ལ་འབབ་ན་མིག་དམར་ནུ་མཆིན་གཟེར། ཙེ་སྐམ། དྲན་པ་མི་གསལ། བླ་འཚོལ་སྨྱ། ཨར་ནག་ཛ་ཏི་བསྣན། གློ་ལ་འབབས་ན་ལུད་པ་

དམར། དཔུང་མིག་སྒྲོག་རུས་སོགས་དབྲག་བྲང་མདོན། ཙུ་གང་ཤིང་མངར་བསྣུན། མཆིན་བབས་གཡས་ཀྱི་རྩིབ་ལོགས་མཆིན་སྙིང་ན། ཤིད་ཆུང་། བྲག་ཞུན་ཁ་ཆེ་བསྣུན།

མཆེར་འབབས་འབུར་ཚུགས་བལྡ་ཞིང་སྦྲིད་[སྦྲིད]པ་མང་། རྩིབ་ཕུང་གཡོན་གཉེར། ལུས་ལ་འབྲུམ་ཆུང་འོང་། ཀ་ཀོལ་གསེར་མེ་ཏོག་བསྣུན། མཁལ་མ་[མར]འབབས་ན་མཁལ་རྐེད་ན་ཞིང་དགྱེ་དགུ་དཀའ། ལུས་སྦྲིད་[སྦྲིད]མིག་དམར། སྨྲ་བ་འཚེར། སུགྨེལ་བྲག་ཞུན་བསྣུན། གཉེར་འཕོ་ལུད་པ་འགྱུར་ལྟོག་མང་བ་ལ། སླད་པ་ལུག་མིག་འབྲུག་རུས། ཡན་ལག་ལ་སླེ་ཏྲེ་[ཏྲེས]དབང་ལག སྣོད་རྒྱུ་མ་ལ་སྣ་ལོ་རུག་ཏུང་། ཕོ་ལོང་ལ་གར་ནག་ཨུཏྤལ་སོགས་རང་རང་གི་ཁ་ཚར་བསྣུན་དགོས། བསྲུང་བ་ནི་ག་བུར་སུ་ཟེ་[ཟེ]ལན་ཚྭ་གུ་གུལ་སྦྱར་བས་[བ]གོང་པ་གཡོན་ལ་བཏགས།

མཆེར་ནད་ལ། མཆེར་ཚད་སེལ་བའི་གུར་གུམ་བདུན་པ། གི་ཝང་གུར་གུམ་ལི་ཤི་ཙུ་གང་གསེར་མེ་ཏོག་ཨ་རུ་པི་པི་ལིང་སྦྱར་བས་མཆེར་ཚད་སེལ།

ཀ་ཀོལ་བཅུ་དགུ་ནི། ཀ་ཀོལ༥༚། ཙུ་གང་༡༚། བ་ཤ་ཀ༡༚ གུར་གུམ༢༚། ཏིག་ཏ༡༚། ནཱ་ག་གེ་སེར[སར]༣༚། ཨ་རུ༚། འོམ་བུ༡༚། སྐྱུ་[རྒྱ]སྐྱེགས༡༚། ཚོས༡༚། ཙོད[བཙོད]༡༚། འབྲི་རྟོག[མོག]༡༚ སུགྨེལ༡༚། རུ་རྟ༢༚། བོང་དཀར༡༚། བྲེ་ག༡༚ བྲག་ཞུན༣༚། སྤྲུ་རུ༡༚། སྤང་སྤོས༡༚། ཞིབ་བཏགས་ཆུ་བསྐོལ་ཕུལ་བས་མཆེར་ནད་ཚ་གྲང་མེད་པ་སེལ་ལོ།།

ད་ལི་དགུ་བ་ནི། ད་ལི༢༚། པི་པི་ལིང་༡༚། སྣ༡༚། ཕོ་བ་རི༡༚། སུགྨེལ༢༚། ཤིང་ཚ༡༚། ཀ་ཀོལ༥༚། ཟེ་ར་ནག༣༚ ཁླ་རུ་ཚྭ༣༚སྦྱར་བས་བད་རླུང་ལྡན་པའི་མཆེར་ནད་སེལ།

མཁལ་མའི་ནད་ལ། ཨ་རུ་བཅུ་བ་ནི། ཨ་རུ༣། གུར་གུམ༢། སུག་སྨེལ༡། བྲག་ཞུན༤། ཏིག་ཏ༢། མཁལ་མ་ཞོ་ཤ༤ སེང་ཕྲོམ༥ བཙོད༥ རྒྱ་སྐྱེགས༥། ཤུག་ཆེར་༤ག་ར་སྦྱར་བའི་ཕྱེ་མ་ཆུས་ཕུལ། མཁལ་མའི་ཚ་བ་[བའི]ནད་སེལ། ཨ་རུ་བཅུའི་སྟེང་དུ་བ་རུ་སྐྱུ་རུ་རམ་ཉེ་ཉེ་ཤིང་ལྕ་བ་(བ་)སྤྲུ་གཟེ་མ་ཨ་འབྲས་འཇམ་འབྲས་མཁལ་མ་གོ་ཡུ་བྲི་ག་སླ་རྩི་བྲག་དཀར་ཛ་སྦྱར་ཆུ་བསྐོལ་ཕུལ། མཆིན་མཆེར་འགྲམས་འཁྲུགས་ལྷུང་ནད་མཁལ་གྲུམ་རྩ་དཀར་ལ་བསྟགས་སོ།།

ཤུག་ཆེར་བདུན་པ། ཤུག་ཆེར་སྡིག་སྲིན་སུག་སྨེལ་ཉི་དགའ་ཨ་རུ་ཏིག་ཏ་གུར་གུམ་ག་ར་སྦྱར་བས་[བ]དམར་པོ་གསུམ་ཐང་གིས་ཕུལ་ན་མཁལ་ཚད་དང་མཁལ་མའི་ནད་ཀུན་ལ་བསྟགས་སོ།།

ཨ་རུ་བཅུ་ཐང་ནི། ཨ་རུ་འཛིན་བ་[པ]སླེ་ཏྲེ་[ཏྲེས]མ་ནུ་འབྲི་རྟོག་[མོག]ཤུ་དག་གན྆་ག་རེ་[རི]བ་ཤ་ག་མཁན་པའི་རྩ་བ་སྣ་སྐྱུ་ཐང་ཤིང་ཤུན་བའི་[པའི]ན་བཟའ་བྱ། གཉན་ཚད་འཁྲུགས་ཚད་མགོ་གཟེར་སྟོད་གཟེར་གློ་སྙིང་ཚད་པ་མཁལ་མའི་ནད་(ལ་)ཕན་ནོ།།

དམར་ཐང་བཅུ་གཉིས། བཙོད་རྒྱ་སྐྱེགས་འབྲི་རྟོག་[མོག]བ་ཤ་ག་རེ་སྐྱན་བ་སླེ་ཏྲེ་[ཏྲེས]མ་ནུ་ཙཎྜན་དཀར་དམར་ཧོ་རིང་གཟེ་མ་སྡིག་སྲིན་འཇམ་འབྲས་མཁལ་མའི་ནད་ལ་ཕན་ནོ།།

གོ་ཡུ་བདུན་སྦྱོར་ནི། སེ་འབྲུ་ཞག་གསུམ་བ་དམར་པོའི་འོ་མ་ལུམས༡། ཤིང་ཚ་ཞག་གསུམ་གར་ཆང་ལ་ལུམས༡། སུག་སྨེལ་ཞག་གསུམ་བཟང་ཆང་ལ་ལུམས། པི་པི་ལིང་ཞག་གསུམ་མར་ལ་བཙོས༧། དོང་ག་[ག]ཞག་གསུམ་

མཁལ་མའི་ཁུ་མར་སྦྱར་བས་[བའི]ལུམས༡། སྣ་དང་མཁལ་མ་གོ་ཡུ་དམར་པོ་གསུམ་ཐང་ལ་བླུག༔ རྒྱ་ཚྭ་སྦྱར་བས་[བ]བླུག་པའི་ཡོན་ཏན་བཅུ་དང་མཁལ་མ་ནད་ལ་མཆོག་ཏུ་བསྔགས་སོ།།

མཁལ་གྲུམ་རྩ་སྔོན། སེང་ལྡེང་སྤོས་དཀར་དུག་ཞུང་། ཐལ་ཀ་རྡོ་རྗེ་སོ་མ་རྣ་ཛ་དམར་པོ་གསུམ། འབྲས་བུ་སུམ་མཁལ་འོ་བྲག་ཞུན་རྣམས། སྟིག་སྲིན་ལ་སོགས་སྦྱར་བས་བཏང་། མཁལ་གྲུམ་རྩ་དཀར་ཆུ་སེར་སེལ།

ཐེངས་ཚོག་གྲོན་[གྲོང]རྡོན་ནི། སུཀྵར་མུ་ལ༔། མ་ནུ༤། མཁལ་མ་གོ་ཡུ༤། ཀ་ཀོ་ལ༤། སུགྨེལ༤། སྣ་དམར༤། མཛོ་མོ་ཤིང་རྣམས་ཛ་བཟང་ལ་བསྐོལ་ནས་ལན་གྲངས་གསུམ་[སུམ]བརྒྱ་དྲུག་ཅུ་བཟང་ནས་[ན]འོ་མ་བླུག་ཏེ་འཕུང་ན་མཁལ་ནད་འོར་ནད་སྐྱ་རབ་གྲང་པ་རླུང་སྐྲངས་སོགས་འཕྲལ་དུ་ཞི་བར་འགྱུར་རོ།། ཁ་ཚར་ནི། རླུང་ལ་ཛ་ཏི༣། མཁྲིས་པ་[པར]བར་བ་ཏ་ཏིག་ཏ༣། བད་ཀན་ལ་སེ་ཡབ༤། ཆུ་སེར་ལ་ཆུ་སེར་སྨན་གསུམ་༣རེ། དམུ་ཆུ་སྐྲངས་ལ་གསེར་བྱེ་མ༔། མཁལ་ནད་ལ་འབྲས་སྣ་གསུམ་༣རེ། བྲི་ག༔ ཆུ་འགག་ལ་སྟིག་སྲིན༣། ལྕུམ་པ༣། སྐྱུ་རུ་བསྣན་པས་མཆོག་ཏུ་བསྔགས་སོ།།

ཨཾ་སྡེ་ཐང་ནི། གཡེར་མ༤། ལྕུམ་འབྲུ༤། སྟིག་སྲིན༤། སྐྱུ་རུ༤། རྒྱ་ཚྭ༣། ཆུ་འགགས་སེལ། དེའི་སྟེང་དུ་པི་པི་ལིང་༣། ཤུག་ཚེར༤། ཨ་རུ༔། སྨྱ་རྩི༔ བསྣན་པས་མཁལ་ནད་དང་སྐྱ་རབ་གྲང་ནད་བར་ཏ་ཀླིག་གྲང་[སྐྲངས]སོགས་འཇོམས།

ཨག་ལེན་བཞི་ཐང་། ཨག་ལེན༔། ད་ལི༡། ལྕུམ་རྩ༔། ཤིང་མངར༔སྦྱར་

བས་རྩ་དཀར་ནག་རླུང་གྱེན་རྒྱུ་དང་། ཁྲག་རླུང་དང་སྨད་སྟོད་གྱེན་དུ་འདྲེན་པ་མཁལ་མའི་ནད་ལ་བསྔགས་སོ།།

བྲེ་ག་བཙུ་བཞི་ནི། ར་མཉེ༣། ཉེ་ཤིང་༣། ལྷ་བ༥། བ་སྤྲུ༣། གཟེ་མ༣། ཞིབ་བར་[པར]བཏགས་བ་[པ]འོ་མ་བསྐོལ་ཏེ་གར་སྐབས་བུ་རམ་ག་ར་འོ་མར་ཞུ་སྦྲད་བཏབ། གསེར་གྱི་བྱེ་མ༢། ཉེ་དགའ༣། ཨ་འབྲས་ས་འབྲས་འཛམ་འབྲས་རེ་རེ༢། སེ་འབྲུ༢། སུགྨེལ༥། མཁལ་མ་གོ་ཡུ༥། བྲེ་ག༥རྣམས་ཞིབ་བཏགས་ལྷན་ཅིག་བསྲེས་དཀྲུགས་བཞིན་གར་སྐབས་སྲན་མ་ཙམ་རིལ་ཏེ། ལུག་གི་མཁལ་ནང་དུ་གོང་རིལ་བུ་བཞི་རེ་བཙུག སྲུད་བ་[པ]དཀར་པོ་བཅིངས་བཙོས་སུ་བཙུག ཚད་ཚོས་དུས་ཁུ་བའི་དྭངས་མར་ཆུ་ར་ནི་ཙུང་ཟད་གཏབ། ཁུ་བ་ཡང་བཙུགས་[བཙག]ལ། གོང་གི་མཁལ་མ་གྲིས་གཏུབས་[གཏུབ]བསྲེས་ཏེ་འཛམ་བླུད་ན་མཁལ་མའི་གྲང་རླུང་སོགས་སྨད་དུ་བཞུགས་[ཞུགས]པའི་ནད་ལ་ཤིན་ཏུ་ཕན།

སུརྦྷའི་ལ། དདུལ་ཆུ་བཅོ་བརྒྱད་ནི། དདུལ་ཆུ༢། མུ་ཟེ་[ཟི]༣། སེཏྲིན་ཁཊྟན༣། ཛ་ཏི༣། ལི་ཤི༣། ཙུ་གང་༣། གུར་གུམ༣། སུགྨེལ༣། ཀ་ཀོལ༣། སྤོས་དཀར༣། ཐལ་ག་རྫོ༣། སོ་མ་རཱ་ཛ༣། སྨན་ཆེན༥། ཨ་རུ༥། རུ་རྟ༣། ཤུ་དག༣ གུ་གུལ༣། པི་པི་ལིང་༣། མཚལ་དང་སྦྱར་བའི་ཕན་ཡོན་ནི་ཁྲག་དང་ཆུ་སེར་གཉན་ལ་རྨ་རྣམས་ལ་ཕན།

ཙུ་གང་ཉེར་ལྔ། ཙུ་གང་གུར་གུམ་ལི་ཤི་སུགྨེལ་ཀ་ཀོལ་གཎྜ་ཀ་རེ་[རི]ཛ་ཏི་གི་ཝང་ཤིང་མངར་རྒྱུན་འབྲུམ་སྦྲོ་ལོ་ཨ་གྲོང་སྤུར་བུ་རུ་ཏ་བ་ལི་[ལི]ག་ཏོང་ལེན་ཙནྡན་དཀར་དམར་འབྲས་བུ་གསུམ་པ་ཡག་རྩ་བ་ཚར་བོང་

ཟེ་[ཟྭ]ར་དཀར་ག་དུར་སྦྱར་བས་གློ་བའི་ནད་ཀུན་སེལ། དམར་པོ་གསུམ་འམ་[མམ]བ་འོ་མ་[མར]སྐྱངས་[སྦྱངས]ལ་ཆུར་འདུས་དྲངས་མས་ཕུལ་ན་མཆོག་ཏུ་བསྔགས་སོ།།

ཙནྡན་བརྒྱད་པ། གུར་གུམ་གི་ཝང་ཤིང་མངར་ཙྭ་ཧ་ཀུན་[ཀུན]འབྲུམ་ཙུ་གང་ཨ་གྲོང་ཙནྡན་དཀར་སྦྱར་བས་གློ་ཚད་གཉན་དང་གློ་ནད་སེལ།

དངུལ་ཆུ་སྤྲོས་དཀར་སེར་ལྡིང་[ལྡིང]བོང་ནག་བཞི་བ་སྦྱར་པས་[བ]ཐུ་ཕུ་ལིང་གྱི་[གི]ཐང་གིས་ཕུལ་ན་གློ་རྣག་བསྔགས་སོ།།

ཕོ་བའི་ནད་ལ། བྲག་ཞུན་དགུ་པ། བྲག་ཞུན་སླ་རྗེ་གུར་གུམ་སུག་སྨེལ་དོམ་མཁྲིས་བོང་དཀར་ཕྱི་ཡཱུ་ཨ་རུ་ག་དུར་ཀུན་དང་མཉམ་པའི་ག་ར་སྦྱར་བས་ཕོ་བའི་ནད་དང་ཁྲག་མཁྲིས་ཚ་འཁྲུ་གཅོད།

སེ་འབྲུ༡། ཤིང་ཚ༡། སུག་སྨེལ༡། པི་པི་ལིང་༡། ཏ་ཧིག༢ ག་པེད༢། སྨག༡ མོན་ཆ་ར༢། ཐར་[ཐ]རམ༢། གྲང་འཁྲུ་གཅོད་བར་[པར]བྱེད།

ཨུཏྤལ་བདུན་པ། གི་ཝང་བྲག་ཞུན་ཙུ་གང་གུར་གུམ་བོང་དཀར་ཨུཏྤལ་སྣེ་ཧྲིས་སྦྱར་བས་ཕོ་བའི་ཚད་པ་སེལ།

སྟོད་ཚད་ཀུན་སེལ། དུག་ཅུང་༢། བོང་དཀར༣། ག་དུར༡། བ་ལི་[ལེ]ཀ༧ ཙུ་གང་༡། གུར་གུམ༥། གི་ཝང་༡། བྲག་ཞུན༡། སླ་རྗེ༦། གུ་གུལ༡། གར་ནག༣ བདུད་རྩི་ལོ་མ༡། པི་པི་ལིང་༡། རྒྱམ་ཚྭ༡སྦྱར་བས་རྒྱུ་ལོང་སྟོད་ཀྱིའི་གཉན་ཚད་སེལ་ཞིང་ཚ་འཁྲུ་གཅོད་པའི་མཆོག

གྲིབ་བཤལ་ནི། ཨ་རུ་མཆུ་སྐྱང་༡། ཕོ་བ་རིས༥། དན་རོག་༣རིལ་བུར་བསྒྲིལ་ནས་རྣམ་སྨྲེ་གང་གི་ང་རྒྱལ་ལ་གནས་ནས་སྔགས་མང་དུ་བཟླས་ནས་བཏང་པས་ནད་གདོན་གྲིབ་མ་ལུས་བར་[པར]སྱོང་[སྦྱོང]ངོ་།།

རྒྱུ་མའི་ནད་ལ། ཨིཧྲུ་བཞི་ཐང་ནི། དུག་ཅུང་བོང་དཀར་ག་དུར་བ་ལི་[ལེ]ཀ། རྒྱུ་མའི་ནད་ལ་ཕན་ནོ།། འདི་[འདིའི]སྟེང་དུ་བིལ་བ་སླ་ལོ་བསྣན་བས་[པས]རྒྱུ་རླུང་འཁྲུ་ནད་སེལ།

གསེར་མདོག་བཅུ་གཅིག་ནི། ཕག་རིལ་ཨ་རུ་སེ་འབྲུ་བྲག་ཞུན་སླ་རྩི་བོང་དཀར་གསེར་མེ་ཏོག་པར་པ་ཏ་ཕྱི་ཏང་ཀ་འཛིན་པ་སེ་བའི་མེ་ཏོག་སྦྱར་བས་མཁྲིས་ཚད་སྐྲང་སྲིན་དུག་འཐབ་བད་མཁྲིས་མགོ་ནད་ཕོ་བ་རྒྱུ་མར་ཁྲག་འཁྲུ་སེལ།

ཏ་ཧྲིག་ལྔ་བ། ཀ་བེདྂཿ། སྨོན་ཆ་རྀཿ། དུག་ཅུང་ྀཿ། ཚང་ཞི་ཐལ་བྀཿ། ད་ཧྲིགྀཿ ཐབ་ས་བཙོས་བའི་[པའི]ཁུ་ནས་འབྲས་དཀར་བཙོས་(པའི་)ཁུ་བས་ཕུལ་ལོ།། འཁྲུ་བ་གཅོད་བའི་[པའི]མཆོག

རྒྱུ་གཟེར་ལ། རྒྱ་ནག་གི་མན་ངག་ཀུང་ཧྲང་ཤི་ཕན་ནི། ཡུང་བ་ཚུ་རྩ་སླ་ལོ་སྐྱེར་ཤུན་ན་རམ་ཐ་རམ་ལུག་རུས་ཐལ་བ་དུག་ཅུང་ཏིག་ཏ་རྣམས་སྦྱར་ཏེ་རིལ་བུ་བྱས་ན་[ནས]ཆུ་[ཆུས]ཕུལ་ན་རྒྱུ་གན་དང་དྲག་ཏུ་འཁྲུ་བ་གཅོད།

རྒྱུ་གཟེར་སྤྱི་ལ། ཨིཧྲུ་བཅོ་ལྔ། ཨིཧྲུ་བཞི་ཐང་གི་སྟེང་དུ་གི་ཝང་ཙུ་གང་བདུད་རྩི་ལོ་མ་བྲག་ཞུན་ག་བུར་ནག་སླ་རྩི་གུ་གུལ་གསེར་མེ་ཏོག་པི་པི་ལིང་རྒྱམ་ཚྭ། སྟོད་ཀྱིའི་གཉན་ཚ་འཁྲུ་བ་གཅོད།

དོམ་མཁྲིས་བརྒྱད་པ། དོམ་མཁྲིས་དུག་ཅུང་ཐ་རམ་ཀ་པེད་བོང་དཀར་ཏ་ཧྲིག་སྨོན་ཆ་ར་སྣ་སྦྱར་བས་ཚ་འཁྲུགས་འཁྲུ་བ་གཅོད།

བྲག་ཁྱུང་བཅུ་གསུམ་ནི། ཁྱུང་ལྔའི་སྟེང་དུ་བྲག་ཞུན་གུར་གུམ་དོམ་མཁྲིས་བོང་དཀར་བྲི་[པྲི]ཡངྐུ་ག་དུར་སུགསྨེལ་གར་ནག་སྦྱར་བས་སྟོད་ཀྱི་གཉན་རྒྱུ་གཟེར་ནད་རྣམས་སེལ།

རྒྱ་རྐན་ལ། གུར་གུམ་ཁྲག་གཅོད། གུར་གུམ་བོང་དཀར་རྩུ་གང་ཅོང་ཞི་འཕྲུལ་ཐབ་མཚལ་དོམ་མཁྲིས་ཨིནྡྲ་རྣམས་སྦྱར་བས་[བ]ཐབ་སའི་ཁྲུ་པས་[བས]ཕྱུལ། ཁྲག་འབྲུ་གཅོད།

ཡོང་ནད་ལ། ཡོང་རླུང་སེ་འབྲུ་བཅུ་གསུམ། སེ་འབྲུ༣། པི་པི་ལིང་༣། ཕོ་བ་རིས༥། གུར་གུམ༣། ཤིང་ཚྭ༧། ཟེ་[ཟི]ར་དཀར་༧ནག༣ ཨ་རུ༣། རྒྱམ་ཚྭ༣། ཁ་རུ་ཚྭ༧། ཛ་ཏི༧། ག་གོལ༣། སུགྨེལ༣། བུ་རམ་སྦྱར་པས་[བས]སྦྲོ་འཁྲི་[སྦྲོ་འཁྲིག]ཡོང་རླུང་སེལ།

འོག་རླུང་བཅུ་བཞི་ནི། ཁ་རུ་ཚྭ༡། སེ་འབྲུ༣། སུགྨེལ༢། པི་པི་ལིང་༣། ཤིང་ཚ༢། ག་གོལ༧། ཛ་ཏི༥། ཕོ་བ་རིས༤། སྨ་དམར༤། ག་དུར༢། དོང་གྲ༧༣། ལི་ཤི༧། གུར་གུམ༥། རུ་རྟ༣། འདི་རྣམས་བུ་རམ་ཆང་འམ་[དམ]རུས་བ་[པ]གསུམ་གྱི་ཁུ་བས་འཕྱུལ་ན་རླུང་ནད་ཡོང་རླུང་ཡོང་རླུང་འོག་རླུང་འཇིབ་པའི་མན་ངག་ཡིན།

བདུད་རྩི་བདུན་པ། རྒྱམ་ཚྭ་ཁ་རུ་ཚྭ་སྨ་སྐྱུ་བུལ་ཏོག་མ་ནུ་སྨན་ཆེན་ཨ་རུ་སྦྱར་བའི་[བ]སླང་ཐབས་ནད། སྲིན་འབྲུགས་སྨུག་པོ་མཁྲིས་བ་[པ]རླུང་རྒྱུ་སྟོད་རླུང་ཐུར་དུ་བྱུང་། མོ་ནད་སོགས་(ལ་)བརྟགས་སོ།།

སེ་འབྲུ་བཅུ་བཞི་ནི། སེ་འབྲུ་ཛ་ཏི་ཤིང་ཚྭ་སུགྨེལ་ག་གོལ་རྒྱམ་ཚྭ་ཙུ་སུ་ཁ་རུ་ཚ་རྩབ་རུ་ཚ་ཟེ་[ཟི]ར་དཀར་སྨ་པི་པི་ལིང་ཕོ་བ་རི་ལ་ལ་ཕུད་སྦྱར་བས་[བ]བུ་རམ་ཆང་གི་[གིས]ཕྱུལ། བད་ཀན་ཕོ་བའི་གྲང་རླུང་སེལ།

སླང་ཐབས་ལ། རུ་རྟ་དྲུག་པ་ནི། བཙའ་སྨ་ཙུ་སུ་ཨུཏྤལ་རེ་སྐྱོན་པ་གོ་ཐལ་བྱི་ཏང་ཀ སྨུག་པོ་འཐབ་དང་སླང་ཐབས་ལ་ཕན་ནོ།།

ཟན་པ་ཀུན་ལྡན་ནི། སེ་འབྲུ༣། སུག་སྨེལ༣། རྒྱ་ཚྭ་སྣ་རྩེ༢། ཤིང་ཀུན༡། བྱི་ཏང་ག༣ གཡའ་ཀྱི་མ༡། མ་ནུ༢། ཤ་ཟ་ཏ་ཧྲ༤། ཁ་ཆེ༣། ཙ་བ་རི༣། དུར་བྱེད[བྱིད]༣། སྤྱིག་སྲིན༡། རྒྱམ་ཚྭ༤། ཨ་རུ༡། བོང་དཀར༣། ཐར་ནུ༣། ཐམ་[ཐང]ཕྲོམ་དཀར་པོའི་འབྲུ༡། བུ་རམ་རིལ་བུ་དྲིལ། བདུན་དགུ་བཅུ་ལ་སོགས་གཏོང་། རླུང་ཐབས་རིགས་རྣམས་གཅོད་པར་བྱེད།

རྩེ་བྲི་མ་ཁླ་ནི། རྩེ་༣བྲི་༥མ་༢ཁླ་༢སྦྱར་བས་རླུང་ཐབས་རིགས་ཀུན་འཇོམས།

སྲིན་རླུང་ལ། གར་ནག་བཞི་ཐང་ནི། གར་ནག་བྲག་ཞུན་ཕུར་ནག་དྲེས་མའི་གེ་སེར་[སར]སྦྱར་བའི་ཐང་གི[གིས]རྒྱུ་ལོང་རླུང་ནད་ལ་བསྔགས།

ཙ་སེལ་ནག་པོ[པོ]། གར་ནག༣ བྱི་ཏང་ག༣ ཕུར་ནག་ཁཎྜ༥། བོང་ནག༡ ལང་ཐང་རྩེ[ཙེ]༣། མ་ནུ་རྩེ་[ཙེ]༣སྦྱར་བས་ཙ་བའི་རླུང་ཐབས་ནད་ཀུན་འཇོམས།

གཉན་རླུང་ཁྲུང་བ། ཁྲུང་ལྷ་[ལྷའི]སྙིང་དུ་པི་ཏ་ནག༣ མ་ནུ་རྩེ[ཙེ]༣། ལང་ཐང་རྩེ[རྩེ]༣། གར་ནག༣ བྱི་ཏང་ག༣ ཕུར་ནག་ཁཎྜ་༥སྦྱར་བས་[བ]གུ་གུལ་(གྱིས་)འཕུལ་ན་གཉན་རླུང་། སྲིན་འབྲུགས། རླུང་ནད་ཐམས་ཅད་འཇོམས་བའི་[པའི]མཆོག

སྐྱུགས་ནད་ལ། སྐྱུགས་གཅོད་ཐང་ནི། ཤིང་མངར༥། གསེར་མེ་ཏོག༣ ཏིག་ཏ༥། སེ་འབྲུ༣། བཙོད༢། རྒྱ་སྐྱེགས༢། འབྲི་རྟག[མོག]༢ ཨུ་སུ༢། ག་གོལ༣།

དོམ་མཁྲིས༧། ག་ར་༢སྦྱར་བས་[བའི]ཐང་གིས་སྐྱུགས་གཙོད།

ཤིང་མངར་དྲུག་པ། ཤིང་མངར་འབྲས་དང་སེ་ཡབ་བྱི་ཏང་ཀ། གོ་སྙོད་ཨུ་སུ་ཚ་གྲང་རྒྱ་ཡིས་བསྐྱུར།། སྐྱུགས་པ་གཙོད་བའི་[པའི]མཆོག་ཏུ་གསུངས།།

ཟླ་འོད་ནོར་ཕྲེང་། སྨན་ཆེན་ཤྭ་ཏི་རུ་རྟ་ཨ་རུ་ཤུ་དག་ཙུ་གང་གུར་གུམ་ལི་ཤི་ཛ་ཏི་སུགྨེལ་ཀ་ཀོལ་སྤོས་དཀར་ཐལ་བ་[ཀ]རྡོ་སོ་མ་ནྡྲ་ཛ་སྟག་ཤ་གསེར་གྱི་བྱེ་མ་རྒྱ་ཚྭ་ཐིག་སྲིན་ཐར་ནུ་གི་ཞང་གུ་གུལ་མུ་ཟེ་[ཟི]དངུལ་ཆུ་རྣམས་སྦྱར་བས་ཀླུ་ནད་དང་གཟའ། གག་ལྷོག་རླུང་བའི་ནད་ལ་བསྟགས་སོ།།

རླུང་ནད་ལ། རླུང་རླུང་བཞི་ཐང་། སུགྨེལ༢། སྙེར་བ༣། ཕྱུང་བ༢། སྒྲུ་རུ༣།
རླུང་ནད་ལ་ཕན་ནོ།།

འབྲས་རྩི་བཅོ་ལྔ་ནི། ར་མཉེ༣། བ་སྦྲུ༢། ཉེ་ཤིང་༢། གཟེ་མ༢། ཚོས༢།
བ་རུ༢། ཕྱུ་བ༣། ཕྱུང་བ༢། སྒྲུ་རུ༢། གུར་གུམ༣། བཙོད༥། ཨ་རུ༥།
དོམ་མཁྲིས༣། སེ་འབྲུ༥། སྙེར་པ་༢སྦྱར་བས་[བ]རུས་བཅུད་ཁུ་བ་འམ་ཆང་གི་[གིས]འཕྲུལ་ན་རླུང་བའི་ནད་གཅིན་སྙི་སེལ།

རེ་[རི]མིག་ལྔ་པ་ནི། རི་མིག་དབང་ལག་སྲམ་ཤ་དོམ་མཁྲིས་ཁ་ཆེ་རྣམས་སྦྱར་བས་ཟ་ཁྲུ་དང་མཁལ་མའི་འོར་ལྷུང་། ས་བོན་འཛག་བ[པ]། རླུང་བའི་ནད་ལ་བསྟགས་སོ།།

བསམ་བསེ་[སེའུའི]ནད། ཪྡོ་མཚར་ཀུན་ཐུབ། སུགྨེལ་ད་ལི་ཟེར་[ཟི་ར]དཀར་པི་པི་ལིང་། རྒྱ་ཚྭ་ཐིག་སྲིན་འབྲས་སྣ་གསུམ། ཨུ་སུ་བུ་རམ་སྦྱར་པས་[བས]བསམ་བསེ་[སེའུའི]རླུང་། བུ་སྣོད་དང་ཕོ་མོའི་མཁལ་ནད་ལ་

བསྡུགས་སོ།།

ཉེ་ཤུ་པ། གཅིན་འགག་དང་གཅིན་སྙིའི་ནད་སེལ་བའི་སྨན་སྦྱོར།

ཟ་ཁུ་ལ། བཅུད་ལེན་འཆི་མེད་རིང་སེལ། ད་བྱིད་སྲོ་མ་སེང་གེ་གོ་ཡུ་འཇམ་འབྲས་སྲ་མའི་འབྲས་ཏིལ་དཀར་མངར་གསུམ་སྦྱར་ན་[ནས]ཐོ་རངས་འོ་མ་[མས]ཞུལ། ཟ་ཁུ་ནད་སེལ། རོ་ཙ་ཡོན་ཏན་ཚེ་རིང་དར་ལ་འབབ། ལུས་ཤེད་མདངས་སྟོབས་གཟི་བརྗིད་ཀུན་ལྡན་བསྐྱེད།

འཇུམ་ཤོར་ནོར་བུའི་དབང་[བང]མཛོད་ལས་སྤྲང་[སྤྲང]སྨྱོན་ཁྲི་ཧྲོག་[ཧྲིག]ཐང་ཕྲོམ་མེ་ཏོག་གཡེར་ཁ་ནས་ཟན་བྲུན་ཟོམ་ཤེལ་རྣམས་སྦྱར་ནས་[ན]ཟ་ཁུ་དང་མཁལ་མའི་ནད་ལ་ཕན། བཅུད་ལེན་གྱི་མཆོག་ཏུ་གསུངས་སོ།།

དར་ལ་འབབ་བྱེད་སོ་ལྔ་ནི། མཁལ་མ་གོ་ཡུཾ༥། མཁལ་འོ་ཤཾ༣ གུར་གུམཾ༣། ཅི་ཏང་ཀཾ༣ སེ་འབྲུཾ༥། ཤིང་ཚྭཾ༣། སུགྨེལཾ༣། པི་པི་ལིང་ཾ༣། ཤིང་ཀུནཾ༣། ཅི་[ཅི]ཚེརཾ༥། ར་མཉེཾ༣། ཉེ་ཤིང་ཾ༣། ལྕ་བཾ༣། བ་སྲུ[སྲུ]ཾ༣། གཟེ་མཾ༣། བཙས་[བཙའ]སྐཾ༣། ཡུང་བཾ༣། སྐྱེར་ཤུནཾ༣། མ་ནུཾ༣། སྐྱུ་རུཾ༣། ཨ་ག་རཾ༣། ཛཱ་ཏིཾ༣། སླ་རྟིཾ༥། དབང་ལགཾ༥ རྒྱམ་ཚྭཾ༧། ཧོ་ཛཾ༢། འབྲས་སྣ་གསུམ་རེ་རེཾ༣། སྐྱི་ཧྲི[ཧྲིས]ཾ༢། ལྕགས་ཕྱེཾ༢། མཚལཾ༢། ཐོང་ཚེར་རིལ་མཾ༥། ལྕམ་པཾ༣། སྟིག་སྲིནཾ༣། མངར་གསུམ་སྦྱར་ན་[ནས]འོ་མ་[མས]འདྲིལ། རིལ་བུ་དགུ་བཅུ་སོགས་ཤ་ཁུ་བ་[བས]ཞུལ་ན་རྒས་པ་སྲ། བཞིན་ལུས་ཀྱི་བཅུད་ལེན་མཆོག་ཏུ་གྱུར། མདོར་བསྡུས་བརྗོད་ན་སྣ་དང་མིག་གི་ནད་དང་མཁལ་ནད་གཅིན་སྙི་ཟ་ཁུ་བསྲོམ་སྐད་གྲང་འདི་ཡིས་མི་སེལ་གང་ཡང་མེད། ནད་ཐམས་ཅད་

ཐུབ་བར་[པར]ངེས།

གཅིན་འགག་ལ། ལྷ་ཡི་བདེ་བྱེད་ནི། རྒྱ་ཚྭ་སྣར་བུ་ཤིང་མངར་གཟེ་མ་སྲིག་སྲིན་གར་ཆང་གིས་འཕྱུལ་ན་ཆུ་འགག་སེལ།

ཚྭ་སྦྱོར་ཆེན་མོ་ནི། ལྕེ་མྱང་ཚྭ༡། ཡ་བཀྲར༡། ཤིང་ཚྭ༡། ནྭ་ཚྭ༡། གསེར་བྱེ་མ༤། སྲིག་སྲིན༔། ཨ་འབྲས༣། ས་[སྲ]འབྲས༣། འཇམ་འབྲས༣། སྨན༣། པི་པི་ལིང་༣། ཕོ་བ་རིས༣། སྣཱ་རྩི༡། སུགྨེལ༣། སྲོས་དཀར༡། ལྕམ་པ༤། འབྲུ་སྐྱོགས་ཐལ་བ༣། བུར་ཀར་ཆང་སྦྱར་པས་[བས]ཆུ་འགགས་ཀུན་སེལ་རྗེའུ་བཞིག

དངུལ་ཆུ༧། ཟུ་ཟེ༧། བྱང་ཁྲ༡། རྒྱ་ཚ༔། དུར་བྱེད[བྱིད]༔། རེ་རལ༢། སྣཱ་རྩ[རྩི]༢། སྤང་སྤོས༡། གུར་གུམ༡། ཤུག་ཚེར༡སྦྱར་བས་གཅིན་འགག་མྱུར་དུ་གྲོལ།

གསེར་གྱི་[བྱེ]བཅུ་གསུམ་ནི། གསེར་བྱེ་མ་སྲིག་སྲིན་གཟེ་མ་ལྕམ་པ་ཟེ་ཚྭ་རྒྱ་ཚྭ་རྒྱམ་ཚྭ་ཁྲ་ཏ་ཚ་སུགྨེལ་འབྲས་སྣ་གསུམ་དབང་ལག་ཆ་མཉམ་སྦྱར་བས་གཅིན་འགག་མྱུར་དུ་འགྲོལ།

གཅིན་སྙིའི་[སྙི]ནི། ཡུང་བ་སྔ་[ལྤ]ཐང་ནི། ཡུང་བ་སྐྱེར་བ་སྐྱུ་རུ་གཟེ་མ་སྲིག་སྲིན་སྦྱར་བའི་ཐང་གིས་གཅིན་སྙི་ལ་ཕན་ནོ།། སྟེང་དུ་སུགྨེལ་དོམ་མཁྲིས་ལྕམ་བ་[པ]སྦྱར་བས་ལྷུགས་བདུན་པ་ཟེར་བ་གཅིན་སྙི་ཟ་ཁུའི་རིགས་ནད་སེལ།

ཨ་རུ་ཉེར་གཉིས་ནི། ཨ་རུ་བཅུ་བ་[བཞི]སྟེང་དུ་དབང་ལག༢ ཡུང་བ༣། དོམ་མཁྲིས༡། མཚལ༡། བྲི་[འབྲི]ཏ་ས་འཛིན༡། གཟེ་མ༣། སྐྱུ་རུ༔། སྲན་མའི་སེ་ཏོག༢ གསེར་བྱེ་མ༡། བ་ཤ་ཀ༡ གི་ཝང་༣། སྐྱེར་བ༣སྦྱར་བའི་ཕྱེ་མ་གཅིན་སྙི་

དང་ཟ་ཁུ་མཆིན་ཁྲག་འོར་དུ་ལྷུང་ནས་འཇོག་བ[པ]། རླུང་མཁྲིས་བད་ཀན་གང་གིས་དྭངས་མ་འཛག་བ་[པ]དང་གཅིན་སྙི་ནད་ཀུན་སེལ་བའི་མཆོག

འཛག་ནད་ནི། སྐྱེར་ཤུན་བརྒྱད་པ་ནི། སྐྱེར་ཤུན་པི་པི་ལིང་སྐྱུ་རུ་ཤིང་མངར་སླ་རྩི་གུ་གུལ་དོམ་མཁྲིས་རྒྱ་སྤག་སྦྱར་བས་ས་བོན་འཛག་ལ་ཕན་ནོ།།

གཡེར་མ་དགུ་བ་ནི། གཡེར་མ་ལྷུམ་པ་ཕྱིག་སྲིན་པི་པི་ལིང་ཤུག་ཚེར་ཨ་རུ་རྒྱ་ཚྭ་སྐྱུ་རུ་སླ་རྩི་སྦྱར་བས་གྲང་འཛག་མཁལ་ནད་སྨད་པའི་གྲང་ཆུ་འགགས་ནྲིག་པ་སོགས་ལ་ཕན་ནོ།།

འཛག་སྡོམ་ཁྱུང་ལྔ་ནི། ཁྱུང་ལྔའི་སྟེང་དུ་ལྷུམ་པ་ཏ་ལོའི་མེ་ཏོག་གུར་གུམ་ཉ་ཕྱིས་གུ་གུལ་ཞུན་ཁན་ཚོས་རྩོད་[བཙོད]དོམ་མཁྲིས་རྒྱ་སྤག་མཚལ་སུགྨེལ་མཁལ་མ་ཞོ་ཤ་སྦྱར་བས་མཁལ་ནད་ཚ་གྲང་འཛག་ནད་ཀུན་ལ་ཕན་ནོ།།

གོ་ཡུ་བརྒྱད་པ་ནི། མཁལ་མ་ཞོ་ཤཿ༤ སླ་རྩིཿ༤། མཁལ་མ་ཀོ་[གོ]ཡུཿ༧། འབྲས་སྣ་གསུམ་རེ་རེཿ༡། སུགྨེལཿ༡། བྲི་གཿབུ་རམ་སྦྱར་པས་[བས]མཁལ་རྐེད་ནད་ཐམས་ཅད་སེལ་བའི་མཆོག

གསེར་[སེར]པོ་བཅུ་སྦྱོར་ནི། ཏ་ལོ་མེ་ཏོག་ཤིང་མངར་ཡུང་བ་གོ་སྙོད་པི་པི་ལིང་སྤོས་དཀར་སུགྨེལ་སྐྱུ་རུ་དབང་ལག་དོམ་མཁྲིས་སྦྱར་བས་[བའི]ཕན་ཡོན་ནི་ཕོ་མཚན་ནད་ས་བོན་འཛག་བ་[པ]དང་མཁལ་ནད་རྩར་བབས་རྣ་ཁྲག་སོགས་སེལ།

འཛག་གཅོད་གསུམ་ནི། ཕོ་བ་རི་བཙོད་རྡོ་དྲེག་ཆུ་བསྐོལ་ཚན་སོ་[སོ]ཕུལ་ན་ཚ་གྲང་འཛག་པ་སེལ།

བདེ་བ་དབང་རྫོང་ནི། དངུལ་ཆུཿ༤། ཟུ་ཟེཿ༡། ཕོ་བ་རིཿ༢། པི་པི་ལིངཿ༤། མཉེ་[ཉེ]ཤིངཿ༤། ལྷ་བཿ༤། བ་སྲུ[སྲུ]ཿ༣། གཟེ་མཿ༣། མཆེ་ལྷུམཿསྦྱར་བས་

མཁལ་ནད་ཚ་གྲང་རྨ་འཛག་གཅོད་(པའི་)མཆོག

རྒྱ་ནག་བྱ་སྒོང་བཞི་བ་ནི། ལྕུམ་རྩ[1]། གོ་སྙེད་[སྙོད]འབྲུ[2]། ཅུ་གང་[3]། བྱང་ཁྲ་སྲིན་[4]སྦྱར་བས[བ]། བྱའི་[བྱ]སྒོང་གཉིས་འདི་ནང་ཚུ་ཕྱི་ནང་གི་བར་དུ་དྭངས་སེར་ཐིག་ཡོད། སེར་ཐིག་འདི་ནི་སྨན་དང་སྦྱར་བའི་ཡང་སྒོང་གི་ཕྱི་ཤུར་བླུག འདི་[འདིའི]ཕྱིར་ཤོག་སེར་བདུན་རྩིགས་[བརྩིགས]དྲིལ། མེ་མུར་ནང་དུ་བཞག འདི་སྨན་སྲང་བདུན་སེངས་པོ་[སེངས་པོས]འཕུལ་ན་ཡུན་རིང་འཛག་རྨ་དང་མཁལ་མའི་ནད་ཟ་ཁྲུ། ཕོ་མོ་[མོའི]མཆན་ནད་ལ་མཁལ་ཡུན་རིང་ནད་ཀུན་ལ་སེལ་བའི་མན་ངག་ཡིན།

ཉེར་གཅིག་པ། མཚན་མའི་ནད་སེལ་བའི་སྨན་སྦྱོར།

ཕོ་མཚན་ལ། དཔའ་བོ་སང་། ཨུ་ཏིག་པླ་རྩི་འབྲུག་ཏུས་ཆེང་ཕུན་ཧུན་ཕན་རྡོ་ཇ་པླང་ཆེན་ལྤགས་པ་མཚལ་རྐོད་ཞིབ་བཏག་སྐམ་འདེབས་བྱ།

མོ་མཚན་ལ། ཐུ་ཐུ་ལིང་ནི་སྲང་ལྔ། ཅི་ཡང་ཧྭ་ཝེ་གསུམ། སྐྲུ་ཏུ་སྟར་བུ་འོལ་མོ་སེ་ཟེ་ཚྭ་རྒྱ་ཚྭ་ཤ་ཏུ་ལྕུམ་རྩ་སྨ་བཙའ་པི་པི་ལིང་བུལ་ཏོག་རྒྱ་ཚོས་གུར་གུམ་སྣག་ཚ་རེ་རེ་ཞོ་གང་སྦྱར་བས་མོ་ནད་ཀུན་སེལ།

ཞིམ་ཤིང་དྲུག་པ། སྟར་བུ་ཏུ་ཧ་ཟེ་ཚ་སྨ་སྐྱུ་བུལ་ཏོག་ལྕུམ་རྩ་སྦྱར་བས་མོ་ནད་ལ་ཕན་ནོ།།

ཡུམ་[ཡུ]མོ་མདེའུ་བྱུང་[འབྱིན]ཉེར་བཞི་ཐང་ནི། དམར་པོ་གསུམ་འབྲི་རྫོག་[མོག]སྟར་བུ་བ་ཤ་ཀ་ཚ་ལ་མཚལ་རྒྱ་ཏུ་བ་ལི་[ལི]ཀ་ཏུ་ཧ་གུར་གུམ་ཙོང་འི་མ་ནུ་འོལ་མོ་སེ་འུ་སུ་རྟོང་ལེན་སེར་ལྕུམ་པ་གི་ཕང་གཟེ་མ་གཡེར་མའི་འབྲུ་ཕྲི་ཡཧྲུ་ཙནྡན་དམར་ཏིག་ཏ་སྦྱར་བའི་ཐང་ནི་མོ་ནད་འགག་པ་འཁྲིལ་བ་

མོ་མཚན་གྱི་ཚ་གྲང་ནད་ཐམས་ཅད་སེལ། བྲ་བོའི་ཐང་གི་[གིས]བཏང་།

མཚན་པར་[བར]རྫོལ་བ། ཤིང་ཚྭ་ལྔ་ཐང་ནི། ཤིང་ཚ་ཡུང་བ་ཏང་ཀུན་གཡེར་མ་ཤིང་སྟོན་ཐང་གིས་ཁྲུས་བྱས་ན་རྨ་ནད་གང་ཡིན་ཀྱང་རྨུག་བཅོས་སྐབས་པ་འཕྲལ་ཏུ་ཞི་བར་འགྱུར་རོ།།

སེང་ལྡིང་[ལྡིང]བརྒྱད་ཐང་། སེང་ལྡིང་[སེང་ལྡེང]སྒྲ་ཙ་གཉིས་ཐང་སྟེང་དུ་བསྣན། སླེ་ཏྲེ་[ཏྲིས]ཅྱི་ཆེར་འཛོ་[མཛོ]མོ་ཤིང་བསེ་རྐོད་[སེ་རྒོད]འབྲས་སྐྱེར་པ་སྤོས་དཀར་སྦྱར་བས་ཆུ་སེར་འབམ་ཁྲག་ཚ་བ་རྙིག་ཚད་འབྲས་སྐབས་ཤུ་འཐོར་བ་རྩ་དཀར་མ་ལུས་སེལ།

ཀླིག་ཀླུགས་ནི། མཆེ་ལྷུམ་དྲུག་ཐང་། བུ་རམ་ཏར་ཆི་བག་སོག་མའི་ཐལ་བ་ཇ་བཙོད་མཆེ་ལྷུམ་སྦྱར་པའི་[བའི]ཐང་བསྐུས་ན་[ནས]གསུམ་ཕོར་བཏང་ན་རྟུལ་བཤལ་བྱ། ཀླིག་ཀླུགས་ནད་ལ་ཕན་ནོ།།

མཁལ་ཚད་ཀུན་ཐུབ། དམར་པོ་གསུམ་རེ་རེ༡༢། དེའི་སྟེང་དུ་ཤུག་ཆེར༢། བྲག་ཞུན༢། བོང་ནག༥ བ་ཤ་ཀ༡༢ གི་ཝང་༥། ཀ་ར་སྦྱར། གྲང་ཁྲག་མཁལ་མར་འབབས་ན་[ནས]རྐ་འོན་འབྲས་སྐྲངས་ས་བོན་འཛག ཐང་པ་བཤལ་ཞིང་འགྲོ་འདུག་དཀའ་བའི་ནད་དྲེག་གྲུམ་འབམ་ཆུ་སེར་རྩ་དཀར་ཀླིག་ཀླུག་སོགས་མཁལ་ཚད་ཀུན་ཐུབ་ཡིན།

སེ་འབྲུ་བཞི་བའི་སྟེང་དུ་འབྲས་སྣ་གསུམ་བསྣན་བཏང་།

བར་རྟའི་སྐབས་ནི། ཕབས་བཞི་སྦྱོར་ནི། གུར་གུམ༥། དོམ་མཁྲིས༣། སྣང་ཏྲིག[དྲེག]༣ ཕབས༧། འབྲས་སྐབས་དང་འཇག་ནད་ངེས་པར་སེལ། ཟླ་མེ་མུར་བཙུག་ནས་ལུམས་ཞག་གསུམ་བཏབ།

འབྲས་སྐབས་སེལ་སྦྱོར་ནི། དམར་པོ་གསུམ་༥རེ། བ་ཤ་ཀ༣ མ་ཙ

རྩེ༣། ཙནྡན་དམར༣། སླེ་ཏྲེ[ཏྲེས]༣། ཤིག་སྲིན༣། འཛམ་འབྲས༣། གཟེ་མ༢། རེ་སྐོན༣། དམར་ཛ༦། མཁལ་ནད་བར་རྟའི་ཚ་གྲང་སྐྲངས་ཁྱེར་འཁྲུགས། ཁྱད་པར་བར་རྟའི་གྲང་རླུང་མ་ལུས་སེལ།

སྐྲངས་སེལ་བདེ་བྱེད་ནི། དྲེས་མའི་འབྲུ༥། ཐང་ཕྲོམ་ནག་འབྲུ༥། སུགྨེལ༥། ཤིག་སྲིན་༥བཞི་གཙོ་བོའི་སྟེང་དུ། བྲེ་ག༥ སྨད་འབྲས་སྣ་གསུམ༣། དམར་པོ་གསུམ༣། ཨ་རུ་ར༣། མཁལ་མ་ཞི་[ཞོ]ཤ༢ པ་[བ]ཤ་ཀ་༢སྦྱར་བས་འབྲས་བུ་སྐྲངས་བ་[པ]རྣམས་ལ་འཕྲལ་དུ་ཕན་པ་ཆེར་ཟབ། འབྲས་སྐྲངས་གདམས་པ་ཆེས་ཟབ།

རྡུལ་བྱུང་འབྱུལ་འཁོར་ནི། ཕ་བ་རི༧། ལི་ཁྲི༥། ཟེ་རྩ༧། སུ་ཟེ[ཟེ]༧། སེར་ཚུར་༧འདི་ལྔ་རྒྱ་ཚང་ལ་སྦྱར་ནས་ལག་མཐིལ་དུ་བཙུག་ཏེ་བར་རྟ་སྐྲངས་པའི་ཐད་ནད་སྤར་མོ་བྱས་ཤིང་བཏབས། རྡུལ་བྱུང་ན་ཤིན་ཏུ་ཟབ།

གྲང་རྨ་ནི། ཐང་ཆེན་བཅུ་དགུ་ནི། མ་ནུ༥། ཨ་རུ༢། ཀ་ཀོ་ལ༣། སྣ་དམར༣། སུག་སྨེལ༦། མཁལ་མ་གོ་ཡུ༦། མཛོ་མོ་ཤིང་༣། ཤིང་མངར༢། ཧོང་ལེན་སེར༣། རུ་རྟ༣། ཧོས་རིང་༢། ཐུན་ཐུ་ཙི༥། ཙི་ཡང་ཏྭ༧། སྤོས་ཤེལ༣། ལྕུམ་རྩ༥། འོལ་མོ་སེ༣། ཐུ་ཐུ་ལིང་༧། དབང་ལག༢ མཚེ་ལྕུམ་༣སྦྱར་བས་[བ]བུལ་རྟོག་མེད་པའི་[པའི]ཛ་བཟང་བསྐོལ། འོ་མར་དང་རྒྱ་ཚ་ཅུང་ཟད་ཙམ་གྱི་བསྲེས་ལ། ཉིན་བདུན་དགུ་ཙམ་འཐུང་ལ་སྨན་དུག་དང་རྨ་གསར་རྙིང་མཁལ་རྐེད་ལྷུང་བ། རླུང་མཁྲིས་ཁྲག་རྩ་དཀར། མོ་ནད་སྨད་གྲང་

བཙོས་བའི་[པའི]མཆོག

 བྱུག་དམར་ལྔ་སྦྱོར་ནི། ཆིན་ཤུང་༣། རྟང་ཤུན་༢། ཏིང་ཤུན་༣། མཚལ་ཁྲོད་༢། ཞིལ་ག་བུར་༥སྦྱར་བས་[བ]བྱུག་ན་རྨ་ནད་ལ་ཕན་ནོ།།

རྒྱ་རྨ་རིག་དུག་ལ། རྩོས་རིང་བདུན་ཐང་ནི། རྩོས་རིང་༡། ཞིང་མངར་༡། ཐུ་ཤུ་ལིང་༡། ཙི་ཡང་རྟས་༡། ཤུང་ཐུ་རྩི་༡། རྒྱ་ཤུག་དམར་༡། ཨ་རུ་ར་༡ སྦྱར་བའི་ཕན་ཡོན་སྨན་ལྷག་ལོག་ནས་གཞན་སྐྱེད་པ། དུག་ཁྲག་ལས་འབྱུང་བའི་འབར་བུར་[འབུར]སྐྲངས་རྨ། རུས་གྲང་རྨ་གསར་རྙིང་མཁལ་ནད་ཐམས་ཅད་འཇོམས།

རྩང་ལེན་བཅུ་གསུམ་ནི། རྩང་ལེན་༣། ག་བྱིལ་༢། ཤ་ཆེན་༢། ཕ་བ་རིང་༧། སླ་རྩི་༢། དངུལ་ཆུ་༣། བོང་ནག༢ བཙོད་༢། མཚལ་༢། གཡེར་མ་༧། དོམ་མཁྲིས་༡། བྱི་ཏང་ག༢ གསེར་མེ་ཏོག༢ རིག་དུག་རྨ་རིགས་སྲིན་ནད་གླུ་གཉན་ས་བདག་གི་གདོན་དང་མེ་དཔལ་[དབལ]འབྲུམ་རྨ་རིགས་ཐམས་ཅད་འཇོམས་པའི་མཆོག ཐོ་རངས་དུས་སུ་ཆང་ནག་གིས་ཕུལ་ན་གཉན་ནད་མ་ལུས་ཀུན་འཇོམས།

སྐར་མེའི་སྦྱོར་བ་ནི། དངུལ་ཆུ༥། མུ་ཟེ[ཟི]༢། ལྤོང་རོས་༢། ཟེ་ཚ༢། འོ་དཀར་༢། མཚལ་ཁྲོད་༢ཞིབ་བཏགས་རས་སྔོན་ཇ་ནག་ལ་སྤྲངས་[སྦྲངས]ནས་གོང་གི་སྨན་འདེབས་[བཏབ]ནས་གྲིབ་སྐམ་བྱེད། གོང་ཆུང་ལ་སྔོང་བོ་[བུ]ལྟར་བཙུགས་ཏེ་མར་ནག་ཐུག ཉིན་གསུམ་ལ་མར་མེ་ལམ་དགུ་སྤང་སྡེ་[སྤྲར་ཏེ]རྨ་ལ་བསྟན་པས་མྱུར་དུ་གསོའོ།།

ཆིང་ཕུང་གསུང་སྦྱོར་ནི། ཆིང་ཕུང་༡། ལི་ཤི་༢། པོ་བ་རི་༣། ཚ་གང་གོ་རིལ་༡། ཡོ་ཐང་༡ ཚ་ཚུ་[ཚུས]འཕྲུལ་བཏང་རྣ་རིགས་ཀུན་ལ་སེལ།

ཤ་ཐིད་སྦྱོར་བ་ནི། ཆིང་ཕུན་༥། རུན་པེན་༥། ཙ་ཀུན་༥། ཕྱང་ཁྲ་༥། མར་༡། ལུག་ཤ་༣ དཀར་ཕྱེ་༥ སྦྱར་བས་[བ]ཤར་ཐེད་བཙོས་ནས་ཟ་རུ་བཅུག་ན་རྣ་དང་རིག་རྟུག་མ་ལུས་སེལ།

གཞན་[གཞང]འབྲུམ་ནི། ཐང་ཤིང་གཟེ་མ་བ་སྤྲུ་དང་།། རྟུག་ཅུང་དབྱི་མོངས་[དབྱི་མོང]ཙི་ཏྲ་ཀ། འབྲས་བུར་སྦྲུམ་ནས་རིལ་བུ་བྱ།། གཞང་འབྲུམ་མ་ལུས་སེལ་བར་བྱེད།།

མོན་ཚར་ལྡེ་བ་ནི། ཨ་རུ་ཙི་ཏྲ་ཀ་ཕྱི་ཏང་ཀ་རྟུག་ཅུང་མོན་ཚ་ར་སྦྱར་བས་གཞན་[གཞང]འབྲུམ་སེལ།

ཙི་ཏྲ་ཀ་ནྡུག་པ། ཨ་རུ་ཕྱི་ཏང་ཀ་དབྱི་མོང་སྣ་སྐྱུ་རྟུག་ཅུང་ཙི་ཏྲ་ཀ་སྦྱར་ནས་དར་བས་ཕུལ་ན་གཞན་[གཞང]འབྲུམ་མ་ལུས་སེལ།

བྱུག་ནག་ལྡེ་བ་ནི། ཧོང་ལེ་བིག་པན་ལྡོང་རོས་ཆིང་ཕུན་རྒྱ་ཤུག་དམར་པོ་བསྲེག་པ་ལ་ཞིབ་བཏགས་བྱུང་ན་འབྲུམ་རྣ་ཤ་སྐྱེས་ནད་རྣམས་ལ་བྱུག་བྱ་ཐལ་བར་བཟློག

ཉེར་གཉིས་པ། དྲི་མ་འགག་འབྲུའི་ནད་སེལ་བའི་སྨན་སྦྱོར།

དྲི་མ་འགགས་ལ། དྲི་ཆེན་འགག་ཐང་ནི། ཆུ་རྩ་ལྷུམ་རྩ་སྟག་ཤ་ཤུ་ཏི་ཞུག་ཚོས་བུལ་ཏོག་སྦྱར་བས་དྲི་མ་འགག་བ་[པ]སེལ།

ར་བཞི་སྦྱོར་བ་ནི། རྒྱ་རུ་༣། ལུག་ཐུག་རུ་༣། གོ་བྱིལ་༢། རྒྱ་མཚ[རྒྱམ་ཚྭ]༥།

ཚང་གིས་ཕྱུལ་ན་དྲི་འགག་སེལ་བའི་མཆོག

ཨ་རུ་ལྕུམ་རྩ་བྲུལ་ཏོག་བ་ཚྭ་ཀ་ར་ཐང་གིས་[གི]ཞི་རུ་དྲས་བཙོས་བྱ།

བདུད་རྩི་ཆུ་རྒྱ ཕར་བུ༡། ཕོ་བ་རི༢། དན་རོག༡ ཕན་ཡོན་བད་ཀན་སྐྱུ་[སྐྱུ]སྨུག་མ་ཞུ་སྨན་ནད་དྲི་འགག་དང་ལྷེན་ཐམས་ཅད་(ཀྱི་)བཤལ་སྨན་ཡིན།

འབྲུ་ནད་ལ། འབྲུ་གཅོད་སེ་འབྲུ་བརྒྱད་པ། སེ་འབྲུ༥། སྐྱ༢། པི་པི་ལིང་༡། ཕོ་བ་རི༢། ཛ་ཏི༢། གུར་གུམ༡། ཤིང་ཚ༢སྦྱར་བས་གྲང་འབྲུ་གཅོད། དེའི་སྟེང་དུ་ཏ་ཌིག་༥བསྣན་ན་ཏ་ཌིག་དགུ་བ་དང་འདྲ།

ཀ་ར་ལྕེ༢། ཅི་ཏྲ་ཀ༢ ཐྱི་ཏང་ཀ༢ སོན་ཆ་ར༢། དུག་ཉུང་༢སྦྱར་བས་གཞན་[གཞུང]འབྲུམ་གཞང་སྲིན་འབྲུ་ནད་དང་ཕོ་བ་རྒྱུ་ནད་ཀུན་སེལ།

འབྲུ་གཅོད་བཞི་པ། ཡུང་༡། ཤིང་ཚ༢། སྟབ་སེང་༣། ཨ་རུ༣། ཚ་གྲང་འབྲུ་གཅོད།

ཉེར་གསུམ་པ། ཆུ་སེར་གྱི་ནད་སེལ་བའི་སྨན་སྦྱོར།

ཆུ་སེར་ནད་ནི། སྤོས་ཁྲུང་བཅོ་བརྒྱད་ནི། ཆུ་སེར་སྨན་གསུམ། འབྲས་བུ་གསུམ། གུ་གུལ་བྲག་ཞུན་རུ་རྟ་སྣ་རྩི་ཤུ་དག་སྨན་ཆེན་སེ་འབྲུ་གསེར་བྱེ་མ་སླེ་ཏྲེས་བ་ཤ་ཀ་སྟག་ཤ་ཤུག་ཚེར་རྣམས་སྦྱར་བས་[བ]ཆུ་ཡིས་ཕྱུལ་བཏང་། དྲེག་གྲུམ་སྲིན་ནད་གཉན་གཟེར་ལྷོག ཆུ་སེར་མཛེ་ནད་གོ་ལེར་ཚ་ལ་[བ]གང་ཡང་འཛོམས།

མཚལ་དཀར་དགུ་བ་ནི། ཉ་ཕྱེ་[ཕྱིས]ཆུ་སེར་སྨན་གསུམ་སེ་རྒོད་སིཧྲུན་བོང་ནག་སྐྱུ་རུ་མཚལ་དཀར་ཆུ་སེར་འབམ་ཁྲག་ཤ་ཆང་རུས་ཚག་རྩ་

དཀར་སོགས་ལ་སེལ།

སེང་ལྡིང་[སེང་ལྡེང]གཉིས་ཐང་། སེང་ལྡིང་[སེང་ལྡེང]སྐྱུ་རུ་ཐང་། ཆུ་སེར་དྲེག་གྲུམ་རྫ་དཀར་ནད་སེལ།

བསྐམ་ཐང་ནི། ཚ་བ་རྟོགས་པའི་ཆུ་སེར་སྐམ་པ་ལ། སེང་ལྡིང་[སེང་ལྡེང]འབྲས་བུ་གསུམ་སླེ་ཏྲེ་[ཏྲེས]སྐྱེར་པ་ཆུ་སེར་གྱི་སྨན་གསུམ་བསྐུས་(པའི་)ཐང་། ཆུ་སེར་ནད་གང་ལ་ཡང་ཐོགས་པ་མེད།

ལྷགས་ནད་ནི། རྣམ་རྒྱལ་དགུ་ཐང་། གུ་གུལ་༧༢༠། བྱི་ཏང་ག་༧༣༠ མ་ནུ་རྩི[ཙེ]༧༢༠། དྲེ་མ་[དྲེས་མའི]འབྲུ་༠༣༠། ཤུར་ནག་ཐལ་བ་༧༢༠། ལང་ཐང་རྩི[ཙེ]༧༣༠། སྟག་སྐྱུ་༠༣༠། ཐང་ཕྲམ་༠༢༠། བོང་ནག་༠༦༠ ལྷགས་ནད་གཡན་པ་སྐྱིན་ནད་ཐམས་ཅད་མོ་ཅིས་གོས་ཁོང་སྐྱིན་སོགས་དང་གཡན་པ་མྱུར་དུ་གསོ་བ་ཡིན།

སྐྱིན་ཞིག་བདུན་པ་ནི། བྱི་ཏང་ག་༧༢༠ སྟག་སྐྱུ་༠༢༠། མ་ནུ་ཙེ་༠༡༠། སོ་མ་ར་ཛ་༠༣༠། དྲེས་མའི་འབྲུ་༠༥༠། ཤུར་ནག་ཐལ་བ་༠༥༠། སླ་རྩི་༠༡། ཚ་གྲང་རྟ་[རྟས]བསྒྱུར་སྐྱིན་སྨན་ཀུན་གྱི་མཆོག ཁོང་སྐྱིན་ཡོད་ན་ཁོང་བཏང་། མགོ་སྐྱིན་ལ་སྣ་ནས་བདུན[བདུག]། གཞང་སྐྱིན་(ལ་)ལུམས་བཏང་། ལྷགས་སྐྱིན་ལ་ཕྱི་ནས་བྱུག་བར་[པར]བྱ།

གཡན་བ་[པ]བྱུག་སྨན་ནི། ཟེ་ཚེ[ཚ]༡༠། མུ་ཟི་༦༠། ལྡོང་རོས་༠༣༠། ཧུན་ཕེན་༠༤༠། ཚུར་ནག་༠༣༠ བུལ་ཏོག་༠༤༠ དན་རོག་༠༡ སྦྱར་བའི་སྨན་ཚུས་ལྡེ་གུ་བྱས་ནས་བྱུག་བས་[པས]ངེས་བར་[པར]སེལ། ཁོང་སྨན་བཏང་ནི་[ན]བཙན་དུག་༠༣༠ བྱི་ཏཀྐ་༠༥༠། ཤུ་དག་༠༣༠ ཙ་ཏ་༧༠། སླ་རྩི་༧༥༠། པ་ཏུ་༠༣༠། རྗོ་ཛ་༠༣༠། གུ་གུལ་༠༡༥ སྦྱར་པས་[བས]གཡན་པ་ངེས་པར་སེལ་བའི་ལག་ལེན་ཡིན་ནོ།།

བདུག་སྨན་ཤོག་སེར་ནི། མུ་ཟེ[ཟི]༧། ཏུན་ཕུན༥། མཚལ་རྐོང༥། ཟེ་ཚྭ༣། སྤོས༣། མཚལ༣། ཤོག་སེར་༣སྦྱར་བའི་དུག་[བདུག]སྨན་ཡིན། གཡན་པ་སྐྲེ་ཛེ་ཟ་རྒན་ཕྲུགས་ནད་ཤུ་བ་ཟ་འཕྲུག་རྐྱ་ཐམས་ཅད་སེལ་བར་བྱེད་དོ།། མགོ་མ་ཏོག་[གཏོགས]པའི་ལུས་ཀུན་ལ་དུབ་[དུ]བ་མ་ཤོར་བས་བདུག ཉིན་རེ་རེ་གསུམ་འམ་ལྔ་ཙམ་བདུག

ཉེར་བཞི་པ། དུག་ནད་སེལ་བའི་སྨན་སྦྱོར།

དུག་ནད་ལ། རྩ་བ་ཡ་དྲུག་ཐང་ནི། ཨ་རུ༥། ཤིང་མངར༥། སླེ་ཏྲེ[ཏྲེས]༥། རྩ་བ་ཡ་ཤིང་༥། ལྕུམ་བུ་རེ་རལ༦། ཨག་ལེག༧ སླང་མོ་ཞོ་ཕྲུ་མ་བསྐོལ་ཚ་འཕུང་ན་སྦྱར་དུག་སྨན་དུག་སོགས་རྫལ་འབྱུང་བྱ་བ་ལ་དུག་གི་སྡུག་བསྔལ་ལས་འགྲོལ་བ་ཡིན་ནོ།།

སྡིག་སྦྲུལ་དུག་གི[ནི]། རྒྱ་སྤོས་དྲུག་པ། རྒྱ་སྤོས་སུ་གླེལ་[སུགྨེལ]ཤིང་མངར་པོ་བ་རི་སྨྱུང་རྩེ་སྦྱར་བས་སྦྲིན་བུའི་དུག་མ་ལུས་སེལ།

གདོན་གྱི་སྨྱོས་ལ། ལྦུང་ཅེང་ལེའུ་ཤང་ནི། སྤྲང་གི་ཁྲག༣ ཆུ་སྲིན་ཁྲག༣ རྗོ་ཐང༣། དན་རོག༣ ཆུ་རྩ༣། མི་མེད་ཐལ་བ་༣འདི་རྣམས་ཞིབ་བར་[པར]བཏགས་ལ་འོ་མ་[མས]སྦྲུས་[སྦྲུས]ནས་རིལ་བུ་སྲན་མ་ཙམ་བྱས་ཏེ་ལྔ་བདུན་སོགས་ལོ་བརྒྱད་ཀྱི་དྲི་ཆུས་ཕུལ་བས་འདྲེ་གདོན་ཀུན་ལ་མཆོག་ཏུ་བསྔགས། རྒྱ་ནག་མཁས་བའི་[པའི]ལུགས་བྱའོ།།

ཁྲི་དུག་ལ། དུག་གི་སྨན་སྦྱོར་ཆེན་མོ་ནི། ཙུ་གང་གུར་གུམ་ཛ་ཏི་ལི་ཤི་

སུག་སྨེལ་ཀ་ཀོལ་ཨར་ནག་སྙིང་ཞོ་ཤ་ཨ་རུ་ལུག་ངལ་སྲེ་མོང་སྙེར་ཕོ་རོག་མིག་པ་ཤང་ལོང་བུ་རེ་རལ་གི་ཤང་སྤྲལ་རྒྱབ་སྨུག་པོ་གུ་གུལ་དཀར་ནག་ཏུང་ཐལ་རྨ་བྱའི་སྒྲོང་[སྒྲོ]སླ་རྩེ་ཚོས་སྨན་བོང་དཀར་སྐྱེར་ཞུན་བྲག་ཞུན་རྣམས་སྦྱར་བས་[བ]ཞག་བདུན་བར་དུ་ཉིན་དགའ་ལ་ཚང་གིས་ཕུལ་ན་ཁྲི་ཏུག་ནད་མ་ལུས་འཇོམས།

ཁྲི་ཏུག་གི་སྦྱོར་བ་ནི། བྱང་ཁྲ༣། ཐ་རམ༧། སྤོས་དཀར༡། བ་ལི་[ལེ]ཀ༡ དན་རོག༣ ཏུར་བྱེད[ཕྱིད]༧། ཐར་ནུ༣། ཤྭ་ཁཏྟ༣། སོའུ་མི༤སྦྲང་[སྦྲང]སྦྱར་རིལ་བུ་འདི་བཅོ་ལྔ་སོགས་ཚང་གིས་ཕུལ་བས་ཁྲི་སྨྱོན་ཏུག་སྦྱོར་བའི་རྩ་སྦྱོང་ཡིན་ནོ།།

སྨྱོན་བཞལ་རྩ་སྦྱོང་ནི། བྱང་བ༣། སྟེག་སྲིན༡། སྐྱ༡། པི་པི་ལིང་༡། ཏུར་བྱེད[ཕྱིད]༣། ལྕམ་པ༡། ཐར་ནུ༣། ཧ་ཤིག་རྗེ་ཐོད་ལི་[ལེ]ཀོར་༡སྦྱར་བའི་[བ]ཁྲི་གཟུགས་འདྲ་འབྱུང་ན་ཐོན་རྟགས་འབྱུང་ན་ལེགས་སོ།།

གི་ཝང་བཅུ་བདུན་ནི། གི་ཝང་གུར་གུམ་ཅུ་གང་ལི་ཤི་ཛ་ཏི་སུག་སྨེལ་ཀ་ཀོལ་ཙནྡན་དཀར་དམར་རེ་རལ་ཨ་རུ་བོང་དཀར་སླ་རྩེ་འབུ་སྐྱོགས་རྒྱ་སྤོས་པ་ཝང་ལོང་བུ་ཨ་ག་ར་ག་ར་སྦྱར་བས་ཁྲི་ཏུག་གི་གཉེན་པོ་ཡིན།

འཕྱི་བའི་ནད་ལ། ཅོའུ་ཤ་ཨུ་བོ་ཕན་ནི། མཚལ་ཆོད༡། གི་ཝང་༡། ཁྱི་གཟུང་[བཟུང]༤། ཤོང་རོས༣། བ་སྦྲུ༤། འདི་རྣམས་ཞིབ་བར་[པར]བཏགས་ལ་རིལ་བུ་ཀའ་ཁྲིང་སྐ་ལུའམ་རིལ་སྒྲོག་ཙམ་བྱས་ཏེ་སྦྲང་གིས་སྦྲུས་ལ་འདྲིལ་པར་བྱ། སིང་པོས་ཕུལ་ན་རླུང་མཁྲིས་རྣམས་དང་ལུ་བ་དང་དབུགས་མི་བདེ་བ། རྔོངས་བ[པ]། ཚ་བ་འཕྱི་བའི་ཏུག ཁྲི་ཏུག་འབྲུ་སྨུགས་དང་བེག་འབྲུམ་སྲིན་དང་དོན་སྣོད་ཀྱི་ཚ་བ་དོན་ཆེ་བ་ཡིན་ནོ།།

ཉེར་ལྔ་པ། མོ་ནད་སེལ་བའི་སྨན་སྦྱོར།

མོ་ནད་ནི། སུགྨེལ་གྲེན་འགོར་[སྐྱིན་གོར]ནི། ར་མཉེ་བ་སྦྲུ་[སྦྲུ]དབང་ལག་ཉེ་ཤིང་ཛ་ཏི་ལི་ཤི་ཨར་ནག་སུགྨེལ་སྦྱར་བས་རླུང་ཚབས་མ་ལུས་སེལ།

ཟླ་མཚན་འཛག་པ་ལ། ཁྲག་ཅོད་[གཅོད]སྨན་སྦྱོར་ཆེན་མོ་ནི། དོམ་མཁྲིས་སྐྱུ་ར་ཙ་གུ་གུལ་གུར་གུམ་བ་ཤ་ཀ་སྤོ་ལོ་བསེ་ཙ་ཧྲི་ཤང་ཧོང་ལེན་རྒྱ་སྐྱེགས་ལྕོང་རོས་བྲག་ཞུན་འབྲི་ཡོས་འབྲི་སྨུག་[མོག]སྦྱར་བས་ཁྲག་སྐྱུགས་བ་[པ]དང་ཟླ་མཚན་འཛག་ཆད་བའི་[གཅོད་པའི]མཆོག

ཏང་ཙི་ཤི་སེ་ཤན་ནི། དོམ་མཁྲིས་སྐྱུ་ཙ་གུར་གུམ་འབྲི་སྨོག་[མོག]བ་ཤ་ཀ་སྤོ་ལོ་བསེ་ཙ་ཧྲི་ཤང་ཧོང་ལེན་ཆོས་མཚལ་བྲག་ཞུན་ཤིང་མངར་རྣམས་ཞིབ་བཏགས་རིལ་བུ་བཏང་ན་ཁྲག་ཏུ་འབྲུ་སྐྱུགས་དང་བུད་མེད་ཀྱི་ངན་ཁྲག་དུས་མིན་འབྱུང་བ་དང་ཁྲག་ནད་འདི་སྡུག་བསྔལ་ལས་གྲོལ་བའི་མཆོག རྒྱ་ནག་གི་ལུགས་ཡིན་ནོ།།

བྲ་བོ་རྩེ་ལྔ་ནི། དོམ་མཁྲིས༣། སྐྱེར་ཤུན༣། མཚེ་ལྕུམ༢། བྲ་བོ་རྩེ༥། ཕྲི་[འབྲི]ཏ་ས་འཛིན༣། ཟླ་མཚན་འཁྲིལ་བ་ཆད་ཐུབ་ཡིན་ནོ།།

འབྲི་སྨུག[མོག]༧ བ་ཤ་ཀ༥ མཚལ༣། གུར་གུམ༥། ཆུ་སྒང་འཕྲུལ་བཏང་ན་སྣ་ཁྲག་ངན་ཁྲག་འབྲུ་སྐྱུགས་སོགས་ཁྲག་ནད་ཁྲག་ཤོར་ཀུན་ལ་རྩ་ཁ་སྡོམ་བའི་[པའི]འབྲི་སྨུག་[མོག]བཞི་བ་ཡིན་ནོ།།

གདམས་ངག་བཞི་བ་ནི། ཏ་ལོ་མེ་ཏོག༥ རྒྱ་མཚོ༥། དོམ་མཁྲིས༥། བྲ་བོ་རྩེ༦། ཟླ་མཚན་འཁྲིལ་པ་[བ]གཅོད་པའི་མཆོག

རྣ་ཁྲག་བདུན་པ། ཤུ་[ཤ]ར་ཁྲག་སུག་སྨེལ་སྣ་ཚེ་[མཆེ]ལྷུམ་དོམ་མཁྲིས་འབྲི་རྨོག་[མོག]བྱ་ཕོ་རྡི་ཙི་སྤང་རྩ་ལ་མཁལ་ནད་ཟླ་མཚན་འཛག་པ་ཆོད་ཐེ་ཚོམ་མེད།

ནག་ཆུང་དགུ་བ་ནི། ཨ་རུ་ནག་ཆུང་གུར་གུམ་དོམ་མཁྲིས་མཚལ་རྒྱ་ཚོས་ཞུན་ཁན་ཡུང་བ་སུག་སྨེལ་དབང་ལག སྣ་ཁྲག་ངན་ཁྲག་ཤོར་ན་ཆོད་བར་[པར]སེལ[ངེས]།

ཟླ་མཚན་འགགས་པ་ལ། སྐྱར་བུ་བཞི་བ་ནི། མཛེ་ཚྭ༣། ཚྭ་ལ༣། ཙ་ཏྲ༤། སྐྱར་བུ༥། ཁྲག་སྐྲན་བཤིག ཁྲག་གི་ནད་ཀུན་སེལ།

གཡེར་མ་བདུན་ཐང་། སྣ་སྐྱེ༣། ལྕུམ་པ༣། པི་པི་ལིང་༡། ཟེ་ཚྭ༤། སྐྱར་བུ༣། ལྕུམ་རྩ༣། གཡེར་མ༣། ཀ་ར་སྦྱར་བས་མོ་ནད་ཟླ་མཚན་འགགས་བ་[པ]སེལ།

སྐྱར་བུ་བཅུ་བདུན། སྐྱར་བུ༥། རྒྱ་མཚ[རྒྱམ་ཚྭ]༢། རྒྱ་ཚྭ༡། ཨ་རུ༡། བ་སྤྲུ[སྤྲུ]༡། ཡབ་གླ་ར༡། མཛེ་ཚྭ༡། ཙོང་ཞི༡། ལྕུམ་རྩཿ། བྲག་ཞུན༡། སྣཿ། གསེར་བྱེ་མ༡། སེ་འབྲུཿ། ར་ཤིག་རྗེ༡། གུར་གུམ༢། འོལ་མོ་སེ༢། ཚ་ལ༡སྦྱར་བས་ཟླ་མཚན་འགགས་པ་འབེབས།

ལྕུམ་རྩ་ལྔ་ཐང་ནི། ལྕུམ་རྩ༥། སྣ་སྐྱེ༣། བུལ་ཏོག༣ ཟེ་ཚྭ༣། སྐྱར་བུ༥། མོ་ནད་ཟླ་མཚན་འགག་པ་སེལ་བའི་མཆོག

བྱང་ཁྲ་དྲུག་པ། གུར་གུམ་དུར་བྱེད་[བྱིད]བུལ་ཏོག་རྒྱ་མཚ་[རྒྱམ་ཚ]སུག་སྨེལ་བྱང་ཁྲ་སྤྲང་ལ་རིལ་བུ་ལ་མངལ་གྱི་དུར་ཁྲག་འབེབས་ཐུབ་བའོ།།

སྦྲིས་[སྦྲི]ལ། ཆུ་སྲིན་སྡེར་མོང་[མོ]དགུ་བ་ནི། ཙུ་གང་གུར་གུམ་སུག་སྨེལ་ཨུཏྤལ་བ་ལི་[ལེ]ག་རྗེ་དྲེག་དཀར་སེར་ལི་ག་དུར་པི་པི་ལིང་ཆུ་སྲིན་སྡེར་

མོ་ཀར་སྦྱར་བས་དོན་ལྔ་སྙོད་དྲུག་ཏུ་ཚ་གྲང་འཐབ་པ་དང་བད་ཀན་སྨུག་སེར་བུད་མེད་ཀྱི་སྲིན་ལངས་སྲིན་ཁྲིས་སོགས་འཚི་བའི་ནད་ལ་ཕན་ནོ།།

ནོར་བུ་དབང་རྒྱལ་ནི། གོ་ཡུལ༔། ཤ་ཙ་ཏ་ཧ༔། སྤོས་[སྤོས]དཀར༔། ཙུ་གང་༔། གུར་གུམ༔། གསེར་མེ་ཏོག༔ ཨ་གར༔། མོ་ནད་སྟོད་མཚན་[འཚངས]ངན་ཁྲག་སྟོད་དུ་རྒྱས་བའི་[པའི]ནད་རིགས། རླུང་གསུམ་འཐབས་པ་དང་དབུགས་མི་བདེ་བ་དང་། ཕྱི་རིལ་གང་ཟུང་ཡིན་བཏང་བས་རླུང་ཁྲག་གྱེན་དུ་འཕར་པ[བ]། ལུས་རྩི་རྟུལ་འབྱུང་སོགས་མོ་ནད་ལ་ཕན་ནོ།།

ནུ་མ་སྐྲངས་བ[པ]། མིང་ཅན་བདུན་པ། རྟི་ཞང་མཚལ་དཀར་སླ་རྩི་ཐིག་སྲིན་མིང་ཅན་སེར་ནག་སྦྱར་བས་[བ]ཕོང་དུ་བཏང་ངོ་།།

མཚལ་དཀར་བདེ་བྱེད་ནི། རྟི་ཞང་མཚལ་དཀར་ལུག་མིག་ཐིག་དོམ་མཁྲིས་རྣམས་སྦྱར་བས་[བ]ཆུ་གྲང་(གིས་)ཕྱུལ་ནུ་མའི་སྐྲངས་པ་འཇོམས།

བཙའ་མི་ཐུབ་ལ། རྒྱ་རུ་བཞི་བ། དུར་བྱེད་[བྱིད]དེའུ་བྱིན་[མདེའུ་འབྱིན]བྱ་མ་བྱི་ཤ་རྒྱ་ཏ་བུ་རམ་སྦྱར་བས་[བ]བཏང་ལ་ཐུབ་པ་ལེགས་སོ།།

སྤོས་དཀར་དྲུག་བ་ནི། ཏང་ཀུན་འམ་[ནམ]སྤོས་དཀར་ལི་ཤི་བུམ་པ་ཅན་སླ་རྩི། བཙོ་ལྡའམ་ཆོས་བརྒྱུད་ལ་བསད་པའི་རི་བོང་གི་ཐྨད་པ་མཚལ་རྒོད་གོས་བྱ་རིལ་བུ་ཆུ་བཏང་ལ་སྐྱེས་བའོ།། བཏང་བོའི་[བའི]དུས་སུ་སྔགས་འདིའི་བཟླས། ཉ་ར་ནི་སྭཱ་ཧཱ་ཞེས་ཕུས་བཏབ་ན་ལེགས་སོ།།

ཤ་མ་ཐོན་ནི། བྱ་རོག་ཤ་སྨན་དྲུག་པ། བྱ་རོག་གི་ཤ་བྱ་མ་བྱིས་[བྱིའུའི]ཤ་ཉ་ཤ་ཁབ་ལེན་ཕག་རྒོད་མཆེ་བ་སྲན་གྱི་ཤུན་མ་ཏྲེད་ན་སྟབ་སེང་སྦྱར་བས་མཆོན་གྱི་རྨ་དང་བུད་མེད་ཀྱི་ཤ་མ་ཐོན་པ་ལ་ཤིན་ཏུ་ཕན་བའི་[པའི]མན་ངག་ཟབ་མོ། རྒྱ་ནག་ལུགས་ཀྱི་སྨན་པའོ།།

མདའ་རྒྱུས་བཞི་བ་ནི། མདའ་རྒྱུས་རྒྱ་ཚ་རྒྱ་ཏྲ་གཙོད་རུ་སྦྱར་ལ་བཏང་ན་ལེགས་སོ།།

དུར་བྱེད་[བྱིད]གསུམ་སྦྱོར། དུར་བྱེད་[བྱིད]རྒྱ་ཚྭ་ཤ་ཏྲ་ཐལ་བ་ཆང་སྦྱར་བས་[བ]བཏང་ལ་སྨྱུར་དུ་ངེས་བར་[པར]ཕན་ནོ།།

ཉེར་དྲུག་པ། བྱིས་ནད་བཅོས་པའི་སྨན་སྦྱོར།

བྱིས་ནད་ལ། སྐར་མའི་བདུད་རྩི་བདུན་ཐང་ནི། ག་ཏྲ་ཀ་རིཾ༥། མ་ནུཿ། སྐྱུ་[རྒྱ]སྐྱེགས༥། གུར་གུམ༦། ཙནྡན་དཀརཿ། ཤིང་མངར༥། སྲོ་ལོ༦། བྱིས་པའི་གཉན་ནད་ཀུན་སེལ་སྐར་ཆུ་[ཆུར]བཙོས།

གཅིག་ཤེས་ཀུན་གྲོལ་ནི། ཙུ་གང་༡། གི་ཝང་༡། གུར་གུམ༡། བོང་དཀརཿ། ག་དུར༡། ཤིང་མངརཿ། སྲོ་ལོཿ། རྡོང་ལེན༡། ཙནྡན་དཀར༥། བྱིས་པའི་ནད་སློ་ཚད་འཁྲུགས་ཚད་ཀུན་སེལ།

གྲི་ག་ཧན་བཅུ་གཉིས་ནི། ཙུ་གང་༡། གུར་གུམ༢། ལི་ཤི༤། ཛ་ཏི༡། ཙནྡན་དཀར༡། གི་ཝང་༧། ག་དུར༡། སེ་འབྲུ༤། སྲ་འབྲས༡། མཚལ༧། ག་བུར༥། ཤུ་མོ་ཟ༡། ཀ་ར་སྦྱར་བས་བྱིས་པའི་རིམས་ཚད་མ་ལུས་སེལ་བའི་མཆོག

སློ་ཚད་ཀུན་སེལ་ནི། བསིལ་གསུམ་ཙནྡན་དཀར་དམར་ག་དུར་སྦྱར་བའི་སྟེང་དུ་གཉན་ཚད་ལ་གུ་གུལ་སྣ་རྩེ་འཛིན་བ་[པ]ཨ་རུ་ར། དེ་བཞིན་དུ་སློ་ཚད་ཆེ་ན་ཅུ་ཧ་མཚལ་ཤིང་མངར་སྲོ་ལོ། རླུང་ཚབས་ལ་ཨ་ཀར་ཛ་ཏི་སླེ་ཏྲེ་[ཏྲེས]སྨུག་ཐལ་བྱིས་བའི་[པའི]དུས་སུ་གསུངས་ཀྱང་ཀུན་ལ་

བསྡུགས་སོ།།

སྒོག་ཐལ་བཞི་བ་ནི། ཛ་ཏི་ལི་ཤི་སླེ་ཏྲེ་[ཏྲེས]སྒོག་ཐལ་སྦྱར་བས་[བ]ཏུས་ཁུའམ་ཆྱི་ཚར་[ཚེར]གྱི་ཐང་གིས་ཕུལ་ན་ཕྱིས་པའི་རི་ཐང་མཚམས་ཀྱི་བདུད་རྩི་ཡིན།

ཧ་བོ་བཞི་པ། ཐྲག་སྐྱ་ཧ་བོ་ཙོང་ཞི་གུར་གུམ་དུག་ཞུང་། ཕྱིས་པའི་འབྲུ་ནད་སེལ།

སློན་པོ་གསུམ་སྦྱོར་ནི། ཀུར་གུམ་ཙུ་གང་གི་ཡང་སྙེང་དུ་ག་དུར་བོང་དཀར་སློ་མང་ཤིང་མངར་སྲོ་ལོ། འབྲུ་ནད་ཨིཧྲ་མོན་ཆ་ར་བསྣན་པ་ཕན་ནོ།།

ཉེར་བདུན་པ། མཚོན་དང་གྲིབ་སོགས་བསྲུང་བའི་སྨན་སྦྱོར།

མཚོན་རྡ་ལ། བུལ་ཨིར་ཡོ་ཐེན། ཟེ་ཚྭ་དངུལ་ཆུ་དཀར་ཚུར། འདི་རྣམས་ནུས་ལྡན་བསྲེག་བྱའི་ཉ་ཕྱིས་ཐལ་བ་དེའི་སྙེང་དུ་ཆིང་ཕུང་མཚལ་དཀར་མཚལ་རྒོད་སླ་རྩི་ལེགས་པར་བཙོས་ཏེ་ཏུས་ཤུན་དོར་ནས་ཤ་རྣམས་བཙོས་དེ་ཆུ་ལ་བཏང་། མཚོན་ཆ་ཕོག་པའི་[པའི]རྨ་མདེའུ་ཡོང་དུ་ཤོར་(ལ་)བཟང་། རྒྱ་སེར་གྱི་ལུགས་ཡིན་ནོ།།

ཅེང་ཙུ་སའང་ནི། མུ་ཏིག་ཉ་ཕྱིས་ཐལ་བ་མཚལ་རྒོད་ཆིང་ཕུན་ཏུན་ཕུན་ཏིང་ཕུན་ཤེལ་ག་བུར་མཚུར་དཀར་བསྲེག་ཐལ་དངུལ་ཆུ་ཞིབ་བཏགས་ལ་རྨ་ཀུན་ལ་སྐམ་འདེབས་བྱ། རྒྱ་ནག་གི་ལུགས་ཡིན་ནོ།།

ཉེར་བརྒྱད་པ། ཐོར་བུའི་ནད་བཅོས་པའི་སྨན་སྦྱོར།

འཐོར་ནད་ཀྱི་སྐབས་སུ། སྐད་འགགས་ལ། སྤང་རྒྱན་བདུན་པ། སྤང་

རྒྱན་དཀར་ལི་ཤི་ཙུ་གང་ཤིང་མངར་ཚར་བོང་ཨ་ཀྲོང་དཀར་སྨྲོ་ལོ་སྦྱར་བ་ཁོང་དུ་བཏང་། གྲི་ཚད་ཆམ་ནད་སྐད་འགགས་ནད་ལ་བརྟགས་སོ།། སྙིང་དུ་སོ་ཕག་བསྣུན་ལ་[པ]ལེགས་སོ།།

ཡིག་འཆུས། ཤིང་རྩ་དྲུག་པ་ནི། ཤིང་ཚ་སུགྨེལ་བ་ལུ་ཕོ་བ་རི་སྨ་པི་པི་ལིང་ག་ར་སྦྱར་བས་[བ]ཟས་གང་འདོད་ལ་བསྲེས་བས་ཟོས་ན་ཡི་གར་འོང་ངོ་།།

སྐོམ་ནད་ནི། སྐྱུར་གསུམ་སྦྱོར་ནི། སྐྱུ་རུ་ཙ་སུ་བ་ཤ་ག་གར་སྦྱར་བས་[བའི]ཕྱེ་གྲང་ཆུ་[ཆུས]ཕུལ། སྐོམ་ནད་སེལ། སྙིང་དུ་མ་ནུ་སྨན་ཆེན་ཨ་རུ་བསྣུན་ན་ལེགས་སོ།།

སྐྱིགས་བུ་[བུའི]ནད་ལ། ལི་ཤིའི་ཚིག་ཐང་ལུག་གི་འོ་མ་བསྐོལ་གཏང་སྐྱིགས་བུ་[བུའི]ནད་སེལ། ཤུ་དག་རུ་རྟ་བཙའ་སྨ་ཁྲ་རུ་ཚ་སྦྱར་བས་བད་རླུང་སྟོད་འཚངས་གཟེར་བ་མ་ཞུ་སྐྱིགས་བུ་དབུགས་མི་བདེ་བ་སྐྱུར་[སྐྱུ]ཐབ་རྣམས་འཛོམས།

དབུགས་མི་བདེ་བ། མ་ནུ་བཞི་སྙིང་དུ་གོ་ཕྱིལ་ཙ་སུ་བསྣུན་པས་དབུགས་མི་བདེ་བ་སེལ།

དབུགས་ཆད་ན་ཙུ་གང་ཤིང་ཚ་སུགྨེལ་པི་པི་ལིང་སྤང་རྒྱན་དཀར་སྦྱར་བཏང་སེལ་བའི་མཆོག གློ་གསལ་དྲན་འཛིན་ལུགས་ཀྱིའི་[ཀྱི]ལས་ཤེས་བྱ།

ཚེར་ལྕོག་ནི། གོ་བྲིལ་བདུན་བ་ནི། སྡི་ཕང་ཐམ་[ཐང]ཕྲོམ་སླ་རྩེ་གུ་གུལ་ཤུག་ཚེར་བ་ཧླ་གོ་ཕྱིལ་ལོ་བརྒྱད་དྲི་ཆུས་ཕུལ་བཏང་ཚེར་ནད་ཐུབ།

སློབས་པས་དཔལ་འབྱོར་ནི། རེ་ལྡུགས་[ལྡུག]ཆུ་རྩ་སྟག་ཤ་ཤུ་དག་ཡུང་བ་ར་མཉེ་ཉེ་ཤིང་སྨན་ཆེན་རྣམས་སྦྱར་བས་[བ]ལོ་བརྒྱད་དྲི་ཆུའི་[ཆུས]བྲུས་[སྦྲུས]བཙོས་ནས་སྐྲངས་རྐོད་རྣམས་མེ་དཔལ་[དབལ]རྒྱ་སོགས་ལ་ཕྲུག་ན་ཤིན་ཏུ་ཕན་ནོ།།

དམར་ཆེན་བཅུ་གསུམ་ནི། མ་ནུ་སླེ་ཏྲེ་[ཏྲེས]གཏྲ་ག་རེ་[རི]སྨ་སྐྱུ་ཨ་རུ་

བ་རུ་སྐྱུ་རུ་བཙོད་ཆོས་ཞུན་ཁན་མོན་ཆ་ར་འབྲི་རྫོག་[མོག]འོད་ལྡོན་[ལྗན]རྣམས་སྦྱར་བའོ་[བའི]ཐང་། མ་སྨིན་དང་ཁྲེན་དུ་འཕར་བའི་ནད་ཁྲག་དང་སྟོད་འཚངས་ངོ་མི་ཤེས་བའི་[པའི]ནད་རྣམས་གང་ལ་ཡང་ཕོགས་བ་[པ]མེད།

མེ་ཆོག་ལ། ཚ་རུག་ཚ་རྩ་ཚ་བལ་དང་། མེ་ཆོག་རྒྱ་བཏབ་ཟུག་རྫུ་སེལ།། ཉ་མཁྲིས་སིཧྣ་ར་ཆང་ནག་བྱུགས།

སྔོང་བ་སེར་ཐིག་ཚྭ་སྦྱར་བྱུགས། མེ་ཆོག་རྒྱ་དུག་ཟུག་རྫུ་སེལ།

རུས་ཆག་ནད་ལ། མདུང་རྩེ་[རྩེ]ལྷུ་བ། གངས་ཐིག་ཙོང་ཞི་ཁབ་ལེན་སྤུལ་[སྦྲུལ]རྒྱབ་སྤང་[སྤྲང]ཏྲིག་སྦྱར་བས་རུས་ཆག་ལ་ཕན་ནོ།། ལི་ཧུའང་ཕན། གི་ཝང་ལྕུམ་རྩ[༤]། ཡུ་གོ་ཤིང་[༢]། སྤོས་དཀར་[༢]། སྐྱུམ་བཏོར[གཏོར]། བ་ཀླ་[༢]ཚུར་སྦྱངས། ཕོང་རོས་[༡]། རྗོ་ཧ་[༢]། ཤིང་ཀུན་[༡]། ཤེལ་ག་བུར[༣]། ཚ་སྲིན་ཁྲག[༢] ཤེལ་ཏ་[༡]སྐྱུམ་གཏོར། ན་[གནའ]བའི་ཁྲག་འམ་[གམ]ར་རྐོའི་ཁྲག[༥] ཐན་ཙུ་ཏོང་[༢]ཚུར་སྦྱངས། སླ་རྩེ[༥]། འདི་རྣམས་གང་[གངས]ཚུར་སྦྱངས་བ་[པ]ཚུ་གྲང་མོས་འདམས་བྱས་པའི་རིལ་བུ་སྲན་མ་ཙམ་འདྲིལ་ནས་ཆང་གིས་ཕུལ་ན་རུས་ཆག་གསོ་བའི་མན་ངག་ཡིན་ནོ།།

གསང་སྔགས་དགུ་སྦྱོར་ནི། ཙོང་ཞི་མདོང་རྩེ་དམར་སླ་རྩེ་དོམ་མཁྲིས་ཀྱི་ཞང་གུ་གུལ་གངས་ཐིག་སྤུལ་[སྦྲུལ]རྒྱབ་མཚལ་སྦྱར་བས་རྒྱ་རུས་ཆག་ཁྲག་རྩ་ཤ་སོགས་ལ་ཕན་ནོ།།

ཐླ་ལི་སྨད་ནི། ཚ་སྲིན་ཁྲག[༣] ཤེལ་ཏ[༣]། ཀྱུ་ཤ[༣] བ་སོ[༣]། ག་དོར[༣]། ར་རྐོད་ཁྲག[༣] དོམ་མཁྲིས[༣]། འབྲས་དཀར་[༣]སྦྱར་བས་[བ]ཆང་གི་[གིས]ཕུལ་ན་རྒྱ་ནད་ཕོང་ཁྲག་ཁྲེན་དུ་འཕར་བའི་ནད་ཀུན་སེལ།

ཐྲེ་ལི་སྨང་ནི། བཏའི་ཡུན་དོང་རྩ་དུ་བ་མེད་བའི་[པའི]མེར་བསྲེག

ཚ་བཟང་དོར་བསུར་བ་སླེ་བར་སོང་བ་ན་བྱུང་ཀུའི་འབྲུ་ཞེ་དགུ་ཞིབ་བཏགས། ཆང་བཟང་པོ་གཟི་[བཟི]བར་བཏང་། དོང་ཙེ༥། སྤལ་[སྤྲལ]རྒྱབ༥། སྟབ་སེང་༥། ཁབ་ལེན༥། སྤོས་དཀར༥། ཙུ་གང་༥སྦྱར་བས་[བ]ཆང་གིས་ཕུལ་ན་དམུ་ཆུའི་ནད་དང་གར་ཕུལ་ན་རུས་ཆག་གསོའོ།།

ཀླེ་[ཅེ]སྐྱུང་མགོ་ལ། གྲིན་ཤེའི་ལེ་ཙུ་ཕན་ནི། གྲིན་གསེར༣། བུན་སྟང་ལྗོང་རོས༥། ཙོཙུ་ཤ་ཅོག་ལམ༣། ཆེན་བྱུང་ཨར་ནག༣། ཤ་ལུའི་ཙེ་ཤུཏྲ་ལ༥། སོཙུ་ཡུ་ཤེལ་ཏ༣། ཡུ་ཤིང་ཏ་ཤེལ༣། ཕང་ཤ་ཚ་ལ༣། ཅིན་ཙུ་སུ་ཏིག༤། བྲུཙུ་ཀྲེ་ཆུ་སྲིན་ཁྲག༣། ཕང་ཕི་ཡན་ཤེལ་ག་བུར༥། ཤི་བྱུང་སླ་ཙེ༡། ཡིན་ཙུ་མཚལ༥། ཤེ་ཙུང་སྟང་དོམ་མཁྲིས༡། ཚོ་མེ་སྟ་བསེ་[སེ]བའི་མེ་ཏོག༣། འདི་རྣམས་ཙེ་བཞིན་ཞིབ་བར་[པར]བཏགས་ནས་རིལ་བུ་སྲན་མ་ཙམ་བྱས་ཏེ་གསེར་གྱི་གོས་ཆུ་[ཆུས]ཕུལ་ན་རྨ་དང་ལྷོག་པ་འབྲུམ་བ་[པ]སོགས་ཀླུང་ཆུ་སེར་སོགས་མ་ལུས་སེལ་ལོ།། རྒྱ་ནག་ལུགས་པའོ།།

འབམ་ནི། འབམ་སེལ་ཐང་ནི། ར་ནག་གི་མཆིན༡། སླ་གང་[སྒང]༡། བྱ་རྒོད་བམ་སེལ་འམ་[ལམ]རྒྱ་སྤོས༡། འབྲི་རྟིག[སྟོག]༥ ཨ་རུ༣། བ་རུ༣། སྐྱུ་རུ༦། སེ་བའི་མེ་ཏོག་འབྲས༣འདི་རྣམས་སྦྱར་བའི་ཐང་འབམ་ནད་ལས་གྲོལ། རྒྱ་སྤོས༡། ཨ་རུ་མཆུ་རིང་༣། ལི་ཁྲི༥འདི་རྣམས་རྟ་རྒོད་མའི་འོ་མ་[མས]ཕུལ་ན་[ཏེ]བསྐྱེན་བས་[པས]འབམ་ནད་(ལས་)འགྲེལ་[གྲོལ]ལོ།། ཤིན་ཏུ་ཟབ་བའི་[པའི]མན་ངག་ཡིན་ནོ།།

ཟླ་གསུམ་ཐང་ནི། བསེ་[སེ]རྒོད་འབྲུ༣། ཕྲི་ཡཏྲུ༣། ཟླ་ཚོད༥འདི་

གསུམ་ཐང་ལས་ལྷག་སྨན་མེད་དོ་འབམ་ནད་སེལ་ལོ།།

མཆིན་པར་བཙོས་སྨན་ནི། ཀུར་ཀུམ༣། བཙའ་སྐ༢། སྐ་དམར༢། སེ་འབྲུ༢། ཤིང་ཚ༢། སུགྨེལ༢། ཕོ་བ་རིས༢། གཡེར་མ༢། པི་པི་ལིང་༥། པདྨ་ཀེ་སར་[སར]༢། ཙོང་གི་ནང་གཞུང་གཉིས། སྒོག་སྐྱ་རྗོག་ཆུང་ལྔ་སྦྱར་ལ་ར་ལུག་གང་རུང་གི་མཆིན་པའི་རྩ་ཤུན་དོར་བའི་གསུམ་ཆ་གཅིག་ལ་སྨན་ཕྱུན་གཅིག་བཏབ། རླངས་བཙོས་ཟོས་བས་[པས]འབམ་རིགས་མྱུར་དུ་འཇོམས།།

དྲེག་ནད་ལ། བྲག་ཞུན་ལྔ་ཐང་ནི། ཨ་རུ་བ་ར་སྐྱུ་རུ་སླེ་ཏྲེ་[ཏྲེས]བྲག་ཞུན་ཐང་གིས་དྲེག་ནད་སེལ།

བོང་ཁྲག་བཅུ་བ། འབྲས་བུ་གསུམ་སླེ་ཏྲེ་[ཏྲེས]ཏིག་ཏ་སྲོས་[སྲོས]དཀར་ཐལ་ག་ཇོ་སོ་མ་ར་ཛ་ཇོ་ཇ་སེང་ལྡེང་[སེང་ལྡེང]སྦྱར་བས་དྲེག་གྲུམ་ནད་སེལ།

གྲུམ་བུའི་ནད་ལ། སྣུ་ཧིག་དྲུག་བ[པ]། སྣུ་ཧིག་བྲེ་ག་བྲག་ཞུན་གཟེ་མ་སླ་རྩི་གསེར་བྱེ་མ། རྩ་དཀྲུར་དྲེག་གྲུམ་རྐང་འབམ་མཛེ་ནད་ཆུ་འགག་འཇག་ནད་འཇོམས།

བ་སྤྲང་མིག་ལ། བཀྲ་ཤིས་འཕོར་ལོ་ནི། ཡུངས་དཀར༢། བོང་ནག༣ ཤཱ་རྩེ༥། ཏོང་ལེན༧། དངུལ་ཆུ༣། གུ་གུལ༣། བ་ཤ་ག༣ མཚལ༢། ཚང་གིས་ཕུལ་ན་བ་སྤྲང་མིག་དང་སྐྲངས་རྐོད་དྲེག་གྲུམ་ཐམས་ཅད་འཇོམས་པ་ལ་རྡོ་རྗེ་ཕ་ལམ་ལྟ་བུ་ཡིན་ནོ།། འདི་རྣམས་སྨན་སྦྱོར་ནུས་སྟོབས་ཡོན་ཏན་ལྡན།། དུས་མིན་འཆི་ཞགས་གཅོད་པའི་རྣོ་གྲི་འདྲ།། ཟུག་རྔུའི་ཚ་གྲང་སེལ་པའི་[བའི]བདུད་རྩི་ཡིན།། ངོ་མཚར་དགའ་སྟོན་གཏེར་མཛོད་ལས་ནད་སོ་སོའི་[སོ]གསོ་བའི་ལེའུ་སྟེ་བརྒྱ་ཉེ་ཤུ་རྩ་བཞི་པའོ།།

ལེའུ་བཅུ་པ། ཞར་བྱུང་ཁ་ཐོར་མན་ངག

བསྟེན་བར་[པར]འོས་བ་[པའི]སྨན་བ་[པ]ནི།། སྨན་པ་བློ་ལྡན་ཤེས་རབ་ལྡན།། རང་གི་ཡོན་ཏན་ཕུན་སུམ་ཚོགས།། སྙིང་རྗེའི་སེམས་ཀྱིས་བརླན་པ་ནི།། སྨན་པ་ཀུན་གྱི་གཙུག་བརྒྱན་[རྒྱན]ཡིན།། ཡང་ན། གཡུ་ཐོག་ལས་གསུངས། ནད་པ་གཅིག་ཕྱིར་གོམ་པ་བདུན་པོར་ན།། སངས་རྒྱས་ཀུན་ལ་བསྐོར་བ་བྱས་དང་མཉམ།། ནད་པ་གཅིག་ལ་སྨན་ཐུན་གཅིག་བྱིན་ན།། སེམས་ཅན་ཀུན་ལ་སྦྱིན་པ་སྦྱིན་དང་མཉམ།། གསུངས་སོ།།

ཁྱུང་ལྔ་ཉེར་བདུན་ནི། ཨ་རུ་ར་ཁ་ཆེ་སུག་སྨེལ་བྲག་ཞུན་ཏིག་ཏ་མཁལ་མ་ཞོ་སེང་ཁྲིམ་བཙོད་རྒྱ་སྐྱེགས་ཤུག་ཚེར་སྨན་ཆེན་ཙ་ཧ་ཤུ་དག་སླ་རྩི་དོམ་མཁྲིས་སྤོས་དཀར་ཐལ་ཀ་རྗོ་རྗེ་སོ་མ་ར་ཛ་ཉུ་ཏིག་གི་ཤང་གསེར་གྱི་མེ་ཏོག་བ་ཤ་ཀ་གཟེ་མ་སྐྱུ་རར་[རུ་ར]ཡུ་[ཡུང]བ་སྐྱེར་ཞུན་ཇོ་ཛ་བུར་དཀར་སྦྱར་བས་མཁལ་མའི་ནད་འགྲམས་རྩ་འགགས་རེངས་འཁུམས་དང་། གྲང་ཁྲག་ཁྲབ་པ་འབྲས་བསླངས་[སླངས]ས་བོན་འཛག། ཆང་འབམ་བརླ་སུལ་སེང་ན་འགྲོ་འདུག་དཀའ།། དྲེག་གྲུམ་གྲམ་[གྲང]འབམ་ཆུ་སེར་དཀར་ནག་དང་།། རྩ་དཀར་ནག་ཟ་ཁུའི་[ཁུ]འཛག་སོགས་ལྷང་ནད་གཅིན་སྙི་དང་།། ཁྱད་པར་དྲེག་གྲམ་[གྲུམ]ཆུ་སེར་ལ་ཕན་ནོ།།

གཡའ་སྦྱར་དག་སྨན་ནི། དངུལ་ཆུ་བཟང་དྲུག་ཤུ་དག་ཤིན་[ཤིང]ཀུན་འབྲས་བུ་གསུམ་སླ་རྩི་ཙ་ཧ་སྟག་ཤ་གསེར་མེ་ཏོག སྤོས་ཐ་སོ་གསུམ་གྱུ་ཀུལ་དབང་ལག་བྲི་ག་དོམ་མཁྲིས་འབྲས་སྣ་གསུམ་ཉེ་དཀའ་མཁལ་ཞོ་ཤུག་ཚེར་བྲག་ཞུན་བ་སྲུ་[སྲུ]བ་རྒྱ་ཚྭ་ཚོས་གསུམ་གཟི་[གཟེ]མ་སྐྱི་ཏེ་[ཏིས]བསེ་རུ་སིང་ལྡིང་[སེང་ལྡེང]ཁན་སྤྲུང་[སྤྲུང]དང་སྦྱར་བས། ཕན་ཡོན་ནི་མཁལ་

འགྲམས་རྩ་ནད་བྱེད་རྒྱུས་དང་གྲང་ཁྲག་མཁལ་བབས་རྒྱུ་ཞབས་མི་བདེ་བ། ཆུ་སེར་དཀར་ནག འབམ་དྲེག་གྲུམ་བུ་རྩ་དཀར་ས་བོན་འཛག་དང་དབྱི་[དབྱི]མིག་གཟེར། ཁྱད་པར་མཁལ་གྲུམ་ནད་ཀྱི་སྨན་གཅིག་ཡིན།

མོན་གོལ་མེའི་རྩ་སལ་འ་ནོ[ནི]། ནེར་མེལ་བའི་ཤར་ཇུ་ས་ཨས་རེག་ཨ་རེ་ཧེ་ཚས་ཧོ་ཅར་དཔས་ཨག་གི་ན་གོ་ངེས་གེ་ཆིས་ན་བུ་ལིང་ཨོ་ཏུལ་ཟང་ནི། ཕན་ཡོན་ནི་མཁལ་མའི་ནད་ངན་ཁྲག་ཆུ་སེར་རྩ་ལ་འགྲིམས་འགྲམས་རྐང་ལག་སྒྲིད་ཅིང་འགྲོ་འདུག་དྲེག་གྲུམ་འབམ་ནད་རྩ་དཀར་ཆུ་སེར་དབྱི་[དབྱི]མིག་གཟེར་པ་སོགས་ཀྱི་ནད་བཅོས་བའི་[པའི]མཆོག

ཨེ་མ་ཧོ་ལེགས་སྦྱར་བྱིན་རླབས་ནི། རང་ཉིད་སྐད་ཅིག་གིས་བཅོམ་ལྡན་འདས་སྨན་བའི་[པའི]རྒྱལ་བོའི་[པོ]ཞལ་གཅིག་ཕྱག་གཉིས་པའི་སྐུར་བཞེངས་བར་[པར]གྱུར། སྟོང་བའི་ངང་ལས་པདྨ་དང་ཟླ་བའི་དཀྱིལ་འཁོར་གྱི་སྟེང་དུ་རང་སེམས་ཧཱུྃ་ཡིག་སྔོན་པོ་ཡོངས་སུ་གྱུར་བ་ལས་རང་ཉིད་སྐད་ཅིག་གིས་སངས་རྒྱས་སྨན་གྱི་བླ་སྐུ་མདོག་སྔོན་པོ་སྤྲུལ་སྐུའི་ཆ་ལུགས་ཅན། ཞལ་གཅིག་ཕྱག་གཉིས་ཀྱི་གཡས་མཆོག་སྦྱིན་གྱི་ཕྱག་རྒྱའི་[རྒྱས]དུག་གསུམ་འཇོམས་པའི་ཨ་རུ་ར་སྟོང་བུ་འདབ་མ་དང་བཅས་པ། གཡོན་མཉམ་བཞག་གི་སྟེང་ན་སྨན་གྱི་བདུད་རྩིས་གང་བའི་ལྷུང་བཟེད་བསྣམས་པ། མཚན་དང་དཔེ་བྱད་ཀྱིས་སྤྲས་པ། འོད་ཀྱི་ཕུང་པོའི་དབུས་ན་ཞབས་རྡོ་རྗེ་དཀྱིལ་དཀྲུང་གིས་བཞུགས་པའི་སྤྱི་བོར་ཨོཾ། མགྲིན་པར་ཨཱཿ ཐུགས་ཀར་ཧཱུྃ་གིས་མཚན་བར་གྱུར། རང་གི་ཐུགས་ཀ་ནས་འོད་ཟེར་འཕྲོས་བསྒོམ་པ་དང་འདྲ་བའི་ཡེ་ཤེས་པ་སྤྱན་དྲངས། ཛཿཧཱུྃ་བཾ་ཧོཿ གཉིས་སུ་མེད་པར་གྱུར། དབང་གི་ལྷས་དབང་བསྐུར། མི་བསྐྱོད་པས་དབུ་བརྒྱན་པར་གྱུར། ཨརྒྷཾ་ནས་ཤབྡའི་བར་གྱིས་མཆོད། མཁའ་ཁྱབ་དོན་དམ་འོད་ཟེར་ཆོས་ཀྱི་སྐུ།། མཁའ་མཉམ་འགྲོ་བའི་སྡུག་བསྔལ་སེལ་བའི་

གསུང་།། ཁམས་གསུམ་མཐའ་ཡས་ཨཱ་ཬཾ་ཟླུང་འཇུག་ཐུགས།། མཁའ་ལ་ཁྱིན་འཁྲིགས་ཐུགས་རྗེའི་[རྗེ]ཅན་ལ་བསྟོད།། རང་གི་ཐུགས་ཀ་ནས་འོད་ཟེར་འཕྲོས། འཁོར་འདས་ཀྱི་སྨན་གྱི་བཅུད་ཐམས་ཅད་བསྡུས་ཏེ་སྨན་རྣམས་ལ་ཐིམ་པས་བྱིན་གྱིས་བརླབ་པར་བསམས་ལ། ཧྲཱི་ཁ་ཧཱུྃ་གང་མང་བཟླས་ན། ཨོཾ་ངོ་བོ་ལ་རམ། ངོ་མོག་རེལ་པེ་ཧྲིམ་སྭཱཧཱ། བཟླས་དེ་སྨན་ལ་བཏབ། རྒྱལ་བའི་བྱིན་རླབས་བདག་གི་སྨོན་པའི་མཐུས།། ལྷ་རྣམས་བདུད་རྩི་སླུ་ཡི་གཙུག་ནོར་དང་།། དྲང་སྲོང་བཅུད་ལེན་རྟག་ཏུ་གཏྲ་ལ།། ཉེ་བར་གནས་ཤིང་བདུད་རྩིར་འགྱུར་བར་ཤོག། སེམས་ཅན་ནད་པ་ཞེས་པ་ནས། རྣད་འབྱུང་སྲུས་བཅས་ཞེས་སོགས། བཅོམ་ལྡན་སྨན་བླ་བདེ་གཤེགས་སྲས་བཅས་དང་།། དྲང་སྲོང་བཀའ་བསྲུང་དམ་ཅན་སྡེ་དགུ་སོགས།། བདེན་བའི་མཐུ་ཡིས་འགྲོ་ཀུན་ཚོམ་གྱུར་ནས།། རྟག་ཏུ་ཚེ་རིང་ནད་མེད་བཀྲ་ཤིས་ཤོག

གཏར་དངོས་ལ་སྟོན་འགྲོ་དངོས་རྗེས་གསུམ་གྱི་དང་པོ་ལ། ཞག་གསུམ་གྱི་གོང་ནས་དབྱེ་ཐང་གཏོང་། རྣག་ཁྲག་ཟླུངས་ཁྲག་འོ་མ་ཆུས་འདྲེས་བ་[པ]འདྲ། འབྲས་བུ་གསུམ་ཐང་སྲིན་བུ་པདྨ་འདྲ། རླུང་དང་ཚ་བ་འབྱེད་བ་[པ]སླེ་ཏྲིས་ཐང་། བད་རླུང་ཁྲག་འབྱེད་པ་ལ་མ་ནུ། ནད་ཁྲག་ཟླུངས་ཁྲག་སླིགས་འབྱེད་ལ་ཀནྟ་ཀ་རེ་[རི]སྒྲུ་ཊ་བཏང་། སྔོན་འགྲོ་ལ་ནོར་བུ་བདུན་ཐང་བཏང་ནས། དངོས་ལ་དོན་སྣོད་ཀྱི་ནད་རང་རང་གི་རྩ་གཏར་ཤེས[ཤེས]། རྗེས་སུ་བཅོས་པའི་སྨན་དགོས་སོ།། གཏར་ཀའི་བརྟེག་ཐབས་ལ། མདོར་ན་འགྲམས་འབྲུགས་རིམས་སྐྲངས་རྨ་དྲེག་སུརྻ་མེ་དཔལ་[དབལ]ཆུ་སེར་མཛེ་ནད་སོགས་ཚ་བ་ཁྲག་མཁྲིས་ལས་འགྱུར་བའི་ནད་རིགས་ལ་གཏར་བ་ཡིན།

གདོན་ཅན་ཟླུངས་ཟད་སྲུམ་མའི་བཙའི་རྗེས་སྐྱ་རབ་གཙོང་ཆེན་

མེ་རྡོད་ཉམས་དང་། བད་རླུང་ལས་གྱུར་བའི་ནད་ལ་ཕན་། མདོར་ན་ སྟོད་ཀྱི་ནད་ལ་རྩེ་ཆུང་སྣང་རྩ་གཏར། སྨད་ཀྱི་ནད་ལ་ལོང་རྩ་བྱིན་བཞུག་གཏར། བར་གྱི་ནད་ལ་སྟོད་ཀ་རུ་ཐུང་གཏར། སྙིང་ཚད་ལ་སྟོད་ཀ་ཐོང་རྩ། གློ་ལ་དྲུག་འགོ་ཀྱུར་[སྐྱུར]གོང་། མཆིན་ལ་རུ་ཐུང་སྣང་རྩ། མཆེར་ལ་ཧྲ་འཕུར་རྒྱབ་རྩ། མཁལ་ཚད་ལ་ཕོ་མཚན་བྱིན་གཞུག་ལ་སོགས་གཏར་བྱའོ།། མདོར་ན་ནད་གང་ཉེ་བའི་རྩ་གཏར་ཤེས། དེ་ལྟར་མ་ཡིན་གཏར་དམིགས་མ་ཤེས་ན། སྨད་ཁྲག་སྟོད་དུ་དྲངས་བས་ལུས་ཟུངས་འཚོར། སྟོད་ཁྲག་སྨད་དུ་དྲངས་ན་མེ་དྲོད་འཆི། གཏར་བའི་ཡོན་ཏན་ཚུང་ཟད་བརྗོད་པ་ནི། རྩ་ལ་རྒྱུག་པའི་ནད་དང་ངན་ཁྲག་ཐོན་བ་དང་གཟེར་ཟུག་སྐྲངས་པ་འཇོམས། འདུལ་བ་བརྟས་བྱེད་རྣག་ཆུ་རྩད་གཅོད།། རྨ་ཡི་མདོག་འཕྱིན་ལོག་བུ་ནད་རླངས་འདོན།། ཚ་བའི་དཔལ་བསོད་[དབལ་གསོད] གྲང་བ་གཉིང་ནས་བསྲོ་ཞིང་འདུས་པའི་མཁར་ཤིག ཆུ་སེར་དྲངས་ནས་འཕྱིན་པ་དང་སྦོམ་པ་འཕྲི་ལ་སྐམ་པོ་ཤ་རྒྱས་བྱེད། ནད་དངོས་ཕྱིར་འཕྱིན་ཚོགས་དྲུག་གདངས་[མདངས]གསལ་འཆར། བགྲོད་པའི་ལུས་ཡང་བཀྲག་མདངས་གཟི་བརྗིད་བསྐྱེད། ཁྲག་གི་ནད་ལ་གཏར་ཀའི་མཆོག ཨོཾ་ཙཀྲ་དེབ་ཧྲི་མ་གྲི་སྭཱཧཱ། ཨོཾ་ཧ་ཁྲིད་བཾ་ཧྂ་ཞེས་བཟླས་བྱའོ།།

མེ་བཙའ་སྒྲ་བ་བཏབ་པ་ལ། མདོར་ན་བད་རླུང་ལས་གྱུར་བའི་གྲང་ནད་རྩ་ལ་ཞེན་པ་དང་ཆུ་སེར་མེས་བསྲེག་པ་བསྡུགས། མཁྲིས་ཚད་ཁྲག་ནད་དབང་བོའི་སྒོ་དང་ཕོ་མོའི་སྲིད་ལ་ཕྱངས། མནན་ན་ཕན་སླམ་བྱེད་ལ་མཐེབ་རྗེས་འོང་། འདི་མཚོན་ནས་རྩ་འབྲུག་རྩ་ནད་གར་ལངས་དམིགས་སུ་གཏབ་[བཏབ]ནས་དོན་སྣོད་གསལ་བ་རྣམས་ཀྱི་ནད་ལ་ཐོང་དང་ཨན་སྟོང་ཚོགས་དང་པོ་རླུང་གསང་གནས་ནས་འགོ་བཙམས་ཏེ་མེ་བཙའ་གདབ་པའི་གནས་ཉེ་ཤུ་བར་འགྲུལ་མེད་པར་གདབ་ནས་[པའི]ཕན་ཡོན་ནི་དོན་སྨོ་

བསྲུང་། དྲོད་བསྐྱེད། དྭན་པ་གསལ། གསོ་དཔྱད་གཞན་བརྟགས་ཕལ་ཆེར་མི་ཡིས་གསོ་ཞེས་སོགས་རྣམས་དྲོད་མེ་བཙའི་གདམས་པ་ལ་ཤེས་པར་བྱའོ།།

འབྲུལ་སེལ་བཤད་བ་[པར]བྱ་བ་ནི། དུག་དང་སྨུག་བོ་[པོ]ཚ་བ་ཉིངས་པ་གསུམ།། གཅིག་ལ་གཅིག་ཕན་རྟགས་དང་བཅོས་ཐབས་འབྲུལ།། མ་ཞུ་ལྷེན་དང་མི་དྲོད་ཉམས་གསུམ་འབྲུལ།། འབྲུ་ནད་རྒྱུ་གཟེར་ཚད་པས་འབྲུ་གསུམ་འབྲུལ།། དམུ་ཆུ་རྐང་འབམ་སྐྱོགས་[རྐྱོགས]ཚད་གསུམ་པོ་འབྲུལ།། དྲིག་དང་གྲུམ་བུ་རྐང་འབམ་རྟགས་བཅོས་འབྲུལ།། ཟ་དཀར་མཁལ་ཟ་འབྲལ་བ་ཕྱོགས་མཐུན་ཅམ།། གཟའ་དང་གཉོགས་ཕྱེད་ཚེ་ལེན་གསུམ་པོ་འབྲུལ།། རིམས་ལ་མ་སྨིན་སྟོང་ཚད་གཅེས་བར་[པར]བཟུང་།། འགྲམས་དང་འབྲུགས་ལ་རྒྱས་ཚད་གཅེས་པར་བཟུང་།། བད་མཁྲིས་ནད་ལ་གབ་ཚད་གཅེས་བར་[པར]བཟུང་།། ཕོ་མཆེར་མཁལ་ནད་བད་ཀན་གཙོ་བོར་བཟུང་།། གློ་མཆིན་མཁྲིས་པ་ཚད་པ་གཙོ་བོར་བཟུང་།། སྙིང་སྲོག་ཕོང་རླུང་ཉིད་དུ་གཙོ་བོར་བཟུང་།། ཕོང་ནད་ཀུན་ལ་ཕོ་བ་གཙོ་བོར་བཟུང་།། བད་ཀན་འཁྲུགས་པའི་[པ]སོགས་ལ་མེ་བཞི་བསྐྱེན།། རྒྱས་ཚད་ལ་སོགས་ཚ་ནད་ཆུ་བཞི་བསྟེན་དགོས།། འདི་རྣམས་སྨན་གསུམ་ཟས་བཞི་གོང་གི་རང་རང་གི་ལེའུ་ལས་མ་ནོར་ཤེས་བར་བྱའོ།།

འདིར་སྨྲས་བ[པ]། རབ་འབྱམས་མཁས་བའི་[པའི]སྨན་གཞུང་སྣ་ཚོགས་ལས།། རབ་ཏུ་འབད་པས་འདུས་ནས་བཀོད་པ་འདི།། རབ་སྙིགས་འགྲོ་བའི་ནད་རྣམས་སེལ་ཕྱིར་དུ།། རབ་ཏུ་དཀར་བའི་སེམས་ཀྱི་[ཀྱིས]བྱས་པ་ལགས།། རབ་རྫོངས་བདག་གིས་འགལ་འབྲུལ་གང་བགྱིས་པ།། རབ་མང་འགྲོ་བའི་སྡུག་བསྔལ་སེལ་བར་ཤོག། དྲིན་ལྡན་བླ་མའི་ཞབས་བརྟན་མཛད་འཕྲིན་རྒྱས།། དྲིན་ཅན་ཕ་མ་གཙོར་གྱུར་འགྲོ་བ་ཀུན།། རྣམ་དཀར་ལས་ལ་རབ་ཏུ་བརྩོན་གྱུར་ནས།། རྣམ་འདྲེན་རྒྱལ་བའི་གོ་འཕང་ཐོབ་བར་[པར]

ཐོག། ཅེས་གསོ་རིག་གཞུང་མང་བསྡུས་བའི་[པའི]བདུད་རྩིའི་སྙིང་པོ་ཚ་གྲང་ཟུག་རྟུ་སེལ་བའི་ངོ་མཚར་དགའ་སྟོན་གཏེར་མཛོད་ཞེས་[ཅེས]བྱ་འདི་ནི་༧ཡོངས་འཛིན་དམ་པ་དུ་མའི་ཞབས་རྡུལ་སྤྱི་བོར་བསྟེན་པའི་ལྷ་བཟོ་བ་དགེ་སློང་ཆོས་རྒྱ་མཚོས། དཔལ་ལྡན་རྒྱུད་བཞི། འདིའི་གདམས་ངག་ལྷན་ཐབས། ཀུན་ཕན་ནམ་རྒྱལ་བཻཌཱུཪྻ་ཆུ་རྒྱུན། སྤོ་འབུམ་ཆེ་ཆུང་གཉིས་གཡུ་ཐོག་གི་[གིས]མཛད་པ། འདིའི་[འདིས]མཛད་པའི་ཆ་ལག་བཅོ་བརྒྱད། ཐོག་ཐིལ་[དྲིལ]སྐོར་གསུམ་དང་། སོ་མ་ནཱ་ཛའི་[ཛའམ]ཟླ་བའི་རྒྱལ་པོ། འབྲོང་རྩེ་ལྷ་སྲས་རྒྱ་མཚོའི་བེའུ་བུམ། རྔམ་སྲ་མའི་[མིའི]བྱེ་བ་རིང་བསྲེལ་མ་ཡིག་བུ་ཡིག་དང་བཅས་པ། ཨཱི་ཕྃ་ནོར་བུ་དགའ་འཁྱིལ། མན་ངག་འདོད་དགུ་ཀུན་འབྱུང་བསམ་འཕེལ་ནོར་བུའི་དབང་[བང]མཛོད། དགོན་མཆོག་ཕན་དར་གྱི་ཉམས་ཡིག་བརྒྱ་རྩ། ཟུར་མཁར་བའི་མེས་པོ་[པོའི]ཞལ་ལུང་། སྙན་རྒྱུད་མན་ངག་ཁ་ཡར་གྱི་ཟིན་བྲིས་ནོར་བུའི་འཕྲེང་བ་རྒྱས། ཡོན་ཏན་སྨན་རམས་པས་མཛད་བས་[པའི]བཞིན་རས་གསལ་བའི་མེ་ལོང་། ཀུ་ཙུམ་ཆེན་མགོན་པོ་ཀུ་ཤྲིས་མཛད་བའི་[པའི]བཤད་བརྒྱུད་ཀྱི་བརྡའ་གྲོལ། གསོ་དཔྱད་རྒྱལ་པའི་[པོའི]དགོར་མཛོད། འབྲུམ་བུ་འདུལ་བའི་ཐབས་སྨན་འཐེན་མི་འདྲ་བ་དང་འབྲུམ་བུའི་ལོ་རྒྱུས། ཡེ་ཤེས་མཆོག་གི་[གིས]མཛད་པའི་དྲང་སྲོང་བགྲ་ཤིས་དཔལ་འབྱོར་བཟང་པོ། སྟེ་དགེ་མི་ཕམ་གྱི་[གྱིས]མཛད་པའི་རྩ་མདོ་ཆུ་མདོའི་འགྲེལ་བ། དེས་མཛད་པའི་བདུད་རྩི་གཟེག་[ཟེགས]མ། སྨན་གྱི་འཁོར་ལོའི་རིན་པོ་ཆེ། རིགས་ལྡའི་གསལ་བྱེད་མེ་ཏོག་འཕྲེང་བ། ལེགས་བཤད་སྒྲ་དབྱངས་རྒྱ་མཚོའི་གསོ་རིག་ལག་ལེན་ཉེར་མཁོའི་ཨུཏྤལ་ཆུན་པོ། དར་མ་[མོ]སྨན་རམས་པའི་མན་ངག་བཀའ་རྒྱ་མ། དར་མ་[མོ]སྨན་རམས་པའི་དཀའ་གནད་རྡོ་རྗེ་བདུད་འགྲོལ[མདུད་བཀྲོལ]། འདིས་མཛད་པའི་དཀའ་འཕྲེང་མུན་སེལ་སྒྲོན་མེ། (ཁོག་)འབུགས་ལེགས་བཤད་བཻཌཱུ

ཏྲའི་དྲང་སྲོང་དགྱེས་པའི་དགའ་སྟོན། ཆག་ལྷ་རྗེའི་ཁྱིད་[ཁྲིད]ཆོས་འབུམ་ཁྱུ་ཚུར་དུ་གྲགས་པ། གཙང་སྟོད་དར་མ་མགོན་པའི་[པོའི]ཟིན་ཏིག་བེའུ་འབུམ[བུམ]། གཅེས་བསྡུས་རིན་ཆེན་འཕྲེང་བ་ཕྱག་རྫོར་མགོན་པོ་[པས]མཛད་པ། སེ་སྲིད་སངས་རྒྱས་རྒྱ་མཚོས་མཛད་བའི་[པའི]གསོ་རིག་ཁོག་ཕུག་དྲང་སྲོང་དགྱེས་པའི་དགའ་སྟོན། གཅེས་བསྡུས་ཕན་བདེའི་སྙིང་པོ། བཤད་བའི་[པའི]རྒྱུད་ཀྱི་འབྲུ་འགྲེལ་ལེགས་བཤད་གསེར་གྱི་ཐུར་མ། ས་སྐྱ་སྨན་འགྲོལ་[གྲོང]བའི་གསེར་བྲི[བྲེ]། དངུལ་བྲི[བྲེ]། སྦྱོར་བ་ཉེར་ལྔ་བརྒྱ་རྩ། ཀརྨ་བ་[པ]བསྟན་འཛིན་ངེས་ལེགས་ཀྱིས་མཛད་པའི་ཨེ་ཝཾ་སྨན་བསྡུས་ཆེན་མོ། གསོ་རིག་ལག་ལེན་གསལ་བྱེད། གསོ་བ་རིག་བའི་[པའི]སྤྱི་བཤད་རྒྱུད་ཆེན་རྒྱ་མཚོར་འཇུག་པའི་གྲུ་གཟིངས། ཚད་ལྡན་སྦྱོར་བ་དགའ་[འགའ]ཞིག ཀརྨ་བ་ངེས་ལེགས་བསྟན་འཛིན་གྱི་ཟླ་བ་གསར་བ། ཡིག་ཆུང་གསལ་བའི་ལྡེ་མིག ཡོན་ཏན་རྒྱ་མཚོའི་ཟིན་ཏིག་གཅེས་པར་བཏུབ་བ་[བཏུས་པ]བདུད་རྩིའི་ཐིགས་པ། བྱང་ཁོག་ཆོས་ཀྱི་འཁོར་ལོ། སྨིན་གྲོལ་ཆོས་ཀྱི་རྒྱལ་པོའི་[པོས]མཛད་པ་མན་ངག་རིན་ཆེན་འབྱུང་གནས། མན་ངག་རིན་ཆེན་འབྱུང་གནས་ཀྱི་སྦྱོར་ཚད་གསལ་བར་བརྗོད་པ་འཇམ་དཔལ་བརྩོན་འགྲུས་ཀྱིས་མཛད་པ། གསང་སྨན་གབ་ཚིག ཐིག་ཚད་གསལ་བར་བརྗོད་པ་ཨུཏྤལ་འཆུན་བོ[ཆུན་པོ]། བསྟན་འཛིན་ཕུན་ཚོགས་ཀྱི་ལག་ལེན་གཅེས་བསྡུས་ཀུན་གསལ་སྣང་མཛོད། དེས་མཛད་པའི་དྲི་མེད་ཤེལ་གོང་ཤེལ་འཕྲེང་། དེས་མཛད་བའི་[པའི]མེ་བཙའི་གདམས་པ། ཡང་གཏར་ཀའི་གཏམས་པ། གསོ་བ་རིག་པའི་ལག་ལེན་ཟླ་བའི་འོད་ཟེར། ནུས་པ་རྒྱང་[རྐྱང]སེལ་གྱི་དོན་རྒྱས་བར་[པར]བཤད་པ་ལེགས་བཤད་ཀུན་བསྡུས། འཆི་མ་[བ]མེད་པ་ཚེའི་དངོས་གྲུབ་གཏེར་མཛོད། བརྟའ་[བརྡ]བསྡུས་ཤན་སྦྱར་ཞལ་རྒྱུན་ཕྱག་ལེན་དམར་འཁྲིད། ལྷུང་ལུང་ཨཏྲ་

པཎྜི་ཏས་མཛད་པ་སྨན་སྦྱོར་སྣ་ཚོགས་ཀུན་ཕན་སྨན་རྒྱལ། དེས་མཛད་པའི་འཁྲུངས་དཔེ། དཀའ་གནད་མས་ཀྱི་བཞེད་སྲོལ་བློ་ལྡན་འགུགས་པའི་ལྕགས་ཀྱུའི་[ཀྱུའམ]མན་ངག་བློ་གསལ་དྲན་འཛིན་ལྕགས་ཀྱུ། རྩ་དང་ཆུ་དཔྱད་གསལ་བའི་མེ་ལོང་དང་གཞན་ཡང་ཉེ་བར་མཁོ་བའི་སྣ་ཚོགས་ཁ་འཐོར། བཙུད་ལེན་འཆི་གསོས་བདུད་རྩིའི་སྙིང་ཁུ་འདོད་ལྡན་དགའ་སྐྱེད་མཐོང་བ་འཇུམ་ཤོར་ནོར་བུའི་བང་མཛོད། བསྟན་ཀྱུར་རིན་པོ་ཆེའི་ཟླ་ཟེར་ཡན་ལག་བརྒྱད་པ། རིན་ཆེན་ཐལ་སྨན་གསོ་ཚུལ་དང་སྨན་གྱི་དུག་འབྱུང་སྦྱོང་གི་ཟིན་བྲིས། འབམ་བཅོས་ཚེ་འཛིན་སྲོག་སྐྱོབས་འཕྲིན་ལས་རྣམ་པར་རྒྱལ་བའི་སྙེས་མཛད། གསོ་དཔྱད་དགོས་འདོད་ཀུན་འབྱུང་རྒྱུད་དང་མན་ངག་ཀུན་གྱི་བདུད་རྩིའི་ཐིག་པ། མན་ངག་ཤིན་ཏུ་ཟུང་འདྲེས་བདུད་རྩི་ཐིག་པ། གཡུ་ཐོག་པའི་སྨན་ངོས་འཛིན། སྨན་གྱི་འཁྲུངས་དཔེ་མཛེས་མཚར་མིག་རྒྱན། བསྟན་འཛིན་ཕུན་ཚོགས་ཀྱིས་མཛད་པའི་ཙནྡ་མ་ཎི། རང་འབྱུང་རྡོ་རྗེའི་སྨན་གྱི་ནུས་བ་[པ]རྒྱས་བར་[པར]བཤད་པ། མ་ལ་ཡའི་དཀའ་འགྲེལ། བདུད་རྩིའི་ཆུ་ཚན་གྱི་འཕྲོད་རྟེན་བྱ་ཚུལ་བདུད་རྩིའི་འོད་སྣང་། སྨན་གཞུང་ནས་བཤད་བའི་[པའི]སྨན་གྱི་མངོན་བརྗོད་རྣམས་བཀྲོལ། བད་ཀན་སེལ་བའི་མན་ངག་ལེ་ཚན་གསུམ། འབྲི་ཁུང་རྨྨ་ཀི་རྟེ་[རྟེའི]གསུང་རྒྱུན་ཅུང་ཟད་ཐོས་པ། མཁས་གྲུབ་ཨུ་རྒྱན་པའི་དངུལ་ཆུ་བསྟན་བཅོས། གཡུ་ཐོག་སྙིང་ཐིག་གི་འབྱུང་བ་ལུས་འཁྲུགས་ཀྱི་བགེགས་སེལ། བསྟན་དར་སྨན་རམས་པས་མཛད་པའི་རྒྱུད་བཞིའི་མཐའ་དཔྱོད་རྣམ་རྒྱལ་ཨ་རུ་རའི་འཕྲེང་བ། དེས་མཛད་པའི་བསྟན་འགྲོས་རྣམ་རྒྱལ་ཨ་རུ་རའི་འཕྲེང་བའི་མཛེས་བརྒྱན། དེས་མཛད་པའི་ཚ་གྲང་གལ་མདོའི་མཐའ་དཔྱོད། ཧར་ཁན་ཨེམ་ཆིའི་ལག་སྦྱོར་བཞི་བརྒྱ་རྩ་བཞིའི་ནད་སེལ། ཆོས་འཕེལ་གྱིས་མཛད་པའི་སྨན་སྦྱོར་བ་ཅེས་[གཅེས]འདུས་

སྙིང་ནོར། ཙ་རིའི་དགེ་བཤེས་ཀྱིས་མཛད་པའི་སྨན་སྦྱོར་མཐོང་བ་དོན་གསལ་དགའ་བསྐྱེད་སྙིང་པོ། བསྟན་འཛིན་དབང་རྒྱལ་གྱིས་མཛད་བའི་[པའི]བྱུ་རུ་དོ་ཤལ། སློབ་དཔོན་མི་བསྐྱོད་རྡོ་རྗེ་[རྗེའི]སྨན་སྦྱོར་གཞན་ཕན་བདུད་རྩིའི་ཉིང་ཁུ། དམུ་ཆུའི་ནད་གདོན་སྒོ་བའི་མན་ངག འབུམ་བཅོས་སོགས་རྒྱ་བོད་ཀྱི་སྨན་བཅོས་སྣ་ཚོགས་ཕན་བདེའི་འབྱུང་གནས། རྒྱུད་བཞི་བཻཌཱུརྻ་སྔོན་པོ། བདུད་རྩི་ཐིག་ལེ། དྲི་མེད་གཟི་བརྗིད་ཀྱིས་གཞུང་ལུགས་བསྟན་བཅོས་རྩོམ་པ། འཆི་མེད་བདུད་རྩི་བུམ་པ་རྒྱུད་ཨོ་རྒྱན་པདྨས་མཛད་པ་བཞུགས་པའི་དབུ་ཕྱོགས། མན་ངག་རིན་ཆེན་གཏེར་མཛོད། གསང་བ་ཡེ་ཤེས་མཁའ་འགྲོའི་འཕྲིན་ལས་ཀྱི་ལེ་ལས་འགོ་ནད་སེལ་ཐབས་གཞན་ཕན་བདུད་རྩི། ལེགས་བཤད་པདྨ་དཀར་བོ[པོ]། གསོ་བའི་རིག་པའི་ཁོག་འབུགས་དྲང་སྲོང་དགོངས་བརྒྱན། ཁོག་འབུགས་བཻཌཱུརྻའི་མེ་ལོང་། ཤ་ལི་ཧོ་ཏྲ། གསུམ་[སུམ]པ་མཁན་པོ་ཡེ་ཤེས་དཔལ་འབྱོར་གྱི་[གྱིས]མཛད་པའི་ངོས་འཛིན་ཤེལ་དཀར་མེ་ལོང་ལ་སོགས་པའི་གཞུང་ཆེན་མོ་རྣམས་ལ་[ལས]བསྡུས་ཏེ་ས་སྐྱོང་དབང་པོ་ཉི་མ་འོད་རྒྱལ་གྱི་ཁྲིར་བཞུགས་བའི་[པའི]ལོ་བཅུ་གཅིག་པ། རབ་བྱུང་བཅོ་ལྔ་བའི་ལྕགས་བྱི་ལོའི་དབྱར་ཟླ་ར་བའི་ཚེས་བརྒྱད་ལ་མགོ་རྩོམ་ནས་ཆུ་ཁྱི་ལོའི་སྟོན་ཟླ་ཐ་མའི་ཚེས་གསུམ་ལ་མཇུག་རྫོགས་བར་[པར]ལེགས་པར་སྦྱར་བའོ།། །།

འདིས་ཀྱང་སྡུག་བསྔལ་གྱིས་མནར་བའི་འགྲོ་བ་རྣམས་ལ་ཕན་ཐོགས་བར་[པར]གྱུར་ཅིག།

སྨན་སྦྱོར་ལ་སོགས་ཕྱར་དུ་སྒྲུབ་མཁན་ནི།། རྣམ་དཔྱོད་ཡངས་བའི་[པའི]རྩིས་པ་ཚུལ་ཁྲིམས་དང་།། འཚོ་བྱེད་འཇམ་དཔལ་རྒྱ་མཚོ་རྣམ་གཉིས་ནས།། ཁུའི་ཆེན་མོའི་སྨན་པ་ཟླ་མཚན་དུ།། སྨན་སྦྱོར་ལ་སོགས་ཕྱར་སྒྲུབ་གནས་འདི་ཚུགས།། ཁྱད་བར་[པར]ཆོས་འདི་ཡུན་དུ་གནས་པ་དང་།། ཉམས་ལེན་བྱེད་པས་གནས་འདི་གང་གྱུར་ཅིག། །།

སྨན་སྦྱོར་ཀ་ཁྲེང་ལྟར་བསྒྲིགས་པའི་བྱ་ར།

༄༅། །སྨན་སྦྱོར་འགའ་ཞིག་ཕྱོགས་གཅིག་ཏུ་བསྡུས་པ་གཞན་པན་གཅེས་བཏུས།

ཀ

ཁ

ག

ང།

ཅ།

ཆ།

ཛ།

ཉ།

ཏ།

ཐ།

ད།

ན།

པ།

ཕ།

བ།

མ།

ཙ།

ཚ།

ས།

ཧ།

ཨ།

༄༅། །གསོ་རིག་གཞུང་མང་བསྡུས་པའི་བདུད་རྩིའི་སྙིང་པོ་ཚ་གྲང་ཟུག་རྫུ་སེལ་བའི་ངོ་མཚར་དཀའ་སྟོན་གཏེར་མཛོད།

ཀ།

ཁ།

ག

ང།

ཅ།

ཆ།

ཉ།

ཏ།

ཐ།

ད།

ན།

པ།

ཕ།

བ།

མ།

སྨན་སྦྱོར་གཞན་ཕན་གཅེས་བཏུས། །
ཚ་གྲང་སེལ་བའི་ངོ་མཚར་དགའ་སྟོན། །

རྩོམ་པ་པོ། དགེ་སློང་བསམ་བསྟན་རྒྱ་མཚོ། དགེ་སློང་ཆོས་རྒྱ་མཚོ།

རྩོམ་སྒྲིག་མཁན། མཚོ་སྔོན་ཞིང་ཆེན་བོད་ཀྱི་གསོ་རིག་ཞིབ་འཇུག་གླིང་།
བོད་ཀྱི་གསོ་བ་རིག་པའི་གནའ་དཔེ་ཕྱོགས་བསྒྲིགས་དཔེ་ཚོགས་རྩོམ་སྒྲིག་ཚོགས་པ།

རྩོམ་སྒྲིག་འགན་འཁུར་བ། བསོད་ནམས་མཚོ།

དཔེ་སྐྲུན་མཁན། མི་རིགས་དཔེ་སྐྲུན་ཁང་།

པེ་ཅིན་གྲོང་ཁྱེར་ཧོ་ཕིང་ལི་བྱང་ལམ་ཨང་14པ། (100013)

http://www.mzpub.com

(010) 64227665 (010) 58130524

པར་འདེབས་མཁན། སན་ཧོ་གྲོང་ཁྱེར་ཧྲ་ཧྲུང་པར་འདེབས་ཚད་ཡོད་ཀུང་སི།

བརྒྱུད་འགྲེམ་མཁན། རྒྱལ་ཡོངས་ས་གནས་སོ་སོའི་ཞིན་ཧྭ་དཔེ་ཚོང་ཁང་།

དེབ་ཚད། 850mm×1168mm 1/32

དཔར་ཤོག 24.5

དཔར་གྲངས། 0001–3000

པར་གཞི་སྒྲིག་ཐེངས། 2023ལོའི་ཟླ་12པར་པར་གཞི་དང་པོ་བསྒྲིགས།

དཔར་ཐེངས། 2023ལོའི་ཟླ་12པར་པེ་ཅིན་དུ་དཔར་ཐེངས་དང་པོ་བཏབ།

དཔེ་རྟགས། ISBN 978-7-105-17210-8/R・646（བོད 345）

རིན་གོང་། སྒོར 63.00

图书在版编目（CIP）数据

方剂汇集·利众精粹、甘露精要寒热病疗法神奇喜宴伏藏：藏文 /《藏医药经典文献集成》编委会，青海省藏医药研究院编 .— 北京：民族出版社，2023.12

（藏医药经典文献集成丛书）

ISBN 978-7-105-17210-8

Ⅰ.①方… Ⅱ.①藏… ②青… Ⅲ.①藏医—藏语 Ⅳ.① R291.4

中国国家版本馆 CIP 数据核字 (2024) 第 008449 号

责任编辑　索南草

出版发行　民族出版社

北京市和平里北街 14 号（100013）

http://www.mzpub.com

（010）64227665　（010）58130508

印　　刷　三河市华东印刷有限公司

经　　销　各地新华书店

开　　本　850mm×1168mm　1/32

印　　张　24.5

印　　数　0001-3000

版　　次　2023 年 12 月第 1 版

印　　次　2023 年 12 月北京第 1 次印刷

书　　号　ISBN 978-7-105-17210-8/R·646（藏 345）

定　　价　63.00 元